受験生の皆さんへ

　過去の問題に取り組む目的は、(1)出題傾向(2)出題方式(3)難易度(4)合格点を知り、これからの受験勉強に役立てることにあります。出題傾向などがつかめれば目的は達成したことになりますが、それを一歩深く進めるのが、受験対策の極意です。

　せっかく志望校の出題と取り組むのですから、本番に即した受験対策の場に活用すべきです。どうするのか。

　第一は、実際の入試と同じ制限時間を設定して問題に取り組むこと。試験時間が六十分なら六十分以内で挑戦し、時間配分を感覚的に身に付ける訓練です。

　二番目は、きっちりとした正答チェック。正解出来なかった問題は、正解できるまで、徹底的に攻略する心構えが必要です。間違えた場合は、単なるケアレスミスなのか、知識不足が原因のミスなのか、考え方が根本的に間違えていたためのミスなのか、きちんと確認して、必ず正解が書けるようにしておく。

　正答が手元にある過去問題にチャレンジしながら、正解できなかった問題をほったらかしにする受験生もいます。そのような受験生に限って、他の問題集をやっても、間違いを放置したまま、次の問題、次の問題と単に消化することだけに走っているのではないかと思います。過去問題であれ問題集であれ、間違えた問題は、正解できるまで必ず何度も何度も繰り返しチャレンジする。これが必勝の受験勉強法なことをお忘れなく。

入試問題検討委員会

【本書の内容】

1. 本書は過去10年間の問題と解答を収録しています。医学科の試験問題です。
2. 英語・数学・物理・化学・生物の問題と解答を収録しています。尚、大学当局より非公表の問題は掲載していません。
3. 当社の本書解説執筆陣は、現在直接受験生を教育指導している、すぐれた現場の先生方です。
4. 本書は問題の微細な誤りをなくすため、実物の入試問題を各大学より提供を受け、そのまま画像化して印刷しています。

　尚、本書発行にご協力いただきました先生方に、この場を借り、感謝申し上げる次第です。

東 邦 大 学

		問題	解答
平成30年度	英　語	1	72
	数　学	20	76
	物　理	30	81
	化　学	41	84
	生　物	53	89
平成29年度	英　語	1	68
	数　学	21	72
	物　理	31	76
	化　学	41	79
	生　物	54	82
平成28年度	英　語	1	74
	数　学	19	80
	物　理	34	85
	化　学	46	88
	生　物	60	91
平成27年度	英　語	1	77
	数　学	17	81
	物　理	32	85
	化　学	47	88
	生　物	61	91
平成26年度	英　語	1	81
	数　学	22	87
	物　理	25	92
	化　学	39	96
	生　物	56	99

目　次

		問題	解答

平成25年度

英　語	…………………………………………	1	………	74
数　学	…………………………………………	25	………	79
物　理	…………………………………………	28	………	84
化　学	…………………………………………	41	………	86
生　物	…………………………………………	54	………	89

平成24年度

英　語	…………………………………………	1	………	79
数　学	…………………………………………	28	………	83
物　理	…………………………………………	31	………	87
化　学	…………………………………………	46	………	89
生　物	…………………………………………	60	………	92

平成23年度

英　語	…………………………………………	1	………	65
数　学	…………………………………………	20	………	71
物　理	…………………………………………	23	………	74
化　学	…………………………………………	32	………	77
生　物	…………………………………………	44	………	80

平成22年度

英　語	…………………………………………	1	………	63
数　学	…………………………………………	20	………	68
物　理	…………………………………………	22	………	70
化　学	…………………………………………	33	………	73
生　物	…………………………………………	40	………	74

平成21年度

英　語	…………………………………………	1	………	61
数　学	…………………………………………	20	………	66
物　理	…………………………………………	23	………	68
化　学	…………………………………………	34	………	71
生　物	…………………………………………	42	………	73

平成30年度

問 題 と 解 答

英　語

問題

30年度

1　次の英文を読み，設問 1．～15．に最も適する答えを a．～ d．の中から一つ選べ。

　　Olfaction is one of the two chemical senses: smell and taste. Both arise from **interaction**
between chemicals and receptor cells. In olfaction, the chemical is **volatile**, or airborne. Breathed in
through the nostrils or taken in via the throat by chewing and swallowing, it passes through either
the nose or an opening in the palate at the back of the mouth, and moves toward receptor cells
located in the lining of the nasal passage. As the chemical moves past the receptor cells, part of it is
absorbed into the uppermost surface of the nasal passages, called the olfactory epithelium, located at
the top of the nasal cavity. There, two one-inch-square patches of tissue covered with mucus
dissolve the chemical, stimulating the receptors, which lie under the mucus. The chemical molecules
bind to the receptors, triggering **impulses** that travel to the brain. There are thousands of different
receptors in the cells of the nasal cavity that can detect as many as 10,000 different odors. Each
receptor contains hair-like structures, or cilia, which are probably the initial point of contact with
olfactory stimuli. Research suggests that the sensitivity of the olfactory system is related to the
number of both receptors and cilia. For example, a dog has 20 times as many receptor cells as a
human and over 10 times as many cilia per receptor.

　　The cribriform plate forms the roof of the nasal cavity. The olfactory nerve passes through
openings in this bone and ends in the olfactory bulb, a neural structure at the base of the brain.
From there, olfactory signals are **diffused** into the brain to areas including the amygdala,
hippocampus, pyriform cortex (located at the base of the temporal lobe), and the hypothalamus.
Olfaction is the only sense that does not involve the thalamus. Olfaction messages are especially
intensive in the amygdala, a part of the brain responsible for emotions, which may help the unusual
power of certain smells to trigger emotions and recollections based on memories from the past.
Further, a person's reaction to smell is mediated by context. For example, the same smell present in
body odor is responsible for the flavor of cheese. In the first case, the smell is perceived as negative,
in the second, it is positive. In humans, olfaction intensifies the taste of food, warns of potentially
dangerous food, as well as other dangers (such as fire), and triggers associations involving memory
and emotion. Olfaction is an especially important sense in many animals. A predator may use it to
detect prey, while prey may use it to avoid predators. It also has a role in the mating process
through chemicals called pheromones, which can cause ovulation in females or signal a male that a
female is in a sexually receptive state. Although the existence of human pheromones has not been
verified, olfaction still plays a role in human sexual attraction, as well as in parenting. Mothers can
usually identify their newborn infants by smell, and breast-feeding babies can distinguish between
the smell of their mothers and that of other breast-feeding women. Researchers have also found that
children are able to recognize their siblings by smell and parents can use smell to distinguish among

their own children. However, as people age the sense of smell **diminishes**, especially for men. By
age 80, many men have almost no ability to detect odors. The intensity of a particular odor is
strongly affected by adaptation. Odors may become undetectable after only a brief period of
exposure. The sense of smell also plays an important role in the discrimination of flavors, a fact
demonstrated by the reduced sense of taste in people with colds. The enjoyment of food actually
comes more from odors detected by the olfactory system than from the functioning of the taste
system. The olfactory and gustatory (taste) pathways are known to converge in parts of the brain,
although it is not known exactly how the two systems work together. While an **aversion** to certain
flavors (such as bitter flavors) is innate, associations with odors are learned.

1. The word "interaction" is closest in meaning to

   a. the intensity with which chemicals bind to receptors

   b. how two things affect one another

   c. the chemical reaction caused by binding

   d. the link between two things

2. The word "volatile" is closest in meaning to

   a. evaporative

   b. hydrolytic

   c. synthesized

   d. condensed

3. The word "impulses" is closest in meaning to

   a. pressures

   b. forces

   c. catalysts

   d. signals

4. The word "diffused" is closest in meaning to

   a. concentrated

   b. consolidated

   c. extended

   d. distributed

5. Which of the following choices is closest in meaning to the first underlined sentence?

a. Human pheromones are an important part of human sexual attraction, but their role in parenting has not been verified.

b. Olfaction is distinguished by the lack of verification of human pheromones for sexual attraction and parenting.

c. Whether or not smell is important in sexual attraction and parenting is unknown, but the role of pheromones in both of these functions is evident.

d. While smell is known to influence human sex appeal and the parent – child relationship, the presence of human pheromones remains unconfirmed.

6. The word "diminishes" is closest in meaning to

a. abbreviates

b. augments

c. devalues

d. wanes

7. Which of the following choices is closest in meaning to the second underlined sentence?

a. The fact that people with colds will stop discriminating against certain foods because they cannot easily smell them demonstrates the connection between smell and flavor.

b. That people with colds have difficulty tasting the flavor of different foods is proof that smell is connected with how well we recognize certain flavors.

c. People with colds cannot recognize taste or smell because they have reduced discrimination of the role of olfaction in detecting flavor.

d. The appreciation that people feel towards certain flavors is reduced when they have a cold, which shows that smell is important in how we taste things.

8. The word "aversion" is closest in meaning to

a. distaste

b. dissatisfaction

c. dread

d. partiality

9. According to the text, the receptor cells for olfaction

   a. are located in the roof of the nasal cavity.

   b. can detect up to 10,000 different olfactory stimuli.

   c. incorporate hair-like structures called cilia.

   d. all of the above.

10. According to the text, the sensitivity of the olfactory system is likely determined by

   a. the number of chemicals that bind to receptors.

   b. the number of receptors and cilia.

   c. the location of the chemical receptors.

   d. the location of the hair-like receptors.

11. According to the text, how is olfaction different from all other senses?

   a. It relies on chemical stimulation.

   b. It uses the greatest number of receptors.

   c. It does not send signals to the thalamus.

   d. All of the above.

12. According to the text, the same smell sometimes causes different emotional responses because

   a. some smells remind us of pleasurable things.

   b. olfaction signals are very strong in the amygdala.

   c. our response to a smell depends on the circumstances.

   d. olfaction heightens our perception of food.

13. According to the text, human olfaction

   a. helps us to avoid predators, triggers associations of memory, and causes ovulation.

   b. activates memories, alerts us to dangerous food, and makes food taste stronger.

   c. is used by mothers to identify newborn infants and influences sexual receptivity.

   d. is involved in pheromone release, alerts us to hazards, and intensifies the taste of food.

14. According to the text, smell adaptation is

   a. the capacity to adjust to a smell.

   b. the ability to detect an odor.

   c. the specific sense that allows us to enjoy food.

   d. the loss of the sense of smell as people get older.

15. According to the text, olfaction might increase our enjoyment of foods because
   a. smell reminds us of good foods such as cheese.
   b. smell is a stronger sense than taste.
   c. smell is innate and therefore helps us remember certain flavors.
   d. smell and taste signals are both processed in the same areas of the brain.

2 次の英文を読み，設問１．〜15．に最も適する答えをａ．〜ｄ．の中から一つ選べ。

The way the liver renews itself may be simpler than what scientists had been _____. A new study, appearing in the April 13 issue of *The Journal of Biological Chemistry*, provides new
(1)
information on the inner workings of cells from regenerating livers that could _____ affect the way
(2)
physicians make livers regrow in patients with liver diseases such as cirrhosis, hepatitis, or cancer. "The human liver is one of the few organs in the body that can regenerate from as little as 25 percent of its tissue," says Seth Karp, assistant professor of surgery at Harvard Medical School, Boston, and main author of the study. "It is not known how the liver does it, but our results provide some details of what makes the liver so unique."

Although organ regeneration has been _____ in many animals, the details of how it happens at
(3)
the cellular level are still not completely understood. So far, scientists have shown that cells that participate in tissue regeneration behave as if they were part of a growing organ in an embryo. In other words, the cells act as if the liver is growing, as do other organs in a developing embryo. Many of the proteins that _____ organ regeneration have been identified, and scientists are now
(4)
trying to make organs regrow by stimulating these proteins. Regrowing livers this way would be especially useful for patients whose livers are so damaged — say, by a tumor that has spread to most of the liver — that a large part would be removed. Unless such patients receive the right amount of liver transplant from an organ donor, they do not always survive. Quickly stimulating the growth of the remaining portion of their liver could be their only chance of survival.

To investigate how the liver regenerates, Karp and his colleagues set out to determine which proteins are involved in the regenerating cells. They were also interested in testing whether regenerating cells behave like embryonic ones, as is commonly assumed for other organs. New processes may explain why the liver is so uniquely capable of renewal and repair after injury, the scientists thought.

Karp's team considered two samples of mice. The first consisted of embryonic mice at _____
(5)
stages of development, while the second was composed of adult mice that had two-thirds of their livers removed. Using techniques such as DNA microarrays — which determine which genes are active in a cell — and software programs that analyze the collected information, the scientists listed all the proteins that help the cells grow and proliferate in both samples.

The results were unexpected. The researchers noticed that only a few proteins were common to both processes. Proteins called transcription factors, which affect DNA in the cell's nucleus, were highly involved in the development of embryos' livers but not in adult liver regeneration. Instead, proteins that help cells proliferate were active in both the developing and regenerating livers.

These findings showed that a regenerating liver does not behave as a developing embryo.

Instead, regeneration could actually be only due to an increase in cells that multiply through regular cell divisions, a process called hyperplasia.

The new results may also have important medical _____. Transcription factors are known to be more difficult to manipulate than the other identified proteins. Since the transcription factors were not present in regenerating livers, it might be easier to stimulate liver regeneration by only activating the other identified proteins. "These results are very encouraging," Karp says. "Not only did we discover that the number of proteins involved in liver regeneration is relatively low, but they don't include transcription factors, so we may be closer to being able to stimulate liver regeneration than we thought."

The next step will be for scientists to understand whether the regenerating cells are stem cells. Studies have shown that adult stem cells are involved in the repair of many organs, but in the case of the liver, the cells repairing it through regeneration may simply be regular cells, not stem cells. "We think that the liver regrows through a relatively simple process, which could explain its _____ ability to repair itself," Karp says.

1. Which word is best for blank 1?

  a. analyzing

  b. researching

  c. testing

  d. assuming

2. Which word is best for blank 2?

  a. knowingly

  b. significantly

  c. consistently

  d. suggestively

3. Which word is best for blank 3?

  a. proposed

  b. simulated

  c. observed

  d. sought

4. Which word is best for blank 4?

 a．encourage

 b．require

 c．induce

 d．benefit

5. Which word is best for blank 5?

 ·a．various

 b．indeterminate

 c．unknown

 d．reduced

6. Which word is best for blank 6?

 a．concerns

 b．procedures

 c．resolutions

 d．implications

7. Which word is best for blank 7?

 a．prodigious

 b．unexceptional

 c．abnormal

 d．conventional

8. According to the text, the new study provides information on

 a．how to regrow livers in patients with liver diseases.

 b．why the liver can regenerate while other organs cannot.

 c．the unique structure of liver cells.

 d．the functioning of cells that are involved in liver regeneration.

9. According to the text, previous research shows that cells in regenerating liver tissue

 a．act in the same way that cells in a developing organ do.

 b．behave the same as if they were part of a mature organ.

 c．return to the same state as a developing embryo.

 d．regenerate by stimulating certain proteins.

10. According to the text, scientists are trying to regrow organs by

    a. using liver cells taken from embryos.

    b. stimulating certain proteins that have been identified as important for organ regeneration.

    c. adding proteins called transcription factors to cells that will stimulate regeneration.

    d. transplanting the right amount of tissue into a patient.

11. According to the text, this research is important for patients with liver disorders because

    a. regenerating their livers rapidly may be the only way they can survive.

    b. they are not able to donate a portion of their livers for transplant.

    c. they may not be able to receive the right amount of liver in a transplant.

    d. some patients' livers are too damaged to be able to regenerate the normal way.

12. According to the text, what were the scientists trying to discover about how the liver regenerates?

    a. They were researching which proteins are used by regenerating liver cells.

    b. They were trying to understand why the liver is the only organ capable of renewing itself.

    c. They wanted to see if liver cells that regenerate act similarly to cells in embryos.

    d. All of the above.

13. According to the text, the scientists conducted their research by

    a. comparing liver cells in embryonic and adult mice to see if the same proteins were active in both during regeneration.

    b. testing the DNA of mice embryos to identify those that proliferated the most.

    c. transplanting the livers from embryonic mice into adult mice whose livers had been mostly removed.

    d. adding active genes to the DNA microarrays of both embryonic and adult mice and then comparing their rates of regeneration.

14. According to the text, what was surprising about the results of the experiment?

    a. The way cells grow in embryonic mice and the way cells regenerate in adult mice were different.

    b. Transcription factor proteins were very active in adult mice but not in embryonic mice.

    c. The proteins that help cells grow were not the same proteins that make cells proliferate.

    d. The proteins that were active in adult mice and in embryonic mice were the same.

15. According to the text, the scientists now think that liver regeneration might be easier than was previously thought because

    a. liver regeneration is not affected by cell hyperplasia.

    b. it may not be necessary to use transcription factors for liver regeneration.

    c. the transcription factors in adult cells are easier to manipulate than those in embryonic cells.

    d. they were able to identify the proteins involved in liver regeneration.

3 次の英文を読み，1.～10.の下線部に入る最も適する答えをa.～d.の中から一つ選べ。

Humans are known for sporting big brains. On average, the size of primates' brains is nearly double what is _____ for mammals of the same body size. _____ nearly seven million years, the
(1)   (2)
human brain has tripled in size, with most of this growth occurring in the past two million years.

_____ brain changes over time is tricky. We have no ancient brains to weigh on a scale. We
(3)
can, however, measure the inside of ancient skulls, and a few rare fossils have preserved natural casts of the interior of skulls. _____ approaches to looking at early skulls give us evidence about the
(4)
volumes of ancient brains and some details about the relative sizes of major cerebral areas.

For the first two thirds of our history, the size of our ancestors' brains was within the range of those of other apes living today. The species of the famous Lucy fossil, *Australopithecus afarensis*, had skulls with internal volumes of between 400 and 550 milliliters. _____ chimpanzee skulls hold
(5)
around 400 ml and gorillas between 500 and 700 ml. During this time, Australopithecine brains started to show subtle changes in structure and shape _____ ape brains. For instance, the
(6)
neocortex had begun to expand, reorganizing its functions _____ visual processing and toward other
(7)
regions of the brain. The final third of our evolution saw nearly all the action in brain size. *Homo habilis*, the first of our genus *Homo*, who appeared 1.9 million years ago, saw a modest hop in brain size. _____ an expansion of a language-connected part of the frontal lobe called Broca's area. The
(8)
first fossil skulls of *Homo erectus*, 1.8 million years ago, had brains averaging a bit larger than 600 ml.

From here the species embarked on a slow upward march. _____ more than 1,000 ml by
(9)
500,000 years ago. Early *Homo sapiens* had brains within the range of people today, averaging 1,200 ml or more. As our cultural and linguistic complexity, dietary needs, and technological prowess took a significant leap forward at this stage, our brains grew to accommodate the changes. The shape changes we see accentuate the regions related to depth of planning, communication, problem solving, and other more advanced cognitive functions.

With some evolutionary irony, the past 10,000 years of human existence actually shrank our brains. _____ nutrition in agricultural populations may have been an important driver of this trend.
(10)
Industrial societies in the past 100 years, however, have seen brain size rebound, as childhood nutrition increased and disease declined. Although the past does not predict future evolution, a greater integration with technology and genetic engineering may catapult the human brain into the unknown.

1. a. relative   b. plausible
   c. expected   d. comparative

2. a. Beyond   b. Across
   c. Since   d. About

3. a. Deciding   b. Determining
   c. Accelerating   d. Learning

4. a. Both   b. Either
   c. Some   d. Contrary

5. a. nevertheless   b. furthermore
   c. whereas   d. however

6. a. as compared with   b. related to
   c. not including   d. in addition to

7. a. absent   b. away from
   c. outside   d. past

8. a. except   b. including
   c. besides   d. possibly

9. a. reaching   b. expanding
   c. getting   d. making

10. a. Improved   b. Harmful
    c. Reliable   d. Limited

4 次の英文を読み，設問1.～15.に最も適する答えをa.～d.の中から一つ選べ。

We live in an age in which you can Google, BlackBerry, blog, podcast, and spam — yet none of these words existed (at least in their current senses) just a few years ago. The addition of vocabulary to the English language is, of course, nothing new. Every word in the dictionary was originally the brainchild of some wordsmith, lost in the mists of history, whose coinage caught on and was passed down the generations.

Words can be coined in several ways. Most new words are simply assembled out of old ones. We can figure out what a "defragmenter" is thanks to our familiarity with de-, fragment, and -er. The last decade has also given us deshopping (buying something to use it once and return it), gripesite (where you post comments about **deficient** products) and green washing (in which
(1)
companies cover up polluting **practices** with eco-friendly PR). But where do the raw ingredients of
(2)
words come from? The most obvious source, of course, is onomatopoeia — when a word resembles what it sounds like, as in oink, tinkle, barf, and woofer and tweeter. But onomatopoeia only applies to noisy things, and the resemblance is usually in the ear of the beholder.

A more fertile source of new words is the phenomenon called phonesthesia, "the feeling of sound," in which snippets of vowels and consonants remind people of something because of the way they are pronounced. Many words beginning with sn-, for example, have something to do with the nose, because you can almost feel your nose wrinkle when you pronounce it. They include words for things associated with the nose (sneeze, sniff, snore, and Snuffleupagus) and for looking down your nose at someone (snarky, sneer, snicker, snippy, and snooty). Another example: cl- for a cohesive
aggregate or a pair of surfaces in contact: clam, clamp, clap, clasp, cleave, clench, cluster, etc.
(3)
Why do words that share a teeny snatch of sound also sometimes share a teeny shred of meaning? These **clusters** grow from a nucleus of similar words that have coalesced for any number
(4)
of reasons. They may be fossils of a linguistic rule that was active in an earlier period, or in a language from which the words were borrowed, or they might arise by sheer chance. But once similar words find themselves rubbing shoulders, they can attract or spawn new members owing to the associative nature of human memory.

We can **infer** that phonesthesia was the source of recent words like bling, bungee, glitzy, glom,
(5)
gonzo, grunge, humongous, scuzzy, skank, and wonk. They are not built out of preexisting parts like prefixes, suffixes, and roots, and their sounds either remind people of their referents (as in bungee and glom) or **vaguely** resemble words with related meanings (as in glitter, glamour, and ritzy for
(6)
glitzy, or scum, scuff, and fuzzy for skuzzy).

What kinds of things call out to be named? New words, one might guess, should materialize to name a concept that people need to talk about. That's why every hobby and profession quickly

develops a jargon. Even casual computer users command an impressive **lexicon** of new technical
(7)
terms like modem, reboot, and upload. And in an age that professes to treat women and men as equals, what would we have done without "Ms.?"

But strangely enough, many concepts we long to name remain stubbornly nameless. We still don't have a good word for unmarried romantic partners, or for the current decade, nor a gender-neutral pronoun to replace "he or she." And wouldn't it be handy to have a word for a fact you can learn a hundred times without remembering it, or the early morning insomnia in which your bladder is too full to allow you to fall back to sleep but you're too tired to get up to go to the bathroom?

This **unpredictability** holds a lesson for our understanding of culture more generally. Like the
(8)
words in a language, the practices in a culture — fashion, ritual, common belief — must originate with an innovator, must then appeal to the innovator's acquaintances, and then to the acquaintances' acquaintances, until they become endemic to a community. The caprice in names suggests we should be skeptical of most explanations for other mores and customs.

1. The word "deficient" is closest in meaning to

   a . insufficient

   b . unsound

   c . excessive

   d . unsatisfactory

2. The word "practices" is closest in meaning to

   a . exercises

   b . preparations

   c . manners

   d . operations

3. The word "aggregate" is closest in meaning to

   a . pattern

   b . mass

   c . blend

   d . combination

4. The word "clusters" is closest in meaning to

   a. groups

   b. parcels

   c. parts

   d. inventions

5. The word "infer" is closest in meaning to

   a. suggest

   b. believe

   c. conclude

   d. apprehend

6. The word "vaguely" is closest in meaning to

   a. surely

   b. audibly

   c. memorably

   d. indistinctly

7. The word "lexicon" is closest in meaning to

   a. vocabulary

   b. dictionary

   c. concept

   d. idea

8. The word "unpredictability" is closest in meaning to

   a. casualness

   b. irregularity

   c. purpose

   d. informality

9. According to the text, how are the majority of new words created?

   a. They are constructed by combining existing word parts.

   b. People pass down new words for generations.

   c. Words are created to resemble old, familiar words.

   d. New words come from sounds that remind people of things.

10. According to the text, onomatopoeia is the creation of words that

   a. resemble fragments of sounds.

   b. help add feeling to sounds.

   c. sound like the things they are describing.

   d. sound good to the people who use them.

11. According to the text, the feeling of the sound used to pronounce words is important because

   a. people want to have a good feeling when they say words that describe good things.

   b. the way that words are spoken has a connection to the things they describe.

   c. individual vowel sounds have meanings that can affect the final meaning of the word.

   d. certain sounds are related to certain parts of the body.

12. According to the text, why might words with similar sounds have similar meanings?

   a. They might grow from a cluster of associated words that share the same sounds.

   b. They might be associated with certain periods of human memory.

   c. They may come from an older grammar rule that we do not use anymore.

   d. They were probably created at the same time that certain sound patterns were popular.

13. According to the text, why do new concepts need to have names created for them?

   a. People need a name for a new idea if they are going to talk about it.

   b. Every hobby or profession needs a lexicon to impress casual users.

   c. People call out for a new thing to be named because without a name the concept cannot be materialized.

   d. The lexicon of new technical terms is always changing, so new words need to be created to keep up.

14. According to the text, why do some concepts not have a name for them?

   a. It is sometimes handy not to have a name for a concept.

   b. Some ideas are too difficult to conceptualize and so cannot be named.

   c. The reason why some ideas do not have a name is not known.

   d. Some ideas are too uncertain to be able to make a name for them.

15. According to the last paragraph of the text, how does the naming of things help us understand our culture?

a. Culture, like words, must appeal to the community to be accepted.

b. Every element of a culture originally appealed to an innovator.

c. Culture is designed to be liked by the people who use it.

d. Since word creation is arbitrary, culture is probably also arbitrary.

5　設問1.～10.の英文のそれぞれについて，誤りを含んだ下線部の記号をa.～d.の中から一つ選べ。

1. The new changes in the agreement resulted in our not receiving services that we
(a)　　　　　　(b)
had previous been enjoying.
(c)　　　　(d)

2. While he may look like unfriendly and cold, in reality he is an easy person to get along with.
(a)　　　(b)　　　　　　　　　(c)　　　　　(d)

3. Despite our advertising the new program, and its seeming demand, we had few people sign up
(a)　　　　　　　　　　　　　　(b)　　　　　　(c)
for the course than we had hoped.
(d)

4. Most people believe in Einstein's Theory of Relativity, but, in light of some new evidences,
(a)　　　　　　　　　　　　　　　　　　　　　　　(b)
several aspects of Einstein's ideas may need reconsidering.
(c)　　　　　　　　　　　　(d)

5. After not succeeding for so many years, he surprised everyone by finally achieved his life's
(a)　　　　(b)　　　　　　　　　(c)　　　　(d)
ambition.

6. His strictly upbringing helped prepare him for the hardships he had to face later on in life.
(a)　　　　　　　(b)　　(c)　　　　　　　　　　　　(d)

7. The music training that she received when she was young turned to be a huge advantage when
(a)　　(b)　　　　　　　　　(c)
she later studied languages.
(d)

8. Not wanting to hurt his feelings, we decided not to tell him the real reason which he
(a)　　　　　　　　　　　　　(b)　　　　　　　　　　(c)
was not chosen as the lead in the play.
(d)

9. In spite months of study and practice, he was unable to achieve a score higher than 97.
(a)　　　　　　　　　　　　　　(b)　　(c)　　　　　(d)

10. No one could anticipated that the company would be able to recover so speedily from the
(a)　　　　　　　　　　　　(b)　　　　　　　　　(c)　(d)
disaster.

設問 11. 〜15. の英文中の空所に入れるのに最も適する答えを a. 〜 d. の中から一つ選べ。

11. The conclusion that we drew _____ the meeting was that the company's future outlook was positive.

   a. on

   b. of

   c. by

   d. from

12. We were pleased that our conference had so many _____.

   a. attendees

   b. attendances

   c. attendants

   d. attends

13. _____ wishing to apply for the position must first fill out the form showing their education background.

   a. Them

   b. Those

   c. Who

   d. They

14. The old campus _____ in terms of transportation and access.

   a. was poorly location

   b. was poor location

   c. was poorly located

   d. was poor located

15. His communication and interpersonal skills mean that he is very good _____ people.

   a. with

   b. for

   c. at

   d. by

数　学

問題 　30年度

1 　4人でじゃんけんを1回するとき，ちょうど1人が勝つ確率は $\dfrac{\text{ア}}{\text{イウ}}$ であり，ちょうど2人が

勝つ確率は $\dfrac{\text{エ}}{\text{オ}}$ である。ただし，4人とも，どの手を出すかは同様に確からしいものとする。

$\boxed{2}$　$a,\ b$ をそれぞれ実数とする。4次方程式 $x^4 + ax^3 + 10x^2 - 12x + b = 0$ は2重解 $x = 2$ をもち，他の2つの解は虚数である。このとき，$a = \boxed{カキ}$ であり，

2つの虚数解は $\dfrac{\boxed{ク} \pm \sqrt{\boxed{ケ}}\ i}{\boxed{コ}}$ である。ただし，i は虚数単位である。

3 $\sin\theta + \cos\theta = \dfrac{1}{\sqrt{3}}$ のとき，$\left(\sin\theta - \dfrac{1}{\sin\theta}\right)\left(\cos\theta - \dfrac{1}{\cos\theta}\right) = \dfrac{\boxed{\text{サシ}}}{\boxed{\text{ス}}}$，

$\left(\sin^2\theta - \dfrac{1}{\sin^2\theta}\right)\left(\cos^2\theta - \dfrac{1}{\cos^2\theta}\right) = \dfrac{\boxed{\text{セソ}}}{\boxed{\text{タ}}}$ である。

4 O を原点とする座標平面上に 2 点 A，B がある。線分 AB を 9：1 に内分する点を P，線分 OP を 5：2 に外分する点を Q とし，点 Q から直線 OA へ垂線 QH を下ろす。$\overrightarrow{OA}=(6，2)$，$\overrightarrow{OB}=(1，1)$ であるとき，$\overrightarrow{OQ}=\left(\dfrac{\boxed{ア}}{\boxed{イ}}，\dfrac{\boxed{ウエ}}{\boxed{オ}}\right)$ であり，$\overrightarrow{OH}=\dfrac{\boxed{カ}}{\boxed{キク}}\overrightarrow{OA}$ である。

5 n を 5 以上の自然数とし，n 進法で M と表された数を $M_{(n)}$ と表す。このとき，$\displaystyle\sum_{n=5}^{10} 104_{(n)}$ は 10 進法で ケコサ と表すことができる。また，$\displaystyle\sum_{n=5}^{10} \frac{1_{(n)}}{401_{(n)} - 104_{(n)}}$ は 10 進法で $\dfrac{シス}{セソタ}$ と表すことができる。

$\boxed{6}$ 放物線 $y = ax^2 - bx + c$ において，a，b，c はそれぞれ1桁の自然数であり，頂点 (p, q) は $\dfrac{3}{2} < p < 2$，$1 < q < 2$ を満たす。

このとき，$(a, b, c) = \left(\boxed{\text{チ}} , \boxed{\text{ツ}} , \boxed{\text{テ}} \right)$ であり，

放物線の準線は $y = \dfrac{\boxed{\text{ト}}}{\boxed{\text{ナ}}}$ である。

7. 右図のように，y軸上の正の部分に中心をもつ半径1の円が放物線 $y=x^2$ に異なる2点で接している。このとき，円の中心のy座標は $\dfrac{5}{4}$ である。また，2つの接点を結ぶ弧と放物線とで囲まれた部分（右図の斜線部分）をy軸のまわりに1回転してできる立体の体積は $\dfrac{7}{96}\pi$ である。

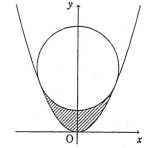

8 3つの複素数 x, y, z について,$|x|=1$,$|y|=2$,$|z|=5$,$x\bar{z}+\bar{x}z=6$,$y\bar{z}+\bar{y}z=16$ が成り立

つ。このとき,$|x-y|$ の値は $\dfrac{\sqrt{\boxed{カキ}}}{\boxed{ク}}$ または $\sqrt{\boxed{ケ}}$ である。

また,$|x-y|=\sqrt{\boxed{ケ}}$ のとき,$\theta=\arg\left(\dfrac{z-x}{y-x}\right)$ とすると $\cos\theta=\dfrac{\boxed{コ}}{\boxed{サ}}$ である。

9　$x > 0$ で定義された連続関数 $f(x)$ は $f'(x) > 0$ を満たし, $f(2) = 3$ である。また, $x > 0$ および $y > 0$ に対し, $f(xy) - f(x) - f(y) = xy - x - y$ が成り立つ。このとき, $f(4) = \boxed{シ}$, $f(8) = \boxed{スセ}$ である。さらに, 方程式 $f(x+2) + f(x-2) + (x-5)(x+3) = 0$ の解は $x = \boxed{ソ} \sqrt{\boxed{タ}}$ である。

10 3つの鋭角 α, β, γ について，$\tan\alpha$, $\tan\beta$, $\tan\gamma$ がそれぞれ1桁の自然数であり，$\tan\alpha > \tan\beta > \tan\gamma$ を満たす場合を考える。$(\tan\alpha, \tan\beta, \tan\gamma) = (5, 4, 3)$ のとき，$\tan(\alpha + \beta + \gamma) = \dfrac{\boxed{チツ}}{\boxed{テト}}$ である。また，$\tan(\alpha + \beta + \gamma) = 1$ となるのは，$(\tan\alpha, \tan\beta, \tan\gamma) = \left(\boxed{ナ}, \boxed{ニ}, \boxed{ヌ}\right)$ のときである。

物理

問題　30年度

1　次の文章を読み，問1から問4に答えよ。

　図のように，2つの粗い斜面AB，BCが直角をなす三角柱の台が，水平面に固定されている。斜面ABは水平面から45°傾いている。ここで，質量 $\frac{3}{2}m$ の小物体Pと質量 m の小物体Qをひもでつなぎ，ひもを点Bに取り付けられた定滑車にかけた。小物体Pは斜面ABに，小物体Qは斜面BCに，それぞれ常に接しており，2つの斜面は十分に長いものとする。小物体Pと斜面ABの間，および小物体Qと斜面BCの間には摩擦があり，どちらも動摩擦係数を μ とする。なお，ひもは伸び縮みせず，ひものたるみは生じない。ひもの質量は無視でき，ひもと滑車の間に摩擦はない。重力加速度の大きさを g とする。

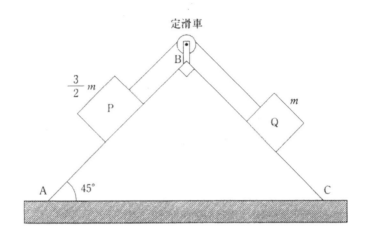

問1　最初，小物体Qを手で止めておき，その後，静かに手をはなしたところ，小物体P，Qはともに動き出した。小物体Qの加速度の大きさはいくらか。

　　a. $\frac{g}{3\sqrt{2}}(2-3\mu)$　　　b. $\frac{g}{3\sqrt{2}}(1-3\mu)$　　　c. $\frac{g}{4\sqrt{2}}(3-2\mu)$

　　d. $\frac{g}{4\sqrt{2}}(1-2\mu)$　　　e. $\frac{g}{5\sqrt{2}}(2-5\mu)$　　　f. $\frac{g}{5\sqrt{2}}(1-5\mu)$

問2　問1の状態において，小物体PとQが斜面をすべり，それぞれ斜面に沿って距離 L だけ移動した。このとき，小物体PとQの運動エネルギーの総和 K はいくらか。

　　a. $\frac{mgL}{\sqrt{2}}(2-3\mu)$　　　b. $\frac{mgL}{\sqrt{2}}(1-3\mu)$　　　c. $\frac{mgL}{2\sqrt{2}}(2-5\mu)$

　　d. $\frac{mgL}{2\sqrt{2}}(1-5\mu)$　　　e. $\frac{mgL}{6\sqrt{2}}(3-2\mu)$　　　f. $\frac{mgL}{6\sqrt{2}}(1-2\mu)$

問 3　問 2 の状態において，小物体 P と Q の位置エネルギーの総和 U はいくらか。ただし，問 1 で静止していた状態の位置エネルギーを基準とする。

a. $\dfrac{mgL}{\sqrt{2}}$　　　b. $\dfrac{mgL}{2\sqrt{2}}$　　　c. $\dfrac{mgL}{6\sqrt{2}}$　　　d. $\sqrt{2}\,mgL$　　　e. $\dfrac{\sqrt{2}}{3}\,mgL$

f. $-\dfrac{mgL}{\sqrt{2}}$　　　g. $-\dfrac{mgL}{2\sqrt{2}}$　　　h. $-\dfrac{mgL}{6\sqrt{2}}$　　　i. $-\sqrt{2}\,mgL$　　　j. $-\dfrac{\sqrt{2}}{3}\,mgL$

問 4　問 2 の状態になったとき，それまでに摩擦力がした仕事を問 2 の K と問 3 の U を用いて表せ。

a. $-\dfrac{K}{2}$　　　b. K　　　c. $-K$　　　d. $-\dfrac{U}{2}$

e. U　　　f. $-U$　　　g. $K+U$　　　h. $K-U$

i. $-(K+U)$　　　j. $-(K-U)$

2　次の文章を読み，問1から問3に答えよ。

図のように，質量$3m$の小球Aと質量mの小球Bを，ばね定数kのばねでつないで，なめらかな水平面の上に静かに置いた。このばねでつながれた小球AとBをまとめて物体Pとよぶ。ある瞬間に小球Aだけに右向きに速さvを与えたところ，物体Pは右向きに進んだ。このとき，物体Pの重心からみると，小球A，Bはともに単振動をしていた。なお，小球A，Bとばねは，すべて同じ直線上を運動し，物体Pと水平面の間に摩擦はなく，ばねの質量は無視できるものとする。

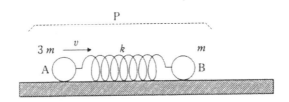

問1　物体Pの重心の速さはいくらか。

a. $\dfrac{v}{3}$　　b. $\dfrac{2}{3}v$　　c. $\dfrac{v}{4}$　　d. $\dfrac{3}{4}v$　　e. $\dfrac{2}{5}v$　　f. $\dfrac{3}{5}v$

問2　物体Pの重心からみたとき，小球Aの単振動の周期はいくらか。

a. $\pi\sqrt{\dfrac{5m}{k}}$　　b. $\pi\sqrt{\dfrac{3m}{k}}$　　c. $\pi\sqrt{\dfrac{2m}{k}}$　　d. $\pi\sqrt{\dfrac{3m}{5k}}$

e. $2\pi\sqrt{\dfrac{5m}{k}}$　　f. $2\pi\sqrt{\dfrac{3m}{k}}$　　g. $2\pi\sqrt{\dfrac{2m}{k}}$　　h. $2\pi\sqrt{\dfrac{3m}{5k}}$

問3　物体Pの重心からみたとき，小球Bの単振動の振幅はいくらか。

a. $\dfrac{3\pi}{4}\sqrt{\dfrac{5m}{k}}v$　　b. $\dfrac{3\pi}{4}\sqrt{\dfrac{3m}{k}}v$　　c. $\dfrac{\pi}{8}\sqrt{\dfrac{5m}{3k}}v$　　d. $\dfrac{\pi}{8}\sqrt{\dfrac{m}{3k}}v$

e. $\dfrac{1}{4}\sqrt{\dfrac{5m}{k}}v$　　f. $\dfrac{1}{4}\sqrt{\dfrac{5m}{3k}}v$　　g. $\dfrac{3}{8}\sqrt{\dfrac{3m}{k}}v$　　h. $\dfrac{3}{8}\sqrt{\dfrac{5m}{k}}v$

3 次の文章を読み，問1と問2に答えよ。

空気中に，正三角形の断面を持つ三角柱の形をしたプリズムが置かれている。図のように，単色光がプリズムの面ABに角度30°で入射し，ある角度でプリズム内に進入した。そして，光はプリズム内で面ACに角度θで入射し，空気中へ出た。空気の屈折率を1，プリズムの屈折率をnとする。なお，光は正三角形のプリズム断面に平行に入射する。

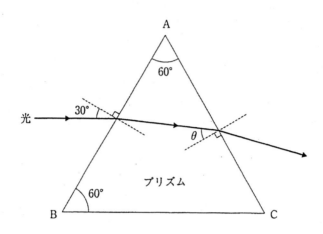

問1　$n = \dfrac{3}{2}$の場合，角度θについて成り立つ式はどれか。

a. $\sin\theta = \dfrac{2\sqrt{3}-1}{4}$　　b. $\sin\theta = \dfrac{3\sqrt{3}-2}{5}$　　c. $\sin\theta = \dfrac{2\sqrt{6}-1}{6}$

d. $\sin\theta = \dfrac{5-2\sqrt{3}}{4}$　　e. $\sin\theta = \dfrac{3\sqrt{3}-2}{4}$　　f. $\sin\theta = \dfrac{\sqrt{6}-1}{3}$

問2　もし，面ACに角度θで入射した光がプリズムから空気中へ出てこないとすると，屈折率nはどの範囲にあると言えるか。

a. $n < \sqrt{\dfrac{3}{2}}$　b. $n < \sqrt{\dfrac{5}{2}}$　c. $n < \sqrt{\dfrac{7}{2}}$　d. $n < \sqrt{\dfrac{5}{3}}$　e. $n < \sqrt{\dfrac{7}{3}}$

f. $n > \sqrt{\dfrac{3}{2}}$　g. $n > \sqrt{\dfrac{5}{2}}$　h. $n > \sqrt{\dfrac{7}{2}}$　i. $n > \sqrt{\dfrac{5}{3}}$　j. $n > \sqrt{\dfrac{7}{3}}$

4 次の文章を読み，問1から問3に答えよ。

図のように，点A，Bの間に弦を張って振動させる。弦の長さ L は，点A，B間の距離を変えることで調整できる。ただし，弦を引く力は，弦の長さによらず一定とする。点A，Bを固定端とする弦の基本振動を起こさせ，同時に弦の近くでおんさを鳴らして，うなりを調べた。$L = l_1$ のとき，毎秒 n 回のうなりが聞こえた。次に，弦を短くすると，うなりが消えた。そして，弦をさらに短くして $L = l_2$ とすると，再び毎秒 n 回のうなりが聞こえた。

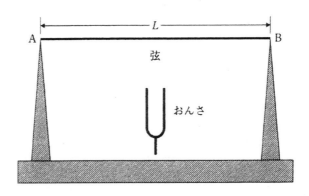

問1 おんさの振動数はいくらか。

a. $n\dfrac{l_1}{l_1+l_2}$ b. $n\dfrac{l_2}{l_1+l_2}$ c. $\dfrac{n}{2}\dfrac{l_1+l_2}{l_1}$ d. $\dfrac{n}{2}\dfrac{l_1+l_2}{l_2}$

e. $\dfrac{n}{2}\dfrac{l_1+l_2}{l_1-l_2}$ f. $\dfrac{n}{2}\dfrac{l_1-l_2}{l_1+l_2}$ g. $n\dfrac{l_1-l_2}{l_1+l_2}$ h. $n\dfrac{l_1+l_2}{l_1-l_2}$

問2 弦を伝わる波の速さはいくらか。

a. $\dfrac{n}{4}(l_1+l_2)$ b. $\dfrac{n}{2}(l_1+l_2)$ c. $\dfrac{n}{2}\dfrac{l_1 l_2}{l_1+l_2}$ d. $\dfrac{n}{2}\dfrac{l_1 l_2}{l_1-l_2}$

e. $n\dfrac{l_1 l_2}{l_1+l_2}$ f. $n\dfrac{l_1 l_2}{l_1-l_2}$ g. $4n\dfrac{l_1 l_2}{l_1+l_2}$ h. $4n\dfrac{l_1 l_2}{l_1-l_2}$

問3 うなりが消えたときの弦の長さはいくらか。

a. $\dfrac{l_1+l_2}{4}$ b. $\dfrac{l_1+l_2}{2}$ c. $\dfrac{l_1 l_2}{2(l_1+l_2)}$ d. $\dfrac{l_1 l_2}{l_1+l_2}$

e. $\dfrac{2 l_1 l_2}{l_1+l_2}$ f. $\dfrac{4 l_1 l_2}{l_1+l_2}$ g. $\dfrac{2 l_1 l_2}{l_1-l_2}$ h. $\dfrac{4 l_1 l_2}{l_1-l_2}$

5 次の文章を読み，問1から問5に答えよ。

なめらかに動くピストンのついた容器に，1 molの単原子分子理想気体を閉じ込め，図のように，気体の状態をA→B→Cの順でゆっくり変化させた。ここで，2つの状態変化A→BとB→Cの経路は，図中でそれぞれ直線である。状態Aでは圧力が$2p_0$[Pa]で体積がV_0[m³]，状態Bでは圧力がp_0[Pa]で体積が$3V_0$[m³]，状態Cでは圧力がp_0[Pa]で体積がV_0[m³]であるとする。

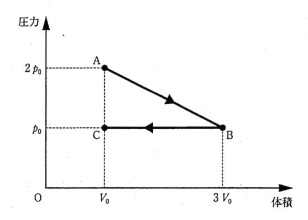

問1 状態変化A→B→Cの過程で，気体が外部にした仕事の総和はいくらか。

　　a. $\frac{1}{2}p_0V_0$　　b. $\frac{2}{3}p_0V_0$　　c. p_0V_0　　d. $\frac{3}{2}p_0V_0$

　　e. $2p_0V_0$　　f. $3p_0V_0$　　g. $6p_0V_0$

問2 状態変化A→Bの過程で，気体の温度が最も高くなるときの体積はいくらか。

　　a. $\frac{4}{3}V_0$　b. $\frac{3}{2}V_0$　c. $\frac{5}{3}V_0$　d. $2V_0$　e. $\frac{5}{2}V_0$　f. $\frac{8}{3}V_0$

問3 状態変化A→B→Cの過程で，気体の内部エネルギーの最大値は，状態Aにおける内部エネルギーの何倍になるか。

　　a. $\frac{15}{14}$　b. $\frac{6}{5}$　c. $\frac{14}{11}$　d. $\frac{25}{16}$　e. $\frac{25}{12}$　f. $\frac{32}{15}$　g. $\frac{15}{4}$

問4 状態変化A→B→Cの過程で，気体が外部へ放出した熱量はいくらか。

　　a. $-\frac{1}{2}p_0V_0$　　b. $-p_0V_0$　　c. $-\frac{3}{2}p_0V_0$　　d. $-2p_0V_0$　　e. $-\frac{5}{2}p_0V_0$

　　f. $\frac{1}{2}p_0V_0$　　g. p_0V_0　　h. $\frac{3}{2}p_0V_0$　　i. $2p_0V_0$　　j. $\frac{5}{2}p_0V_0$

問 5　状態変化 A → B の途中で，体積が $2V_0$ になったとき，それまでの過程で気体の吸収した熱量はいくらか。

a. $\dfrac{3}{2}p_0V_0$　　　b. $2p_0V_0$　　　c. $\dfrac{9}{4}p_0V_0$　　　d. $\dfrac{8}{3}p_0V_0$　　　e. $\dfrac{11}{4}p_0V_0$

f. $3p_0V_0$　　　g. $\dfrac{13}{4}p_0V_0$　　　h. $\dfrac{10}{3}p_0V_0$　　　i. $\dfrac{7}{2}p_0V_0$　　　j. $\dfrac{9}{2}p_0V_0$

6 次の文章を読み,問1から問3に答えよ。

図のように,真空中に極板AとBを間隔 d [m] で水平に配置する。極板には点O,Pにそれぞれ小さな穴が空いており,その2点は水平距離で l [m] だけ離れている。極板A,B間には一定の電圧が加えられている。ただし,穴はいずれも小さく,極板A,B間の電場は一様であるとする。ここで,図のように,正の電荷をもつ粒子が点Oの穴から極板Bと角60°をなして入射した。その後,粒子は,点Pの穴から極板Aと角45°をなして出て行った。ただし,粒子の電荷を q [C] ($q > 0$),質量を m [kg] とし,重力は無視する。なお,極板Bに入射する粒子は運動エネルギー qV_0 [J] で点Oの穴から入射したものとする。

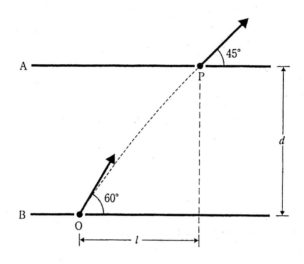

問1 極板Aの電位はいくらか。ただし,極板Bを電位の基準とする。

a. $\dfrac{V_0}{3}$ b. $\dfrac{V_0}{2}$ c. $\dfrac{V_0}{\sqrt{2}}$ d. $\dfrac{V_0}{\sqrt{3}}$ e. $\dfrac{2}{\sqrt{6}}V_0$

f. $-\dfrac{V_0}{3}$ g. $-\dfrac{V_0}{2}$ h. $-\dfrac{V_0}{\sqrt{2}}$ i. $-\dfrac{V_0}{\sqrt{3}}$ j. $-\dfrac{2}{\sqrt{6}}V_0$

問2 粒子が点Oから点Pまで進むのに要した時間はいくらか。

a. $d\sqrt{\dfrac{3m}{qV_0}}$ b. $d\sqrt{\dfrac{3m}{2qV_0}}$ c. $d\sqrt{\dfrac{2m}{3qV_0}}$

d. $(\sqrt{2}-1)d\sqrt{\dfrac{m}{qV_0}}$ e. $(\sqrt{2}-1)d\sqrt{\dfrac{m}{2qV_0}}$ f. $(\sqrt{2}-1)d\sqrt{\dfrac{2m}{qV_0}}$

g. $(\sqrt{3}-1)d\sqrt{\dfrac{m}{qV_0}}$ h. $(\sqrt{3}-1)d\sqrt{\dfrac{m}{2qV_0}}$ i. $(\sqrt{3}-1)d\sqrt{\dfrac{2m}{qV_0}}$

問 3　点 O と点 P の間の水平距離 l はいくらか。

a. $\sqrt{3}\,d$　　　b. $\sqrt{2}\,d$　　　c. $\dfrac{\sqrt{3}}{2}d$　　　d. $\dfrac{d}{\sqrt{2}}$　　　e. $\dfrac{d}{\sqrt{3}}$

f. $\dfrac{\sqrt{3}-1}{2}d$　　g. $\dfrac{\sqrt{2}-1}{2}d$　　h. $(\sqrt{3}-1)d$　　i. $(\sqrt{2}-1)d$

7 次の文章を読み，問1から問3に答えよ。

図のように，2個の平行板コンデンサー C_1，C_2，起電力10Vの電池E，スイッチSをつないだ回路がある。コンデンサー C_1，C_2 の電気容量は，それぞれ $2\mu F$，$3\mu F$ とする。

最初，スイッチSが開いた状態にあり，コンデンサー C_1 の点A側の極板には正電荷 $+Q$ [C]，スイッチS側の極板には負電荷 $-Q$ [C] が蓄えられている。ここで，$Q = 40\mu C$ とする。コンデンサー C_2 には，はじめ電荷は蓄えられていなかった。その後，スイッチSを閉じて，十分な時間が経過した。ここまで，それぞれのコンデンサーにおける極板間は真空とする。なお，電池の内部抵抗は無視できる。

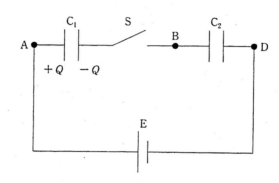

問1 スイッチSを閉じてから，点Bを通った電荷の量と移動した向きとして正しいものを一つ選べ。

a．$-12\mu C$ が右向きに移動　　b．$-28\mu C$ が右向きに移動　　c．$-52\mu C$ が右向きに移動
d．$-12\mu C$ が左向きに移動　　e．$-28\mu C$ が左向きに移動　　f．$-52\mu C$ が左向きに移動

問2 点Bの電位はいくらか。ただし，点Dを電位の基準とする。

a．-12 V　　　　b．-10 V　　　　c．-7 V　　　　d．-4 V
e．12 V　　　　f．10 V　　　　g．7 V　　　　h．4 V

問3 上記の状態に続いて，コンデンサー C_1 の極板間だけをある誘電体で隙間なく満たしたところ，コンデンサー C_2 の点B側の極板に蓄えられた電荷が $+6\mu C$ になった。この誘電体の比誘電率はいくらか。

a．2　　　b．$\dfrac{5}{2}$　　　c．$\dfrac{9}{4}$　　　d．$\dfrac{23}{8}$　　　e．3
f．$\dfrac{13}{4}$　　　g．$\dfrac{27}{8}$　　　h．$\dfrac{9}{2}$　　　i．5

$\boxed{8}$ 次の文章を読み，問1から問3に答えよ。

　水素原子についてのボーアの理論では，原子核のまわりを1個の電子が静電気力を受けて等速円運動をすると仮定する。ここでは，そのボーアの理論における量子条件をもとに，水素原子中の電子の定常状態を考える。ただし，原子核の電気量を e[C]，電子の電気量を $-e$[C]，電子の質量を m[kg]，真空中のクーロンの法則の比例定数を k[N·m²/C²]，プランク定数を h[J·s]，光の速さを c[m/s] とする。

問1　量子数が n の定常状態における電子の軌道半径はいくらか。

a. $\dfrac{h^2}{4\pi^2 e^2 mk} n^2$　　　b. $\dfrac{h^2}{\pi e^2 mk} n^2$　　　c. $\dfrac{h^2}{4\pi e^2 mk} n$　　　d. $\dfrac{h^2}{\pi^2 e^2 mk} n$

e. $\dfrac{h^2}{4\pi^2 e^2 mk} \cdot \dfrac{1}{n}$　　　f. $\dfrac{h^2}{\pi e^2 mk} \cdot \dfrac{1}{n}$　　　g. $\dfrac{h^2}{4\pi e^2 mk} \cdot \dfrac{1}{n^2}$　　　h. $\dfrac{h^2}{\pi^2 e^2 mk} \cdot \dfrac{1}{n^2}$

問2　量子数が n の電子のエネルギー準位はいくらか。ただし，静電気力による電子の位置エネルギーは，原子核から無限遠点を基準とする。

a. $\dfrac{4\pi^2 k^2 me^4}{h^2} n^2$　　　　　　　　b. $\dfrac{2\pi^2 k^2 me^4}{h^2} n^2$

c. $\dfrac{4\pi^2 k^2 me^4}{h^2} n$　　　　　　　　d. $\dfrac{2\pi^2 k^2 me^4}{h^2} n$

e. $-\dfrac{4\pi k^2 me^4}{h^2} \cdot \dfrac{1}{n^2}$　　　　　　f. $-\dfrac{2\pi^2 k^2 me^4}{h^2} \cdot \dfrac{1}{n^2}$

g. $-\dfrac{4\pi k^2 me^4}{h^2} \cdot \dfrac{1}{n}$　　　　　　h. $-\dfrac{2\pi^2 k^2 me^4}{h^2} \cdot \dfrac{1}{n}$

問3　電子が量子数 $n=4$ の定常状態から，それよりエネルギーの低い定常状態へ移るとき，放出する光の波長のうちで最も短いものはいくらか。

a. $\dfrac{h^3 c}{\pi^2 k^2 me^4}$　　　　　　b. $\dfrac{h^3 c}{2\pi^2 k^2 me^4}$　　　　　　c. $\dfrac{5h^3 c}{2\pi^2 k^2 me^4}$

d. $\dfrac{h^3 c}{3\pi^2 k^2 me^4}$　　　　　　e. $\dfrac{4h^3 c}{3\pi^2 k^2 me^4}$　　　　　　f. $\dfrac{8h^3 c}{3\pi^2 k^2 me^4}$

g. $\dfrac{4h^3 c}{15\pi^2 k^2 me^4}$　　　　　h. $\dfrac{8h^3 c}{15\pi^2 k^2 me^4}$　　　　　i. $\dfrac{16h^3 c}{15\pi^2 k^2 me^4}$

化 学

問題　　　　30年度

$\boxed{1}$ ・ $\boxed{2}$ ・ $\boxed{3}$ の各間に答えよ。必要であれば，以下の数値を用いよ。

原子量：H = 1.0；C = 12.0；N = 14.0；O = 16.0；S = 32.1；Pb = 207.2

酸の電離定数：K_a(酢酸) = 2.7×10^{-5} mol/L

ファラデー定数(F)：$F = 9.65 \times 10^4$ C/mol

$\boxed{1}$ 各間の解答を与えられた選択肢から一つ選べ。

問 1 次の文で，下線部が単体の意味で用いられているのはどれか。

a．空気には酸素が含まれている。

b．水は水素と酸素からできている。

c．骨にはカルシウムが含まれている。

d．タンパク質には窒素が含まれている。

e．二酸化炭素は炭素と酸素からできている。

問 2 冷凍庫に氷を長い間入れておいたら氷が小さくなった。この状態変化はどれか。

a．凝 固　　　b．凝 縮　　　c．昇 華　　　d．蒸 発　　　e．融 解

問 3 還元剤として最も強いのはどれか。

a．Br^-　　　b．Cl^-　　　c．F^-　　　d．H^+　　　e．I^-

問 4 異なった電子配置をもつのはどれか。

a．Ca^{2+}　　　b．Cl^-　　　c．K^+　　　d．Mg^{2+}　　　e．S^{2-}

問 5 最も酸化数が大きい硫黄原子を含むのはどれか。

a．H_2S　　　b．H_2SO_4　　　c．$Na_2S_2O_3$　　　d．S　　　e．SO_2

問 6 融点が最も低いのはどれか。ただし，原子半径は Na < K < Rb，価電子数は Na < Mg < Al である。

a．Al　　　b．K　　　c．Mg　　　d．Na　　　e．Rb

問7 分子式 C_6H_{14} で表される構造異性体の数はどれか。
　　a. 4　　　b. 5　　　c. 6　　　d. 7　　　e. 8

問8 ルビーとサファイアは見た目が大きく違うが，いずれも同一の結晶に微量の重金属イオンが混入して出来たものである。この結晶として，適当なのはどれか。
　　a. Al_2O_3　　b. Na_2SiO_3　　c. SiO_2　　d. TiO_2　　e. ZnO

問9 炭素の同素体について，黒鉛に当てはまるのはどれか。
　　a. 電気伝導性を示す。
　　b. 昇華しやすい物質である。
　　c. 共有結合によって結びついた，硬い結晶である。
　　d. C_{60} と表せるサッカーボール状の分子が代表的である。
　　e. 多数の炭素原子からなり，1つの円筒からなる単層のものと，多層のものとがある。

問10 水に最も溶けにくいのはどれか。
　　a. 1,2-エタンジオール　　　b. 1-ブタノール
　　c. 1-プロパノール　　　　　d. 1,2,3-プロパントリオール
　　e. メタノール

問11 水に対する尿素の溶解度(g/100g水)の値は20℃で108，60℃で251である。60℃の尿素の飽和水溶液500gを20℃まで冷却するとき，析出する尿素の量(g)として最も近いのはどれか。
　　a. 100　　b. 150　　c. 200　　d. 250　　e. 300

問12 ハロゲン化水素の沸点を示したグラフはどれか。ただし，横軸はハロゲンの元素記号で示されている。

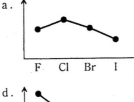
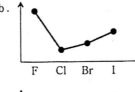
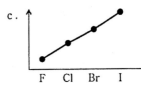
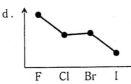
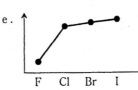

問13 触媒を必要としないのはどれか。
　　a．アンモニアソーダ法(ソルベー法)による炭酸ナトリウムの生成
　　b．オストワルト法による硝酸の生成
　　c．クメン法によるフェノールとアセトンの生成
　　d．接触法による硫酸の生成
　　e．ハーバー・ボッシュ法によるアンモニアの生成

問14　0.1 mol/Lの酢酸水溶液100 mLと，0.1 mol/Lの酢酸ナトリウム水溶液90 mLを混合した。この水溶液の水素イオン濃度(mol/L)として最も近いのはどれか。ただしこの水溶液中では，酢酸ナトリウムは完全に電離するが，酢酸の電離による酢酸イオンの量は無視できるものとする。
　　a．1.0×10^{-5}　　　b．2.0×10^{-5}　　　c．3.0×10^{-5}
　　d．2.0×10^{-4}　　　e．1.2×10^{-3}

問15　下図の器具を用いた蒸留操作に関する記述で正しいのはどれか。必要に応じてコルク栓などを用いてもよい。

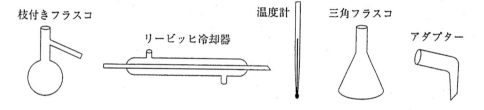

　　a．温度計の球部は，液面につける。
　　b．枝付きフラスコ内には，溶液以外は何も入れない。
　　c．冷却水は，リービッヒ冷却器の下から上に向かって流す。
　　d．溶液の液量は，枝付きフラスコを完全に満たすようにする。
　　e．リービッヒ冷却器の出口にはアダプターを付け，アダプターと三角フラスコの間は密閉する。

問16　片側を閉じた長いガラス管に水銀を満たし，水銀の入った容器の中で倒立させ，下端から少量の液体を加えた。25℃で気液平衡に達したとき最も水銀柱が低くなるのはどれか。
　　a．エタノール　　　b．酢　酸　　　c．ジエチルエーテル
　　d．水　　　　　　　e．メタノール

問17 容積2Lの容器Aと容積3Lの容器Bがコックを介して連結されている。容器Aに1.5×10^5 Paの窒素を，容器Bに2.5×10^5 Paのヘリウムを入れ，コックを開いて混合した。混合気体の全圧(Pa)として最も近いのはどれか。

a. 1.7×10^5 b. 2.1×10^5 c. 2.5×10^5
d. 3.1×10^5 e. 4.0×10^5

問18 エタンと水素の混合気体を標準状態で67.2Lとり，完全に燃焼させると3408 kJの熱が発生した。この混合気体のエタンの物質量(mol)として最も近いのはどれか。ただし，エタンの燃焼熱は1561 kJ/mol，水の生成熱は286 kJ/molとする。

a. 1.2 b. 1.5 c. 2.0 d. 2.5 e. 3.0

問19 塩化鉄(Ⅲ)水溶液で呈色しないのはどれか。

a. 安息香酸 b. o-クレゾール c. サリチル酸
d. 1-ナフトール e. フェノール

問20 $CH_3-CH(OH)-CHO$(2-ヒドロキシプロパナール)について誤っているのはどれか。

a. 銀鏡反応を示す。
b. 光学活性を示す。
c. ヨードホルム反応を示す。
d. 金属ナトリウムと反応して水素を発生する。
e. 炭酸水素ナトリウムと反応して二酸化炭素を発生する。

問21 還元性を示す二糖類はどれか。

a. アミロース b. スクロース c. トレハロース
d. フルクトース e. ラクトース

問22 アラニン(Alaと略記，等電点6.0)を緩衝溶液でpH 6.0に保った。溶液中に存在するアラニンの電荷状態に関して正しいのはどれか。例えば，$Ala^{+/(2-)}$は分子内に正の電荷を一つと負の電荷を二つ持つアラニンを表すものとする。

a. すべて$Ala^{+/-}$である。
b. Ala^+と$Ala^{+/(2-)}$の濃度が等しい。
c. $Ala^{(2+)/-}$とAla^-の濃度が等しい。
d. Ala^+，$Ala^{+/-}$，Ala^-の濃度が全て等しい。
e. $Ala^{+/-}$が最も多く，Ala^+とAla^-も等量かつ少量存在する。

問23 タンパク質におけるペプチド結合を検出する方法はどれか。

a．濃硝酸を加えて加熱する。

b．ニンヒドリン水溶液を加えて温める。

c．水酸化ナトリウム(固体)を加えて加熱する。

d．水酸化ナトリウム水溶液を加え，次に硫酸銅(II)水溶液を加える。

e．水酸化ナトリウム(固体)を加えて熱し，硝酸鉛(II)水溶液を加える。

2 (A), (B) の各問の解答を与えられた選択肢から一つ選べ。

(A) 気相における分子の酸性度について考える。

問1 C, H, O を含む電荷を持たない化学種で, 全電子数が26で炭素原子数が2個のもの ($C_2H_xO_y$) は全部で何種類あるか。

a. 1   b. 2   c. 3   d. 4   e. 5   f. 6

問2 上の化合物のうち水素結合を示すものをA-Hとする。気相における解離反応 A-H(気) → ・A(気) + H の反応熱を -435 kJ/mol, ・Aの電子親和力を165 kJ/mol, Hのイオン化エネルギーを1312 kJ/mol とする。ここで・Aの電子親和力は原子の電子親和力と同様に定義する。次の反応熱を有効数字2桁で表し熱化学方程式を完成させよ。

$$A-H(気) = A^-(気) + H^+(気) \boxed{ア} \boxed{イ} . \boxed{ウ} \times 10^{\boxed{エ}} \text{ kJ} \qquad (1)$$

ア, イ, ウ, エに適する符号, 数値をそれぞれ選び記号で答えよ。

ア a. +   b. -
イ a. 1   b. 2   c. 3   d. 4   e. 5
   f. 6   g. 7   h. 8   i. 9
ウ a. 1   b. 2   c. 3   d. 4   e. 5
   f. 6   g. 7   h. 8   i. 9   j. 0
エ a. 1   b. 2   c. 3   d. 4   e. 5
   f. 6   g. 7   h. 8   i. 9   j. 0

問3 気相におけるA-Hの酸性度は(1)式の反応熱の大きさで定義される。通常, 解離反応(1)は直接には観測されないが, 気相における酸性度がA-Hに近いアセチレン分子(X-H)との間には酸塩基平衡が容易に確認できる。

$$A-H + X^- \xrightleftharpoons[v_2]{v_1} A^- + X-H \qquad (2)$$

正反応と逆反応の速度が反応速度定数 k_1, k_2 によってそれぞれ $v_1 = k_1[A-H][X^-]$, $v_2 = k_2[A^-][X-H]$ で与えられるとき, (2)式の平衡定数 K と等しいのはどれか。

a. $k_1 - k_2$ b. $k_2 - k_1$ c. k_1/k_2

d. k_2/k_1 e. $\dfrac{k_1 - k_2}{2}$ f. $\dfrac{k_1 - k_2}{k_1 + k_2}$

問4　A－Hとアセチレン分子の系に対して一定温度でk_1, k_2を測定した。他の分子E－H,
　　G－Hについてもアセチレンに対して同様の測定を行った。気相におけるA－H, E－H,
　　G－Hを酸性度の大きい順に並べたのはどれか。ここでk_1(L/(mol·s)), k_2(L/(mol·s))は相
　　対値である。

	X－H	k_1	k_2
A－H	H－C≡C－H	1	14
E－H	H－C≡C－H	5	5
G－H	H－C≡C－H	0.6	0.4

a．A－H＞E－H＞G－H　　b．A－H＞G－H＞E－H　　c．E－H＞A－H＞G－H

d．E－H＞G－H＞A－H　　e．G－H＞A－H＞E－H　　f．G－H＞E－H＞A－H

(B) ボルタ電池は図1の構造を持つが，電流を流すと分極が起こり，すぐに起電力が低下するという欠点がある。一方，鉛蓄電池は図2の構造を持ち，電流を流すとやはり起電力が低下するが，外部電源を使って逆向きの電流を流すことで起電力を回復させることができる。

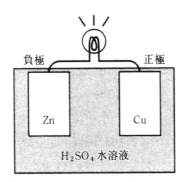
図1　ボルタ電池

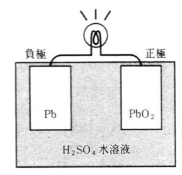
図2　鉛蓄電池

問5　ボルタ電池について，(1)正極を Cu から Pt に変えた場合，および(2)負極を Zn から Fe に変えた場合を考える。電極反応に関わる物質のイオン化傾向の差に基づいて起電力を考えると，起電力の変化について正しい組合せはどれか。

	(1)	(2)
a.	増加する	増加する
b.	増加する	低下する
c.	低下する	変化しない
d.	低下する	増加する
e.	変化しない	低下する
f.	変化しない	変化しない

問6　下線(a)について，分極が起こる原因が電極周囲に H_2 が付着して電流を流れにくくするためと考えれば，酸化剤を加えることで解消できる。(1)H_2 が付着する電極，(2)酸化剤として適切な物質，の組合せとして正しいのはどれか。

	(1)	(2)
a.	正極	シュウ酸
b.	負極	シュウ酸
c.	正極	過酸化水素
d.	負極	過酸化水素
e.	正極	塩化ナトリウム
f.	負極	塩化ナトリウム

問 7　鉛蓄電池では両極のどちらにおいても硫酸イオンが消費され，硫酸鉛が付着する。この電池で 2.00 A の定電流を 16 分 5 秒流したとき，正極の質量変化の値(g)として最も近いのはどれか。

a．6.4×10^{-1}　　　　　b．9.6×10^{-1}　　　　　c．1.3×10^{0}

d．1.9×10^{0}　　　　　e．2.1×10^{0}　　　　　f．3.0×10^{0}

問 8　下線(b)について，問 7 で放電した鉛蓄電池に対して必要以上に充電を続けたため，電解質溶液の分解が始まり気体が発生して容器が膨張してしまった。栓を開けて気体をすべて放出した後の鉛蓄電池は，質量が 3.60 g 減少していた。このとき生じた気体の標準状態における体積(L)として最も近いのはどれか。ただし，生じた気体は電解質溶液に溶解せず，また気体発生以外の反応は起こらないものとする。

a．1.0　　　　b．1.5　　　　c．2.2　　　　d．4.5　　　　e．6.7　　　　f．8.9

3 (A), (B) の各問の解答を与えられた選択肢から一つ選べ。

(A) 未知の化合物Aについて以下の実験を行った。ただし、化合物Aの電離定数K_aは5.1×10^{-1} mol/L である。

<u>実験1</u> フェノールと濃硫酸をフラスコに入れ、濃硝酸を加えた。反応後、水を加えてろ過すると、分子量190以上の固体の化合物Aが得られた。

<u>実験2</u> 化合物Aとフェノールをジエチルエーテルに溶かして分液ロートに入れ、図3のような抽出操作を行った。

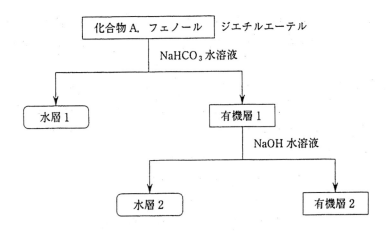

図3 溶媒抽出操作

<u>実験3</u> フェノールと希硝酸を反応させると、化合物Aと同じ置換基を持つがその数が少ない化合物B、および化合物Bの構造異性体である化合物Cが生成した。化合物Bは<u>分子間</u>で水素結合を形成する。一方、化合物Cは<u>分子内</u>で水素結合を形成する。

問1 電離しない状態で化合物Aの分子量は ア イ ウ で表される。ア、イ、ウに適する数字をそれぞれ選び記号で答えよ。

ア a. 1   b. 2   c. 3   d. 4   e. 5
  f. 6   g. 7   h. 8   i. 9

イ a. 1   b. 2   c. 3   d. 4   e. 5
  f. 6   g. 7   h. 8   i. 9   j. 0

ウ a. 1   b. 2   c. 3   d. 4   e. 5
  f. 6   g. 7   h. 8   i. 9   j. 0

問2 <u>実験2</u>の水層1，水層2，および有機層2の中で，化合物Aが最も多く含まれる層とフェノールが最も多く含まれる層の組合せはどれか。ただし，化合物Aとフェノールはそれぞれ電離した状態も含めるものとする。

     化合物A   フェノール
a．水層1   水層1
b．水層1   水層2
c．水層2   水層1
d．水層2   水層2
e．有機層2   水層1
f．有機層2   水層2

問3 化合物Bはどれか。ただし，Xは置換基であり，二重結合部のCやHは省略されている。

問4 化合物Cはどれか。ただし，Xは置換基であり，二重結合部のCやHは省略されている。

問5 化合物BとCについて正しいのはどれか。
a．化合物Bも化合物Cもアミノ基を持つ。
b．化合物Bも化合物Cも不斉炭素原子を持つ。
c．化合物Bよりも化合物Cの方が融点が低い。
d．化合物Bよりも化合物Cの方が分子量は大きい。
e．化合物Bも化合物Cも水に溶かすと水溶液はアルカリ性を示す。
f．化合物Bも化合物Cも触媒や紫外線なしでBr$_2$と容易に付加反応をする。

(B) 高級脂肪酸とグリセリンのエステルである油脂に水酸化ナトリウムなどの強塩基の水溶液を加えて熱すると，グリセリンと脂肪酸のナトリウム塩すなわちセッケンを生じる。油脂の中には，常温で固体であり飽和脂肪酸を多く含む脂肪と，常温で液体であり不飽和脂肪酸を多く含む脂肪油がある。脂肪油にニッケルを触媒として水素を付加すると，構成成分の不飽和脂肪酸が飽和脂肪酸に変わり，固体の硬化油となる。なお，天然の不飽和脂肪酸における不飽和結合はすべて二重結合かつシス型であるが，水素付加の過程で不飽和脂肪酸のC＝C二重結合のいくつかがシス型からトランス型へ変化する副反応も起こる。ここで一つでもトランス型があればその脂肪酸はトランス脂肪酸である。最終的に生成するトランス脂肪酸は，健康へのリスクが指摘されているため規制が進められている。

問6　下線(a)について，セッケンの特徴として誤っているのはどれか。

a．水溶液は弱塩基性を示す。

b．硬水中では洗浄力を失う。

c．水の表面張力を低下させる。

d．乳化作用により油汚れを取り除く。

e．水中では親水基を内側に向けたミセルを形成する。

f．疎水性の炭化水素基と親水性のカルボキシ基を持つ。

問7　天然の高級脂肪酸としてステアリン酸($C_{17}H_{35}COOH$)，リノール酸($C_{17}H_{31}COOH$)，リノレン酸($C_{17}H_{29}COOH$)を1分子ずつ含む油脂Aを作った。生じた油脂Aには光学異性体も考慮すると何種類あるか。なお，不飽和脂肪酸の二重結合位置およびシス-トランス配置はエステル化に際して保たれる。

a．3　　　b．4　　　c．5　　　d．6　　　e．7　　　f．8

問8　下線(b)に関連して，油脂から遊離したリノレン酸(分子量278)100 mLに水素付加してステアリン酸に変換することを考える。その際に必要な水素分子の標準状態における体積(L)として最も近いのはどれか。ただし，リノレン酸の密度を0.914 g/cm³とする。

a．7.4×10^{0}　　　　　b．9.8×10^{0}　　　　　c．1.5×10^{1}

d．1.8×10^{1}　　　　　e．2.2×10^{1}　　　　　f．2.9×10^{1}

問9　下線(c)に関連して，リノレン酸はすべてシス型配置であるからシス脂肪酸である。リノレン酸の二重結合が反転してできるトランス脂肪酸は何種類あるか。

a．3　　　b．4　　　c．5　　　d．6　　　e．7　　　f．8

生 物 問題   30年度

1 次の文を読み，問1から問4に答えよ。

(文)

ウニの卵は，細胞膜の外側に存在する卵黄膜と呼ばれる卵膜の一種で覆われており，その外側をさらにゼリー層が包んでいる。また，細胞膜内側には，表層粒が分布している。受精が成立すると，他の精子の進入を防いだり，初期胚を保護する受精膜が生じる。

ウニでは，2個以上の精子が同時に卵に進入すると正常に発生できない。そのため，他の精子の進入を防ぐ機構が存在する。このような1つの卵には1つの精子しか進入させない機構を多精拒否という。

ウニの多精拒否の機構には，受精にともなって即座に引き起こされる fast block 機構と，受精後しばらく時間を経てから，受精膜の硬化により新たな精子の進入を防ぐ slow block 機構の2通りの機構が
                                      (1)   (2)
ある。このような多精拒否機構が必要な理由として，ウニでは受精してから受精膜の完成には，数十秒を必要とし，その間に他の精子が進入する可能性があるためである。

ウニの未受精卵に精子が進入すると，カルシウムイオンが受精したことを卵全体に伝達するしくみがある。そのしくみを理解するため，実験1から実験3を行なった。実験の正確さを高めるために最低100個の卵を測定した。

実験1 色素Fは，カルシウムイオン濃度が高くなると蛍光を強く発する。そのため，色素Fを用いてカルシウムイオン濃度を測定することが出来る。また，色素Fは，受精や受精膜の形成に影響を与えないことが知られている。あらかじめ色素Fを注入した未受精卵に，新鮮な精子を加え，受精10秒後，20秒後，30秒後の色素Fの発光を観察した。その結果を図1に示した。矢印は，精子の進入点を示している。未受精卵は全体的に均一な黄色であるが，受精10秒後から蛍光発光が強い領域が図1のように白色に観察された。

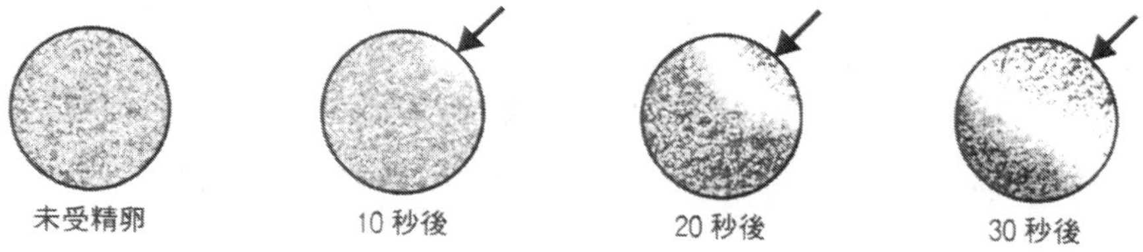

未受精卵

10秒後

20秒後

30秒後

図1

実験2 さまざまなカルシウムイオン濃度の海水にウニの未受精卵を1時間浸した後，新鮮な精子を加えた。その結果，受精の効率や受精膜の形成には海水のカルシウムイオン濃度は影響を与えなかった。

実験3 ウニの未受精卵に，卵の容量の5％量の生理食塩水を細いガラス管を用いて卵内に注入した。このとき，生理食塩水にカルシウムイオンをさまざまな濃度で混入させた。生理食塩水注入後1分以内に受精膜が形成される割合を測定した。その結果を図2に示した。

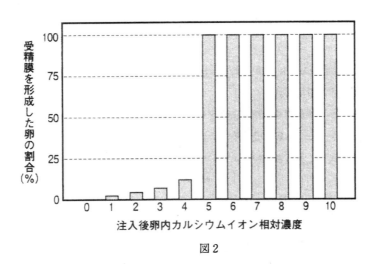

図2

問1 実験1，実験2，実験3の結果から，受精膜形成に関して考察を立てた。正しいのはどれか。2つ選べ。

a．卵にガラス管を刺す物理的刺激のみで十分である。
b．カルシウムイオンは，卵をとりまく海水から供給される。
c．注入されるカルシウムイオン量に比例して割合が高くなる。
d．卵の外から注入されるカルシウムイオンは，一定量以上が必要である。
e．カルシウムイオンは，卵内に貯蔵されているので卵の外から供給される必要はない。

問 2　文中の下線部(1)の fast block 機構を説明するのはどれか。

　　　a．受精により卵の細胞膜電位が変化し精子との結合が抑制される。

　　　b．精子の先体から他の精子を不活化する成分がゼリー層に分泌される。

　　　c．精子が卵の細胞膜を通過すると，精子の膜電位が変化し卵との結合が抑制される。

　　　d．ゼリー層を精子が通過すると，ゼリー層が分解され精子を不活化する成分に変化する。

　　　e．受精により卵の細胞膜の内側に存在する表層粒から精子を不活化する成分がゼリー層に分泌される。

　　　f．精子がゼリー層に進入すると，ゼリー層の成分が変化しゼリー層が硬くなると同時に厚くなり精子が進入できなくなる。

問 3　文中の下線部(2)の slow block 機構では，精子が卵の細胞膜に接することで反応が開始する。開始される反応を説明するのはどれか。

　　　a．精子先体から卵黄膜を受精膜に変化させる物質が分泌される。

　　　b．精子先体からゼリー層を受精膜に変化させる物質が分泌される。

　　　c．細胞膜の直下にある表層粒がエンドサイトーシスを起こし，ゼリー層が受精膜に変化する。

　　　d．細胞膜の直下にある表層粒がエキソサイトーシスを起こし，ゼリー層が受精膜に変化する。

　　　e．細胞膜の直下にある表層粒がエンドサイトーシスを起こし，細胞膜と卵黄膜の間に内容物が放出され卵黄膜が受精膜に変化する。

　　　f．細胞膜の直下にある表層粒がエキソサイトーシスを起こし，細胞膜と卵黄膜の間に内容物が放出され卵黄膜が受精膜に変化する。

問 4　一般に哺乳類では，ウニで見られるような fast block 機構が見られない。その理由として最も適したのはどれか。

　　　a．哺乳類では，体内で受精が行われ卵に到達できる精子の数が少ないため。

　　　b．哺乳類の精子は，ウニから比べると運動性が劣り，卵内への進入に時間がかかるため。

　　　c．哺乳類では，ウニのゼリー層に相当する透明帯の硬化が最初の精子の進入後即座に起こるため。

　　　d．哺乳類では，ウニのゼリー層に相当する透明帯が受精前からとても硬く，精子の卵への進入に時間がかかるため。

　　　e．哺乳類では，ウニのゼリー層に相当する透明帯に精子が進入できる進入孔があり，精子はそこからでなければ進入できず，最初の精子が進入孔を通過すると進入孔はただちに閉じるため。

2 インスリンは，血糖値を調節するペプチドホルモンである。マウスAとマウスBは，それぞれのインスリン遺伝子に変異を持つことが推定されている。そこで，マウスAとマウスBのインスリンの機能を調べるため，次の**実験1**から**実験5**を行なった。問1から問8に答えよ。

　実験1：野生型マウス，マウスA，およびマウスBからmRNAを得た。

　実験2：調製したmRNAを鋳型にして，逆転写酵素を用いてcDNAを合成した。逆転写酵素はRNAを鋳型としてDNAを合成する酵素である。また，cDNAとはcomplementary DNAの略で，mRNAに対して相補的なDNAをいう。

　実験3：実験2で調製した野生型マウス，マウスA，およびマウスBのcDNAからPCR（Polymerase Chain Reaction）法によってインスリン遺伝子を増幅し，増幅された3種のDNA断片を大腸菌用の発現ベクターにそれぞれ組み込んだ。このプラスミドは，組み込んだ遺伝子を大腸菌に発現させることができる。

　実験4：実験3で作成した3種のプラスミドを，別々の大腸菌へ形質転換した。形質転換された大腸菌を培養し，野生型マウス，マウスA，およびマウスB由来のインスリンを得た。

　実験5：実験4で得られた野生型マウス，マウスA，およびマウスB由来の3種のインスリンについて，野生型インスリン受容体との結合を調べた。

　実験1から**実験5**の結果，マウスAに由来するインスリンは，野生型マウス由来のものと比べ，受容体に対する結合が弱くなっていた。一方，マウスBに由来するインスリンは，野生型マウス由来のインスリンとほぼ同じ程度の強さで受容体に結合した。

問1　**実験1**でインスリンのmRNAを得るのに最も適しているのはどれか。
　　　a．脳　　　　　　　　　b．肝臓　　　　　　　　　c．皮膚
　　　d．副腎　　　　　　　　e．すい臓　　　　　　　　f．T細胞
　　　g．甲状腺　　　　　　　h．aからgのどれでも良い

問2　**実験3**において，反応生成物に取り込まれない（含まれない）のはどれか。**2つ選べ**。
　　　a．チミン　　　　　　　b．アデニン　　　　　　　c．グアニン
　　　d．シトシン　　　　　　e．ウラシル　　　　　　　f．リボース
　　　g．デオキシリボース

問3 実験3において，横軸にPCRのサイクル数，縦軸に反応生成物の量を示した図として，正しいのはどれか。ただし，PCRに必要な物質は十分にあり，反応は理論通り進行するものとする。また，縦軸は相対値を示し，対数ではない。

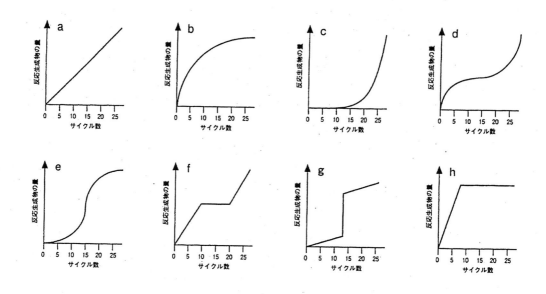

問4 マウスのインスリンを大腸菌で発現することができるのは，マウスと大腸菌の間に，ある共通性があるためである。その共通性とは，次のどれか。

   a．核膜の構造
   b．糖代謝の過程
   c．抗生物質に対する抵抗性
   d．タンパク質輸送のしくみ
   e．染色体DNAの長さや形状
   f．コドンとアミノ酸の対応
   g．転写後のmRNAの成熟のしくみ
   h．翻訳後にタンパク質が受ける化学修飾

問5 マウスのインスリンを大腸菌で発現することの利点として正しいのはどれか。

   a．インスリンを切断することができる。
   b．インスリンの毒性を中和することができる。
   c．大腸菌の増殖速度を増大させることができる。
   d．多量のインスリンを容易に得ることができる。
   e．古くなったインスリンを除去することができる。
   f．大腸菌の培養液のグルコース濃度を調節することができる。

問 6 野生型マウスのインスリン遺伝子に対し，マウスＡのインスリン遺伝子が持つ変異の可能性としてふさわしくないのはどれか。

    a．タンパク質に翻訳される領域への１塩基の挿入変異

    b．タンパク質に翻訳される領域への２塩基の挿入変異

    c．タンパク質に翻訳される領域への３塩基の挿入変異

    d．タンパク質に翻訳される領域での１塩基の欠失変異

    e．タンパク質に翻訳される領域での２塩基の欠失変異

    f．野生型インスリンの終止コドン(UAG)から他の終止コドン(UAA)への変異

    g．野生型インスリンの終止コドン(UAG)からチロシンのコドン(UAU)への変異

    h．タンパク質に翻訳される領域内にあるシステインのコドン(UGC)からトリプトファンのコドン(UGG)への変異

問 7 別の実験により，マウスＢでは野生型マウスよりインスリンが少ないことがわかった。その原因として，マウスＢでは野生型マウスに比べ，インスリンのmRNA量が少ないことが明らかになった。マウスＢのインスリン遺伝子に起きた変異が存在するDNA領域の名前と，そこに結合するタンパク質の組合せとして正しいのはどれか。

	変異が存在するDNA領域	結合するタンパク質
a	エキソン	DNAリガーゼ
b	エキソン	DNAポリメラーゼ
c	エキソン	RNAポリメラーゼ
d	プロモーター	DNAリガーゼ
e	プロモーター	DNAポリメラーゼ
f	プロモーター	RNAポリメラーゼ
g	オペレーター	DNAリガーゼ
h	オペレーター	DNAポリメラーゼ
i	オペレーター	RNAポリメラーゼ

問 8 野生型マウスと比較して，マウスＡおよびマウスＢのインスリン遺伝子にどのような変異が起きているかを確かめるために，インスリン遺伝子の塩基配列を調べるという方法がある。この目的のために用いる染色体DNAは，次のどこから得ることができるか。

    a．脳   b．肝臓   c．皮膚

    d．副腎   e．すい臓   f．T細胞

    g．甲状腺   h．aからgのすべて

3 次の文を読み，問1から問5に答えよ。

(文)
　ある系統樹を図1に示す。現在地球上に生息する生物種は170万種以上とされているが，未知の生物も含め全体で数百万種〜数千万種いるのではないかと推測されている。既知の生物を分類する場合，いくつかの種をまとめて属とし，その上にいくつかの分類の階級を設けている。

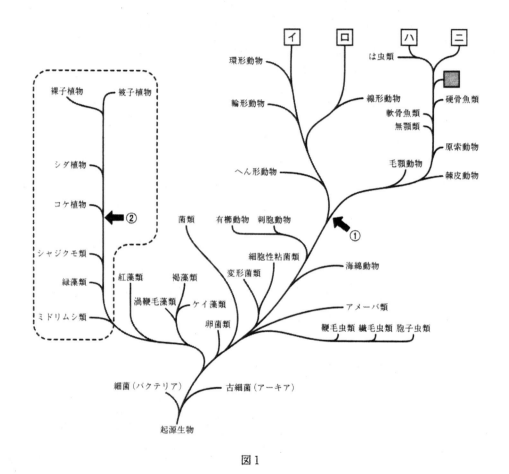

図1

問1　図1の①の分岐は何を示すか。正しいのはどれか。

　　a．脊索の有無　　　b．体腔の有無　　　c．脱皮の有無
　　d．新口動物か旧口動物　　e．二胚葉動物か三胚葉動物

問 2　文中の下線部が示す体系名として正しいのはどれか。

a．種→ 属→ 目→ 科→ 綱→ 門→ 界　　　b．種→ 属→ 目→ 科→ 綱→ 界→ 門

c．種→ 属→ 目→ 科→ 門→ 綱→ 界　　　d．種→ 属→ 目→ 科→ 門→ 界→ 綱

e．種→ 属→ 科→ 目→ 綱→ 門→ 界　　　f．種→ 属→ 科→ 目→ 綱→ 界→ 門

g．種→ 属→ 科→ 目→ 門→ 綱→ 界　　　h．種→ 属→ 科→ 目→ 門→ 界→ 綱

問 3　図 1 の点線で囲まれた植物が持つクロロフィルとして正しいのはどれか。

a．クロロフィル a のみ

b．クロロフィル b のみ

c．クロロフィル c のみ

d．クロロフィル a とクロロフィル b

e．クロロフィル a とクロロフィル c

f．クロロフィル b とクロロフィル c

g．クロロフィル a，クロロフィル b，クロロフィル c のすべて

問 4　図 1 の②の分岐は何を示すか。正しいのはどれか。

a．核膜があるかないか　　　　　　　　b．配偶体があるかないか

c．種子を作るか作らないか　　　　　　d．胞子を作るか作らないか

e．維管束を持つか持たないか

問 5　図 1 のイ，ロ，ハ，ニにあてはまる生物の組合せで正しいのはどれか。

	イ	ロ	ハ	ニ
a	節足動物	軟体動物	哺乳類	鳥類
b	節足動物	軟体動物	鳥類	哺乳類
c	節足動物	軟体動物	両生類	哺乳類
d	節足動物	軟体動物	哺乳類	両生類
e	軟体動物	節足動物	哺乳類	鳥類
f	軟体動物	節足動物	鳥類	哺乳類
g	軟体動物	節足動物	両生類	哺乳類
h	軟体動物	節足動物	哺乳類	両生類

4 次の文を読み，問1から問6に答えよ。

(文)

　反射は，刺激を受ける受容器と反応を起こす効果器，それらを結ぶ神経系によって意識とは無関係に引き起こされる反応である。

　膝蓋腱反射の反射弓を図1に示した。伸筋につながる腱をたたいて筋が伸張されると筋内の受容器が筋の伸びを検知し，受容器につながる感覚神経が興奮する。感覚神経は筋の伸張の度合いを求心性の情報として脊髄に伝えている。感覚神経は脊髄内で運動神経とシナプスを形成している(シナプスA)ので，興奮は運動神経を経て骨格筋に伝達される。一方，伸筋の感覚神経は抑制性の介在ニューロンを介して屈筋の運動神経にも情報を伝達している(シナプスB)。なお，図中の破線矢印(◀---)は，興奮の伝導方向を示す。

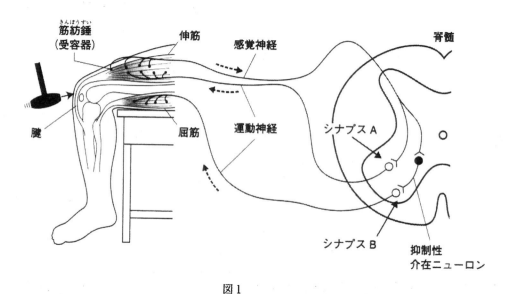

図1

問1　下線部(1)において軸索の興奮の伝導を引き起こす最初のイオンの流れとして正しいのはどれか。

　　a．K^+ が細胞内へ流入する。
　　b．K^+ が細胞外へ流出する。
　　c．Na^+ が細胞内へ流入する。
　　d．Na^+ が細胞外へ流出する。
　　e．Ca^{2+} が細胞内へ流入する。
　　f．Ca^{2+} が細胞外へ流出する。

問 2 　下線部(2)の感覚神経の記述として正しいのはどれか。

    a．ヒトでは無髄神経である。

    b．脊髄の腹根を通って脊髄内に情報を伝える。

    c．介在ニューロンの作用で興奮の閾値が変化する。

    d．受容器に結合した細胞体が刺激を受けて興奮する。

    e．刺激の強さは興奮するニューロンの数で伝えられる。

    f．刺激の強さは発生する電位の大きさとして伝えられる。

問 3 　下線部(3)は，興奮を伝えるシナプス前細胞と興奮を受け取るシナプス後細胞からできている。
興奮の伝達についての記述として正しいのはどれか。

    a．神経伝達物質がシナプス前細胞内で分解される。

    b．神経伝達物質がシナプス後細胞内で分解される。

    c．シナプス小胞がシナプス前細胞から放出される。

    d．シナプス小胞がシナプス後細胞から放出される。

    e．シナプス小胞がシナプス前細胞の膜と融合する。

    f．シナプス小胞がシナプス後細胞の膜と融合する。

    g．神経伝達物質がシナプス前細胞内に取り込まれる。

    h．神経伝達物質がシナプス後細胞内に取り込まれる。

問 4 　下線部(4)に関わる神経伝達物質はどれか。

    a．グリシン

    b．ドーパミン

    c．セロトニン

    d．グルタミン酸

    e．アセチルコリン

    f．ノルアドレナリン

    g．γ-アミノ酪酸(GABA)

問 5　シナプスでは神経伝達物質の作用により特定のイオンが流入し，シナプス後電位が発生する。図1のシナプスAとシナプスBにおいて流入するイオンの組合せとして正しいのはどれか。

	シナプスA	シナプスB
a	Ca^{2+}	Cl^-
b	Cl^-	Na^+
c	Na^+	Ca^{2+}
d	Ca^{2+}	Na^+
e	Cl^-	Ca^{2+}
f	Na^+	Cl^-
g	Ca^{2+}	Ca^{2+}
h	Cl^-	Cl^-
i	Na^+	Na^+

問 6　図1において伸筋の筋伸張により感覚神経が興奮したとき，シナプスBにおいて想定されるシナプス後電位を示す図はどれか。

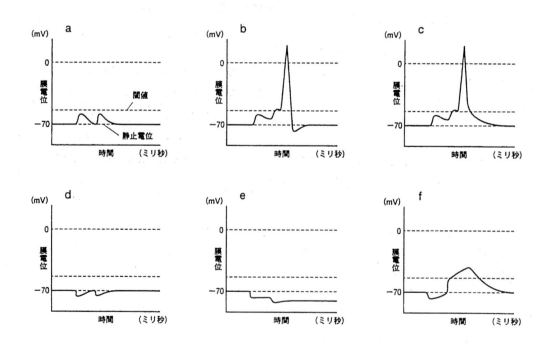

5 次の文1,文2を読み,問1から問6に答えよ。

(文1)

ヒトの血液を少量のクエン酸ナトリウムと共に遠心管に入れ,細胞を壊さない回転数で遠心分離機を用いて分離した。すると,3つの層に分離し,そのうち1層は液体成分であり,あとの2層には有形成分が含まれていた。3層の色はそれぞれ異なっており,その1つは赤色を呈した。顕微鏡で2層の有形成分をそれぞれ観察したところ,一方は円盤状の無核細胞が占めており,もう一方にはさまざまな大きさの有核細胞が含まれることがわかった。

問1 下線部(1)でクエン酸ナトリウムを加えたのは血液中のトロンビンの生成を抑えるためである。トロンビンの働きの説明として正しいのはどれか。

　　a．プロトロンビンを生成する。
　　b．固まったフィブリンを溶かす。
　　c．赤血球を包み込む繊維となる。
　　d．血漿中のカルシウムイオンを除く。
　　e．フィブリノーゲンからフィブリンを生成する。
　　f．プラスミノゲンからのプラスミン生成を促進する。
　　g．血小板を集めて血小板からの血液凝固因子の放出を促す。

問2 下線部(2)について,遠心管で有核細胞を含む層を斜線部で示す。正しいのはどれか。

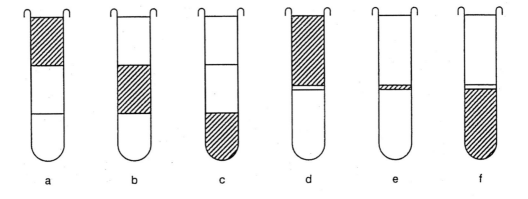

問3 下線部(3)の液体成分に最も多く含まれるあるタンパク質は，肝臓で産生され，水に溶けやすく，血管内の水分の保持に欠かせない。このタンパク質はどれか。

a．アルブミン

b．インスリン

c．コラーゲン

d．グルカゴン

e．グロブリン

f．クレアチニン

g．バソプレシン

h．ヘモグロビン

問4 下線部(4)の有核細胞と無核細胞について，その名前と説明の組合せとして正しいのはどれか。

説明

① ミトコンドリアを含んでいない。

② 変形して毛細血管壁を通過して組織へと移動する。

③ 骨髄で産生され，その一部は胸腺を成熟の場とする。

④ 体の中に侵入してきた異物を取り込むなどの生体防御の役割をもつ。

	有核細胞	有核細胞の説明	無核細胞	無核細胞の説明
a	赤血球	①	白血球	② ③ ④
b	赤血球	②	白血球	① ③ ④
c	赤血球	③	白血球	① ② ④
d	赤血球	④	白血球	① ② ③
e	白血球	① ② ③	赤血球	④
f	白血球	① ② ④	赤血球	③
g	白血球	① ③ ④	赤血球	②
h	白血球	② ③ ④	赤血球	①

（文2）

　遠心分離した血液サンプルから，赤色の層を駒込ピペットで細胞が壊れないように丁寧にとり，空の
試験管1から試験管6に各1mLずつ入れた。試験管1から試験管3には濃度の異なるNaCl水溶液
(5)
ア，イ，ウの1つから2mLを加え，軽くかき混ぜて静置した（表1：試験管1から試験管3）。また，
試験管4から試験管6にはNaCl水溶液ア，イ，ウの1つを2mL加えた後に，さらに蒸留水6mLを追
加して，軽くかき混ぜて静置した（表1：試験管4から試験管6）。この試験管1から6を遠心分離し，
各試験管内の様子を観察したところ，溶液は上清と沈殿に分離された。表1に結果を示した。

	加えた液体	遠心分離後の上清の色	遠心分離後の沈殿の色
試験管1	アを2mL	無色	赤色
試験管2	イを2mL	無色	赤色
試験管3	ウを2mL	赤色	白色
試験管4	アを2mLと蒸留水を6mL	赤色	白色
試験管5	イを2mLと蒸留水を6mL	無色	赤色
試験管6	ウを2mLと蒸留水を6mL	赤色	白色

表1

問5　この実験に用いたNaCl水溶液ア，イ，ウをNaCl濃度の高い方から順に並べたのはどれか。

　　　　a．ア＞イ＞ウ　　　　　　b．ア＞ウ＞イ　　　　　　c．イ＞ア＞ウ

　　　　d．イ＞ウ＞ア　　　　　　e．ウ＞ア＞イ　　　　　　f．ウ＞イ＞ア

問6　下線部(5)について，赤色の色素成分に関する説明として正しいのはどれか。2つ選べ。

　　　　a．色素成分は，主に銅を含んだタンパク質である。

　　　　b．色素成分は，すい臓で分解されて胆汁中に排出される。

　　　　c．胎児の色素成分は，母体のそれよりも酸素と結合しやすい。

　　　　d．色素成分を多く含有する細胞の寿命は7日から10日である。

　　　　e．色素成分は，筋肉中でミオグロビンよりも酸素と結合しやすい。

　　　　f．色素成分は，二酸化炭素の濃度に関わらず一定量の酸素と結合できる。

　　　　g．色素成分は，酸素をより必要とする組織で酸素と結びつく割合が高い。

　　　　h．色素成分は，肺動脈中よりも肺静脈中にあるほうが鮮やかな色を示す。

　　　　i．同じ酸素濃度の場合，pHが高いほど色素成分は酸素と離れやすくなる。

6 次の文を読み，問1から問5に答えよ。

（文）

　植物は生育環境の変化を刺激としてとらえ，いろいろな反応を示す。特に光刺激は，種子の発芽，茎や根の成長，花芽形成などの成長や分化のためのシグナルとして機能する。発芽した種子植物の花芽形成には，日長（1日の昼の長さ）や温度などの環境要因が影響している。日長が長くなると花芽を形成する植物を長日植物，逆に短くなると形成する植物を短日植物と呼ぶ。これらの植物が実際に感知するのは日長ではなく暗期の長さで，花芽を形成するにはそれぞれの植物種に固有の連続した暗期（限界暗期）よりも生育環境の暗期が短く，あるいは長くなることが必要となる。限界暗期の途中に光を照射すると，それまでの暗期の時間経過はリセットされてしまう。過去に行われた研究から，この暗期の感知には光受容体の（　ア　）が関与し，感知する部位は花芽が形成される茎頂ではなく（　イ　）で，そこで合成された花成ホルモンが（　ウ　）を通じて茎頂に移動し，花芽の分化を引き起こすと考えられたが，花成ホルモンの実体は長年不明であった。最近の研究から，その実体が，シロイヌナズナでは（　エ　），イネでは（　オ　）というタンパク質であることが明らかとなった。

問1　文中の（　ア　），（　イ　），（　ウ　）に入る語として適切な組合せはどれか。

	（ア）	（イ）	（ウ）
a	フォトトロピン	葉	師管
b	フォトトロピン	葉	道管
c	フォトトロピン	頂芽	師管
d	フォトトロピン	頂芽	道管
e	フィトクロム	葉	師管
f	フィトクロム	葉	道管
g	フィトクロム	頂芽	師管
h	フィトクロム	頂芽	道管

問 2　文中の（　エ　），（　オ　）に入るタンパク質として適切な組合せはどれか。

	（　エ　）	（　オ　）
a	FT	FD
b	FT	Hd3a
c	FD	FT
d	FD	Hd3a
e	Hd3a	FT
f	Hd3a	FD

問3 図1は，ある植物A・B・C・Dをさまざまな日長条件で生育させたときの，暗期の長さ(横軸)と開花までの日数(縦軸)の関係を示したものである。植物A・B・C・Dを長日植物・短日植物に分けたとき，適切な組合せはどれか。

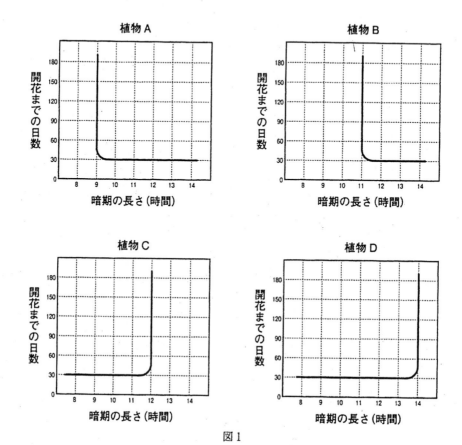

図1

	長日植物	短日植物
a	A・B	C・D
b	A・C	B・D
c	A・D	B・C
d	B・C	A・D
e	B・D	A・C
f	C・D	A・B
g	A・B・C	D
h	A	B・C・D
i	D	A・B・C
j	B・C・D	A

問 4 図 2 は日本国内のある地域の暗期時間の年間変動を示したものである。図 1 と図 2 から，この地域で十分に成長した植物 A と植物 D の推測される開花時期の適切な組合せはどれか。ただし，月表示上の縦線はその月の初日を示す。

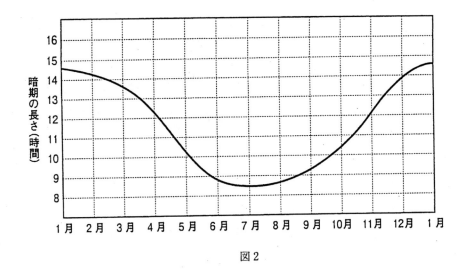

図 2

	植物 A	植物 D
a	5 月	12 月
b	5 月	1 月
c	7 月	2 月
d	7 月	3 月
e	7 月	4 月
f	8 月	12 月
g	8 月	1 月
h	10 月	2 月
i	10 月	3 月
j	10 月	4 月

問 5　図3は日長条件①〜⑥を，例のように1日（24時間）の明期（白帯），暗期（黒帯），暗期途中の30分間光照射（短い白帯）で示したものである。植物Aと植物Cを日長条件①〜⑥で生育させて花芽形成の有無を調べたとき，両方の植物で花芽形成する条件の正しい組合せはどれか。

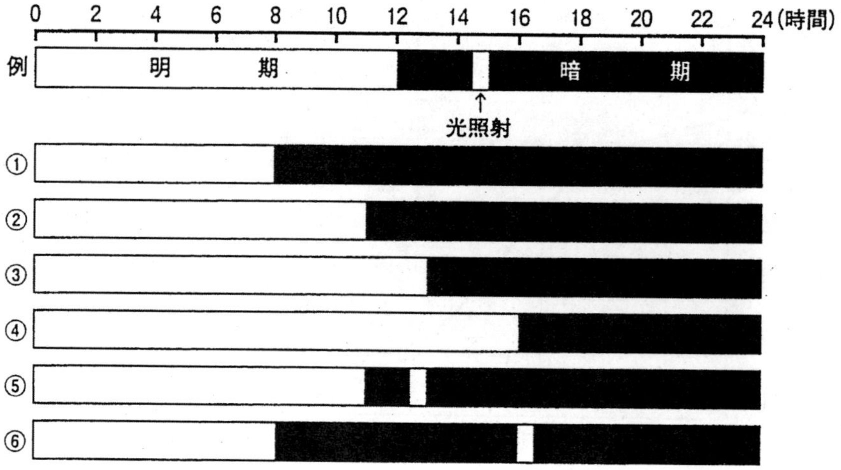

図 3

a	① ②
b	③ ④
c	⑤ ⑥
d	① ③
e	② ④
f	③ ⑤
g	④ ⑥
h	① ③ ⑤
i	② ④ ⑥
j	③ ④ ⑤ ⑥

英 語

解答

30年度

1

〔解答〕

1. b	2. a	3. d	4. d	5. d
6. d	7. d	8. a	9. d	10. b
11. c	12. c	13. b	14. a	15. b

〔出題者が求めたポイント〕

語彙問題・同意文問題は、全訳該当箇所の下線部参照。

9. a. 第1段落第4文　b. 第1段落第8文
　　c. 第1段落第9文
10. 第1段落第10文　　11. 第2段落第4文
12. 第2段落第6文　　13. 第2段落第9文
14. 第2段落第18文　　15. 第2段落第21文

〔全訳〕

　嗅覚とは、匂い・味という2つの化学感覚のいずれかであり、この2つは化学物質・受容器細胞間の (1)相互作用 から生じる。嗅覚においては、化学物質は (2)揮発性、または空気媒介性であり、鼻腔から吸入され、また咀嚼と嚥下によって喉から取り込まれて、鼻または口の奥にある口蓋の隙間を通り、鼻腔の裏にある受容器細胞へと近づいて行く。化学物質は受容器細胞を通過すると、その一部は鼻腔の最上部の表面である嗅上皮に吸収される。嗅上皮では、粘液に覆われた2.5 cm四方の組織斑2つが化学物質を溶かし、粘液の下にある受容器を刺激し、化学物質の分子は受容体と結合し、脳に伝わる (3)刺激 を誘発する。鼻腔の細胞には数千の異なる受容器があり、10,000種類もの異なる匂いを検出可能である。すべての受容体は毛髪状の構造（繊毛）を含んでおり、これがおそらくは嗅覚刺激の初期接点である。研究によれば、嗅覚系の感度は受容器・繊毛両方の数と関係がある。例えば、犬の受容器細胞は人間の20倍であり、受容器あたりの繊毛数は10倍以上である。

　鼻腔蓋は篩板でできており、嗅神経はこの骨の隙間を通過し、嗅球（大脳下面にある神経構造）まで続き、そこから嗅覚信号は (4)拡散され、脳にある偏桃体、海馬、梨状皮質（側頭葉基底）、視床下部などの部位へと移動する。嗅覚は視床が関与しない唯一の感覚であり、嗅覚信号は特に偏桃体に集中している。偏桃体は感情を司っており、特定の匂いの異常な力が、過去の記憶に基づく感情や回想を誘発するのに役立つ場合がある。さらに、匂いに対する個人の反応には状況が介在する。例えば、体臭の中に含まれるのと同じ匂いがチーズの芳香にもなる。匂いが前者ではマイナス、後者ではプラスにとらえられている。人間の場合、嗅覚は食べ物の味を鮮明にしたり、潜在的に危険な食品、さらには他の危険（火事など）を警告したり、記憶と感情が関わる連想を誘発したりする。嗅覚は多くの動物で非常に重要な感覚である。捕食動物が嗅覚を使って獲物を見つけることもあれば、獲物となりそうな動物が嗅覚を使って捕食動物から逃げることもある。さらに嗅覚は繁殖過程にも一役買っている。フェロモンと呼ばれる化学物質を通じて、メスの排卵を誘発したり、メスが性的に受け入れ態勢にあることをオスに知らせたりできるのだ。 (5)人間のフェロモンの存在はまだ実証されていないが、それでも、嗅覚は人間の性的魅力や育児に一役買っている。 母親は普通、新生児を匂いで見分けられるし、母乳で育っている乳児は母親の匂いとその他の乳母の匂いを区別できる。さらに研究で明らかになっているように、子供は自分の兄弟姉妹を匂いで見分けられるし、親は匂いを使って自分の子供を識別できる。しかし、年をとるにつれて、嗅覚は (6)減退する（特に男性の場合）。80歳になることには、多くの男性には嗅覚がほとんどなくなる。特定の匂いの強度は、順応の影響を強く受けており、ごく短期間嗅いでいただけでも、匂いを検出できなくなる場合もある。 (7)嗅覚は味の識別にも重要な役割を果たしており、この事実は、風邪を引いた人の味覚が減退することによって証明されている。 食べ物を楽しむことは、味覚系の機能よりも、嗅覚系で検出した匂いの方が実際には原因として大きい。嗅覚系と味覚系は脳の一部で合流することが知られているが、この2つの系統がどのように共同作業を行っているのかは正確には知られていない。特定の味（苦味など）への (8)嫌悪感 は先天的だが、匂いの連想は後天的である。

2

〔解答〕

1. d	2. b	3. c	4. c	5. a
6. d	7. a	8. d	9. a	10. b
11. a	12. d	13. a	14. c	15. b

〔出題者が求めたポイント〕

語彙問題・同意文問題は、全訳該当箇所の下線部参照。

8. 第1段落第2文　　9. 第2段落第2文
10. 第2段落第4文　　11. 第2段落第5～7文
12. a. 第3段落第1文　b. 第3段落第3文
　　c. 第3段落第2文
13. 第4段落第3文＋第5段落第2文
14. 第5段落第3～4文　　15. 第7段落第3～5文

〔全訳〕

　肝臓が自己再生する仕組みは、科学者たちが 1. d. 想定していた ものよりも単純かもしれない。The Journal of Biological Chemistry 4月13日号に掲載予定の新研究は、再生中の肝臓細胞の内部構造に関する新たな知見を提供している。これは、肝疾患（硬変、肝炎、ガンなど）患者の肝臓を医師が再生させる方法に 2. b. 多大な 影響を与える可能性がある。「人間の肝臓は、組織のわずか25%から再生可能な人体中の数少ない臓器の1つです」と言うのは Seth Karp（ハーバード・メディカル・スクール＜ボストン＞外科学助教、本研究筆頭著者）である。「肝臓がそれを行う仕組みは分かっていませんが、我々の研究は肝臓の独自性を詳述しています」。

　臓器再生は多くの動物で 3. c. 見られる が、それが細

胞レベルで発生する詳細はまだ完全には分かっていない。今までのところ、科学者たちに分かっているのは、組織再生に関与する細胞が、胚の中で発達中の臓器の一部のようにふるまうことである。言い換えると、細胞は肝臓が成長中であるかのように活動しており、これは、発達中の胚の中の他の臓器と同様である。臓器再生を 4. c. 誘発する タンパク質の多くは判明しており、現在、科学者たちはこれらのタンパク質を刺激することで臓器を再生させようとしている。このようにして再生中の臓器は、例えば肝臓の大半に転移した腫瘍によって、肝臓が著しく損壊し、大部分が摘出されることになる患者には、特に有効だろう。そういった患者は、適量の肝臓移植を臓器提供者から受けなければ、生存できるとは限らない。肝臓の残存部分の成長を急速に促すこと以外に、生存できる可能性がない場合もある。

肝臓再生の仕組みを研究するために、Karp は同僚とともに、どのタンパク質が再生中の細胞に関与しているのか探し始めた。さらに彼らは、再生中の細胞が胚細胞のように動いているのかも検証したかった（これは他の臓器では一般的に推測されている）。肝臓が損傷後に再生・修復する独自能力を有する理由が新たな過程によって分かるかもしれない、と彼らは考えた。

Karp のチームはマウスの２つのサンプルを検証した。第１のサンプルは 5. a. さまざまな 発達段階のマウスの胚、第２のサンプルは肝臓が３分の２除去された成体のマウスからなる。DNA マイクロ・アレイ（細胞内でどの細胞が活性化しているかを測定する）や集めた情報を解析するプログラムソフトなどの技術を使って、Karp のチームは両方のサンプルにおいて細胞の成長・増殖に役立っているすべてのタンパク質をリストアップした。

結果は予想外だった。両方のプロセスに共通するタンパク質はわずか数種類しかないことが判明したのだ。転写因子と呼ばれるタンパク質が細胞核中の DNA に影響を与えており、胚状態の肝臓の発達に大きく関与しているが、これは成体肝臓の再生にはさほど関与していなかった。その代わりに、細胞の増殖に役立つタンパク質が、発達中の肝臓と再生中の肝臓の両方で活性化していた。

こうした知見から分かるように、再生中の肝臓は発生途上の胚のようにはふるまわない。そうではなくて、再生の実際の原因は、通常の細胞分裂で増殖する細胞の増加のみの可能性がある。このプロセスは過形成と呼ばれている。

この新知見には重要な医学的 6. d. 意義 を有している可能性もある。転写因子は、他の判明済みのタンパク質よりも操作が難しいことが知られている。転写因子は再生中の肝臓には存在しないので、他の判明済みのタンパク質を活性化しさえすれば、肝臓再生が簡単に促進できるようになるかもしれない。「こうした結果は非常に励みになります」と Karp は述べる。「肝臓再生に関与しているタンパク質の数が比較的少ないだけでなく、転写因子が関わっていないことも分かったので、肝臓再生が促進可能になるのは思っていたより近いかもしれません」。

次の段階は、再生中の細胞が幹細胞なのかどうかを科学者たちが理解することであろう。諸研究によれば、成体の幹細胞が多くの臓器の再生に関与しているが、肝臓の場合、再生中に肝臓を修復している細胞は幹細胞ではなく、単に通常の細胞である可能性がある。「我々の考えでは、肝臓は比較的単純なプロセスで再生しており、ここから、肝臓の 7. a. 並外れた 自己修復能力が説明できるかもしれません」と Karp は述べている。

3

〔解答〕

1. c　　2. b　　3. b　　4. a　　5. c
6. a　　7. b　　8. b　　9. a　　10. d

〔出題者が求めたポイント〕

1. expect A for B「A を B に期待する」の受動態
2. Across nearly seven million years,
　「700 万年近くにわたって」
3. decide「～を決定する」、determine「～を測定する」
4. either は単数形と組むので不適
5. whereas のみ接続詞、他はすべて副詞
6. as compared with ～「～と比べて」
7. from A to B「A から B へ」のバリエーションで
　away from A toward B となる。
8. A, including B「B を含めた A; A たとえば B」
9. reach「に達する」
10. 脳が shrank「縮小した」原因なので、limited nutrition
　「限られた栄養」

〔全訳〕

人間は大きな脳を持つことで知られている。平均して、霊長類の脳の大きさは、ほぼ同じ体格の哺乳動物に予想されるものの 2 倍だ。およそ 700 万年の間に、人間の脳は 3 倍になり、この成長の大部分は過去 200 万年の間に起こった。

時間の経過に伴う脳の変化を測定することは難しい。我々は、秤に載せるべき古代の脳を持たない。しかし、我々は古代の頭蓋骨の内側の測定はできるし、いくつかの希少な化石は頭蓋骨の内部の自然な状態を保存している。この初期頭蓋骨を見るどちらの見方も、古代の脳の容積に関する証拠と、主要な大脳領域の相対的な大きさに関するいくつかの詳細情報を我々にもたらしてくれる。

我々の歴史の最初の 3 分の 2 において、先祖の脳の大きさは今日生きている他の類人猿の脳と同等範囲内だった。有名なルーシー化石であるアファール猿人の頭蓋骨の内容積は 400 ～ 550 ml であり、一方、チンパンジーの頭蓋骨はおよそ 400 ml、ゴリラは 500 ～ 700 ml だ。この間、アウストラロピテクスの脳は、類人猿の脳と比べて構造と形において微妙な変化を示し始めた。例えば、新皮質は拡大し始め、その機能を再構成して視覚処理を脳の他の部分へと移行した。我々の進化の最後 3 分の 1 の期間に、脳の大きさのほとんどすべての変化があった。190 万年前に登場した、最初のヒト属であるホモ・ハビリスには、ブローカ野と呼ばれる、前頭葉の言

語に関連する部分の拡張を含む、控え目な脳の増大があった。180万年前のホモ・エレクトスの最初の頭蓋骨化石は、平均して600 mlよりやや大きい脳を持っていた。

ここから人類は、ゆっくりと上昇する行進を始め、50万年前には1,000 ml以上に達した。初期ホモ・サピエンスの脳の大きさは、今日の人間の範囲内であり、平均1,200 mlかそれ以上の脳を持っていた。この段階で、我々の文化的、言語的複雑性、食事のニーズ、技術力が飛躍的に前進したために、我々の脳はその変化に対応すべく成長したのだ。我々が認める形状の変化は、計画、コミュニケーション、問題解決、そして、他のより進んだ認知機能といった深淵な部分に関連する領域において際立つ。

進化におけるある種の皮肉によって、過去1万年の人間存在の間、我々の脳は実は縮小した。農業人口における不十分な栄養が、この傾向の重要な要因であるかもしれない。しかし、過去100年間の産業社会においては、小児の栄養が増え、病気が減少するにつれ、脳の大きさは回復している。過去が将来の進化を予測するわけではないが、技術と遺伝子工学の大統合は、人間の脳を突然未知のものに変えるかも知れない。

4

〔解答〕

1. d 　2. d 　3. b 　4. a 　5. c
6. d 　7. a 　8. b 　9. a 　10. c
11. b 　12. a 　13. a 　14. c 　15. d

〔出題者が求めたポイント〕

語彙問題・同意文問題は、全訳該当箇所の下線部参照。
9. 第2段落第2～4文　　10. 第2段落第6文
11. 第3段落第2文　　12. 第4段落第2文
13. 第5段落第2文　　14. 第7段落第1文
15. 最終段落最終文

〔全訳〕

今日では、ググったり、ブラックベリーしたり、ブログしたり、ポッドキャストしたり、スパムしたりできるが、これらの単語のどれ1つとしてわずか数年前までは（少なくとも現在使われている意味では）存在していなかった。もちろん、語彙が英語に付け加わることは、何ら目新しいことではない。辞書の中のすべての単語は元々はどこぞの文筆家の思い付きであり、歴史の霧の中に紛れて、その新語が流行し、後の世代へと伝えられたのである。

単語が生まれるにはいくつかの方法がある。新語の大半は、昔からある単語を単に寄せ集めたにすぎない。我々が"defragmenter"とは何かが分かるのは、de-とfragmentと-erを知っているからである。過去10年間にdeshopping（何かを買い、1回だけ使って、返却すること）、gripesite（[1]欠陥商品に関するコメントを投稿するサイト）、green washing（企業が環境に優しいというPRをして、環境汚染の[2]慣行を隠蔽すること）といった単語が誕生した。しかし、単語の原材料という

のはどこから来るのだろうか？　もちろん、最も明らかな出所は擬音語である。単語がその音に似ている時、例えば、oink, tinkle, barf, woofer, tweeterなどである。しかし、擬音語は音のうるさいものにしか当てはまらないし、似ているかどうかは普通、聞く人次第である。

新語のもっと豊富な出所は「音感覚」と呼ばれる現象であり、これは、母音や子音の一部が、その発音ゆえに、人々に何かを思い起こさせるものである。例えば、sn-で始まる単語の多くは鼻と何らかの関係がある。なぜならば、sn-と発音すると、鼻にまるで皺が寄ったような感じがするからだ。この中には、鼻に関係のある単語（sneeze, sniff, snore, Snuffleupagus）や、鼻越しに誰かを見る（＝見下す）単語（snarky, sneer, snicker, snippy, snootyなど）がある。別の例としては、cl-は凝集[3]集合体や一組の接触面を表す（clam, clamp, clap, clasp, cleave, clench, cluster、等々）。

ちょっとだけ音が同じ単語が、ちょっとだけ意味も同じことがあるのはなぜだろうか？　こういった[4]一団は、さまざまな理由で合体した類似単語の核から発生している。それは、むかし有効だった、あるいは単語の借用元となった言語で有効だった言語規則の名残りかもしれないし、あるいは、全くの偶然で生じるのかもしれない。しかし、類似単語が隣り合っていると、新たな単語を引き寄せたり、生んだりすることがある。これは、人間の記憶が持つ連想的な性質のおかげである。

我々が[5]推論可能なように、音感覚は比較的新しい単語を生み出して来た（例：bling, bungee, glitzy, glom, gonzo, grunge, humongous, scuzzy, skank, wonk）。こういった単語は、接頭辞・接尾辞・語根といった既存のパーツではできておらず、音が聞き手に指示物を思い起こさせたり（例：bungee, glom）、関連する意味を表す単語に[6]漠然と似ていたりする（例：glitter, glamour, glitzy (= ritzy), scum, scuff, skuzzy (= fuzzy)）。

どんな種類の事象が新たに名付けられるのだろうか？　私の推測によると、人々が話す必要のある概念に名称を与えるために、新語が出現するはずだ。それゆえに、すべての趣味や職業は、すぐにジャーゴンを発達させるのだ。ちょっとパソコンを使うだけの人でも、新たな専門用語の[7]語彙を印象的に駆使している（モデム、リブート、アップロード、など）。さらに、男女を平等に取り扱うと公言している時代において、"Ms."なしにどうやってやっていけただろうか？

しかし奇妙なことに、我々が名付けたがっている概念の多くは、名称を与えられることを拒み続けている。未婚の恋人同士に対する適切な単語は未だにないし、"he or she"に代わる中性的代名詞もここ10年間存在していない。100回聞いてもまだ覚えられないことや、膀胱がパンパンになって寝直せないのに、疲れすぎていて起き上がってトイレには行けない早朝不眠を表す単語があったら便利ではなかろうか？

この[8]予測不可能性は、我々が文化をもっと一般的に理解する上での1つの教訓を示している。言語内の単語と同様に、文化内の慣習（服装、儀礼、一般的認識）は

革新者が創始し、その知人の心に響き、さらに、知人の知人の心に響き、最終的に社会全体に広がって行く必要があるのだ。名称の気まぐれから分かるのは、他の慣習や習慣に対する説明の大半にも我々は眉唾で臨むべきだということだ。

5

〔解答〕

1. c	2. b	3. c	4. b	5. d
6. a	7. c	8. c	9. a	10. a
11. d	12. a	13. b	14. c	15. a

〔出題者が求めたポイント〕

1. c. previous → previously
2. b. look like → look
3. c. few → fewer
4. b. evidences → evidence
5. d. achieved → achieving
6. a. strictly → strict
7. c. turned → turned out
8. c. which → why
9. a. spite → spite of
10. a. could → could have
11. draw the conclusion from ～「～から結論を引き出す」
12. a. attendee「出席者」(可算名詞)
 b. attendance「出席者」(集合名詞で単数扱い)
 c. attendant「付添人」(可算名詞)
13. Those wishing to apply for the position
 「その仕事に応募したい人たち」
 (= Those who wish to ...)
14. The old campus was poorly located
 「旧キャンパスは辺鄙な場所にあった」
15. be good with people「人と接するのが得意だ」

東邦大学（医）30年度　（76）

数　学

解答　30年度

1

〔解答〕

ア	イ	ウ	エ	オ
4	2	7	2	9

〔出題者が求めたポイント〕

確率（じゃんけん）

4人で1回だけじゃんけんをするときの確率を求めるもので、基本問題。

n人の手の出し方は3^n通り。このうちk人だけが勝つ場合は、勝つ人の選び方が${}_nC_k$通りあり、勝つときの手の出し方は3通りあるから、全部で${}_nC_k \times 3$通りである。

〔解答のプロセス〕

4人でじゃんけんを1回するとき、4人の手の出し方は3^4通り。

ちょうど1人が勝つ場合は、${}_4C_1 \times 3$通りあるので、この確率は　$\dfrac{{}_4C_1 \times 3}{3^4} = \boxed{\dfrac{4}{27}}$。

ちょうど2人が勝つ場合は、${}_4C_2 \times 3$通りあるので、この確率は　$\dfrac{{}_4C_2 \times 3}{3^4} = \dfrac{6}{27} = \boxed{\dfrac{2}{9}}$。

2

〔解答〕

カ	キ	ク	ケ	コ
−	5	1	7	2

〔出題者が求めたポイント〕

高次方程式（4次方程式）

4次方程式$f(x) = 0$が2重解$x = 2$をもつとき、$f(x)$は$f(x) = (x-2)^2 \times$（2次式$g(x)$）の形で表せる。

$g(x)$を$x^2 + px + q$とおいて係数比較または2回の微分をするか、$f(x)$を$(x-2)^2$で割るとよい。

〔解答のプロセス〕

$x^4 + ax^3 + 10x^2 - 12x + b = 0$は

2重解$x = 2$をもつので、2次式を$g(x)$として左辺は、

$x^4 + ax^3 + 10x^2 - 12x + b = (x-2)^2 g(x)$　……①

と表せる。

①に$x = 2$を代入して、$16 + 8a + 40 - 24 + b = 0$

∴ $8a + b = -32$　……②

①の両辺を微分して、

$4x^3 + 3ax^2 + 20x - 12 = 2(x-2)g(x) + (x-2)^2 g'(x)$

$x = 2$を代入して　$32 + 12a + 40 - 12 = 0$

$$12a = -60$$

∴ $a = -5$　……③

②、③より$a = \boxed{-5}$、$b = 8$

よって、与方程式は$x^4 - 5x^3 + 10x^2 - 12x + 8 = 0$であるので

$(x-2)^2(x^2 - x + 2) = 0$と因数分解できるから、2重解

$x = 2$以外の解は、

$x^2 - x + 2 = 0$より　$x = \dfrac{1 \pm \sqrt{7}i}{2}$である。

これは虚数解だから条件をみたす。

よって2つの虚数解は$\boxed{\dfrac{1 \pm \sqrt{7}i}{2}}$

（注）実際に$x^4 + ax^3 + 10x^2 - 12x + b$を$(x-2)^2 = x^2 - 4x + 4$で割ると、

$$
\begin{array}{r}
x^2 + (a+4)x + (4a+22) \\
x^2 - 4x + 4 \overline{\smash{\big)}\ x^4 + ax^3 + 10x^2 - 12x + b} \\
\underline{x^4 - 4x^3 + 4x^2} \\
(a+4)x^3 + 6x^2 - 12x \\
\underline{(a+4)x^3 - 4(a+4)x^2 + 4(a+4)x} \\
(4a+22)x^2 - (4a+28)x + b \\
\underline{(4a+22)x^2 - 4(4a+22)x + 4(4a+22)} \\
(12a+60)x + b - 16a - 88
\end{array}
$$

となるが、割り切れなければならないので

$12a + 60 = 0$かつ$b - 16a - 88 = 0$より$a = -5$、$b = 8$を得る。

3

〔解答〕

サ	シ	ス	セ	ソ	タ
−	1	3	1	9	9

〔出題者が求めたポイント〕

三角関数（相互関係）の単純な計算問題

〔解答のプロセス〕

$\sin\theta + \cos\theta = \dfrac{1}{\sqrt{3}}$　の両辺を2乗すると

$(\sin\theta + \cos\theta)^2 = \left(\dfrac{1}{\sqrt{3}}\right)^2$

$\sin^2\theta + \cos^2\theta + 2\sin\theta\cos\theta = \dfrac{1}{3}$

$1 + 2\sin\theta\cos\theta = \dfrac{1}{3}$　より　$\sin\theta\cos\theta = -\dfrac{1}{3}$　……①

このとき

$\left(\sin\theta - \dfrac{1}{\sin\theta}\right)\left(\cos\theta - \dfrac{1}{\cos\theta}\right)$

$= \sin\theta\cos\theta - \dfrac{\sin\theta}{\cos\theta} - \dfrac{\cos\theta}{\sin\theta} + \dfrac{1}{\sin\theta\cos\theta}$

$= \sin\theta\cos\theta + \dfrac{1}{\sin\theta\cos\theta} - \dfrac{\sin^2\theta + \cos^2\theta}{\sin\theta\cos\theta}$

$= -\dfrac{1}{3} + \dfrac{1}{-\dfrac{1}{3}} - \dfrac{1}{-\dfrac{1}{3}}$　（①を代入した）

$= -\dfrac{1}{3} - 3 + 3 = \boxed{-\dfrac{1}{3}}$　……②

また、$\left(\sin^2\theta - \dfrac{1}{\sin^2\theta}\right)\left(\cos^2\theta - \dfrac{1}{\cos^2\theta}\right)$

$$= \left(\sin\theta - \frac{1}{\sin\theta}\right)\left(\sin\theta + \frac{1}{\sin\theta}\right)$$
$$\left(\cos\theta - \frac{1}{\cos\theta}\right)\left(\cos\theta + \frac{1}{\cos\theta}\right)$$
$$= \underline{\left(\sin\theta - \frac{1}{\sin\theta}\right)\left(\cos\theta - \frac{1}{\cos\theta}\right)}_{②}$$
$$\underline{\left(\sin\theta + \frac{1}{\sin\theta}\right)\left(\cos\theta + \frac{1}{\cos\theta}\right)}_{③}$$

ここで，$\left(\sin\theta + \frac{1}{\sin\theta}\right)\left(\cos\theta + \frac{1}{\cos\theta}\right)$

$$= \sin\theta\cos\theta + \frac{\sin\theta}{\cos\theta} + \frac{\cos\theta}{\sin\theta} + \frac{1}{\sin\theta\cos\theta}$$
$$= -\frac{1}{3} + \frac{1}{-\frac{1}{3}} + \frac{1}{-\frac{1}{3}}$$
$$= -\frac{1}{3} - 3 - 3$$
$$= -\frac{19}{3} \quad \cdots\cdots ③$$

よって，②×③より
$$-\frac{1}{3} \times \left(-\frac{19}{3}\right) = \boxed{\frac{19}{9}}$$

4

〔解答〕

ア	イ	ウ	エ	オ	カ	キ	ク
5	2	1	1	6	7	1	5

〔出題者が求めたポイント〕
平面ベクトル（分点，垂直）
分点の公式と「垂直→内積＝0」が分かっていれば解ける。

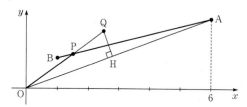

点Pは線分ABを9:1に内分するので
$$\overrightarrow{OP} = \frac{\overrightarrow{OA} + 9\overrightarrow{OB}}{9+1} = \frac{1}{10}\{(6, 2) + 9(1, 1)\} = \left(\frac{3}{2}, \frac{11}{10}\right)$$

点Qは線分OPを5:2に外分するので
$$\overrightarrow{OQ} = \frac{-2\overrightarrow{OO} + 5\overrightarrow{OP}}{5-2} = \frac{1}{3}\left\{-2(0, 0) + 5\left(\frac{3}{2}, \frac{11}{10}\right)\right\}$$
$$= \left(\boxed{\frac{5}{2}}, \boxed{\frac{11}{6}}\right)$$

Hは直線OA上の点なので
$\overrightarrow{OH} = t\overrightarrow{OA}$（$t$は実数）とおける。
このとき $\overrightarrow{QH} = \overrightarrow{OH} - \overrightarrow{OQ} = t(6, 2) - \left(\frac{5}{2}, \frac{11}{6}\right)$
$$= \left(6t - \frac{5}{2}, 2t - \frac{11}{6}\right)$$であるから，
QH⊥OAにより

$$\overrightarrow{QH} \cdot \overrightarrow{OA} = \left(6t - \frac{5}{2}, 2t - \frac{11}{6}\right) \cdot (6, 2) = 0$$
$$6\left(6t - \frac{5}{2}\right) + 2\left(2t - \frac{11}{6}\right) = 0$$
$$\therefore t = \frac{7}{15}$$

よって，$\overrightarrow{OH} = \boxed{\frac{7}{15}}\overrightarrow{OA}$

5

〔解答〕

ケ	コ	サ	シ	ス	セ	ソ	タ
3	7	9	1	9	4	4	0

〔出題者が求めたポイント〕
記数法，数列の和（Σの計算）
n進法で表された数を10進法で表すには，
例えば $abc_{(n)}$ では
$abc_{(n)} = a \times n^2 + b \times n + c$ を計算すればよい。

〔解答のプロセス〕
$$\sum_{n=5}^{10} 104_{(n)} = 104_{(5)} + 104_{(6)} + 104_{(7)} + 104_{(8)} + 104_{(9)} + 104_{(10)}$$
である。
$104_{(n)}$を10進法で表すと
$104_{(n)} = 1 \times n^2 + 0 \times n + 4 = n^2 + 4$ であるから，
$$\sum_{n=5}^{10} 104_{(n)} = \sum_{n=5}^{10}(n^2 + 4)$$
$$= (5^2 + 4) + (6^2 + 4) + (7^2 + 4) + (8^2 + 4) + (9^2 + 4) + (10^2 + 4)$$
$$= \boxed{379}$$

また，$401_{(n)} = 4 \times n^2 + 0 \times n + 1 = 4n^2 + 1$であるので
10進法で表すと，
$$\frac{1_{(n)}}{401_{(n)} - 104_{(n)}} = \frac{1}{(4n^2+1) - (n^2+4)}$$
$$= \frac{1}{3n^2 - 3}$$
$$= \frac{1}{3(n^2 - 1)}$$
$$= \frac{1}{3(n+1)(n-1)}$$
$$= \frac{1}{6}\left(\frac{1}{n-1} - \frac{1}{n+1}\right) \text{ となるから，}$$

$$\sum_{n=5}^{10} \frac{1_{(n)}}{401_{(n)} - 104_{(n)}} = \sum_{n=5}^{10} \frac{1}{6}\left(\frac{1}{n-1} - \frac{1}{n+1}\right)$$
$$= \frac{1}{6}\left\{\left(\frac{1}{4} - \frac{1}{6}\right) + \left(\frac{1}{5} - \frac{1}{7}\right)\right.$$
$$+ \left(\frac{1}{6} - \frac{1}{8}\right) + \cdots + \left(\frac{1}{8} - \frac{1}{10}\right)$$
$$\left. + \left(\frac{1}{9} - \frac{1}{11}\right)\right\}$$
$$= \frac{1}{6}\left(\frac{1}{4} + \frac{1}{5} - \frac{1}{10} - \frac{1}{11}\right)$$
$$= \boxed{\frac{19}{440}}$$

6

〔解答〕

チ	ツ	テ	ト	ナ
2	7	8	7	4

〔出題者が求めたポイント〕

放物線(決定，準線)

前半については，平方完成して頂点を求め，頂点の条件から a, b, c を定めればよい．

後半については，放物線の方程式の標準形(数Ⅲ)である．$x^2 = 4py$ を平行移動した形に直せば解ける．

〔解答のプロセス〕

$y = ax^2 - bx + c$

$= a\left(x^2 - \dfrac{b}{a}x\right) + c$

$= a\left(x - \dfrac{b}{2a}\right)^2 - \dfrac{b^2}{4a} + c$　と平方完成すると，

頂点 (p, q) は，$p = \dfrac{b}{2a}$，$q = -\dfrac{b^2}{4a} + c$ だから

与えられた条件より

$\begin{cases} \dfrac{3}{2} < \dfrac{b}{2a} < 2 & \cdots\cdots ① \\ 1 < -\dfrac{b^2}{4a} + c < 2 & \cdots\cdots ② \end{cases}$

①の辺々に $2a(>0)$ をかけると

$3a < b < 4a$　……③

a, b は1桁の自然数なので③をみたすのは $a = 2, b = 7$ のみである．

このとき，②に代入すると

$1 < -\dfrac{49}{8} + c < 2$

$\therefore\ 57 < 8c < 65$

c も自然数なので $c = 8$

よって $(a, b, c) = (\boxed{2, 7, 8})$ だから

放物線は，$y = 2x^2 - 7x + 8$

$= 2\left(x - \dfrac{7}{4}\right)^2 + \dfrac{15}{8}$　である．

$y - \dfrac{15}{8} = 2\left(x - \dfrac{7}{4}\right)^2$ より，$\left(x - \dfrac{7}{4}\right)^2 = \dfrac{1}{2}\left(y - \dfrac{15}{8}\right)$

$\therefore\ \left(x - \dfrac{7}{4}\right)^2 = 4 \cdot \dfrac{1}{8} \cdot \left(y - \dfrac{15}{8}\right)$

これは放物線 $x^2 = 4 \cdot \dfrac{1}{8} \cdot y$ ……☆ を x 軸方向に $\dfrac{7}{4}$，

y 軸方向に $\dfrac{15}{8}$ 平行移動したものと分かる．

☆の準線は直線 $y = -\dfrac{1}{8}$ であるので，

求める放物線の準線は $y = -\dfrac{1}{8} + \dfrac{15}{8}$

$\therefore\ y = \boxed{\dfrac{7}{4}}$

7

〔解答〕

ア	イ	ウ	エ	オ
5	4	7	9	6

〔出題者が求めたポイント〕

円と放物線，回転体の体積(y 軸の周り)

円と放物線が接するときは，接点における放物線の法線が円の中心を通ることを利用する．

〔解答のプロセス〕

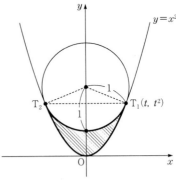

円と放物線が接している点を T_1, T_2 とし，$x > 0$ の部分にあるものを $T_1(t, t^2)$ とする．

$y = x^2$ より $y' = 2x$ であるから T_1 における放物線の法線は

$y - t^2 = -\dfrac{1}{2t}(x - t)$　……①

直線①は円の中心を通るので，その y 座標は $x = 0$ より

$y = \dfrac{1}{2} + t^2$　……②

円の中心と点 T_1 とのきょりは半径 1 に等しいので

$(t - 0)^2 + \left(\dfrac{1}{2} + t^2 - t^2\right)^2 = 1$

$t^2 + \dfrac{1}{4} = 1$　$\therefore\ t = \pm\dfrac{\sqrt{3}}{2}$

よって接点は $T_1\left(\dfrac{\sqrt{3}}{2}, \dfrac{3}{4}\right)$，$T_2\left(-\dfrac{\sqrt{3}}{2}, \dfrac{3}{4}\right)$ である．

円の中心の y 座標は②より，$y = \dfrac{1}{2} + \dfrac{3}{4} = \boxed{\dfrac{5}{4}}$

図の斜線部分は y 軸について対称なので求める立体の体積は，$x \geqq 0$ の部分を y 軸の周りに 1 回転させたものである．

放物線 $y = x^2\left(0 \leqq x \leqq \dfrac{\sqrt{3}}{2}\right)$，直線 $y = \dfrac{3}{4}$，y 軸によって囲まれた部分を y 軸の周りに 1 回転してできる立体の体積 V_1 は

$V_1 = \displaystyle\int_0^{\frac{3}{4}} \pi x^2 dy = \pi \int_0^{\frac{3}{4}} y\, dy = \pi \left[\dfrac{1}{2}y^2\right]_0^{\frac{3}{4}} = \dfrac{9\pi}{32}$

次に，円の方程式は　$x^2 + \left(y - \dfrac{5}{4}\right)^2 = 1$ である．

この $0 \leqq x \leqq \dfrac{\sqrt{3}}{2}$，$\dfrac{1}{4} \leqq y \leqq \dfrac{3}{4}$ の部分，直線 $y = \dfrac{3}{4}$，

y 軸によって囲まれた部分を y 軸の周りに1回転してできる立体の体積 V_2 は

$$V_2 = \int_{\frac{1}{4}}^{\frac{3}{4}} \pi x^2 dy = \pi \int_{\frac{1}{4}}^{\frac{3}{4}} \left\{1 - \left(y - \frac{5}{4}\right)^2\right\} dy$$

$$= \pi \left[y - \frac{1}{3}\left(y - \frac{5}{4}\right)^3\right]_{\frac{1}{4}}^{\frac{3}{4}} = \frac{5\pi}{24}$$

したがって求める体積は、$V_1 - V_2 = \frac{9\pi}{32} - \frac{5\pi}{24} = \boxed{\frac{7}{96}} \pi$

8

〔解答〕

カ	キ	ク	ケ	コ	サ
2	9	5	5	3	5

〔出題者が求めたポイント〕

複素数平面(絶対値)

複素数の絶対値は2乗して $|z|^2 = z \cdot \bar{z}$ の形で利用する。

〔解答のプロセス〕

$|x| = 1$, $|y| = 2$, $|z| = 5$ ……①
$x\bar{z} + \bar{x}z = 6$ ……②
$y\bar{z} + \bar{y}z = 16$ ……③

$|x-y|^2 = (x-y)\overline{(x-y)}$
$= (x-y)(\bar{x}-\bar{y})$
$= |x|^2 - x\bar{y} - \bar{x}y + |y|^2$
$= 1 + 4 - (x\bar{y} + \bar{x}y)$ (①を代入した)
$= 5 - (x\bar{y} + \bar{x}y)$ ……④

ここで②$\times y$ −③$\times x$ により
$xy\bar{z} + \bar{x}yz = 6y$
$-)\ xy\bar{z} + x\bar{y}z = 16x$
$(\bar{x}y - x\bar{y})z = 6y - 16x$

$6y - 16x \ne 0$ より $\bar{x}y - x\bar{y} \ne 0$ だから
$z = \dfrac{6y - 16x}{\bar{x}y - x\bar{y}}$

絶対値をとって

$|z| = \left|\dfrac{6y - 16x}{\bar{x}y - x\bar{y}}\right| = 5$ (①より)

$|6y - 16x| = 5|\bar{x}y - x\bar{y}|$ として両辺を2乗する。
$(6y - 16x)(6\bar{y} - 16\bar{x}) = 25(\bar{x}y - x\bar{y})(x\bar{y} - \bar{x}y)$
$36|y|^2 - 96\bar{x}y - 96x\bar{y} + 256|x|^2$
$= 25(|x|^2|y|^2 - (\bar{x}y)^2 - (x\bar{y})^2 + |x|^2|y|^2)$
$144 + 256 - 96(\bar{x}y + x\bar{y}) = 25(4 - (\bar{x}y)^2 - (x\bar{y})^2 + 4)$ (①を代入した)
$200 - 96(\bar{x}y + x\bar{y}) = -25((\bar{x}y)^2 + (x\bar{y})^2)$
$200 - 96(\bar{x}y + x\bar{y}) = -25(\{(\bar{x}y) + (x\bar{y})\}^2 - 2(\bar{x}y)(x\bar{y}))$
$(\bar{x}y)(x\bar{y}) = |x|^2|y|^2 = 4$ なので
$\bar{x}y + x\bar{y} = X$ とおくと
$200 - 96X = -25(X^2 - 2\cdot 4)$
$25X^2 - 96X = 0$
$X\left(X - \dfrac{96}{25}\right) = 0$ ∴ $X = 0, \dfrac{96}{25}$

よって、$\bar{x}y + x\bar{y} = 0, \dfrac{96}{25}$ なので

④に代入して $|x-y|^2 = 5 - 0 = 5$

または、$|x-y|^2 = 5 - \dfrac{96}{25} = \dfrac{29}{25}$

∴ $|x-y| = \boxed{\dfrac{\sqrt{29}}{5}}, \boxed{\sqrt{5}}$

次に、$|y-z|^2 = (y-z)\overline{(y-z)}$
$= |y|^2 - y\bar{z} - \bar{y}z + |z|^2$
$= 4 + 25 - (y\bar{z} + \bar{y}z)$ (①を代入)
$= 29 - 16$ (③を代入)
$= 13$

∴ $|y-z| = \sqrt{13}$

また、$|x-z|^2 = (x-z)\overline{(x-z)}$
$= |x|^2 - x\bar{z} - \bar{x}z + |z|^2$
$= 1 + 25 - (x\bar{z} + \bar{x}z)$ (①を代入)
$= 26 - 6$ (②を代入)
$= 20$

∴ $|x-z| = 2\sqrt{5}$

したがって、$|x-y| = \sqrt{5}$ のとき

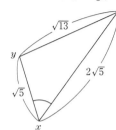

複素数 x, y, z の表す点を X, Y, Z とすれば、余弦定理により

$\cos \angle YXZ$
$= \dfrac{(\sqrt{5})^2 + (2\sqrt{5})^2 - (\sqrt{13})^2}{2 \cdot \sqrt{5} \cdot 2\sqrt{5}}$
$= \dfrac{3}{5}$

よって、$\cos\theta = \arg\left(\dfrac{z-x}{y-x}\right) = \boxed{\dfrac{3}{5}}$

(注) 3点 x, y, z は条件により位置関係が決まるだけなので、例えば $z = 5$ として

②より $|x-z| = 2\sqrt{5}$ と $|x| = 1$ より $x = \dfrac{3}{5} \pm \dfrac{4}{5}i$

③より $|y-z| = \sqrt{13}$ と $|y| = 2$ より $y = \dfrac{8}{5} \pm \dfrac{6}{5}i$

と x, y を定め、$|x-y|$ の値、$\cos\theta$ の値を求めることもできる。

9

〔解答〕

シ	ス	セ	ソ	タ
6	1	1	2	3

〔出題者が求めたポイント〕

関数方程式、2次方程式

関数方程式の問題はしばしば微分がらみとなるが、本問は微分は関係なく、求めさせておいた $f(8) = 11$ を利用して2次方程式を解く問題である。$f'(x) > 0$ があるので微分にこだわりたくなるがムダに時間を使うことになる。

〔解答のプロセス〕

$\begin{cases} f(x) (\text{定義域は } x > 0) \text{ は } f'(x) > 0 \\ f(2) = 3 \quad \text{……①} \\ f(xy) - f(x) - f(y) = xy - x - y \quad \text{……②} \end{cases}$

東邦大学（医）30年度　(80)

$x = y = 2$ とすると，②により

$f(4) - f(2) - f(2) = 4 - 2 - 2$

①を代入して　$f(4) - 3 - 3 = 0$

∴　$f(4) = \boxed{6}$　……③

$x = 4$，$y = 2$ とすると，②により

$f(8) - f(4) - f(2) = 8 - 4 - 2$

①，③を代入して　$f(8) - 6 - 3 = 2$

∴　$f(8) = \boxed{11}$　……④

与方程式と $f(x)$ の定義域から，以下，$x > 2$ の範囲で考える。

$x = X + 2$，$y = X - 2$　$(X > 2)$　とすると

②により

$f\big((X+2)(X-2)\big) - f(X+2) - f(X-2)$

$= (X+2)(X-2) - (X+2) - (X-2)$

$f(X+2) + f(X-2) = f(X^2 - 4) - (X^2 - 4) + 2X$

∴　$f(X+2) + f(X-2) = f(X^2-4) - X^2 + 2X + 4$

X を x に直すと

$f(x+2) + f(x-2) = f(x^2-4) - x^2 + 2x + 4$　$(x > 2)$

与えられた方程式に代入すると

$f(x^2-4) - x^2 - 2x + 4 + (x-5)(x+3) = 0$

$f(x^2-4) - x^2 + 2x + 4 + x^2 - 2x - 15 = 0$

∴　$f(x^2-4) = 11$

ここで，条件より $f'(x) > 0$ なので $f(x)$ は単調増加であるから，$f(8) = 11$ を考えると $x^2 - 4 = 8$ としてよい。

よって，$x^2 = 12$　より　$x = \boxed{2\sqrt{3}}$　$(x > 2)$

⑩
〔解答〕

チ	ツ	テ	ト	ナ	ニ	ヌ
2	4	2	3	8	5	2

〔出題者が求めたポイント〕

三角関数(加法定理)，整数の性質(不定方程式)

正接の加法定理を利用して

$\tan(\alpha + \beta + \gamma)$ を $\tan\alpha$，$\tan\beta$，$\tan\gamma$ で表す。

α，β，γ が三角形の3つの内角になっていることが多いが本問は異なる。後半は $\tan\alpha$，$\tan\beta$，$\tan\gamma$ の不定方程式を解くことになる。3文字なので，1文字の値を決めるとよい。

〔解答のプロセス〕

正接の加法定理により

$\tan(\alpha + \beta + \gamma) = \dfrac{\tan(\alpha+\beta) + \tan\gamma}{1 - \tan(\alpha+\beta)\cdot\tan\gamma}$

$= \dfrac{\dfrac{\tan\alpha + \tan\beta}{1 - \tan\alpha\tan\beta} + \tan\gamma}{1 - \dfrac{\tan\alpha + \tan\beta}{1 - \tan\alpha\tan\beta}\cdot\tan\gamma}$

$= \dfrac{\tan\alpha + \tan\beta + \tan\gamma(1 - \tan\alpha\tan\beta)}{1 - \tan\alpha\tan\beta - (\tan\alpha + \tan\beta)\cdot\tan\gamma}$

$= \dfrac{\tan\alpha + \tan\beta + \tan\gamma - \tan\alpha\tan\beta\tan\gamma}{1 - \tan\alpha\tan\beta - \tan\beta\tan\gamma - \tan\gamma\tan\alpha}$　……☆

よって，$(\tan\alpha,\ \tan\beta,\ \tan\gamma) = (5,\ 4,\ 3)$ のとき

$\tan(\alpha+\beta+\gamma) = \dfrac{5+4+3-5\cdot4\cdot3}{1-5\cdot4-4\cdot3-3\cdot5}$

$= \boxed{\dfrac{24}{23}}$

また，$\tan(\alpha+\beta+\gamma) = 1$　となるとき，☆により

$\dfrac{\tan\alpha + \tan\beta + \tan\gamma - \tan\alpha\tan\beta\tan\gamma}{1 - \tan\alpha\tan\beta - \tan\beta\tan\gamma - \tan\gamma\tan\alpha} = 1$　……①

以下，$\tan\alpha = a$，$\tan\beta = b$，$\tan\gamma = c$ とすると，

条件より，

a，b，c は $a > b > c$ を満たす1桁の自然数　……②

である。

①より　$a + b + c - abc = 1 - ab - bc - ca$　……③

②より　$c = 1$ とすると　$b \geqq 2$，$a \geqq 3$　であり，

③は　$a + b + 1 - ab = 1 - ab - b - a$ となる。

よって，$2a + 2b = 0$

これをみたす a，b はない

$c = 2$ とすると　$b \geqq 3$，$a \geqq 4$ であり，

③は　$a + b + 2 - 2ab = 1 - ab - 2b - 2a$ となる。

整理すると　$ab - 3a - 3b = 1$

∴　$(a-3)(b-3) = 10$

$a - 3 \geqq 1$，$b - 3 \geqq 0$　の範囲で10の約数を考える。

$a - 3 > b - 3$ に注意して，

$a-3$	10	5
$b-3$	1	2

よって，$(a,\ b) = (13,\ 4),\ (8,\ 5)$

②より　$a = 8$，$b = 5$ が適する。

求められているのは1組なので

$(\tan\alpha,\ \tan\beta,\ \tan\gamma) = (\boxed{8},\ \boxed{5},\ \boxed{2})$

(注)1組だけでよいと分かってなければ②かつ③をみたす $(a,\ b,\ c)$ の組を全て求めなければならないから，$a = 3,\ 4,\ 5,\ 6,\ 7,\ 8,\ 9$ として調べるのも1つの方法である。

物　理

解答

30年度

❶

〔解答〕

問1　f　　問2　d　　問3　g　　問4　g

〔出題者が求めたポイント〕

滑車にかけられた2物体の運動，仕事とエネルギー

〔解答のプロセス〕

問1　小物体P，Qに働く動摩擦力の大きさ f_P，f_Q は

$$f_P = \mu \cdot \frac{3}{2} mg\cos 45° = \frac{3}{2\sqrt{2}} \mu mg$$

$$f_Q = \mu mg\cos 45° = \frac{1}{\sqrt{2}} \mu mg$$

ここで，P，Qの加速度を a，PとQをつなぐひもの張力の大きさを T とすると，運動方程式は

$$P : \frac{3}{2} ma = \frac{3}{2} mg\sin 45° - T - f_P \quad \cdots\cdots①$$

$$Q : ma = T - mg\sin 45° - f_Q \quad \cdots\cdots②$$

①，②式より T を消去して

$$a = \frac{g}{5\sqrt{2}} (1 - 5\mu) \quad \cdots(答)$$

問2　小物体P，Qが距離 L だけ移動するのにかかる時間を t_0 とすると

$$L = \frac{1}{2} a t_0{}^2 \quad \therefore \quad t_0 = \sqrt{\frac{2L}{a}}$$

このときのP，Qの速さ v は

$$v = a t_0 = \sqrt{2aL}$$

よって，運動エネルギーの総和 K は

$$K = \frac{1}{2} \left(\frac{3}{2} m + m \right) v^2 = \frac{mgL}{2\sqrt{2}} (1 - 5\mu) \quad \cdots(答)$$

問3　Pの高さは $\frac{L}{\sqrt{2}}$ だけ下がり，Qの高さは $\frac{L}{\sqrt{2}}$ だけ上がるから，位置エネルギーの総和 U は

$$U = \frac{3}{2} mg\left(-\frac{L}{\sqrt{2}} \right) + mg\frac{L}{\sqrt{2}} = -\frac{mgL}{2\sqrt{2}} \quad \cdots(答)$$

問4　動摩擦力がした仕事 W の分だけ力学的エネルギーが変化するから

$$W = K + U \quad \cdots(答)$$

❷

〔解答〕

問1　d　　問2　b　　問3　g

〔出題者が求めたポイント〕

単振動，ばねでつながれた2物体の運動

〔解答のプロセス〕

問1　重心の速さを V とすると，運動量保存則より

$$3mv = (3m + m)V \quad \therefore \quad V = \frac{3}{4} v \quad \cdots(答)$$

問2　重心とともに動く系から見た小球A，Bのはじめの位置を x_A，x_B とすると，重心の位置座標 x_P は

$$x_P = \frac{3mx_A + mx_B}{3m + m} = \frac{3x_A + x_B}{4}$$

また，A，Bのはじめの位置からの変位を Δx_A，Δx_B とすると，重心の位置は変わらないから

$$\frac{3(x_A + \Delta x_A) + (x_B + \Delta x_B)}{4} = \frac{3x_A + x_B}{4}$$

$$\therefore \quad 3\Delta x_A + \Delta x_B = 0$$

このとき，ばねの伸びは $\Delta x_B - \Delta x_A = -4\Delta x_A$ とかける。よって，重心から見たAの加速度を a_A とおくと，Aの運動方程式は

$$3ma_A = -4k\Delta x_A \quad \therefore \quad a_A = -\frac{4k}{3m}\Delta x_A$$

よって，角振動数は $\omega = 2\sqrt{\dfrac{k}{3m}}$ であり，周期 T は

$$T = \frac{2\pi}{\omega} = \pi\sqrt{\frac{3m}{k}} \quad \cdots(答)$$

問3　重心から見た小球Bの速さの最大値は問1の V に等しいから，Bの振幅 x_0 は

$$x_0 = \frac{V}{\omega} = \frac{3}{8}\sqrt{\frac{3m}{k}}\, v \quad \cdots(答)$$

❸

〔解答〕

問1　c　　問2　j

〔出題者が求めたポイント〕

光の屈折，全反射

〔解答のプロセス〕

問1　面ABにおける屈折角を ϕ とおくと，屈折の法則より

$$\frac{\sin 30°}{\sin\phi} = \frac{n}{1} \quad \therefore \quad \sin\phi = \frac{1}{2n}$$

このとき，

$$\cos\phi = \sqrt{1 - \left(\frac{1}{2n} \right)^2} = \frac{\sqrt{4n^2 - 1}}{2n}$$

また，$\theta + \phi = 60°$ より $\phi = 60° - \theta$ であるから

$$\sin(60° - \theta) = \frac{\sqrt{3}}{2}\cos\theta - \frac{1}{2}\sin\theta = \frac{1}{2n}$$

$$\cos(60° - \theta) = \frac{1}{2}\cos\theta + \frac{\sqrt{3}}{2}\sin\theta = \frac{\sqrt{4n^2 - 1}}{2n}$$

上の2式から $\cos\theta$ を消去して

$$\sin\theta = \frac{\sqrt{3(4n^2 - 1)} - 1}{4n} \quad \cdots\cdots①$$

$n = \dfrac{3}{2}$ を代入して　$\sin\theta = \dfrac{2\sqrt{6} - 1}{6} \quad \cdots(答)$

問2　面ACにおける屈折角を θ' とおくと，屈折の法則より

$$\frac{\sin\theta}{\sin\theta'} = \frac{1}{n} \quad \therefore \quad \sin\theta' = n\sin\theta$$

光線が面ACを出て行かないための条件は，屈折角 θ'

が存在しないことだから

$$n \sin \theta > 1 \qquad \therefore \quad \sin \theta > \frac{1}{n}$$

よって，①式より

$$\frac{\sqrt{3(4n^2-1)}-1}{4n} > \frac{1}{n} \qquad \therefore \quad n > \sqrt{\frac{7}{3}} \quad \cdots(答)$$

❹

〔解答〕

問1 h　問2 h　問3 e

〔出題者が求めたポイント〕

弦の振動

〔解答のプロセス〕

問1 弦が短いほど振動数は大きいから，$L=l_1$ および $L=l_2$ のときの振動数 f_1, f_2 は，おんさの振動数を f として

$$f_1 = f - n, \quad f_2 = f + n$$

一方，$L=l_1$，$L=l_2$ のときの基本振動の波長は $2l_1$，$2l_2$ であるから，弦を伝わる波の速さ v は

$$v = (f-n) \cdot 2l_1 = (f+n) \cdot 2l_2$$

と表される。

$$\therefore \quad f = n \frac{l_1 + l_2}{l_1 - l_2} \quad \cdots(答)$$

問2 弦を伝わる波の速さ v は

$$v = n \left(\frac{l_1 + l_2}{l_1 - l_2} - 1 \right) \cdot 2l_1 = 4n \frac{l_1 l_2}{l_1 - l_2} \quad \cdots(答)$$

問3 うなりが消えたときの弦の長さを L とすると，振動数は f，波長は $2L$ だから，$v = f \cdot 2L$ より

$$L = \frac{v}{2f} = \frac{2l_1 l_2}{l_1 + l_2} \quad \cdots(答)$$

❺

〔解答〕

問1 c　問2 e　問3 d　問4 f
問5 g

〔出題者が求めたポイント〕

気体の状態変化

〔解答のプロセス〕

問1 △ABC の面積が仕事の総和 W [J] を表すから

$$W = \frac{1}{2}(2p_0 - p_0)(3V_0 - V_0) = p_0 V_0 \text{ [J]} \quad \cdots(答)$$

問2 状態 A での温度を T_0 [K] とおく。体積が V [m³] のときの圧力を p [Pa]，温度を T [K] とすると，ボイル・シャルルの法則より

$$\frac{2p_0 V_0}{T_0} = \frac{pV}{T} \qquad \therefore \quad T = \frac{pV}{2p_0 V_0} T_0$$

一方，図中の直線 AB の式は

$$p = -\frac{p_0}{2V_0} V + \frac{5}{2} p_0$$

とかけるから

$$T = \frac{1}{2V_0} \left(-\frac{1}{2V_0} V^2 + \frac{5}{2} V \right) T_0$$

$$= \left\{ -\frac{1}{4V_0{}^2} \left(V - \frac{5}{2} V_0 \right)^2 + \frac{25}{16} \right\} T_0$$

したがって，温度が最高となるときの体積は

$$V = \frac{5}{2} V_0 \text{ [m³]} \quad \cdots(答)$$

問3 温度の最高値は $T = \dfrac{25}{16} T_0$ [K] で，このとき内部エネルギーも最大となる。よって，気体定数を R とすると内部エネルギーの最大値 U [J] は

$$U = \frac{3}{2} R \cdot \frac{25}{16} T_0$$

一方，状態 A における内部エネルギー U_0 [J] は

$$U_0 = \frac{3}{2} R T_0$$

$$\therefore \quad \frac{U}{U_0} = \frac{25}{16} \text{ [倍]} \quad \cdots(答)$$

問4 状態 C での温度を T_C [K] とすると，ボイル・シャルルの法則より

$$\frac{2p_0 V_0}{T_0} = \frac{p_0 V_0}{T_C} \qquad \therefore \quad T_C = \frac{1}{2} T_0$$

ここで，状態 A における状態方程式より

$$2p_0 V_0 = R T_0$$

であるから，状態変化 A→B→C における内部エネルギー変化 ΔU は

$$\Delta U = \frac{3}{2} R(T_C - T_0) = -\frac{3}{4} R T_0 = -\frac{3}{2} p_0 V_0$$

また，状態変化 A→B→C で気体が外部にした仕事は問1の W であるから，熱力学第一法則より気体が放出した熱量 Q [J] は

$$Q = -(\Delta U + W) = \frac{1}{2} p_0 V_0 \text{ [J]} \quad \cdots(答)$$

問5 状態変化 A→B の過程で体積が $2V_0$ のとき，圧力は $p' = \dfrac{3}{2} p_0$ であるから，このときの温度を T' [K] とすると，ボイル・シャルルの法則より

$$\frac{2p_0 V_0}{T_0} = \frac{p' \cdot 2V_0}{T'} \qquad \therefore \quad T' = \frac{3}{2} T_0$$

よって，内部エネルギー変化 $\Delta U'$ [J] は

$$\Delta U' = \frac{3}{2} R(T' - T_0) = \frac{3}{4} R T_0 = \frac{3}{2} p_0 V_0$$

気体が外部にした仕事 W' [J] は，グラフの面積から

$$W' = \frac{1}{2} \left(2p_0 + \frac{3}{2} p_0 \right)(2V_0 - V_0) = \frac{7}{4} p_0 V_0$$

よって，気体が吸収した熱量 Q' [J] は

$$Q' = \Delta U' + W' = \frac{13}{4} p_0 V_0 \text{ [J]} \quad \cdots(答)$$

❻

〔解答〕

問1 b　問2 i　問3 h

東邦大学（医）30 年度　(83)

〔出題者が求めたポイント〕
電場中の荷電粒子の運動

〔解答のプロセス〕

問1　点 O, P での粒子の速さをそれぞれ v_O [m/s], v_P [m/s] とおく。極板に平行な速度成分は不変だから

$$v_O \cos 60° = v_P \cos 45° \quad \therefore \quad v_P = \frac{v_O}{\sqrt{2}}$$

また，点 O での粒子の運動エネルギーが qV_0 であることから

$$\frac{1}{2} mv_O^2 = qV_0 \quad \therefore \quad v_O = \sqrt{\frac{2qV_0}{m}}$$

極板 A の電位を V_A [V] とすると，粒子が極板 A に到達するまでに電場からされる仕事は $-qV_A$ [J] とかける。よって，仕事とエネルギーの関係より

$$\frac{1}{2} mv_O^2 - qV_A = \frac{1}{2} mv_P^2$$

$$\therefore \quad V_A = \frac{V_0}{2} \text{ [V]} \quad \cdots \text{（答）}$$

問2　極板 B → A の方向の粒子の加速度を a [m/s²] とすると，運動方程式は

$$ma = -q\frac{V_A}{d} \quad \therefore \quad a = -\frac{qV_0}{2md}$$

求める時間を t [s] とすると，電場方向について

$$v_P \sin 45° = v_O \sin 60° - \frac{qV_0}{2md} t$$

$$\therefore \quad \frac{qV_0}{2md} t = \frac{\sqrt{3}}{2} v_O - \frac{\sqrt{2}}{2} v_P = \frac{\sqrt{3}-1}{2} v_O$$

$$\therefore \quad t = (\sqrt{3}-1)d\sqrt{\frac{2m}{qV_0}} \text{ [s]} \quad \cdots \text{（答）}$$

問3　$l = v_O \cos 60° \cdot t = (\sqrt{3}-1)d$ [m] $\cdots$（答）

7

〔解答〕
問1　a　問2　d　問3　d

〔出題者が求めたポイント〕
コンデンサーを含む回路

〔解答のプロセス〕

問1　スイッチ S を閉じて，十分な時間が経った後にコンデンサー C_1, C_2 に蓄えられている電気量を図のように Q_1 [μC], Q_2 [μC]（C_1 は点 A 側，C_2 は点 B 側が正）とおく。また，C_1, C_2 の両端の電圧を V_1 [V], V_2 [V] とおくと

$$V_1 + V_2 = 10 \text{ [V]}$$
$$Q_1 = C_1 V_1$$
$$Q_2 = C_2 V_2$$

また，電気量保存より

$$-Q_1 + Q_2 = -40 \text{ [μC]}$$

以上の式から

$$Q_2 = -12 \text{ [μC]}$$

よって，点 B を -12μC の電荷が右向きに移動した。
$\cdots$（答）

問2　点 D を基準とした点 B の電位 V_2 は

$$V_2 = \frac{Q_2}{C_2} = \frac{-12}{3} = -4 \text{ [V]} \quad \cdots \text{（答）}$$

問3　誘電体を挿入して十分な時間が経った後にコンデンサー C_1 に蓄えられている電気量 Q_1' [μC] は，電気量保存より

$$-Q_1' + 6 = -40$$
$$\therefore \quad Q_1' = 46 \text{ [μC]}$$

また，コンデンサー C_2 の電圧 V_2' [V] は

$$V_2' = \frac{Q_2'}{C_2} = 2 \text{ [V]}$$

であるから，C_1 の電圧は $V_1' = 8$ [V] である。誘電体の比誘電率を ε とすると，C_1 の静電容量が εC_1 となるから

$$Q_1' = \varepsilon C_1 V_1' \quad \therefore \quad \varepsilon = \frac{Q_1'}{C_1 V_1'} = \frac{23}{8} \quad \cdots \text{（答）}$$

8

〔解答〕
問1　a　問2　f　問3　h

〔出題者が求めたポイント〕
水素原子モデル

〔解答のプロセス〕

問1　電子の軌道半径を r とおくと，運動方程式より

$$m\frac{v^2}{r} = k\frac{e^2}{r^2} \quad \therefore \quad (mv)^2 = \frac{mke^2}{r} \quad \cdots\cdots①$$

ボーアの量子条件において，円周の長さが電子波の波長の整数倍に等しいから，量子数 n を用いて

$$2\pi r = n\frac{h}{mv} \quad \therefore \quad mv = \frac{nh}{2\pi r} \quad \cdots\cdots②$$

①，②式より

$$\frac{n^2 h^2}{4\pi^2 r^2} = \frac{mke^2}{r}$$

よって，量子数 n の定常状態の軌道半径 r_n は

$$r_n = \frac{h^2}{4\pi^2 e^2 mk} n^2 \quad \cdots \text{（答）}$$

問2　電子のエネルギー E の式は

$$E = \frac{1}{2} mv^2 - k\frac{e^2}{r} = -\frac{ke^2}{2r}$$

量子数 n の電子のエネルギー準位は，r_n を代入して

$$E_n = -\frac{2\pi^2 k^2 me^4}{h^2} \cdot \frac{1}{n^2} \quad \cdots \text{（答）}$$

問3　量子数 $n=4$ から $n=1$ の状態に移るとき，波長が最短となる。2 つの状態のエネルギー差に相当する光子が放出されるから，波長を λ とすると

$$\frac{hc}{\lambda} = E_4 - E_1 = \frac{2\pi^2 k^2 me^4}{h^2}\left(1 - \frac{1}{4^2}\right)$$

$$\therefore \quad \lambda = \frac{8h^3 c}{15\pi^2 k^2 me^4} \quad \cdots \text{（答）}$$

化　学

解答

30年度

1

〔解答〕

問1	a	問2	c	問3	e	問4	d
問5	b	問6	e	問7	b	問8	a
問9	a	問10	b	問11	c	問12	b
問13	a	問14	c	問15	c	問16	c
問17	b	問18	c	問19	a	問20	e
問21	e	問22	e	問23	d		

〔出題者が求めたポイント〕

小問集合

〔解答のプロセス〕

問1　単体と元素は同じ名称の場合が多い。

単体の場合,「〜という気体」「〜という金属」
と言葉をつけ足して意味が通る。

元素の場合,「〜の化合物」「〜という成分」
と言葉をつけ足して意味が通る。

a. 単体の意味。O_2 ガスのこと。

b. 元素の意味。H_2O のこと。

c. 元素の意味。Ca の金属のことではなく,Ca 化合物($Ca_3(PO_4)_2$)のこと。

d. 元素の意味。

e. 元素の意味。

問2　氷(固体)の表面から,水蒸気(気体)に変化している。

問3　ハロゲンのイオンは原子番号が大きいほど強い還元剤。(ハロゲンの単体は原子番号が大きいほど弱い酸化剤。)

なお,H^+ は還元剤としてはたらくことはない。

問4　各イオンの電子配置

Mg^{2+}：K^2L^8 (He 型)

S^{2-}, Cl^-, K^+, Ca^{2+}：$K^2L^8M^8$（Ar 型）

問5

a. $\underset{-2}{H_2\underline{S}}$　　b. $\underset{+6}{H_2\underline{S}O_4}$

c.

$\underset{\underset{(平均値)}{+2}}{Na_2\underline{S_2}O_3}$　　$Na^+ \cdots O \cdots S \cdots O \cdots Na^+$

中心のS：+5, FのS：−1

d. $\underset{0}{\underline{S}}$　　e. $\underset{+4}{\underline{S}O_2}$

問6　原子半径が大きいほど,また,価電子数が少ないほど,自由電子と金属陽イオンの結合力は弱くなるため,融点は低くなる。よって,アルカリ金属で,原子半径最大の Rb(ルビジウム)が該当。

問7　C_6H_{14} はアルカンの分子式で構造異性体は次の5種。

$CH_3-CH_2-CH_2-CH_2-CH_2-CH_3$

$CH_3-CH_2-CH_2-\underset{\underset{CH_3}{|}}{CH}-CH_3$

$CH_3-CH_2-\underset{\underset{CH_3}{|}}{CH}-CH_2-CH_3$

$CH_3-\overset{\overset{CH_3}{|}}{CH}-\overset{\overset{CH_3}{|}}{CH}-CH_3$

$CH_3-CH_2-\overset{\overset{CH_3}{|}}{\underset{\underset{CH_3}{|}}{C}}-CH_3$

問8　ルビーとサファイアはいずれも Al_2O_3 の結晶に微量な重金属(ルビーは Cr,サファイアは Fe と Ti)が混入している。

問9　黒鉛は炭素の4個の価電子のうち,3個が結合に使われており,残った1個の電子が自由電子のように結晶内を移動できるため,電気伝導性を示す。よって,a が該当。

c はダイヤモンドなど,d はフラーレン,e はカーボンナノチューブに当てはまる。

問10　炭素数が少ないほど,ヒドロキシ基の数が多いほど水に溶けやすい。

a. $\underset{\underset{OH}{|}}{CH_2}-\underset{\underset{OH}{|}}{CH_2}$　　b. $CH_3-CH_2-CH_2-\underset{\underset{OH}{|}}{CH_2}$

c. $CH_3-CH_2-\underset{\underset{OH}{|}}{CH_2}$　　d. $\underset{\underset{OH}{|}}{CH_2}-\underset{\underset{OH}{|}}{CH}-\underset{\underset{OH}{|}}{CH_2}$

e. CH_3-OH

よって,b が該当。

問11　60℃の尿素の飽和水溶液 500 g には,

尿素$\cdots 500 \times \dfrac{251}{100+251}$ (g)

水$\cdots 500 \times \dfrac{100}{100+251}$ (g)

が含まれる。

20℃に冷却したときの析出量を x g とおくと,

尿素$\cdots 500 \times \dfrac{251}{100+251}-x$ (g)

水$\cdots 500 \times \dfrac{100}{100+251}$ (g)

尿素水溶液$\cdots 500-x$ (g)

これが20℃の飽和水溶液になっているので,

$\dfrac{溶質}{溶媒}=\dfrac{500 \times \dfrac{251}{100+251}-x}{500 \times \dfrac{100}{100+251}}=\dfrac{108}{100}$

$x=500 \times \dfrac{251-108}{351} ≒ 204$ (g)

よって,c が該当。

問12 分子量が大きいほど分子間力が大きくなるため，沸点は高くなる。ただし，フッ化水素 HF 分子間には水素結合もはたらくため，異常に沸点が高くなる。よって，b が該当。

問13 a が該当。
b．オストワルト法
$$4NH_3 + 5O_2 \xrightarrow{Pt} 4NO + 6H_2O$$
（触媒：白金）

c．クメン法

⌬ + CH₃-CH=CH₂ ⟶ ⌬-CH(CH₃)-CH₃
（触媒：濃硫酸）

d．接触法
$$2SO_2 + O_2 \xrightarrow{V_2O_5} 2SO_3$$
（触媒：酸化バナジウム(V)）

e．ハーバー・ボッシュ法
$$N_2 + 3H_2 \xrightarrow{Fe_3O_4} 2NH_3$$
（触媒：四酸化三鉄）

問14 酢酸と酢酸ナトリウムの混合溶液は，緩衝溶液なので，
$$[H^+] = \frac{C_a}{C_s}K_a \text{ より}[H^+]\text{を求められる。}$$

$C_a\cdots[CH_3COOH] \fallingdotseq \dfrac{0.1 \times \frac{100}{1000}\,(\text{mol})}{\frac{100+90}{1000}\,(\text{L})}$

$= \dfrac{0.1 \times 100}{190}\,(\text{mol/L})$

$C_s\cdots[CH_3COO^-] \fallingdotseq [CH_3COONa]$

$= \dfrac{0.1 \times \frac{90}{1000}}{\frac{100+90}{1000}}$

$= \dfrac{0.1 \times 90}{190}\,(\text{mol/L})$

∴ $[H^+] = \dfrac{\frac{0.1 \times 100}{190}}{\frac{0.1 \times 90}{190}} \times 2.7 \times 10^{-5}$

$= 3.0 \times 10^{-5}\,(\text{mol/L})$

問15 a．誤 温度計の球部は蒸気の温度を測るため，枝の位置にする。
b．誤 急激な沸騰を避けるため，沸騰石を加える。
c．正
d．誤 液量はフラスコの $\dfrac{1}{3} \sim \dfrac{1}{2}$ 程度にする。
e．誤 アダプターと三角フラスコの間はアルミニウム箔で軽くふさぐ。密栓すると，容器内の圧力が高まり器具が破損する恐れがある。

問16 同温において，蒸気圧が高い気体ほど水銀柱は低くなる。蒸気圧が高い気体の沸点は，低くなるので，沸点で比べるとよい。

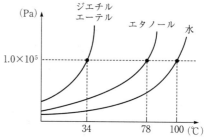

大気圧下において，沸点は，
酢酸…118℃　メタノール…65℃

問17 コックを開いた後，各気体の分圧は，ボイルの法則より，
$N_2\cdots 1.5 \times 10^5 \times 2 = P_{N_2} \times (2+3)$
$P_{N_2} = 0.6 \times 10^5\,(\text{Pa})$
$He\cdots 2.5 \times 10^5 \times 3 = P_{He} \times (2+3)$
$P_{He} = 1.5 \times 10^5\,(\text{Pa})$
よって，混合気体の全圧は，$2.1 \times 10^5\,(\text{Pa})$

問18 エタン C_2H_6 を x mol，H_2 を y mol とおく。
$x + y = \dfrac{67.2}{22.4} = 3\,(\text{mol})\ \cdots\cdots\text{①}$
$1561x + 286y = 3408\,(\text{kJ})\ \cdots\cdots\text{②}$
（水の生成熱は水素の燃焼熱に等しい。）
①，②を連立すると，$x = 2.0\,(\text{mol})\ \ y = 1.0\,(\text{mol})$

問19 塩化鉄(Ⅲ)水溶液で呈色するのは，フェノール性ヒドロキシ基を有する化合物。
a．呈色しない ⌬-COOH
b．⌬(OH)(CH₃)　　c．⌬(OH)(COOH)
d．ナフトール-OH　　e．⌬-OH

問20 a．正 アルデヒド基 -CHO を有するため，銀鏡反応陽性。
b．正 $CH_3-\overset{H}{\underset{OH}{C^*}}-CHO$　　C^*：不斉炭素原子
c．正 $CH_3-CH(OH)-CHO$（点線枠）
ヨードホルム反応陽性
d．正 ヒドロキシ基 -OH を有するため，H_2 発生。
e．誤 カルボキシ基 -COOH をもつ化合物は，
$R-COOH + NaHCO_3 \longrightarrow R-COONa + H_2O + CO_2\uparrow$
により，CO_2 発生。

問21 e が該当。
a．二糖類ではなく多糖類。末端のグルコース単位にヘミアセタール構造が残るが，分子全体としては還元性を示さない。
b．c いずれも還元性を示さない二糖類。ヘミアセ

タール構造どうしが縮合しているため，鎖状構造をとれない。

d. 二糖類ではなく単糖類。還元性を示す。

問22

酸性　　　　　　　　　　　　　　　　　塩基性

$$H_3N^+\text{-CH-COOH} \rightleftarrows H_3N^+\text{-CH-COO}^- \rightleftarrows H_2N\text{-CH-COO}^-$$
$$\quad\quad | \quad\quad\quad\quad\quad\quad\quad | \quad\quad\quad\quad\quad\quad | $$
$$\quad\quad CH_3 \quad\quad\quad\quad\quad\quad CH_3 \quad\quad\quad\quad\quad CH_3$$

$\quad\quad$ (Ala$^+$) $\quad\quad\quad\quad$ (Ala$^{+/-}$) $\quad\quad\quad\quad$ (Ala$^-$)

等電点では Ala$^{+/-}$（双性イオン）が最も多い。微量だが，Ala$^+$，Ala$^-$ が等量存在。

問23　a. キサントプロテイン反応の説明文。タンパク質中のベンゼン環がニトロ化されることで，黄色に呈色。

b. ニンヒドリン反応の説明文。タンパク質中のアミノ基に起こる呈色反応。

c. NaOH（固体）を加えて加熱すると，含まれる N 原子が NH_3 となって発生する。

d. ビウレット反応の説明文。2つ以上のペプチド結合が銅（Ⅱ）イオンに配位結合することで赤紫色に呈色。

e. 硫黄反応の説明文。タンパク質に含まれる S 原子が PbS の黒色沈殿として生成。

以上より，d が該当。

2

〔解答〕

(A)問1　b

$\quad\quad$ 問2　㋐ b　　㋑ a　　㋒ f　　㋓ c

$\quad\quad$ 問3　c

$\quad\quad$ 問4　f

(B)問5　b

$\quad\quad$ 問6　c

$\quad\quad$ 問7　a

$\quad\quad$ 問8　e

〔出題者が求めたポイント〕

脂肪族化合物，熱化学，化学反応の速さと平衡定数，電池（ボルタ電池と鉛蓄電池）

〔解答のプロセス〕

(A)問1　原子の場合，電子数は陽子数つまり原子番号に等しくなる。よって，全電子数は原子番号で考えるとよい。

$\quad\quad$ $_6C$，$_1H$，$_8O$ であるから，

$\quad\quad$ $6 \times 2 + 1 \times x + 8 \times y = 26$

$\quad\quad$ ∴　$x + 8y = 14$

$\quad\quad$ $y = 1$ のとき，$x = 6$

$\quad\quad$ $y \geqq 2$ のとき，x を満たす正の値はない。

以上より，分子式は $C_2H_6O_1$。

考えられる化合物は次の2種。

$\quad\quad$ $CH_3\text{-}CH_2\text{-OH}$（エタノール）

$\quad\quad$ $CH_3\text{-O-}CH_3$（ジメチルエーテル）

問2　問1の化合物のうち，水素結合を示すものはエタ

ノール（A-H）である。

問題文の条件より，

$\quad$ A-H（気）＝$\cdot$A（気）＋H（気）－435 kJ　……①

$\quad$ $\cdot$A（気）＋e^-＝A^-（気）＋165 kJ　……②
$\quad\quad\quad\quad\quad\quad$ 電子親和力は発熱

$\quad$ H（気）＝H^+（気）＋e^-－1312 kJ　……③
$\quad\quad\quad\quad\quad\quad$ イオン化エネルギーは吸熱

①＋②＋③より，

$\quad$ A-H（気）＝A^-（気）＋H^+（気）－1582 kJ
$\quad\quad\quad\quad\quad\quad\quad\quad\quad\quad\quad\quad$ ↓
$\quad\quad\quad\quad\quad\quad\quad\quad\quad\quad -1.6 \times 10^3$ kJ

問3　平衡時においては，$v_1 = v_2$ が成立。

$\quad$ よって，

$\quad\quad k_1[\text{A-H}][X^-] = k_2[A^-][\text{X-H}]$

$\quad\quad \dfrac{[A^-][\text{X-H}]}{[\text{A-H}][X^-]} = \dfrac{k_1}{k_2}$　∴　$K = \dfrac{k_1}{k_2}$

(2)式の平衡定数 K に相当

問4　(2)式の平衡定数が大きいほど，(2)式の平衡は右へ移動している。つまり，酸性度が大きいことがわかる。

$$\text{A-H}\cdots K = \frac{k_1}{k_2} = \frac{1}{14}$$

$$\text{E-H}\cdots K = \frac{k_1}{k_2} = \frac{5}{5} = 1$$

$$\text{G-H}\cdots K = \frac{k_1}{k_2} = \frac{0.6}{0.4} = 1.5$$

K の大きい順で，

$\quad$ G-H ＞ E-H ＞ A-H

(B)問5　イオン化傾向の差が大きいほど，起電力は上がる。

$\quad$ Li K Ca Na Mg Al $\underline{Zn}$ $\underline{Fe}$ Ni Sn Pb (H$_2$) $\underline{Cu}$ Hg Ag $\underline{Pt}$ Au
$\quad\quad\quad\quad\quad\quad\quad\quad \vdots\vdots\quad\quad\quad\quad\quad\quad \vdots\vdots$
$\quad\quad\quad\quad\quad\quad\quad\quad \ominus\quad\quad\quad\quad\quad\quad\quad \oplus$

(1)　Cu を Pt に変えると，Zn とのイオン化傾向の差が大きくなる。

(2)　Zn を Fe に変えると，Cu とのイオン化傾向の差は小さくなる。

問6　ボルタ電池の反応

$\quad$ 負極：$Zn \longrightarrow Zn^{2+} + 2e^-$

$\quad$ 正極：$2H^+ + 2e^- \longrightarrow H_2$

分極を防ぐために加える酸化剤を特に減極剤という。

$\quad$ $H_2O_2 + 2H^+ + 2e^- \longrightarrow 2H_2O$

なお，シュウ酸は還元剤である。

問7　流れた電子の物質量は，$e^- = \dfrac{I \times t}{F}$ より，

$$\frac{2.00 \times (16 \times 60 + 5)}{9.65 \times 10^4} = 2.00 \times 10^{-2} \text{ (mol)}$$

正極は電子2 mol の放電で PbO_2 から $PbSO_4$ に変化するので，64.1 g（SO_2 分）質量が増加する。

求める質量変化の値を x g とおくと，

$\quad$ $2 : 64.1 = 2.00 \times 10^{-2} : x$

$\quad$ $x = 6.41 \times 10^{-1}$ (g)

問8　鉛蓄電池の電解液である希硫酸が電気分解されたと考えられる。

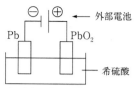

充電時，外部電池の負極を鉛蓄電池の Pb 極につなぐため，電気分解の陰極に相当。PbO_2 極は陽極に相当。

H_2SO_4 aq $\begin{cases} (陰極)2H^+ + 2e^- \longrightarrow H_2 \\ (陽極)2H_2O \longrightarrow O_2 + 4H^+ + 4e^- \end{cases}$

全体の反応式は，

$2H_2O \xrightarrow{4e^-} 2H_2 + O_2$

なので，質量減少分は，消費された H_2O に相当。
消費された H_2O は，

$\dfrac{3.6}{18} = 0.20$ (mol)

よって，発生した H_2 と O_2 の気体の合計は，

$\underbrace{0.20 \times 1}_{H_2 \text{(mol)}} + \underbrace{0.20 \times \dfrac{1}{2}}_{O_2 \text{(mol)}} = 0.30$ (mol)

なので，

$0.30 \times 22.4 = 6.72$ (L)

3

〔解答〕
(A) 問1 ア b   イ b   ウ i
　　問2　b
　　問3　c
　　問4　a
　　問5　c
(B) 問6　e
　　問7　d
　　問8　e
　　問9　e

〔出題者が求めたポイント〕
芳香族化合物（有機化合物の分離，構造決定）
脂肪族化合物（油脂，トランス脂肪酸）

〔解答のプロセス〕
(A) 問1　実験1より，フェノールのニトロ化合物が化合物 A である。ニトロ化による分子量増加は 45 なので，
　　ニトロフェノール…94 + 45 = 139
　　　　　　　　　フェノール
　　ジニトロフェノール…94 + 45 × 2 = 184
　　トリニトロフェノール…94 + 45 × 3 = 229
　　分子量が 190 以上なので，A はトリニトロフェノール。

2, 4, 6-トリニトロフェノール
（ピクリン酸）

問2　ピクリン酸はフェノール性ヒドロキシ基を有するが，ニトロ基が結合することで，電離度が大きくなり，強い酸性を示す。(水に溶解する。) よって，$NaHCO_3$ 水溶液を加えた後，塩を作ると考えられるので，水層1へ移行する。
　　一方，フェノールは，$NaHCO_3$ 水溶液では塩を作らず，NaOH 水溶液で中和され，ナトリウムフェノキシドになるので，水層2へ移行する。

問3　化合物 B と C はニトロフェノールと考えられる。オルト・パラ配向性より，次の2つの化合物が生成。

o-ニトロフェノール　　p-ニトロフェノール
　⋮　　　　　　　　　　⋮
分子内で水素結合　　分子間で水素結合

よって，化合物 B は p-ニトロフェノール。

問4　問3の解説より，化合物 C は o-ニトロフェノール。

問5　a. 誤　b. 誤
　　c. 正　分子間で水素結合を形成する B の方が融点は高い。
　　d. 誤　B と C は構造異性体なので，分子量は等しい。
　　e. 誤　酸性を示す。
　　f. 誤　ベンゼン環は付加反応が起こりにくい。

(B) 問6
　　a. 正　高級脂肪酸のアルカリ金属塩なので弱塩基性を示す。
　　b. 正　硬水中の Ca^{2+} や Mg^{2+} などと難溶性の塩をつくり，洗浄力を失う。
　　c. 正
　　d. 正　油汚れをセッケン分子が取り囲み，ミセルを形成し，溶液中に分散する。この作用を乳化作用という。
　　e. 誤　水中では親水基を外側に疎水基を内側に向けたミセルを形成する。
　　f. 正

問7　ステアリン酸を R_1COOH，リノール酸を R_2COOH，リノレン酸を R_3COOH とおくと，油脂 A の1つは，

$\begin{array}{l} CH_2-O-C-R_1 \\ \parallel \\ O \\ {}^*CH-O-C-R_2 \\ \parallel \\ O \\ CH_2-O-C-R_3 \\ \parallel \\ O \end{array}$ （これを $\begin{bmatrix} R_1 \\ R_2 \\ R_3 \end{bmatrix}$ とおく）

である。このとき，グリセリンの真ん中の炭素が，不斉炭素原子になる。
構造異性体が

$*\begin{bmatrix} R_1 \\ R_2 \\ R_3 \end{bmatrix}$　$*\begin{bmatrix} R_1 \\ R_3 \\ R_2 \end{bmatrix}$　$*\begin{bmatrix} R_2 \\ R_1 \\ R_3 \end{bmatrix}$

の3種で，それぞれに光学異性体が存在する。
よって，$3 \times 2 = 6$（種類）

問8　リノレン酸 $C_{17}H_{29}COOH$（分子量 278）には炭素間

二重結合が3つ含まれる。

よって，リノレン酸1 molにH$_2$を3 mol付加すると，ステアリン酸が得られるので，必要なH$_2$の体積は，

$$100 \times 0.914 \mid \times \frac{1}{278} \mid \times 3 \mid \times 22.4$$

リノレン酸(g)　(mol)　H$_2$(mol)

＝22.0 ≒ 22 (L)

問9　リノレン酸には炭素間二重結合が3つ含まれるので，シス型，トランス型の組み合わせは，どの二重結合が，どちらの型になるかで，

2×2×2＝8 (種類)

考えられる。ただし，このうちの1つはすべてシス型の組み合わせなので，

トランス脂肪酸は　8−1＝7 (種類)

生 物

解答

30年度

1

〔解答〕

問1　d. e.　問2　a.　問3　f.　問4　a.

〔出題者が求めたポイント〕

出題分野：〔発生〕

問1　a. 実験3の結果から、カルシウムイオン低濃度時は、ガラス管を挿した物理的刺激があってもほぼ受精膜を形成していない。b. 実験2の結果と矛盾する。c. 実験3のグラフから、比例関係とはいえない。d. 実験3のグラフのカルシウムイオン相対濃度5以上が必要といえる。e. 実験2の結果から、外からの供給ではない。

問2　精子と卵の細胞膜が接触し、融合すると、脱分極が引き起こされる。

問3　先体反応に続く、いわゆる表層反応である。持続的な多精拒否を成立させる。

問4　b. 精子の運動性による卵内への進入に時間がかかることと、fast block 機構がないことは直ちに関連があるとはいえない。c. d. e. 哺乳類の卵の透明帯は、ウニと同様に、卵の細胞膜内の表層顆粒から放出された酵素により硬化し、持続的な多精拒否を成立させる。魚類では卵門という精子の進入する孔がある。

2

〔解答〕

問1　e.　問2　e. f.　問3　c.　問4　f.
問5　d.　問6　f.　問7　f.　問8　h.

〔出題者が求めたポイント〕

出題分野：〔バイオテクノロジー・遺伝情報の発現〕

問1　インスリンはすい臓のランゲルハンス島B細胞で産生される。インスリンの mRNA が転写される場である。

問2　cDNA から PCR 法で増幅されるのは DNA 断片なので、RNA の成分であるウラシル、リボースは取り込まれない。

問3　サイクル数の進行に伴い、標的配列の DNA 断片は指数関数的に増加する。

問4　コドンとアミノ酸の対応が異なれば、異なるポリペプチド鎖が合成されてしまう。

問5　実際に糖尿病の治療に用いられているインスリンは大腸菌の大量培養によって生産されている。

問6　終止コドン(UAG)から終止コドン(UAA)への変異は、野生型マウスのインスリンと差異を生じないため、受容体に対する結合能にも違いはないはずである。

問7　DNA の領域と、そこに結合するタンパク質の組み合わせで正しいのは f. のみである。プロモーター領域に起こった変異により、RNA ポリメラーゼが結合しにくくなったと考えると説明できる。

問8　mRNA ではなく、ゲノム DNA の配列を調べる

のであれば、選択肢にあるどれからでも得られる。

3

〔解答〕

問1　d.　問2　e.　問3　d.　問4　d.
問5　f.

〔出題者が求めたポイント〕

出題分野：〔真核生物の系統樹〕

問1　①の分岐から左側は原口がそのまま口へと分化する旧口動物、右側は原口またはその周辺部が肛門へと分化し、それ以外の場所に口が形成される新口動物である。

問2　界よりもさらに上位の階級としてドメインがある。

問3　点線部は緑色植物を表す。緑色植物はクロロフィルaとbをもち、褐藻類、ケイ藻類、渦鞭毛藻類はクロロフィルaとcをもつ。また、紅藻類はクロロフィルaのみをもつ。

問4　コケ植物以上の陸上植物は、水中生活をするシャジクモ(車軸藻)類から進化したとされる。陸上進出に伴って、乾燥に強い胞子を形成するようになったと考えられている。

問5　イの軟体動物を含め、環形動物、輪形動物などは発生の途中段階にトロコフォア幼生を経ることから冠輪動物と呼ばれ、ロの節足動物と線形動物は成長に脱皮を伴うことから脱皮動物と呼ばれている。一方、ニの哺乳類の祖先は、中生代の三畳紀(トリアス紀)に、は虫類から進化し、鳥類は中生代ジュラ紀に恐竜から進化したと考えられている。

4

〔解答〕

問1　c.　問2　e.　問3　e. g.　問4　e.
問5　f.　問6　d.

〔出題者が求めたポイント〕

出題分野：〔興奮の伝導・伝達〕

問1　活動電位が生じるとき、Na^+ チャネルが開口し細胞内へ Na^+ が流入する。

問2　a. ヒトでは無髄神経は、嗅神経など一部のみである。b. 感覚神経は背根を通る。c. 興奮は全か無かで、閾値に変化はない。d. 感覚神経の細胞体は背根の脊髄神経節にあり、受容器に結合していない。f. 1本ずつのニューロンの閾値はそれぞれ決まっており、刺激の強さは、それに応じて興奮するニューロンの数によって伝えられる。

問3　a. b. 神経伝達物質は、シナプス前細胞から放出され、シナプス後細胞の膜表面の神経伝達物質依存性チャネルに結合する。c. d. シナプス小胞自体が放出されるのではない。e. f. シナプス小胞はシナプス前細胞の膜と融合し、エキソサイトーシスによって

神経伝達物質が放出される。g. h. 神経伝達物質は
シナプス前細胞からの放出後，シナプス間隙に存在す
る分解酵素により分解されたり，シナプス前細胞に取
り込まれたりする。そのため，ごく短時間しか作用し
ない。

問4　a. b. c. d. g. は中枢神経ではたらく。f. は
　　　交感神経(節後)，アセチルコリンは副交感神経，交感
　　　神経(節前)ではたらく。

問5　シナプスAは興奮性シナプスで，主にNa$^+$が流
　　　入する。シナプスBは抑制性シナプスであり，主に
　　　Cl$^-$が流入する。

問6　抑制性シナプスではCl$^-$が流入する結果，電位は
　　　下降して過分極となる。その後静止電位を回復する。

5

〔解答〕

問1　e.　問2　e.　問3　a.　問4　h.
問5　c.　問6　c. h

〔出題者が求めたポイント〕

出題分野：〔血液の成分〕

問1　血漿中のカルシウムイオンをクエン酸カルシウム
　　　として除去する。トロンビンの生成にはカルシウムイ
　　　オンが必要である。

問2　沈殿する成分のうち，赤血球が白血球を量的に大
　　　幅に上回る点から推定できる。血液の55%は血漿が，
　　　45%は赤血球が占め，白血球と血小板を合わせても
　　　1%以下である。

問3　アルブミン，グロブリン，フィブリノーゲンなど
　　　が主な血漿タンパク質である。これらは肝臓で産生さ
　　　れる。アルブミンがもっとも多く約60%を占める。

問4　①赤血球はミトコンドリア以外にも核，リボソー
　　　ム等の細胞小器官をもたない。②③④いずれも白血球
　　　の特徴である。T細胞は胸腺で成熟する。

問5　遠心分離後の上清の色が赤色になっている場合
　　　は，赤色の層に含まれていた赤血球が，低張液下にお
　　　かれ外部から吸水して破裂，すなわち溶血したことを
　　　意味している。したがって試験管1～3の結果からもっ
　　　ともNaCl濃度が低いのがウということになる。試験
　　　管4～6では，蒸留水を加えさらに低張になっている
　　　が，アは溶血を起こし，イは起こしていない。したがっ
　　　てイがもっともNaCl濃度が高いといえる。

問6　a. 銅ではなく鉄である。b. 肝臓で分解される。d.
　　　赤血球の寿命は100～120日程度である。e. ミオグ
　　　ロビンの方が酸素に対する親和性が高い。f. 二酸化
　　　炭素分圧の高いところでは，酸素から解離しやすくな
　　　る。g. 組織では酸素を解離する。i. pHが低いほど
　　　酸素を解離しやすい。

6

〔解答〕

問1　e.　問2　b.　問3　f.　問4　j.
問5　f.

〔出題者が求めたポイント〕

出題分野：〔花芽形成〕

問1　フォトトロピンは気孔の開口などに関与する。シ
　　　ロイヌナズナでは，長日条件下において葉でFTタン
　　　パク質が合成され，師管を通って茎頂へ運ばれる。F
　　　Tタンパク質は茎頂で花芽形成を促進する。

問2　イネでは，短日条件下でHd3aタンパク質の合成
　　　が促進される。

問3　植物Aは限界暗期9時間，植物Bは限界暗期11
　　　時間の短日植物であり，限界暗期以下の暗期では花芽
　　　を形成しない。植物Cは限界暗期12時間，植物Dは
　　　限界暗期14時間の長日植物であり，限界暗期以上の
　　　暗期では花芽を形成しない。

問4　植物Aは限界暗期9時間を超える8月に花芽形
　　　成を始める。図1のグラフによれば，9時間を超えた
　　　ばかりのとき，開花までおよそ45日かかり，9時間
　　　半を超えるあたりからは30日かかることが読み取れ
　　　る。したがって，8月下旬から花芽形成をはじめて開
　　　花時期は10月初旬と推測される。植物Dは限界暗期
　　　が14時間以下となる2月中旬に花芽形成を始める。
　　　図1のグラフから，14時間を下回ったばかりのとき
　　　は開花までおよそ45日かかり，13時間半を下回るあ
　　　たりからは30日かかることが読み取れる。したがっ
　　　て開花時期は4月に差し掛かると推測される。

問5　植物Aは限界暗期9時間以下の暗期では花芽を
　　　形成しないので，④と⑥では花芽形成せず，①②③⑤
　　　で花芽形成する。植物Cは限界暗期12時間以上の暗
　　　期では花芽を形成しないので，①と②では花芽を形成
　　　せず，③④⑤⑥で花芽形成する。両者が共に花芽形成
　　　するのはf. の③と⑤の場合である。

平成29年度

問 題 と 解 答

東邦大学（医）29 年度 （1）

英 語

問題

29年度

1 次の英文を読み，設問 1 . ～15. に最も適する答えを，a . ～ d . の中から一つ選べ。

Tetanus is a rare but often fatal disease that affects the central nervous system by causing painful and often violent muscular contractions. Tetanus is a noncommunicable disease, meaning that it cannot be passed directly from one person to another.

Tetanus causes convulsive muscle spasms and **rigidity** that can lead to respiratory paralysis and
(1)
death. Sometimes tetanus is localized, that is; it affects only the part of the body where the infection began. However, in almost all reported cases, tetanus spreads to the entire body. The incubation period from the time of the injury until the first symptoms appear ranges from five days to three weeks. Symptoms usually occur within eight to 12 days. The chance of death is increased when symptoms occur early. In general, the shorter the incubation period, the more severe the disease.

Tetanus is caused by a bacterium called *Clostridium tetani*, whose spores (the dormant form) are found in soil, street dust, and animal feces. The bacteria enter the body through cuts and
(2)
abrasions but will multiply only in an environment that is anaerobic, or oxygen-free. Deep puncture wounds and wounds with a lot of dead tissue provide an oxygen-free environment for the bacteria to grow.

As *C. tetani* grows, it **excretes** a highly poisonous toxin called tetanospasmin into the
(3)
bloodstream, spreading it throughout the nervous system. The infection is usually transmitted through deep puncture wounds or through cuts or scratches that are not cleaned well. Many people **associate** tetanus with rusty nails and other dirty objects, but any wound can be a source. Less
(4)
common ways of getting tetanus are animal scratches and bites; surgical wounds; dental work; punctures caused by glass, thorns, needles, and splinters; and therapeutic abortion. Rare cases have been reported in people with no known wound or medical condition.

Neonatal tetanus in newborns can be caused by cutting the umbilical cord with an **unsterile**
(5)
instrument or by improper care of the umbilical stump. Neonatal tetanus is less common in developed countries.

Tetanus toxin affects the nerve endings, causing a continuous stimulation of the muscles. Initial symptoms may include restlessness, irritability, a stiff neck, and difficulty swallowing. In about half of all cases, the first symptom is a stiff or 'locked' jaw, which prevents patients from opening their mouths or swallowing. This symptom is also called *trismus* and results in a facial expression called *risus sardonicus*, which is a Latin phrase meaning "sardonic smile." Trismus is often followed by stiffness of the neck and other muscles throughout the body as well as uncontrollable spasms. Sometimes these convulsions, known as *opisthotonos*, are severe enough to cause broken bones. Other symptoms of tetanus include loss of appetite and drooling. People with localized tetanus experience pain and tingling only at the wound site and spasms in nearby muscles.

Tetanus is diagnosed by the clinical symptoms and a medical history that shows no tetanus immunization. Early diagnosis and treatment is crucial for recovery.

Tetanus is a life-threatening disease. Patients diagnosed with it are usually hospitalized in an intensive care ward. Treatment can take several weeks and includes antibiotics to kill the bacteria and shots of antitoxin to **neutralize** the toxin. It also includes antianxiety drugs to control muscle
(6)
spasms or barbiturates for sedation. In severe cases, patients are placed on an artificial respirator. Recovery can take six weeks or more. After recovery, since the levels of circulating toxin are quite
(7)
low, the patient must still be adequately immunized against this disease.

Full recovery is common in patients who can be kept alive during the most violent portion of the attacks. Yet up to 30% of tetanus victims in the United States die. Early diagnosis and treatment improves the **prognosis**. Neonatal tetanus, however, has a mortality rate of more than 90%. Tetanus
(8)
is easily preventable through vaccination.

1. The word "rigidity" is closest in meaning to

   a . twitching

   b . leniency

   c . stiffness

   d . flexibility

2. Which of the following choices is closest in meaning to the underlined part?

   a . Tetanus bacteria can only enter a wound if they are able to reproduce in a location that has no oxygen.

   b . Cuts on the body will create an environment without oxygen where the tetanus bacteria can enter and multiply freely.

   c . Oxygen can get into the body through cuts or abrasions, which will provide an environment for the tetanus bacteria to multiply.

   d . Tetanus bacteria need to be in a place without oxygen to reproduce, but they can enter the body through any wound.

3. The word "excretes" is closest in meaning to

   a . expels

   b . increases

   c . restricts

   d . reforms

4. The word "associate" is closest in meaning to

a. contact

b. equate

c. accompany

d. combine

5. The word "unsterile" is closest in meaning to

a. poor quality

b. unsuccessful

c. dirty

d. qualified

6. The word "neutralize" is closest in meaning to

a. counteract

b. cure

c. get rid of

d. restrict

7. Which of the following choices is closest in meaning to the underlined part?

a. If the patient can recover from the disease, only a tiny amount of toxin remains circulating in the body, which provides immunity from further infections.

b. After recovering from the disease, the patient can be given adequate immunity to the disease by allowing small amounts of toxin to circulate in the patient's system.

c. Immunity to the disease will help the patient recover by ensuring that the levels of toxin circulating in the patient are kept low.

d. Even if the patient recovers, natural immunity does not occur because the amount of toxin circulating in the patient is insufficient.

8. The word "prognosis" is closest in meaning to

a. knowledge

b. distinction

c. prediction

d. treatment

9. According to the text, tetanus can affect

   a. the face and jaw.

   b. the neck.

   c. the place of infection.

   d. all of the above.

10. According to the text, tetanus causes death by

   a. locking the patient's jaw.

   b. breaking the patient's bones.

   c. stopping the patient's breathing.

   d. poisoning the patient's blood.

11. According to the text, which of the following statements is **not** correct?

   a. The patient's chance of surviving tetanus is greater if the symptoms appear later.

   b. Around 50% of cases of tetanus result in a 'locked' jaw.

   c. The tetanus toxin attacks the patient's nervous system.

   d. Only wounds caused by rusty nails, dirty objects, or animal scratches can cause tetanus.

12. According to the text, which of the following statements is correct?

   a. The tetanus bacteria are not commonly found in developed countries.

   b. The tetanus bacteria do not always need a visible wound to enter the body.

   c. The tetanus bacteria can only go into a wound that is dirty.

   d. The tetanus bacteria require a deep wound to enter the body.

13. According to the text, the tetanus toxin affects the patient by

   a. producing constant contraction of the muscles.

   b. causing extreme thirst.

   c. increasing the patient's heart rate.

   d. triggering a response from the patient's immune system.

14. According to the text, the early symptoms of tetanus include

   a. convulsions, pain, facial paralysis, and trouble swallowing.

   b. irritability, a 'locked' jaw, trouble swallowing, and a stiff neck.

   c. drooling, a stiff neck, drowsiness, and convulsions.

   d. a 'locked' jaw, spasms, drooling, and increased appetite.

15. According to the text, treatment for tetanus

   a . is most effective if the patient can be diagnosed and treated quickly.

   b . is usually effective once the patient survives the first phase of the disease.

   c . includes treatment for the patient's anxiety.

   d . is only successful in 30% of cases.

2 次の英文を読み，設問 1. 〜15. に最も適する答えを，a. 〜 d. の中から一つ選べ。

An enzyme that _____ foreign red blood cells invisible to the immune system could hold the
　　　　　　　(1)
key to making blood type irrelevant in transfusions.

You have a one-in-three chance of needing a blood transfusion at some point in your life. But not
all blood types mix and transfusing the wrong blood type into a patient can trigger a potentially
_____ immune response. Now, researchers in Canada are closing in on a way to make universal
(2)
blood that could be transfused into anyone. The technique uses enzymes to snip away the molecular
flags on red blood cells by which your immune system recognizes them as foreign. Biochemist
Stephen Withers and his team at the University of British Columbia published their findings in the
Journal of the American Chemical Society and they have been received with interest. "It's a
remarkable feat to engineer an enzyme with such efficiency and selectivity," says Henrik Clausen,
enzymologist at the University of Copenhagen.

Red blood cells aren't the smooth discs often _____ in textbooks. Their surfaces bristle with
　　　　　　　　　　　　　　　　　　　(3)
sugar and protein chains. In the early 1900s, Austrian physicist Karl Landsteiner discovered blood
comes in four different types — A, B, AB and O. Each type corresponds to _____ sugar chain
　　　　　　　　　　　　　　　　　　　　　　　　　　　　　　(4)
antigens on a red blood cell's surface. These antigens are responsible for triggering the immune
response. Inject an A-type person with B-type blood, for example, and antibodies in their
bloodstream would recognize the transfused cells as foreign, kick-starting an immune cascade that
causes the blood to clot.

The exception is O-type blood. These cells carry a shortened version of the A- and B-antigen
that does not _____ the immune system and so can be given to almost anyone. But this also means
　　　　　　(5)
it is most in demand and so is generally in short supply. So a universal donor blood would do much
to alleviate supply problems, and the Withers team appears to have made a significant stride
towards the goal.

Since the 1980s, researchers have tried to develop enzymes that remove antigens from the cells,
but have made little headway. Part of the problem is that A- and B-type antigens come in several
different sub-types, some of which can be altered more easily than others.

To solve the problem, Withers turned to an unusual source — an enzyme from the bacterium
responsible for pneumococcal• disease, *Streptococcus pneumoniae*. The enzyme, called EABase,
naturally chops up sugar chains while the bacteria digest food. In the lab, it _____ to chop the B-
　　　　　　　　　　　　　　　　　　　　　　　　　　　　　　　　(6)
antigens off red blood cells, but only one of the four A-antigen chain types. So Withers increased the
enzyme's activity using test tube 'evolution'. The team made random mutations to the enzyme's

---

•肺炎球菌の

antigen-snipping machinery then tested its performance. After each round of mutation they would identify the best enzyme then mutate it once again, gradually improving its performance.

After five rounds of this, and having tested more than 3,000 mutants, they came across an enzyme that was 170 times more efficient at sugar snipping than the _____. The star enzyme, (7) called Sp3GH98, could also chop the elusive type-2 antigen, which makes up 80% of the blood group A population. Withers says he was "not really surprised as we had seen large increases with other enzymes. But we were certainly pleased".

Withers is optimistic that once the enzyme is _____, only a milligram per bag of blood would be (8) needed to convert all red blood cells to the ABO-antigen-free form. One option could be to coat the inside of blood bags with it.

But before that, it needs to be tested. After snipping off the sugar, the enzyme leaves a stump that's similar — but not identical — to that found in the currently universal O-type blood. And it's not clear whether the body will develop an immune response to this new 'universal' blood type.

Withers says he does not anticipate an immune response, but Clausen, a veteran of similar research, is not so sure. He believes that the exposed sugar stumps could still potentially trigger an adverse reaction and that the blood may require further processing. Nevertheless, there are other enzymes that should be able to cap the chopped stump and render red blood cells invisible he says, "Anything is possible."

1. Which word is best for blank 1?

  a . renders

  b . leaves

  c . describes

  d . represents

2. Which word is best for blank 2?

  a . noxious

  b . sinister

  c . morbid

  d . fatal

3. Which word is best for blank 3?

   a. related

   b. designated

   c. typified

   d. represented

4. Which word is best for blank 4?

   a. particular

   b. resourceful

   c. unique

   d. renewable

5. Which word is best for blank 5?

   a. imitate

   b. propose

   c. alert

   d. concentrate

6. Which word is best for blank 6?

   a. intended

   b. controlled

   c. directed

   d. managed

7. Which word is best for blank 7?

   a. original

   b. model

   c. reproduction

   d. individual

8. Which word is best for blank 8?

   a. minimized

   b. reordered

   c. prioritized

   d. optimized

9. According to the text, biochemists at the University of British Columbia are trying to
   a. use enzymes on blood cells to stimulate the immune system.
   b. create blood that can be transfused into any patient.
   c. increase the supply of O-type blood.
   d. make sure that no one is given the wrong blood type.

10. According to the text, what happens when someone is injected with the wrong type of blood?
    a. The sugar chains on the blood cells' surfaces stick together and cause clotting.
    b. The blood cells release antibodies that cause a response from the body's immune system.
    c. The body's immune system identifies the blood cells' antigens as foreign, which causes the body to attack those blood cells and form clots.
    d. The body will try to remove the sugar chain antigens from the surface of blood cells, which causes the immune system to think the injected blood is a foreign invader.

11. According to the text, researchers are hoping to create a 'universal' blood type by
    a. removing the sugar chain antigens from blood cells.
    b. mixing blood cells with the *Streptococcus pneumoniae* bacteria.
    c. chopping the EABase enzyme off of the blood cells' surfaces.
    d. mutating the blood cells in test tubes until they all became identical to O-type blood.

12. According to the text, what was the main problem facing those who wanted to create a 'universal' blood type?
    a. The antigens on blood cells are protected by bacteria enzymes.
    b. Some blood cells have shortened antigens.
    c. The blood cells have too many sub-types.
    d. Some sub-types of blood cell antigens are difficult to chop off.

13. According to the text, how did the scientists finally find a way to modify the blood cells?
    a. They produced new blood cells by adding bacteria enzymes that had no antigens.
    b. They produced many natural variations of the EABase enzyme until they found one that could remove antigens from most blood cells.
    c. They randomly increased the bacteria-fighting capabilities of the A-antigens.
    d. They searched through over 3,000 variations of A-type red blood cells until they found ones that could lose their type-2 antigen 80% of the time.

14. According to the text, why are the scientists unsure if the new, modified blood can be used without triggering the immune system?

a. The new antigen-free blood is still very difficult to convert.

b. They still need to find an enzyme that is more efficient than the one that they started with.

c. The main enzyme they are using is only effective for 80% of A-type blood cells.

d. The chopped-off antigens do not look exactly the same as the ones on O-type blood.

15. According to the text, how could an immune response from the new 'universal' blood possibly be prevented?

a. Their shortened sugar stumps could be exposed the same way as O-type blood.

b. Another enzyme could be added to the blood's shortened antigen to help it imitate O-type blood.

c. They could add sugar chains to the stumps to make them invisible.

d. They have not yet found a solution to the problem of immune response.

3 次の英文を読み，1.～10.の下線部に入る最も適する答えを a.～ d. の中から一つ選べ。

Why did sleep evolve? At first sight, sleep appears to be _____ with survival because it
                                                              (1)
prevents feeding and procreation and could expose the sleeper to attack by predators. Sleep must
confer some essential benefits to _____ these serious disadvantages.
                                 (2)
     Some theorists have argued that sleep helps to forge new neural connections and solidify
memories, _____ others have posited that sleep allows the brain to filter out unimportant
          (3)
connections. It may also help the brain repair itself.

     These explanations are not consistently supported by empirical evidence, however, and do not
explain _____ different animals have evolved a wide range of sleep-wake cycles. _____ of the
        (4)   (5)
theories even contradict one another. Certain animals, such as American black bears and fat-tailed
dwarf lemurs, hibernate for days to months, whereas others, especially birds and small mammals,
exhibit a milder state of torpor that may last a single night or less. The big brown bat, for example,
sleeps for 20 hours a day. _____, newborn killer whales and dolphins hardly sleep for weeks if they
                          (6)
are born during a migration; the same goes for their mothers.

     One plausible explanation for this variation in sleep patterns is _____, from an evolutionary
                                                                      (7)
perspective, sleep and related states provide periods of adaptive inactivity. Contrary to first
impressions, animals may sometimes be less vulnerable to attack by predators while asleep. When
an animal is awake and maneuvering in its environment, it can forage for food, eat and mate, but it
will also expend energy by engaging in such behaviors and can wander into harm's way.

     Most likely sleep evolved to _____ that species are not active when they are most vulnerable to
                                 (8)
predation and when their food supply is scarce. The big brown bat need not be awake for more
than four hours a day given that the insects _____ it feeds are active only for a few hours each
                                            (9)
evening. If it were flying around during the day, the bat would more easily attract the attention of
predatory birds. Although slumber seems to serve many roles, sleep patterns across species may
enhance survival by optimizing the timing of activity and idleness _____ also allowing us to maintain
                                                                  (10)
the most agile brains.

1. a. contradictory   b. opposed

   c. incompatible   d. unnecessary

2. a. decrease   b. outweigh

   c. modify   d. displace

3.   a．whereas   b．which
     c．because   d．since

4.   a．what   b．how
     c．when   d．why

5.   a．None   b．Almost
     c．Some   d．Any

6.   a．In contrast   b．In the same way
     c．Consequently   d．Specifically

7.   a．how   b．why
     c．what   d．that

8.   a．ensure   b．confirm
     c．prove   d．certify

9.   a．which   b．on which
     c．that   d．on that

10. a．when   b．while
     c．by   d．if

東邦大学（医）29 年度　(13)

4　次の英文を読み，設問 1 .～15. に最も適する答えを，a . ～ d . の中から一つ選べ。

Since the **advent** of the deadline, procrastinators have suffered society's barbs for putting off
(1)
until later what needs doing now. But it turns out that many people appear to be finishing things
(2)
sooner than they need to get them done. They are "precrastinators," researchers say.

"There is an overwhelming tendency to precrastinate," according to a paper published in May in
the journal Psychological Science. The behavior might include answering **trivial** emails, for example,
(3)
or paying bills far ahead of time. "It's an **irrational** choice," the paper said, but it also reflects the
(4)
significant trade-offs people make to keep from feeling overwhelmed.

The paper described an experiment at Pennsylvania State University that was meant to explore
decision-making when it comes to physical effort. Students were asked to carry a beach bucket
down an alley. They were given a choice: They could pick up a bucket near the start of the alley
and carry it to the end, or they could pick up a different bucket that was closer to the end of the
alley, walk a few steps and put it down.

The researchers **assumed** that most of the subjects would choose the bucket that required the
(5)
least amount of lifting time. Instead, most picked up the bucket that was closer to them, a decision
that forced them to carry it longer than necessary. In other words, they gave themselves extra
work for no **apparent** benefit. "We couldn't figure out what on earth was going on," said the lead
(6)
researcher, David Rosenbaum, a professor of psychology at Penn State [Pennsylvania State
University]. "We thought maybe we made a mistake with the instructions." To confirm their
observations, and to better understand this seemingly counterintuitive habit, the researchers
performed eight more experiments. For instance, in several of them, the buckets were filled with
pennies (coins), and thus heavier to carry — and still the subjects tended to pick up the first bucket,
adding unnecessary work.

Through the experiments, the researchers homed in on a hypothesis: People appear wired to
incur a significant physical cost to **eliminate** a mental burden. In particular, Dr. Rosenbaum said,
(7)
people are seeking ways to limit the burden to their "working memory," a critical but highly limited
mental resource that people use to perform immediate tasks. By picking up the bucket earlier, the
subjects were eliminating the need to remember to do it later. In essence, they were freeing their
brains to focus on other potential tasks.

The implications are widespread, scholars said. For one, the findings help explain the **lure** of
(8)
self-help gurus who urge people to keep their inboxes empty and finish even trivial tasks as soon as
they come in.

But there can be downsides to getting things done early, particularly in the digital era, said Alan
Castel, an associate professor of psychology at the University of California, Los Angeles. Cellphones,
(9)

computers, and other technology are powerful tools that let people tackle a constant stream of tasks, but they can also become hard to ignore, given people's powerful desire to want to complete those tasks, he said.

"You're constantly lured into answering email or answering a phone call," Professor Castel said. But as the Penn State experiment indicates, getting small tasks out of the way might collectively consume significant resources.

"People who are checking things off the list all the time might look like they're getting stuff done," he said, "but they're not getting the big stuff done."

1. The word "advent" is closest in meaning to

   a. occurrence

   b. closure

   c. delay

   d. appearance

2. Which of the following choices is closest in meaning to the underlined part?

   a. Many people want to appear to be getting things done when in fact they are not doing them sooner.

   b. Completing tasks sooner helps many people to make sure that they get them done properly.

   c. It is usually necessary for people to get things done as quickly as possible so that they can appear to be finished.

   d. Many people will rush to do things before it is necessary to do them.

3. The word "trivial" is closest in meaning to

   a. insignificant

   b. recreational

   c. personal

   d. forbidden

4. The word "irrational" is closest in meaning to

   a. irresponsible

   b. unconscious

   c. illogical

   d. impossible

5. The word "assumed" is closest in meaning to

　a．expected

　b．decided

　c．realized

　d．confirmed

6. The word "apparent" is closest in meaning to

　a．realistic

　b．obvious

　c．significant

　d．physical

7. The word "eliminate" is closest in meaning to

　a．improve

　b．reject

　c．extend

　d．remove

8. The word "lure" is closest in meaning to

　a．deterrent

　b．attraction

　c．value

　d．tension

9. Which of the following choices is closest in meaning to the underlined part?

a. Technology, including computers and cellphones, allows people to manage a never-ending flow of jobs, and this, combined with the natural impulse that people have to finish every assignment that comes in, makes people feel compelled to take care of those tasks right away.

b. Modern technology such as computers and cellphones is too powerful for most people to handle the stream of tasks that are constantly coming at them, and, as a result, most people end up ignoring those tasks.

c. People have a natural desire to finish tasks as soon as they appear, and today's powerful, modern technology such as computers and cellphones means that people no longer need to put off the tasks that are constantly coming at them.

d. Cellphones, computers, and modern technology have created a never-ending stream of tasks that requires powerful tools to handle; and this prevents people from ignoring their desire to complete other tasks.

10. According to the text, why do people precrastinate?

a. Because they do not know that they are precrastinating.

b. Because precrastinating is shown to have many benefits.

c. Because they like making difficult choices.

d. Because they do not like having unfinished tasks.

11. What was the experiment done by researchers at Pennsylvania State University?

a. Students had to choose between carrying a bucket that was close to them for a long distance or carrying a bucket that was farther from them for a short distance.

b. Students had to carry a bucket a long way from the front to the back of an alley, and then go back to carry another bucket a short distance from near the end to the back of the alley.

c. Students had a choice of carrying one bucket a long distance or carrying two buckets a shorter distance.

d. Students could either carry one bucket from the front to the back of an alley, or they could carry another bucket from the back to the front of the alley.

東邦大学（医）29年度 （17）

12. According to the text, what happened during the experiment?

a. Most of the students chose to carry both buckets to the end of the alley rather than carry only one bucket.

b. Most of the students chose to carry the bucket placed near the front to the end of the alley even though that meant that they would have to carry the bucket for a longer distance.

c. Most of the students carried only one bucket at a time rather than both buckets at the same time, which meant that they would have to walk twice as far.

d. Almost none of the students saw the benefit of carrying the bucket that was closer to the start of the alley.

13. Why were the researchers surprised by the results of the experiment?

a. Because most of the students did not follow their instructions on how to carry the buckets correctly.

b. Because most of the students carried the buckets to the wrong place.

c. Because most of the students chose to put more effort into carrying the buckets than was necessary.

d. Because most of the students chose to carry the heavier buckets that were full of pennies rather than the lighter buckets.

14. What was a possible reason that the researchers considered for the results of the experiment?

a. The test subjects did not have enough working memory to know which buckets they should choose.

b. The test subjects had difficulty making clear decisions if they were making too much physical effort.

c. The test subjects liked carrying the buckets that were heavier because it gave them a better sense of accomplishment, as if they had completed a harder task.

d. The test subjects chose the closer buckets because then they could feel that the task had begun and they did not have to think about it anymore.

15. According to the text, what is a possible negative aspect of wanting to finish tasks earlier?

a. People can become too dependent on cellphones and technology that help them finish their tasks sooner, and they forget how to do other tasks.

b. People might end up ignoring the minor tasks that come in if they are too eager to do the big tasks.

c. People can spend so much effort doing every minor task that is presented to them that they will use up too much of their mental energy.

d. People may become too dependent on doing tasks according to lists and will make too many mistakes.

5 設問1.～10.の英文のそれぞれについて，誤りを含んだ下線部の記号を，a.～d.の中から一つ選べ。

1. I think <u>that</u> there are many <u>possible</u> reasons <u>for</u> the <u>fail</u> of the project.
        (a)   (b)   (c)   (d)

2. Many people <u>around</u> the world <u>face</u> an uncertain future <u>because</u> automation and the changing
                (a)   (b)   (c)
<u>nature of</u> the economy.
(d)

3. The <u>increasing</u> popularity of smart phones and other hand-held portable devices <u>has</u>
       (a)   (b)
revolutionized <u>way</u> people <u>receive</u> their entertainment today.
          (c)   (d)

4. <u>After</u> the last disaster, the government <u>decided</u> to <u>review</u> its procedures for <u>respond</u> to
  (a)   (b)   (c)   (d)
emergencies.

5. The <u>companies</u> ability to meet the demands of <u>its</u> customers has <u>greatly</u> improved <u>since</u>
      (a)   (b)   (c)   (d)
changing to the more advanced inventory software.

6. We need <u>much</u> more <u>informations</u> <u>before</u> we can decide whether our proposal is <u>feasible</u> or not.
        (a)   (b)   (c)   (d)

7. Polls show confidence <u>on</u> the prime minister <u>rising</u> by 11% <u>since</u> his new plan for the economy
                  (a)   (b)   (c)
<u>was revealed</u>.
(d)

8. My experience has <u>been that</u> on a rainy day I need to leave home <u>for at least</u> 10 minutes earlier
              (a)   (b)
<u>than</u> usual if I am <u>to get</u> to work on time.
(c)   (d)

9. Drugs <u>can be</u> <u>divided</u> to several categories <u>depending on</u> their <u>effects</u> on the patient.
      (a)   (b)   (c)   (d)

10. The conclusion of the <u>investigating</u> committee was <u>that</u> the <u>incorrect</u> mixture of the chemicals
                  (a)   (b)   (c)
<u>were</u> to blame for the accident.
(d)

設問11.～15. の英文中の空所に入れるのに最も適する答えを，a.～d. の中から一つ選べ。

11. We requested that he _____ early to the meeting.
    a．come
    b．coming
    c．to come
    d．came

12. Employees of that company may retire _____ seventy if they wish to continue working beyond sixty-five.
    a．at an age of
    b．at age of
    c．at the age
    d．at the age of

13. The TV show was cancelled because of its poor ratings, but _____ it has developed a loyal fan base in reruns.
    a．since than
    b．since then
    c．after then
    d．after than

14. I thought that I would be late for class, but in the end I _____ on time.
    a．make up
    b．made it
    c．make in
    d．made off

15. The number of cases of Lyme disease is double _____ it was just ten years ago.
    a．what
    b．that
    c．which
    d．when

数　学

問題　　29年度

1　AB = 3，BC = 2，CA = $\sqrt{5}$ である△ABC において，頂点 C から辺 AB へ垂線 CH を下ろす。このとき，AH = $\dfrac{\boxed{ア}}{\boxed{イ}}$ であり，$\dfrac{1}{\tan A} + \dfrac{1}{\tan B}$ の値は $\dfrac{\boxed{ウ}\sqrt{\boxed{エ}}}{\boxed{オカ}}$ である。

2 a, b, c をそれぞれ定数とする。等式 $\dfrac{1-x}{1+x^3} = \dfrac{a+bx}{1-x+x^2} + \dfrac{c}{1+x}$ が x についての恒等式に

なるとき，a の値は $\dfrac{\boxed{\text{キ}}}{\boxed{\text{ク}}}$ である。また，定積分 $\displaystyle\int_0^1 \dfrac{1-x}{1+x^3}\,dx$ の値は $\dfrac{\boxed{\text{ケ}}}{\boxed{\text{コ}}} \log \boxed{\text{サ}}$

である。ただし，log は自然対数を表す。

$\boxed{3}$ 不等式 $2^x - 2^8 \leqq 4 - 2^{10}2^{-x}$ を満たす x の値の範囲は $\boxed{}$ $\leqq x \leqq$ $\boxed{}$ である。この範囲

で，関数 $f(x) = \log_4 x + \log_x 4$ の最小値と最大値はそれぞれ $\boxed{}$，$\dfrac{\boxed{}}{\boxed{}}$ である。

4 極方程式 $r = -16 \sin\left(\theta + \dfrac{\pi}{3}\right)$ で表される曲線は,

直交座標で中心 $\left(\boxed{\text{アイ}} \sqrt{\boxed{\text{ウ}}}, \boxed{\text{エオ}} \right)$, 半径 $\boxed{\text{カ}}$ の円である。

5 a を定数とし，関数 $f(x)$ を $f(x) = x^4 - 4x^3 + ax - 10$ と定める。曲線 $y = f(x)$ の変曲点の x 座標は $\boxed{\text{キ}}$ と $\boxed{\text{ク}}$ である。ただし，$\boxed{\text{キ}} < \boxed{\text{ク}}$ である。また，$f(x)$ が極大値をもつような a の値の範囲は $\boxed{\text{ケ}} < a < \boxed{\text{コサ}}$ である。

$\boxed{6}$ O を原点とする座標平面上に，$|\overrightarrow{OA}| = 5$，$|\overrightarrow{OB}| = 3$ を満たす△OAB がある。

△OAB の重心の座標が$(2，\sqrt{2})$のとき，内積 $\overrightarrow{OA} \cdot \overrightarrow{OB}$ の値は $\boxed{シス}$ であり，

△OAB の面積は $\dfrac{\boxed{セ}\sqrt{\boxed{ソ}}}{\boxed{タ}}$ である。

7 円に内接する四角形ABCDの対角線BD上に，∠ACB = ∠DCEとなるように点Eをとる。四角形の4辺の長さがそれぞれAB = 1，BC = 3，CD = 2，DA = 3のとき，cos∠ABC = $\dfrac{アイ}{ウ}$ であり，CE = $\dfrac{エ\sqrt{オカ}}{キク}$ である。

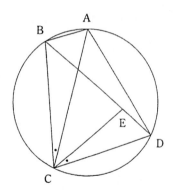

8 2つの班のテスト結果について平均値と分散を求めたところ，次のようになった。

A班 15 人の点数の平均値と分散はそれぞれ 70, 10
B班 10 人の点数の平均値と分散はそれぞれ 80, 15

このとき，25 人全員の点数の平均値と分散はそれぞれ ケコ ， サシ である。

9　2つの数列 $\{a_n\}$, $\{b_n\}$ が，

$$a_1 = \frac{2}{3}, \quad b_1 = \frac{1}{4}, \quad a_{n+1} = \frac{a_n - b_n}{3} - \frac{1}{2}, \quad b_{n+1} = \frac{2a_n + 4b_n}{3} + 1 \quad (n = 1, 2, 3, \cdots)$$

によって定められている。このとき，数列 $\{2a_n + b_n\}$ は公比 $\dfrac{\boxed{ス}}{\boxed{セ}}$ の等比数列であり，

$\displaystyle\lim_{n \to \infty} (b_n - n) = \dfrac{\boxed{ソ}}{\boxed{タ}}$ である。

$\boxed{10}$ a, b, c, d, e はそれぞれ 1 以上かつ 9 以下の自然数であり, $(a+b+c)(d+e) = 104$ を満た

す。このとき, $a \leqq b \leqq c$ および $d \leqq e$ を満たす (a, b, c, d, e) の組は $\boxed{\text{チツ}}$ 通りある。また,

$a \leqq b \leqq c \leqq d \leqq e$ を満たす (a, b, c, d, e) の組は $\boxed{\text{テト}}$ 通りある。

物理

問題   29年度

1 次の文章を読み，問1から問5に答えよ。

　図のように，質量 $2m$，m のおもり A，B を糸でつないで滑車 K にかけ，さらに質量 $3m$ のおもり C と滑車 K を糸でつなぎ，天井につるされている滑車 L にかけた。滑車と糸の質量は無視でき，また，糸と滑車の間に摩擦はないものとする。以下では，糸に伸びもたるみも生じないものとする。重力加速度の大きさを g とする。

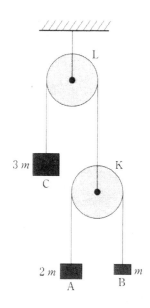

問1　最初，おもり C を固定しておき，次におもり A，B だけを静かに放した。おもり A の加速度はいくらか。ただし，加速度は鉛直下向きを正とする。

　　a. $\dfrac{g}{4}$　　b. $\dfrac{g}{3}$　　c. $\dfrac{g}{2}$　　d. $\dfrac{2}{3}g$　　e. g　　f. $\dfrac{3}{2}g$　　g. $2g$

問2　問1の状態で，おもり C と滑車 K をつなぐ糸の張力の大きさはいくらか。

　　a. $\dfrac{mg}{4}$　　b. $\dfrac{mg}{3}$　　c. $\dfrac{3}{4}mg$　　d. mg　　e. $\dfrac{4}{3}mg$　　f. $\dfrac{8}{3}mg$　　g. $3mg$

問3　次に，おもり C の固定をはずした後，A，B，C のすべてを静かに放した。おもり A，B，C の加速度をそれぞれ a，b，c とする。ただし，すべての加速度は鉛直下向きを正とする。これらの加速度の間に成り立つ関係式として正しいものを一つ選べ。

　　a. $a+b=c$　　b. $a-b=c$　　c. $2a+b=c$　　d. $2a+b=-c$
　　e. $a+2b=2c$　　f. $a+b=2c$　　g. $a+b=-2c$

問 4 問 3 の状態で，おもり C の加速度 c はいくらか。ただし，加速度は鉛直下向きを正とする。

a. $\dfrac{1}{17}g$

b. $-\dfrac{1}{17}g$

c. $\dfrac{2}{3}g$

d. $-\dfrac{2}{3}g$

e. $\dfrac{11}{6}g$

f. $-\dfrac{11}{6}g$

g. $3g$

h. $-3g$

問 5 問 3 の状態で，おもり A，B をつなぐ糸の張力の大きさはいくらか。

a. $\dfrac{15}{11}mg$

b. $\dfrac{3}{2}mg$

c. $\dfrac{24}{17}mg$

d. $\dfrac{11}{6}mg$

e. $2mg$

f. $\dfrac{13}{6}mg$

g. $\dfrac{5}{2}mg$

2　次の文章を読み，問1から問3に答えよ。

図のように，長さ1.2 mの細い棒を水平な床に置き，ばね定数40 N/mのばねを棒上の一点に付けて上方に引っ張る。棒の密度は部位によって異なり，一様ではないものとする。まず，棒の左端の点Aにのみばねを付けて鉛直上方に引っ張り，棒の右端の点Cが床についたまま棒を持ち上げたところ，ばねの長さは0.50 mになった。次に，点Aから0.20 m離れた点Bにのみばねを付けて，同様に点Cが床についたままばねで棒を持ち上げたところ，ばねの長さは0.52 mになった。また，点Cにのみばねを付けて，点Aが床についたままばねで棒を持ち上げると，ばねの長さは0.60 mとなった。いずれの場合も，棒は変形せず，ばねは棒のそれぞれの点を鉛直上向きに引っ張り，持ち上げられた棒は床の水平面に対して傾斜しているものとする。

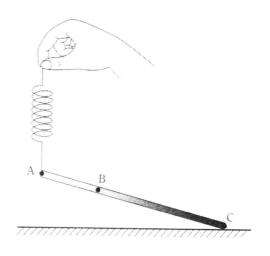

問1　ばねの自然の長さはいくらか。
　　a．0.38 m　　b．0.40 m　　c．0.42 m　　d．0.44 m　　e．0.46 m　　f．0.48 m

問2　棒の重さはいくらか。
　　a．8.5 N　　b．9.0 N　　c．9.5 N　　d．10 N　　e．11 N　　f．12 N

問3　棒の重心と点Aの間の距離はいくらか。
　　a．0.60 m　　b．0.75 m　　c．0.80 m　　d．0.85 m　　e．0.90 m　　f．1.0 m

3 次の文章を読み，問 1 から問 3 に答えよ。

図のように，管にピストンを取りつけて閉管とし，開口端の近くにスピーカーを置いて振動数 f [Hz] の音を出した。最初，ピストンは開口端の位置にある。ピストンの位置を開口端からゆっくり遠ざけていくと，ピストンのスピーカー側の面が開口端から l_1 [m] の位置になったとき最初の気柱の固有振動が起こり，開口端から l_2 [m] の位置になったとき 2 回目の固有振動が起こった。その後，3 回目の固有振動が起こる位置までピストンを動かした。なお，開口端補正を Δl [m]，音の速さを V [m/s] とする。

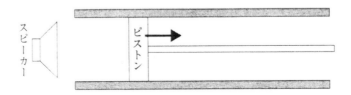

問 1　音の振動数 f [Hz] はいくらか。

a. $\dfrac{V}{2(l_2+l_1)}$　　b. $\dfrac{V}{2(l_2-l_1)}$　　c. $\dfrac{V}{2(l_2+2l_1)}$　　d. $\dfrac{V}{2(l_2-2l_1)}$

e. $\dfrac{V}{l_2+l_1}$　　f. $\dfrac{V}{l_2-l_1}$　　g. $\dfrac{2V}{l_2+l_1}$　　h. $\dfrac{2V}{l_2-l_1}$

問 2　開口端補正 Δl [m] はいくらか。

a. $\dfrac{1}{2}(l_2+l_1)$　　b. $\dfrac{1}{2}(l_2-l_1)$　　c. $\dfrac{1}{2}(l_2+2l_1)$　　d. $\dfrac{1}{2}(l_2-2l_1)$

e. $\dfrac{1}{2}(l_2+3l_1)$　　f. $\dfrac{1}{2}(l_2-3l_1)$　　g. $\dfrac{1}{2}(l_2+4l_1)$　　h. $\dfrac{1}{2}(l_2-4l_1)$

問 3　3 回目の固有振動が起こった状態において，管の中で圧力の時間変化が最大となる場所のうち，開口端から最も近い位置はどこか。開口端からの距離で答えよ。

a. $\dfrac{l_1}{2}$　　b. l_1　　c. $\dfrac{l_1+l_2}{2}$　　d. $\dfrac{l_2-l_1}{2}$　　e. l_2-l_1

f. $l_1+\dfrac{l_2}{2}$　　g. $\dfrac{l_2}{4}$　　h. $\dfrac{l_2}{2}$　　i. l_2

4 次の文章を読み，問1から問3に答えよ。

図のように，円筒容器を鉛直に立て，鉛直方向になめらかに動く質量 m [kg] のピストンで n [mol] の単原子分子理想気体を容器に閉じ込めた。容器とピストンは断熱材でできており，周囲は真空であるとする。最初，気体の圧力は p_0 [Pa]，体積は V_0 [m³]，温度は T_0 [K] であった。ピストンの上におもりを静かに置いたところ，ピストンは下がったが，容器内の気体の体積が $\frac{V_0}{8}$ となったところでピストンは動かなくなった。ここで，断熱変化では，圧力 p [Pa] と体積 V [m³] の間には「$pV^\gamma =$ 一定」の関係が成り立つとする。ただし，定圧モル比熱 C_p [J/(mol·K)] と定積モル比熱 C_V [J/(mol·K)] の比を $\gamma = C_p/C_V$ とする。また，気体定数を R [J/(mol·K)] とする。

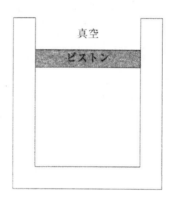

問1 おもりを置いた後，ピストンが動かなくなった状態における気体の圧力はいくらか。
　　a. $2p_0$　　　　b. $6p_0$　　　　c. $8p_0$　　　　d. $12p_0$
　　e. $16p_0$　　　f. $24p_0$　　　g. $32p_0$　　　h. $40p_0$

問2 おもりの質量はいくらか。
　　a. $19m$　　b. $20m$　　c. $21m$　　d. $29m$　　e. $30m$
　　f. $31m$　　g. $32m$　　h. $40m$　　i. $41m$　　j. $42m$

問3 おもりを置いた後，ピストンによって気体になされた仕事はいくらか。
　　a. $\frac{3}{2}nRT_0$　　b. $3nRT_0$　　c. $\frac{9}{2}nRT_0$　　d. $\frac{11}{2}nRT_0$
　　e. $6nRT_0$　　f. $\frac{15}{2}nRT_0$　　g. $8nRT_0$

5 次の文章を読み，問1から問4に答えよ。

断熱容器の中に，最初，$-T_1$[℃]の氷のみがm[g]入っていた。この容器についているヒーターを一定の電力で加熱したところ，容器内の温度は図に示すような時間変化をした。図中の横軸は加熱開始から経過した時間を表す。加熱開始後，時刻t_1[s]で温度は0℃になり，しばらく温度は一定となった。時刻t_2[s]となったとき，氷はすべてとけて水となった。その後，水の温度は上昇し，時刻t_3[s]でT_2[℃]となった。容器の熱容量は無視でき，水の比熱はc_w[J/(g·K)]とする。容器内は常に1気圧となっている。水の蒸発は無視する。

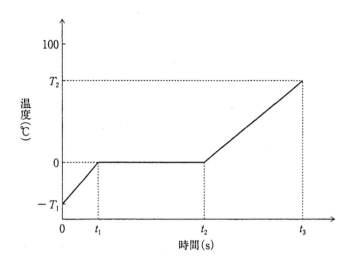

問1 ヒーターの電力はいくらか。

a. $\dfrac{mc_w T_2}{t_3}$ b. $\dfrac{mc_w(T_2+273)}{t_3}$ c. $\dfrac{mc_w(T_1+T_2)}{t_3}$

d. $\dfrac{mc_w T_2}{t_3-t_1}$ e. $\dfrac{mc_w(T_2+273)}{t_3-t_1}$ f. $\dfrac{mc_w(T_1+T_2)}{t_3-t_1}$

g. $\dfrac{mc_w T_2}{t_3-t_2}$ h. $\dfrac{mc_w(T_2+273)}{t_3-t_2}$ i. $\dfrac{mc_w(T_1+T_2)}{t_3-t_2}$

問2 質量m[g]の氷がとけはじめてからすべて水になるまでに必要な熱量はいくらか。

a. $\dfrac{t_2}{t_3-t_2}mc_w T_2$ b. $\dfrac{t_2}{t_3-t_2}mc_w(T_2+273)$ c. $\dfrac{t_2}{t_3-t_2}mc_w(T_1+T_2)$

d. $\dfrac{t_2-t_1}{t_3-t_2}mc_w T_2$ e. $\dfrac{t_2-t_1}{t_3-t_2}mc_w(T_2+273)$ f. $\dfrac{t_2-t_1}{t_3-t_2}mc_w(T_1+T_2)$

g. $\dfrac{t_2-t_1}{t_3}mc_w T_2$ h. $\dfrac{t_2-t_1}{t_3}mc_w(T_2+273)$ i. $\dfrac{t_2-t_1}{t_3}mc_w(T_1+T_2)$

問 3 氷の比熱 $c_i[\mathrm{J}/(\mathrm{g\cdot K})]$ は，水の比熱 $c_w[\mathrm{J}/(\mathrm{g\cdot K})]$ の何倍か。

a. $\dfrac{t_1}{t_3-t_2}\dfrac{T_1}{T_2}$　　　b. $\dfrac{t_1}{t_2-t_1}\dfrac{T_1}{T_2}$　　　c. $\dfrac{t_3-t_2}{t_1}\dfrac{T_1}{T_2}$　　　d. $\dfrac{t_2-t_1}{t_1}\dfrac{T_1}{T_2}$

e. $\dfrac{t_1}{t_3-t_2}\dfrac{T_2}{T_1}$　　　f. $\dfrac{t_1}{t_2-t_1}\dfrac{T_2}{T_1}$　　　g. $\dfrac{t_3-t_2}{t_1}\dfrac{T_2}{T_1}$　　　h. $\dfrac{t_2-t_1}{t_1}\dfrac{T_2}{T_1}$

問 4 0℃の状態になっている時刻 $t[\mathrm{s}]$（$t_1 < t < t_2$）に，とけずに残っている氷の質量はいくらか。

a. $\dfrac{t_2-t_1}{t}m$　　　b. $\dfrac{t-t_1}{t_1}m$　　　c. $\dfrac{t-t_1}{t_2}m$　　　d. $\dfrac{t_2}{t-t_1}m$　　　e. $\dfrac{t_1}{t-t_1}m$

f. $\dfrac{t_2-t}{t_2-t_1}m$　　　g. $\dfrac{t_2-t_1}{t-t_1}m$　　　h. $\dfrac{t-t_1}{t_2-t_1}m$　　　i. $\dfrac{t}{t_2-t_1}m$

6 次の文章を読み，問1から問4に答えよ。

図のように，x, y, z 軸に沿った長さがそれぞれ a, b, c [m] である直方体の形をした半導体に対して，x 軸の正の向きに電流 I [A] を流した。半導体中の電流の担い手であるキャリアは負の電荷 $-e$ [C] をもち，単位体積中のキャリアの数は n [m^{-3}] とする。すべてのキャリアは同じ一定の速さで動くものとする。

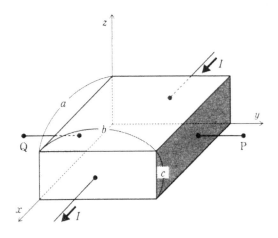

問1 キャリアの速さはいくらか。

a. $\dfrac{I}{enab}$　　b. $\dfrac{I}{enac}$　　c. $\dfrac{I}{enbc}$　　d. $\dfrac{2I}{enab}$　　e. $\dfrac{2I}{enac}$

f. $\dfrac{2I}{enbc}$　　g. $\dfrac{aI}{enb^2c}$　　h. $\dfrac{aI}{enbc^2}$　　i. $\dfrac{bI}{ena^2c}$　　j. $\dfrac{bI}{enac^2}$

問2 次に，z 軸の正の向きに磁束密度 B [T] の一様な磁場を加えた。このとき，半導体中には y 軸方向に電場が生じるが，キャリアは x 軸方向に直進している。この y 軸方向の電場の大きさはいくらか。

a. $\dfrac{abIB}{ec}$　　b. $\dfrac{acIB}{eb}$　　c. $\dfrac{bcIB}{ea}$　　d. $\dfrac{IB}{enab}$　　e. $\dfrac{IB}{enac}$

f. $\dfrac{IB}{enbc}$　　g. $\dfrac{aIB}{e}$　　h. $\dfrac{bIB}{e}$　　i. $\dfrac{cIB}{e}$

問3 問2の状態において，端子 P, Q の電位をそれぞれ V_P, V_Q [V] とする。電位差 $V_P - V_Q$ はいくらか。

a. $\dfrac{IB}{enb}$　　b. $\dfrac{IB}{enc}$　　c. $\dfrac{bIB}{enac}$　　d. $\dfrac{cIB}{enab}$

e. $-\dfrac{IB}{enb}$　　f. $-\dfrac{IB}{enc}$　　g. $-\dfrac{bIB}{enac}$　　h. $-\dfrac{cIB}{enab}$

問 4　もしキャリアが正の電荷をもち，一様な磁場を y 軸の正の向きにのみ加えたとすると，半導体中のキャリアの偏りにより生じる電場はどうなると考えられるか。ただし，電流は x 軸の正の向きのままとする。正しいものを一つ選べ。

　　　a．x 軸の正の向きに生じる。　　　　　b．x 軸の負の向きに生じる。

　　　c．y 軸の正の向きに生じる。　　　　　d．y 軸の負の向きに生じる。

　　　e．z 軸の正の向きに生じる。　　　　　f．z 軸の負の向きに生じる。

　　　g．どの向きにも生じない。

7 次の文章を読み，問1から問4に答えよ。

内部抵抗の無視できる電池，自己インダクタンス L[H]のコイル，10Ω の抵抗 R_1，未知の抵抗 R_2，スイッチSをつないで，図1のような回路をつくった。最初Sを開いておき，十分に時間が経ってから，Sを閉じた。この時刻を $t=0$ sとする。その後，$t=0.5$ sになるまでに，抵抗 R_1 の両端の電位差 V_{AB}[V]はほとんど一定になった。そして，$t=0.5$ sでSを再び開いた後，十分に長い時間が経った。その結果，V_{AB} と時間 t[s]の関係は図2のようになった。ただし，V_{AB} は点Bの電位を基準としている。

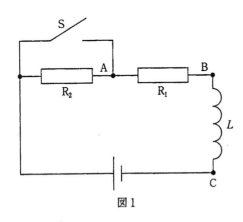
図1

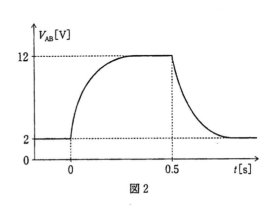
図2

問1 R_2 の抵抗値はいくらか。

　　a．10Ω　　　　b．20Ω　　　　c．25Ω　　　　d．35Ω
　　e．40Ω　　　　f．50Ω　　　　g．60Ω　　　　h．110Ω

問2 $t=0$ sでSを閉じた瞬間において，点Cを基準とした点Bの電位はいくらか。

　　a．4 V　　　　b．8 V　　　　c．10 V　　　　d．12 V　　　　e．14 V
　　f．－8 V　　　g．－10 V　　　h．－12 V　　　i．－14 V

問3 Sを閉じた直後の短い時間において V_{AB} の時間変化率の絶対値が 200 V/s であったと見なせるならば，コイルの自己インダクタンス L はいくらか。

　　a．0.3 H　　　b．0.5 H　　　c．1.5 H　　　d．3 H
　　e．6 H　　　　f．9 H　　　　g．15 H　　　　h．25 H

問4 $t=0.5$ sでSを開いた瞬間において，点Cを基準とした点Bの電位はいくらか。

　　a．6 V　　　b．12 V　　　c．60 V　　　d．72 V　　　e．84 V
　　f．－12 V　　g．－60 V　　h．－72 V　　i．－84 V

化 学

問題

29年度

$\boxed{1}$・$\boxed{2}$・$\boxed{3}$ の各問に答えよ。必要であれば，以下の数値を用いよ。

原子量：H = 1.0；C = 12.0；N = 14.0；O = 16.0；Na = 23.0；Cl = 35.5；Cu = 63.5

アボガドロ定数(N_A)：N_A = 6.0 × 10^{23}/mol

$\boxed{1}$ 各問の解答を与えられた選択肢から一つ選べ。

問1 天然の塩素には ^{35}Cl と ^{37}Cl の同位体が存在する。^{35}Cl の同位体存在比(%)として最も近いのはどれか。

 a. 25   b. 55   c. 65   d. 75   e. 85

問2 第1イオン化エネルギーが最も小さいものと電気陰性度が最も大きいものの組合せはどれか。

 a. Cs と Cl   b. Cs と F   c. Li と F   d. Li と I   e. Na と Cl

問3 元素と周期表に関する記述で正しいのはどれか。
 a. 第3周期で13族の元素は遷移元素である。
 b. 第3周期で17族の元素の単体は鉄を酸化させる。
 c. 第3周期で1族の元素の単体は水の中で安定である。
 d. 第4周期で18族の元素はM殻に8個の電子をもつ。
 e. 第4周期で2族の元素の単体は水と反応して酸素を発生する。

問4 水に最も溶けにくいのはどれか。
 a. 塩　素   b. 塩化水素   c. 塩化カリウム
 d. 臭　素   e. ヨウ素

問5 水によく溶けて中性を示し，その水溶液に塩化バリウム水溶液を加えると白色沈殿を生じるのはどれか。

 a. CaCO$_3$ b. CaSO$_4$ c. NaCl   d. Na$_2$CO$_3$ e. Na$_2$SO$_4$

問 6 イオン結晶について正しいのはどれか。
　　a．融点が低い。
　　b．固体は電気を導く。
　　c．組成式を用いて表す。
　　d．結晶全体で電荷をもつ。
　　e．分子間力で結合している。

問 7 アミド結合をもつのはどれか。
　　a．アセトアニリド　　　b．アセチルサリチル酸　　　c．アニリン
　　d．p-ニトロフェノール　　e．p-ヒドロキシアゾベンゼン

問 8 メタン，アンモニア，および水分子の結合角の大小関係について正しいのはどれか。
　　a．メタン＞アンモニア＞水　　　b．メタン＞水＞アンモニア
　　c．水＞メタン＞アンモニア　　　d．水＞アンモニア＞メタン
　　e．アンモニア＞メタン＞水

問 9 水酸化ナトリウムの工業的製法であるイオン交換膜法を模式的に示す。この装置について正しいのはどれか。

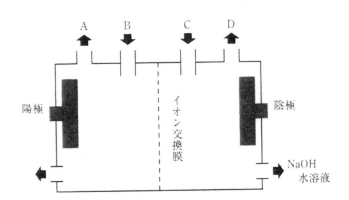

　　a．Aから酸素が生じる。
　　b．Bから水を加える。
　　c．Cから塩化ナトリウムを加える。
　　d．Dから水素が生じる。
　　e．このイオン交換膜は陰イオンだけを選択的に通す。

問10　塩化カルシウムとナフタレンの混合物からナフタレンを分離したい。①塩化カルシウムが水溶液の場合と，②塩化カルシウムが乾燥した固体であり，水を加えないで分離したい場合とで，それぞれ最も適した分離法はどれか。

	①	②
a.	再結晶	昇華
b.	昇華	蒸留
c.	蒸留	ろ過
d.	ろ過	昇華
e.	ろ過	ろ過

問11　20℃の純水96gに4gの水酸化ナトリウムを溶かし，温度変化を測定した。水溶液の比熱を4.2J/(g・K)，水酸化ナトリウムの溶解熱を45kJ/molとすると，水温は理論的に何度(℃)になるか，最も近いのを選べ。

a. 28　　　　b. 31　　　　c. 35　　　　d. 38　　　　e. 41

問12　陽イオンX^+と陰イオンY^-が作るイオン結晶は配位数6の塩化ナトリウム型構造である。単位格子の一片の長さが0.564nm，Y^-イオンの半径が0.167nmの結晶があるとき，X^+イオンの半径(nm)として最も近いのはどれか。

a. 0.095　　　b. 0.115　　　c. 0.135　　　d. 0.160　　　e. 0.230

問13　0.1mol/Lのアンモニア水にフェノールフタレインを加えると溶液の色は　ア　であった。続いて固体の酢酸アンモニウムを少しずつ添加していったとき，溶液は　イ　。ただし，溶液の体積変化は無視できるものとする。　ア　，　イ　の組合せとして正しいのはどれか。

	ア	イ
a.	無色	赤色になった
b.	無色	無色のままだった
c.	赤色	赤色が濃くなった
d.	赤色	色が変わらなかった
e.	赤色	赤色が薄くなった

問14　液体窒素100mLが標準状態で完全に気化したときの体積(L)として最も近いのはどれか。ただし，液体窒素の密度を0.81g/cm³とする。

a. 55　　　　b. 60　　　　c. 65　　　　d. 70　　　　e. 75

問15 20℃, 1.01×10^5 Pa の空気と接する水4L中に溶けている窒素の質量(g)として最も近いのはどれか。ただし, 20℃, 1.01×10^5 Pa における気体の水への溶解度を 6.8×10^{-4} mol/L(窒素)および 1.4×10^{-3} mol/L(酸素), 空気の組成を窒素80%と酸素20%とする。

    a. 0.012   b. 0.048   c. 0.061   d. 0.076   e. 0.087

問16 密閉容器に 500 mL の純水, 一酸化窒素 0.25 mol と酸素 0.15 mol を入れたのち, よく混合して完全に反応させた。反応後の液体中に溶けている生成物の質量(g)として最も近いのはどれか。ただし, 一酸化窒素と酸素の水への溶解は無視できるものとする。

    a. 5.67   b. 7.56   c. 9.45   d. 12.6   e. 15.8

問17 同じ物質量の H_2 と I_2 の気体が温度・容積一定の容器に封入された後, 次のように平衡に達している。v_1, v_2 はそれぞれ正方向, 逆方向の反応速度である。

$$H_2 + I_2 \underset{v_2}{\overset{v_1}{\rightleftarrows}} 2HI$$

    この平衡状態の気体混合物に, 時刻 $t = 0$ に H_2 を加え, 十分に長い時間($t = t_1$ まで)保った。H_2 添加前($t < 0$)と比べて v_1, v_2 はどのように変化するか, 正しいのを選べ。

    a. $t = 0$ で v_1, v_2 は共に増加する。

    b. $t = 0$ で v_1 は増加, v_2 は減少する。

    c. $t = t_1$ で v_1, v_2 は共に増加する。

    d. $t = t_1$ で v_1 は減少, v_2 は増加する。

    e. $t = t_1$ で v_1, v_2 は H_2 添加前と同じになる。

問18 シクロアルカンについて正しいのはどれか。

    a. シクロヘキサンは平面状である。

    b. シクロヘキサンには光学異性体がある。

    c. シクロプロパンは臭素と付加反応する。

    d. シクロプロパンの C−C−C 結合角は 109.5° である。

    e. シクロブタンの構造異性体はそれ自身を含めて7つある。

問19　高分子化合物について正しいのはどれか。

　　a．フェノール樹脂は熱可塑性樹脂である。

　　b．レーヨンの主成分は繊維状タンパク質である。

　　c．ポリエチレンテレフタラートは吸湿性に優れている。

　　d．ナイロン66は多数のエステル結合でつながった合成繊維である。

　　e．天然ゴムの弾力性はC＝C結合の部分がシス形であることによりもたらされる。

問20　中性の化合物で，硫酸酸性下で過マンガン酸カリウム水溶液によって酸化されると酸性の化合物になるのはどれか。

$\boxed{2}$ (A), (B), (C) の各問の解答を与えられた選択肢から一つ選べ。

(A) 鉄イオン Fe^{2+} と Fe^{3+} を含む硫酸鉄水溶液 25.0 mL 中の Fe^{2+} と Fe^{3+} の総量は 7.00×10^{-4} mol であった。この水溶液 25.0 mL と 1 mol/L H_2SO_4 25.0 mL をコニカルビーカーに入れた。当量点を判別できる指示薬を加えて 0.0100 mol/L $K_2Cr_2O_7$ 水溶液で滴定すると終点まで 10.0 mL を要した。
(a)

問 1 下線(a)について，$K_2Cr_2O_7$ は酸性条件で $\boxed{\text{ア}}$ を $\boxed{\text{イ}}$ に変化させると同時に自らは $\boxed{\text{ウ}}$ される。$\boxed{\text{ア}}$，$\boxed{\text{イ}}$，$\boxed{\text{ウ}}$ の組合せとして正しいのはどれか。

	$\boxed{\text{ア}}$	$\boxed{\text{イ}}$	$\boxed{\text{ウ}}$
a．	Fe^{2+}	Fe^{3+}	酸 化
b．	Fe^{2+}	Fe^{3+}	還 元
c．	Fe^{2+}	Fe^0	酸 化
d．	Fe^{2+}	Fe^0 と Fe^{3+}	酸化還元
e．	Fe^{3+}	Fe^{2+}	酸 化
f．	Fe^{3+}	Fe^{2+}	還 元

問 2 滴定における $K_2Cr_2O_7$ の半反応のイオン式は次のように表される。ただし（ X ），（ Y ）は適当な化学種である。

$$Cr_2O_7^{2-} + \boxed{\text{ア}}\, H^+ + \boxed{\text{イ}}\, (X) \rightarrow \boxed{\text{ウ}}\, (Y) + \boxed{\text{エ}}\, H_2O$$

ア，イ，ウ，エに適する数値をそれぞれ選び記号で答えよ。

ア	a． 2	b． 4	c． 6	d． 8	e． 10
	f． 12	g． 14	h． 16	i． 18	
イ	a． 1	b． 2	c． 3	d． 4	e． 5
	f． 6	g． 7	h． 8	i． 9	
ウ	a． 1	b． 2	c． 3	d． 4	e． 5
	f． 6	g． 7	h． 8	i． 9	
エ	a． 1	b． 2	c． 3	d． 4	e． 5
	f． 6	g． 7	h． 8	i． 9	

問 3 滴定前の硫酸鉄水溶液中の鉄イオン総量に対して Fe^{3+} の占める割合を有効数字 2 桁で表す
と □ア □イ ％である。ア，イに適する数値をそれぞれ選び記号で答えよ。

ア a．1   b．2   c．3   d．4   e．5
    f．6   g．7   h．8   i．9

イ a．1   b．2   c．3   d．4   e．5
    f．6   g．7   h．8   i．9   j．0

(B) フェーリング液中の銅(Ⅱ)イオン(水酸化ナトリウム塩基性)から酸化銅(Ⅰ)の赤色沈殿を生じる反応はアルデヒド R−CHO などの検出に用いられる。アルデヒドの関わる半反応式は次のとおりである。

$$R-CHO + 3OH^- \rightarrow R-COO^- + 2H_2O + 2e^-$$

問 4 塩基性での銅(Ⅱ)イオンの働きを示す半反応式は次のように作成することができる。

1) 銅(Ⅱ)イオンを左辺に，生成する酸化銅(Ⅰ)を右辺に書き，係数をつけて両辺の銅の数を合わせる。

2) 銅の酸化数の変化に合わせ，必要な数の電子を書き加える。

3) 両辺の電荷を合わせるために，必要な数の ア を書き加える。

4) 両辺の各原子の数を合わせるために，必要な数の イ を書き加える。

ア ． イ の組合せとして正しいのはどれか。

	ア	イ
a.	H^+	O_2
b.	H^+	H_2O
c.	Na^+	O_2
d.	Na^+	H_2O
e.	OH^-	O_2
f.	OH^-	H_2O

問 5 反応するアルデヒドと生成する酸化銅(Ⅰ)の物質量(mol)比はいくらか。

a. 1：1   b. 1：2   c. 2：1

d. 2：3   e. 3：1   f. 3：2

問 6 重合度 $n = 1000$ のデンプン$(C_6H_{10}O_5)_n$ 2.0×10^{-5} mol をアミラーゼで完全に加水分解したのち，十分量のフェーリング液を加えて加熱した。生成する酸化銅(Ⅰ)の質量を有効数字2桁で表すと ア ． イ $\times 10^{ウ}$ g である。ア，イ，ウに適する数値をそれぞれ選び記号で答えよ。

ア	a. 1	b. 2	c. 3	d. 4	e. 5
	f. 6	g. 7	h. 8	i. 9	
イ	a. 1	b. 2	c. 3	d. 4	e. 5
	f. 6	g. 7	h. 8	i. 9	j. 0
ウ	a. −5	b. −4	c. −3	d. −2	e. −1
	f. 0	g. 1	h. 2	i. 3	j. 4

(C) 光を粒子の集まりとして見るとき個々の粒子を光子と呼ぶ。光子1個のエネルギーは h をプランク定数, c を光速, λ を光の波長とすると $E = hc/\lambda$ で与えられる。ここで $h = 6.6 \times 10^{-34}$ J·s, $c = 3.0 \times 10^8$ m/s である。分子が光子を吸収するとこのエネルギーを獲得して高いエネルギー状態になり，それによって引き起こされる化学反応が光化学反応である。たとえば気体に紫外光や強力な赤外光を照射すると室温において以下の反応が起こる。

問7　エタン A(R^1, R^2＝H)と塩素の混合気体に(1)式のように紫外光を照射すると，塩素分子が光子1個を吸収して解離し2個の化学種 X を生じる。この X とエタン分子の衝突から始まる連鎖反応でクロロエタン B が生成する。化学種 X について誤っているのはどれか。

　a．17個の電子をもつ。

　b．ラジカル(遊離基)である。

　c．Ar^+ や S^- と同一の電子配置をもつ。

　d．最外殻に3組の非共有電子対をもつ。

　e．水溶液中で最も安定な荷電状態は X^- である。

　f．エタンから水素イオン H^+ を引き抜いて H−X 分子を生成する。

問8　クロロエタンの気体に(2)式のように波長 $\lambda = 10\,\mu$m(10×10^{-6} m)の赤外光を照射するとエチレン C と塩化水素を生じた。この光子1 mol あたりのエネルギー(kJ/mol)の値として最も近いのはどれか。

　a．0.2　　　b．2　　　c．12　　　d．30　　　e．120　　　f．300

問9 水素 ^1H をその同位体 ^2H で置き換えてもクロロエタンの化学的性質はほとんど変わらない。同位体置換クロロエタン $(^2H)_3C-C(^1H)_2Cl$ の $10\,\mu m$ 赤外光照射で生成した塩化水素は ^2H-Cl であった。問8とこの実験結果の二つから推測される反応機構として、正しい記述の組合せはどれか。なお(2)式の反応熱は $-69\,kJ/mol$ である。

(ア) 反応は分子1個に光子1個が吸収されて起こる。

(イ) 反応は分子1個あたり光子2個以上が吸収されて起こる。

(ウ) 同一炭素原子上のHとClが塩化水素分子の形で脱離する。

(エ) 隣り合う炭素原子からそれぞれ生じたHとClが塩化水素分子の形で脱離する。

(オ) C-Cl結合の切断で生じた化学種が別のクロロエタン分子と反応して塩化水素を生成する。

a.(ア)と(ウ)　　　　b.(ア)と(エ)　　　　c.(ア)と(オ)

d.(イ)と(ウ)　　　　e.(イ)と(エ)　　　　f.(イ)と(オ)

問10 反応物Cとして気体のトランス-ジクロロエチレン $(R^1, R^2=Cl)$ を用い、波長のやや短い $\lambda = 8\,\mu m$ の赤外光を(3)式のように照射すると、異性化が起こってシス-ジクロロエチレンを生成した。トランス形とシス形の生成熱はそれぞれ $-2\,kJ/mol$ および $-4\,kJ/mol$、この異性化の活性化エネルギーは $230\,kJ/mol$ である。この反応のために分子1個あたり必要な最小の光子数はどれか。

a.1　　　b.4　　　c.8　　　d.12　　　e.16　　　f.20

問11 反応物および生成物のジクロロエチレンを比較したとき、沸点の違いとその理由を正しく述べたのはどれか。

a.極性が強いためシス形のほうが沸点が高い。

b.水素結合が強いためシス形のほうが沸点が高い。

c.エネルギーが高いのでシス形のほうが沸点が低い。

d.生成熱の値が小さいのでシス形のほうが沸点が高い。

e.光エネルギーを吸収して生成したのでシス形のほうが沸点が低い。

f.類似の構造で分子量も同じであるため沸点はほとんど同じである。

3　(A), (B) の各問の解答を与えられた選択肢から一つ選べ。

(A) ヒドロキシ基を1個もつアルコールAがアルデヒドBと1：1で反応して化合物Xがいったん生成する。この化合物XがさらにアルコールAと1：1で反応して安定な生成物Cが生じる。以下の実験を行った。

実験1　アルコールAと無水塩化カルシウムをフラスコに入れた。容器を冷却しながらアルデヒドBをゆっくりフラスコに加えて溶液を撹拌した。反応後, 反応溶液を分液ロートに入れ, 水を加えて分液し, 水層と有機層を分離した。有機層を乾燥剤で脱水した後, 蒸留すると化合物Cが得られた。
　　　　　　　　　　　　　　　　　　　　　　　　　(a)

実験2　アルデヒドBはヨードホルム反応を示した。アルデヒドBを還元するとアルコールAが生成した。

　AとBから化合物Xが生成する反応は, 鎖状グルコースが水溶液中で環状グルコースになるのと同じ反応様式である。XとAから生成物Cが生成する反応は, 単糖類が結合して二糖類になるのと同じ反応様式である。Cがもつ炭素と酸素の特有の結合は高分子化合物ビニロンにも見られる。

問1　下線(a)で, 反応溶液を水で分液した理由として最も適当なのはどれか。
　　a. 化合物Xを加水分解するため。
　　b. 化合物Cを水に溶解させるため。
　　c. アルデヒドBと水を反応させるため。
　　d. アルデヒドBを空気酸化させるため。
　　e. 化合物C以外の水に溶ける不純物を除くため。
　　f. 反応物を水と反応させ, 化合物Cの収量を増やすため。

問2　化合物Xがもつ置換基はどれか。
　　a. アルデヒド基　　　　b. カルボキシ基　　　　c. カルボニル基
　　d. ヒドロキシ基　　　　e. ブチル基　　　　　　f. プロピル基

問 3 化合物 C の分子式は $C_{\boxed{ア}}H_{\boxed{イ}}O_{\boxed{ウ}}$ で表される。ア，イ，ウに適する数字をそれぞれ選び記号で答えよ。

ア　a．1　　　b．2　　　c．3　　　d．4　　　e．5
　　f．6　　　g．7　　　h．8　　　i．9　　　j．10

イ　a．2　　　b．4　　　c．6　　　d．8　　　e．10
　　f．12　　g．14　　h．16　　i．18　　j．20

ウ　a．1　　　b．2　　　c．3　　　d．4　　　e．5
　　f．6　　　g．7　　　h．8　　　i．9　　　j．10

問 4　化合物 C について正しいのはどれか。

a．環状構造である。
b．C＝O 結合をもつ。
c．アルコールの一種である。
d．炭酸水素ナトリウムと激しく反応し，気体が発生する。
e．酸性条件で水と反応するとアルコール A とアルデヒド B が生成する。
f．アルデヒド B を酸化して得られるカルボン酸とアルコール A との反応でも生成する。

問 5　化合物 X と化合物 C の分子はそれぞれ何個の不斉炭素をもつか，正しい組合せを選べ。

	化合物 X	化合物 C
a．	0	0
b．	0	1
c．	0	2
d．	1	0
e．	1	1
f．	1	2

(B) アミノ酸(NH₂)-CH(R)-COOH には，-R基が炭化水素基のもの(たとえばアラニン，フェニルアラニン)やヒドロキシ基を含むもの(たとえばセリン)などに加え，酸性アミノ酸や塩基性アミノ酸を含む多くの種類があり，これらがペプチドを構成する。直鎖ペプチドの末端同士や−R基同士，あるいは末端と−R基の間に共有結合が形成されると，分子内に環状構造をもつ環状ペプチドが生成する。環状ペプチドはタンパク質分解酵素によって分解されにくく，抗生物質や生理活性物質として働くものもあるため，医薬品の開発において注目されている。アミノ酸8個からなる直鎖ペプチドAを次に示す。

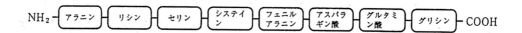

問6 下線(a)について，アミノ酸3個以上からなるペプチドの水溶液が示す性質はどれか。
　　a．ニッケルを触媒として水素を付加すると固化する。
　　b．ヨウ素ヨウ化カリウム溶液を加えると青〜青紫色になる。
　　c．アンモニア性硝酸銀溶液を加えて温めると銀が析出する。
　　d．白金線の先につけて高温の炎の中に入れると，炎が青緑色になる。
　　e．硫酸酸性の二クロム酸カリウム水溶液で酸化すると，水に不溶の黒色物質を生じる。
　　f．薄い水酸化ナトリウム水溶液と薄い硫酸銅(Ⅱ)水溶液を少量加えると赤紫色になる。

問7 下線(b)について，タンパク質分解酵素はどれか。正しい組合せを選べ。
　　(ア) インベルターゼ　　(イ) セルラーゼ　　(ウ) トリプシン
　　(エ) ペプシン　　　　　(オ) マルターゼ
　　a．(ア)と(イ)　　b．(ア)と(ウ)　　c．(イ)と(オ)
　　d．(ウ)と(エ)　　e．(ウ)と(オ)　　f．(エ)と(オ)

問8 直鎖ペプチドA内のアミノ基とカルボキシ基の間にアミド結合を一つだけ作った。このときできる環状ペプチドの構造異性体には全部で何種類あるか。
　　a．1　　b．2　　c．3　　d．4　　e．5　　f．6

問9 ジスルフィド結合のみを生成する実験条件で直鎖ペプチドAを処理した。生成物はどれか。
　　a．反応物と同じ　　b．A分子2個の縮合体　　c．A分子3個の縮合体
　　d．A分子4個の縮合体　　e．5個以上のA分子からなる重合体
　　f．ジスルフィド結合を環内に含む環状ペプチド

生　物　　　　問題　　　29年度

1　バイオームに関する次の文を読み，問1から問5に答えよ。

　図1は，北半球および赤道付近における代表的なバイオームである熱帯多雨林，針葉樹林，照葉樹林，サバンナ，ステップ，夏緑樹林，硬葉樹林，雨緑樹林の降水量(棒グラフ)と気温の変化(折れ線グラフ)を示している。棒グラフおよび折れ線グラフについては例にあげた通り，左から1, 2, 3…月とし12ヶ月分を，さらに，それぞれグラフの下には年間降水量(mm)と年平均気温(℃)を示した。

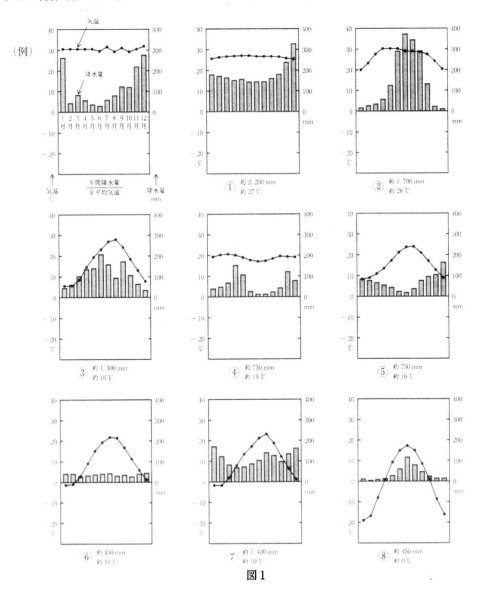

図1

問1 図1で，カラマツ，エゾマツ，トドマツに代表される森林を構成しているのはどれか。
　　　a．①　　b．②　　c．③　　d．④　　e．⑤　　f．⑥　　g．⑦　　h．⑧

問2 図1で，イネ科の植物や低木が点在し，シマウマやライオンが生息しているのはどれか。
　　　a．①　　b．②　　c．③　　d．④　　e．⑤　　f．⑥　　g．⑦　　h．⑧

問3 地中海性気候を代表するバイオームと，図1の降水量，気温の組合せとして，正しいのはどれか。
　　　a．夏緑樹林－⑦　　b．夏緑樹林－⑤　　c．硬葉樹林－③　　d．硬葉樹林－⑤
　　　e．雨緑樹林－⑦　　f．雨緑樹林－②　　g．照葉樹林－③　　h．照葉樹林－④

問4 常緑広葉樹により構成されているバイオームとして正しいのはどれか。
　　　a．熱帯多雨林，雨緑樹林，夏緑樹林　　　b．熱帯多雨林，雨緑樹林，照葉樹林
　　　c．熱帯多雨林，雨緑樹林，硬葉樹林　　　d．熱帯多雨林，夏緑樹林，照葉樹林
　　　e．熱帯多雨林，照葉樹林，硬葉樹林　　　f．雨緑樹林，夏緑樹林，照葉樹林
　　　g．雨緑樹林，夏緑樹林，硬葉樹林　　　　h．雨緑樹林，照葉樹林，硬葉樹林
　　　i．夏緑樹林，照葉樹林，硬葉樹林

問5 図2は，日本の本州中部地方でのバイオームの垂直分布を表している。図2の(ア)，(イ)，(ウ)にあてはまるのはどれか。

　　　a．熱帯多雨林
　　　b．針葉樹林
　　　c．照葉樹林
　　　d．サバンナ
　　　e．ステップ
　　　f．夏緑樹林
　　　g．硬葉樹林
　　　h．雨緑樹林

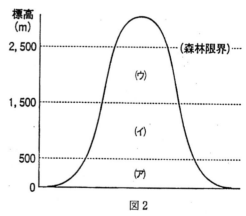

図2

2 神経細胞(ニューロン)と心臓に関する次の文を読み，問1から問5に答えよ。

感覚神経や神経細胞などでは，わずかな刺激でも鋭敏に反応する。刺激を受容した感覚細胞や神経細胞では，細胞膜のイオン透過性が変化し，電気的な変化が生じる。このような電気的変化を興奮という。

右の図1は，神経細胞に刺激を与えた前後での細胞内外での電気的変化を表している。図1の①〜②間は，刺激前の静止状態を示している。この期では，静止電位が発生している。静止電位は，細胞膜のナトリウムポンプ

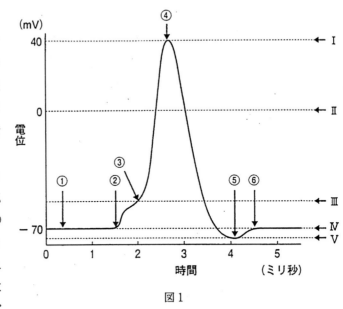

図1

(Na^+/K^+-ATPase)が，ATPを1分子使用して，（ ア ）の3分子を細胞内から細胞外へ，（ イ ）の2分子を細胞外から細胞内へ移動させることによって発生する。

心臓の収縮(拍動)も電気的な信号によってコントロールされている。心筋細胞は，一定のリズムで収縮する性質を持っている。マウスの心臓を取り出し，心筋細胞を細胞培養すると培養皿の中で規則正しい収縮をくり返す。しかしながら，生体では，運動などが負荷されると必要に応じて心拍数がコントロールされ，心房・心室が円滑に連動している。これを司るのが刺激伝導系である。刺激伝導系は，右心房の上部にある洞房結節(ペースメーカー)という特殊な部位から規則正しい電気信号が，心臓全体に伝えられる。そのため，心臓は他から刺激を受けなくとも自動的に拍動することができる。

心臓の機能不全治療薬として利用されているジゴキシン，ジギトキシン，ウアバインなどのジキタリス配糖体は，ナトリウムポンプを阻害することで強心作用を発揮する。ジキタリス配糖体は，ナトリウムポンプのα-サブユニットに結合しナトリウムポンプの機能を阻害する。そのため，細胞内の（ ア ）の濃度が上昇する。心筋細胞では，ナトリウムポンプ以外にも（ ア ）と（ ウ ）の交換輸送体が存在する。この交換輸送体は，交換比3：1で（ ア ）と（ ウ ）を逆方向へ輸送する。その結果，ジキタリス配糖体によってナトリウムポンプが阻害された心筋細胞では，細胞内外での（ ア ）の濃度差が低くなり，（ ウ ）の細胞外への排出が減少するため細胞内（ ウ ）濃度が上昇する。そのため，筋肉細胞で特に発達した（ エ ）に蓄えられる（ ウ ）量が増加し，心筋の収縮能力を増大させるため強心作用が現れる。この他にも，ジキタリス配糖体には，交換神経の緊張を和らげる働きもあり，脈をゆっくりさせることで心房細動などの頻脈性不整脈に効果を発揮する。

問1 文中の(ア),(イ),(ウ)にあてはまるのはどれか。

a. H^+ b. Na^+ c. K^+ d. NH_4^+ e. Ca^{2+}

f. Mg^{2+} g. OH^- h. Cl^- i. S^{2-} j. PO_4^{3-}

問2 文中の(エ)にあてはまる語はどれか。

a. 核   b. Z膜   c. 核小体

d. ゴルジ体   e. 筋小胞体   f. サルコメア

g. リソソーム   h. リボソーム

i. ミオシンフィラメント   j. アクチンフィラメント

問3 図1で,静止電位を示す電位差はどれか。

a. ⅠとⅡの間   b. ⅠとⅢの間   c. ⅠとⅣの間   d. ⅠとⅤの間

e. ⅡとⅢの間   f. ⅡとⅣの間   g. ⅡとⅤの間   h. ⅢとⅣの間

i. ⅢとⅤの間   j. ⅣとⅤの間

問4 図1で,活動電位はどの時期で発生しているか。

a. ①から⑥まで   b. ②から③まで   c. ②から④まで   d. ②から⑤まで

e. ②から⑥まで   f. ③から④まで   g. ③から⑤まで   h. ③から⑥まで

i. ④から⑤まで   j. ④から⑥まで

問5 図1の④〜⑤間で,生じている現象を説明した文はどれか。

a. Na^+チャネルが閉じ,Na^+の細胞内外の移動がなくなる。

b. Na^+チャネルが閉じ,K^+チャネルが開き,K^+が細胞外から細胞内へ移動する。

c. Na^+チャネルが閉じ,K^+チャネルが開き,K^+が細胞内から細胞外へ移動する。

d. K^+チャネルが閉じ,Na^+チャネルが開き,Na^+が細胞外から細胞内へ移動する。

e. K^+チャネルが閉じ,Na^+チャネルが開き,Na^+が細胞内から細胞外へ移動する。

f. Na^+チャネルとK^+チャネルの両方が開き,Na^+が細胞外へ,K^+が細胞内へ移動する。

g. Na^+チャネルとK^+チャネルの両方が開き,Na^+が細胞内へ,K^+が細胞外へ移動する。

h. Na^+チャネルとK^+チャネルの両方が閉じ,Na^+とK^+がともに細胞内外の移動がなくなる。

i. Na^+チャネルとK^+チャネルの両方が開き,Na^+とK^+がともに細胞外から細胞内へ移動する。

j. Na^+チャネルとK^+チャネルの両方が開き,Na^+とK^+がともに細胞内から細胞外へ移動する。

3 バイオテクノロジーに関する次の文1，文2を読み，問1から問5に答えよ。

（文1）

近年の遺伝子組換え技術の発展に伴い，大腸菌などを利用して，他生物種由来の有用なタンパク質を短時間で効率的に生産できるようになった。大腸菌では，染色体DNAの他に（ ア ）と呼ばれる染色体とは独立して増殖する小さな環状のDNAを持つ。この（ ア ）に目的の遺伝子を挿入し，大腸菌に導入することで，大腸菌などの細菌に目的とするヒト由来のタンパク質を合成させることができる。

膨大な染色体DNAの中から，大腸菌の（ ア ）に挿入する遺伝子の塩基配列だけを選択的に増幅する方法の一つにPCR法がある。PCR法では，（ イ ）と呼ばれる酵素と，増幅したい塩基配列の両末端部と相補的な短い1本鎖DNAである（ ウ ）を用いることで，増幅したい塩基配列だけを選択的に増幅することができる。

問1　文中の（ ア ），（ イ ），（ ウ ）にあてはまる語句はどれか。

    a．ウイルス　　　　　　　　　　b．ペプチド

    c．マーカー　　　　　　　　　　d．リガーゼ

    e．プライマー　　　　　　　　　f．プラスミド

    g．レポーター　　　　　　　　　h．DNAポリメラーゼ

    i．プロモーター　　　　　　　　j．クローニング

問2　文1の下線部のような実験を行う場合，PCR法で鋳型とする遺伝子のDNA塩基配列は，ヒト染色体DNAの塩基配列ではなく，mRNAと相補的なDNA塩基配列を用いる。その理由として適切なのはどれか。

    a．ヒトの遺伝子は，細菌にとっては有害であるため。

    b．DNAよりもRNAの方が，化学的に安定であるため。

    c．ヒトは，細菌と異なるタンパク質翻訳機構を持つため。

    d．ヒトのゲノムの大きさが，細菌のそれと比べて大きいため。

    e．1つの遺伝子からは，1つのタンパク質しか翻訳されないため。

    f．ヒトの染色体DNAは，タンパク質に翻訳されない配列を含むため。

    g．細菌は，逆転写酵素を持つために，一部のRNAからDNAが逆転写されるため。

（文2）

　オワンクラゲ由来の緑色蛍光タンパク質（GFP）は，外からエネルギーを受けると緑色の蛍光を発する。この GFP 遺伝子を他の特定の遺伝子配列に挿入することで，挿入した遺伝子が発現する組織において GFP の蛍光を観察することができる。

　遺伝子 B の機能を知るため，ノックアウトマウスを作製することにした。まず，遺伝子 B の一部の配列を GFP 遺伝子に組換えた遺伝子 B' を作製した。次に，マウスの発生初期にあたる胚盤胞由来の胚性幹細胞（ES 細胞）と呼ばれるあらゆる組織に分化できる幹細胞に遺伝子 B' を導入した。この遺伝子 B' を持った ES 細胞を胚盤胞に注入した。ES 細胞は全能性をもっているため，胚盤胞の内部細胞塊と混じりあい，生まれてくる一部のマウスは，内部細胞塊由来の細胞と注入された ES 細胞のどちらをも持つキメラマウスとなる。キメラ率（細胞の混合度）が高いマウスでは，ES 細胞は精巣に入り込み，ES 細胞由来の精子が形成される。得られたキメラマウスの中で，精子の一部に遺伝子 B' を持つオスを 1 匹得ることができた（F_0 世代）。

　このキメラマウスに野生型のメス（遺伝子型 BB）を交配させ F_1 世代を得た。F_1 世代のマウスの中から，遺伝子型 BB' の個体同士を交配すると，F_2 世代でノックアウトマウス（遺伝子型 $B'B'$）が得られた。このノックアウトマウスを調べたところ，卵巣で緑色の蛍光が確認された。また，ノックアウトマウスの卵巣は野生型よりも極端に小さく，配偶子形成は観察されなかった。

　遺伝子型 BB' の個体では，ノックアウトマウスと同様の緑色の蛍光が観察されたが，卵巣のサイズと配偶子形成は正常であった。オスでは全てのマウスで緑色の蛍光は観察されず，配偶子形成も正常であった。また，卵巣以外に異常は観察されなかった。

問3　文2の内容から推測される事柄について適切なのはどれか。

　　　a．遺伝子 B は，X 染色体上にある。

　　　b．遺伝子 B は，卵巣の発達を抑制する。

　　　c．遺伝子 B は，卵母細胞の減数分裂を阻害する。

　　　d．野生型マウスでは，遺伝子 B は卵巣で発現している。

　　　e．ノックアウトマウスでは，免疫機構が正常に働いていない。

　　　f．GFP が，卵巣組織に蓄積したことにより，卵巣の機能が阻害された。

問 4 この遺伝子 *B* のノックアウトマウスでどのような異常が起きているかを調べるための実験として誤っているのはどれか。

  a．野生型の卵巣を，ノックアウトマウスに移植する実験を行う。

  b．野生型の遺伝子 *B* を持つウイルスベクターを，卵巣に注入する。

  c．野生型マウスで，成長段階ごとに遺伝子 *B* の発現量を測定する。

  d．このノックアウトマウスの細胞から全能性幹細胞を作製し，クローン個体を作製する。

  e．野生型とノックアウトマウスの卵巣の RNA を抽出し，さまざまな遺伝子の発現量を比較する。

  f．GFP を発現している細胞の形態について，ノックアウトマウスと遺伝子型 *BB'* の個体で比較する。

問 5 F_2 世代で得られた全てのマウスを自由に交配させて F_3 世代を得た。F_3 世代で成体のノックアウトマウスが得られる頻度として最も近いのはどれか。ただし，遺伝子型による生存率の差はないものとする。

  a．9.5 % b．11 % c．13.5 % d．15 % e．16.5 %

  f．18 % g．20 % h．25 % i．35 % j．50 %

4 次の文1，2を読み，問1から問6に答えよ。

（文1）

　酵母菌は，酸素の少ない環境でも生育することができる。この場合，細胞内に取り込まれたグルコースは，発酵（嫌気呼吸）によって（　ア　）と（　イ　）に分解される。一方，酸素が十分存在する環境で生育した酵母菌では，グルコースは解糖系，クエン酸回路，電子伝達系を通じて二酸化炭素と水に分解される。これにともなういくつかの酸化反応において，酸化型補酵素は還元されて還元型補酵素となる。還元型補酵素は再び酸化され，それにともなって大量のATPが作られる。

問1　文中の（　ア　）と（　イ　）にあてはまる物質はどれか，2つ選べ。

　　　　a．水　　　　　　　b．乳酸　　　　　c．クエン酸　　　　　d．ピルビン酸

　　　　e．二酸化炭素　　　f．エタノール　　g．アセトアルデヒド

問2　文1下線部(1)の過程で，ADPからATPが生成する反応の記述として正しいのはどれか。

　　　　a．脱水素酵素によって無機リン酸がADPに結合する。

　　　　b．リン酸化酵素によって無機リン酸がADPに結合する。

　　　　c．ATP合成酵素によって無機リン酸がADPに結合する。

　　　　d．脱水素酵素によって反応基質のリン酸基がADPに結合する。

　　　　e．リン酸化酵素によって反応基質のリン酸基がADPに結合する。

　　　　f．ATP合成酵素によってADPに反応基質のリン酸基が結合する。

問3　文1下線部(2)の過程で，酸素を消費し二酸化炭素を生成する経路の組合せとして正しいのはどれか。

	酸素を消費する過程	二酸化炭素を生成する過程
a	解糖系	クエン酸回路
b	解糖系	電子伝達系
c	クエン酸回路	解糖系
d	クエン酸回路	電子伝達系
e	電子伝達系	解糖系
f	電子伝達系	クエン酸回路

問4 文1下線部(3)の過程を詳しく見るために，膜のH⁺透過性を高める物質を酵母菌を培養した液に少量加えたところ，酸素消費が増加してグルコースの消費が速くなった。この結果として考えられるのはどれか。

　　a．細胞質基質のH⁺濃度が低下し，還元型補酵素の酸化が促進した。
　　b．ミトコンドリア膜の基質透過性が増したため，代謝速度が速くなった。
　　c．細胞膜の透過性が増したため，細胞質基質のグルコース濃度が上がった。
　　d．ミトコンドリアマトリックスのH⁺濃度が低下し，還元型補酵素の酸化が促進した。
　　e．ミトコンドリア内膜と外膜の間のH⁺濃度が低下し，還元型補酵素の酸化が促進した。

（文2）

　グルコースの酸化過程で生じるコハク酸は，図1に示すようにコハク酸脱水素酵素により酸化されてフマル酸となる。この反応を調べるために以下の実験を行った。

　図2のツンベルク管の主室に酵母菌をすりつぶした液（酵母抽出液）を入れ，表1のような実験を行った。実験Ⅰから実験Ⅳでは，副室に表1に示した試薬を入れ，排気口から真空ポンプで内部の空気を排出後，ツンベルク管を傾けて副室の溶液を主室に混ぜ合わせた。

　30℃で，5分間静置した後に主室内の溶液の色を観察したところ，実験Ⅰ，Ⅲ，Ⅳでは青色を，実験Ⅱでは無色を呈した。さらに数分間放置すると実験Ⅰと実験Ⅲでは青色がうすくなったが，実験Ⅳの青色は変化しなかった。

　なお，酸化型のメチレンブルーは青色で，還元されると無色となる指示薬である。また，マロン酸の分子構造はコハク酸によく似ている。

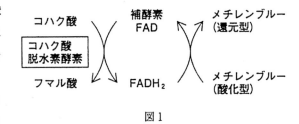

図1

表1

		実験Ⅰ	実験Ⅱ	実験Ⅲ	実験Ⅳ
主室	酵母抽出液	5 mL	5 mL	5 mL	5 mL
副室	5％コハク酸溶液	－	1 mL	1 mL	－
	5％マロン酸溶液	－	－	1 mL	1 mL
	水	2 mL	1 mL	－	1 mL
	メチレンブルー溶液	0.5 mL	0.5 mL	0.5 mL	0.5 mL

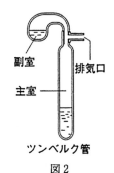

図2

問 5　上記の実験で，起きていることとして正しいのはどれか。

　　　　a．マロン酸が，メチレンブルーを還元した。

　　　　b．酵母抽出液だけでは，フマル酸は生成しない。

　　　　c．マロン酸は，フマル酸の生成を非競争的に阻害した。

　　　　d．マロン酸を酸化する反応で，補酵素 FAD が還元した。

　　　　e．マロン酸の酸化により，コハク酸脱水素酵素が失活した。

　　　　f．コハク酸を加えたことで，FAD 以外の補酵素も還元された。

　　　　g．$FADH_2$ の濃度が低下したので，メチレンブルーが還元された。

　　　　h．メチレンブルーが無色となっても，コハク酸の酸化は続いている。

問 6　実験でツンベルク管から空気を抜いた理由として正しいのはどれか。

　　　　a．酵素が，還元するのを防ぐため。

　　　　b．酵素が，酸化するのを防ぐため。

　　　　c．補酵素が，還元するのを防ぐため。

　　　　d．補酵素が，酸化するのを防ぐため。

　　　　e．コハク酸が，還元するのを防ぐため。

　　　　f．コハク酸が，酸化するのを防ぐため。

　　　　g．メチレンブルーが，還元するのを防ぐため。

　　　　h．メチレンブルーが，酸化するのを防ぐため。

5 次の免疫に関する次の文1,文2を読み,問1から問6に答えよ。

(文1)
脊椎動物の免疫には,自然免疫と獲得免疫(適応免疫)がある。獲得免疫は,抗原となる特定の病原体や異物に対して引きおこされる免疫で体液性免疫と細胞性免疫がある。いずれも病原体や異物を取り込んだマクロファージや樹状細胞が,異物の情報をヘルパーT細胞へ伝える。
情報を得たヘルパーT細胞は,体液性免疫と細胞性免疫に関与する。体液性免疫ではB細胞を活性化させ異物に対する抗体を産生する。また,細胞性免疫ではキラーT細胞を活性化させ病原菌に感染した細胞などを攻撃し排除する。

問1 獲得免疫における記憶細胞についての記述として正しいのはどれか,2つ選べ。
　　a.ヒト免疫不全ウイルス(HIV)は,記憶細胞を初期化する。
　　b.記憶細胞は,体液性免疫と細胞性免疫のいずれにも存在する。
　　c.血清療法は,記憶細胞を活性化し,その細胞数を増やす治療法である。
　　d.ワクチンによる予防接種が有効なのは,記憶細胞の働きのためである。
　　e.インフルエンザに毎年のように感染するのは,ウイルス感染しても記憶細胞ができないためである。

問2 哺乳動物に,ある抗原を注射したときに起こる免疫応答を,縦軸に抗体量,横軸に日数経過として図に示した。1回目の抗原注射の40日後に同じ抗原を注射した場合,予想される免疫応答を示す曲線として最も適当なのはどれか。図1のa〜hから選べ。

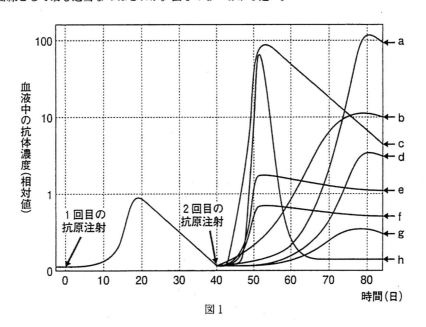

図1

（文2）

　肝臓や腎臓などの臓器の機能が低下し，他人から臓器を移植したとき，その臓器が患者の体に生着せず，拒絶反応によって脱落することがある。これは患者の持っている免疫系が移植臓器を非自己と識別して排除するために起こる。全く同じ遺伝子組成を持つ同系統のハツカネズミ間で皮膚を移植すると，拒絶反応は起こらずに移植片は生着するが，系統の異なるハツカネズミ間で皮膚を移植すると，拒絶反応により移植片は排除され，脱落する。これは細胞表面に存在するタンパク質が，系統間で異なるためで，このタンパク質が自己と非自己の識別に利用されている。

　Y系統およびZ系統のハツカネズミを用いて皮膚移植を行い，実験Ⅰ～実験Ⅲを行った。

　　実験Ⅰ　あらかじめ胸腺を除去したY系統に，Z系統から皮膚移植する。

　　実験Ⅱ　Z系統のばらばらにしたリンパ節の組織を，生後すぐに注射して成体にまで育てたY系統に，Z系統から皮膚移植する。

　　実験Ⅲ　Y系統とZ系統を交配したF_1に，Z系統から皮膚移植する。

　その結果，それぞれの実験で，Y系統マウスに移植されたZ系統の皮膚は，実験によってY系統マウスに生着するものと，拒絶反応によって脱落するものがみられた。

問3　実験Ⅰの結果と理由の組合せとして正しいのはaからhのどれか。

　　　理由

　　①　胸腺を除去しても細胞性免疫は働く。

　　②　胸腺を除去しても体液性免疫は働く。

　　③　胸腺を除去すると体液性免疫は働かない。

　　④　胸腺を除去すると細胞性免疫は働かない。

	結果	理由
a	生着	①
b	生着	②
c	生着	③
d	生着	④
e	脱落	①
f	脱落	②
g	脱落	③
h	脱落	④

問 4　実験Ⅱの結果と理由の組合せとして正しいのはaからhのどれか。

理由

① 生後すぐにＺ系統のリンパ節組織をＹ系統に注射するとＺ系統の細胞を非自己として認識しない。

② 生後すぐにＺ系統のリンパ節組織をＹ系統に注射してもＺ系統の細胞を非自己として認識する。

③ 生後すぐにＺ系統のリンパ節組織をＹ系統に注射するとＹ系統でもＺ系統の免疫系が働く。

④ 生後すぐにＺ系統のリンパ節組織をＹ系統に注射してもＹ系統ではＺ系統の免疫系は働かない。

	結果	理由
a	生着	①
b	生着	②
c	生着	③
d	生着	④
e	脱落	①
f	脱落	②
g	脱落	③
h	脱落	④

問 5　実験Ⅲの結果と理由の組合せとして正しいのはaからhのどれか。

理由

① Ｙ系統とＺ系統を交配したＦ$_1$は，両系統のどちらも非自己として認識しない。

② Ｙ系統とＺ系統を交配したＦ$_1$は，両系統のどちらも非自己として認識する。

③ Ｙ系統とＺ系統を交配したＦ$_1$は，ＹかＺ系統のどちらかを非自己として認識しない。

④ Ｙ系統とＺ系統を交配したＦ$_1$は，かならず母親に用いた系統を非自己として認識しない。

	結果	理由
a	生着	①
b	生着	②
c	生着	③
d	生着	④
e	脱落	①
f	脱落	②
g	脱落	③
h	脱落	④

問 6　ヒトの場合，自己と非自己の識別に利用される細胞表面のタンパク質は，ヒト白血球抗原(HLA)
　　　と呼ばれ，第6染色体にある6対の遺伝子によって抗原型が決定する。これら6対の遺伝子それぞ
　　　れに多数の対立遺伝子があり，膨大な組合せが存在するため，他人と抗原型が一致するのは非常に
　　　稀である。また，これら6対の遺伝子は，染色体上で近接して存在し遺伝子間での組換えはほとん
　　　ど起こらない。同じ両親から生まれた兄弟姉妹の間で，この6対の遺伝子の組合せを比較した場
　　　合，最も適当なのはどれか。

　　　　　a．すべて同じ組合せになる。

　　　　　b．同じ組合せにはならない。

　　　　　c．$\dfrac{1}{2}$ の確率で同じ組合せになる。

　　　　　d．$\dfrac{1}{4}$ の確率で同じ組合せになる。

　　　　　e．$\dfrac{1}{6}$ の確率で同じ組合せになる。

　　　　　f．$\dfrac{1}{8}$ の確率で同じ組合せになる。

　　　　　g．$\dfrac{1}{12}$ の確率で同じ組合せになる。

　　　　　h．$\dfrac{1}{16}$ の確率で同じ組合せになる。

　　　　　i．$\dfrac{1}{64}$ の確率で同じ組合せになる。

　　　　　j．$\dfrac{1}{128}$ の確率で同じ組合せになる。

英　語

解答

29年度

1

〔解答〕

1. c　2. d　3. a　4. b　5. c

6. a　7. d　8. c　9. d　10. c

11. d　12. b　13. a　14. b　15. a

〔出題者が求めたポイント〕

内容把握、英問英答

語彙問題・同意文問題は、全訳該当箇所の下線部参照。

9. 第2段落第3文

10. 第2段落第1文

11. 第4段落最終3文

12. 第4段落最終文

13. 第1段落第1文

14. 第6段落第2文

15. 第7段落第2文

〔全訳〕

　破傷風は奇病だが、往々にして致死的疾患であり、痛みがしばしば強烈な筋拘縮を引き起こして、中枢神経系を冒す。破傷風は非伝染性疾患である。すなわち、人から人へ直接移ることはない。

　破傷風になると、筋肉の痙攣と(1)硬直化が起こり、呼吸麻痺さらには死亡に至る場合がある。破傷風は限局性の場合もある。すなわち、感染が始まった身体部位のみを冒すのである。しかし、ほとんどの報告症例では、破傷風は全身に広がっている。負傷時から最初の症状が発現するまでの潜伏期間は、5日間〜3週間であり、普通は8〜12日目に発現する。症状の発現が早いと死亡率が上昇する。一般的に言うと、潜伏期間が短ければ短いほど、疾患の重篤度が増す。

　破傷風の原因は破傷風菌と呼ばれる細菌であり、その芽胞(潜伏中の形態)は土壌、道路粉塵、動物糞便の中に見られる。(2)この細菌は切り傷や擦り傷を通じて体内に侵入するが、嫌気性、つまり酸素のない環境内でしか増殖しない。深部刺創や壊死組織の多い傷が、この細菌が成長する無酸素の環境を提供する。

　破傷風菌が成長すると、テタノスパスミンと呼ばれる猛毒を血流中に(3)分泌して、神経系全体に拡散させる。通常の感染経路は、深部刺創や清潔度の足りない切り傷・擦り傷である。破傷風と聞くと錆びた釘などの汚物を(4)連想する人が多いが、あらゆる傷が感染源となり得る。頻度は少ないものの、破傷風の感染経路には、動物擦過傷・咬傷、外科創傷、歯科治療、ガラス・棘・針・破片による穿刺、治療的流産などがある。創傷・病状不明の患者による稀少症例も報告されている。

　新生児破傷風の原因となり得るのは、(5)未消毒器具による臍帯切断や、臍帯断端の不適当な治療である。新生児破傷風は先進国では珍しい。

　破傷風毒素は神経末端を冒し、筋肉に持続的刺激を与える。初期症状には情動不安、被刺激性、斜頸、嚥下障害がある。全症例のうち約半数で、初発症状は牙関緊急

であり、患者の開口や嚥下を妨げる。この症状は開口障害とも呼ばれ、その結果、痙笑と呼ばれる表情ができる。これはラテン語で「せせら笑い」という意味である。開口障害の後によく起こるのは、首や全身のその他の筋肉のこわばり、さらに、制御不能な痙攣である。これらの痙攣は後弓反張として知られ、骨折の原因となるほど重篤である。破傷風の他の症状には、食欲不振や流涎がある。局所性破傷風患者は、傷口だけに痛みとヒリヒリ感を感じ、周辺の筋肉が痙攣する。

　破傷風の診断は、臨床症状と、破傷風のワクチン接種経験無しという病歴による。早期の診断と治療が回復には不可欠だ。

　破傷風は致命的疾患であり、破傷風と診断された患者は通常、集中治療病棟に入院させられる。治療は数週間を要し、細菌を死滅させる抗生物質や毒素を(6)無力化する血清の注射を伴う。さらに、筋肉の痙攣を抑える抗不安薬や鎮静剤としてのバルビツール酸系催眠薬も伴う。重篤症例の場合には、患者は人工呼吸器に固定され、回復まで6週間以上かかることもある。(7)回復後は、循環毒素値がかなり低いので、患者は破傷風に対して十分なワクチン接種が依然として必要である。

　発作が最も激しい時に生き延びた患者は、一般的に全快する。しかし、アメリカでは破傷風患者の最大30％が死亡している。早期の診断と治療で(8)予後が改善するが、新生児破傷風の死亡率は90％以上である。破傷風はワクチン接種で簡単に予防可能である。

2

〔解答〕

1. a　2. d　3. d　4. a　5. c

6. d　7. a　8. d　9. b　10. c

11. a　12. d　13. b　14. d　15. d

〔出題者が求めたポイント〕

空所補充、英問英答

空所補充問題は、全訳該当箇所の下線部参照。

9. 第2段落第3文

10. 第3段落最終文

11. 第5段落第1文

12. 第5段落第2文

13. 第6段落第4〜5文

14. 第9段落第2文

15. 第9段落最終文

〔全訳〕

　外来の赤血球を免疫系に対して不可視に(1)する酵素が、輸血において血液型を無関係にするカギを握っているかもしれない。

　あなたは3分の1の確率で、人生のどこかの地点で輸血を必要とする。しかし、すべての血液型が適合するわけではなく、違う血液型を患者に輸血すると、潜在的に(2)致死的な免疫反応を誘発する可能性がある。現在、カ

ナダの研究者たちが、誰に対しても輸血可能な普遍的な血液を製作中である。この技術は酵素を使い、免疫系が外来と見なした赤血球上で分子フラグを切断する。生化学者 Stephen Withers のチーム（ブリティッシュ・コロンビア大学）が『米国化学会』報に研究結果を発表しており、この結果が関心を集めている。

「このような能率性と選択性のある酵素を作れたのは偉業です」と Henrik Clausen（酵素学者：コペンハーゲン大学）は述べている。

赤血球は、教科書にしばしば(3)書かれているような滑らかな円盤状ではなく、その表面は糖鎖とタンパク鎖だらけである。1900 年代前半のオーストリアの物理学者 Karl Landsteiner の発見によれば、血液型には 4 種類ある（A 型、B 型、O 型、AB 型）。それぞれの血液型が、赤血球の表面で(4)特定の糖鎖抗原に対応している。これらの抗原が免疫反応を誘発する。例えば、A 型の人に B 型の血液を注射すると、血流中の抗体が輸血された細胞を外来と見なし、免疫を滝のように放って、血液を凝固させる。

この例外が O 型の血液である。O 型の血液の細胞には、A 型抗原・B 型抗原それぞれの短縮版が入っており、これは免疫系に(5)警告を与えないので、ほぼ全員に輸血可能である。しかし同時に、O 型の血液の需要が最大であり、一般的に品薄だということにもなる。だからこそ、普遍的なドナー血液は供給問題の緩和に大いに役立つであろう。そして、Withers のチームはこの目標に向かって大きな一歩を踏み出したようだ。

1980 年代以降、研究者たちは抗原を細胞から除去する酵素の開発を試みてみたが、ほとんど進歩はなかった。1 つの問題として、A 型抗原・B 型抗原にはそれぞれ数種類の亜種があり、その中には容易に改変してしまうものがある、ということがある。

この問題を解決すべく、Withers は珍しいものに頼った。肺炎球菌の病気の原因菌（肺炎連鎖球菌）由来の酵素である。この酵素は EABase と呼ばれ、糖鎖を自然に切断し、細菌によって消化される。実験室では、EABase は B 型抗原を赤血球から(6)かろうじて切断できたが、A 型抗原は 4 種のうち 1 種しか切断できなかった。そこで、Withers は試験管での「進化」を用いて酵素活性を増やしてみた。同チームは酵素の抗原切断機構をランダム変異させ、その性能を試してみた。変異させるごとに、最適な酵素を特定してから、もう一度突然変異させ、徐々に性能を改善していった。

これを 5 回繰り返し、3,000 以上の突然変異体を検証した後、(7)当初のものより糖鎖切断を 170 倍能率的に行う酵素を発見した。この優秀な酵素は Sp3GH98 と呼ばれ、とらえどころのない 2 型抗原も切断可能だった。この抗原は、血液型 A 型人口の 80 % を占めている。Withers はこう述べている。「特に驚きはしませんでしたよ。過去の他の酵素で大幅増加を見ていますから。でも、本当に嬉しいです」

酵素がひとたび(8)最適化されると、血液バッグ 1 つにつきわずか 1 ミリグラムですべての赤血球が ABO 型抗

原のない形に変換されると、Withers は楽観的である。選択肢の 1 つは、血液バッグの内側をこの酵素でコーティングすることだろう。

しかし、その前に検証する必要がある。酵素が糖鎖を切断した後に残す断端は、現在一般的な O 型の血液に見られる断端に似てはいるが、同一ではない。さらに、人体がこの新たな「普遍的」血液型への免疫反応を生み出すかどうかも定かではない。

Withers は免疫反応は予期していないと言うが、類似の研究で経験豊富な Clausen はそこまで自信がない。彼の考えでは、被曝した糖鎖の断端は、依然として拒絶反応を潜在的に誘発する可能性があり、血液には追加処理が必要かもしれない。しかし、切断された断端を覆って、赤血球を不可視にする酵素が他にもあり、彼は「不可能なことはない」と言っている。

3

〔解答〕
1. c　　2. b　　3. a　　4. d　　5. c
6. a　　7. d　　8. a　　9. b　　10. b

〔出題者が求めたポイント〕
空所補充
1. be incompatible with ～「～と矛盾する」
2. outweigh disadvantages「損失を上回る」
3. whereas は対比を表わす接続詞。
4. why SV = the reason why SV「S が V する理由」
5. not consistently ～ ≒ not always ～「常に～ではない」を受けるのは some
6. in contrast「対照的に」
7. S is that ～「S は～ということだ」
8. ensure that ～ = make sure that ～「確実に～させる」
9. feed on ～「～を主食とする」（依存の on）
10. while doing「～しながら」

〔全訳〕
なぜ睡眠が生まれたのか？

一見すると、睡眠は生存と(1)矛盾しているように見える。なぜならば、睡眠は食事や繁殖を妨げ、寝ている者を捕食者からの攻撃に晒すからである。睡眠はこれらの重大な損失を(2)上回るいくつかの重要な利益を与えているに違いない。

一部の理論家たちによれば、睡眠は新たな神経結合を強化し、記憶を凝固させるのに役立っている。(3)その一方で、別の理論家たちによれば、睡眠によって、脳は重要でない結合を除去している。さらに、睡眠によって脳自体が修復している可能性もある。

しかし、これらの説明は経験的証拠によって常に支持されているわけではなく、多様な動物が多様な睡眠覚醒循環を進化させてきた(4)理由の説明にならない。(5)一部の理論は相互に矛盾をきたしてすらいる。一部の動物、例えば、アメリカクロクマや分厚い尻尾の小型キツネザルは何十日も何か月も冬眠するが、他の動物、特に鳥類や小型哺乳類が示す短い睡眠状態は一晩続かないこともある。

例えば、オオクビワコウモリは1日20時間眠る。(6)対照的に、シャチやイルカの新生児は、渡りの最中に生まれた場合、何週間もの間、ほとんど眠らない。これは母親も同様である。

睡眠パターンのこうした多様性の説得力ある説明の1つは、進化論の観点では、睡眠やその関連状態によって、適応的非活動性が与えられている、(7)ということだ。第一印象に反して、動物は睡眠中には、捕食者からの攻撃に弱くない場合もある。動物が覚醒していて、周囲を動き回れる時は、餌あさりや食事や交尾が可能だが、同時に、エネルギーをそれらの行動に浪費して、敵のいる場所に迷い込む可能性もある。

おそらく、睡眠が進化したのは、種が捕食される危険が高く、食料供給が不足している時に、動かないよう(8)にするためである。オオクビワコウモリは1日4時間以上は覚醒している必要がないのは、(9)主食としている昆虫が毎日夜の数時間しか動いていないからである。オオクビワコウモリは日中も飛び回っていると、捕食鳥の注意をもっと引きやすくなってしまう。睡眠は数多くの役割を果たしているようだが、睡眠パターンは種ごとに生存率を高めている可能性がある。その方法は、活動と休憩のタイミングを最適化し、(10)同時に、脳を最も働きやすい状態に保つことなのである。

4
〔解答〕
1. d　2. d　3. a　4. c　5. a
6. b　7. d　8. b　9. a　10. d
11. a　12. b　13. c　14. d　15. c
〔出題者が求めたポイント〕
内容把握、英問英答
語彙問題・同意文問題は、全訳該当箇所の下線部参照。
10. 第2段落最終文
11. 第3段第2文〜最終文
12. 第4段落第2文
13. 第4段落第3文
14. 第5段落第2文〜最終文
15. 第8段落第2文〜最終段落
〔全訳〕
〆切の(1)出現以来、先延ばしにする人々は今すべきことを先延ばしすることで社会の批判を受けてきた。(2)しかし、最近判明したところでは、多くの人々が必要以上に仕事を早く終わらせている。彼らは「前倒しする人」だと研究者たちは述べている。

「前倒しするという傾向が強まっている」と『心理科学』誌5月号に掲載された論文が述べている。行動の例としては、(3)些細なEメールに返信したり、代金を期日よりも先に払ったりすることがある。「これは(4)不合理な選択である」と同論文は述べているが、これは同時に、人々が圧倒されないように行っている重要な代償の反映でもある。

同論文はペンシルバニア州立大学で実施した実験を記述している。この実験意図は、肉体的努力に関する意思

決定の調査である。学生たちはビーチ用バケツを路地に持っていくように依頼され、選択肢が与えられた。バケツを路地の出発点近くで持ち上げ、奥まで持って行くか、路地の奥近くにある別のバケツを持ち上げ、数歩歩いてから、バケツを置くか、である。

研究者の(5)想定では、被験者の大半は、持っている時間が最小になるバケツを選ぶはずだった。しかし、被験者の大半は自分たちの近くにあるバケツを持ち上げた。この決断をしてしまうと、必要以上に長い時間バケツを持つことを余儀なくされる。換言すれば、彼らは(6)一見何の利益もないのに、自分に余分な仕事を課しているのだ。「一体どうなっているのか分かりませんでした」と研究主任David Rosenbaum（ペンシルバニア州立大学教授：心理学）は述べた。「ひょっとして、指示の出し方が間違っているのかと思いました」。観察結果を裏付け、この一見して直観に反する行動への理解を深めるために、研究者たちはさらに8回実験を行った。例えば、そのうちの数回では、バケツにはペニー硬貨がたくさん入っており、それゆえに運ぶのが重たかったが、それでも被験者たちは最初のバケツを持ち上げて、不要な仕事を増やす傾向にあった。

実験を通じて、研究者たちはある仮説を編み出した。人間は大きな肉体的負担を引き受けるように作られていて、精神的負担を(7)なくしているようだ、と。特に、Rosenbaum博士によれば、人間は負担を自分の「作業メモリ」に制限する方法を求めている。「作業メモリ」とは、人間が直近の仕事の遂行に使用する必要不可欠だが非常に限定的な精神的能力である。被験者たちはバケツを早めに持ち上げることで、後でバケツを持ち上げることを記憶しておく必要性をなくしていたのだ。要するに、被験者たちは自分の脳を解放して、他の潜在的タスクに集中させていたのだ。

この意味するところは大きい、と学者たちは述べている。第一に、この研究結果は、自己啓発本の教祖様たちの(8)魅力の解明に役立つ。彼らは、メールの受信箱を絶えず空にして、些細な仕事でも入ってきた瞬間に片づけるよう、人々に説いている。

しかし、仕事を早めに終えることには、特にこのデジタル時代では、マイナス面がありうる、と言うのはAlan Castel（カリフォルニア大学ロサンゼルス校准教授：心理学）だ。(9)携帯電話やパソコン、その他のテクノロジーは強力なツールであり、絶えず流入する仕事への対処を可能にするが、同時に、そういう仕事を完了したいという人々の強い欲求を考えると、仕事を無視するのが困難になる場合もある、と彼は言う。

「Eメールに返信したり、電話に出たりしたいという絶えざる誘惑があります」とCastel教授は言う。しかし、ペンシルバニア州立大学の実験が示すように、小さな仕事を片付けることが集まって、多大な労力を消費している可能性がある。

「四六時中、仕事を終わらせてリストから外している人は、仕事を終わらせているように見えるかもしれませんが、大きな仕事は終わらせていないのです」と彼は言

う。

5

〔解答〕

1. d　　2. c　　3. c　　4. d　　5. a
6. b　　7. a　　8. b　　9. b　　10. d
11. a　　12. d　　13. b　　14. b　　15. a

〔**出題者が求めたポイント**〕

名詞、接続詞、前置詞、熟語、語法、副詞

1.　(d) fail → failure
2.　(c) because → because of
3.　(c) way → the way
4.　(d) for respond → to respond
5.　(a) companies → company's
6.　(b) informations → information
7.　(a) on → in
8.　(b) for at least → at least
9.　(b) to → into
10.　(d) were → was
11.　request は仮定法現在で、that 節内は (should) *do*
12.　at the age of ～「～歳で」
13.　since then「それ以来、爾来」
14.　make it on time「時間に間に合う」
15.　what A was ten years ago「10 年前の A」

数　学

解答

29年度

1

〔解答〕

ア	イ		ウ	エ	オ	カ
5	3		9	5	1	0

〔出題者が求めたポイント〕

三角比, 2次方程式

$\triangle$ACH, $\triangle$BCH が共に直角三角形なので,

AH$=x$, CH$=h$ として, 三平方の定理で連立方程式にする。

〔解答のプロセス〕

AH$=x$, CH$=h$ とする。BH$=3-x$

$\triangle$ACH は直角三角形より, $x^2+h^2=5$

$\triangle$BCH も直角三角形より, $(3-x)^2+h^2=4$

$h^2=5-x^2$ より $(3-x)^2+(5-x^2)=4$

$-6x+14=4$ 従って, $x=\dfrac{5}{3}$

$h^2=5-\dfrac{25}{9}=\dfrac{20}{9}$ よって, $h=\dfrac{2\sqrt{5}}{3}$

$\dfrac{1}{\tan A}+\dfrac{1}{\tan B}=\dfrac{x}{h}+\dfrac{3-x}{h}=\dfrac{3}{h}$

$=3\cdot\dfrac{3}{2\sqrt{5}}=\dfrac{9\sqrt{5}}{10}$

2

〔解答〕

キ	ク		ケ	コ	サ
1	3		2	3	2

〔出題者が求めたポイント〕

積分法

通分して, 未定係数法によって, a, b, c を求める。

$\displaystyle\int_a^b\dfrac{y'}{y}dx=\Big[\log|y|\Big]_a^b$

〔解答のプロセス〕

与式の両辺に, $1+x^3$ をかける。

$1-x=(a+bx)(1+x)+c(1-x+x^2)$

$-x+1=(b+c)x^2+(a+b-c)x+a+c$

未定係数法より

$b+c=0$, $a+b-c=-1$, $a+c=1$

これより, $a=\dfrac{1}{3}$, $b=-\dfrac{2}{3}$, $c=\dfrac{2}{3}$

$\displaystyle\int_0^1\dfrac{1-x}{1+x^3}dx$

$=-\dfrac{1}{3}\displaystyle\int_0^1\dfrac{-1+2x}{1-x+x^2}dx+\dfrac{2}{3}\displaystyle\int_0^1\dfrac{1}{1+x}dx$

$=-\dfrac{1}{3}\Big[\log|1-x+x^2|\Big]_0^1+\dfrac{2}{3}\Big[\log|1+x|\Big]_0^1$

$=-\dfrac{1}{3}(0-0)+\dfrac{2}{3}(\log2-0)=\dfrac{2}{3}\log2$

3

〔解答〕

シ	ス		セ	ソ	タ
2	8		2	5	2

〔出題者が求めたポイント〕

指数関数, 対数関数, 微分法

$2^x=t$ $(t>0)$ とおいて, 2次不等式にして解く。

$\log_a b=\dfrac{\log_c b}{\log_c a}$

$f(x)$ を $\log_2 x=t$ として, $g(t)=f(x)$ とする。

$g(t)$ を t で微分して, 増減表をつくる。

〔解答のプロセス〕

$2^x-256\leqq4-1024\cdot2^{-x}$, $2^x=t$ とおく。

$t+1024\dfrac{1}{t}-260\leqq0$ で $t=2^x>0$ より,

$t^2-260t+1024\leqq0$

$(t-256)(t-4)\leqq0$ より $4\leqq t\leqq256$

よって, $2^2\leqq2^x\leqq2^8$

従って, $2\leqq x\leqq8$

$f(x)=\dfrac{\log_2 x}{\log_2 4}+\dfrac{\log_2 4}{\log_2 x}$ を $\log_2 x=t$ とし,

$g(t)=f(x)$ とする。

$g(t)=\dfrac{t}{2}+\dfrac{2}{t}=\dfrac{1}{2}t+2t^{-1}$

$g'(t)=\dfrac{1}{2}-2t^{-2}=\dfrac{t^2-4}{2t^2}=\dfrac{(t-2)(t+2)}{2t^2}$

$\log_2 2\leqq\log_2 x\leqq\log_2 8$ より $1\leqq t\leqq3$

t	1		2		3
$g'(t)$		$-$	0	$+$	
$g(t)$		↘		↗	

$g(1)=\dfrac{1}{2}+2=\dfrac{5}{2}$, $g(2)=\dfrac{2}{2}+\dfrac{2}{2}=2$

$g(3)=\dfrac{3}{2}+\dfrac{2}{3}=\dfrac{13}{6}\left(<\dfrac{15}{6}=g(1)\right)$

最小値 2, 最大値 $\dfrac{5}{2}$

4

〔解答〕

ア	イ	ウ	エ	オ		カ
$-$	4	3	$-$	4		8

〔出題者が求めたポイント〕

極座標, 円

曲線上の点 P(x, y) は,

$r^2=x^2+y^2$, $\sin\theta=\dfrac{y}{r}$, $\cos\theta=\dfrac{x}{r}$

$\sin(\alpha+\beta)=\sin\alpha\cos\beta+\sin\beta\cos\alpha$

を使って, $(x-a)^2+(y-b)^2=R^2$ の形へ導く。

東邦大学（医）29 年度　（73）

中心 $(a,\ b)$，半径 R

〔解答のプロセス〕

$r = -16\left(\sin\theta\cos\dfrac{\pi}{3} + \sin\dfrac{\pi}{3}\cos\theta\right)$

$r = -16\left(\dfrac{1}{2}\cdot\dfrac{y}{r} + \dfrac{\sqrt{3}}{2}\cdot\dfrac{x}{r}\right)$

$r^2 = -8y - 8\sqrt{3}\,x$

よって，$x^2 + y^2 = -8y - 8\sqrt{3}\,x$

$x^2 + 8\sqrt{3}\,x + y^2 + 8y = 0$

$(x + 4\sqrt{3})^2 + (y+4)^2 = 64 \quad (= 8^2)$

中心 $(-4\sqrt{3},\ -4)$，半径 8

5

〔解答〕

キ	ク		ケ	コ	サ
0	2		0	1	6

〔出題者が求めたポイント〕

微分法

$f''(x) = 0$ となる解 α，β を求める。

$f'(\alpha)$ と $f'(\beta)$ が正と負となる。$f'(\alpha)f'(\beta) < 0$

〔解答のプロセス〕

$f'(x) = 4x^3 - 12x^2 + a$

$f''(x) = 12x^2 - 24x = 12x(x-2)$

$12x(x-2) = 0$ より $x = 0,\ 2$

$f'(0) = a,\ f'(2) = 32 - 48 + a = a - 16$

$a(a-16) < 0$ 従って，$0 < a < 16$

6

〔解答〕

シ	ス		セ	ソ	タ
1	0		5	5	2

〔出題者が求めたポイント〕

平面ベクトル

$A(a_1,\ a_2)$，$B(b_1,\ b_2)$，$C(c_1,\ c_2)$ のとき，

$\overrightarrow{OA} = (a_1,\ a_2)$，$\overrightarrow{OB} = (b_1,\ b_2)$

$|\overrightarrow{OA}| = \sqrt{a_1^2 + a_2^2}$，$\overrightarrow{OA}\cdot\overrightarrow{OB} = a_1b_1 + a_2b_2$

$\cos\angle AOB = \dfrac{\overrightarrow{OA}\cdot\overrightarrow{OB}}{|\overrightarrow{OA}||\overrightarrow{OB}|}$

$\triangle ABC$ の重心の座標，$\left(\dfrac{a_1+b_1+c_1}{3},\ \dfrac{a_2+b_2+c_2}{3}\right)$

$\triangle OAB$ の面積は，$\dfrac{1}{2}\,OA\cdot OB\sin\angle AOB$

〔解答のプロセス〕

$A(a_1,\ a_2)$，$B(b_1,\ b_2)$ とする。

$a_1^2 + a_2^2 = 25,\ b_1^2 + b_2^2 = 9$

$\dfrac{0+a_1+b_1}{3} = 2,\ \dfrac{0+a_2+b_2}{3} = \sqrt{2}$

よって，$a_1 + b_1 = 6,\ a_2 + b_2 = 3\sqrt{2}$

$(a_1+b_1)^2 + (a_2+b_2)^2 = 36 + 18$

$a_1^2 + 2a_1b_1 + b_1^2 + a_2^2 + 2a_2b_2 + b_2^2 = 54$

$(a_1^2 + a_2^2) + (b_1^2 + b_2^2) + 2a_1b_1 + 2a_2b_2 = 54$

よって，$a_1b_1 + a_2b_2 = 10$

$\overrightarrow{OA}\cdot\overrightarrow{OB} = a_1b_1 + a_2b_2 = 10$

$\cos\angle AOB = \dfrac{10}{5\cdot 3} = \dfrac{2}{3}$

$\sin\angle AOB = \sqrt{1 - \left(\dfrac{2}{3}\right)^2} = \dfrac{\sqrt{5}}{3}$

$\triangle OAB$ の面積は，$\dfrac{1}{2}\cdot 5\cdot 3\cdot\dfrac{\sqrt{5}}{3} = \dfrac{5\sqrt{5}}{2}$

7

〔解答〕

ア	イ	ウ		エ	オ	カ	キ	ク
−	1	6		6	1	1	1	1

〔出題者が求めたポイント〕

三角比

$\angle ABC = \theta$ とすると，$\angle ADC = \pi - \theta$

$\cos(\pi - \theta) = -\cos\theta$

$AC^2 = AB^2 + BC^2 - 2AB\cdot BC\cos\angle ABC$

$AC^2 = DA^2 + CD^2 - 2DA\cdot CD\cos\angle ADC$

E から辺 CD に垂線を下し，辺 CD との交点を H とする，

$(EH =)\,CE\sin\angle ECH = DE\sin\angle EDH$

$CE\cos\angle ECH + DE\cos\angle EDH = CD$

$\cos\angle BDH(\angle EDH) = \dfrac{BD^2 + CD^2 - BC^2}{2BD\cdot CD}$

〔解答のプロセス〕

$\angle ABC = \theta$，$\angle ACB = \alpha$，$\angle BDC = \beta$ とする。

$\angle ADC = \pi - \theta$

$AC^2 = 1 + 9 - 2\cdot 1\cdot 3\cos\theta$

$AC^2 = 9 + 4 - 2\cdot 3\cdot 2\cos(\pi - \theta)$

よって，$10 - 6\cos\theta = 13 + 12\cos\theta$

従って，$\cos\theta = \dfrac{-3}{18} = -\dfrac{1}{6}$

$AC^2 = 1 + 9 + 1 = 11,\ AC = BD = \sqrt{11}$

$\angle ECD = \angle ACB = \alpha$

$\cos\alpha = \dfrac{9 + 11 - 1}{2\cdot 3\cdot\sqrt{11}} = \dfrac{19}{6\sqrt{11}}$

$\sin\alpha = \sqrt{1 - \left(\dfrac{19}{6\sqrt{11}}\right)^2} = \dfrac{\sqrt{35}}{6\sqrt{11}}$

$\cos\beta = \dfrac{4 + 11 - 9}{2\cdot 2\cdot\sqrt{11}} = \dfrac{6}{4\sqrt{11}} = \dfrac{3}{2\sqrt{11}}$

$\sin\beta = \sqrt{1 - \left(\dfrac{3}{2\sqrt{11}}\right)^2} = \dfrac{\sqrt{35}}{2\sqrt{11}}$

点 E から辺 CD に垂線を下し，辺 CD との交点を H とし，

$CE = x$，$DE = y$ とする。

$(EH =)\,\dfrac{\sqrt{35}}{6\sqrt{11}}\,x = \dfrac{\sqrt{35}}{2\sqrt{11}}\,y$ より $x = 3y$

$\dfrac{19}{6\sqrt{11}}\,x + \dfrac{3}{2\sqrt{11}}\,y = 2$

$\dfrac{19}{6\sqrt{11}}\,x + \dfrac{1}{2\sqrt{11}}\,x = 2$ より $x = \dfrac{6\sqrt{11}}{11}$

東邦大学（医）29 年度 （74）

（別解）
∠CAB ＝ ∠CDE（円周角）， ∠BCA ＝ ∠ECD より
△ABC ∽ △DEC
よって， AB ＝ 1， BC ＝ 3 より DE ： EC ＝ 1 ： 3
DE ＝ x とおくと， CE ＝ $3x$
△DEC について， 余弦定理より
$$4 = x^2 + 9x^2 - 2 \cdot x \cdot 3x \cos \angle DEC$$
$$4 = 10x^2 - 6x^2 \left(-\frac{1}{6} \right)$$
$$11x^2 = 4 \quad x > 0 \text{ より}, \quad x = \frac{2\sqrt{11}}{11}$$
$$\therefore \quad CE = \frac{6\sqrt{11}}{11}$$

8

〔解答〕

ケ	コ		サ	シ
7	4		3	6

〔出題者が求めたポイント〕

統計

$S(X) = \sum_{i=1}^{n} x_i$, $S(X^2) = \sum_{i=1}^{n} x_i^2$ とする。

$E(X) = \dfrac{S(X)}{n}$, $E(X^2) = \dfrac{S(X^2)}{n}$

分散 $V(X)$ は， $V(X) = E(X^2) - \{E(X)\}^2$

より $E(X^2) = \{E(X)\}^2 + V(X)$

〔解答のプロセス〕

$S(X) = \sum_{i=1}^{n} x_i$, $S(X^2) = \sum_{i=1}^{n} x_i^2$ とする。

A 班は， $S(X) = 15 \times 70 = 1050$
$\qquad E(X^2) = 70^2 + 10 = 4910$
$\qquad S(X^2) = 15 \times 4910 = 73650$

B 班は， $S(X) = 10 \times 80 = 800$
$\qquad E(X^2) = 80^2 + 15 = 6415$
$\qquad S(X^2) = 10 \times 6415 = 64150$

全員では， $S(X) = 1050 + 800 = 1850$
$\qquad S(X^2) = 73650 + 64150 = 137800$

$\qquad E(X) = \dfrac{1850}{25} = 74$

$\qquad E(X^2) = \dfrac{137800}{25} = 5512$

$\qquad V(X) = 5512 - 74^2 = 36$

9

〔解答〕

ス	セ		ソ	タ
2	3		5	6

〔出題者が求めたポイント〕

数列

$2a_{n+1} + b_{n+1} = r(2a_n + b_n)$ に導く。

$2a_n + b_n = r^{n-1}(2a_1 + b_1)$ この値を t とし，

$2a_n = t - b_n$ を b_{n+1} の式に代入し， b_{n+1} を b_n で表わす。

$b_n = b_1 + \sum_{k=1}^{n-1} (b_{k+1} - b_k)$, $\displaystyle\lim_{n \to \infty} \sum_{k=1}^{n-1} r^{k-1} = \frac{1}{1-r}$

〔解答のプロセス〕

$$2a_{n+1} + b_{n+1} = \frac{2a_n - 2b_n}{3} - 1 + \frac{2a_n + 4b_n}{3} + 1$$
$$= \frac{2}{3}(2a_n + b_n)$$

$2a_1 + b_1 = \dfrac{4}{3} + \dfrac{1}{4} = \dfrac{19}{12}$

$2a_n + b_n = \dfrac{19}{12} \left(\dfrac{2}{3} \right)^{n-1}$, この値を t とおく。

$2a_n = t - b_n$

$b_{n+1} = \dfrac{t - b_n + 4b_n}{3} + 1 = b_n + \dfrac{1}{3} t + 1$

よって， $b_{n+1} - b_n = \dfrac{19}{36} \left(\dfrac{2}{3} \right)^{n-1} + 1$

$b_n = \dfrac{1}{4} + \dfrac{19}{36} \sum_{k=1}^{n-1} \left(\dfrac{2}{3} \right)^{k-1} + n - 1$

$b_n - n = \dfrac{1}{4} + \dfrac{19}{36} \sum_{k=1}^{n-1} \left(\dfrac{2}{3} \right)^{k-1} - 1$

$\displaystyle\lim_{n \to \infty} (b_n - n) = \dfrac{1}{4} + \dfrac{19}{36} \dfrac{1}{1 - \dfrac{2}{3}} - 1$

$\qquad = \dfrac{1}{4} + \dfrac{19}{12} - 1 = \dfrac{10}{12} = \dfrac{5}{6}$

10

〔解答〕

チ	ツ		テ	ト
6	5		1	2

〔出題者が求めたポイント〕

集合，整数

$a+b+c$ と $d+e$ の値の範囲から， 104 となる

$a+b+c$ と $d+e$ の値の組を求める。

$a+b+c$ の値から， a, b, c の値の組をあげ， $d+e$ の

値から， d, e の値の組をあげる。

〔解答のプロセス〕

a, b, c, d, e は 1 ケタの自然数なので，

$3 \leq a+b+c \leq 27$, $2 \leq d+e \leq 18$

$104 = 2^3 \times 13$ より

$a+b+c$	1	2	4	8	13	26	52	104
$d+e$	104	52	26	13	8	4	2	1
×は範囲外	×	×	×				×	×

※欄は $c \leq d$ となる， d, e の組の数。

$a+b+c = 8$, $d+e = 13$ のとき

a	1	1	1	2	2
b	1	2	3	2	3
c	6	5	4	4	3
※	1	2	3	3	3

d	4	5	6
e	9	8	7

a, b, c は 5 通り， d, e は 3 通り，

よって， $5 \times 3 = 15$（通り）

※は $c \leqq d$ となる d, e の組の数だから
$a \leqq b \leqq c \leqq d \leqq e$ となる組は,
$1+2+3+3+3=12$（通り）
$a+b+c=13$, $d+e=8$ のとき

a	1	1	1	1	2	2	2	2	3	3	3	4
b	3	4	5	6	2	3	4	5	3	4	5	4
c	9	8	7	6	9	8	7	6	7	6	5	5
※	0	0	0	0	0	0	0	0	0	0	0	0

a, b, c は 12 通り

d	1	2	3	4
e	7	6	5	4

d, e は 4 通り
よって，$12 \times 4 = 48$（通り）
$a \leqq b \leqq c \leqq d \leqq e$ となる組は，0
$a+b+c=26$, $d+e=4$ のとき

a	8
b	9
c	9
※	0

d	1	2
e	3	2

$a+b+c$ は 1 通り，d, e は 2 通り
よって，$1 \times 2 = 2$（通り）
$a \leqq b \leqq c \leqq d \leqq e$ となる組は，0
全体では，$15+48+2=65$（通り）
$a \leqq b \leqq c \leqq d \leqq e$ となる組は，
$12+0+0=12$（通り）

物　理　解答　29年度

1

〔解答〕
問1　b　問2　e　問3　g　問4　a
問5　c

〔出題者が求めたポイント〕
動滑車にかけられた物体の運動

〔解答のプロセス〕
問1　下向きを正としてAの加速度を a_0 とするとBの加速度は $-a_0$ とかける。AとBをつなぐ糸の張力の大きさを T_0 とすると，運動方程式は
  A：$2ma_0 = 2mg - T_0$ ……①
  B：$m(-a_0) = mg - T_0$ ……②
①，②式より
$$a_0 = \frac{g}{3} \quad \cdots (\text{答})$$

問2　②式より
$$T_0 = m(g + a_0) = \frac{4}{3}mg \quad \cdots (\text{答})$$

問3　Cが加速度 c で下向きに運動するとき，滑車Kは上向きに同じ大きさの加速度で運動するから，Kの加速度は $-c$ とかける。このとき，Kとともに運動する観測者から見ると，A，Bの加速度はそれぞれ $a+c$，$b+c$ とかける。Kから見たとき，AとBの加速度は同じ大きさで逆向きだから
$$a + c = -(b + c)$$
$$\therefore a + b = -2c \quad \cdots (\text{答})$$

問4　AとBをつなぐ糸の張力の大きさを T_1，CとKをつなぐ糸の張力の大きさを T_2 とすると，Kにかかる力のつりあいから $2T_1 = T_2$ となる。また，A，B，Cの運動方程式は
  A：$2ma = 2mg - T_1$ ……③
  B：$mb = mg - T_1$ ……④
  C：$3mc = 3mg - 2T_1$ ……⑤

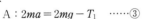

③，⑤式より　$a = \dfrac{3c + g}{4}$

④，⑤式より　$b = \dfrac{3c - g}{2}$

よって，問3の式より
$$\frac{3c+g}{4} + \frac{3c-g}{2} = -2c$$
$$\therefore c = \frac{1}{17}g \quad \cdots (\text{答})$$

問5　⑤式より　$2T_1 = 3m(g - c)$
$$\therefore T_1 = \frac{24}{17}mg \quad \cdots (\text{答})$$

2

〔解答〕
問1　b　問2　f　問3　c

〔出題者が求めたポイント〕
力のモーメントのつりあい

〔解答のプロセス〕
問1　ばねの自然の長さを l [m]，棒の重さを W [N]，点Aから棒の重心までの距離を d [m] とおく。点Aにばねを付けたとき，点Cから重心までの距離は $1.2 - d$ [m]，ばねの伸びは $0.50 - l$ [m] であるから，点Cのまわりの力のモーメントのつりあいの式は
$$W(1.2 - d) - 40(0.50 - l) \times 1.2 = 0 \quad \cdots ①$$
次に，点Bにばねを付けたとき，上式と同様にして点Cのまわりの力のモーメントのつりあいの式は
$$W(1.2 - d) - 40(0.52 - l) \times 1.0 = 0 \quad \cdots ②$$
また，点Cにばねを付けたとき，点Aのまわりの力のモーメントのつりあいの式は
$$40(0.60 - l) \times 1.2 - Wd = 0 \quad \cdots ③$$
①，②式より W，d を消去して
$$40(0.50 - l) \times 1.2 = 40(0.52 - l) \times 1.0$$
$$\therefore l = 0.40 \text{ [m]} \quad \cdots (\text{答})$$

問2　③式より
$$Wd = 40 \times (0.60 - 0.40) \times 1.2 = 9.6$$
l の値とともに①式に代入して
$$W = 12 \text{ [N]} \quad \cdots (\text{答})$$

問3　$d = \dfrac{9.6}{W} = 0.80$ [m]　…（答）

3

〔解答〕
問1　b　問2　f　問3　b

〔出題者が求めたポイント〕
気柱の共鳴

〔解答のプロセス〕
問1　音波の波長を λ [m] とすると
$$\frac{\lambda}{2} = (l_2 - l_1) \quad \therefore \lambda = 2(l_2 - l_1)$$
よって，振動数は
$$f = \frac{V}{\lambda} = \frac{V}{2(l_2 - l_1)} \quad \cdots (\text{答})$$

問2　定常波の腹から節までの距離は $l_1 + \Delta l$ とかける。これが $\dfrac{1}{4}$ 波長に相当するから
$$l_1 + \Delta l = \frac{\lambda}{4}$$
$$\therefore \Delta l = \frac{\lambda}{4} - l_1 = \frac{1}{2}(l_2 - 3l_1) \quad \cdots (\text{答})$$

問3　定常波の節の位置の左右で媒質の変位が逆になる

から，圧力の時間変化が最大となるのは節の位置である。よって，開口端から最も近いのは l_1 の位置。

…(答)

❹

〔解答〕

問1 g　問2 f　問3 c

〔出題者が求めたポイント〕

断熱変化

〔解答のプロセス〕

問1 単原子分子理想気体では $\gamma = \dfrac{5}{3}$ である。おもりを置いた後の気体の圧力を p [Pa] とすると状態変化の前後において，与えられた断熱変化の式より

$$p_0 V_0^{\frac{5}{3}} = p\left(\frac{V_0}{8}\right)^{\frac{5}{3}}$$

$$\therefore \quad p = (2^3)^{\frac{5}{3}} p_0 = 32 p_0 \quad \cdots(答)$$

問2 おもりの質量を M [kg]，容器の断面積を S [m²]，重力加速度の大きさを g [m/s²] とすると，変化の前と後でのピストンに働く力のつりあいより

変化前：$p_0 S - mg = 0$

変化後：$32 p_0 S - (M + m)g = 0$

よって

$$32 mg = (M + m)g \quad \therefore \quad M = 31m \quad \cdots(答)$$

問3 おもりを置いた後の気体の温度を T [K] とするとボイル・シャルルの法則より

$$\frac{p_0 V_0}{T_0} = \frac{32 p_0 \cdot \dfrac{V_0}{8}}{T} \quad \therefore \quad T = 4T_0$$

よって，気体の内部エネルギー変化 ΔU [J] は

$$\Delta U = \frac{3}{2} nR(4T_0 - T_0) = \frac{9}{2} nRT_0$$

熱の出入りはないから，気体になされた仕事を W [J] とすると熱力学第1法則より

$$W = \Delta U = \frac{9}{2} nRT_0 \quad \cdots(答)$$

❺

〔解答〕

問1 g　問2 d　問3 e　問4 f

〔出題者が求めたポイント〕

熱と温度，比熱

〔解答のプロセス〕

問1 時刻 t_2 から t_3 の間で加えた熱量 Q_w [J] は

$$Q_w = mc_w(T_2 - 0)$$

電力 P [W] は単位時間当たりの熱量に等しいから

$$P = \frac{Q_w}{t_3 - t_2} = \frac{mc_w T_2}{t_3 - t_2} \quad \cdots(答)$$

問2 氷がとけ始めてからすべて水になるまでにかかった時間は $t_2 - t_1$ であるから，必要な熱量 Q_m [J] は

$$Q_m = P(t_2 - t_1) = \frac{t_2 - t_1}{t_3 - t_2} mc_w T_2 \quad \cdots(答)$$

問3 氷が吸収した熱量 Q_i [J] は

$$Q_i = mc_i\{0 - (-T_1)\} = mc_i T_1$$

一方，時刻 t_1 までに加えた熱量は $P t_1$ であるから

$$mc_i T_1 = \frac{mc_w T_2}{t_3 - t_2} t_1$$

$$\therefore \quad \frac{c_i}{c_w} = \frac{t_1}{t_3 - t_2} \cdot \frac{T_2}{T_1} \quad \cdots(答)$$

問4 質量1gの氷がとけるのに要する熱量 q [J] は

$$q = \frac{Q_m}{m} = \frac{P(t_2 - t_1)}{m}$$

一方，時刻 t_1 から t の間に加える熱量は $P(t - t_1)$ であるから，この時間にとけた質量 Δm [g] は

$$\Delta m = \frac{P(t - t_1)}{q} = \frac{t - t_1}{t_2 - t_1} m$$

よって，とけずに残っている質量 m' [g] は

$$m' = m - \Delta m = \frac{t_2 - t}{t_2 - t_1} m \quad \cdots(答)$$

❻

〔解答〕

問1 c　問2 f　問3 b　問4 f

〔出題者が求めたポイント〕

ホール効果

〔解答のプロセス〕

問1 キャリアの速さを v [m/s] とすると，断面積 bc を流れる電流 I は

$$I = enbcv \quad \therefore \quad v = \frac{I}{enbc} \quad \cdots(答)$$

問2 電場の大きさを E [V/m] とすると，キャリアが電場から受ける力 eE と磁場から受ける力 evB がつりあっているから

$$eE = evB$$

$$\therefore \quad E = vB = \frac{IB}{enbc} \quad \cdots(答)$$

問3 キャリアは磁場から y 軸の負の向きに力を受けるから，キャリアが負の電荷をもつとき Q 側が低電位，P 側が高電位となる。よって，Q に対する P の電位は

$$V_P - V_Q = +Eb = \frac{IB}{enc} \quad \cdots(答)$$

問4 磁場が y 軸の正の向きのとき，キャリアは磁場から z 軸の正の向きに力を受ける。よって，キャリアが正の電荷をもつとき電場は z 軸の負の向きに生じる。

…(答)

❼

〔解答〕

問1 f　問2 c　問3 b　問4 g

〔出題者が求めたポイント〕

コイルを含む回路

〔解答のプロセス〕

問1　スイッチSを閉じて定常状態になっているとき、電源電圧 E [V] は抵抗 R_1 の両端の電位差 V_{AB} に等しいから

$$E = V_{AB} = 12 \text{ [V]}$$

一方、Sを開いて定常状態になっているとき、R_1 の両端の電位差が $V_{AB} = 2$ [V] であるから、流れる電流を I_1 [A] とすると

$$I_1 = \frac{V_{AB}}{R_1} = \frac{2}{10} = 0.2 \text{ [A]}$$

このとき回路全体では、$E = R_2 I_1 + V_{AB}$ より

$$R_2 = \frac{E - V_{AB}}{I_1} = \frac{10}{0.2} = 50 \text{ [Ω]} \quad \cdots \text{(答)}$$

問2　コイルの自己誘導起電力により、Sを閉じた瞬間に流れる電流は $I_1 = 0.2$ [A] であるから、点Cを基準とした点Bの電位 V_{BC} [V] は

$$V_{BC} = E - R_1 I_1 = 12 - 10 \times 0.2 = 10 \text{ [V]} \quad \cdots \text{(答)}$$

問3　Sを閉じたとき、R_1 に流れる電流 I [A] は $I = \dfrac{V_{AB}}{R_1}$

であるから、V_{AB} の時間変化率の大きさが

$$\left| \frac{\Delta V_{AB}}{\Delta t} \right| = 200 \text{ [V/s]}$$

のとき、電流の時間変化率の大きさは

$$\left| \frac{\Delta I}{\Delta t} \right| = \frac{1}{R_1} \left| \frac{\Delta V_{AB}}{\Delta t} \right| = \frac{200}{10} = 20 \text{ [A/s]}$$

したがって、$V_{BC} = L \left| \dfrac{\Delta I}{\Delta t} \right|$ より

$$10 = L \times 20 \quad \therefore \quad L = 0.5 \text{ [H]} \quad \cdots \text{(答)}$$

問4　Sを開く直前に流れている電流 I_2 [A] は

$$I_2 = \frac{V_{AB}}{R_1} = \frac{12}{10} = 1.2 \text{ [A]}$$

Sを開いた直後はコイルの自己誘導起電力により I_2 の電流が流れるから、点Cを基準とした点Bの電位 V_{BC} [V] は

$$\begin{aligned} V_{BC} &= E - (R_1 + R_2) I_2 \\ &= 12 - 60 \times 1.2 = -60 \text{ [V]} \quad \cdots \text{(答)} \end{aligned}$$

化 学

解答

29年度

1

〔解答〕

問1. d 問2. b 問3. b 問4. e 問5. e

問6. c 問7. a 問8. a 問9. d

問10. d 問11. b 問12. b 問13. e

問14. c 問15. c 問16. d 問17. c

問18. c 問19. e 問20. a

〔出題者が求めたポイント〕

全範囲小問集

〔解答のプロセス〕

問1. 各同位体の相対質量を質量数と同じとすると，原子量＝(同位体の相対質量×存在率)の和 より

$$35 \times \frac{x}{100} + 37 \times \frac{100-x}{100} = 35.5 \quad x = 75\%$$

問2. イオン化エネルギーは周期表の左下の元素ほど小さく，電子親和力は希ガス元素を除いた周期表の右上の元素ほど大きい。よってCsとFになる。

問3. (a)13族元素は典型元素 (b)正 Cl_2 はFeを酸化してFeCl_3を生じる。 (c)Naは常温で水と反応してH_2を発生する。 (d)$_{36}$Krの電子配置はK殻2個，L殻8個，M殻18個，N殻8個である。

(e)酸素 → 水素 $Ca + 2H_2O \longrightarrow Ca(OH)_2 + H_2$

問4. ハロゲン単体のうちヨウ素は最も水に溶けにくい。

問5. (a),(b)は水に溶けない。 (d)は弱酸と強塩基の塩で水溶液は塩基性。 (c)とBaCl_2は変化なし。

(e)が該当。

$$Na_2SO_4 + BaCl_2 \longrightarrow BaSO_4(白) + 2NaCl$$

問6. (a)低い → 高い (b)液体や水溶液は電気を導くが固体は導かない。 (c)正 (d)結晶全体では電荷は0。 (e)分子間力 → クーロン力

問7. (a) ⬡-NHCOCH_3 (b) ⬡-OCOCH_3, COOH

(c) ⬡-NH_2

(d) O_2N-⬡-OH (e) ⬡-N=N-⬡-OH

問8. 共有結合の電子対より非共有電子対の方が反撥力が強いので，共有電子対の間隔が狭くなる。

∠HCH = 109.5° ∠HNH = 106.7°

∠HOH = 104.5°

問9. (a)酸素 → 塩素 陽極の反応：$2Cl^- \longrightarrow Cl_2 + 2e^-$

(b)水 → 塩化ナトリウム水溶液 (c)塩化ナトリウム → 水 (d)正 陰極で水素が発生

(e)陰イオン → 陽イオン

問10. ①ナフタレンは水に溶けないから，ろ過で分離できる。 ②ナフタレンは昇華性である。

問11. NaOH 4gは0.1molなので，発生する熱量は

$$45 \times 10^3 J/mol \times 0.1 mol = 4.5 \times 10^3 J$$

発熱量(J) = 質量(g)×比熱(J/(g・K))×温度上昇度 Δt(K) より

$$4.5 \times 10^3 J = (96 + 4)g \times 4.2 J/(g \cdot K) \times x (K)$$

$$x = 10.7 (K)$$

温度は 20℃ + 10.7℃ = 30.7℃ ≒ 31℃

問12. 一辺はX^+イオンとY^-イオンの直径の和であるから

$$2x(nm) + 0.167 nm \times 2 = 0.564 nm$$

$$x = 0.115(nm)$$

問13. $NH_3 + H_2O \rightleftarrows NH_4^+ + OH^-$ OH^-があるからフェノールフタレインは赤色を呈する。

CH_3COONH_4を加えると電離してNH_4^+が増すので，NH_3の電離平衡は左に移動してOH^-が減る。そのため溶液の赤色は薄くなる。

問14. 液体窒素100mLは$\dfrac{0.81 \times 100}{28}$ molなので

$$22.4 L/mol \times \frac{0.81 \times 100}{28} mol = 64.8 ≒ 65 L$$

問15. 窒素の溶解量は窒素の分圧と水の量に比例するから

$$6.8 \times 10^{-4} mol/L \times \frac{1.01 \times 10^5 Pa \times 80/100}{1.01 \times 10^5 Pa} \times 4 L$$

$$≒ 2.18 \times 10^{-3} mol$$

質量は $28 g/mol \times 2.18 \times 10^{-3} mol ≒ 0.061 g$

問16. 反応は $2NO + O_2 \longrightarrow 2NO_2$ ……①

$3NO_2 + H_2O \longrightarrow 2HNO_3 + NO$ ……②

①×3 + ②×2 でNO_2を消去すると

$$4NO + 3O_2 + 2H_2O \longrightarrow 4HNO_3$$

NO 0.25 mol と O_2 0.15 mol ではO_2がすべて反応してHNO_3が0.20 mol生じる。その質量は

$$63 g/mol \times 0.20 mol = 12.6 g$$

問17. H_2, I_2, HIの平衡混合物にH_2を加えると右向きの反応が起こりHIが生じ，H_2を加える前よりも速いv_1, v_2で平衡に達する。

問18. (a),(b)シクロヘキサンには椅子型と舟型の異性体があるが，これは光学異性体ではなく，配座異性体という。

(c)正 開環して臭素を付加する。

$$\begin{matrix}CH_2\\ \diagup \quad \diagdown \\ CH_2 - CH_2\end{matrix} + Br_2 \longrightarrow Br\text{-}CH_2\text{-}CH_2\text{-}CH_2\text{-}Br$$

1,3-ジブロモプロパン

(d)3個のC原子は正三角形をしている。∠CCC = 60°

(e) 7つ → 5つ C-C C>C-C C-C, C

C=C-C-C, C-C=C-C, C>C=C, C

問19. (a)熱可塑性 → 熱硬化性 (b)繊維状タンパク質 → セルロース (c)吸湿性はほとんどない。

(d)エステル結合 → アミド結合 (e)正 シス型のため分子は丸まっているが，力を加えると分子が伸び，力を抜くともとの形にもどる。

問20. $KMnO_4$により酸化すると，Cを含む側鎖はカル

ボキシ基になる。　⬡-CH$_3$ ⟶ ⬡-COOH

2

〔解答〕

(A)問1. b　　問2. ㋐g　㋑f　㋒b　㋓g
　　問3. ㋐a　㋑d

(B)問4. f　　問5. a　　問6. ㋐a　㋑d　㋒f

(C)問7. f　　問8. c　　問9. e　　問10. e
　　問11. a

〔出題者が求めたポイント〕

Fe^{2+}の定量，フェーリング液の反応，光と反応

〔解答のプロセス〕

(A)問1. 酸性の二クロム酸カリウムは強い酸化剤で，Fe^{2+}をFe^{3+}にする。

問2. 酸化剤はe^-を受け取るので$X=e^-$，$Cr_2O_7^{2-}$は，還元されるとCr^{3+}(Y)になり，㋒$=2$である。
　　Crの酸化数は$Cr_2O_7^{2-}$の$+6$からCr^{3+}の$+3$になるので，移動したe^-は6 ⟶ ㋑$=6$
　　両辺の電荷より
　　　$(-2)+(+1)\times x+(-1)\times6=(+3)\times2$
　　　　$x=14$ ……㋐
　　OとHの数より　㋓$=7$となる。

問3. Fe^{2+} ⟶ $Fe^{3+}+e^-$　　であるから，$K_2Cr_2O_7$ 1 mol は Fe^{2+} 6 mol を酸化する。よって含まれていたFe^{2+}は
　　0.0100 mol/L $\times10.0\times10^{-3}$L$\times6=6.00\times10^{-4}$ mol
　　Fe^{3+}　$7.00\times10^{-4}-6.00\times10^{-4}=1.00\times10^{-4}$ mol
　　よって $\dfrac{1.00\times10^{-4}\text{ mol}}{7.00\times10^{-4}\text{ mol}}\times100=14.2\fallingdotseq14$〔%〕

(B)問4. 1) $2Cu^{2+}$ ⟶ Cu_2O
　2)Cuの酸化数は$(+2)$ ⟶ $(+1)$。Cuは2原子あるから酸化数の変化の総数は2。よってe^-の数は2
　　$2Cu^{2+}+2e^-$ ⟶ Cu_2O
　3)右辺の電荷は0。溶液が塩基性であるから左辺の電荷を0にするため$2OH^-$を加える。
　　$2Cu^{2+}+2OH^-+2e^-$ ⟶ Cu_2O
　4)O原子，H原子の数を合わせるため右辺にH_2Oを加える。
　　$2Cu^{2+}+2OH^-+2e^-$ ⟶ Cu_2O+H_2O

問5. 問4. の式に与えられた$R-CHO$の式を加えると
　　$R-CHO+2Cu^{2+}+5OH^-$
　　　　　　　　⟶ $R-COO^-+Cu_2O+3H_2O$
　　よってアルデヒドと酸化銅(I)の物質量の比は1：1である。

問6. アミラーゼでデンプンを加水分解するとマルトースが生じる。
　　$2(C_6H_{10}O_5)_n+nH_2O$ ⟶ $nC_{12}H_{22}O_{11}$
　　よって生じるマルトースは
　　　$(2.0\times10^{-5})\times1/2\times1000=0.0100$ mol
　　生じるCu_2Oも0.0100 mol で
　　　143.0 g/mol$\times0.0100$ mol$=1.43$ g

(C)問7. Cl_2の解離で生じるのはCl原子　Cl_2 ⟶ $2Cl$

(a)〜(e)正　(c)$_{18}Ar^+$も$_{16}S^-$も電子は17個

(d):$\ddot{\underset{\cdot\cdot}{Cl}}\cdot$　(f)Cl原子はH原子を引抜いてH–Cl分子になる。

問8. $E\times N_A=\dfrac{hc}{\lambda}\times N_A$

　　　$=\dfrac{6.6\times10^{-34}\text{J}\cdot\text{s}\times3.0\times10^8\text{m/s}\times6.0\times10^{23}/\text{mol}}{10\times10^{-6}\text{m}}$

　　　$=11880$ J/mol$\fallingdotseq12$ kJ/mol

問9. (ア),(イ) 反応に69 kJ/mol のエネルギーが必要であり，これは問8. のエネルギーより大きいから(イ)が正。
　　(ウ),(エ) ^{2}H と Cl は同じ C 原子に結合していないから(エ)が正　　(オ)Cl原子が^{2}H–Clになるとは限らない。

問10. $\lambda=8\mu m$の光子のエネルギーは
　　$\dfrac{6.6\times10^{-34}\text{J}\cdot\text{s}\times3.0\times10^8\text{m/s}\times6.0\times10^{23}/\text{mol}}{8\times10^{-6}\text{m}}$

　　　$\fallingdotseq14.9$ kJ/mol

　　活性化エネルギーに相当する光子数は
　　$\dfrac{230\text{kJ/mol}}{14.9\text{kJ/mol}}=15.4$(個) ⟶ (e)が該当

問11. (a)シス型のジクロロエチレンは$C=C$の一方に塩素原子があるため極性が強く，分子間力が強いため沸点が高い。トランス形ではCl原子，H原子が$C=C$に対して反対側にあるので極性がなく，沸点が高い。

3

〔解答〕

(A)問1. e　　問2. d　　問3. ㋐f　㋑g　㋒b
　　問4. e　　問5. d

(B)問6. f　　問7. d　　問8. f　　問9. b

〔出題者が求めたポイント〕

有機物の構造決定，ペプチドの反応

〔解答のプロセス〕

鎖状グルコースが環状グルコースになる変化は次式。

$\begin{array}{l}
C^6H_2OH \\
|\\
C^5-OH\\
\end{array}$ ⟶
$\begin{array}{l}
C^6H_2OH\\
|\\
C^5-O\\
\end{array}$

アルコール A を　$\underset{\underset{H}{|}}{\overset{\overset{R^1}{|}}{R^2-C-OH}}$　アルデヒド B を　$R^3-C\overset{H}{\underset{O}{\diagdown}}$

として A＋B ⟶ X の反応を表すと次のようになる。

$\underset{\underset{H}{|}}{\overset{\overset{R^1}{|}}{R^2-C-OH}}$ ＋ $R^3-C\overset{H}{\underset{O}{\diagdown}}$ ⟶ $\underset{\underset{H}{|}}{\overset{\overset{R^1}{|}}{R^2-C-O}}\diagdown\overset{OH}{\underset{R^3}{\overset{|}{C}}}\diagdown H$　(X)

単糖類が二糖類になる反応は次式

$$
\begin{array}{l}
\left(\begin{array}{c}-CH(OH)\\-CH(OH)\end{array}\right\rangle C\!\!\begin{array}{c}H\\OH\end{array} \;+\; \begin{array}{c}H\\OH\end{array}\!\!C\!\left\langle\begin{array}{c}CH(OH)-\\CH(OH)-\end{array}\right) \\[4mm]
\longrightarrow \left(\begin{array}{c}-CH(OH)\\-CH(OH)\end{array}\right\rangle C\!\!\begin{array}{cc}H & H\\ & \end{array}\!\!C\!\left\langle\begin{array}{c}CH(OH)-\\CH(OH)-\end{array}\right)
\end{array}
$$

$X + A \longrightarrow C$ の反応を表すと次のようになる。

$$
\begin{array}{l}
\begin{array}{c}R^1\\R^2-C-O\\H\ R^3\end{array}\!\!C\!\!\begin{array}{c}OH\\H\end{array} \;+\; \begin{array}{c}HO\\H\end{array}\!\!C\!\!\begin{array}{c}R^1\\R^2\end{array} \\[5mm]
\longrightarrow \begin{array}{ccc}R^1 & & R^1\\R^2-C-O-CH-O-CH-R^2 & & \\H & R^3 & \end{array} \quad (C)
\end{array}
$$

実験2 ヨードホルム反応を示すアルデヒドはアセトアルデヒドのみ。よってアルデヒド B は CH_3CHO。アセトアルデヒドの還元で生じるアルコールはエタノール，よってアルコール A は CH_3CH_2OH。したがって

$$R_1 = CH_3,\ R^2 = H,\ R^3 = CH_3$$

$$X = \underset{\underset{CH_3}{|}}{CH_3\text{-}CH_2\text{-}O\text{-}C^*HOH}$$

$$C = \underset{\underset{CH_3}{|}}{CH_3\text{-}CH_2\text{-}O\text{-}CH\text{-}O\text{-}CH_2CH_3}\ \ \text{である。}$$

(A)問1. 化合物 C には親水性の基はないので，反応溶液を水と一緒に振り混ぜると親水性の他の物質を除くことができる。

問2. 化合物 X には官能基として -OH がある。

問3. C の構造式より分子式は $C_6H_{14}O_2$ とわかる。

問4. C は $RO\text{-}\overset{|}{\underset{|}{C}}\text{-}OR$ の構造（アセタール構造）をもっている。アセタールはアルカリには強いが，希酸と熱すると容易にアルコールとアルデヒドに分解する。

問5. 化合物 X には不斉炭素原子が1個あるが，化合物 C には不斉炭素原子はない（上式参照）。

(B)問6. (a)不飽和結合をもつ脂肪油に水素を付加すると固体（硬化油）になる反応　(b)デンプンのヨウ素反応　(c)アルデヒドが示す銀鏡反応　(d)有機物中の塩素の検出反応　(e)アニリンの酸化でアニリンブラックが生じる反応　(f)正　ビウレット反応で，ペプチド結合が2個以上あるペプチドが示す

問7. (ア)スクロースを加水分解　(イ)セルロースを加水分解　(ウ)タンパク質を加水分解　(エ)タンパク質を加水分解　(オ)マルトースを加水分解

問8. 各アミノ酸の側鎖 -R は　Ala：$-CH_3$
Lys：$-(CH_2)_4NH_2$　Ser：$-CH_2\text{-}OH$
Cys：$-CH_2\text{-}SH$　Phe：$-CH_2\text{-}\langle\!\!\hexagon\!\!\rangle$
Asp：$-CH_2\text{-}COOH$　Glu：$-CH_2\text{-}CH_2\text{-}COOH$
Gly：$-H$

　遊離の $-NH_2$ はペプチドの N 末端と Lys の側鎖の2個所，遊離の $-COOH$ はペプチドの C 末端と Asp と Glu の側鎖の3カ所であるから　$2 \times 3 = 6$ 個所で $-NH\text{-}CO-$ が生じ環状ペプチドが生じ得る。

問9. ジスルフィド結合 $-S\text{-}S-$ は Cys の側鎖の $-CH_2\text{-}SH$ が酸化されて，$-CH_2\text{-}S\text{-}S\text{-}CH_2-$ となって生じるので，

A 2分子の縮合体となる。

生 物

解答

29年度

1

〔解答〕

問1 h 問2 d 問3 d 問4 e
問5 (ア) c (イ) f (ウ) b

〔出題者が求めたポイント〕

バイオームに関する標準的な問題。①〜⑧はそれぞれ次のようになる。①一年を通して降水量が多く，年平均気温も高いことから熱帯多雨林。②年平均気温は高いが，降水量の少ない時期が見られることから雨緑樹林。③年間降水量は比較的多く，年平均気温もそれほど低くならないことから照葉樹林。④年間降水量は少ないが，年平均気温がそれほど低くないのでサバンナ。⑤降水量が夏期に少なく，年平均気温がそれほど低くならないことから硬葉樹林。⑥年間降水量がかなり少ないことから草原であり，気温が④のサバンナより低いことからステップ。⑦年間降水量はある程度あるので森林と予想でき，年平均気温が③の照葉樹林より低いことから夏緑樹林。⑧すべての中で年平均気温が一番低いことから針葉樹林。

問1 カラマツ，エゾマツ，トドマツはいずれも針葉樹林を構成する針葉樹である。

問2 イネ科の草原に低木が点在し，シマウマやライオンが生息するのはサバンナである。

問3 地中海性気候を代表するバイオームは硬葉樹林である。オリーブやコルクガシが代表的な樹種である。

問4 雨緑樹林は乾期に落葉し，夏緑樹林は冬期に落葉する。これらを含まない選択肢を選ぶ。

問5 日本の本州中部地方における垂直分布は，低地帯(丘陵帯)にスダジイやタブノキなどの照葉樹林が，山地帯にブナやミズナラの夏緑樹林が，亜高山帯にコメツガやシラビソの針葉樹林が分布する。

2

〔解答〕

問1 (ア) b (イ) c (ウ) e
問2 e 問3 f 問4 e 問5 c

〔出題者が求めたポイント〕

神経細胞における活動電位発生のしくみに関する問題。一部に筋収縮に関する知識が求められている。

問1 ナトリウムポンプは ATP のエネルギーを用いて，細胞外に Na^+ を，細胞内に K^+ を輸送する。(ウ)は筋肉細胞のある部分に蓄えられ，筋収縮を増大させることから Ca^{2+} であると考えられる。

問2 筋小胞体から Ca^{2+} が放出されると，Ca^{2+} がトロポニンに結合する。すると，トロポミオシンに隠されていたアクチン分子のミオシン結合部位が露出して，ミオシン頭部がアクチンと結合できるようになり，筋収縮へとつながる。

問3 静止電位は神経細胞外に対する細胞内の電位である。電位非依存性の K^+ チャネルから K^+ が受動輸送

によって流出しているため，－の電位である。

問4・5 刺激により脱分極(膜電位の負の値が小さくなる)が生じる(②から③まで)。閾値(Ⅲ)に達すると，電位依存性 Na^+ チャネルが開き，Na^+ が細胞内に流入し，さらに脱分極が進む(③から④まで)。Na^+ チャネルが不活性化して閉じると，電位依存性 K^+ チャネルが開き，K^+ が細胞外へ移動する(④から⑤まで)。K^+ の流出で，過分極(膜電位の負の値が静止電位より大きくなる)となるが，Na^+ ポンプの働きで膜内外のイオン分布が元に戻る。活動電位は一連の膜電位の変化を指すことから，活動電位は②から⑥までとなる。

3

〔解答〕

問1 (ア) f (イ) h (ウ) e
問2 f 問3 d 問4 d 問5 e

〔出題者が求めたポイント〕

遺伝子組換え，PCR 法，緑色蛍光タンパク質，ES 細胞，ノックアウトマウス，キメラマウスなどバイオテクノロジーに関する総合的な問題。

問1 遺伝子組換えで，対象とする生物に特定の DNA を運ぶ担い手をベクターと呼ぶ。細菌のプラスミドやウイルスなどが用いられる。PCR 法では鋳型となる遺伝子，4種のヌクレオチド，DNA ポリメラーゼ，増幅したい領域の3′末端側と相補的な短い DNA(プライマー)が用いられる。生体内では RNA がプライマーとしてはたらくが，PCR 法では DNA が用いられる。

問2 真核生物の DNA には，タンパク質に翻訳されない領域(イントロン)が存在するため，mRNA と相補的な DNA の塩基配列が用いられる。

問3 緑色蛍光タンパク質(GFP)は遺伝子の発現を蛍光で捉えることができる。作成したノックアウトマウスは遺伝子 B の機能を欠損させているが，遺伝子 B に GFP を組み込んでいるので，遺伝子 B が発現する場所で蛍光が観察できる。ノックアウトマウスの卵巣で蛍光が確認され，野生型よりも卵巣が小さく，配偶子形成が見られないことから，遺伝子 B は卵巣で発現することがわかる。遺伝子 B は，卵巣の発達を促進することはわかるが，減数分裂を阻害しているかはわからない。

問4 クローン個体を作成しても，同じことが繰り返されるだけである。

問5 F_2 世代は，BB：BB′：B′B′ ＝ 1：2：1である。B′B′ の雌は配偶子形成ができず，子孫を残せない。そこで，雄から生じる配偶子は，B：B′＝1：1，雌から生じる配偶子は，B：B′＝2：1となる。B′B′ は1/6生じることとなる。

東邦大学（医）29 年度 (83)

雄／雌	2B	B′
B	2BB	BB′
B′	2BB′	B′B′

4

〔解答〕

問1　e, f

問2　e　　問3　f　　問4　e　　問5　g

問6　h

〔出題者が求めたポイント〕

　酵母の呼吸と発酵，コハク酸脱水素酵素の実験に関する問題。

問1　酵母は嫌気条件下でアルコール発酵を行い，グルコースをエタノールと二酸化炭素にまで分解する。

問2　アルコール発酵では，グルコースがピルビン酸に分解される過程で基質レベルのリン酸化によって ATP が生じる。

問3　酵母は，酸素がある条件では呼吸を行い，ピルビン酸から生じたアセチル CoA がクエン酸回路に取り込まれ，分解される過程で CO_2 が生じる。O_2 は電子伝達系において利用され，H^+ と電子(e^-)とともに H_2O が生じる。

問4　膜の H^+ の透過性を高めると，ミトコンドリア内膜と外膜の間（膜間腔）の H^+ がマトリックスに漏れ出し，膜間腔の H^+ 濃度が低下する。膜間腔とマトリックスの間で H^+ の濃度勾配が小さくなることで，電子伝達系における H^+ の運搬が容易となり，還元型補酵素の酸化が促進される。電子伝達系の促進とマトリックスの H^+ 濃度が高まることで酸素消費も増加する。その結果，グルコースの消費も速くなる。

問5　acde. コハク酸脱水素酵素の基質はコハク酸であり，マロン酸は競争的阻害によってコハク酸脱水素酵素のはたらきを抑制しているだけである。b. 実験Ⅰの結果から，酵母抽出液だけでフマル酸が生成することがわかる。f. コハク酸脱水酵素の補酵素は FAD である。h. メチレンブルーが無色（還元型）となって $FADH_2$ が水素を渡す相手がいないと FAD が不足し，コハク酸の酸化も起こらない。

問6　空気中の酸素があると，メチレンブルーは酸化型になってしまう。

5

〔解答〕

問1　b. d　　問2　c　　問3　e　　問4　a

問5　a　　問6　d

〔出題者が求めたポイント〕

　免疫記憶細胞，二次応答，MHC と皮膚移植についての問題である。

問1　a. HIV はヘルパー T 細胞を破壊する。c. 血清療法は，他の動物につくらせた抗体を利用する治療法である。e. インフルエンザウイルスに対する記憶細胞はできるが，ウイルスの変異が速いために毎年のように感染する。

問2　同じ抗原に再び感染した場合，抗体の産生は1度目より速く，量が多く，持続する。

問3　自他の認識は細胞表面に存在する MHC（主要組織適合抗原）によって行われる。皮膚移植の脱落はキラー T 細胞による拒絶反応である。実験Ⅰでは，あらかじめ胸腺を除去しているが，すでに成熟したキラー T 細胞は存在している。

問4　Y 系統のマウスに，Z 系統のリンパ節の組織を生後すぐに注射することで，Z 系統の MHC を自己として認識するようになる。

問5　Y 系統と Z 系統を交配した F_1 は，両系統の MHC をもつようになる。

問6　ヒトの HLA は組換えがほとんど起こらないため，兄弟間では 1/4 の確立で同じ組合せになる。

平成28年度

問題と解答

英 語

問題

28年度

1 次の英文を読み，設問1.～15.に最も適する答えを，a.～d.の中から一つ選べ。

Listeriosis is an illness caused by the bacterium Listeria monocytogenes that is **acquired** by
eating contaminated food. The organism can spread to the blood stream and central nervous system.
During pregnancy, listeriosis often causes miscarriage or stillbirth. This bacteria can be carried by
many animals and birds, and it has been found in soil, water, sewage, and animal feed. Five out of
every 100 people carry Listeria monocytogenes in their intestines. Listeriosis is considered a "food-
borne illness" because most people are probably infected after eating food contaminated with Listeria
monocytogenes. However, a woman can pass the bacteria to her baby during pregnancy. In
addition, there have been a few cases where workers have developed Listeria skin infections by
touching infected calves or poultry (chickens).

Persons at particular risk for listeriosis include the elderly, pregnant women, newborns, and
those with a weakened immune system (called "immunocompromised"). Risk is increased when a
person suffers from diseases such as AIDS, cancer, kidney disease, diabetes mellitus, or by the use of
certain medications. Infection is most common in babies younger than one month old and adults
over 60 years of age. Pregnant women account for 27% of the cases and immunocompromised
persons account for almost 70%. Persons with AIDS are 280 times more likely to get listeriosis than
others.

As noted, persons become infected with Listeria monocytogenes by eating contaminated food.
Listeria has been found on raw vegetables, fish, poultry, raw (unpasteurized) milk, fresh meat,
processed meat (such as deli meat, hot dogs, and canned meat), and certain soft cheeses. Unlike
most other bacteria, Listeria monocytogenes do not stop growing when food is in the refrigerator —
its growth is merely slowed. Fortunately, typical cooking temperatures and the pasteurization
process do kill this bacteria.

Listeria bacteria can pass through the wall of the intestines, and from there they can get into the
blood stream. Once in the blood stream, Listeria bacteria can be transported anywhere in the body,
but are commonly found in the central nervous system; and in pregnant women they are often found
in the placenta. Listeria monocytogenes live inside specific white blood cells called macrophages.
Inside macrophages, the bacteria can hide from immune responses and become **inaccessible** to
certain antibiotics. Listeria bacteria are capable of multiplying within macrophages, and then may
spread to other macrophages.

After someone consumes food contaminated with this bacteria, symptoms of infection may
appear anywhere from 11-70 days later. Most people do not get any **noticeable** symptoms.
Scientists are unsure, but they believe that Listeria monocytogenes can cause upset stomach and
intestinal problems just like other food borne illnesses. Persons with listeriosis may develop flu-like

symptoms such as fever, headache, nausea and vomiting, tiredness, and diarrhea.

Pregnant women experience a mild, flu-like illness with fever, muscle aches, upset stomach, and intestinal problems. They recover, but the infection can cause miscarriage, **premature** labor, early
(6)
rupture of the birth sac, and stillbirth. Unfortunately, half of the newborns infected with Listeria will die from the illness.

Immunocompromised adults are at risk for a serious infection of the blood stream and central nervous system (brain and spinal cord). Meningitis occurs in about half of the cases of adult listeriosis. Symptoms of listerial meningitis occur about four days after the flu-like symptoms and include fever, personality change, **uncoordinated** muscle movement, tremors, muscle contractions,
(7)
seizures, and slipping in and out of **consciousness**.
(8)

The overall death rate for listeriosis is 26%. This high death rate is due to the serious illness suffered by newborns, the elderly, and immunocompromised persons. Healthy adults and older children have a low death rate. **Complications** of Listeria infection include: meningitis, sepsis,
(9)
miscarriage, stillbirth, pneumonia, shock, endocarditis, abscess (localized infection) formation, and eye inflammation.

1. The word "acquired" is closest in meaning to

　a. reproduced

　b. achieved

　c. contaminated

　d. contracted

2. Which of the following sentences is closest in meaning to the underlined part?

　a. Whereas few bacteria will cease growing when infected food is put in the refrigerator, the Listeria monocytogenes will grow more slowly or stop growing altogether.

　b. Listeria monocytogenes do not grow well in the refrigerator unless there is food present, while most other bacteria will grow more slowly when the food they infect is refrigerated.

　c. Most bacteria that contaminate food will not stop growing when the food is put in the refrigerator, but, in contrast to Listeria monocytogenes, will continue to grow more slowly.

　d. Listeria monocytogenes will continue to develop, only more slowly, when the food it contaminates is refrigerated. Most bacteria, however, will not grow when put in the refrigerator.

3. Which of the following sentences is closest in meaning to the underlined part?

a. Listeria bacteria often move into the central nervous system, but because they move through the blood circulation, they can possibly go to any part of the body, and frequently move into the placenta in the case of a pregnant patient.

b. The central nervous system is the most common location for the Listeria bacteria, and from there they can move to the placenta of a pregnant patient, to the blood, or to any other part of the body.

c. Listeria bacteria are transported to the central nervous system or the placenta of pregnant women from the blood stream, but they are usually found in other parts of the body.

d. The most common place for the Listeria bacteria to be found is in the blood stream, but they can also be found in the central nervous system or the placenta of pregnant women.

4. The word "inaccessible" is closest in meaning to

a. out of reach

b. unable to affect

c. distant from

d. resistant to

5. The word "noticeable" is closest in meaning to

a. ordinary

b. observable

c. objective

d. astonishing

6. The word "premature" is closest in meaning to

a. adolescent

b. advanced

c. previous

d. early

7. The word "uncoordinated" is closest in meaning to

a. awkward

b. involuntary

c. adjusted

d. mismatched

8. The word "consciousness" refers to

    a. being careful about what one is doing.

    b. being awake and aware of one's surroundings.

    c. unable to think or move.

    d. showing an attitude of being very cautious about what one says and does.

9. The word "complications" refers to

    a. circumstances that make curing a disease more difficult.

    b. medical conditions caused by a compromised immune system.

    c. medical problems that are the consequence of another disease.

    d. pains caused by the presence of a disease.

10. According to the text, people can contract listeriosis by

    a. receiving it from babies in the womb.

    b. carrying monocytes in their intestines.

    c. having a miscarriage.

    d. ingesting contaminated food.

11. According to the text, the people most at risk of contamination with listeriosis are

    a. adults over 60 years old.

    b. pregnant women.

    c. newborn babies.

    d. persons with AIDS.

12. According to the text, the Listeria bacteria

    a. are stopped by refrigeration.

    b. are killed by cooking.

    c. are slowed by pasteurization.

    d. both b and c.

13. According to the text, Listeria bacteria are able to avoid the body's immune response by

    a. concealing themselves inside macrophages.

    b. traveling in the bloodstream.

    c. moving to the central nervous system.

    d. multiplying within white blood cells.

14. According to the text, symptoms of listeriosis

   a. include weariness, headache, and stomach rigidity.

   b. usually appear within the first week of infection.

   c. can appear as much as two months after the bacteria enters the body.

   d. are very severe for the majority of patients.

15. According to the text, people who have the highest death rate from listeriosis are

   a. newborns, people with weak immune systems, and the elderly.

   b. people with weak immune systems, older children, and newborns.

   c. healthy adults and pregnant women.

   d. pregnant women, people with compromised immune systems, and newborns.

2　次の英文を読み，設問１．〜15．に最も適する答えを，ａ．〜ｄ．の中から一つ選べ。

You trudge across the sodium lit street toward the front door, footsteps echoing off the adjacent houses — it's been a long day. Plodding up the stairs, you enter the bathroom and turn on the shower. Finally, a time to relax and unwind. But when the steaming water first hits your skin, you're jolted by a sharp, icy-cold sensation, accompanied by searing pain. Why does that hot water feel so cold?

The human body senses temperature changes through specialized nerve _____ called (1) thermoreceptors, located just beneath the skin. These receptors are _____ throughout the body and (2) are constantly transmitting temperature information to the brain. A decrease in temperature activates cold receptors, and an increase activates warm receptors. Thermoreceptors can also respond to specific chemicals. For example, menthol activates cold receptors, which explains the chilling sensation you might feel after brushing your teeth or using an analgesic cream. Capsaicin, a chemical found in chili peppers, has been shown to activate warm receptors, causing the familiar red-hot burning and sweating reaction that accompanies a spicy meal.

Cold receptors primarily react to temperatures ranging from 68 to 86°F, while warm receptors are activated between 86°F and 104°F. At extreme temperatures — below 60°F and beyond 113°F — the temperature signal is accompanied by a sensation of pain. Weirdly, researchers have discovered that at temperatures greater than 113°F, some cold receptors can also _____. This phenomenon, (3) known as paradoxical cold, has puzzled scientists for decades. No one is quite sure why the effect happens, since it doesn't seem to offer an evolutionary or _____ benefit, says Barry Green, director (4) of the John B. Pierce Laboratory and professor of surgery at Yale University School of Medicine. Today researchers are considering a wide array of interpretations of the strange sensation.

The majority of scientists support the theory that paradoxical cold is a malfunction of the thermoreceptor system. Evidence suggests that pain receptors that respond to potentially harmful heat levels coexist on the same sensory fibers as cold thermoreceptors, says Lynette Jones, a senior research scientist at MIT. So when the nerve fiber sends a signal to the brain, it can sometimes be misinterpreted as a sensation of extreme cold. Paradoxical cold is the "strange operation of a system under unusual stimulation conditions," she says.

It's also possible that cold receptors can do double duty, says Green. Based on his research, he thinks cold receptors can be _____ to help the brain sense potentially harmful temperatures at both (5) hot and cold extremes. So instead of considering the input from cold and warm receptors separately, the brain _____ them. (6)
"The brain is a highly economical computational machine. It is using all the information it can to make as quick and accurate a judgment as possible," says Green. "There is an array of receptors

that comes into play, and I believe it is the total readout that the brain is using." This theory is supported by the fact that there are far more cold receptors beneath the skin than warm ones, and the signals from cold receptors actually travel to the brain up to ten times faster than signals from warm receptors. That suggests cold receptors could provide additional pain signaling when you encounter dangerous temperatures.

However, paradoxical cold only activates a subset of cold receptors, and your body temperature at the time determines whether you feel it. Having a higher internal body temperature lowers your threshold for sensing cold, so the warmer you are, the greater the chance of experiencing a paradoxical cold response.

Scientists have also confirmed the equally puzzling _____ of paradoxical heat, in which even a
(7)
relatively mild cold blast produces a hot sensation. Until sufficient research is found to tip the balance toward a particular theory, the actual workings of paradoxical sensations will remain a topic of heated _____ in the scientific community.
(8)

1. Which word is best for blank 1?

　a. hosts

　b. signs

　c. endings

　d. markers

2. Which word is best for blank 2?

　a. removed

　b. distributed

　c. included

　d. accumulated

3. Which word is best for blank 3?

　a. fire

　b. initiate

　c. animate

　d. launch

4. Which word is best for blank 4?

  a. creative

  b. changeable

  c. harmless

  d. adaptive

5. Which word is best for blank 5?

  a. restored

  b. repaired

  c. retrieved

  d. recruited

6. Which word is best for blank 6?

  a. infers

  b. integrates

  c. interferes

  d. institutes

7. Which word is best for blank 7?

  a. existence

  b. relevance

  c. validity

  d. solution

8. Which word is best for blank 8?

  a. debate

  b. nerves

  c. sensations

  d. predictions

9. According to the text, the thermoreceptors beneath our skin

   a. have separate receptors for hot and cold.

   b. respond more strongly to chemicals than to temperature.

   c. can react to certain chemicals if they have also been activated by a chilling or burning sensation.

   d. can additionally react to sweating from eating hot foods.

10. According to the text, brushing your teeth causes a sensation of cold because

   a. the toothpaste reacts to thermoreceptors in your mouth.

   b. the menthol in toothpaste is activating the same pain receptors that respond to analgesics.

   c. thermoreceptors are being triggered by chemicals in the toothpaste.

   d. tooth brushing causes a decrease in temperature.

11. According to the text, pain will occur along with the sensation of heat

   a. at temperatures between 86 and 104°F.

   b. over a wide range of temperatures.

   c. at temperatures below 60°F.

   d. at temperatures above 113°F.

12. According to the text, the activation of cold receptors at high temperatures

   a. causes a sensation of pain.

   b. is thought to be the result of evolutionary processes.

   c. is not well understood by scientists.

   d. all of the above.

13. According to the text, the common theory of paradoxical cold is that it

   a. is probably caused by a disease of the nervous system that triggers an unusual stimulation of receptors so that pain feels like cold.

   b. is probably produced by pain sensations caused by heat traveling along the same nerve fibers that carry cold sensations.

   c. is possibly harmful if it causes a person to think that hot is really cold.

   d. is possibly caused by the brain responding to hot and cold temperature sensations together.

14. Another theory about why we feel paradoxical cold is that

　a. the brain uses cold receptors to provide extra warning for pain from heat because cold receptors are faster and more numerous than warm receptors.

　b. the brain uses cold receptors for heat as well as cold because the brain is trying to economize on its use of the nervous system.

　c. the brain's total readout of hot and cold receptors is fooled into thinking something is cold because there are ten times as many receptors for cold as there are for heat.

　d. the body signals cold to the brain in order to protect it from the sensation of pain caused by extreme heat.

15. According to the text, the activation of receptors from paradoxical cold

　a. is more likely if you are already cold.

　b. governs what your internal body temperature will feel like.

　c. happens because cold receptors are divided into subsets.

　d. is more likely if your body temperature is higher.

3 次の英文を完成させるために，1.～10.までの下線部に入る最も適した語句を a.～d. の中から一つ選べ。

Why do we like to listen to tunes when we exercise? Psychologist Tom Stafford searches for answers within our brains, not the muscles we are exercising.

Perhaps you have a favourite playlist for going to the gym or the park. _____ you haven't, (1) you're certain to have seen joggers running along with headphones in their ears. Lots of us love to exercise to music, feeling like it helps to reduce effort and increase endurance. As a psychologist, the interesting thing for me is _____ music helps when exercising, but how it helps. (2)

One thing is certain, the answer lies within our brains, not the muscles we are exercising. A clue comes from an ingenious study, which managed to separate the benefits of practicing a movement from the benefits of training the muscle that does the movement. If you think that sounds peculiar, several studies have shown that the act of imagining making a movement produces significant strength gains. The benefit isn't _____ you practiced making the movement for real, but (3) still the benefit of thinking about the movement can account for over half of the benefit of practice. _____ people to carry out an imaginary practice task allows us to see the benefit of just thinking (4) about a movement, and separates this from the benefit of making it.

Imaginary practice helps because it increases the strength of the signal sent from the movement areas of the brain to the muscles. Using electrodes you can record the size of this signal, and demonstrate that after imaginary practice people are able to send a stronger, more coherent signal to the muscles.

The signals to move the muscles start in an area of the brain called, _____, the motor cortex. (5) It's in the middle near the top. Part of this motor area is known as the supplementary motor cortex. Originally _____ to be involved in more complex movements, this area has since been shown to be (6) particularly active at the point we're planning to make a movement, and especially crucial for the timing of these actions. So, this specific part of the brain does a very important job during exercise, it is responsible for deciding exactly when to act. Once you've realised that a vital part of most sporting performance is not just how fast or how strong you can move, but the effort of deciding *when* to move, then you can begin to appreciate why music might be so helpful.

The benefits of music are largest for self-paced exercise — _____ those sports where some of (7) the work involved is in deciding when to act, as well as how to act. This means all paced exercises, like rowing or running, _____ un-paced exercises like judo or football. My speculation is that music (8) helps us perform by taking over a vital piece of the task of moving, the rhythm travels in through our ears and down our auditory pathways to the supplementary motor area. There it joins forces with brain activity that is signalling when to move, helping us to keep pace by providing an external

timing signal. Or to use a sporting metaphor, it not only helps us _____ the starting blocks but it
(9)
helps to keep us going until we reach the line. Of course there are lots of other reasons we might
exercise to music. For example, a friend of mine who jogs told me: "I started running to music so I
didn't have to listen to my own laboured breathing." He _____ started for that reason, but now I'll
(10)
bet the rhythm of the music he listens to helps him keep pace through his run. As one song might
have put it, music lets us get physical.

1. a. When   b. As far as
   c. Considering   d. Even if

2. a. while   b. not just whether
   c. that   d. if not

3. a. as big as if   b. big as if
   c. as well if   d. as well as

4. a. If you ask   b. Not asking
   c. Being asked   d. So asking

5. a. scarcely   b. alternately
   c. ironically   d. unsurprisingly

6. a. have thought   b. thinking
   c. thought   d. having thought

7. a. in the same way   b. in the first place
   c. in addition   d. in other words

8. a. or rather   b. rather than
   c. rather that   d. rather like

9. a. out of   b. into
   c. on   d. under

10. a. might as   b. might well
    c. might not have   d. might well have

東邦大学（医）28 年度　(13)

4　次の英文を読み，設問 1 . ～15. に最も適する答えを，a . ～ d . の中から一つ選べ。

As our bodies perform **strenuous** exercise, we begin to breathe faster as we attempt to shuttle
(1)
more oxygen to our **working** muscles. The body prefers to generate most of its energy using aerobic
methods, meaning with oxygen. Some circumstances, however, — such as evading the historical
saber tooth tiger or lifting heavy weights — require energy production faster than our bodies can
adequately deliver oxygen. In those cases, the working muscles generate energy anaerobically. This
energy comes from glucose through a process called glycolysis, in which glucose is broken down or
metabolized into a substance called pyruvate through a series of steps. When the body has plenty of
oxygen, pyruvate is shuttled to an aerobic pathway to be further broken down for more energy. But
when oxygen is limited, the body temporarily **converts** pyruvate into a substance called lactate,
(2)
which allows glucose breakdown — and thus energy production — to continue. The working muscle
(3)
cells can continue this type of anaerobic energy production at high rates for one to three minutes,
during which time lactate can accumulate to high levels.

A side effect of high lactate levels is an increase in the acidity of the muscle cells, along with
disruptions of other metabolites. The same metabolic pathways that permit the breakdown of
(4)
glucose to energy perform poorly in this acidic environment. On the surface, it seems
counterproductive that a working muscle would produce something that would slow its capacity for
(5)
more work. In reality, this is a natural defense mechanism for the body; it prevents permanent
damage during extreme **exertion** by slowing the key systems needed to maintain muscle contraction.
(6)
Once the body slows down, oxygen becomes available and lactate reverts back to pyruvate, allowing
continued aerobic metabolism and energy for the body's recovery from the strenuous event.

Contrary to popular opinion, lactate or, as it is often called, lactic acid buildup is not responsible
for the muscle soreness felt in the days following strenuous exercise. Rather, the production of
lactate and other metabolites during extreme exertion results in the burning sensation often felt in
active muscles, though which exact metabolites are involved remains unclear. This often painful
sensation also gets us to stop overworking the body, thus forcing a recovery period in which the
body clears the lactate and other metabolites.

Researchers who have examined lactate levels right after exercise found little **correlation** with
(7)
the level of muscle soreness felt a few days later. This delayed-onset muscle soreness, or DOMS as it
is called by exercise physiologists, is characterized by sometimes severe muscle tenderness as well as
loss of strength and range of motion, usually reaching a peak 24 to 72 hours after the extreme
exercise event.

Though the precise cause of DOMS is still unknown, most research points to actual muscle cell
damage and an elevated release of various metabolites into the tissue surrounding the muscle cells.

東邦大学（医）28 年度　（14）

These responses to extreme exercise result in an inflammatory-repair response, leading to swelling and soreness that peaks a day or two after the event and **resolves** a few days later, depending on the severity of the damage. In fact, the type of muscle contraction appears to be a key factor in the development of DOMS. When a muscle lengthens against a load — imagine your flexed arms attempting to catch a thousand pound weight — the muscle contraction is said to be eccentric. In other words, the muscle is actively contracting, attempting to shorten its length, but it is failing. These eccentric contractions have been shown to result in more muscle cell damage than is seen with typical concentric contractions, in which a muscle successfully shortens during contraction against a load. Thus, exercises that involve many eccentric contractions, such as downhill running, will result in the most severe DOMS, even without any noticeable burning sensations in the muscles during the event.

1. The word "strenuous" is closest in meaning to
   a. demanding
   b. resolute
   c. beneficial
   d. adverse

2. The word "converts" is closest in meaning to
   a. persuades
   b. induces
   c. transforms
   d. transports

3. Which of the following sentences is closest in meaning to the underlined part?
   a. Anaerobic energy production can continue for up to three minutes as the muscle cells work to accumulate high levels of lactate.
   b. High levels of lactate in the muscle cells accompany the production of high rates of anaerobic energy, but only for about one to three minutes.
   c. The production of anaerobic energy is accompanied by high levels of lactate buildup and can last for one to three minutes.
   d. Muscle cells can produce high levels of anaerobic energy while lactate levels are high, which is for about one to three minutes.

4. The word "disruptions" is closest in meaning to

   a. distractions

   b. disturbances

   c. discharges

   d. disposals

5. The word "counterproductive" probably means

   a. something that has a beneficial effect.

   b. having the opposite of the desired effect.

   c. something that has no noticeable effect.

   d. having too strong an effect.

6. The word "exertion" is closest in meaning to

   a. relaxation

   b. contrast

   c. manipulation

   d. effort

7. The word "correlation" is closest in meaning to

   a. connection

   b. complement

   c. collaboration

   d. corruption

8. The word "resolves" in the context of the text probably means

   a. becomes firm.

   b. progresses to the next stage.

   c. finds a solution.

   d. returns to the normal state.

9. Which of the following sentences is closest in meaning to the underlined part?

　a. When the muscles are able to shorten when pulling on a weight, it is called concentric contraction, and it normally produces less damage to the muscles than eccentric contraction does.

　b. Concentric contractions cause more damage to the muscles than eccentric contractions because muscle cells are able to lengthen during eccentric contraction.

　c. Eccentric contractions result in more damage to muscle cells than concentric contractions because more muscle cells are pulling on a load.

　d. The muscle cell damage caused by contracting against a load is typically worse during eccentric contractions because the muscle cells are shortening more than they do with concentric contractions.

10. According to the text, muscles sometimes use anaerobic energy production because

　a. lifting heavy weights does not require the use of oxygen to produce energy.

　b. glycolysis is more efficient than aerobic energy production.

　c. aerobic energy production limits the body's use of pyruvate.

　d. muscles sometimes use energy too quickly for aerobic energy production.

11. According to the text, the production of lactate

　a. limits the use of oxygen by the muscle cells.

　b. is a result of producing energy when there is not enough oxygen.

　c. allows pyruvate to convert back into glucose.

　d. helps the body to continue producing energy after glucose has been broken down.

12. According to the text, why can anaerobic energy production not last for more than a few minutes?

　a. Because the buildup of lactic acid reduces the muscles' ability to produce more energy.

　b. Because damage to the muscles from lactic acid prevents them from working harder.

　c. Because lactic acid needs to change back into pyruvate for oxygen to become available.

　d. Because the buildup of lactic acid prevents the formation of glucose in the muscle cells.

13. According to the text, the burning pain caused by the buildup of lactic acid in muscle cells

a. also causes the muscle soreness that occurs days later.

b. is caused by the lactate converting back to pyruvate.

c. tells the body not to overwork the muscles.

d. is part of an inflammatory response.

14. According to the text, the cause of delayed-onset muscle soreness is probably

a. high levels of lactate in the muscle cells.

b. the delayed action of lactate.

c. the body forcing the muscles into the recovery period.

d. an increase in the discharge of metabolites.

15. According to the text, the type of muscle contraction that is most likely to cause delayed-onset muscle soreness is when

a. the muscle cells fail to contract.

b. the muscle cells shorten against a heavy load.

c. the muscle cells lengthen under stress instead of shortening.

d. the muscles contract without any burning sensations.

5

1.～5. について，下線部の発音が他の三つと異なるものを，a.～d. の中から一つ選べ。

1. a. br<u>ea</u>st   b. pl<u>ea</u>sure   c. dis<u>ea</u>se   d. sw<u>ea</u>t

2. a. b<u>ow</u>el   b. t<u>ow</u>el   c. kn<u>ow</u>ledge   d. all<u>ow</u>

3. a. ima<u>g</u>ine   b. ea<u>g</u>er   c. oxy<u>g</u>en   d. voya<u>g</u>e

4. a. stoma<u>ch</u>   b. <u>ch</u>ronic   c. <u>ch</u>aos   d. spina<u>ch</u>

5. a. con<u>ti</u>nent   b. par<u>ti</u>al   c. pa<u>ti</u>ent   d. na<u>ti</u>onal

6.～10. について，最も強く発音される部分の位置が他の三つと異なるものを，a.～d. の中から一つ選べ。

6. a. con･vey   b. con･sist   c. con･cept   d. con･vince

7. a. west･ern   b. main･tain   c. pre･pare   d. post･pone

8. a. op･er･ate   b. en･cour･age   c. con･trib･ute   d. nu･tri･tion

9. a. rec･og･nize   b. de･ter･mine   c. sat･is･fy   d. in･flu･ence

10. a. dis･ad･van･tage   b. ar･ti･fi･cial
     c. sci･en･tif･ic   d. i･den･ti･cal

数　学

問題　　28年度

1　e を自然対数の底とし，関数 $f(x)$ を $f(x) = 8\log_e \sqrt{6 + \sqrt{9 + x^3}}$ と定める。

このとき，$f'(3) = \dfrac{\boxed{\text{ア}}}{\boxed{\text{イ}}}$ である。

2 空間において，方程式 $x^2 + y^2 + z^2 - 2x - 8y - 4z - 28 = 0$ で表される曲面を C とする。

このとき，C は中心 $\left(\boxed{} , \boxed{} , \boxed{} \right)$，半径 $\boxed{}$ の球面である。また，

C 上の点$(-5，6，5)$で接する平面と z 軸との交点の座標は $\left(0，0，\boxed{} \right)$ である。

3   Oを原点とする座標平面において，点P(3，1)を通る直線が円 $x^2+y^2=1$ 上の2点A，Bで交わる。ただし，AとBはそれぞれ第1象限，第2象限内の点である。PA＝$\sqrt{5}$ のとき，

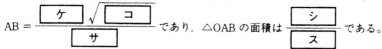

AB＝$\dfrac{\boxed{ケ}\sqrt{\boxed{コ}}}{\boxed{サ}}$ であり，△OABの面積は $\dfrac{\boxed{シ}}{\boxed{ス}}$ である。

4 △ABC において，辺 AC に接する傍接円と直線 BC との接点を D とする。AB = 19, BC = 27, CA = 24 のとき，BD = ｜セソ｜ である。

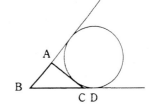

5　$0° < \theta < 90°$ のとき，$4(1 + \sin\theta) - \dfrac{3}{1 - \sin\theta}$ の最大値は $\boxed{タチ}\sqrt{\boxed{ツ}} + \boxed{テ}$ である。

6 さいころを3回投げて出た目を順に a, b, c とする。2次関数 $y = ax^2 + bx + c$ の最小値を m とするとき、$m > \dfrac{11}{2}$ となる確率は $\dfrac{\boxed{\text{ア}}}{\boxed{\text{イウ}}}$ である。

7 整式 $x + x^{104}$ を，整式 $1 - x + x^2$ で割ったときの余りは エオ ＋ カ x である。

8 e を自然対数の底とする。関数 $f(x) = \dfrac{2}{3}\log_e x + 2x^2 + ax$ が極値をもつための a の値の範囲は

$a < \dfrac{\boxed{キク}\sqrt{\boxed{ケ}}}{\boxed{コ}}$ である。

9 BC = 2，∠A = 30°，∠B = 105° である△ABC において，辺AB上に点Dがあり∠BCD = 30° である。このとき，CD = $\sqrt{\boxed{サ} + \boxed{シ}}$ である。また，辺CA上に点Eを∠CBE = 30° となるようにとるとき，DE² = $\boxed{スセ} \sqrt{\boxed{ソ}} + \boxed{タチ}$ である。

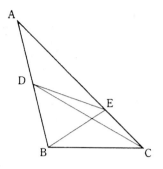

10 a を定数とし，整式 $(a+1)x^2 + 10xy - 3y^2 - 2ax - 12y + a$ が異なる 2 つの 1 次式の積に因数分解できるとする。ただし，2 つの 1 次式の係数は整数とする。このとき，a の値は ツテ である。

11 Oを原点とする座標平面上に2点A，Bがあり，$\overrightarrow{OA}$ と $\overrightarrow{OB}$ の成分はそれぞれ(1，0)，(0，1)である。線分ABを$(1-t):t$に内分する点をC，線分BOを$t:(1-t)$に内分する点をDとする。ただし，$0<t<1$である。$\overrightarrow{OC}$ と $\overrightarrow{AD}$ のなす角をθとするとき，$-\dfrac{1}{\sqrt{2}}<\cos\theta<\dfrac{1}{\sqrt{2}}$となる$t$の値の範囲は$0<t<\dfrac{\boxed{\text{ア}}}{\boxed{\text{イ}}}$である。

12 a は正の整数で，3次方程式 $x^3 - 20x^2 + (100 - a)x + 8a - 23 = 0$ が正の整数解をただ1つも
つとする。このとき，$a = \boxed{\text{ウエ}}$ である。

13 数列 $\{a_n\}$ は，$n = 1, 2, 3, \cdots$ で次の等式を満たしている。

$$n \cdot a_1 + (n-1) \cdot a_2 + (n-2) \cdot a_3 + \cdots + 2 \cdot a_{n-1} + 1 \cdot a_n = \frac{n-4}{10} + \frac{2}{n+5}$$

このとき，

$$\lim_{n \to \infty} (a_1 + a_2 + a_3 + \cdots + a_{n-1} + a_n) = \frac{\boxed{オ}}{\boxed{カキ}}$$

であり，

$$\lim_{n \to \infty} \{2 \cdot a_1 + 5 \cdot a_2 + 8 \cdot a_3 + \cdots + (3n-4) \cdot a_{n-1} + (3n-1) \cdot a_n\} = \frac{\boxed{ク}}{\boxed{ケ}}$$

である。

14 曲線 $y^2 = (x-1)^2(2x-x^2)$ で囲まれた部分の面積は $\dfrac{\boxed{コ}}{\boxed{サ}}$ である。

15 2つの変量をもつ 100 個のデータ $(x_1,\ y_1)$, $(x_2,\ y_2)$, …, $(x_{100},\ y_{100})$ が,

$$\sum_{i=1}^{100} x_i^2 = 500, \qquad \sum_{i=1}^{100} y_i^2 = 900, \qquad \sum_{i=1}^{100} x_i y_i = 500$$

を満たす場合を考える。$X = \dfrac{1}{100} \sum_{i=1}^{100} x_i$ および $Y = \dfrac{1}{100} \sum_{i=1}^{100} y_i$ とするとき,点 $(X,\ Y)$ の存在範囲は

不等式 $\dfrac{(Y-X)^2}{\boxed{\text{シ}}} + \dfrac{X^2}{\boxed{\text{ス}}} \leqq 1$ の表す領域である。また,$|X+Y|$ のとり得る値の範囲は

$0 \leqq |X+Y| \leqq \boxed{\text{セ}} \sqrt{\boxed{\text{ソ}}}$ である。

物理

問題 28年度

1 図のように，質量 m の小物体がばね定数 k のばねにつながれて，あらい水平な床の上におかれている。ばねの他端は壁に固定されている。小物体を手でひっぱって，ばねが自然の長さから伸びて静止した状態で，静かに手をはなしたところ，小物体は1度だけ運動の向きを変えた後，ばねが自然の長さから伸びた状態で止まって動かなくなった。小物体と床との間の静止摩擦係数を 0.80，動摩擦係数を 0.40 とし，重力加速度の大きさは g とする。小物体は常に床と接しているとして，次の問1から問3に答えよ。

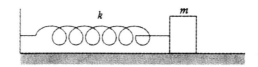

問1 小物体の速さが最大になった瞬間のばねの自然の長さからの伸びはいくらか。$\frac{mg}{k}$ の何倍かで答えよ。

   a. 0.20　　b. 0.30　　c. 0.40　　d. 0.60　　e. 0.80
   f. 1.20　　g. 1.60　　h. 2.40　　i. 3.20　　j. 4.80

問2 手をはなしたときのばねの自然の長さからの伸びを x，運動の向きを変えるときのばねの自然の長さからの縮みの絶対値を y とすると，その差 $x-y$ はいくらか。$\frac{mg}{k}$ の何倍かで答えよ。

   a. 0.20　　b. 0.30　　c. 0.40　　d. 0.60　　e. 0.80
   f. 1.20　　g. 1.60　　h. 2.40　　i. 3.20　　j. 4.80

問3 観察された事実から，手をはなしたときのばねの自然の長さからの伸びはいくら以下だったといえるか。$\frac{mg}{k}$ の何倍かで答えよ。

   a. 0.20　　b. 0.30　　c. 0.40　　d. 0.60　　e. 0.80
   f. 1.20　　g. 1.60　　h. 2.40　　i. 3.20　　j. 4.80

東邦大学（医）28年度　(35)

2 　1つの油滴が空気中を落下している。油滴は正の電荷を帯びている。ここで，鉛直上向きに強さ E の電場を加えてしばらく待ったところ，油滴は一定の速さ v_+ で上昇した。次に，電場の向きを変えて，鉛直下向きに同じ強さ E の電場を加えてしばらく待つと，油滴は一定の速さ v_- で下降した。油滴は常に球形をしているとする。なお，球形物体にはたらく空気の抵抗力の大きさは，物体の速さ v と半径 R の両方に比例し，$6\pi\eta Rv$ と表される。ここで η は空気の粘度とよばれる定数である。次の問 1 と問 2 に答えよ。ただし，$A = \dfrac{4}{3}\pi\rho g$，$B = 6\pi\eta$ として，定数 A，B を定義する。ここで，ρ は油滴を形成する油の密度，g は重力加速度の大きさである。なお，油滴にはたらく浮力は無視できるとする。

問 1　油滴の半径 R はいくらか。

a. $\sqrt{\dfrac{B}{4A}(v_- + v_+)}$ 　　　　b. $\sqrt{\dfrac{B}{4A}(v_- - v_+)}$

c. $\sqrt{\dfrac{B}{2A}(v_- + v_+)}$ 　　　　d. $\sqrt{\dfrac{B}{2A}(v_- - v_+)}$

e. $\sqrt{\dfrac{B}{A}(v_- + v_+)}$ 　　　　f. $\sqrt{\dfrac{B}{A}(v_- - v_+)}$

g. $\sqrt{\dfrac{2B}{A}(v_- + v_+)}$ 　　　　h. $\sqrt{\dfrac{2B}{A}(v_- - v_+)}$

i. $\sqrt{\dfrac{4B}{A}(v_- + v_+)}$ 　　　　j. $\sqrt{\dfrac{4B}{A}(v_- - v_+)}$

問 2　油滴の帯びている電荷はいくらか。

a. $\dfrac{v_- - v_+}{E}\sqrt{\dfrac{B^3}{8A}(v_- + v_+)}$ 　　　　b. $\dfrac{v_- + v_+}{E}\sqrt{\dfrac{B^3}{8A}(v_- - v_+)}$

c. $\dfrac{v_- - v_+}{E}\sqrt{\dfrac{B^3}{2A}(v_- + v_+)}$ 　　　　d. $\dfrac{v_- + v_+}{E}\sqrt{\dfrac{B^3}{2A}(v_- - v_+)}$

e. $\dfrac{v_- - v_+}{E}\sqrt{\dfrac{B^3}{A}(v_- + v_+)}$ 　　　　f. $\dfrac{v_- + v_+}{E}\sqrt{\dfrac{B^3}{A}(v_- - v_+)}$

g. $\dfrac{v_- - v_+}{E}\sqrt{\dfrac{2B^3}{A}(v_- + v_+)}$ 　　　　h. $\dfrac{v_- + v_+}{E}\sqrt{\dfrac{2B^3}{A}(v_- - v_+)}$

i. $\dfrac{v_- - v_+}{E}\sqrt{\dfrac{8B^3}{A}(v_- + v_+)}$ 　　　　j. $\dfrac{v_- + v_+}{E}\sqrt{\dfrac{8B^3}{A}(v_- - v_+)}$

$\boxed{3}$ 　地球上で，物体を地表に垂直に初速度 v_0 で打ち上げたところ，しばらくして物体は落下に転じ，地表に衝突した。地球の形は完全な球であるとし，その半径を R とする。地球の質量を M，万有引力定数を G として，次の問1と問2に答えよ。ただし，地球の自転は無視し，物体には地球が及ぼす引力以外の力ははたらかないとする。また，物体の大きさは無視できるとする。

問1 　物体が到達した最大の高さはいくらか。ただし，地表の高さをゼロとせよ。

　　a. $\left(\dfrac{2\,GM}{Rv_0{}^2} - 1 \right) R$ 　　b. $\left(1 - \dfrac{2\,GM}{Rv_0{}^2} \right) R$ 　　c. $\left(\dfrac{2\,GM}{Rv_0{}^2} - 1 \right)^{-1} R$ 　　d. $\left(1 - \dfrac{2\,GM}{Rv_0{}^2} \right)^{-1} R$

　　e. $\left(\dfrac{Rv_0{}^2}{2\,GM} - 1 \right) R$ 　　f. $\left(1 - \dfrac{Rv_0{}^2}{2\,GM} \right) R$ 　　g. $\left(\dfrac{Rv_0{}^2}{2\,GM} - 1 \right)^{-1} R$ 　　h. $\left(1 - \dfrac{Rv_0{}^2}{2\,GM} \right)^{-1} R$

問2 　物体を垂直に打ち上げたときの初速度 v_0 が第一宇宙速度であった場合，前問の高さはいくらか。

　　a. $\dfrac{R}{2}$ 　　　　b. $\dfrac{R}{\sqrt{3}}$ 　　　　c. $\dfrac{2R}{3}$ 　　　　d. $\dfrac{R}{\sqrt{2}}$ 　　　　e. R

　　f. $\sqrt{2}\,R$ 　　　　g. $\dfrac{3R}{2}$ 　　　　h. $\sqrt{3}\,R$ 　　　　i. $2R$

$\boxed{4}$ 長い弦が両端を固定してたるまずに張られている。この弦の上で，距離Lだけはなれた2点A，Bのそれぞれを波源として，同じ振幅，同じ周期Tの正弦波を発生させる。ただし，点Bでの振動は点Aの振動より時間$\dfrac{T}{4}$だけ遅れている。弦を伝わる波の速さをvとして，次の問1と問2に答えよ。ただし，点A，Bから弦の端までの距離は非常に長く，弦の端の影響は無視できるとする。

問1　点A，Bの間にまったく振動しない点が複数あった。これらの点の位置に含まれるものを次から1つ選べ。ただし，位置は点Aからの距離で与える。

a. $\dfrac{L}{2} - \dfrac{vT}{8}$　　　　b. $\dfrac{L}{2} - \dfrac{vT}{4}$　　　　c. $\dfrac{L}{2} - \dfrac{vT}{2}$　　　　d. $\dfrac{L}{2} - vT$

e. $\dfrac{L}{2} + \dfrac{vT}{8}$　　　　f. $\dfrac{L}{2} + \dfrac{vT}{4}$　　　　g. $\dfrac{L}{2} + \dfrac{vT}{2}$　　　　h. $\dfrac{L}{2} + vT$

問2　点A，Bの間にあり，点Aからの距離が$\dfrac{L}{4}$の点で弦を固定した。このときも，点A，Bの間に，まったく振動しない点が複数あった。これらの点の位置に含まれるものを次から1つ選べ。前問と同様に，位置は点Aからの距離で与える。

a. $\dfrac{L}{4} + \dfrac{vT}{16}$　　　　b. $\dfrac{L}{4} + \dfrac{vT}{8}$　　　　c. $\dfrac{L}{4} + \dfrac{vT}{4}$　　　　d. $\dfrac{L}{4} + \dfrac{vT}{2}$

e. $\dfrac{L}{2} + \dfrac{vT}{16}$　　　　f. $\dfrac{L}{2} + \dfrac{vT}{8}$　　　　g. $\dfrac{L}{2} + \dfrac{vT}{4}$　　　　h. $\dfrac{L}{2} + \dfrac{vT}{2}$

5 次の問1に答えよ。

問1 見晴らしのよい平地に円形のサーキットがあり，そこを自動車が一定の速さで移動することで等速円運動をしている。また自動車は常に振動数 f の音を発し続けている。この音の振動数を遠くはなれた地点で測定したところ，測定された振動数には変動幅があり，その上限値と下限値の差は εf であった。ここで ε は1より小さい正の実数である。また，測定地点から自動車の見える方向の範囲は角度で $\Delta\theta$ の幅があり，自動車の等速円運動の周期を T とする。音の速さを V とすると，サーキットの中心点と測定地点の間の距離はいくらか。ただし，ε および $\Delta\theta$ は1より十分小さいとして，次の近似式を用いる。絶対値が1より十分小さい実数 x に対して $\sqrt{1+x} \fallingdotseq 1 + \dfrac{x}{2}$ および $\sin x \fallingdotseq \tan x \fallingdotseq x$ が成り立つ。

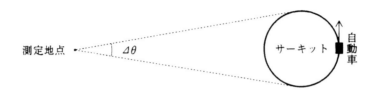

a. $\dfrac{1}{\varepsilon^2 \Delta\theta} \dfrac{VT}{2\pi}$ b. $\dfrac{1}{\varepsilon \Delta\theta} \dfrac{VT}{2\pi}$ c. $\dfrac{1}{\Delta\theta} \dfrac{VT}{2\pi}$ d. $\dfrac{\varepsilon}{\Delta\theta} \dfrac{VT}{2\pi}$ e. $\dfrac{\varepsilon^2}{\Delta\theta} \dfrac{VT}{2\pi}$

f. $\varepsilon^2 \Delta\theta \dfrac{VT}{2\pi}$ g. $\varepsilon \Delta\theta \dfrac{VT}{2\pi}$ h. $\Delta\theta \dfrac{VT}{2\pi}$ i. $\dfrac{\Delta\theta}{\varepsilon} \dfrac{VT}{2\pi}$ j. $\dfrac{\Delta\theta}{\varepsilon^2} \dfrac{VT}{2\pi}$

6 大気中に断面積 $S[m^2]$ のシリンダーがおかれている。シリンダーには質量 $M[kg]$ のピストンがあり，定積モル比熱 $C_V[J/mol·K]$ の理想気体 $n[mol]$ を閉じ込めている。図のように，シリンダーは底面が水平になるようにおかれている。ピストンはシリンダー内をなめらかに動く。シリンダーおよびピストンは断熱材でつくられているとする。シリンダー内の底には，内部の気体を温めるためのヒーターがついている。そのヒーターは抵抗値 $r[Ω]$ の電熱線でできており，ヒーターの体積および熱容量は無視できる。ヒーターにつながった電源は，起電力が $E[V]$ であり，その内部抵抗は無視できる。

最初，ヒーターのスイッチは切れており，その時，シリンダー内の理想気体の温度は $T[K]$ であった。大気圧を $p_0[Pa]$，気体定数を $R[J/mol·K]$，重力加速度の大きさを $g[m/s^2]$ として，次の問1と問2に答えよ。

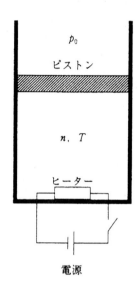

問1 ヒーターのスイッチを入れるとピストンは一定の速さでゆっくり上昇した。ピストンの上昇する速さはいくらか。

a. $\dfrac{RE^2}{n(p_0S+Mg)C_Vr}$ b. $\dfrac{RE^2}{n(p_0S+Mg)(C_V+R)r}$

c. $\dfrac{nRE^2}{(p_0S+Mg)C_Vr}$ d. $\dfrac{nRE^2}{(p_0S+Mg)(C_V+R)r}$

e. $\dfrac{RE^2}{p_0SC_Vr}$ f. $\dfrac{RE^2}{(p_0S+Mg)(C_V+R)r}$

問2 シリンダー内の理想気体の内部エネルギーは単位時間当たりどれだけ増加するか。

a. $\dfrac{C_VE^2}{Rr}$ b. $\dfrac{C_VE^2}{nRr}$ c. $\dfrac{RE^2}{(C_V+R)r}$

d. $\dfrac{RE^2}{C_Vr}$ e. $\dfrac{C_VE^2}{(C_V+R)r}$ f. $\dfrac{nRE^2}{(C_V+R)r}$

7 次の問1に答えよ。

問 1 図のような熱気球があり，風船内の空気をバーナーで加熱することで上昇できる。風船の体積は，$5.0 \times 10^2 \, m^3$，質量は $100 \, kg$ であり，熱気球において風船以外の部分の体積と質量は無視する。風船の下部には小さな穴が空いており，風船内は外気と通じているため，風船の内外の圧力は常に等しいとする。また，風船内の温度は一様であるとする。風船の外では，空気の密度は $1.2 \, kg/m^3$，温度は $300 \, K$ とする。加熱前に熱気球は地上にいたが，風船内の空気が加熱されて温度が $T[K]$ になった瞬間に，熱気球は上昇を始めた。その温度 T はいくらか。

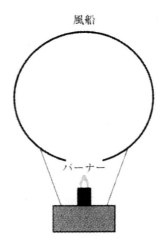

a. 360 K   b. 390 K   c. 405 K   d. 420 K   e. 460 K   f. 510 K

8 水平方向に強さ E [V/m]の一様な電場がある。図のように，電場のもとで，長さ L [m]の変形しない細い絶縁体の棒の一端を鉛直面内で点 O を中心に自由に回転できるように取り付けた。棒の他端には質量 M [kg]の帯電していない小さな金属球をつけた。金属球の取り得る位置としての円周上で，点 O の鉛直下方に点 A_1 をとり，鉛直線と角度 $60°$，$90°$，$120°$，$135°$ の角をなす位置の点をそれぞれ点 A_2，A_3，A_4，A_5 とする。棒の質量および金属球の大きさは無視し，重力加速度の大きさを g [m/s^2]として，次の問1から問5に答えよ。

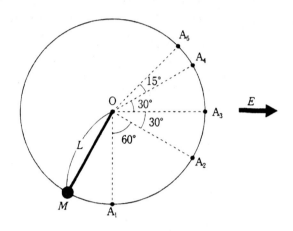

問1 点 A_4 の電位はいくらか。ただし，点 A_1 を電位の基準にする。

a. $-\dfrac{\sqrt{3}}{2}EL$ 　　　　b. $\dfrac{\sqrt{3}}{2}EL$ 　　　　c. $-\dfrac{3}{2}EL$

d. $\dfrac{3}{2}EL$ 　　　　e. $-EL$ 　　　　f. EL

問2 金属球に電荷を与えたところ，点 A_2 でつりあって静止した。与えた電荷はいくらか。

a. $-\dfrac{\sqrt{3}\,Mg}{E}$ 　　b. $\dfrac{\sqrt{3}\,Mg}{E}$ 　　c. $-\dfrac{Mg}{\sqrt{3}\,E}$ 　　d. $\dfrac{Mg}{\sqrt{3}\,E}$

e. $-\dfrac{2Mg}{E}$ 　　f. $\dfrac{2Mg}{E}$ 　　g. $-\dfrac{Mg}{2E}$ 　　h. $\dfrac{Mg}{2E}$

問3 問2の状態において，金属球を点 A_2 から点 A_5 まで運ぶのに必要な仕事はいくらか。

a. $\left(1-\dfrac{\sqrt{2}-\sqrt{6}}{2}\right)MgL$ 　　b. $\left(1+\dfrac{\sqrt{2}+\sqrt{6}}{2}\right)MgL$ 　　c. $\left(1+\dfrac{\sqrt{2}-\sqrt{6}}{2}\right)MgL$

d. $\left(2-\dfrac{\sqrt{2}-\sqrt{6}}{2}\right)MgL$ 　　e. $\left(2+\dfrac{\sqrt{2}+\sqrt{6}}{2}\right)MgL$ 　　f. $\left(2+\dfrac{\sqrt{2}-\sqrt{6}}{2}\right)MgL$

問 4 問 2 の状態から点 A_1 に金属球を運んだ後，金属球を静かにはなした。その後，金属球はどのような運動をするか。

a．点 A_1 と点 A_2 の間を振動する　　　　　b．点 A_1 と点 A_3 の間を振動する

c．点 A_1 と点 A_4 の間を振動する　　　　　d．点 A_1 と点 A_5 の間を振動する

e．点 A_2 と点 A_3 の間を振動する　　　　　f．点 A_2 と点 A_4 の間を振動する

g．点 A_2 と点 A_5 の間を振動する

問 5 前問において，金属球が点 A_2 を通過するときの速さはいくらか。

a．0　　　　b．$\sqrt{\dfrac{gL}{3}}$　　　c．$\sqrt{\dfrac{gL}{2}}$　　　d．$\sqrt{gL}$　　　e．$\sqrt{2gL}$　　　f．$\sqrt{3gL}$

9 図のように，磁束密度 B [Wb/m²] の一様な磁場があり，それに垂直な面内で正電荷 q [C] をもつ粒子が速さ v [m/s] で入ってきた後，点 C を中心に等速円運動をしている。ここで円軌道の半径は r [m] とする。さらに，円軌道面内において，点 C を中心とする面積 S [m²] の円形領域 A を考える。そして，磁束密度を短い時間 Δt [s] の間に連続的に ΔB_1 [Wb/m²] だけ領域 A 内で一様に増加させた。ここで，領域 A は粒子の円軌道上にはないため，粒子の円軌道上では ΔB_1 による磁束密度の変化はないとする。次の問 1 から問 4 に答えよ。

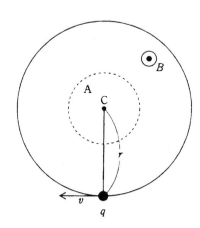

問 1 粒子の円軌道上に生じる誘導電場の強さはいくらか。

  a ． vB
  b ． $v\Delta B_1$
  c ． $v(B+\Delta B_1)$

  d ． $\dfrac{1}{2\pi r}\dfrac{BS}{\Delta t}$
  e ． $\dfrac{1}{2\pi r}\dfrac{\Delta B_1 S}{\Delta t}$
  f ． $\dfrac{1}{2\pi r}\dfrac{(B+\Delta B_1)S}{\Delta t}$

  g ． $\dfrac{r}{2}\dfrac{B}{\Delta t}$
  h ． $\dfrac{r}{2}\dfrac{\Delta B_1}{\Delta t}$
  i ． $\dfrac{r}{2}\dfrac{B+\Delta B_1}{\Delta t}$

問 2 誘導電場の発生によって粒子の運動量が増加する。時間 Δt 間における粒子の運動量の増加 Δp [kg·m/s] はいくらか。

  a ． $qvB\Delta t$
  b ． $qv\Delta B_1 \Delta t$
  c ． $qv(B+\Delta B_1)\Delta t$

  d ． $\dfrac{q}{2\pi r}BS$
  e ． $\dfrac{q}{2\pi r}\Delta B_1 S$
  f ． $\dfrac{q}{2\pi r}(B+\Delta B_1)S$

  g ． $\dfrac{qrB}{2}$
  h ． $\dfrac{qr\Delta B_1}{2}$
  i ． $\dfrac{qr}{2}(B+\Delta B_1)$

  j ． $qr\Delta B_1$

問 3 粒子の運動量が増加すると，円軌道上の磁束密度が B のままでは軌道の半径が大きくなってしまう。そこで，半径 r を一定にしたままで粒子の運動量を Δp だけ増加させるために，領域 A の磁束密度の変化と同時に粒子の円軌道上において磁束密度を $\Delta B_2[\mathrm{Wb/m^2}]$ だけ変化できるようにした。ΔB_2 はいくらにするべきか。

a．$\dfrac{\Delta p}{qr}$ 　　　　　　b．$\dfrac{\Delta p}{qr} - B$ 　　　　　　c．$\dfrac{2\Delta p}{qr}$

d．$\dfrac{2\Delta p}{qr} - B$ 　　　　e．$\dfrac{\Delta p}{2qr}$ 　　　　　　f．$\dfrac{\Delta p}{2qr} - B$

問 4 以上の方法によって，円軌道の半径 r を一定にしたままで粒子の運動量を増加させる。ここで，$r = 0.50\,\mathrm{m}$，$B = 4.0 \times 10^4\,\mathrm{Wb/m^2}$，$\Delta B_1 = 5.0 \times 10^2\pi\,\mathrm{Wb/m^2}$，$S = 0.20\,\mathrm{m^2}$ の場合，ΔB_2 はいくらか。

a．$1.0\,\mathrm{Wb/m^2}$ 　　　　　b．$2.0\,\mathrm{Wb/m^2}$ 　　　　　c．$4.0\,\mathrm{Wb/m^2}$

d．$1.0 \times 10^2\,\mathrm{Wb/m^2}$ 　　e．$2.0 \times 10^2\,\mathrm{Wb/m^2}$ 　　f．$4.0 \times 10^2\,\mathrm{Wb/m^2}$

g．$1.0 \times 10^3\,\mathrm{Wb/m^2}$ 　　h．$2.0 \times 10^3\,\mathrm{Wb/m^2}$ 　　i．$4.0 \times 10^3\,\mathrm{Wb/m^2}$

東邦大学（医）28年度　（45）

10 次の問1から問3に答えよ。

問1　炭素の放射性同位体 ^{14}C は半減期 5.7×10^3 年で放射性崩壊する。ある古い枯れた樹木を調べたところ，この樹木内に含まれている全炭素原子における ^{14}C の割合は，現在生きている樹木の場合の25％であった。この古い樹木が枯れたのはおよそ何年前と推定できるか。最も値の近いものを1つ選べ。なお，大気中の ^{14}C の割合は時代によらず一定であるとする。また，樹木は生きている間大気中と同じ割合の ^{14}C を取りこむため，樹木内の ^{14}C の割合は時代によらず一定であるが，枯れた後は取りこむことはないとする。

a. 1.4×10^3 年前　　b. 2.4×10^3 年前　　c. 5.7×10^3 年前　　d. 8.6×10^3 年前

e. 1.1×10^4 年前　　f. 2.3×10^4 年前　　g. 6.4×10^4 年前　　h. 8.0×10^4 年前

問2　$^{238}_{92}U$ は α 崩壊と β 崩壊を何度か起こして $^{226}_{88}Ra$ になる。起こった α 崩壊の回数を x，β 崩壊の回数を y とする。x と y はそれぞれいくらか。

a. $x = 2$, $y = 1$　　b. $x = 2$, $y = 2$　　c. $x = 2$, $y = 3$　　d. $x = 2$, $y = 4$

e. $x = 3$, $y = 1$　　f. $x = 3$, $y = 2$　　g. $x = 3$, $y = 3$　　h. $x = 3$, $y = 4$

問3　静止していた1個の $^{226}_{88}Ra$ が α 崩壊を起してラドン Rn に変わった。そのとき，$^{226}_{88}Ra$ から放出された α 粒子の運動エネルギーは $4.8\,MeV$ であった。この α 粒子の運動エネルギーはラドンの運動エネルギーの何倍か。最も値の近いものを1つ選べ。

a. 1倍　　b. 5倍　　c. 12倍　　d. 48倍　　e. 56倍　　f. 480倍

化 学

問題

28年度

$\boxed{1}$ ・ $\boxed{2}$ ・ $\boxed{3}$ の各問に答えよ。必要であれば，以下の数値を用いよ。

原子量：$H = 1.0$ ；$C = 12.0$ ；$O = 16.0$ ；$Cl = 35.5$

気体定数(R)：$R = 8.3 \times 10^3 \, Pa \cdot L/(mol \cdot K)$

ファラデー定数(F)：$F = 9.65 \times 10^4 \, C/mol$

酢酸の電離定数(K_a)：$K_a = 1.8 \times 10^{-5} \, mol/L$

AgCl の溶解度積(K_{sp})：$K_{sp} = 1.8 \times 10^{-10} \, (mol/L)^2$

Ag_2CrO_4 の溶解度積(K_{sp})：$K_{sp} = 9.0 \times 10^{-12} \, (mol/L)^3$

$\sqrt{2} = 1.414$ ；$\sqrt{3} = 1.732$

$\boxed{1}$ 各問の解答を与えられた選択肢から一つ選べ。

問 1 同素体の<u>関係にない</u>のはどれか。
- a．オゾンと酸素
- b．ケイ素と石英
- c．赤リンと黄リン
- d．斜方硫黄とゴム状硫黄
- e．ダイヤモンドとフラーレン

問 2 目的物質が含まれる混合物に，その物質のみが溶けやすい溶媒を加えて分離する操作はどれか。
- a．ろ過　　b．蒸留　　c．昇華　　d．抽出　　e．再結晶

問 3 同じ物質量(mol)を添加した場合，負に帯電したコロイド粒子からなる河川の泥水を浄化するのに最も有効なのはどれか。
- a．$Al_2(SO_4)_3$　　b．$CaSO_4$　　c．K_3PO_4　　d．$NaCl$　　e．$MgCl_2$

問 4 灯油に浮くのはどれか。
- a．Cs　　b．K　　c．Li　　d．Rb　　e．Na

問 5 光触媒として最もよく利用されているのはどれか。
- a．CaO　　b．CuO　　c．MnO_2　　d．SiO_2　　e．TiO_2

問 6　ベンゼン環を持つのはどれか。

    a．アクリル繊維　　　　　b．ナイロン 66　　　　　c．ビニロン

    d．ビスコースレーヨン　　e．ポリエチレンテレフタラート

問 7　ペンタノールの異性体の中で，第 3 級アルコールはどれか。

    a．2-メチル-1-ブタノール

    b．2-メチル-2-ブタノール

    c．3-メチル-1-ブタノール

    d．3-メチル-2-ブタノール

    e．2,2-ジメチル-1-プロパノール

問 8　一酸化炭素の性質として正しいのはどれか。

    a．刺激臭がある。

    b．酸化作用がある。

    c．血液中のヘモグロビンと強く結合する。

    d．塩化カルシウム水溶液に通じると白濁する。

    e．無色の気体で，水で湿らせた青色リトマス紙を赤変する。

問 9　コロイドに関する記述で正しいのはどれか。

    a．霧や雲は分散媒が液体で分散質が気体である。

    b．水酸化鉄(Ⅲ)のコロイド粒子は陰極に移動する。

    c．コロイド粒子は粒径が大きいので，ろ紙を通過できない。

    d．卵白の水溶液に少量の電解質を加えると，凝析して沈殿する。

    e．コロイド溶液に横から強い光を当てると光の通路が光って見えるのは，ブラウン運動のためである。

問10　標準状態において 0℃，100 g の氷に，5.00×10^4 J の熱量を与えた。水の温度として最も近いのはどれか。ただし氷の融解熱を 334 J/g，水の比熱を 4.18 J/(g・K)とする。

    a．0℃　　　　b．35℃　　　　c．40℃　　　　d．45℃　　　　e．100℃

問11　単体金属を X 線で調べたところ，結晶構造は面心立方格子で単位格子の一辺の長さは 4.08×10^{-8} cm であった。金属の原子半径(cm)として最も近いのはどれか。

    a．1.22×10^{-8}　　　　b．1.27×10^{-8}　　　　c．1.32×10^{-8}

    d．1.39×10^{-8}　　　　e．1.44×10^{-8}

問12 水100gに溶ける溶質の質量(g)を溶解度とし，図に示す。水100gに溶質を加えて60℃の飽和水溶液を調製し，20℃に冷却したとき最も多くの質量の固体が析出するのはどれか。
　　a．KCl　　　b．KNO₃　　　c．NaNO₃　　　d．NaCl　　　e．NH₄Cl

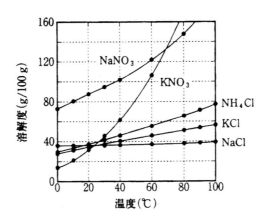

問13 化学反応 A ＋ B → C ＋ D の反応速度について正しいのはどれか。
　　a．温度が低いほど活性化エネルギーが小さくなり，反応速度は小さくなる。
　　b．反応速度 v は，k を反応速度定数とすると常に $v=k[A][B]$ で表される。
　　c．温度が高いほど，大きいエネルギーをもつ A と B の分子の割合が増え，反応速度が大きくなる。
　　d．反応経路図において，原系(A＋B)のエネルギーと活性化状態のエネルギーとの差が大きいほど反応速度は大きくなる。
　　e．反応経路図において，原系(A＋B)のエネルギーに比べて生成系(C＋D)のエネルギーが低いほど反応速度は大きくなる。

問14 グルコースと尿素の混合物5.0gを溶かした水溶液100mLの浸透圧は27℃において 8.3×10^5 Pa であった。この水溶液100mL中に含まれるグルコースの質量(g)として最も近いのはどれか。グルコースの分子量を180，尿素の分子量を60とする。
　　a．0.5　　　b．1.5　　　c．2.5　　　d．3.5　　　e．4.5

問15 0.10 mol/L CH₃COOH 水溶液40mLと 0.10 mol/L CH₃COONa 水溶液60mLを混合した溶液がある。水素イオン濃度(mol/L)として最も近いのはどれか。
　　a．1.2×10^{-5}　　　b．2.5×10^{-5}　　　c．4.0×10^{-5}
　　d．1.0×10^{-4}　　　e．8.5×10^{-4}

問16　問15の混合溶液に0.10 mol/L塩酸10 mLを加えると，酢酸イオンと水素イオンの物質量(mol)はそれぞれどのように変化するか。正しい組合せを選べ。

	酢酸イオン	水素イオン
a.	減 る	増える
b.	減 る	不 変
c.	減 る	減 る
d.	不 変	増える
e.	増える	不 変

問17　不飽和脂肪酸($C_{17}H_{31}$－COOH)70.0 gに触媒の存在下で水素を付加して飽和脂肪酸にした。このとき標準状態で付加した水素の体積(L)として最も近いのはどれか。

a. 5.6　　　　b. 11.2　　　　c. 16.8　　　　d. 22.4　　　　e. 33.6

問18　メタ位がニトロ化されやすいのはどれか。

a. OH　　　b. Cl　　　c. CH_3　　　d. NO_2　　　e. NH_2

問19　サリチル酸1 g，無水酢酸4 gに濃硫酸数滴を加えた。反応後の溶液を冷水中に流し込むことで析出した結晶を充分に精製した。この結晶について誤っているのはどれか。

a. 白色である。

b. 解熱鎮痛の作用がある。

c. 分子内にベンゼン環をもつ。

d. 炭酸に比べて酸性度が高い。

e. 塩化鉄(Ⅲ)水溶液に入れると赤紫色を呈する。

問20　次のアミノ酸R－CH(NH_2)－COOHのうち，不斉炭素原子をもち，置換基Rが水素あるいはアルキル基であるのはどれか。

a. アラニン　　　　　　b. グリシン　　　　　　c. システイン

d. セリン　　　　　　　e. リシン

2 (A), (B), (C)の各問の解答を与えられた選択肢から一つ選べ。

(A) 25℃，1atm において成分元素単体からの HBr 気体の生成熱は 36 kJ/mol である。HBr(気) の反応サイクルを模式的に示す。各状態のエネルギーの大小関係は図のとおりとはかぎらない。必要ならば次の数値を用いよ。

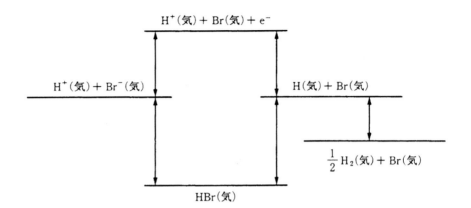

Hの電子親和力：73 kJ/mol　　　Hのイオン化エネルギー：1312 kJ/mol
Brの電子親和力：325 kJ/mol　　Brのイオン化エネルギー：1140 kJ/mol
H_2の結合エネルギー：436 kJ/mol　HBrの結合エネルギー：366 kJ/mol

問1 反応熱を有効数字2桁で表し熱化学方程式を完成させよ。

$HBr(気) = H^+(気) + Br^-(気)$ ア イ ． ウ × 10^エ kJ

ア，イ，ウ，エに適する符号，数値をそれぞれ選び記号で答えよ。

ア　a．＋　　b．－

イ　a．1　　b．2　　c．3　　d．4　　e．5
　　f．6　　g．7　　h．8　　i．9

ウ　a．1　　b．2　　c．3　　d．4　　e．5
　　f．6　　g．7　　h．8　　i．9　　j．0

エ　a．1　　b．2　　c．3　　d．4　　e．5
　　f．6　　g．7　　h．8　　i．9　　j．0

問2 成分元素単体を基準として Br(気) に対する生成熱を求めることができる。Br(気) の生成熱を有効数字2桁で表すと ア イ . ウ ×10^エ kJ/mol である。ア，イ，ウ，エに適する符号，数値をそれぞれ選び記号で答えよ。

ア　a．＋　　　　b．－

イ　a．1　　　　b．2　　　　c．3　　　　d．4　　　　e．5
　　f．6　　　　g．7　　　　h．8　　　　i．9

ウ　a．1　　　　b．2　　　　c．3　　　　d．4　　　　e．5
　　f．6　　　　g．7　　　　h．8　　　　i．9　　　　j．0

エ　a．1　　　　b．2　　　　c．3　　　　d．4　　　　e．5
　　f．6　　　　g．7　　　　h．8　　　　i．9　　　　j．0

問3　HBr(気) の解離とその生成物について誤っているのはどれか。

　a．Br は価電子を7個もち原子価は1価である。

　b．HBr の解離は共有結合の切断によって起こる。

　c．Br の電子配置は Kr^+ と等しく，不対電子を1個もつため反応性が高い。

　d．Br(気) の生成熱の絶対値は Br_2(気) の結合エネルギーの半分に等しい。

　e．Br の最外殻電子は N 殻にあり，M 殻には電子がすべて収容されている。

　f．HBr(気) から H(気) と Br(気) が生成するとき，H−Br 原子間の結合に使われている電子は H と Br に等しく分配される。

問4　問1の結果から，解離の起こりやすさを不等号で比較したとき正しい記述の組合せはどれか。aq は水溶液を意味する。

$$HBr(気) \rightarrow H(気) + Br(気) \tag{1}$$

$$HBr(気) \rightarrow H^+(気) + Br^-(気) \tag{2}$$

$$HBr\,aq \rightarrow H^+\,aq + Br^-\,aq \tag{3}$$

　(ア)　H と Br の電気陰性度の違いのため(2)＞(1)

　(イ)　解離生成物間にクーロン引力が働かないので(1)＞(2)

　(ウ)　水溶液ではイオンが水和で大きく安定化するので(3)＞(2)

　(エ)　水溶液では溶媒の水分子が反応物の HBr 分子を取り囲んで解離を妨げるので(2)＞(3)

　(オ)　Br は電子を獲得して安定化し H は電子を失って不安定になるが，後者の効果が大きいので(1)＞(2)

　a．(ア)と(ウ)　　　　　b．(ア)と(エ)　　　　　c．(イ)と(ウ)

　d．(イ)と(エ)　　　　　e．(ウ)と(オ)　　　　　f．(エ)と(オ)

(B) 難溶性の塩の溶解平衡 $A_mB_n \rightleftarrows mA^{n+} + nB^{m-}$ を利用して試料水中の塩化物イオン Cl^- を定量できる。指示薬に K_2CrO_4 を用いて硝酸銀水溶液で滴定すると，まず塩化銀の沈殿が生じる。

$$Ag^+ + Cl^- \rightarrow AgCl$$

滴定終点で Cl^- がほとんどすべて沈殿した後にクロム酸銀の沈殿が生じ始める。

$$2\,Ag^+ + CrO_4{}^{2-} \rightarrow Ag_2CrO_4$$

例えば $0.010\ mol/L\ Cl^-$ 水溶液から塩化銀の沈殿を生ずるのに必要な銀イオンのモル濃度は $1.8 \times 10^{-8}\ mol/L$ である。一方，$0.010\ mol/L\ K_2CrO_4$ 水溶液からクロム酸銀の沈殿を生ずるのに必要な銀イオンのモル濃度は(a) $\boxed{\quad ア \quad}$ (mol/L) である。試料水 $50.0\ mL$ に $10\ \%\ K_2CrO_4$ 水溶液を2滴加えて $0.0100\ mol/L\ AgNO_3$ 水溶液で滴定したところ，終点まで $2.50\ mL$ を要した。(b)

問5 下線(a)について，銀イオンのモル濃度 $\boxed{\quad ア \quad}$ (mol/L) として最も近いのはどれか。

 a. 1.8×10^{-12} b. 9.0×10^{-10} c. 7.2×10^{-7}

 d. 9.5×10^{-6} e. 3.0×10^{-5} f. 2.1×10^{-4}

問6 下線(b)について，指示薬を入れた滴定開始前の水溶液の色は $\boxed{\quad ア \quad}$ であり，終点は $\boxed{\quad イ \quad}$ の沈殿が生じたときである。$\boxed{\quad ア \quad}$，$\boxed{\quad イ \quad}$ の組合せとして正しいのを選べ。

	ア	イ
a.	無 色	白 色
b.	無 色	赤褐色
c.	赤 色	白 色
d.	赤 色	赤褐色
e.	黄 色	白 色
f.	黄 色	赤褐色

問7 下線(b)について，試料水の塩基性が強いときに起こりうる妨害反応はどれか。

 a. Cl^- が Cl_2 に変わる

 b. Cl^- が $ClO_4{}^-$ に変わる

 c. Ag^+ が Ag に変わる

 d. Ag^+ が Ag_2O に変わる

 e. $CrO_4{}^{2-}$ が Cr^{3+} に変わる

 f. $CrO_4{}^{2-}$ が $Cr_2O_7{}^{2-}$ に変わる

東邦大学（医）28 年度　(53)

問 8　試料水に含まれる Cl^- の濃度(mg/L)を有効数字 2 桁で表すと　ア　イ　mg/L である。

ア．イに適する数値をそれぞれ選び記号で答えよ。ただし滴定終点では溶液中に Cl^- は含まれていないものとする。

ア　a．1　　　　b．2　　　　c．3　　　　d．4　　　　e．5

　　f．6　　　　g．7　　　　h．8　　　　i．9

イ　a．1　　　　b．2　　　　c．3　　　　d．4　　　　e．5

　　f．6　　　　g．7　　　　h．8　　　　i．9　　　　j．0

(C) 燃料電池とは，水の電気分解の逆反応 2H₂ + O₂ → 2H₂O を起こすことによって電気エネルギーを取り出す装置である。図のように負極活物質として水素が，正極活物質として酸素または空気が供給される。電解液としてリン酸水溶液を用いる燃料電池を考える。

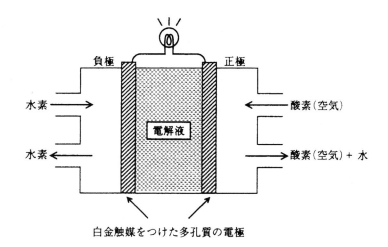

問9 負極および正極での半反応式はそれぞれ次のとおりである。 ア ， イ の組合せとして正しいのを選べ。

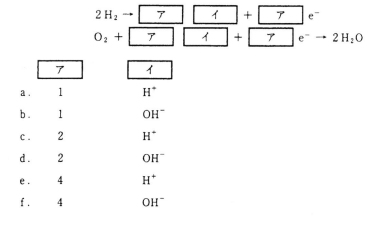

	ア	イ
a.	1	H⁺
b.	1	OH⁻
c.	2	H⁺
d.	2	OH⁻
e.	4	H⁺
f.	4	OH⁻

問10 負極に標準状態で22.4Lの水素を，正極に標準状態で44.8Lの空気を供給して反応を完結させた。空気中の酸素比率は20％とする。このとき生成する水の物質量(mol)として最も近いのはどれか。

a. 0.40   b. 0.60   c. 0.80
d. 1.0   e. 1.5   f. 2.0

問11 問 10 の条件で流れる電気量(C)として最も近いのはどれか。

a．4.6×10^4　　　　b．7.8×10^4　　　　c．1.2×10^5

d．1.5×10^5　　　　e．1.9×10^5　　　　f．3.1×10^5

3 (A), (B)の各問の解答を与えられた選択肢から一つ選べ。

(A) スクロース，マルトース，ラクトースなどさまざまな二糖類がある。17.1 g のスクロースを 500 g の蒸留水に溶かした溶液に少量の酵素 ア を加えて温め，スクロースを加水分解した。ある程度の時間が経ってから溶液の凝固点を測定したところ，もとの溶液に対して 9.3×10^{-2} K 降下していたことから，加水分解が不完全であると考えられた。そこでさらに反応を継続してスクロースを完全に加水分解した。この溶液全量に充分量のフェーリング溶液を加えて加熱し，赤色の沈澱が生成するかどうか調べた。
(a)

問 1 ア として適切なのはどれか。

 a．アミラーゼ b．インベルターゼ c．トリプシン
 d．ペプシン e．マルターゼ f．リパーゼ

問 2 酵素を含まない中性の蒸留水中で容易に開裂する C−O 結合の数は，スクロースとマルトースでそれぞれ何個か。正しい組合せを選べ。

	スクロース	マルトース
a．	0	0
b．	0	1
c．	1	0
d．	1	1
e．	1	2
f．	2	1

問 3 下線(a)で，加水分解したスクロースの割合を有効数字 2 桁で表すと ア ． イ × 10 % である。スクロースの分子量を 342，溶媒が水の場合のモル凝固点降下を 1.85 K・kg/mol とし，加水分解によって生じる水の質量は無視するものとする。ア，イに適する数値をそれぞれ選び記号で答えよ。

 ア a．1 b．2 c．3 d．4 e．5
  f．6 g．7 h．8 i．9
 イ a．1 b．2 c．3 d．4 e．5
  f．6 g．7 h．8 i．9 j．0

問 4 加水分解時間 t と赤色沈殿を生成する糖の物質量 X (mol) の関係を最もよく表すのはどれか。

a.
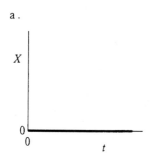

b.
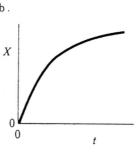

c.
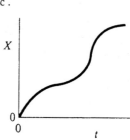

d.
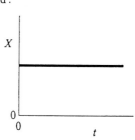

e.
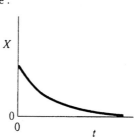

f.
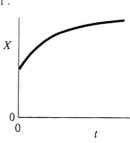

(B) アルケン $R^1R^2C=CR^3R^4$($R^1 \sim R^4$ は飽和炭化水素基または水素)を硫酸酸性下 $KMnO_4$ で酸化すると，二重結合が開裂し最終的にケトンもしくはカルボン酸が生じる。R^3，R^4 がともに水素のときは末端の $=CH_2$ は二酸化炭素にまで酸化される。

$$\underset{R^2}{\overset{R^1}{}}C=\underset{H}{\overset{R^3}{}}C \longrightarrow \underset{R^2}{\overset{R^1}{}}C=O \ + \ R^3-COOH$$

アルケンをオゾン分解すると，$R^1 \sim R^4$ が変化することなく二重結合が開裂して2種類のカルボニル化合物 $R^1R^2C=O$ と $R^3R^4C=O$ が生成する。アルケンへの HBr 付加では，水素原子がより数多く結合している二重結合炭素の方に H が優先的に付加する。

実験1　アルケン A を硫酸酸性下 $KMnO_4$ と反応させると酢酸と化合物 B が生成した。

実験2　化合物 B 9.00 mg を完全燃焼させたところ，二酸化炭素が 22.0 mg，水が 9.00 mg 得られた。

実験3　化合物 B にアンモニア性硝酸銀水溶液を加えても銀が析出しなかった。

実験4　アルケン A をオゾン分解し，得られたカルボニル化合物を分離してアンモニア性硝酸銀水溶液を作用させたところ，一方だけから銀が析出した。

問5　アルケンについて誤っているのはどれか。

　　a．アルケンの幾何異性体は融点や沸点が異なる。

　　b．エチレンの4つの水素原子は同一平面上にある。

　　c．アルケンの二重結合は2種類の異なる結合からなる。

　　d．アルケンを臭素水と反応させると臭素水の赤褐色が消える。

　　e．エタンの C−C 結合距離に比べてエチレンの C=C 結合距離は短い。

　　f．アルケンの炭素−炭素二重結合はその結合を軸にして自由に回転できる。

問6　化合物 B はどれか。

　　a．アルデヒド　　　　　　b．エーテル　　　　　　c．エステル

　　d．カルボン酸　　　　　　e．ケトン　　　　　　　f．二酸化炭素

問 7 　化合物Bの組成式は $C_{[ア]}H_{[イ]}O_{[ウ]}$ で表される。ア．イ．ウに適する数字をそれぞれ選び記号で答えよ。

ア　a．1　　　b．2　　　c．3　　　d．4　　　e．5

　　f．6　　　g．7　　　h．8　　　i．9

イ　a．2　　　b．4　　　c．6　　　d．8　　　e．10

　　f．12　　g．14　　h．16　　i．18

ウ　a．1　　　b．2　　　c．3　　　d．4　　　e．5

　　f．6　　　g．7　　　h．8　　　i．9

問 8 　アルケンAはどれか。

問 9 　アルケンAについて正しいのはどれか。

　　a．すべての炭素原子は同一平面上にある。

　　b．立体異性体はあるが鏡像異性体はない。

　　c．HBrの付加で不斉炭素原子を2個持つ主生成物を与える。

　　d．Br_2の付加で不斉炭素原子を1個のみ持つ化合物を与える。

　　e．触媒を用いたH_2の付加で鏡像異性体のある化合物を与える。

　　f．アルケンAの構造異性体のうちシクロブタンの骨格を持つものは3種類ある。

生 物 　　問題　　28年度

1 染色体に関する文1，文2を読み，問1から問7に答えよ。

（文1）
　ソラマメ（Vicia faba）を水に湿らせたバーミキュライトに植え発芽させた。バーミキュライトとは，軽い多孔質の園芸用の土で，保水性や通気性に富み，根から簡単に流水で取り除くことが出来る。ソラマメの発芽に適した20℃に保った恒温器で数日おくと発根した。得られた根から以下の手順で体細胞分裂を観察した。

① 根の先端部から1cm程度のところで切り取り，A液に10～15分浸した。A液は，酢酸とエタノールを1：3の比で混合した液である。
② ①のように処理した根を水で十分に洗浄した後，60℃に温めた3％塩酸に数分浸した。
③ ②の処理をした後，根をよく水洗し，スライドガラスにのせ，根の先端部から3～5mm程度を残し，B液を滴下し，5分以上そのまま放置した。
④ カバーガラスをかけ，その上に濾紙をかぶせ親指の腹で垂直に押し細胞を広げた。その後，染色体を観察した。

問1　右の図1は，ソラマメの根の先端部分を縦に切った模式図である。染色体を観察するのに最も適した部位はどれか。
　　a．ア
　　b．イ
　　c．ウ
　　d．エ
　　e．オ
　　f．カ
　　g．キ
　　h．ク
　　i．ケ
　　j．すべて適している

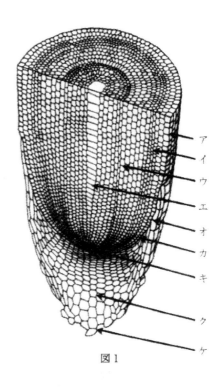

図1

問 2 ①において，A 液で処理する理由はどれか。
　　a．組織（根）の水分を保つため
　　b．細胞内の流動性を高めるため
　　c．染色体が色素で染まりやすくするため
　　d．細胞を生きたままの状態に近くするため

問 3 ②において，60℃に温めた 3 ％塩酸で処理する理由はどれか。
　　a．細胞を完全に死滅させるため
　　b．染色体構造を安定化させるため
　　c．その前の処理(①)を完全にするため
　　d．細胞壁のペクチンを分解し，細胞をバラバラにするため
　　e．細胞壁のタンパク質を分解し，細胞をバラバラにするため
　　f．細胞壁のペクチンを分解し，細胞内へB液をしみ込みやすくするため
　　g．細胞壁のタンパク質を分解し，細胞内へB液をしみ込みやすくするため

（文 2）
　観察の結果，図 2 のようにさまざまな細胞が観察された。図は，細胞の大きさを反映している。分裂を終了した細胞が，次の分裂を経て新しい娘細胞になるまでを細胞周期という。細胞周期は，大きく分裂期(M期)と，間期に分けられる。分裂期はさらに前期，中期，後期，終期に分けられ，間期は，G_1期，S期，G_2期に分けられる。

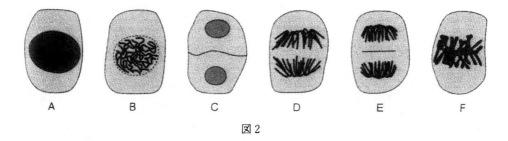

図 2

問 4 図 2 のB，C，D，E，Fは，それぞれ細胞周期のどの期にあてはまるか。正しいものを選べ。
　　a．G_1期　　　b．S期　　　c．G_2期　　　d．前期
　　e．中期　　　f．後期　　　g．終期

問 5 観察された全細胞を図2の形態別にわけて数えた結果，表1のようになった。この条件でのソラ
マメの根の細胞周期は24時間であることが知られている。表1から推定されるソラマメの分裂期
の所要時間として適切なものを選べ。なお，すべての細胞は，A～Fのいずれかの形態に分類さ
れる。

細胞形態	A	B	C	D	E	F
細胞の数(個)	800	150	1200	100	60	90

表1

a．36分　　　　b．54分　　　　c．60分　　　　d．90分　　　　e．114分

f．126分　　　g．150分　　　h．240分　　　i．480分　　　j．720分

問 6 文1の①の処理を始める24時間前にバーミキュライトにしみ込ませる水を，コルヒチンを加え
たものに置き換えた（コルヒチン処理）。コルヒチンが，ソラマメに与える生理作用として適切なの
はどれか。
　　　　a．DNAの複製を促進する　　　　　　　b．DNAの複製を阻害する
　　　　c．RNAの転写を促進する　　　　　　　d．RNAの転写を阻害する
　　　　e．細胞壁の合成を促進する　　　　　　f．細胞壁の合成を阻害する
　　　　g．タンパク質の翻訳を促進する　　　　h．タンパク質の翻訳を阻害する
　　　　i．紡錘糸（微小管）の形成を促進する　　j．紡錘糸（微小管）の形成を阻害する

問 7 通常の水で発芽させたソラマメとコルヒチン処理したソラマメの染色体の観察結果にどのような
違いがあるか。適切なものを選べ。
　　　　a．前期の比率が高くなる　　　　　　　b．中期の比率が高くなる
　　　　c．後期の比率が高くなる　　　　　　　d．終期の比率が高くなる
　　　　e．S期の比率が高くなる　　　　　　　f．G_1期の比率が高くなる
　　　　g．G_2期の比率が高くなる　　　　　　h．染色体が大きく太くなる

2 ヒトの体内環境調節に関する以下の文1，文2を読み，問1から問7に答えよ。

（文1）

　肝臓はさまざまな生体物質の合成や分解を行う器官である。肝静脈を経て小腸から運搬されてきたグ
①
ルコースやアミノ酸は肝臓で代謝され，それぞれグリコーゲンやタンパク質として血漿に放出される。
また，不要なアミノ酸は主にアンモニアへと分解され，そのまま血管を介して腎臓から体外へ放出され
②
る。肝炎になると，これらの物質の合成・分解が障害されるため，さまざまな生理的変化が観察され
③　　　　　　　　　　　　　　　　　　　　　　　　　　　　　　　　　　④
る。肝炎とは，何らかの原因で肝臓に炎症が起こり発熱，黄疸，全身倦怠感などの症状を来たす疾患の
総称である。

問1　文1の下線部①から③の内容について，適切なのはどれか。

　　　なお，内容が正しい場合は○，誤っている場合は×とする。

	①	②	③
a	○	○	○
b	○	○	×
c	○	×	○
d	×	○	○
e	○	×	×
f	×	○	×
g	×	×	○
h	×	×	×

問2　文1の下線部④について，肝炎になった時に起こる生理的変化として適切なのはどれか。

　　　a．解熱作用が阻害されるため，体温が上昇する

　　　b．アルコールの合成が促進されるため，胃酸の分泌が促進する

　　　c．胆汁の分解が阻害されるため，不要物を体外に排出できなくなる

　　　d．血漿アルブミンの合成が阻害されるため，血漿の浸透圧が低下する

　　　e．免疫グロブリンの合成が阻害されるため，感染症に対する抵抗力が低下する

（文2）

　成人男性の心臓から出た血液の約30％が肝臓に，約20％が腎臓に流入している。腎臓には血液中の老廃物をろ過し，濃縮して体外に排出する仕組みがある。腎臓に流入する血液のうち，10.5％に相当する体積が糸球体でろ過される。その結果，一日当たり約170Lの原尿が生成され，細尿管や集合管で濃縮された後，尿として体外に排出される。

問3　原尿に含まれないのはどれか。

a．水　　　　　　　　b．Na^+　　　　　　　c．NO^{3-}　　　　　　d．尿素

e．アミノ酸　　　　　f．フィブリン　　　　　g．アンモニア

問4　文2から推測される成人男性の心拍出量として，最も近い値はどれか。ただし，心拍出量とは心臓から1分間当たりに出る血液の量である。

a．1.1 L/分　　　　　　b．2.5 L/分　　　　　　c．5.6 L/分

d．8.1 L/分　　　　　　e．12.0 L/分　　　　　　f．19.0 L/分

g．34.0 L/分　　　　　　h．65.0 L/分　　　　　　i．112.0 L/分

問5　最終的な尿量は，糸球体でのろ過量と細尿管や集合管での再吸収量によって決定される。尿量を増加させる要因はどれか。

a．体液の減少

b．運動による発汗の増加

c．細胞外液の浸透圧の低下

d．腎臓の血液流入量の減少

e．細尿管におけるNa^+再吸収量の増加

f．脳下垂体後葉からのホルモン分泌の増加

問6　クレアチニンは，筋肉で合成され，その一部が血中に入る。クレアチニンは糸球体の膜を自由に通過でき，細尿管での再吸収がほとんど起こらない。上の文2の成人男性の尿中クレアチニン濃度が1.5g/Lであり，血漿中のクレアチニン濃度が9mg/Lだった時，1日当たりの尿量として最も近い値はどれか。

a．0.5 L　　　b．1.0 L　　　c．1.5 L　　　d．2.0 L　　　e．4.0 L

f．6.0 L　　　g．8.0 L　　　h．10.0 L　　　i．15.0 L　　　j．20.0 L

問7 グルコースは，健康なヒトであれば尿中からは検出されないが，糖尿病などにより血漿グルコース濃度が異常に高くなる場合には，尿中からグルコースが検出される。図3の実線および破線は，グルコースの細尿管での再吸収量，尿中の含有量，糸球体でのろ過量のいずれかを示したものである。矢印Aが示すものとして適切なのはどれか。なお，図中のdlは，デシリットルを表し，1 dl = 100 mL = 0.1 L である。

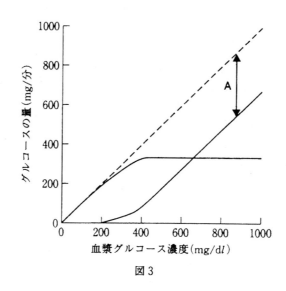

図3

a．尿中の含有量　　　　　　　　b．糸球体でのろ過量
c．糸球体での分解量　　　　　　d．細尿管での再吸収量
e．集合管での再吸収量　　　　　f．腎静脈血液中の含有量

東邦大学（医）28年度　(66)

3　体内の環境調節に関する文を読み，以下の問1から問3に答えよ。

（文）

　食後しばらくすると消化管から吸収された糖によって血糖値が上昇する。それに伴ってホルモンX
の分泌が増加し，その作用で短時間のうちに血糖値は正常な値に戻る。一方，長時間の空腹や運動によ
って血糖値が低下するとホルモンXの分泌量は減少し，かわりにホルモンYの分泌量が増加して正常
な血糖値が維持される。ホルモンYはホルモンXと同じ臓器にある（　ア　）から分泌される。血糖値
の低下は（　イ　）にある血糖調節中枢を刺激し，その興奮は（　ウ　）を介して（　ア　）を刺激し，ホル
モンYの分泌量が増加する。

問1　ホルモンXの作用として正しいのはどれか。
　　　　　　a．脂肪組織における脂肪合成を抑制
　　　　　　b．肝臓におけるアミノ酸の取込みを抑制
　　　　　　c．骨格筋におけるグルコースの取込みを抑制
　　　　　　d．骨格筋におけるグリコーゲンの分解を抑制
　　　　　　e．肝臓におけるグルコースから脂肪の合成を抑制

問2　ホルモンXの分泌は神経を介した刺激でも調節されている。ホルモンXの分泌を促す神経伝達
　　　物質として正しいのはどれか。
　　　　　　a．ドーパミン　　　　　　b．セロトニン　　　　　　c．アドレナリン
　　　　　　d．アセチルコリン　　　　e．ノルアドレナリン

問3　文中の（　ア　），（　イ　），（　ウ　）に当てはまる語句として正しい組み合わせはどれか。

	ア	イ	ウ
a	ランゲルハンス島A細胞	視床下部	交感神経
b	ランゲルハンス島A細胞	視床下部	副交感神経
c	ランゲルハンス島A細胞	脳下垂体	交感神経
d	ランゲルハンス島A細胞	脳下垂体	副交感神経
e	ランゲルハンス島B細胞	視床下部	交感神経
f	ランゲルハンス島B細胞	視床下部	副交感神経
g	ランゲルハンス島B細胞	脳下垂体	交感神経
h	ランゲルハンス島B細胞	脳下垂体	副交感神経

4 エネルギー代謝に関する文を読み，以下の問１から問３に答えよ。

（文）

ヒトの細胞に取り込まれたグルコースは，無酸素的に進む代謝経路で生成物Ａとなる。好気的な条
件下で生成物Ａは，さらに代謝を受けて物質Ｂに分解され，この過程で酸化型補酵素Ｃが還元され
る。生成した還元型補酵素Ｃは，別の場所で酸化されて再び酸化型となり，この過程で生じた電子
は，最終的に物質Ｄの還元に利用されて一連の酸化反応は終了する。

問１　生成物Ａと物質Ｂの炭素数の組み合わせとして正しいのはどれか。

	A	B
a	3	1
b	3	2
c	4	1
d	4	2
e	6	1
f	6	2

問２　下線部①，②，③の反応の場として正しい組み合わせはどれか。

	①	②	③
a	ミトコンドリアの内膜	細胞質基質	ミトコンドリアのマトリックス
b	ミトコンドリアの内膜	ミトコンドリアのマトリックス	細胞質基質
c	細胞質基質	ミトコンドリアの内膜	ミトコンドリアのマトリックス
d	細胞質基質	ミトコンドリアのマトリックス	ミトコンドリアの内膜
e	ミトコンドリアのマトリックス	細胞質基質	ミトコンドリアの内膜
f	ミトコンドリアのマトリックス	ミトコンドリアの内膜	細胞質基質

問３　物質Ｄとして正しいものはどれか。

a．水　　　　　　　　　　b．酸素　　　　　　　　　　c．二酸化炭素

d．水素イオン　　　　　　e．アデノシン二リン酸　　　f．アデノシン三リン酸

5 図4は，地質年代と生物の科の変化を表したものである。以下の文を読み，問1から問6に答えよ。なお，科とは近縁の属をまとめたものをいう。

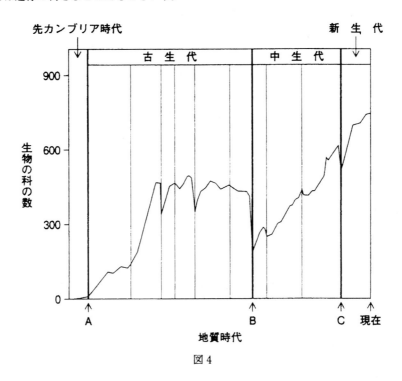

図4

〔文〕

多くの化石が発見されるようになるA年前を境にそれ以前は先カンブリア時代とよばれている。先カンブリア時代の始まりの頃には化学進化という過程を経て原始的な生命体が作られたとされているが，原始生命体はその後，核膜を持つ真核細胞へと進化した。その化学進化を示す実験は，1953年にミラーによって行われた。原始地球の大気として考えられていた物質を，特殊な実験装置の中に入れ，加熱・放電等を行ったところ，アミノ酸などの有機物が合成された。

ミラーは，この実験が行われた当時に原始地球の大気成分として考えられていた水素，水（水蒸気），（イ），（ロ）を加熱・放電実験に用いた。現在では，原始地球の大気組成は，ミラーが実験で用いた成分とは異なると推定されているが，これらの成分を含む混合気体に加熱・放電を行うと，ミラーの実験と同様にアミノ酸などの有機物が合成されることが明らかにされている。

問 1　文中の下線で示された真核生物の起源を説明する仮説として，1967年 マーグリスにより細胞内
　　　共生説（共生説）が提唱された。共生説で「ミトコンドリアの起源」の説明として正しいのはどれか。

　　　　　a．嫌気性細菌が好気性細菌に入り込んだ

　　　　　b．嫌気性細菌が嫌気性細菌に入り込んだ

　　　　　c．好気性細菌が嫌気性細菌に入り込んだ

　　　　　d．好気性細菌が好気性細菌に入り込んだ

　　　　　e．シアノバクテリアが嫌気性細菌に入り込んだ

　　　　　f．シアノバクテリアが好気性細菌に入り込んだ

問 2　共生説を裏付けるものとして考えられるのはどれか。

　　　　　a．葉緑体とミトコンドリアは，他の細胞小器官と異なり一層の膜からなる

　　　　　b．葉緑体が分裂する時の分裂リングは，ミトコンドリアの遺伝子によって作られる

　　　　　c．ミトコンドリアの遺伝子は独立して機能し，共生した後に細胞から取り出しても分裂増
　　　　　　殖が可能である

　　　　　d．葉緑体で炭酸固定反応を行う RubisCO を構成するタンパク質のすべての遺伝子は，進
　　　　　　化の過程で核に移行した

　　　　　e．ミトコンドリア上の遺伝子が少ない理由としては，ミトコンドリアの祖先が持っていた
　　　　　　遺伝子が長い時間をかけて核ゲノム中に移動したものと考えられる

問 3　文中の（　イ　），（　ロ　）にあてはまる組合せのうち正しいのはどれか。

	イ	ロ
a	アンモニア	メタン
b	アンモニア	二酸化炭素
c	アンモニア	硫化水素
d	アンモニア	窒素
e	メタン	二酸化炭素
f	メタン	硫化水素
g	メタン	窒素
h	二酸化炭素	硫化水素
i	二酸化炭素	窒素
j	硫化水素	窒素

問 4　図4縦軸に示す生物群数変動にはいくつかの重要な時点があるが，そのうち多くの化石が発見されるようになった約（　A　）年前，生物の大絶滅のあった約（　B　）年前は生物史上重要な時点である。図4のA，Bにあてはまる組合せはどれか。

	A	B
a	5億4200万年	4億1600万年
b	5億4200万年	2億9900万年
c	5億4200万年	2億5100万年
d	4億8800万年	3億5900万年
e	4億8800万年	2億9900万年
f	4億8800万年	2億5100万年
g	4億1600万年	3億5900万年
h	3億5900万年	2億9900万年

問 5　先カンブリア時代の生物の特徴はどれか。

a．魚類が現れた　　　　　　　　　　b．恐竜が現れた
c．サンゴが現れた　　　　　　　　　d．三葉虫が現れた
e．腕足類が現れた　　　　　　　　　f．陸上に植物が現れた
g．アンモナイトが現れた　　　　　　h．シアノバクテリアが現れた
i．バージェス動物群が現れた　　　　j．エディアカラ生物群が現れた

問 6　図4中のC（中生代末期）では，恐竜などの大型は虫類や裸子植物が大量に絶滅した。絶滅の理由として，地球への巨大隕石（惑星）衝突による火災と粉塵により太陽光が遮られ，気温が低下した隕石衝突説がある。他にもさまざまな理由が提唱されているが，隕石衝突説が最も有力視されている。その根拠のひとつとして，隕石に大量に含有するが，地殻にはほとんど含まれていない元素が隕石の衝突によって世界中に拡散し，その年代を示す地層（K-T境界）に限局的に堆積している。この隕石由来の元素とはどれか。

a．セレン　　　　b．コバルト　　　c．セシウム　　　d．リチウム
e．ラジウム　　　f．ランタン　　　g．アンチモン　　h．イリジウム
i．バナジウム　　j．ゲルマニウム

6 酵素に関する文1，文2を読み，問1から問4に答えよ。

（文1）
　生体内のさまざまな反応は，タンパク質である酵素が触媒する反応で営まれている。触媒としての酵素の反応を考えた場合，酵素をE，酵素の作用を受ける物質（基質）をS，基質が酵素による作用を受け生じた生成物をPとすると，反応は以下のように表すことが出来る。なお，ESは，酵素の活性部位に基質が結合した酵素－基質複合体である。

$$E + S \rightarrow ES \rightarrow E + P$$

　無機触媒を用いた反応では，一般的に反応速度は，温度に比例して上昇するが，pHには左右されない。一方，酵素反応には，それぞれの酵素が持つ最適なpHや温度があり，反応速度が温度，pHにより大きく左右される。図5は，ある酵素Xの最適温度と最適pHを示す。

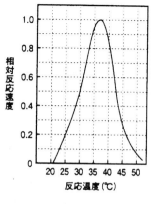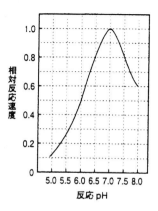

図5

問1　37℃，pH 7.0で，酵素Xと基質のみを試験管中で反応させ，時間を追って生成物量を測定すると，図6のようになった。生成物量が反応開始後10分以降に変化しない理由として最も適切なのはどれか。

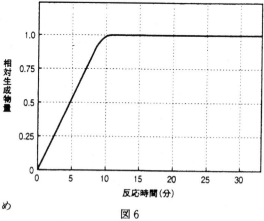

図6

　　a．10分で酵素が失活したため
　　b．基質に比べ酵素が微量のため
　　c．10分で阻害物質が生じたため
　　d．10分で反応が最高速度に達したため
　　e．10分で基質がすべて生成物に変換したため
　　f．10分で基質のすべてが，酵素に結合し酵素－基質複合体を形成したため

問 2 問 1 の酵素反応条件を，次の①，②，③の反応条件に変化させた場合，図 6 は，どのように変化するか。正しいものを図 7 の a〜i から選べ。

① 基質量のみを $\frac{1}{2}$ にした場合
② 酵素量のみを 2 倍にした場合
③ 反応温度を 30℃ にした場合

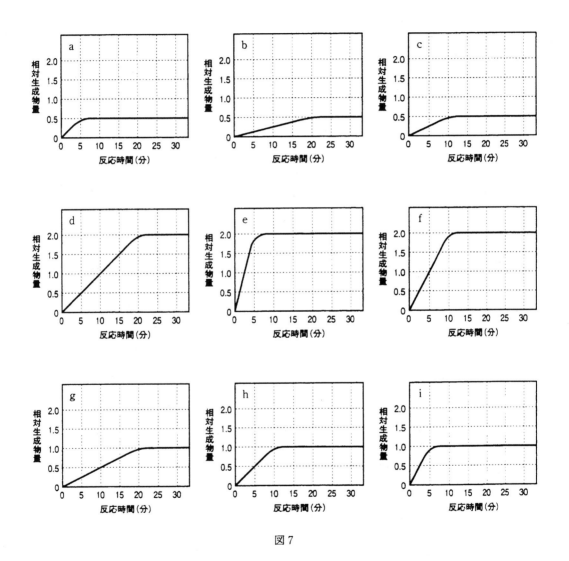

図 7

(文2)

図8は，基質濃度と酵素の反応速度の関係を表している。図中の破線(---)は，酵素と基質のみの酵素反応速度の変化を示し，①から⑥の曲線は酵素と基質以外に一定量の酵素反応を阻害するものが添加されている。

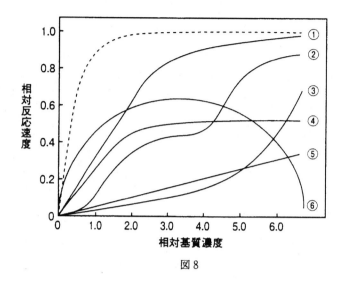

図8

問3 図8の破線(---)は，酵素と基質のみの酵素反応速度の変化を示しているが，相対基質濃度が2.0を超えると反応速度が上昇せず，一定の速度となる。この理由として最も適切なのはどれか。

　　a．酵素が変性し失活したため
　　b．酵素反応速度が最大反応速度に達したため
　　c．酵素反応進行により阻害物質が生じたため
　　d．基質のすべてが反応し，生成物となったため
　　e．酵素が大量に存在するのに対し，基質量がごく微量のため
　　f．基質のすべてが，酵素に結合し酵素−基質複合体を形成したため

問4 酵素反応は，基質と化学構造が似た物質が存在すると，酵素の活性部位を基質と奪い合い，酵素−基質複合体の形成が阻害される。このような作用がみられる反応は，図8ではどのような曲線になるか。

　　a．①　　　　　b．②　　　　　c．③　　　　　d．④
　　e．⑤　　　　　f．⑥　　　　　g．①から⑥のいずれでもない

英　語

解答　28年度

東邦大学（医）28年度（74）

1

〔解答〕
1. d　2. d　3. a　4. a　5. b
6. d　7. a　8. b　9. c　10. d
11. d　12. b　13. a　14. c　15. a

〔出題者が求めたポイント〕
1. contract an illness「病気にかかる」
   a. reproduce「を再生産する；繁殖する」
   b. achieve「を達成する」
   c. contaminate「を汚染する」
2. unlike「～とは異なって」。
   a. few bacteria will cease growing / b. most other bacteria will grow more slowly / c. Most bacteria ... will not stop growing の部分がそれぞれ不適。
   d. Most bacteria, ... , will not grow が正しい。
3. 「よく見られる場所」(are commonly found / are often found) は in the central nervous system「中枢神経系の中」と in the placenta「胎盤の中」である。
   c. in other parts of the body や d. in the blood stream は不適。b は「中枢神経系から胎盤や血液などに移動」という関係が不適。
4. a. out of reach「手の届かない」
   b. unable to affect「に影響できない」
   c. distant from「から離れた」
   d. resistant to「に対して抵抗性の」
5. a. ordinary「普通の」　b. observable「観測可能な」
   c. objective「客観的な」d. astonishing「驚くべき」
6. a. adolescent「思春期の」
   b. advanced「(病気などが)進行した」
   c. previous「以前の」
   d. early「時期が早い」
   cf. premature death「早死、夭折」
7. a. awkward「ぎこちない」
   b. involuntary「非自発的な」
   c. adjusted「調整された」
   d. mismatched「不釣り合いの」
8. 意識「内外での」という医学的文脈なので(意識がある／意識がない、など)、a. careful / d. cautious のような「注意力」に関するものではなく、b「覚醒していて周囲の状況を認識していること」が正解。c は unconsciousness「無意識」。
9. complications「合併症」= c「別の疾患の結果である疾患」。a「状況」や d「痛み」ではない。b. compromised immune system「免疫不全」に限るものでもない。
10. d が第1段落第1文に一致(ingest「を摂取する」)。
11. d が第2段落最終文に一致。
12. d が第3段落最終文に一致。
13. a が第4段落第4文に一致
    (hide = conceal oneself「隠れる」)。
14. a が第5段落第1文に一致

(weariness = tiredness, stomach rigidity = upset stomach)。
b・c は第5段落第1文に矛盾。
d が第6段落第1文 mild に矛盾。
15. a が high death rate の記述がある最終段落第2文に一致(第2段落第1文より those with a weakened immune system = immunocompromised)。

〔全訳〕
　リステリア症は、リステリア菌という細菌によって生じる病気であり、汚染された食物を食べることによって(1)感染する。リステリア菌は血流さらには中枢神経系へと拡散することがある。妊娠中には、リステリア症は流産や死産の原因となることが多い。リステリア菌は多くの動物や鳥によって運ばれ、土壌、水、下水、動物の飼料の中から見つかる。100人中5人の腸の中にリステリア菌がいる。リステリア症は「食物媒介性の病気」と考えられている。リステリア菌が感染した食物を食べた後で、大半の人が感染しているからであろう。しかし、妊娠中に女性が胎児にリステリア菌を移してしまうことがある。さらに、感染した牛や家禽(鶏)に触って作業員がリステリア症に皮膚感染した事例も数件見られる。
　リステリア症のリスクが特に高いのは、高齢者、妊婦、新生児、免疫系が弱っている人(「免疫不全者」と呼ばれる)である。リスクが上昇するのは、エイズ、がん、腎臓病、真性糖尿病などの病気にかかったり、ある種の薬剤を使用したりした時である。感染頻度が非常に高いのは、生後1ヶ月未満の新生児と60歳以上の高齢者である。患者の27％が妊婦、70％近くが免疫不全者であり、エイズ患者はそうでない人と比べると、リステリア症に280倍かかりやすい。
　先述の通り、リステリア菌に感染するのは、汚染された食物を食べた場合である。リステリア菌が確認されているのは、生野菜、魚、家禽、生乳(低温殺菌処理されていない牛乳)、生肉、加工肉(デリミートのホットドッグや缶詰肉など)、一部のソフトチーズである。(2)他のほとんどの細菌とは異なって、リステリア菌の成長は、食物を冷蔵庫に入れても止まらない。成長が遅くなるだけである。幸いにして、標準的な加熱温度や低温殺菌によってリステリア菌は死滅する。
　リステリア菌は腸壁を通過して、そこから血流に入る場合がある。(3)一度血流に入ると、リステリア菌は体内のどこにでも移動可能だが、一般的には中枢神経系の中に見られ、妊婦の場合には胎盤の中に見られることが多い。リステリア菌は白血球の特異細胞(マクロファージ)の内部に生息している。マクロファージの内部でリステリア菌は免疫反応から隠れて、ある種の抗生物質には(4)手が届かなくなる。リステリア菌はマクロファージ内部で増殖可能であり、他のマクロファージへと拡散する場合もある。
　リステリア菌で汚染された食物を摂取すると、感染症

状が 11 ～ 70 日後に出る場合がある。ほとんどの人には(5)目立つ症状が出ない。科学者たちは確信が持てずにいるが、彼らの考えでは、リステリア菌は他の食物媒介性の病気とまったく同様に、胃のむかつきや腸の疾患を引き起こす場合がある。リステリア症にかかった人はインフルエンザに似た症状(熱、頭痛、嘔気嘔吐、疲労、下痢など)が出る場合がある。

妊婦にはインフルエンザに似た軽めの症状と、熱、筋肉痛、胃のむかつき、腸の疾患が出る。回復はするが、感染によって流産、(6)早期分娩、早期破水、死産などの可能性がある。残念なことに、リステリア菌に感染した新生児の半分はリステリア症で死亡することになる。

成人の免疫不全者は、血流と中枢神経系(脳および脊髄)の重篤な感染のリスクがある。成人のリステリア症患者の約半数が髄膜炎になる。リステリア性髄膜炎の症状は、インフルエンザに似た症状が出てから約 4 日後に生じ、熱、人格変化、筋肉の動きが(7)揃わないことによる震え、筋収縮、発作、(8)意識内外での気の緩みなどがある。

リステリア症の全体死亡率は 26 ％ であり、この死亡率の高さの原因は、新生児や高齢者、免疫不全者が重篤な病気にかかるためである。健康な成人や年長児の死亡率は低い。リステリア症の(9)合併症には、髄膜炎、敗血症、流産、死産、肺炎、心内膜炎、膿瘍(局所感染)、目の炎症がある。

❷

〔解答〕

1. c　2. b　3. a　4. d　5. d
6. b　7. a　8. a　9. a　10. c
11. d　12. c　13. b　14. a　15. d

〔出題者が求めたポイント〕

1. nerve endings「神経末端、神経終末」
   cf. gene [genetic] marker「遺伝子マーカー」
2. A is distributed throughout B「A が B 全体に分布している」。
   a. remove「を除去する」
   c. include「を含む」
   d. accumulate「累積する」
3. fire「(神経細胞が)発火する」という言い回しは生物でも履修するはず。2 文前の react「反応する」≒ be activated「活性化する」の言い換え。
   b. initiate「を模倣する」c. animate「を活気づける」
   d. launch「を始める」はいずれも他動詞。
4. evolutionary or adaptive benefit「進化上・適応上の利点」adaptation 自体に「生物進化の過程における適応、感覚器官の外界の変化に対する順応」の意味がある。
5. 難問。recruited「を採用される」≒ employed ≒ used と考えればよい。
   a. restore「を修復する；を復活させる」
   b. repair「を修理する」
   c. retrieve「を検索する；を回復する」

6. 正解の b は integrate A into B「A を B に統合する」の形でよく使う。本文では cold and warm receptors = them が A and B に相当する。
   a. infer A from B「A を B から推測する」
   c. interfere with ～「～に干渉する」
   d. institute「を創設する；研究機関」
7. confirm the existence of A「A の存在を確認する」(A exist という第 1 文型の名詞構文化。すなわち of は主格)。
   b. relevance「関連性；重要性」
   c. validity「妥当性」
   d. solution「解決(策)；溶液」
8. heated debate「白熱した議論」(debate ≒ controversy「論争」)。a topic of debate「議論の的」もコロケーションになっている。
9. a が第 2 段落第 3 文に一致。
   b. どちらが反応しやすいという比較は記述なし。
   c. 第 2 段落第 5・6 文の誤読。which explains the chilling sensation / causing the ... burning... reaction と書かれているように、感覚は「結果」であって、感覚自体が受容器を活性化するのではない。
   d. 汗にも反応するとは書かれていない。
10. c が第 2 段落第 5 文に一致
    (chemicals in the toothpaste = menthol)。
    a. toothpaste「歯磨き粉」そのものではない。
    b. pain receptor ではない。
    d. 体温は同文に記述なし。
11. d が第 3 段落第 2 文に一致。
    設問文の「熱さの感覚とともに」の部分に注意。
12. paradoxical cold「冷たさのパラドックス」のこと。
    c. が第 3 段落第 4・5 文に一致。
    a. は記述なし(第 3 段落第 2 文の内容はここでは無関係)。
    b. は第 3 段落第 5 文に矛盾。
13. 設問文 the common theory of paradoxical cold is that... は第 4 段落第 1 文 The majority of scientists support the theory that... に対応している。
    b. が同段落第 2 文に一致。
    a. disease は同段落第 1 文の malfunction(= 同段落最終文 strange operation)に対して強すぎる。
    c. possibly harmful は本文では「温度」(第 4 段落第 2 文、第 5 段落第 2 文)について言われているので不適。
    d. これは第 5 段落の Green の見解であり、the common theory ではない。
14. a. が第 6 段落第 4 文に一致(numerous「たくさんの」)。
    b. economize on ～「～を節約する」は第 6 段落第 1 文 economical を受けたものだろうが、それぞれが説明する内容が異なっている。
    c. is fooled into doing「騙されて～する」が記述なし。
    d. in order to protect it from the sensation of pain

が記述なし。
15. d. が第7段落第2文に一致
(the 比較級, the 比較級 の構文)。

〔全訳〕
ナトリウム灯で照らされた通りをとぼとぼ歩いて玄関に向かう。足音が隣りの家に響いている。長い1日だった。だらだらと階段を上り、風呂に入って、シャワーをひねる。やっとリラックスしてくつろぐ時間だ。ところが、お湯が最初に皮膚に当たった瞬間、氷のように鋭い冷たさを感じてびっくりする。それに伴って焼き付くような痛みもある。なぜお湯がそんなに冷たく感じるのだろうか？

人間の身体は、分化した神経(1)末端を通じて、温度の変化を感じ取る。この神経末端は温度受容器と呼ばれ、皮膚の真下にある。この受容器は身体全体に(2)分布しており、脳に温度の情報を伝え続けている。温度が上がると冷受容器が活性化し、温度が下がると温受容器が活性化する。さらに、温度受容器は特定の化学物質に反応することもある。例えば、メンソールで冷受容器が活性化するが、歯磨き後や鎮痛クリーム使用後にヒヤッとした感覚を感じることがあるのは、このためである。唐辛子に含まれている化学物質であるカプサイシンで温受容器が活性化することも分かっている。スパイスの効いた料理に付きものの猛烈にヒリヒリするおなじみの発汗反応の原因である。

冷受容器は主に 68～86°F(20～30℃)で反応し、それに対して、温受容器は 86°～104°F(30～40℃)で活性化する。60°F(15.5℃)以下や 113°F(45℃)以上の極端な温度では、温度信号とともに痛みの感覚が生じる。奇妙なことに、研究者たちの発見によると、113°F(45℃)以上で一部の冷受容器も(3)活性化する場合がある。この現象は冷たさのパラドックスとして知られており、科学者たちを何十年も悩ませて来た。この効果が生じる理由は誰にもはっきり分かってはいない。なぜならば、進化上・(4)適応上の利点を提供しているようには見えないからだ、と言うのは Barry Green(John B. Pierce 研究所所長、エール大学医学部外科学教室教授)である。

今日、科学者たちはこの奇妙な感覚に対して幅広い解釈を考えている。

科学者たちの大多数が支持している理論は、冷たさのパラドックスは温度受容器の誤作動だというものである。データによれば、有害な可能性のある量の痛みに反応する痛み受容器は、冷受容器と同じ知覚線維に共存している、と Lynette Jones(MIT 上級科学研究員)は言う。したがって、神経細胞が信号を脳に送る時、この信号が極端な痛みの感覚に誤解される場合がある。冷たさのパラドックスは「異常な刺激条件下におけるシステムの誤作動」である、と Jones は言っている。

冷受容器は同時に二つの仕事をこなせるということもあり得る、と Green は言う。Green は自身の研究に基づいて、こう考えている。冷暖の両極端の有害な可能性のある温度を脳が感じ取るのに役立つために、冷受容器が(5)使われている可能性があるのだ、と。したがって、冷受容器のデータと温受容器のデータを別々に検討するのではなく、脳はその2つを(6)統合しているのだ、と。

「脳は非常に能率的なコンピューターで、使えるすべての情報を使って、可能な限り早く正確な判断を下しているのです」と Green は言う。「たくさんの受容体が作動しており、私の考えでは、脳が使っているのは全面的な読み出しです」。この理論の根拠は次のような事実である。すなわち、皮膚の下には温受容器よりもはるかに多くの冷受容器があり、冷受容器からの信号は、温受容器からの信号よりも実際には最大10倍速く脳に伝わっているのだ。ここから分かるのは、危険な温度に直面した時、冷受容器が追加の痛み信号を与えている可能性があるということだ。

しかし、冷たさのパラドックスが活性化するのは冷受容器の一部のみであり、その時の体温によって、冷たさを感じるかどうかが決まる。体内温度が高いと寒さを感じ取る閾値が下がるので、体内温度が高ければ高いほど、冷たさのパラドックス反応を経験する可能性も高まる。

さらに科学者たちは、熱さのパラドックスという同様に不可解な(7)存在についても確認済みである。これは、比較的穏やかな冷風でさえも熱さの感覚を引き起こす、というものである。十分な研究がなされて情勢が変化し、特定の理論が支持されるまでは、感覚のパラドックスの実際の仕組みは科学界における白熱した(8)議論の的であり続けるだろう。

3
〔解答〕
1. d　2. b　3. a　4. d　5. d
6. c　7. d　8. b　9. a　10. d
〔出題者が求めたポイント〕
1. you haven't (a favourite playlist), の省略である。あとはそれぞれの接続詞の意味の問題。favourite はイギリス英語のスペリングであり、don't have の代わりに haven't を使うのもイギリス英語の特徴。
2. not just [only / merely / simply] A but (also) B「AだけでなくBも」(= both A and B)の構文。A = whether 節、B = how 節(ともに名詞節)である。
3. the act of imagining making a movement = The benefit であり、imagining ⇔ for real の関係なので、A is not as big as B「AはBほど大きくない」という比較の構文を軸に考えればよい。問題文は後半の as の位置に as if 節を置いた形。
4. [asking people to carry out...] allows us to see... が全体構造(動名詞句が allows の主語。ask A to do「Aに～するように頼む」、S allow A to do「SはAが～するのを可能にする、SのおかげでAが～できる」)。内容上、b「頼まないこと」ではなくd「頼むこと」でなくては通らない(So は「したがって」という意味の接続詞になる)。
5. motor が move の関連語だという知識があればよい。

東邦大学（医）28年度　（77）

6. this area has since been... が主節なので、Originally thought to be involved in ～ movements, は分詞構文。Originally（元々は = 過去）⇔ has since been...（その後、現在までずっと）が時制の上では対比になる。主節の主語は this area なので、S = this area、V = think という関係ではない。think A to be ～「Aが～だと考える」が受動態の A be thought to be ～ となって S + be 動詞が省略され、thought to be ～ となった形である。

7. self-paced exercise と those sports where... は同格。

8. paced exercises ⇔ un-paced exercises の関係なので、
B rather than A「AではなくてB」
（= B instead of A / B, not A / not A but B）

9. starting blocks は短距離競走のスタートに使う器具。我々を～から出発させるのに役立つ、という関係。

10. might have done「～したかもしれない」に well「十分に」を添えて強調した形。may do「～かもしれない」→ may well do「～する可能性が高い」と同じ関係。
cf. might as well do「～する方がまだましだ」

〔全訳〕

なぜ我々は運動中に音楽を聴くのが好きなのだろうか？心理学者の Tom Stafford は答えを我々が使っている身体ではなく、脳に求めている。

ひょっとしたら、あなたはジムか公園に行く時にお気に入りのプレイリストがあるかもしれない。(1)たとえなかったとしても、ジョギングをしている人たちがヘッドフォンをつけて走っているのを見たことはきっとあるだろう。我々の大半は音楽に合わせて運動するのが好きなのだ。労苦を減らして持久力を高めるのに役立つ気がするからである。心理学者である私にとって興味深いのは、運動中に音楽が役に立っている(2)のかどうかだけでなく、どのように音楽が役に立っているかでもある。

1つ確かなことがある。答えは我々が使っている筋肉ではなく、脳の中にあるということだ。手掛かりが1つの独創的な研究から得られている。この研究は、運動を練習することの利点と、運動を行う筋肉を鍛えることの利点を分けることに成功した。あなたはこのことを奇妙だと思うかもしれないが、いくつかの研究が示してきたように、運動をしていると想像することによって、体力は大幅に伸びるのだ。この利点は、実際に運動した場合(3)ほどは大きくないが、それでも、運動について考えることの利点が、実際の運動の利点の半分以上になることがある。(4)したがって、人々に架空の練習課題をやってもらうように頼むことで、我々は運動についてただ考えることの利点を知り、この利点を運動をすることの利点と分けることができるのだ。

架空の練習でも役に立つのは、それによって、脳の運動部位から筋肉に送られる信号量が増えるからだ。電極を使うと、信号量の記録が可能であり、架空の練習後、より強力でより一貫した信号を脳に送信できることが証

明できる。

筋肉を動かす信号がスタートする脳の部位の名称は、(5)特に驚くことではないが、運動皮質である。これは脳のてっぺん近くの真ん中に位置している。この運動野の一部は、補足運動皮質として知られている。この運動野はもっと複雑な動きに関与すると元々は(6)考えられており、その後判明したところでは、我々が運動しようとした時点で特に活発になり、運動の瞬間に特に重要である。したがって、この脳の特定部位は運動中に非常に重要な仕事をしている。すなわち、いつ運動するかを正確に決定しているのだ。大半のスポーツの成績に決定的な部分は、いかに早くあるいはいかに強く運動できるかだけでなく、「いつ」運動するかを決めることにもあると一度気づけば、音楽が非常に役に立ちうる理由も分かり始めてくるだろう。

音楽の利点は、自己ペース型運動、(7)言い換えれば、関与する動きの一部がどう運動するかだけでなくいつ運動するかを決めることにもある種目、の時に最大である。すなわち、あらゆるペースのある運動（たとえば、漕艇やランニング）のことであり、柔道やフットボールのようなペースのない運動(8)ではない。私の憶測では、音楽は運動という作業の重要な一部を引き受けることによって、我々の運動に役立っている。すなわち、リズムが耳から聴覚野へと入って行き、補足運動野まで達し、この部位で、いつ運動するかの信号を出している脳活動と手を組み、外部から同期信号を与えることで、我々のペース維持に役立っている。あるいはスポーツのメタファーを使うならば、リズムは我々をスターティングブロック(9)から出発させるのに役立つだけでなく、我々がゴールに着くまでずっと運動させ続けるのにも役立っている。もちろん、音楽に合わせて運動するには他の理由もたくさんあろう。たとえば、ジョギングしている私のとある友人は、私にこう言う。「音楽に合わせて走り始めたのは、自分の苦しい呼吸を聞かなくて済むからだよ」。その理由で彼は始め(10)た可能性は十分にあるが、おそらく、彼が聴いている音楽のリズムが、彼が走っている最中にペースを維持するのに役立っているのだろう。ある歌の歌詞にあったかもしれないが、音楽は我々をフィジカル（身体的）にするのだ。

4

〔解答〕

1. a　2. c　3. c　4. b　5. b
6. d　7. a　8. b　9. a　10. d
11. b　12. a　13. c　14. d　15. c

〔出題者が求めたポイント〕

1. strenuous exercise「激しい運動」
= 第3段落第2文 extreme exertion
= 第4段落第2文・第5段落第2文 extreme exercise (event) である。
a. demanding「要求してくるような、要求が多い →（仕事などが）きつい」が正解。
（例：a demanding job「大変な仕事」）

b. resolute「断固とした、堅く決意した」
c. beneficial effect「有益な効果」
⇔ d. adverse effect「悪影響」
2. convert A to B「A を B に変える」
   a. persuade「を説得する」
   b. induce「を引き起こす」
   c. transform A into B「A を B に変形する」
   d. transport A to B「A を B に移動する」
3. a. 「最大 3 分間まで」が不適。
   b. 「わずか約 1 ~ 3 分の間」が不適。
   c. during which time「その間に」= A is accompanied by B「A には B が伴う、A と B は同時である」、accumulate「蓄積する」= buildup「蓄積」と言い換えており正解。
   d. 「乳酸度が高いのが約 1 ~ 3 分間である」が不適。
4. endocrine-disruption「内分泌攪乱」、disruption to train services「鉄道のダイヤの乱れ」などの用例で覚えておきたい語。
   a. distraction「気を逸らせること；娯楽」
   b. disturbance「混乱；攪乱」(cf. "Don't disturb!"「(ホテルの客室掲示で)起こさないで下さい」)
   c. discharge「排出；退院；解雇」
   d. disposal「処分」
5. counterproductive「非生産的な」(counter-「~と反対の」)= b. having the opposite of the desired effect「望ましい結果と反対のものを持つ」
6. 動詞の exert 自体に exert oneself「頑張る」といった用法がある。
   exertion「(肉体的に)大変な努力；大変な仕事」
   ≒ d. effort
   a. relaxation「くつろぎ；(筋肉などの)弛緩」
   b. contrast「対照、コントラスト」
   c. manipulation「操作」(gene manipulation「遺伝子操作」)
7. correlation with ~「~との相関関係」
   (= association with ~)
   a. connection「関係」
   b. complement「補足；補語」
   c. collaboration「協力」
   d. corruption「堕落；汚職」
8. resolve は一般的には c「(問題などを)解決する」(= solve)だが、医学的文脈では「(炎症などが)消散する」。d. return to the normal state「正常に戻る」が正解。
9. 下線部は ① muscle cell damage「筋細胞損傷」は eccentric contractions「伸張性収縮」> concentric contractions「求心性収縮」
   ② concentric contractions「求心性収縮」中に筋肉が shorten「短くなる」と述べている。
   a. ①②ともに正しい(concentric contraction = it「求心性収縮」< eccentric contractions「伸張性収縮」)。
   b. concentric contractions「求心性収縮」> eccentric

contractions「伸張性収縮」は①に矛盾。
   c. 「より多くの筋細胞が負荷を引いている」が記述なし。
   d. eccentric contractions「伸張性収縮」で筋肉が shorten「短くなる」は②に矛盾。
10. a. does not require が第 1 段落第 3 文に矛盾。
    b. more efficient が第 2 段落第 2・3 文に矛盾。
    c. limit が第 1 段落第 6 文に矛盾。
    d. 第 1 段 落 第 3 文 faster than our bodies can adequately deliver oxygen を too quickly と言い換えており正解。
11. a. 第 1 段落第 7 文に矛盾。「酸素量の制限」→「乳酸塩の生成」が選択肢では逆になっている。
    b. 第 1 段落第 7 文 when oxygen is limited を when there is not enough oxygen と言い換えており正解 (anaerobic energy production「嫌気性エネルギー生産」のこと)。
    c. 第 1 段落第 57 文、第 2 段落第 5 文参照。glucose(グルコース = ブドウ糖) → pyruvate(ピルビン酸塩) → lactate「乳酸塩」→ pyruvate までの変化は書かれているが、pyruvate → glucose という記述はない。
    d. 第 1 段落第 7 文に矛盾。glucose breakdown = energy production なので、after が誤り。
12. 設問文は本文中の下線部(3)の言い換え。
    a. 第 2 段落第 2 文 permit the breakdown of glucose to energy「グルコースをエネルギーに分解するのを可能にする」= produce more energy, perform poorly = reduce と言い換えており正解。
    b. damage to the muscles が第 2 段落第 4 文 prevents permanent damage に矛盾。
    c. 第 2 段落第 5 文の ① oxygen becomes available and ② lactate reverts back to pyruvate の順序(①→②)が、② lactic acid needs to change back into pyruvate ① for oxygen to become available(②の目的が①)となっており不適。
    d. 第 2 段落第 2 文 permit the breakdown of glucose「グルコースの分解を可能にする」と prevent the formation of glucose「グルコースの生成を妨げる」は意味が異なる。
13. a. muscle soreness felt a few days later = This delayed-onset muscle soreness「遅発性筋肉痛」= DOMS であり、第 4 段落第 1 文「相関関係をほとんど見出していない。」、第 5 段落第 1 文「正確な原因はまだ分かっていない」のだから、also causes が不適。
    b. 第 3 段落第 2 文「正確にはどの代謝体が関与しているのかは依然として不明である」に矛盾。
    c. 第 3 段落第 3 文 gets us to stop overworking the body を言い換えており正解。
    d. inflammatory response「炎症反応」は第 5 段落第 2 文で These responses to extreme exercise = DOMS について言われているものなので不適。
14. 第 5 段落第 1 文 an elevated release of various metabolites を言い換えた d が正解

（elevated = increase / release = discharge）。

15. 設問文は最終段落第3文の言い換え。
　同段落第5文を言い換えたcが正解。

〔全訳〕
　体が(1)激しい運動をすると、呼吸が速くなり始める。より多くの酸素を運動中の筋肉に輸送しようとするためである。体は好気的手法（酸素の使用のこと）を使って、エネルギーの大半を作りたがる。しかし、ある種の状況では（例えば、歴史に名を残すサーベルタイガーから逃げるとか、重たいバーベルを持ち上げるとか）、体が酸素を適切に運搬するよりも早くエネルギーを生産する必要がある。こういった場合、運動中の筋肉は嫌気的にエネルギーを生産している。このエネルギーを生み出すのは、グルコース（ブドウ糖）であり、そのプロセスは解糖と呼ばれる。グルコースが分解または代謝されて、一連の段階を経て、ピルビン酸塩と呼ばれる物質になるのだ。体に大量の酸素があると、ピルビン酸塩は好気的経路へと輸送され、もっと多くのエネルギーへとさらに分解される。しかし、酸素量が限られていると、体はピルビン酸塩を一時的に乳酸塩と呼ばれる物質に(2)変換する。乳酸塩が、グルコースの分解、すなわちエネルギー生産を継続させるのだ。(3)運動中の筋肉の細胞は、この種の嫌気性エネルギー生産を1～3分にわたって高い比率で継続できる。その間に、乳酸塩が高濃度に蓄積可能になるのだ。
　乳酸濃度が高い時の副作用は、筋肉細胞の酸性の上昇、そして、他の代謝体の(4)破壊である。グルコースをエネルギーに分解するのを可能にするのと同じ代謝経路は、この酸性環境では動きが悪くなる。一見すると、運動中の細胞が作業能力を緩慢にするものを生み出すのは(5)非生産的に見える。しかし実際には、これは体の自然な防衛機構なのだ。筋収縮の維持に必要な重要なシステムの速度を落とすことで、膨大な(6)仕事量による永久的損傷を防いでいるのだから。体の運動が収まると、酸素が使えるようになり、乳酸塩はピルビン酸塩に戻り、好気的代謝と有酸素エネルギーの継続を可能にして、激しい運動から体を回復させるのだ。
　一般的に知られている考え方に反して、乳酸塩（乳酸の蓄積と呼ばれることも多い）が原因で、激しい運動後の数日感じる筋肉痛が生じるのではない。どちらかといえば、激しい運動中に乳酸塩や他の代謝体が生産された結果、括約筋に焼けるような痛みを感じることが多いが、正確にはどの代謝体が関与しているのかは依然として不明である。さらに、このよく見られる痛みの感覚によって、我々は体を酷使するのをやめることになり、その結果、強制的に回復期間が生じて、体は乳酸塩や他の代謝体を除去する。
　運動直後の乳酸濃度を調べている研究者たちは、数日後に感じる筋肉痛との(7)相関関係をほとんど見出していない。この遅発性筋肉痛（運動生理学者は DOMS と呼ぶ）の特徴は、時として重度の筋圧通、体力と可動域の減少であり、激しい運動の24～72時間後にピークに達することが多い。

　DOMS の正確な原因はまだ分かっていないが、研究の大半が挙げているのは、筋細胞の実際の損傷と、さまざまな代謝体が大量に筋細胞周辺の組織に放出されることである。激しい運動に対するこうした反応の結果が炎症修復反応であり、それによって、腫れや痛みが生じる。このピークは運動の1～2日後であり、その数日後には(8)消散するが、それは損傷の重傷度による。実際、この種の筋収縮が DOMS の発現の主要な因子のようだ。筋肉が負荷に対抗して伸びると（両腕を曲げて、1000ポンド（≒ 450 kg）のバーベルを受け止めようとしていると想像してみるとよい）、筋収縮は伸張性になると言われている。言い換えると、筋肉は活発に収縮して、長さを縮めようとしているが、失敗しているのだ。(9)この伸張性収縮の結果、通常の求心性収縮に見られる以上に、筋細胞損傷が増えることが示されている（求心性収縮では、筋肉は負荷に対抗してうまく短くなる）。こういうわけで、伸張性収縮を多く含む運動（たとえば、下り坂のランニング）によって、DOMS は最も重度になる。運動中に筋肉に焼けるような感覚を覚えないこともありうるのだ。

5
〔解答〕
1. c　　2. c　　3. b　　4. d　　5. a
6. c　　7. a　　8. a　　9. b　　10. d
〔出題者が求めたポイント〕
1. c. のみ [i:]（イー）、他は [e]（エ）
2. c. のみ [a]（単母音）、他は [au]（二重母音）
　know [ou] / knowledge [a] の違いにも注意
3. b. のみ [g]（ガ行）、他は [dʒ]（ザ行）
　a. imagine「イマジン」　　　b. eager「イーガー」
　c. oxygen「オキシジェン」　　d. voyage「ボヤッジ」
4. d. のみ [tʃ]（チャ行）、他は [k]（カ行）
　a. stomach「ストマック」　　b. chronic「コロニック」
　c. chaos「ケイオス」　　　　d. spinach「スピナッチ」
　※ ch の発音は原則的に [tʃ] で、[k] の方が例外
5. a. のみ [t]（タ行）、他は [ʃ]（サ行）
　a. continent「コンティネント」
　b. partial「パーシャル」
　c. patient「ペイシェント」
　d. national「ナショナル」
　※ t の発音は原則的に [t] で、[ʃ] の方が例外
6. c. のみ第1音節、他は第2音節。
7. a. のみ第1音節、他は第2音節。
　（2音節語で第2音節にアクセントが来る語は要記憶）
8. a. のみ第1音節、他は第2音節
　（-tion/-sion/-cian はアクセント直前）。
9. b. のみ第2音節、他は第1音節。
10. d. のみ第2音節、他は第3音節
　（-ic/-ics/-ical はアクセント直前）。

数　学

解答　28年度

❶

〔解答〕

ア	イ
3	4

〔出題者が求めたポイント〕微分法

$r \log_c M = \log_c M$

$f(x) = \log_e g(x)$ のとき，$f'(x) = \dfrac{1}{g(x)} g'(x)$

〔解答のプロセス〕

$f(x) = 8\log_e \sqrt{6 + \sqrt{9 + x^3}} = 4\log_e(6 + \sqrt{9 + x^3})$

$f'(x) = \dfrac{4}{6 + \sqrt{9 + x^3}} \dfrac{3x^2}{2\sqrt{9 + x^3}}$

$\quad = \dfrac{6x^2}{6\sqrt{9 + x^3} + 9 + x^3}$

$f'(3) = \dfrac{54}{36 + 9 + 27} = \dfrac{3}{4}$

❷

〔解答〕

ウ	エ	オ	カ	キ	ク
1	4	2	7	1	9

〔出題者が求めたポイント〕空間図形

x, y, z について平方完成する。

球の中心を Q，点 P$(-5, 6, 5)$ とすると，平面は点 P を通り，$\overrightarrow{PQ}$ に垂直な平面。

z 軸は，$x = 0$，$y = 0$

〔解答のプロセス〕

$x^2 - 2x + y^2 - 8y + z^2 - 4z = 28$

$(x - 1)^2 + (y - 4)^2 + (z - 2)^2 = 49 (= 7^2)$

中心$(1, 4, 2)$，半径 7

球の中心を Q，点 P を P$(-5, 6, 5)$ とすると，

$\overrightarrow{PQ} = (6, -2, -3)$

点 P を通り，$\overrightarrow{PQ}$ に垂直な平面

$6(x + 5) - 2(y - 6) - 3(z - 5) = 0$

$6x - 2y - 3z + 57 = 0$，$x = 0$，$y = 0$，$z = 19$

従って，$(0, 0, 19)$

❸

〔解答〕

ケ	コ	サ	シ	ス
4	5	5	2	5

〔出題者が求めたポイント〕

A(a, b) とおく。A は円上の点と，PA $= \sqrt{5}$ より a, b を求める。直線 PA と円の交点より B を求める。2 点 AB の距離を求める。

$\cos\theta = \dfrac{OA^2 + OB^2 - AB^2}{2OA \cdot OB}$ とすると，

$\triangle OAB$ の面積は，$\dfrac{1}{2} OA \cdot OB \sin\theta$

〔解答のプロセス〕

A(a, b) とおく。$a^2 + b^2 = 1$

$(a - 3)^2 + (b - 1)^2 = 5$ より　$b = -3a + 3$

$a^2 + (-3a + 3)^2 = 1$ より　$10a^2 - 18a + 8 = 0$

$2(5a - 4)(a - 1) = 0$ よって，$a = \dfrac{4}{5}$，$b = \dfrac{3}{5}$

$a = 1$ のとき，$b = 0$ となり第 1 象限でない。

A$\left(\dfrac{4}{5}, \dfrac{3}{5}\right)$，

直線 PA の傾き $\left(1 - \dfrac{3}{5}\right) \div \left(3 - \dfrac{4}{5}\right) = \dfrac{2}{11}$

直線 PA : $y = \dfrac{2}{11}(x - 3) + 1 = \dfrac{2}{11}x + \dfrac{5}{11}$

$x^2 + \left(\dfrac{2}{11}x + \dfrac{5}{11}\right)^2 = 1$ より

$\dfrac{125}{121}x^2 + \dfrac{20}{121}x - \dfrac{96}{121} = 0$

$\dfrac{(5x - 4)(25x + 24)}{121} = 0$

よって，$x = -\dfrac{24}{25}$，$y = \dfrac{77}{275}$

B$\left(-\dfrac{24}{25}, \dfrac{77}{275}\right)$

$AB^2 = \left(\dfrac{4}{5} + \dfrac{24}{25}\right)^2 + \left(\dfrac{3}{5} - \dfrac{77}{275}\right)^2 = \dfrac{16}{25} \cdot 5 \left(= \dfrac{16}{5}\right)$

$AB = \dfrac{4}{5}\sqrt{5}$

$\cos\angle AOB = \dfrac{1}{2 \cdot 1 \cdot 1}\left(1 + 1 - \dfrac{16}{5}\right) = -\dfrac{3}{5}$

$S = \dfrac{1}{2} \cdot 1 \cdot 1 \sqrt{1 - \left(-\dfrac{3}{5}\right)^2} = \dfrac{2}{5}$

❹

〔解答〕

セ	ソ
3	5

〔出題者が求めたポイント〕平面図形

接線の長さは等しい。直線 AB と円との接点を E，辺 AC と円の接点を F とすると，AE = AF，CF = CD，BE = BD より求める。

〔解答のプロセス〕

直線 AB と円との接点を E，辺 AC と円の接点を F とし，

AE = AF $= x$，CF = CD $= y$，

BE = BD $= z$ とする。

$x + y = 24$，$z - x = 19$，$z - y = 27$ より

$2z - (x + y) = 46$ 従って，BD$(z) = 35$

東邦大学（医）28年度　（81）

⑤

〔解答〕

タ	チ	ツ	テ
−	4	3	8

〔出題者が求めたポイント〕微分法

$y = 4(1 + \sin\theta) - \dfrac{3}{1 - \sin\theta}$ とし，$x = \sin\theta$ とおいて，

y を x で微分し，増減表をつくる。

〔解答のプロセス〕

$y = 4(1 + \sin\theta) - \dfrac{3}{1 - \sin\theta}$ とし，$x = \sin\theta$ とおくと，

$y = 4(1 + x) - \dfrac{3}{1 - x}$ $(0 < x < 1)$

$y' = 4 - \left\{ -\dfrac{-3}{(1 - x)^2} \right\} = \dfrac{4x^2 - 8x + 1}{(1 - x)^2}$

$y' = 0$ とすると，$x = \dfrac{4 \pm 2\sqrt{3}}{4} = \dfrac{2 \pm \sqrt{3}}{2}$

よって，$x = \dfrac{2 - \sqrt{3}}{2}$

x	0		$\dfrac{2 - \sqrt{3}}{2}$		1
y'		+	0	−	
y		↗		↘	

$x(\sin\theta) = \dfrac{2 - \sqrt{3}}{2}$ のとき，最大で最大値は，

$1 - x = 1 - \dfrac{2 - \sqrt{3}}{2} = \dfrac{\sqrt{3}}{2}$ より

$y = 4\left(1 + \dfrac{2 - \sqrt{3}}{2} \right) - 3 \cdot \dfrac{2}{\sqrt{3}} = -4\sqrt{3} + 8$

⑥

〔解答〕

ア	イ	ウ
1	1	8

〔出題者が求めたポイント〕確率，2次関数

2次関数を平方完成させて，最小値を条件に合うような a, b, c を数える。

〔解答のプロセス〕

$y = a\left(x^2 + \dfrac{b}{a}x \right) + c = a\left(x + \dfrac{b}{2a} \right)^2 + \dfrac{4ac - b^2}{4a}$

$\dfrac{4ac - b^2}{4a} > \dfrac{11}{2}$ より $2a(2c - 11) > b^2$

$a > 0$, $b^2 > 0$ より $2c - 11 > 0$ ∴ $c = 6$

よって，$2a > b^2$

$b = 1$ のとき $a = 1 \sim 6$，$b = 2$ のとき $a = 3 \sim 6$

$b = 3$ のとき $a = 5$ と 6，$b \geqq 4$ のとき a のはなし。

確率は，$\dfrac{6 + 4 + 2}{6^3} = \dfrac{12}{216} = \dfrac{1}{18}$

⑦

〔解答〕

エ	オ	カ
−	1	2

〔出題者が求めたポイント〕高次方程式

$(a^2 - ab + b^2)(a + b) = (a^3 + b^3)$

$(a^n + b^n)(a^n - b^n) = a^{2n} - b^{2n}$

を利用していく。

〔解答のプロセス〕

$(x^2 - x + 1)(x + 1) = x^3 + 1$ だから，

$(x^3 + 1)(x^3 - 1)(x^6 + 1)(x^{12} + 1)(x^{24} + 1)(x^{48} + 1)$

$= x^{96} - 1$ は $x^2 - x + 1$ で割り切れる。

$x^{104} + x = x^8(x^{96} - 1) + x^2(x^6 - 1) + x^2 + x$

$= x^8(x^{96} - 1) + x^2(x^6 - 1) + x^2 - x + 1 - 1 + 2x$

従って，余り $-1 + 2x$

⑧

〔解答〕

キ	ク	ケ	コ
−	4	6	3

〔出題者が求めたポイント〕微分法

$f(x)$ を微分して，$f'(x) = 0$ の解が異なる 2 つの実数解を持つようにする。x は真数なので，$x > 0$ から $a < 0$ を知る。

〔解答のプロセス〕

$f'(x) = \dfrac{2}{3x} + 4x + a = \dfrac{12x^2 + 3ax + 2}{3x}$

x は対数の真数なので，$x > 0$，$a > 0$ だと，$f'(x) > 0$ となり常に増加する。

$12x^2 + 3ax + 2 = 0$ で，$D > 0$

$D = 9a^2 - 96 = (3a + 4\sqrt{6})(3a - 4\sqrt{6})(> 0)$

従って，$a < \dfrac{-4\sqrt{6}}{3}$

⑨

〔解答〕

サ	シ		ス	セ	ソ	タ	チ
3	1		−	4	3	1	0

〔出題者が求めたポイント〕三角比

B から DC に垂線を引きその交点を P とする。

$PC = BC \cos \angle BCD$，$BP = BC \sin \angle BCD$

$DP = BP \tan \angle DBP$，$DB^2 = BP^2 + DP^2$

$\dfrac{BC}{\sin \angle BAC} = \dfrac{AB}{\sin \angle ACB}$，$AD = AB - DB$

△ABE は両底角が等しくなり 2 等辺三角形。

$AE = AB$

$DE^2 = AD^2 + AB^2 - 2AD \cdot AB \cos \angle BAC$

〔解答のプロセス〕

B から DC に垂線を引きその交点を P とする。

$CP = 2\cos 30° = \sqrt{3}$，$BP = 2\sin 30° = 1$

東邦大学（医）28年度 （82）

$\angle DBP = 105° - 60° = 45°$, $PD = 1\tan 45° = 1$

従って，$DC = CP + PD = \sqrt{3} + 1$

$\angle ACB = 180° - 30° - 105° = 45°$

$\dfrac{2}{\sin 30°} = \dfrac{AB}{\sin 45°}$ より $AB = 2\sqrt{2}$

$DB = \sqrt{1+1} = \sqrt{2}$, $AD = 2\sqrt{2} - \sqrt{2} = \sqrt{2}$

$\angle ABE = 75°$, $\angle AEB = 75°$ より $\triangle ABE$ は
二等辺三角形となる。$AE = AB = 2\sqrt{2}$

$DE^2 = 2 + 8 - 2\sqrt{2}\cdot 2\sqrt{2}\cos 30° = -4\sqrt{3} + 10$

⑩
〔解答〕

ツ	テ
−	9

〔出題者が求めたポイント〕式の計算

a の入っている項をまとめる。$a(x-1)^2$ となるので，
$x - 1 = t$ とおく。

$-3y^2$ なので $-y$ と $3y$ にしておき，$(+y$ と $-3y$ でも可$)$
$(pt - y + q)(mt + 3y + n)$ とする。
あとは未定係数法を使う。

〔解答のプロセス〕

$a(x^2 - 2x + 1) + x^2 + 10xy - 3y^2 - 12y$

$x - 1 = t$ とおく，$x = t + 1$

$\quad at^2 + t^2 + 2t + 1 + 10(t+1)y - 3y^2 - 12y$

$= (a+1)t^2 + 10ty - 3y^2 + 2t - 2y + 1$

$-3y^2$ なので $-y$ と $+3y$ とおく。

$\quad (pt - y + q)(mt + 3y + n)$

$= pmt^2 + (3p - m)ty - 3y^2 + (np + mq)t + (3q - n)y + nq$

$3p - m = 10$, $np + mq = 2$, $3q - n = -2$, $nq = 1$

$nq = 1$ より $(n,\ q) = (-1,\ -1)$, $(1,\ 1)$

$(n,\ q) = (-1,\ -1)$ のとき，$3q - n = -2$（適）

$(n,\ q) = (1,\ 1)$ のとき，$3q - n = 2$（不適）

$3p - m = 10$ と $p + m = -2$ より $p = 2$, $m = -4$

$a + 1 = pm = -8$ より $a = -9$

⑪
〔解答〕

ア	イ
2	3

〔出題者が求めたポイント〕平面ベクトル，不等式

$\overrightarrow{OC}$, $\overrightarrow{AD}$ を成分表示で表わす。

$\cos\theta = \dfrac{\overrightarrow{OC}\cdot\overrightarrow{AD}}{|\overrightarrow{OC}||\overrightarrow{AD}|}$ より $\cos^2\theta \leqq \dfrac{1}{2}$ から，

t の値の範囲を求める。

〔解答のプロセス〕

$A(1,\ 0)$, $D(0,\ 1-t)$, $C(t,\ 1-t)$ より

$\overrightarrow{OC} = (t,\ 1-t)$, $\overrightarrow{AD} = (-1,\ 1-t)$

$|\overrightarrow{OC}|^2 = t^2 + (1-t)^2 = 2t^2 - 2t + 1$

$|\overrightarrow{AD}|^2 = 1 + (1-t)^2 = t^2 - 2t + 2$

$\cos\theta = \dfrac{-t + (1-t)^2}{\sqrt{2t^2 - 2t + 1}\sqrt{t^2 - 2t + 2}}$

$-\dfrac{1}{\sqrt{2}} < \cos\theta < \dfrac{1}{\sqrt{2}}$ より $\cos^2\theta < \dfrac{1}{2}$

$\dfrac{(t^2 - 3t + 1)^2}{(2t^2 - 2t + 1)(t^2 - 2t + 2)} < \dfrac{1}{2}$

$2t^2 - 2t + 1 = 2\left(t - \dfrac{1}{2}\right)^2 + \dfrac{1}{2} > 0$

$t^2 - 2t + 2 = (t-1)^2 + 1 > 0$ より

$2t^4 - 12t^3 + 22t^2 - 12t + 2 < 2t^4 - 6t^3 + 9t^2 - 6t + 2$

$0 < 6t^3 - 13t^2 + 6t$ より $0 < t(3t-2)(2t-3)$

t	0		$\dfrac{2}{3}$		1
t		+		+	
$3t - 2$		−	0	+	
$2t - 3$		−		−	
$t(3t-2)(2t-3)$		+		−	

従って，$0 < t < \dfrac{2}{3}$

⑫
〔解答〕

ウ	エ
9	0

〔出題者が求めたポイント〕高次方程式

a の入っている項を右辺にして，$f(x) = ag(x)$ という形
にしておくとよい。微分等を使いながら推理する。基本
は x に値を入れながら a を求めていく。

〔解答のプロセス〕

$x^3 - 20x^2 + 100x - 23 = (x-8)a$

$f(x) = x^3 - 20x^2 + 100x - 23$, $g(x) = x - 8$ とする。

① $g(x)$ は，$x < 8$ で $g(x) < 0$, $x > 8$ で $g(x) > 0$

$\quad f'(x) = 3x^2 - 40x + 100 = (3x - 10)(x - 10)$

$\quad f(0) = -23$, $f(1) = 58$, $f(10) = -23$

$\quad f(9) = -14$, $f(8) = 9$, $f(11) = -12$

以上より $f(x)$ は，$x < 8$ で $f(x) > 0$,

$9 \leqq f(x) \leqq 11$ で，$f(x) < 0$, $12 \leqq x$ で $f(x) > 0$

よって，$x \leqq 11$ では，a の値は負となり題意とは異な
り不適である。

② $f(x)$ の最後の項が 23 であるので，x が偶数だと，$f(x)$
は奇数，$g(x)$ は偶数となり a は分数となるので題意
とは異なり不適である。

①，②より，$12 \leqq x$ の $x =$ 奇数を代入する。

$f(13) = 2197 - 3380 + 1300 - 23 = 94$, $g(13) = 5$

$f(15) = 3375 - 4500 + 1500 - 23 = 352$, $g(15) = 7$

$f(17) = 4913 - 5780 + 1700 - 23 = 810$, $g(17) = 9$

従って，$x = 17$ で，$9a = 810$ より $a = 90$

⑬
〔解答〕

オ	カ	キ		ク	ケ
1	1	0		7	5

〔出題者が求めたポイント〕 数列，極限値

$S_n = na_1 + (n-1)a_2 + \cdots\cdots + 2a_{n-1} + a_n$
$T_n = a_1 + a_2 + a_3 + \cdots + a_{n-1} + a_n$
$U_n = a_1 + 2a_2 + \cdots\cdots + (n-1)a_{n-1} + na_n$
とすると，$T_n = S_n - S_{n-1}$，$U_n = (n+1)T_n - S_n$
最後は，$3U_n - T_n$ の $n \longrightarrow \infty$ の極限値。

〔解答のプロセス〕

$S_n = na_1 + (n-1)a_2 + \cdots\cdots + 2a_{n-1} + a_n$
$T_n = a_1 + a_2 + a_3 + \cdots\cdots a_{n-1} + a_n$
$U_n = a_1 + 2a_2 + \cdots\cdots + (n-1)a_{n-1} + na_n$
とする。

$$T_n = S_n - S_{n-1} = \frac{n-4}{10} + \frac{2}{n+5} - \left(\frac{n-5}{10} + \frac{2}{n+4}\right)$$
$$= \frac{1}{10} + \frac{2}{n+5} - \frac{2}{n+4}$$
$$\lim_{n\to\infty} T_n = \lim_{n\to\infty}\left(\frac{1}{10} + \frac{2}{n+5} - \frac{2}{n+4}\right) = \frac{1}{10}$$
$$U_n = (n+1)T_n - S_n$$
$$= \frac{n+1}{10} + \frac{2n+2}{n+5} - \frac{2n+2}{n+4} - \left(\frac{n-4}{10} + \frac{2}{n+5}\right)$$
$$= \frac{5}{10} + \frac{2n}{n+5} - \frac{2n+2}{n+4}$$
$$3U_n - T_n = \frac{7}{5} + \frac{6n-2}{n+5} - \frac{6n+4}{n+4}$$
$$\lim_{n\to\infty}(3U_n - T_n) = \lim_{n\to\infty}\left(\frac{7}{5} + \frac{6n-2}{n+5} - \frac{6n+4}{n+4}\right)$$
$$= \frac{7}{5} + 6 - 6 = \frac{7}{5}$$

14

〔解答〕

コ	サ
4	3

〔出題者が求めたポイント〕積分法

$x - 1 = t$ とおき，$y^2 = f(t)$ とする。これは，t 軸に関しても，y 軸に関しても対称となるので，$4\displaystyle\int_0^1 \sqrt{f(t)}\,dt$ を求める。

$t = \sin\theta$ と置いて，置換積分する。
$\sin 3\theta = -4\sin^3\theta + 3\sin\theta$

〔解答のプロセス〕

$y^2 = (x-1)^2\{1 - (x-1)^2\} = (x-1)^2 - (x-1)^4$
$x - 1 = t$ とおく。$y^2 = t^2 - t^4$
この関数のグラフは，$t = \pm a$，$y = \pm b$ を代入しても同じ値になるので，t 軸，y 軸に関して対称となる。
$t^2 - t^4 = 0$ とすると，$-t^2(t+1)(t-1) = 0$
t 軸との交点の t 座標は，-1，0，1
よって，面積 S は $S = 4\displaystyle\int_0^1 \sqrt{t^2 - t^4}\,dt$ より

$S = 4\displaystyle\int_0^1 t\sqrt{1-t^2}\,dt$，$t = \sin\theta$ とおく。

$\dfrac{dt}{d\theta} = \cos\theta$，$t = 0 \longrightarrow 1$ のとき，$\theta = 0 \longrightarrow \dfrac{\pi}{2}$

$\sin\theta\cos^2\theta = \sin\theta(1 - \sin^2\theta) = \sin\theta - \sin^3\theta$
$\sin 3\theta = -4\sin^3\theta + 3\sin\theta$ より

$\sin\theta - \sin^3\theta = \sin\theta + \dfrac{1}{4}\sin 3\theta - \dfrac{3}{4}\sin\theta$

$$= \frac{1}{4}\sin 3\theta + \frac{1}{4}\sin\theta$$

$$S = 4\int_0^{\frac{\pi}{2}}\left(\frac{1}{4}\sin 3\theta + \frac{1}{4}\sin\theta\right)d\theta$$
$$= 4\left[-\frac{1}{12}\cos 3\theta - \frac{1}{4}\cos\theta\right]_0^{\frac{\pi}{2}}$$
$$= 4\left\{0 - \left(-\frac{1}{12} - \frac{1}{4}\right)\right\} = \frac{4}{3}$$

15

〔解答〕

シ	ス		セ	ソ
4	5		2	6

〔出題者が求めたポイント〕確率

$E(X^2) \geq \{E(X)\}^2$

〔解答のプロセス〕

(1) 題意より，

$\dfrac{1}{100}\displaystyle\sum_{i=1}^{100} x_i^2 = 5$，$\dfrac{1}{100}\displaystyle\sum_{i=1}^{100} y_i^2 = 9$ より，

変量 x，y の分散をそれぞれ V_x，V_y とおくと，
$V_x = 5 - X^2$，$V_y = 9 - Y^2$ となる。
また，x，y の共分散を V_{xy} とおくと，

$$V_{xy} = \frac{1}{100}\sum_{i=1}^{100}(x_i - X)(y_i - Y)$$
$$= \frac{1}{100}\left(\sum_{i=1}^{100} x_i y_i - X\sum_{i=1}^{100} y_i - Y\sum_{i=1}^{100} x_i + \sum_{i=1}^{100} XY\right)$$
$$= 5 - XY - XY + XY = 5 - XY$$

よって，x と y の相関係数を r とすると，

$$r = \frac{V_{xy}}{\sqrt{V_x}\sqrt{V_y}} = \frac{5 - XY}{\sqrt{5 - X^2}\sqrt{9 - Y^2}}$$

$|r| \leq 1$ より

$$\frac{|5 - XY|}{\sqrt{5 - X^2}\sqrt{9 - Y^2}} \leq 1$$

両辺を2乗すると，

$$(5 - XY)^2 \leq (5 - X^2)(9 - Y^2)$$
$$X^2Y^2 - 10XY + 25 \leq 45 - 5Y^2 - 9X^2 + X^2Y^2$$
$$5Y^2 - 10XY + 9X^2 \leq 20$$
$$5(Y^2 - 2XY + X^2) + 4X^2 \leq 20$$
$$5(Y - X)^2 + 4X^2 \leq 20$$
$$\frac{(Y - X)^2}{4} + \frac{X^2}{5} \leq 1$$

(2) $s = X$，$t = Y - X$ とおくと，

$$\frac{t^2}{4} + \frac{s^2}{5} \leq 1 \quad \cdots ①$$

$X + Y = 2s + t$ より

$2s + t = k$ ···② とおくと，k が最大，最小となるのは
①と②が接するときである。

$$\frac{s^2}{5} + \frac{(-2s+k)^2}{4} = 1$$

$$4s^2 + 5(4s^2 - 4sk + k^2) = 20$$

$$24s^2 - 20ks + 5k^2 - 20 = 0$$

上式の判別式を D とすると，

$$\frac{D}{4} = (10k)^2 - 24(5k^2 - 20) = 0$$

$$20k^2 - 24(k^2 - 4) = 0$$

$$5k^2 - 6(k^2 - 4) = 0$$

$$-k^2 + 24 = 0$$

$$k = \pm 2\sqrt{6}$$

よって，

$$0 \leq |X + Y| \leq 2\sqrt{6}$$

物　理

解答

28年度

❶

〔解答〕

問1　c　問2　e　問3　h

〔出題者が求めたポイント〕

摩擦があるときのばねの振動

〔解答のプロセス〕

問1　小物体の速さは振動中心で最大となる。小物体には，ばねの力と動摩擦力 $\mu'mg$ が働いているから，振動中心でのばねの自然長からの伸びを x_1 とすると，力のつり合いより

$$\mu'mg - kx_1 = 0$$

$$\therefore \quad x_1 = \frac{\mu'mg}{k} = 0.40 \times \frac{mg}{k} \quad \cdots(答)$$

問2　手を放してからはじめに左向きに動いたときの単振動の振幅は $x - x_1$ である。向きを変えるまでに小物体が動いた距離は $x + y$ であるから

$$2(x - x_1) = x + y$$

$$\therefore \quad x - y = 2x_1 = 0.80 \times \frac{mg}{k} \quad \cdots(答)$$

問3　次に小物体が右向きに動いたときの振動中心におけるばねの縮みを y_1 とおくと，力のつり合いより

$$ky_1 - \mu'mg = 0 \quad \therefore \quad y_1 = \frac{\mu'mg}{k}$$

単振動の振幅は $y - y_1$ であるから，次に停止する点でのばねの伸びを x' とすると

$$2(y - y_1) = y + x'$$

$$\therefore \quad x' = y - 2y_1 = (x - 2x_1) - 2y_1 = x - \frac{4\mu'mg}{k}$$

止まった瞬間の静止摩擦力の大きさを f とすると，力のつり合いより

$$f - kx' = 0 \quad \therefore \quad f = kx'$$

止まった後，静止する条件は，f が最大摩擦力 μmg を超えないことだから，$kx' \leqq \mu mg$ より

$$x - \frac{4\mu'mg}{k} \leqq \frac{\mu mg}{k}$$

$$\therefore \quad x \leqq \frac{(\mu + 4\mu')mg}{k} = 2.40 \times \frac{mg}{k} \quad \cdots(答)$$

❷

〔解答〕

問1　d　問2　b

〔出題者が求めたポイント〕

空気中を運動する油滴の運動，空気抵抗

〔解答のプロセス〕

問1　油滴に働く重力の大きさ F_g は

$$F_g = \rho \cdot \frac{4}{3}\pi R^3 g = AR^3$$

また，速さ v のとき空気の抵抗力の大きさ F_a は

$$F_a = 6\pi \eta R v = BRv$$

よって，油滴の電荷を q とおくと，電場が上向きのときの力のつり合いより

$$qE - AR^3 - BRv_+ = 0 \quad \cdots\cdots①$$

また，電場が下向きのときの力のつり合いより

$$qE + AR^3 - BRv_- = 0 \quad \cdots\cdots②$$

②－①より

$$2AR^3 - BR(v_- - v_+) = 0$$

$$\therefore \quad R = \sqrt{\frac{B}{2A}(v_- - v_+)} \quad \cdots(答)$$

問2　①＋②より

$$2qE - BR(v_- + v_+) = 0$$

$$\therefore \quad q = \frac{BR(v_- + v_+)}{2E}$$

$$= \frac{v_- + v_+}{E}\sqrt{\frac{B^3}{8A}(v_- - v_+)} \quad \cdots(答)$$

❸

〔解答〕

問1　c　問2　e

〔出題者が求めたポイント〕

万有引力

〔解答のプロセス〕

問1　物体が地表から h の高さまで到達したとすると，力学的エネルギー保存則より

$$\frac{1}{2}mv_0^2 - \frac{GMm}{R} = 0 - \frac{GMm}{R+h}$$

これを h について解くと

$$h = \left(\frac{2GM}{2GM - Rv_0^2} - 1\right)R = \left(\frac{2GM}{Rv_0^2} - 1\right)^{-1}R \quad \cdots(答)$$

問2　地表すれすれの円軌道をとるのに必要な速さが第一宇宙速度だから，半径 R の円運動の方程式より

$$m\frac{v_0^2}{R} = G\frac{Mm}{R^2} \quad \therefore \quad v_0^2 = \frac{GM}{R}$$

よって，問1の結果に代入して

$$h = (2-1)^{-1}R = R \quad \cdots(答)$$

❹

〔解答〕

問1　a　問2　d

〔出題者が求めたポイント〕

波の干渉，定常波

〔解答のプロセス〕

問1　点Bでの振動が $\frac{T}{4}$ 遅れているとき，点Bから Aの反対側にさらに $\frac{vT}{4} = \frac{\lambda}{4}$ 離れた点B'にAと同位相の波源があると考えればよい。このとき，点A

から x だけ離れた点 P について
$$AP = x, \quad B'P = L + \frac{\lambda}{4} - x$$
このとき，2つの波の経路差は
$$AP - B'P = 2x - \left(L + \frac{\lambda}{4}\right)$$
よって，波が弱め合う条件は，整数 m を用いて
$$2x - \left(L + \frac{\lambda}{4}\right) = \left(m + \frac{1}{2}\right)\lambda$$
$$\therefore \quad x = \frac{L}{2} + \frac{4m+3}{8}\lambda$$
解答群でこれを満たしているのは，$m = -1$ のとき
$$x = \frac{L}{2} - \frac{1}{8}\lambda = \frac{L}{2} - \frac{vT}{8} \quad \cdots(答)$$

問2　点Aから距離 $\frac{L}{4}$ の点が固定端となるから，定常波の節のAからの距離 x は，正の整数 m を用いて
$$x = \frac{L}{4} + m \cdot \frac{\lambda}{2}$$
解答群でこれを満たしているのは，$m = 1$ のとき
$$x = \frac{L}{4} + \frac{\lambda}{2} = \frac{L}{4} + \frac{vT}{2} \quad \cdots(答)$$

5
〔解答〕
問1　d
〔出題者が求めたポイント〕
ドップラー効果
〔解答のプロセス〕
問1　自動車の速さを v とすると，測定された振動数の上限値 f_H および下限値 f_L は
$$f_H = \frac{V}{V-v}f, \quad f_L = \frac{V}{V+v}f$$
よって，振動数の差は
$$\varepsilon f = f_H - f_L = \left(\frac{V}{V-v} - \frac{V}{V+v}\right)f = \frac{2Vv}{V^2-v^2}f$$
$$\therefore \quad \varepsilon v^2 + 2Vv - \varepsilon V^2 = 0$$
$$\therefore \quad v = \frac{V}{\varepsilon}(-1 \pm \sqrt{1+\varepsilon^2})$$
$v > 0$ より
$$v = \frac{V}{\varepsilon}(-1 + \sqrt{1+\varepsilon^2}) \approx \frac{V}{\varepsilon}\left(-1 + 1 + \frac{\varepsilon^2}{2}\right)$$
$$= \frac{\varepsilon V}{2}$$
よって，サーキットの半径を R とすると，$2\pi R = vT$ より
$$R = \frac{vT}{2\pi} = \frac{\varepsilon VT}{4\pi}$$
一方，円の中心と測定地点の間の距離を L とおくと

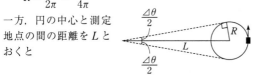

$$\frac{R}{L} = \sin\frac{\Delta\theta}{2} \approx \frac{\Delta\theta}{2}$$
$$\therefore \quad L = \frac{2R}{\Delta\theta} = \frac{\varepsilon}{\Delta\theta}\frac{VT}{2\pi} \quad \cdots(答)$$

6
〔解答〕
問1　f　問2　e
〔出題者が求めたポイント〕
気体の状態変化
〔解答のプロセス〕
問1　内部の気体の圧力 p_1 は一定であり，ピストンに働く力のつり合いより
$$p_1 S = p_0 S + Mg$$
ヒーターから加えられる単位時間当たりの熱量は $\frac{E^2}{r}$ とかけ，この熱量を加えて気体の温度が ΔT 変化したとすると，定圧モル比熱 $C_P = C_V + R$ を用いて
$$\frac{E^2}{r} = n(C_V + R)\Delta T \quad \therefore \quad \Delta T = \frac{E^2}{n(C_V+R)r}$$
よって，単位時間当たりのピストンの上昇量，すなわち上昇の速さを v とすると，状態方程式より
$$p_1 S v = nR\Delta T$$
$$\therefore \quad v = \frac{nR\Delta T}{p_1 S} = \frac{RE^2}{(p_0 S + Mg)(C_V + R)r} \quad \cdots(答)$$

問2　$\Delta U = nC_V \Delta T = \frac{C_V E^2}{(C_V+R)r} \quad \cdots(答)$

7
〔解答〕
問1　a
〔出題者が求めたポイント〕
熱気球
〔解答のプロセス〕
問1　風船の体積を V，質量を M，大気の密度を ρ_0，温度を T_0 とおく。風船内の空気の温度が T のときの密度が ρ であるとき，$\rho T = $ 一定より
$$\rho T = \rho_0 T_0 \quad \therefore \quad \rho = \rho_0 \frac{T_0}{T}$$
熱気球が上昇を始めるとき，本体および風船内の空気の重力と浮力がつり合っているから
$$\rho_0 V g = Mg + \rho V g$$
$$\therefore \quad \rho_0 V = M + \rho_0 V \frac{T_0}{T}$$
$$\therefore \quad T = \frac{\rho_0 V}{\rho_0 V - M}T_0 = \frac{1.2 \times 500}{1.2 \times 500 - 100} \times 300$$
$$= 360 [\text{K}] \quad \cdots(答)$$

8
〔解答〕
問1　a　問2　b　問3　f　問4　c　問5　e

〔出題者が求めたポイント〕

電場・電位

〔解答のプロセス〕

問1　A_1 と A_4 の間の水平距離は $L\cos30° = \dfrac{\sqrt{3}}{2}L$ であるから，電位 V_4 は

$$V_4 = E\left(-\frac{\sqrt{3}}{2}L\right) = -\frac{\sqrt{3}}{2}EL \quad \cdots（答）$$

問2　棒が引く力の大きさを F とすると，点 A_2 での力のつり合いより

（水平方向）$F\cos30° - qE = 0$

（鉛直方向）$F\sin30° - Mg = 0$

$$\therefore \quad qE = \sqrt{3}Mg \quad \therefore \quad q = \frac{\sqrt{3}Mg}{E} \quad \cdots（答）$$

問3　点 A_2，点 A_5 の電位 V_2，V_5 は

$$V_2 = -\frac{\sqrt{3}}{2}EL, \quad V_5 = -\frac{\sqrt{2}}{2}EL$$

必要な仕事 W は電場による力と重力に逆らって金属球を運ぶのにする仕事の合計だから

$$W = q(V_5 - V_2) + Mg \cdot \frac{1+\sqrt{2}}{2}L$$

$$= \frac{\sqrt{3}-\sqrt{2}}{2}qEL + \frac{1+\sqrt{2}}{2}MgL$$

$$= \left(2 + \frac{\sqrt{2}-\sqrt{6}}{2}\right)MgL \quad \cdots（答）$$

問4　金属球はつり合いの位置 A_2 を中心とする往復運動を行う。

問5　A_2 を通過するときの速さを v とすると，エネルギー保存則より

$$0 + qE \cdot \frac{\sqrt{3}}{2}L = \frac{1}{2}Mv^2 + Mg \cdot \frac{L}{2}$$

$$\therefore \quad v = \sqrt{2gL} \quad \cdots（答）$$

9

〔解答〕

問1　e　問2　e　問3　a　問4　e

〔出題者が求めたポイント〕

電磁誘導，ベータトロンの原理

〔解答のプロセス〕

問1　軌道内を貫く磁束の変化 $\Delta\phi$ は

$$\Delta\phi = \Delta B_1 S$$

よって，円軌道上に生じる誘導起電力の大きさ V は

$$V = \frac{\Delta\phi}{\Delta t} = \frac{\Delta B_1}{\Delta t}S$$

円軌道の1周 $2\pi r$ の距離に電位差 V が生じているから，電場 E は

$$E = \frac{V}{2\pi r} = \frac{1}{2\pi r}\frac{\Delta B_1 S}{\Delta t} \quad \cdots（答）$$

問2　運動量変化 Δp は粒子が電場から受ける力積に等しいから

$$\Delta p = qE\Delta t = \frac{q}{2\pi r}\Delta B_1 S \quad \cdots（答）$$

問3　円運動の方程式より

$$m\frac{v^2}{r} = qvB \quad \therefore \quad mv = qBr$$

したがって，粒子の運動量 p は

$$p = mv = qBr$$

ここで，r が一定のもとで，磁束密度が ΔB_2 増加して運動量が Δp 変化したとき

$$p + \Delta p = qr(B + \Delta B_2)$$

が成り立つ。よって

$$\Delta p = qr\Delta B_2 \quad \therefore \quad \Delta B_2 = \frac{\Delta p}{qr} \quad \cdots（答）$$

問4　問3の結果に問2の Δp を代入して

$$\Delta B_2 = \frac{\Delta B_1 S}{2\pi r^2} = \frac{5.0 \times 10^2 \pi \times 0.20}{2\pi \times 0.50^2}$$

$$= 2.0 \times 10^2 [\text{Wb/m}^2] \quad \cdots（答）$$

10

〔解答〕

問1　e　問2　f　問3　e

〔出題者が求めたポイント〕

原子核崩壊，半減期

〔解答のプロセス〕

問1　半減期の2倍の時間が経っているから

$$t = 2 \times 5.7 \times 10^3 \fallingdotseq 1.1 \times 10^4 [年前] \quad \cdots（答）$$

問2　α 崩壊では原子番号が2減，質量数が4減，β 崩壊では原子番号が1増，質量数が不変だから，

$$92 - 2x + y = 88, \quad 238 - 4x = 226$$

$$\therefore \quad x = 3, \quad y = 2 \quad \cdots（答）$$

問3　α 粒子とラドン原子核の質量をそれぞれ m，M，速さを v，V とおくと，運動量保存則より

$$0 = MV + m(-v) \quad \therefore \quad \frac{v}{V} = \frac{M}{m}$$

よって，運動エネルギーの比は

$$\frac{\dfrac{1}{2}mv^2}{\dfrac{1}{2}MV^2} = \frac{m}{M}\left(\frac{v}{V}\right)^2$$

$$= \frac{M}{m} = \frac{222}{4} \fallingdotseq 56 [倍] \quad \cdots（答）$$

化 学

解答

28年度

1

〔解答〕

問1. b　問2. d　問3. a　問4. c　問5. e

問6. e　問7. b　問8. c　問9. b　問10. c

問11. e　問12. b　問13. c　問14. e

問15. a　問16. a　問17. b　問18. d

問19. e　問20. a

〔出題者が求めたポイント〕

化学全体に関わる基本的な問題

〔解答のプロセス〕

問1. b：誤：(答)

ケイ素(Si)は単体だが，石英(SiO_2)は化合物。

問2. 溶媒に溶かし出して分離する操作は抽出である。

問3. コロイドと電荷が反対で，価数が最も大きいイオンを含むものを選ぶ。

a：(答)$Al_2(SO_4)_3 \longrightarrow 2Al^{3+} + 3SO_4^{2-}$

b：$CaSO_4 \longrightarrow Ca^{2+} + SO_4^{2-}$

（ほとんど水に溶けない）

c：$K_3PO_4 \longrightarrow 3K^+ + PO_4^{3-}$

d：$NaCl \longrightarrow Na^+ + Cl^-$

e：$MgCl_2 \longrightarrow Mg^{2+} + 2Cl^-$

問4. アルカリ金属の単体は，石油中に保存するが，Liは密度が小さいので，石油中で浮く。

問5. TiO_2(酸化チタン)は光触媒と言われ，光が当たると OH^- から e^- を取り去り，・OH ラジカルにする働きがある。この・OH ラジカルは，不対電子を持つために活性化されていて，反応しやすい。

問6. 答e：別名 PET　$-C_6H_4-$：ベンゼン環

$+[CO-C_6H_4-CO-O-CH_2CH_2-O]_n$

問7. $C_5H_{11}OH$。$R_1 \sim R_3$：アルキル基

$$R_2-\overset{\displaystyle R_1}{\underset{\displaystyle R_3}{\overset{|}{\underset{|}{C}}}}-OH \quad 第3級アルコール$$

炭素原子の左上の数字は，主鎖の炭素原子の番号。

a：$CH_3-CH_2-\overset{2}{\underset{\displaystyle CH_3}{\overset{|}{C}}}H-\overset{1}{C}H_2OH$

b：(答)2-メチル-2-ブタノール

$CH_3-CH_2-\overset{2}{\underset{\displaystyle OH}{\overset{\displaystyle CH_3}{\overset{|}{\underset{|}{C}}}}}-\overset{1}{C}H_3$

c：$CH_3-{}^3CH(CH_3)-{}^2CH_2-{}^1CH_2OH$

d：$CH_3-{}^3CH(CH_3)-{}^2CH(OH)-{}^1CH_3$

e：$CH_3-{}^2C(CH_3)_2-{}^1CH_2OH$

問8. a：誤：無臭

b：誤：還元作用がある。

c：正：(答)このため有毒。

d：誤：反応しない。

e：誤：水に溶けず，中性。

問9. a：誤：分散媒は気体，分散質は液体。

b：正：(答)水酸化鉄(Ⅲ)コロイドは，正の電荷を帯びている。

c：誤：ろ紙を通過する。

d：誤：卵白は疎水コロイドではないために，少量の電解質では沈殿しない。多量の電解質で，沈殿することは塩析という。

e：誤：チンダル現象という。

問10. 氷を溶かすためのエネルギー＝334×100

水温を x℃上昇させるためのエネルギー＝$4.18x \times 100$

$334 \times 100 + 4.18x \times 100 = 5.00 \times 10^4$

$x = 39.7 = 40$(℃)　…答

問11. 面心立方格子

立方格子の1辺 a と，原子半径 r の関係

$a\sqrt{2} = 4r$　　$\sqrt{2} = 1.414$

$r = \dfrac{4.08 \times 10^{-8} \times \sqrt{2}}{4}$

$= 1.44 \times 10^{-8}$ (cm)　…答

問12. 温度による溶解度の差が大きいものは，析出量も大きい。グラフから KNO_3 と見当がつく。

溶解度と析出量(例)( )内は溶解度

KNO_3：60℃(106) $\longrightarrow$ 20℃(36)　析出量 70 (g)

$NaNO_3$：60℃(120) $\longrightarrow$ 20℃(88)　析出量 32 (g)

問13. a：誤：活性化エネルギーは反応物から，生成物に変化するときの超えなければならないエネルギーの山で，温度によって変化しない。

b：誤：温度が変化すると速度定数 k も変化する。

c：正：(答)

d：誤：活性化エネルギーが大きいと，反応速度は遅くなる。

e：誤：反応速度は活性化エネルギーにより変化し，系のエネルギーや反応熱は無関係。

問14. グルコース x (g)，尿素 y (g)

$x + y = 5.00$　…(1)

浸透圧から，濃度を C (mol/L)とする。

$8.3 \times 10^5 = C \times 8.3 \times 10^3 \times (27 + 273)$

$C = 1/3$ (mol/L)

グルコースと尿素溶液は 100 mL なので，1 L に換算する。

$\left(\dfrac{x}{180} + \dfrac{y}{60}\right) \times \dfrac{1000}{100} = \dfrac{1}{3}$　…(2)

(1)から，$y = 5 - x$，として(2)に代入して x について解く。

$x = 4.5$ (g)　…答

問15. $CH_3COOH \rightleftharpoons H^+ + CH_3COO^-$

$K_a = \dfrac{[H^+][CH_3COO^-]}{[CH_3COOH]} = 1.8 \times 10^{-5}$　…(1)

全体は 100 mL となるので，

$[CH_3COOH] = 0.10 \times \dfrac{40}{1000} \times \dfrac{1000}{100}$

東邦大学（医）28年度 （89）

$$= 0.04 \ (\text{mol/L})$$

$$CH_3COONa \longrightarrow CH_3COO^- + Na^+ \quad 100\%\text{電離}。$$

$$[CH_3COO^-] = [CH_3COONa]$$

$$[CH_3COO^-] = 0.10 \times \frac{60}{1000} \times \frac{1000}{100}$$

$$= 0.06 \ (\text{mol/L})$$

(1)から

$$[H^+] = \frac{[CH_3COOH]}{[CH_3COO^-]} \times K_a$$

$$= \frac{0.04}{0.06} \times 1.8 \times 10^{-5}$$

$$= 1.2 \times 10^{-5} \ (\text{mol/L}) \quad \cdots 答$$

問16. $HCl \longrightarrow H^+ + Cl^-$

H^+ が供給されるので，平衡は左に移動する。つまり，酢酸イオンは減少する。

水素イオンは HCl が強酸であり，大量に供給されるので，増加する。

$$CH_3COO^-：減少 \quad H^+：増加$$

問17. $C_nH_{2n+1}COOH$ が飽和脂肪酸。

$$C_{17}H_{31}COOH + 2H_2 \longrightarrow C_{17}H_{35}COOH$$

$C_{17}H_{31}COOH$：分子量 280

$$\frac{70.0}{280} \times 2 \times 22.4 = 11.2 \ (\text{L}) \quad \cdots 答$$

問18. 二重結合を持つ置換基はメタ配向性

$$-N=O$$
$$\ \ \ |$$
$$\ \ \ O$$

問19. e：誤：(答)この反応では，アセチルサリチル酸が生成する。塩化鉄(Ⅲ)反応は，ベンゼン環に直接 OH の結合した構造で起こる。サリチル酸の OH が全てアセチル化しているので，塩化鉄(Ⅲ)反応は陰性。

$$C_6H_4(OH)COOH + (CH_3CO)_2O$$
$$\longrightarrow C_6H_4(OCOCH_3)COOH + CH_3COOH$$

(検討)サリチル酸の分子量：138

無水酢酸の分子量：102

用いたサリチル酸の物質量：1/138 (mol)

用いた無水酢酸の物質量：4/102 (mol)

反応式からサリチル酸の OH はすべてアセチル化された。

問20. (答)アラニン $CH_3-C^*H(NH_2)COOH$

不斉炭素 C^* があり，R はメチル基(アルキル基)

②

〔解答〕

(A)問1. (ア)b 　(イ)a 　(ウ)d 　(エ)c

問2. (ア)b 　(イ)a 　(ウ)a 　(エ)b

問3. b

問4. a

(B)問5. e

問6. f

問7. d

問8. (ア)a 　(イ)h

(C)問9. e

問10. c

問11. d

〔出題者が求めたポイント〕

熱化学の応用，溶解度積，沈殿滴定に関する問題

〔解答のプロセス〕

(A)問1. $(1/2)H_2 + (1/2)Br_2 = HBr + 36 \text{ kJ}$ ……①

$\quad H + e^- = H^- + 73 \text{ kJ}$ ……②

$\quad H = H^+ + e^- - 1312 \text{ kJ}$ ……③

$\quad Br + e^- = Br^- + 325 \text{ kJ}$ ……④

$\quad Br = Br^+ + e^- - 1140 \text{ kJ}$ ……⑤

$\quad H_2 = 2H - 436 \text{ kJ}$ ……⑥

$\quad HBr = H + Br - 366 \text{ kJ}$ ……⑦

③+④+⑦で，両辺から同じ物質を除く。

$\quad HBr = H^+ + Br^- + (-1312 + 325 - 366)$

$\quad HBr = H^+ + Br^- - 1353 \text{ kJ}$

$\qquad -1.4 \times 10^3 \text{ kJ} \quad \cdots 答$

問2. ①×2-⑥+⑦×2 から

$\quad Br_2 = 2Br + 36 \times 2 + 436 - 366 \times 2$

$\qquad = -224 \text{ kJ}$

$\qquad \frac{1}{2}Br_2 = Br - 112 \text{ kJ}$

$\qquad -1.1 \times 10^2 \ (\text{kJ}) \quad \cdots 答$

問3. a：正：

　b：誤：(答)$HBr \longrightarrow H^+ + Br^-$ では，HBr の共有結合の切断というより，イオンへの電離である。

　c：正： 　d：正： 　e：正： 　f：正：

問4. (ア)：正：(答) 　(イ)：誤： 　(ウ)：正：(答)

　(エ)：誤： 　(オ)：誤：

(B)問5. $[Ag^+]^2[CrO_4{}^{2-}] = 9.0 \times 10^{-12}$

$\quad [CrO_4{}^{2-}] = 0.010$

$\quad [Ag^+] = 3.0 \times 10^{-5} \ (\text{mol/L}) \quad \cdots 答$

問6. $CrO_4{}^{2-}$ は黄色，Ag_2CrO_4 は赤褐色。

問7. d：次の反応が起こる。

$\quad 2Ag^+ + 2OH^- \longrightarrow [2(AgOH)] \longrightarrow Ag_2O + H_2O$

問8. 沈殿滴定は中和滴定と同様に扱う。

$\quad [Cl^{-1}] = x \ (\text{mol/L})$

$\quad 0.01 \times \frac{2.5}{1000} = x \times \frac{50.0}{1000}$

$\quad x = 5.0 \times 10^{-4} \ (\text{mol/L})$

$\quad 5.0 \times 10^{-4} \times 35.5 \times 10^3 = 17.8 = 18 \ (\text{mg/L}) \quad \cdots 答$

注：滴定ができる条件は，陽イオンのモル濃度と陰イオンのモル濃度の積が，きわめて小さいことである。滴定の完了点(中和点など)ではイオンの濃度が急激に変化するので，指示薬が使用できる。

$\quad [H^+][OH^-] = 1 \times 10^{-14}$

$\quad [Ag^+][Cl^-] = 1.8 \times 10^{-10}$

〔C〕問9. 次の反応式となる。

負極：$2H_2 \longrightarrow 4H^+ + 4e^-$

正極：$O_2 + 4H^+ + 4e^- \longrightarrow 2H_2O$

(ア)：4 　(イ)：H^+ 　$\cdots 答$

問10. $2H_2 + O_2 \longrightarrow 2H_2O$

$\quad H_2 = 22.4 \text{ L} = 1 \text{ mol}$

東邦大学（医）28 年度　(90)

$O_2 = 44.8 \times 0.2 = 8.96\,L = 0.4\,mol$

反応式から，O_2 は全部反応し H_2 が余る。

生成する水は，$0.4 \times 2 = 0.8$ (mol)　…答

問11．$4\,mol$ の e^- で $H_2O\ 2\,mol$ 生成する。e^- を x (mol) とする。

$\qquad 4 : x = 2 : 0.8 \qquad x = 1.6$ (mol)

$1.6 \times 9.65 \times 10^4 = 1.54 \times 10^5 = 1.5 \times 10^5$ (C)　…答

❸

〔解答〕

(A)問1．b　　問2．b　　問3．(ア)e　(イ)j

　問4．b

(B)問5．f　　問6．e　　問7．(ア)d　(イ)d　(ウ)a

　問8．b　　問9．b

〔出題者が求めたポイント〕

脂肪族化合物，糖の加水分解，還元性，アルケンの酸化，付加などに関する基本問題

〔解答のプロセス〕

(A)問1．スクロースはインベルターゼによって加水分解され，グルコースとフルクトースとなる。

$\qquad C_{12}H_{22}O_{11} + H_2O \longrightarrow$

$\qquad\qquad C_6H_{12}O_6$（グルコース）$+ C_6H_{12}O_6$（フルクトース）

問2．C-O の結合が開裂するとアルデヒドとなる。

スクロースは還元性がないので，アルデヒドとならない。つまり開裂しない。マルトースはグルコース2分子が結合した構造だが，一つのグルコースの開裂する部分は結合に使われているが，残りの開裂する部分（アルデヒドとなる部分）が一つある。

$\qquad\begin{array}{c} -C-O \\ | \\ -CH-OH \end{array} \longrightarrow \begin{array}{c} -C-O-H \\ | \\ -CHO \end{array}$

問3．$C_{12}H_{22}O_{11} + H_2O \longrightarrow 2C_6H_{12}O_6$

1 mol のスクロースが加水分解されると，2分子の単糖類が生成する。

始めのスクロースの濃度：$\dfrac{17.1}{342} \times \dfrac{1000}{500}$

$\qquad\qquad\qquad\qquad = 0.1$ (mol/kg)

0.1 mol のうち x (mol)だけ加水分解したとすると，

$0.1(1-x+2x) = 0.1(1+x)$ (mol)

始めの溶液の凝固点降下：$\Delta T_1 = 1.85 \times 0.1$

分解後の凝固点降下：$\Delta T_2 = 1.85 \times (0.1+x)$

$\Delta T_2 = \Delta T_1 + 9.3 \times 10^{-2}$

$\qquad 9.3 \times 10^{-2} = 1.85 \times x \qquad x = 0.050$

$\dfrac{0.050}{0.1} \times 100 = 50$ (%)　…答

問4．始めは 0，分解が進むにつれ，X は大きくなり，一定値に近づく。

(B)問5．a：正：　b：正：

c：正：1つをシグマ結合，もう1つをパイ結合と言う。

d：正：　e：正：

f：誤：(答)二重結合は回転しない。

問6．B はアルケン A のオゾン分解から生じ，実験3より，B は還元性がないことが分かる。つまり，ケトン。

問7．元素分析から組成式

$C : 22 \times \dfrac{12}{44} = 6$ (mg)

$H : 9 \times \dfrac{2}{18} = 1$ (mg)

$O : 9 - (6+1) = 2$ (mg)

$C : H : O = \dfrac{6}{12} : \dfrac{1}{1} : \dfrac{2}{16} = 4 : 8 : 1$

組成式 C_4H_8O　…答

なお，問6の結果からBはケトン。O は1つ。これは B の分子式でもある。

問8．B の構造

$\qquad \begin{array}{c} \quad\ \ O \\ \quad\ \ || \\ CH_3-C-CH_2-CH_3 \end{array}$

A の構造。分子式 C_6H_{12}

$\qquad \begin{array}{c} H_3C \qquad\quad CH_3 \\ \quad\ \backslash\quad\quad / \\ \quad\ \ C=C \\ \quad\ / \qquad\quad \backslash \\ H \qquad\quad CH_2-CH_3 \end{array}$

問9．a：誤：エチル基の部分の CH_3 の C が，同一平面上にない。

b：正：(答)cis,trans の幾何異性体があるが，鏡像異性体はない。

c：誤：HBr の付加と不斉炭素 C^* 1つ。

$\qquad \begin{array}{c} H \quad CH_3 \\ | \qquad | \\ H_3C-C-C^*-C_2H_5 \\ | \qquad | \\ H \quad Br \end{array}$

d：誤：Br_2 の付加では不斉炭素 C^* 2 個。

$\qquad \begin{array}{c} H \quad CH_3 \\ | \qquad | \\ H_3C-C^*-C^*-C_2H_5 \\ | \qquad | \\ Br \quad Br \end{array}$

e：誤：不斉炭素を持たず鏡像異性体はない。

$\qquad \begin{array}{c} CH_3-CH_2-CH-CH_3 \\ | \\ CH_2-CH_3 \end{array}$

f：誤：5種類ある。CH_3 の □ に対する方向による構造異性体が4種類ある。

(1)2つ上向き　　　　(2)1つは上，1つは下

$\begin{array}{c} CH_3 \quad CH_3 \\ | \qquad\ | \\ CH{-}\!{-}\!{-}\!{-}CH \\ | \qquad\ | \\ CH_2{-}\!{-}\!{-}CH_2 \end{array}$　$\begin{array}{c} CH_3 \\ | \\ CH{-}\!{-}\!{-}\!{-}CH{-}\!{-}CH_3 \\ | \qquad\ | \\ CH_2{-}\!{-}\!{-}CH_2 \end{array}$

(3)2つ上向き　　　　(4)1つは上，1つは下

$\begin{array}{c} CH_3 \\ | \\ CH{-}\!{-}\!{-}\!{-}CH_2 \\ | \qquad\ | \\ CH_2{-}\!{-}\!{-}CH{-}\!{-}CH_3 \end{array}$　$\begin{array}{c} CH_3 \\ | \\ CH{-}\!{-}\!{-}\!{-}CH_2 \\ | \qquad\ | \\ CH_2{-}\!{-}\!{-}CH \\ \qquad\qquad | \\ \qquad\qquad CH_3 \end{array}$

(5)　$\begin{array}{c} C_2H_5 \\ | \\ CH{-}\!{-}\!{-}\!{-}CH_2 \\ | \qquad\ | \\ CH_2{-}\!{-}\!{-}CH_2 \end{array}$

東邦大学（医）28年度　（91）

生　物

解答

28年度

1

細胞分裂

〔解答〕

問1　キ　　問2　d　　問3　d

問4　B：d，C：a，D：f，E：g，F：e

問5　h　　問6　j　　問7　b

〔出題者が求めたポイント〕

　細胞分裂のしくみを正しく理解しているかを問われている。多くは教科書レベルだが，一部に教科書を超える内容がある。

問1　細胞分裂時に染色体を観察することができるが，植物は分裂組織および形成層の一部など場所を限定して細胞分裂を行う。そのため，限定した部位でしか見られない。キは根端分裂組織である。

問2　①の処理を「固定」という。生きていた状態を保たせて細胞を殺している。

問3　②の処理を「解離」という。塩酸を加えて加熱すると，細胞壁同士を接着しているペクチン同士が外れ，細胞をバラバラにすることができる。

問5　（分裂期中の細胞の数）÷（全細胞の数）×細胞周期の時間×60分（解答は「分」単位）

　　＝（150＋100＋60＋90）÷（800＋150＋1200＋100＋60＋90）×24×60＝240（分）

問6，7　コルヒチンは微小管の重合を阻害するため，紡錘糸が形成できない。紡錘糸は赤道面に並んだ染色体を両極に移動させるのに使用されるが，紡錘糸が形成されないために両極にわかれることができない。染色体を赤道面に移動させるのはアクチンの働きによるため，コルヒチン処理をした細胞は中期まで進行するが，後期には進行できないために中期で停滞している細胞が多く観察できる。

2

ヒトの体内環境

〔解答〕

問1　h　　問2　d　　問3　f　　問4　c

問5　c　　問6　b　　問7　d

〔出題者が求めたポイント〕

　ヒトの体内環境における基本的な内容である。

問1　①小腸からの栄養は，門脈を通って肝臓に運ばれる。②グリコーゲンは肝臓に貯蔵され，血漿中には放出されない。③肝臓に限らず，様々な細胞が呼吸基質としてアミノ酸を使用すると，アンモニアが生じ，このアンモニアは肝臓で尿素へと変換される。尿素は血液を介して腎臓から尿として体外へと排出される。

問2　肝炎になると，肝臓の正常機能が低下する。肝臓の正常機能が低下または失われた場合を想定して選択肢を選ぶとよい。d肝炎等で血しょうアルブミンの合成が阻害されると，血中のアルブミンの濃度が下がり，

血しょうの浸透圧が低下する。相対して，血管周囲の組織の浸透圧が高くなるために，血しょう中の水は組織や体腔の隙などに移動し，体にむくみが生じたり，腹水の原因となったりする。

問3　糸球体ろ過装置では，大きな分子量であるタンパク質はスキマを通ることができないため，原尿には含まれない。

問4　170×（100/10.5）×（100/20）÷24÷60

　　＝5.621…≒5.6

問5　c細胞外液の浸透圧が低下していることから，大量の水分が血しょう中に存在し，浸透圧を低下させていることが推測できる。血しょう中の水分が多いと尿量も増加する。

問6　1日に血しょうから原尿へと濾過されるクレアチニンは170（L）×9（mg）＝1503（mg/日）＝1.503（g/日）。クレアチニンは再吸収がほとんど起こらないと問題文にある。よって，1.503（g/日）÷1.5（g/L）＝1.02（L/日）。

問7　（糸球体でのろ過量b）－（尿中排出量a）＝（細尿管での再吸収量d）の関係式が成立つ。破線は糸球体でのろ過量（b），途中から破線と平行に上昇している実線は尿中の含有量（a）を示しており，bとaの差である矢印Aがdであることがわかる。矢印Aの幅は，途中で頭打ちになっている実線は細尿管での再吸収量（d）として，グラフに表すことができる。

3

体内環境調節

〔解答〕

問1　d　　問2　d　　問3　a

〔出題者が求めたポイント〕

　血糖調節における教科書レベルの基本問題。

問1　ホルモンXは血糖値の上昇にともなって分泌されるため，インスリンである。また，ホルモンYは血糖値の低下にともなって分泌され，ホルモンXと同じ器官から出ることから，グルカゴンと推測できる。

問2　ホルモンX（インスリン）は，副交感神経の刺激によって分泌される。副交感神経の末端から分泌される神経伝達物質はアセチルコリンである。

4

エネルギー代謝

〔解答〕

問1　b　　問2　d　　問3　b

〔出題者が求めたポイント〕

　呼吸における標準的な問題。

問1，2，3　反応①は解糖系，生成物Aはピルビン酸である。反応②はクエン酸回路，生成物BはアセチルCoA，補酵素CはNADである。反応③は電子伝達系，物質Dは酸素であり，還元され，さらにH$^+$

と結合すると水が生成される。

5

地質年代
〔解答〕
問1　c　　問2　e　　問3　a　　問4　c
問5　j, (h)　　問6　h
〔出題者が求めたポイント〕
　地質時代と生物界の変遷における問題である。多くは教科書レベルだが，一部に教科書を超える内容がある。
問1　ミトコンドリアは共生する前は好気性細菌（酸素を利用することができる細菌）と考えられ，酸素を用いることができなかった細胞に入ったと考えられている。
問4　2億5100万年前の生物の大絶滅は海洋無酸素事変が原因と考えられている。
問5　この時代にはシアノバクテリアが繁栄し，ストロマトライトや縞状鉄鉱層などができた時代でもあるが，「先カンブリア時代の生物の特徴」を「〜時代の"多様な生物"の特徴」としてとらえるならば，エディアカラ生物群と答えるのが妥当である。

6

酵素
〔解答〕
問1　e　　問2　①a, ②i, ③g　　問3　b
問4　a
〔出題者が求めたポイント〕
　酵素反応において，やや考える問題である。
問2　①基質のみを半分にしたことにともない，相対生成物量も半分の0.5となる。基質の半分量を反応させるために反応時間も半分になる。②酵素のみを2倍にしたので，反応速度も2倍になり，反応時間が半分になる。基質量は変わらないため，生成物量は1.0のままである。③図5の反応温度による反応速度のグラフから，30℃を読み取ると，37℃の時に比べて相対反応速度が0.5であるため，反応時間が2倍の20分かかるとわかる。基質量は変わらないため，生成物量は1.0のままである。
問3　酵素のすべてが基質と結合し，酵素ー基質複合体を形成しつづけた状態が，酵素の最大反応速度である。
問4　基質と活性部位を奪い合うことを競争的阻害という。基質濃度が低い時は，阻害物質が結合する確率が高いが，基質濃度が高い時は阻害物質が結合する確率が低くなる。

平成27年度

問題と解答

平成27年度

英　語

問題

27年度

1　次の英文を読み，設問 1. ～17. に最も適する答えを，a. ～ d. の中から一つ選べ。

Gout is a form of acute arthritis that causes **severe** pain and swelling in the joints.　It most commonly affects the big toe, but may also affect the heel, ankle, hand, wrist, or elbow.　It affects the spine often enough to be a factor in back pain.　Gout usually comes on suddenly, goes away after 5-10 days, and can keep recurring.　Gout is different from other forms of arthritis because it occurs when there are high levels of uric acid circulating in the blood, which can cause urate crystals to settle in the tissues of the joints.

Uric acid, which is found naturally in the blood stream, is formed as the body breaks down waste products, mainly those containing purine, a **substance** that is produced by the body and is also found in high concentrations in some foods, including brains, liver, sardines, anchovies, and dried peas and beans.　Normally, the kidneys filter uric acid out of the blood and excrete it in the urine. Sometimes, however, the body produces too much uric acid or the kidneys aren't efficient enough at filtering it from the blood, and it builds up in the blood stream, a condition known as hyperuricemia. A person's susceptibility to gout may increase because of the inheritance of certain genes or from being overweight and eating a rich diet.

Hyperuricemia doesn't always cause gout.　Over the course of years, however, sharp urate crystals build up in the synovial fluid of the joints.　Often, some precipitating event, such as an infection, surgery, the stress of hospitalization, a stubbed toe, or even a heavy drinking binge can cause inflammation.　White blood cells, mistaking the urate crystals for a foreign invader, flood into the joint and surround the crystals, causing inflammation — in other words, the redness, swelling, and pain that are the hallmarks of a gout attack.

As a result of high levels of uric acid in the blood, needle-like urate crystals gradually **accumulate** in the joints.　Urate crystals may be present in the joint for a long time without causing symptoms.　Infection, injury to the joint, surgery, drinking too much, or eating the wrong kinds of foods may suddenly bring on the symptoms, which include pain, tenderness, redness, warmth, and swelling of the joint.　In many cases, the gout attack begins in the middle of the night.　The pain is often so excruciating that the sufferer cannot bear weight on the joint or **tolerate** the pressure of bedcovers.　The inflamed skin over the joint may be red, shiny, and dry, and the inflammation may **be accompanied by** a mild fever.　These symptoms may go away in about a week and disappear for months or years at a time.　However, over the course of time, attacks of gout **recur** more and more frequently, last longer, and affect more joints.　Eventually, stone-like deposits known as tophi may build up in the joints, ligaments, and tendons, leading to **permanent** joint deformity and decreased motion.

Usually, physicians can diagnose gout based on the physical examination and medical history

(the patient's description of symptoms and other information). Doctors can also administer a test that measures the level of uric acid in the blood. While normal uric acid levels don't necessarily rule
(10)
out gout and high levels don't confirm it, the presence of hyperuricemia increases the likelihood of gout. The development of a tophus can confirm the diagnosis of gout. The most **definitive** way to
(11)
diagnose gout is to take a sample of fluid from the joint and test it for urate crystals.

The goals of treatment for gout consist of alleviating pain, avoiding severe attacks in the future, and preventing long-term joint damage. In addition to taking pain medications as prescribed by their doctors, people having gout attacks are encouraged to rest and to increase the amount of fluids that they drink.

Once an acute attack has been successfully treated, doctors try to prevent future attacks of gout and long-term joint damage by lowering uric acid levels in the blood. Gout cannot be cured but usually it can be managed successfully. As tophi **dissolve**, joint mobility generally improves.
(12)
Lowering uric acid in the blood also helps to prevent or improve the kidney problems that may accompany gout.

1. The word "severe" is closest in meaning to

   a. strict

   b. distinctive

   c. full

   d. extreme

2. Which of the following sentences is closest in meaning to the underlined part?

   a. High levels of uric acid circulating in the blood are produced by a different form of arthritis, which will cause urate crystals to gather in the joints and may cause gout.

   b. What makes gout different from other forms of arthritis is that the urate crystals settle in the joint tissues rather than in the blood circulation.

   c. Gout is caused by an excess of uric acid in the blood, which leads to the buildup of urate crystals in the joint tissues and distinguishes it from other types of arthritis.

   d. Gout is caused by urate crystals in the joint tissues, while other forms of arthritis are caused by high levels of uric acid in the blood.

3. The word "substance" is closest in meaning to

a. poison

b. density

c. material

d. content

4. Which of the following sentences is closest in meaning to the underlined part?

a. White blood cells cause redness, swelling, and pain by inflaming the joint where urate crystals have built up because they react as if the urate crystals are foreign invaders.

b. White blood cells mistakenly invade the joint and surround the urate crystals in response to the redness, swelling, and pain of inflammation.

c. Redness, swelling, and pain cause urate crystals to invade the joint from outside, which attracts white blood cells to the area of inflammation by mistake.

d. Urate crystals are mistakenly surrounded by foreign invaders, which attract white blood cells that cause inflammation, producing the redness, swelling, and pain of a gout attack.

5. The word "accumulate" is closest in meaning to

a. circulate

b. degrade

c. ache

d. gather

6. The word "tolerate" is closest in meaning to

a. condone

b. endure

c. permit

d. sustain

7. The phrase "be accompanied by" is closest in meaning to

a. attend to

b. be caused by

c. occur with

d. be parted from

8. The word "recur" is closest in meaning to

   a. return

   b. react

   c. respond

   d. restore

9. The word "permanent" is closest in meaning to

   a. inflexible

   b. impossible

   c. irreversible

   d. feasible

10. Which of the following sentences is closest in meaning to the underlined part?

   a. Gout can be confirmed if there is a likelihood of hyperuricemia, if too much uric acid is present in the blood, or if normal levels of uric acid are ruled out.

   b. The presence of hyperuricemia makes gout more likely, but only if normal levels of uric acid are ruled out or if high levels of uric acid are confirmed.

   c. A regular level of uric acid can rule out gout since a high level is necessary to confirm the likelihood of hyperuricemia, which is necessary for gout to be present.

   d. Hyperuricemia makes the possibility of gout higher, but gout can still be present with regular levels of uric acid or may not be present even if the level of uric acid is above normal.

11. The word "definitive" is closest in meaning to

   a. conclusive

   b. current

   c. scientific

   d. differential

12. The word "dissolve" is closest in meaning to

   a. take off

   b. break down

   c. come together

   d. stretch out

13. According to the text, hyperuricemia is caused by

    a . uric acid being excreted in the urine.

    b . the kidneys not being able to filter enough uric acid from the blood.

    c . the body converting urate crystals into purines.

    d . heavy drinking, infection, surgery, or hospitalization.

14. According to the text, the buildup of urate crystals in the joints

    a . does not always cause the symptoms of gout right away.

    b . may begin in the middle of the night.

    c . does not always lead to hyperuricemia.

    d . may require surgery.

15. According the text, gout attacks

    a . occur less often over time.

    b . are brought on by excruciating pain.

    c . may happen suddenly.

    d . rarely occur at night.

16. According to the text, gout is diagnosed by

    a . checking the affected joint for urate crystals.

    b . looking for the development of a tophus.

    c . measuring how much uric acid is in the blood.

    d . all of the above.

17. According to the text, after the initial gout attack has been taken care of, the goal of later treatment is to

    a . increase the amount of fluids the patient drinks.

    b . eliminate uric acid from the blood.

    c . stop attacks from coming again.

    d . provide a permanent cure.

東邦大学（医）27年度 （6）

2 次の英文を読み，設問 18. ～30. に最も適する答えを， a. ～ d. の中から一つ選べ。

History is rich with 'eureka' moments: scientists from Archimedes to Isaac Newton and Albert Einstein are said to have had flashes of inspiration while thinking about other things. But the mechanisms behind this psychological phenomenon have remained unclear. A study now suggests that simply taking a break does not bring on inspiration — rather, creativity is fostered by tasks that allow the mind to wander. (18)

The discovery was made by a team led by Benjamin Baird and Jonathan Schooler, psychologists at the University of California, Santa Barbara. The researchers presented 145 undergraduate students with two 'unusual uses' tasks that gave them two minutes to list as many uses as possible for everyday objects such as toothpicks, clothes hangers, and bricks.

After the two minutes were over, participants were given a 12-minute break, during which they rested, undertook a **demanding** memory activity that required their full attention, or engaged in an undemanding reaction-time activity known to elicit mind-wandering. A fourth group of students had (19) no break. All participants were then given four unusual-uses tasks, including the two that they had completed earlier.

Those students who had done the undemanding activity performed an average of 41% better at the repeated tasks the second time they tried them. By contrast, students in the other three groups showed no improvement. The work will be published shortly in *Psychological Science*.

"We've traditionally found that rapid-eye-movement sleep grants creative **insight**. That allowing the mind to wander does the same is absolutely fascinating. I think they are on to something really (20) interesting here," says Sara Mednick, a psychologist at the University of California, Riverside.

"This finding really plugs a hole in the literature," agrees John Kounios, a psychologist at Drexel University in Philadelphia, Pennsylvania.

Participants who engaged in the undemanding task did not do any better than others on unusual-uses tasks that they encountered for the first time in the second round. "The **implication** is that mind-wandering was only helpful for problems that were already being mentally chewed on. It (21) didn't seem to lead to a general increase in creative problem-solving ability," says Baird.

As well as **revealing** that breaks on their own do not encourage creative thinking, Baird's work (22) suggests an explanation for one of psychology's great mysteries: why we zone out.

From an evolutionary perspective, mind-wandering seems totally counterproductive and has been viewed as **dysfunctional** because it compromises people's performance in physical activities. (23) However, Baird's work shows that allowing the brain to enter this state when it is considering complex problems can have real benefits. Zoning out may have aided humans when survival depended on creative solutions.

"There is a real possibility that mind-wandering is so common because evolution has selected for it over time, but before we can come to that conclusion we have to ascertain whether it's genetically determined," says Kounios.

18. Which of the following sentences is closest in meaning to the underlined part?

   a. A study suggests that creativity is encouraged more if people can take a simple break rather than try to force the mind to be creative.

   b. Doing tasks that let the mind wander rather than taking a break can promote people's creativity, according to a recent study.

   c. Allowing ones' thoughts to wander can boost people's creativity, but not as much as taking a break, a study says.

   d. A study reports that taking a break could foster people's creativity, while letting their minds wander does not.

19. The word "demanding" is closest in meaning to?

   a. asking

   b. necessary

   c. difficult

   d. commanding

20. The word "insight" is closest in meaning to

   a. function

   b. understanding

   c. anxiety

   d. continuity

21. The word "implication" is closest in meaning to

   a. indication

   b. imagination

   c. association

   d. recollection

22. The word "revealing" is closest in meaning to

   a. unwrapping

   b. producing

   c. showing

   d. conducting

23. The word "dysfunctional" probably means

   a. not operating correctly

   b. damaging to people's brains

   c. not contributing to evolution

   d. improving performance in physical tasks

24. What were the 'unusual-uses' tasks that the participants in the study had to perform?

   a. They had to build things with everyday objects such as toothpicks or bricks.

   b. They had to let their minds wander for two minutes.

   c. They had to perform a demanding memory activity.

   d. They had to list how to use ordinary objects in unusual ways.

25. How many different 'unusual-uses' tasks did the participants have to perform in all?

   a. two

   b. four

   c. six

   d. eight

26. According to the text, mind wandering

   a. is not mentioned much in literary texts.

   b. has similar effects to rapid-eye-movement sleep.

   c. does not seem to bring much improvement for tasks being mentally chewed on.

   d. leads to overall growth in creativity.

27. What was not one of the activities the participants did during their break?

   a. physical exercise

   b. a reaction-time activity

   c. doing nothing

   d. a memory activity

28. What happened to the group of participants who let their minds wander during their break?

a. They improved in all of the unusual-uses tasks in the second round, but the participants in the other groups did not improve.

b. They did not perform as well on the repeated unusual-uses tasks as the members of the other groups.

c. They did not show any improvement on the unusual-uses tasks when they did them the second time, but neither did any of the other groups.

d. They performed better at the unusual-uses tasks that they did a second time, while the members of the other groups did not.

29. What was one of the conclusions of the study?

a. Letting the mind wander does not completely improve a person's creative ability to solve problems.

b. Engaging in undemanding tasks is a waste of time.

c. Letting the mind wander does not help with problems a person is already thinking about.

d. Engaging in undemanding tasks can increase performance in difficult tasks when they are first encountered.

30. What does the author suggest as an evolutionary explanation for mind-wandering?

a. Mind-wandering enhanced people's ability to perform physical activities.

b. Mind wandering allowed people to make better evolutionary choices.

c. Mind-wandering is probably genetic.

d. Mind-wandering possibly helped humans solve complicated problems.

3 次の英文を読み，31.～40. の下線部に入る最も適切なものを，それぞれ a . ～ d . の中から一つ選べ。

Most of us have heard of "the placebo effect," the heal-inducing effect patients in clinical trials experience when they believe they're getting a fancy new drug or surgery _____ are actually getting fake treatment. The placebo effect is real, it works about 18-80% of the time, and it's not just in your head — it actually dilates bronchi, heals ulcers, makes warts disappear, drops your blood pressure, and even makes bald men who think they're getting Rogaine grow hair!

But the placebo effect has a shadow side. The same mind-body power that can heal you can also harm you. When patients in double-blinded clinical trials _____ about the side effects they may experience if they're given the real drug, approximately 25% experience sometimes severe side effects, even when they're only taking sugar pills. Those treated with nothing _____ placebos often report fatigue, vomiting, muscle weakness, colds, ringing in the ears, taste disturbances, memory disturbances, and other symptoms that shouldn't result _____ a sugar pill.

Interestingly, these nocebo complaints aren't random; they tend to arise _____ the side effect warnings on the actual drug or treatment. The mere suggestion that a patient may experience negative symptoms from a medication (or a sugar pill) _____ a self-fulfilling prophecy. For example, if you tell a patient treated with a placebo he might experience nausea, _____ feel nauseous. If you suggest that he might get a headache, he may. Patients given nothing but saline who thought it was chemotherapy actually threw up and lost their hair!

In another study, patients about to undergo surgery who were "convinced" of their impending death _____ another group of patients who were merely "unusually apprehensive" about death. While the apprehensive bunch fared pretty well, those who were convinced they were going to die usually did.

Similarly, women who believed they were prone to heart disease were four times more likely to die. It's _____ these women had poorer diets, higher blood pressure, higher cholesterol, or stronger family histories than the women who didn't get heart disease. The only difference between the two groups was their beliefs.

The nocebo effect is probably most obvious in "voodoo death," when a person is cursed, told they will die, and then dies. The notion of voodoo death doesn't just apply to witch doctors in tribal cultures. The literature shows that patients believed to be terminal who are mistakenly informed that they have only a few months to live have died within their given time frame, _____ autopsy findings reveal no physiological explanation for the early death.

31. a．and b．who
   c．but d．that

32. a．are warned b．that warned
   c．warning d．who were warned

33. a．to do with b．like
   c．other d．more than

34. a．by b．of
   c．from d．in

35. a．in place of b．in terms of
   c．in response to d．in need of

36. a．with b．believes
   c．like d．may be

37. a．he's likely to b．he will never
   c．he used to d．he is supposed to

38. a．compared with b．were compared to
   c．comparing d．that were compared

39. a．because b．because none of
   c．only because d．not because

40. a．even when b．in that
   c．in case d．even after

4 次の英文を読み，設問 41. ～50. に最も適する答えを，a. ～ d. の中から一つ選べ。

If you have long hair, you probably don't need to look up a weather report to get an idea of how much humidity's in the air. You can simply grab a fistful of hair and see how it feels. Human hair is extremely _____ to humidity — so much that some hygrometers (devices that indicate humidity) use a hair as the measuring mechanism, because it changes in length based on the amount of moisture in the air.
(41)

Straight hair goes wavy. If you have curly hair, humidity turns it frizzy or even curlier. But just why does humidity have this strange effect on human hair?

Hair's chemical _____, it turns out, makes it unusually susceptible to changes in the amount of hydrogen present in the air, which is directly linked to humidity. Most of a hair's bulk is made up of bundles of long keratin proteins. These keratin proteins can be chemically bonded together in two different ways. Molecules on neighboring keratin strands can form a disulfide bond, in which two sulfur atoms are covalently bonded together. This type of bond is permanent — it's responsible for the hair's strength — and isn't affected by the level of humidity in the air.
(42)

But the other type of connection that can form between adjacent keratin proteins, a hydrogen bond, is much weaker and temporary, with hydrogen bonds breaking and new ones forming each time your hair gets wet and dries again. (This is the reason why, if your hair dries in one shape, it tends to _____ in roughly that same shape over time.)
(43)

Hydrogen bonds occur when molecules on neighboring keratin strands each form a weak attraction with the same water molecule, thereby indirectly bonding the two keratin proteins together. Because humid air has much higher numbers of water molecules than dry air, a given strand of hair can form much higher numbers of hydrogen bonds on a humid day. When many such bonds are formed between the keratin proteins in a strand of hair, it causes the hair to fold back on itself at the molecular level at a greater rate.

On the macro level, this means that naturally curly hair as a whole becomes curlier or frizzier due to humidity. As _____, imagine the metal coil of a spring. If you straighten and dry your hair, it'll be like the metal spring, completely straightened out into a rod. But if it's a humid day, and your hair is _____ to curling, water molecules will steadily be absorbed and incorporated into hydrogen bonds, inevitably pulling the metal rod back into a coiled shape.
(44)
(45)

41. Which word is the best for blank 41?

　a． accustomed

　b． contrasted

　c． formed

　d． sensitive

42. Which word is the best for blank 42?

　a． structure

　b． pressure

　c． perception

　d． concept

43. Which word is the best for blank 43?

　a． pull

　b． contrast

　c． remain

　d． shrink

44. Which words are the best for blank 44?

　a． an impression

　b． an analogy

　c． a prelude

　d． a consequence

45. Which word is the best for blank 45?

　a． promise

　b． prone

　c． tendency

　d． exposed

46. According to the text, hair is sometimes used in devices that measure humidity because

　a． humidity makes it frizzier or curlier.

　b． you can grab it easily.

　c． it reacts strongly to moisture.

　d． it is responsive to curling.

47. According to the text, hair's strength comes from

   a. humidity in the air.

   b. its disulfide bonds.

   c. its hydrogen bonds.

   d. the length of its keratin proteins.

48. According to the text, hair changes shape when it dries after becoming wet because

   a. its hydrogen bonds are replaced by disulfide bonds.

   b. its disulfide bonds are permanent unless they get wet.

   c. its hydrogen bonds break and new bonds form.

   d. it loosens its folds at the molecular level.

49. According to the text, what happens when molecules in hair form a hydrogen bond?

   a. Water molecules in keratin proteins form weak attractions with sulfur atoms.

   b. A water molecule in the air forms a bond with a water molecule in one keratin strand.

   c. Two keratin proteins will covalently bond together in an indirect bond that is easily broken.

   d. A single water molecule will form weak attractions with molecules on several nearby keratin strands.

50. According to the text, humid air makes hair curl because

   a. the hydrogen bonds in hair only form when there are a certain number of water molecules in the air.

   b. humid air has more hydrogen atoms, so the keratin proteins replace their disulfide bonds with hydrogen bonds.

   c. the greater number of water molecules in the air cause more hydrogen bonds to form in hair.

   d. the greater number of water molecules in the air break down the hydrogen bonds in hair more easily.

5 51.～55. の下線部に入る最も適切なものを，それぞれ a .～ d .の中から一つ選べ。

51. _____ many people lacking access to medical care, the government sponsored a number of public health efforts to control communicable diseases in the second half of the 20th century.
a . With
b . Because
c . From
d . As

52. It is necessary that the directions _____ precisely in the order given above.
a . followed
b . being followed
c . be followed
d . to be followed

53. _____ 50 million people died in the Spanish flu epidemic of 1918.
a . No fewer
b . No fewer than
c . As many
d . As much

54. The vice president of the company _____ Mr. Yamazaki, the groom, works was the go-between for the wedding.
a . which
b . who
c . what
d . where

55. _____ invested wisely when I was young, I would be in much worse financial shape than I am in today.
a . If I had
b . When I
c . Would that I had
d . Had I not

6

56. ～60. について，下線部の発音が他の三つと異なるものを，a.～d.の中から一つ選べ。

56. a．noun
    b．couch
    c．shoulder
    d．doubt

57. a．caution
    b．sauce
    c．laughter
    d．pause

58. a．pressure
    b．associate
    c．possible
    d．essential

59. a．asthma
    b．breath
    c．thirsty
    d．both

60. a．castle
    b．fasten
    c．soften
    d．subtle

61. ～65. について，最も強く発音される部分の位置が他の三つと異なるものを，a.～d.の中から一つ選べ。

61. a．dis·ease
    b．wel·fare
    c．pre·fer
    d．tech·nique

62. a．ap·pe·tite
    b．sim·i·lar
    c．de·vel·op
    d．oc·cu·py

63. a．tra·di·tion
    b．cit·i·zen
    c．sta·tis·tics
    d．con·tin·ue

64. a．in·jure
    b．prod·uct
    c．dam·age
    d．com·plaint

65. a．par·tic·u·lar
    c．tem·per·a·ture
    b．en·vi·ron·ment
    d．ex·per·i·ment

数　学

問題　　　　　　　　　　　　　27年度

1 放物線 $y = x^2 + 6x + 5$ と直線 $y = 2x + k$ が異なる 2 点 A, B で交わり，線分 AB の長さが $2\sqrt{2}$ であるとき，定数 k の値は $\dfrac{\boxed{\text{ア}}}{\boxed{\text{イ}}}$ である。

2 等差数列 $\{a_n\}$ が，$a_{15} + a_{23} = -240$，$a_{19} + a_{20} + a_{21} = -318$ を満たしている。

このとき，公差は ウエ であり，和 $\sum_{k=1}^{n} a_k$ は $n =$ オカ のとき最小となる。

3 25^{25} の桁数は □キク□ である。ただし，$\log_{10} 2 = 0.301$ とする。

$\boxed{4}$　n を自然数とする。関数 $f(x)$ を $f(x) = \lim\limits_{n \to \infty} \dfrac{a + x^2 + x^{2n} - x^{2n+2}}{12 + x^{2n}}$ と定めるとき，$f(x)$ が実数全体で連続となるような定数 a の値は $\boxed{ケコ}$ である。

5 右の図のような∠Bを直角とする直角三角形ABCにおいて，∠Cの3等分線と辺ABとの2つの交点をD, Eとする。BC = 2，BD = $\frac{8}{3}$ のとき，AC = $\boxed{サ}\sqrt{\boxed{シ}}$ である。

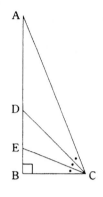

6 ある病気にかかっているかどうかを判定するための簡易検査法がある。この検査法は，

　・病気にかかっているのに，病気にかかっていないと誤って判定してしまう確率が $\dfrac{1}{4}$

　・病気にかかっていないのに，病気にかかっていると誤って判定してしまう確率が $\dfrac{1}{13}$

と言われている。

　全体の $\dfrac{1}{14}$ が病気にかかっているとされる集団の中から1人を選んで検査する。このとき，病気に

かかっていると判定される確率は $\dfrac{\boxed{\text{ア}}}{\boxed{\text{イ}}}$ である。また，病気にかかっていると判定されたときに，

実際には病気にかかっていない確率は $\dfrac{\boxed{\text{ウ}}}{\boxed{\text{エ}}}$ である。

7　e を自然対数の底とする。関数 $f(x) = (e^x)^{e^x}$ は，$x =$ オカ のとき極値をとる。

8 a, b を実数とし，i を虚数単位とする。複素数 $x = a + bi$ が

等式 $\left(1 - \dfrac{i}{2} \right) x - 8 + \dfrac{\sqrt{3}}{2} i = \left(\dfrac{\sqrt{3}}{2} - \dfrac{i}{2} \right)^{104}$ を満たしているとき，

$a = \boxed{\text{キ}}$，$b = \boxed{\text{ク}}$ である。

$\boxed{9}$　三角形 ABC の内部に 3 点 D, E, F があり，$\overrightarrow{AE} = \dfrac{1}{2}\overrightarrow{AD}$, $\overrightarrow{BF} = \dfrac{1}{3}\overrightarrow{BE}$, $\overrightarrow{CD} = \dfrac{3}{5}\overrightarrow{CF}$ を満たし

ている。このとき，$\overrightarrow{BE} = \dfrac{\boxed{\text{ケ}}}{\boxed{\text{コ}}}\overrightarrow{BA} + \dfrac{\boxed{\text{サ}}}{\boxed{\text{シ}}}\overrightarrow{BC}$ である。

$\boxed{10}$ 次のデータは，ある高校3年生9人の100点満点の試験の結果である。

$$65, \quad 83, \quad 64, \quad 69, \quad 89, \quad 68, \quad 77, \quad 70, \quad 81$$

データを順に，$x_1, x_2, x_3, \cdots, x_9$ と表す。このとき，$\displaystyle\sum_{i=1}^{9}(x_i-\theta)^2$ を最小にする θ の値は $\boxed{\text{スセ}}$

である。また，$\displaystyle\sum_{i=1}^{9}|x_i-\theta|$ を最小にする θ の値は $\boxed{\text{ソタ}}$ である。

11 x と y を変数とする関数 $f(x, y) = 9^{x+1}3^y + 3^{2x-y} + 3^{y+3}9^{-x} + 3^{1-2x-y}$ は

$(x, y) = \left(\dfrac{\boxed{\text{ア}}}{\boxed{\text{イ}}},\ \boxed{\text{ウエ}} \right)$ のとき, 最小値 $\boxed{\text{オカ}} \sqrt{\boxed{\text{キ}}}$ をとる。

12 連立不等式 $|x| \leqq 1$, $|y| \leqq 1$ で表される領域を x 軸および y 軸のまわりに 1 回転してできる立体を,

それぞれ X, Y とする。X と Y の共通部分の体積は $\dfrac{\boxed{クケ}}{\boxed{コ}}$ である。

13 Oを原点とする空間において，3点P(1，−2，0)，Q(0，−2，2)，R(2，0，2)を通る平面をαとする。また，平面α上に，点Pを中心とし，線分PRを半径とする円Cがある。このとき，原点Oと平面αとの距離は サ であり，原点Oと円Cの周上の点との距離の最大値は シ √ ス である。

14 定積分 $\displaystyle\int_{-2}^{2} \frac{x^2 \cdot 2^{-x}}{2^x + 2^{-x}}\, dx$ の値は，$\dfrac{\boxed{\text{セ}}}{\boxed{\text{ソ}}}$ である。

15 k を実数とする。x の3次方程式 $x(x^2-4k+4)+k(k-2)^2=0$ の解がすべて実数であるようなな k の値の範囲は $\dfrac{\boxed{タ}}{\boxed{チ}} \leqq k \leqq \boxed{\quad ツ \quad}$ である。

物理

問題　　27年度

1　図のように，直線と半径 R の半円弧 AB を組み合わせたレールがある。小物体が初速度 v_0 で，水平に設置された直線部から半円弧部へすべり上る。次の問1に答えよ。ただし小物体とレールの間に摩擦はないとし，重力加速度の大きさを g とする。

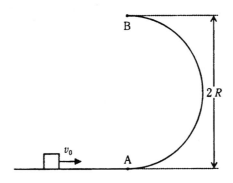

問1　小物体は高さ h でレールから離れた。ただし，$h<2R$ であり，直線部の高さを 0 とする。v_0 はいくらか。

a. $\sqrt{2gh}$ 　　　b. $\sqrt{g(2h-R)}$ 　　　c. $\sqrt{g(2h+R)}$ 　　　d. $\sqrt{g(2h+2R)}$

e. $\sqrt{3gh}$ 　　　f. $\sqrt{g(3h-R)}$ 　　　g. $\sqrt{g(3h+R)}$ 　　　h. $\sqrt{g(3h+2R)}$

2 図のように，勾配45度の二つの斜面が谷を構成している。ここに長方形の薄くて一様な板をたてかける。左の斜面と板の間に摩擦はないが，右の斜面と板の間には摩擦があり，その静止摩擦係数は 0.30 であるとする。次の問2に答えよ。

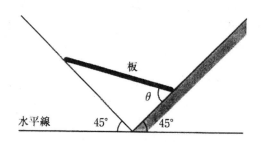

問2 図のように板と右の斜面のなす角を θ とする。以下の等式をみたす θ のうち，板がすべらないものをすべて選べ。

a．$\tan\theta = 1.2$　　　b．$\tan\theta = 1.6$　　　c．$\tan\theta = 2.0$
d．$\tan\theta = 2.4$　　　e．$\tan\theta = 2.8$　　　f．$\tan\theta = 3.2$

3. 図のように，水平な床の上に質量 $8m$ の板があり，その上の面の左端に質量 m の小物体を置いた。小物体に右向きの初速度 v_0 を与えて，板の面上をすべらせた。板の上下の面は水平であり，板の右端と左端の間の距離は L とし，小物体の大きさは無視できるものとする。また，板と床の間には摩擦がないが，板と小物体の間には摩擦があり，その動摩擦係数を 0.4 とする。次の問 3，4 に答えよ。ただし重力加速度を g とする。

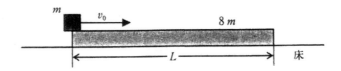

問 3　小物体が板の右端から落ちないための v_0 の上限はいくらか。

　　a. $\sqrt{0.1\,gL}$　　　b. $\sqrt{0.3\,gL}$　　　c. $\sqrt{0.5\,gL}$　　　d. $\sqrt{0.7\,gL}$
　　e. $\sqrt{0.9\,gL}$　　　f. $\sqrt{1.1\,gL}$　　　g. $\sqrt{1.3\,gL}$　　　h. $\sqrt{1.5\,gL}$

問 4　v_0 を問 3 の上限値より小さくした。小物体が動き始めた直後から，板の上で静止した瞬間までの全力学的エネルギーの変化はいくらか。

　　a. $-\dfrac{2}{5}mv_0^2$　　　　b. $-\dfrac{3}{7}mv_0^2$　　　　c. $-\dfrac{4}{9}mv_0^2$
　　d. $-\dfrac{5}{9}mv_0^2$　　　　e. $-\dfrac{4}{7}mv_0^2$　　　　f. $-\dfrac{3}{5}mv_0^2$

4 図のように，一端が壁に固定されたばねの他端に質量 m の小物体Aが取りつけられ，さらに質量 $3m$ の小物体Bが軽くて伸びないひもで小物体Aとつながっている。小物体Bをひっぱって，ばねの自然の長さからの伸びが u になった状態で静止させた後，しずかに手をはなしたところ，小物体Aの速さが再びゼロになった瞬間にBがAに衝突した。

次の問5，6に答えよ。ただし，小物体A, Bは床に接しているが，床との摩擦はないとする。また，たるんだひもは小物体A, Bの運動に影響を与えないとする。

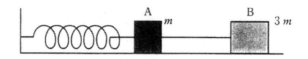

問5 小物体AとBが衝突した瞬間におけるばねの自然の長さからの縮みはいくらか。

a. $\sqrt{\dfrac{1}{5}}\,u$ b. $\dfrac{1}{2}u$ c. $\sqrt{\dfrac{1}{3}}\,u$

d. $\sqrt{\dfrac{2}{5}}\,u$ e. $\dfrac{1}{\sqrt{2}}u$ f. $\sqrt{\dfrac{2}{3}}\,u$

問6 ひもの長さはいくらか。

a. $\left(\dfrac{\pi}{8}-1\right)u$ b. $\left(\dfrac{\pi}{4}-1\right)u$ c. $\left(\dfrac{\pi}{2}-1\right)u$

d. $\left(\dfrac{\pi}{8}-\dfrac{1}{2}\right)u$ e. $\left(\dfrac{\pi}{4}-\dfrac{1}{2}\right)u$ f. $\left(\dfrac{\pi}{2}-\dfrac{1}{2}\right)u$

5 静止した半径 R, 質量 $2m$ の円柱 A に, 半径 r, 質量 m の球 B が速さ v_0 で衝突した結果, 円柱 A は動き出した。図のように, 円柱 A に衝突するまで, 球 B の中心は, 円柱 A の中心軸に垂直な直線 L に平行で距離 d だけ離れた直線 L' 上を動いた。ここで, $d < R + r$ である。

次の問7, 8に答えよ。ただし, 円柱 A と球 B はともに硬くて変形せず, 弾性衝突し, それらの間に摩擦はないとする。また, 重力の影響は無視する。

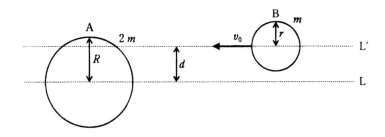

問7 衝突後の円柱 A の速度ベクトルと直線 L のなす鋭角を θ とする。θ が満たす式をひとつ選べ。

a. $\cos\theta = \dfrac{\sqrt{(R+r)^2 - d^2}}{R+r}$ b. $\sin\theta = \dfrac{d}{\sqrt{(R+r)^2 - d^2}}$ c. $\tan\theta = \dfrac{R+r}{d}$

d. $\cos\theta = \dfrac{R+r}{\sqrt{(R+r)^2 - d^2}}$ e. $\sin\theta = \dfrac{\sqrt{(R+r)^2 - d^2}}{d}$ f. $\tan\theta = \dfrac{d}{R+r}$

問8 衝突の際に球 B が円柱 A に与える力積の大きさはいくらか。

a. $\dfrac{2}{3}mv_0 \sin\theta$ b. $\dfrac{2}{3}mv_0 \cos\theta$ c. $\dfrac{2}{3}mv_0 \dfrac{1}{\sin\theta}$ d. $\dfrac{2}{3}mv_0 \dfrac{1}{\cos\theta}$

e. $\dfrac{4}{3}mv_0 \sin\theta$ f. $\dfrac{4}{3}mv_0 \cos\theta$ g. $\dfrac{4}{3}mv_0 \dfrac{1}{\sin\theta}$ h. $\dfrac{4}{3}mv_0 \dfrac{1}{\cos\theta}$

6 図(a), (b)は、弦を伝わる正弦波の変位と位置との関係を表している。図(b)は図(a)の 0.005 秒後における、同じ位置の範囲の変位を示している。位置の目盛を表す垂直線の間隔は 1 cm、変位の目盛を表す水平線の間隔は 1 mm である。次の問 9 に答えよ。

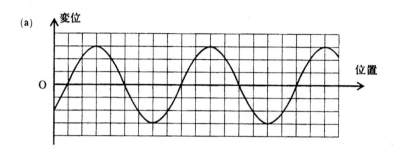

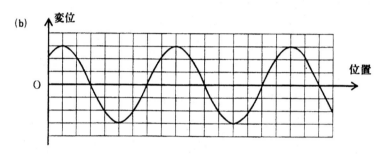

問 9 この波の振動数として可能性があるものをすべて選べ。

a. 50 Hz   b. 100 Hz   c. 150 Hz   d. 200 Hz
e. 250 Hz f. 300 Hz   g. 350 Hz   h. 400 Hz

7 図のように，凹レンズと凸レンズを光軸が一致するように設置し，凹レンズの左側から光軸に平行に複数の光線を入射する。凹レンズの焦点距離は 10 cm であり，2 つのレンズの中心間距離 OO' を 4 cm とする。次の問 10 に答えよ。

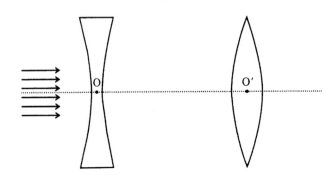

問10　2 つのレンズを通過した光線を 1 点に集めたい。この目的を満たす凸レンズの焦点距離をすべて選べ。

　　a．5 cm　　b．10 cm　　c．15 cm　　d．20 cm　　e．25 cm　　f．30 cm

8 図のように，それぞれ容積 V，$2V$ [m³] をもつ容器A，Bを十分細い管でつなぎ，全体で物質量 n [mol] の単原子分子理想気体を入れた。はじめ，気体の温度は容器A，Bともに T [K] であった。そして，容器Bの温度を T [K] に保ったまま，容器Aを温度が $2T$ [K] になるまで加熱し，その温度に容器Aは保たれた。細管の体積は無視でき，気体定数を R [J/(mol・K)] とする。次の問11から問14に答えよ。

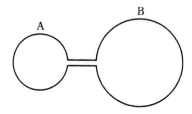

問11 加熱後，A内にある気体の物質量はいくらか。

a. $\dfrac{n}{6}$ b. $\dfrac{n}{5}$ c. $\dfrac{n}{4}$ d. $\dfrac{n}{2}$ e. $\dfrac{2}{3}n$ f. $\dfrac{3}{4}n$ g. $\dfrac{4}{5}n$

問12 この過程における気体の圧力の増加分はいくらか。

a. $\dfrac{nRT}{15V}$ b. $\dfrac{nRT}{5V}$ c. $\dfrac{nRT}{3V}$ d. $\dfrac{2}{15}\dfrac{nRT}{V}$ e. $\dfrac{2}{5}\dfrac{nRT}{V}$ f. $\dfrac{2}{3}\dfrac{nRT}{V}$

問13 この過程により気体が吸収した熱量はいくらか。

a. $\dfrac{nRT}{15}$ b. $\dfrac{nRT}{10}$ c. $\dfrac{nRT}{5}$ d. $\dfrac{3}{10}nRT$ e. $\dfrac{3}{2}nRT$ f. $3nRT$

問14 次に，全体を断熱状態にして十分に時間が経過した。気体の温度はいくらになるか。

a. $\dfrac{T}{5}$ b. $\dfrac{2}{3}T$ c. $\dfrac{6}{5}T$ d. $\dfrac{4}{3}T$ e. $\dfrac{3}{2}T$ f. $\dfrac{9}{5}T$ g. $2T$

9 次の問 15 に答えよ。

問15 あらい水平面上で，質量 1.6 kg の小さな物体を初速度 10 m/s ですべらせた。このとき，物体が静止するまでの間に，物体の温度が，すべる前と比べて 0.1 ℃だけ上昇した。物体の比熱を 0.3 J/(g·K) とする。水平面と物体との摩擦によって発生した熱量のうち物体が吸収したのは何％か。

　　a．20 ％　　　b．25 ％　　　c．35 ％　　　d．40 ％　　　e．45 ％　　　f．50 ％　　　g．60 ％

10　圧力 p [Pa]，体積 V [m³]，温度 T [K]の理想気体を断熱変化させた。このとき，体積は変化前の体積 V [m³]の 3 ％だけ増大した。この理想気体の定積モル比熱 C_V [J/(mol·K)]と定圧モル比熱 C_p [J/(mol·K)]の比を $\dfrac{C_p}{C_V} = \dfrac{5}{3}$ とする。圧力，体積，温度の変化量の絶対値は，それぞれもとの量に比べて十分に小さいとする。次の問 16 と問 17 に答えよ。

問16　断熱変化後の温度は，変化前の温度 T [K]からどのように変化するか。最も近いものを選べ。

  a．2％上がる b．4％上がる c．6％上がる d．10％上がる

  e．2％下がる f．4％下がる g．6％下がる h．10％下がる

問17　断熱変化後の圧力は，変化前の圧力 p [Pa]からどのように変化するか。最も近いものを選べ。

  a．2％上がる b．5％上がる c．8％上がる d．10％上がる

  e．2％下がる f．5％下がる g．8％下がる h．10％下がる

11 次の問 18 に答えよ。

問18 図のように，距離 $2a$[m]だけ離れた点 A, B に，それぞれ Q, $4Q$[C]の正の電気量をもつ点電荷を固定した。線分 AB 上で電位が最も低い点では，電位は何 V になるか。ただし，クーロンの法則の比例定数を k_0[N·m²/C²]とし，無限遠方の電位を 0 V とする。

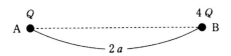

a. $\dfrac{4}{3}\dfrac{k_0 Q}{a}$　　b. $\dfrac{3}{2}\dfrac{k_0 Q}{a}$　　c. $\dfrac{3 k_0 Q}{a}$　　d. $\dfrac{11}{3}\dfrac{k_0 Q}{a}$

e. $\dfrac{9}{2}\dfrac{k_0 Q}{a}$　　f. $\dfrac{5 k_0 Q}{a}$　　g. $\dfrac{6 k_0 Q}{a}$

12 図のように，鉛直上向きの一様な磁束密度 $B\,[\mathrm{Wb/m^2}]$ の磁場の中で，水平面内に $l\,[\mathrm{m}]$ の間隔で置かれた2本の平行な導線レールがある。その上に，直角に質量 $m\,[\mathrm{kg}]$ の金属棒をのせた。金属棒の中央にはひもを付け，レールに平行に張り，定滑車を経て，ひもの他端に質量 $M\,[\mathrm{kg}]$ のおもりをつけた。レールの終端は起電力 $E\,[\mathrm{V}]$ の電池と抵抗値 $R\,[\Omega]$ の抵抗につながれて，閉回路を構成している。金属棒はレール上を角度を変えずに摩擦なくすべる。レールとひもは十分に長いとし，レールおよび金属棒の抵抗，電池の内部抵抗，ひもの質量，回路の自己誘導は無視できるものとする。重力加速度の大きさを $g\,[\mathrm{m/s^2}]$ とする。次の問19から問21に答えよ。

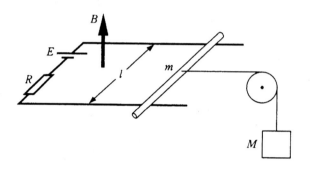

問19 はじめ，手で図中の水平方向右向きの力を加えて金属棒を静止させておいた。このとき手が加えている力の大きさはいくらか。

a. $\dfrac{EBl}{R}$
b. $-\dfrac{EBl}{R}+Mg$
c. $\dfrac{EBl}{R}+Mg$
d. $\dfrac{EBl}{R}-Mg$
e. $-\dfrac{EBl}{R}+(M+m)g$
f. $\dfrac{EBl}{R}+(M+m)g$
g. $\dfrac{EBl}{R}-(M+m)g$

問20 次に，金属棒から手を静かにはなしたところ，金属棒はレール上をすべった。金属棒の速さが $v[\mathrm{m/s}]$ になったときの金属棒の加速度の大きさはいくらか。

a. $\dfrac{(E+vBl)Bl}{mR}+\dfrac{M}{m}g$

b. $\dfrac{(E+vBl)Bl}{mR}-\dfrac{M}{m}g$

c. $\dfrac{(E-vBl)Bl}{mR}+\dfrac{M+m}{m}g$

d. $\dfrac{(E-vBl)Bl}{mR}-\dfrac{M+m}{m}g$

e. $\dfrac{(E+vBl)Bl}{mR}+g$

f. $\dfrac{(E+vBl)Bl}{mR}-g$

g. $\dfrac{(E+vBl)Bl}{(M+m)R}-\dfrac{M}{M+m}g$

h. $\dfrac{(E-vBl)Bl}{(M+m)R}-\dfrac{M}{M+m}g$

問21 さらに，十分時間が経過したところ，金属棒の速さは一定になった。その速さはいくらか。

a. $\dfrac{EBl-mgR}{(Bl)^2}$

b. $\dfrac{EBl+mgR}{(Bl)^2}$

c. $\dfrac{EBl-MgR}{(Bl)^2}$

d. $\dfrac{EBl+MgR}{(Bl)^2}$

e. $\dfrac{EBl-(M+m)gR}{(Bl)^2}$

f. $\dfrac{EBl+(M+m)gR}{(Bl)^2}$

g. $\dfrac{E}{Bl}$

13 図のように，電気容量が C，$2C$，$3C$ [F] の3つのコンデンサーと起電力が E，$2E$，$3E$ [V] の3つの電池を接続した。接続して十分に時間が経過したところ，Bから見たAの電位は V_0 [V] となった。ただし，接続前にはどのコンデンサーも電荷はたくわえていなかったものとする。次の問22と問23に答えよ。

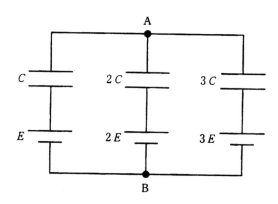

問22　電位 V_0 はいくらか。

a. E　　b. $\dfrac{6}{5}E$　　c. $2E$　　d. $\dfrac{7}{3}E$　　e. $\dfrac{12}{5}E$　　f. $\dfrac{8}{3}E$　　g. $3E$

問23　3つの電池がした仕事の総和は何Jか。

a. $\dfrac{1}{2}CE^2$　　b. CE^2　　c. $\dfrac{3}{2}CE^2$　　d. $\dfrac{5}{3}CE^2$　　e. $\dfrac{14}{5}CE^2$

f. $\dfrac{10}{3}CE^2$　　g. $4CE^2$　　h. $6CE^2$　　i. $\dfrac{49}{3}CE^2$

14 図のように，抵抗値 $R = 10\,\Omega$ の抵抗，自己インダクタンス $L = 2.5 \times 10^{-2}$ H のコイル，電気容量 C [F] のコンデンサーを直列に接続し，両端に実効値 50 V，周波数 $\dfrac{200}{\pi}$ Hz の交流電源をつないだ。このとき，実効値 5.0 A の電流が流れた。次の問24と問25に答えよ。

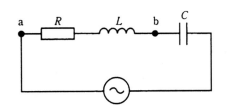

問24 電気容量 C はいくらか。

    a．2.0×10^{-6} F   b．2.5×10^{-4} F   c．1.0×10^{-1} F

    d．4.0×10^{-1} F   e．6.3×10^{-1} F   f．40 F

問25 ab 間の電圧の実効値として最も値の近いものを選べ。

    a．0.30 V   b．2.0 V   c．10 V   d．50 V   e．70 V   f．95 V

化 学

問題

27年度

1, 2, 3 の各問に答えよ。必要であれば，以下の数値を用いよ。

原子量：$H = 1.0$；$C = 12.0$；$N = 14.0$；$O = 16.0$；$Na = 23.0$；$Cl = 35.5$；$S = 32.1$；$Cu = 63.5$；
$Ag = 107.9$

気体定数(R)：$R = 8.31 \times 10^3 \, Pa \cdot L/(K \cdot mol)$

酢酸の電離定数(K_a)：$K_a = 1.8 \times 10^{-5} \, mol/L$

ファラデー定数(F)：$F = 9.65 \times 10^4 \, C/mol$

1 各問の解答を与えられた選択肢から一つ選べ。

問 1 原子半径が最も小さいのはどれか。

    a．O   b．F   c．Ne   d．Na   e．Mg

問 2 非共有電子対の数が最も少ないのはどれか。

    a．HF   b．OH^- c．H_2O d．H_3O^+ e．NH_4^+

問 3 水溶液がアルカリ性を示すのはどれか。

    a．$CaCl_2$ b．KNO_3 c．Li_2CO_3 d．NH_4Cl e．$NaHSO_4$

問 4 アセテート繊維はどれに属するか。

    a．合成繊維   b．再生繊維   c．動物繊維   d．植物繊維   e．半合成繊維

問 5 加水分解によってグルコース以外の単糖を生成するのはどれか。

    a．アミロース   b．マルトース   c．セルロース
    d．ラクトース   e．デキストリン

問 6 グリコーゲンについて誤っているのはどれか。

    a．分子量は数百万に達する。
    b．肝臓や筋肉に多く存在する。
    c．ヨウ素デンプン反応で青色を呈する。
    d．アミロペクチンよりも枝分かれが多い。
    e．α-グルコースが結合した化合物である。

問7 核酸中のヌクレオチド同士が塩基対をつくるのに使われるのはどれか。

　　a．共有結合　　　　　　b．水素結合　　　　　　c．配位結合

　　d．イオン結合　　　　　e．ファンデルワールス結合

問8 分子の極性が最も大きいのはどれか。

a.
$$H \atop Cl \rangle C=C \langle H \atop Cl$$

b.
$$F \atop H \rangle C=C \langle H \atop F$$

c.
$$Cl \atop Cl \rangle C=C \langle Cl \atop Cl$$

d.
$$F \atop Cl \rangle C=C \langle Cl \atop F$$

e.
$$F \atop F \rangle C=C \langle F \atop F$$

問9 分子間で最も強い水素結合をつくるのはどれか。

　　a．酢酸と酢酸

　　b．アセトンとアセトン

　　c．ベンゼンとアセトアルデヒド

　　d．シクロヘキセンとエタノール

　　e．ジエチルエーテルとジエチルエーテル

問10 理想気体と実在気体について正しいのはどれか。

　　a．実在気体は高温高圧のとき理想気体と見なせる。

　　b．実在気体の $\dfrac{pv}{nRT}$ の値は圧力に対して変化する。

　　c．理想気体は冷却すると状態変化が起こり，液体になる。

　　d．理想気体では分子の体積や分子間力の効果が考慮されている。

　　e．実在気体は一定圧力で温度を下げると体積が理想気体よりも大きくなる。

問11 水に対する気体の溶解度について誤っているのはどれか。

　　a．水分子との分子間力が大きいものほど溶けやすい。

　　b．一定の圧力のもとでは温度が高くなるに従って増加する。

　　c．混合気体の場合は，混在する他の気体の圧力に影響されない。

　　d．ヘンリーの法則が成り立つとき，溶ける気体の質量は加えた圧力に比例する。

　　e．ヘンリーの法則が成り立つとき，溶ける気体の体積は溶けたときの圧力のもとでは一定である。

問12　凝固点が最も低いのはどれか。電解質はすべて電離するものとする。

　　　a．0.15 mol/kg グルコース水溶液

　　　b．0.20 mol/kg スクロース水溶液

　　　c．0.12 mol/kg 塩化ナトリウム水溶液

　　　d．0.08 mol/kg 硫酸ナトリウム水溶液

　　　e．0.10 mol/kg 塩化カルシウム水溶液

問13　試薬の保存方法について正しいのはどれか。

試　薬	保存方法
a．黄リン	水　中
b．濃硝酸	透明なガラス瓶
c．アルカリ金属	水　中
d．フッ化水素酸	透明なガラス瓶
e．水酸化ナトリウム水溶液	ガラス栓付きのガラス瓶

問14　塩化鉄(Ⅲ)飽和水溶液を沸騰水に滴下し，冷却後，得られた赤褐色の水溶液を透析膜に包んで蒸留水中に浸した。誤っているのはどれか。

　　　a．透析膜の外側の液に硝酸銀を加えると白い沈殿が生じる。

　　　b．透析膜の外側の液を青色リトマス試験紙につけると赤色になる。

　　　c．透析膜の内側の液に少量の硫酸ナトリウムを加えると沈殿が生じる。

　　　d．時間とともに透析膜の内側の液が無色透明に近づき，外側の液が赤褐色になる。

　　　e．赤褐色の水溶液をビーカーに取り出し，横から光をあてると光の通路が明るく見える。

問15　0.18 mol/L 酢酸水溶液の水素イオン濃度(mol/L)として最も近いのはどれか。

　　　a．1.0×10^{-3}　　　　　b．1.8×10^{-3}　　　　　　　c．3.2×10^{-3}

　　　d．5.5×10^{-3}　　　　　e．1.0×10^{-2}

問16　Ag^+，Al^{3+}，Ca^{2+}，Cu^{2+}，Zn^{2+} を含む水溶液に 0.3 mol/L HCl を充分に加えて，ろ過した。このろ液に H_2S を通すと沈殿が生じた。この沈殿を構成する金属元素はどれか。

　　　a．Ag　　　　b．Al　　　　c．Ca　　　　d．Cu　　　　e．Zn

問17　プロパンの燃焼によって0℃，1気圧で10Lの二酸化炭素を得るためには酸素何gが必要か。最も近いのを選べ。

　　　a．14.3　　　　b．21.4　　　　c．23.8　　　　d．25.0　　　　e．28.6

問18 フェノールについて正しいのはどれか。
a．臭素と置換反応をする。
b．エタノールよりも酸性が弱い。
c．6個の炭素原子は非平面構造である。
d．塩化鉄(Ⅲ)水溶液を加えると黄色になる。
e．水酸化ナトリウム水溶液よりも蒸留水の方に溶けやすい。

問19 アルコールに還元したとき不斉炭素原子をもつのはどれか。

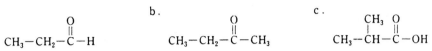

問20 脱水を伴わない反応はどれか。
a．トルエンと混酸からTNTができる。
b．グルコースからセロビオースができる。
c．鎖状フルクトースが環状フルクトースになる。
d．グリセリンと硝酸からニトログリセリンができる。
e．アジピン酸とヘキサメチレンジアミンからナイロン66ができる。

問21 次のアミノ酸の混合液をpH1にし，陽イオン交換樹脂に吸着させた。緩衝液を用いてpHを上げていくとき，樹脂から最初に脱離するのはどれか。
a．リシン b．アラニン c．システイン
d．グルタミン酸 e．フェニルアラニン

問22　水槽A，水槽B，水槽Cにはそれぞれ異なった水溶液が入っており，それらは塩化ナトリウム水溶液，硫酸銅(Ⅱ)水溶液，硝酸銀水溶液のどれかである。この装置で炭素電極①〜⑥を用いて2.00 Aで電気分解を行った。水槽Cの陽極には標準状態で0.448 L相当の気体が発生したが少し水に溶け，その一部は水と反応した。金属が析出した電極はどれか。

a．①と③　　　　　b．②と④　　　　　c．②と⑥

d．④と⑥　　　　　e．②と④と⑥

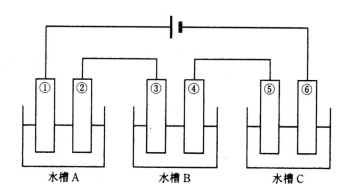

問23　問22で析出した金属の中で，その質量が最も小さかったものに<u>のみ</u>，あてはまるのはどれか。

a．硝酸に溶ける。
b．電気伝導率が高い。
c．展性・延性が大きい。
d．高温の水蒸気と反応する。
e．空気中で加熱により酸化される。

問24　問22で電気分解を行った時間は ア．イウ ×10^エ 秒である。ア，イ，ウ，エに適する数値をそれぞれ選び記号で答えよ。

ア　a．1　　b．2　　c．3　　d．4　　e．5
　　f．6　　g．7　　h．8　　i．9

イ　a．1　　b．2　　c．3　　d．4　　e．5
　　f．6　　g．7　　h．8　　i．9　　j．0

ウ　a．1　　b．2　　c．3　　d．4　　e．5
　　f．6　　g．7　　h．8　　i．9　　j．0

エ　a．1　　b．2　　c．3　　d．4　　e．5
　　f．6　　g．7　　h．8　　i．9　　j．0

問25 4種類のアミノ酸と分子量(有効数字3桁)を示す。必須アミノ酸はどれか。

a．セリン　　　　　　　　　　　　　b．セリンとメチオニン

c．リシンとメチオニン　　　　　　　d．メチオニンとチロシン

e．セリンとリシンとチロシン

アミノ酸	セリン	リシン	メチオニン	チロシン
分子量	105	146	149	181

問26 問25のアミノ酸が1つずつ，計4つ結合した直鎖ペプチドAがある。Aの分子量はいくつか。ただし末端および側鎖の電離は考えなくてよい。

a．509　　　　b．527　　　　c．545　　　　d．563　　　　e．581

問27 問26のペプチドAを，アミノ末端が左，カルボキシ末端が右になるように表すとき，リシンが左側から何番目(1〜4)にあるかによって4つの場合がある。Aを酵素トリプシン(リシンのカルボキシ末端側のペプチド結合を加水分解する)で完全に処理した後，生成した各々のアミノ酸またはペプチドの分子量を測った。この実験で決定できるリシンの位置について正しいのはどれか。

a．1〜4のどの位置にあっても，その位置を決定できる。

b．1〜4の中で，ある特定の2つの位置にあるときのみ決定できる。

c．1〜4の中で，ある特定の1つの位置にあるときのみ決定できる。

d．1〜4のどの位置にあっても，位置は決定できない。

e．Aのペプチド結合をすべて加水分解して分子量を測る実験を併用すれば，リシンの位置を決定できる。

2 (A), (B)の各問の解答を与えられた選択肢から一つ選べ。

(A) 気体A 800 mg の体積は 27℃, 1.01×10^5 Pa で 658 mL である。ある量の気体Aを水上置換で捕集したところ, 同温同圧の下で 505 mL であった。さらに, 捕集した気体を濃硫酸に通して乾燥したところ, 同温同圧の下で 488 mL となった。

問28　気体Aはどれか。

　　a．酸　素　　　　　　　b．水　素　　　　　　　c．窒　素
　　d．一酸化窒素　　　　　e．一酸化炭素　　　　　f．二酸化炭素

問29　気体Aにあてはまるのはどれか。

　　a．助燃性で同素体をもつ。
　　b．酸性雨の原因物質である。
　　c．可燃性で極めて有毒である。
　　d．空気中で安定であるが水に溶けると弱酸性を示す。
　　e．燃焼・爆発しやすく, 液体はロケット燃料として用いられる。
　　f．常温常圧下では極めて不活性であり, 液体は冷却剤として用いられる。

問30　水上置換で捕集された気体中の水蒸気の分圧は有効数字2桁で表すと　ア　.　イ　× $10^{\boxed{ウ}}$ Paである。ア, イ, ウに適する数値をそれぞれ選び記号で答えよ。

　　ア　a．1　　　b．2　　　c．3　　　d．4　　　e．5
　　　　f．6　　　g．7　　　h．8　　　i．9
　　イ　a．1　　　b．2　　　c．3　　　d．4　　　e．5
　　　　f．6　　　g．7　　　h．8　　　i．9　　　j．0
　　ウ　a．1　　　b．2　　　c．3　　　d．4　　　e．5
　　　　f．6　　　g．7　　　h．8　　　i．9　　　j．0

問31　水上置換で捕集された気体中の気体Aの物質量は有効数字2桁で表すと　ア　.　イ　× $10^{-\boxed{ウ}}$ molである。ア, イ, ウに適する数値をそれぞれ選び記号で答えよ。

　　ア　a．1　　　b．2　　　c．3　　　d．4　　　e．5
　　　　f．6　　　g．7　　　h．8　　　i．9
　　イ　a．1　　　b．2　　　c．3　　　d．4　　　e．5
　　　　f．6　　　g．7　　　h．8　　　i．9　　　j．0
　　ウ　a．1　　　b．2　　　c．3　　　d．4　　　e．5
　　　　f．6　　　g．7　　　h．8　　　i．9　　　j．0

(B) 塩化ナトリウムと酸化ナトリウムからなる固体A 0.620 g を蒸留水で完全に溶かし，50 mLのメスフラスコに入れ，蒸留水を加えて正確に50 mLに調製した。そこから20 mLを正確に取り，100 mLのメスフラスコに入れ，蒸留水を加えて正確に100 mLに調製した。この水溶液を溶液Bとする。0.100 mol/L酢酸 10 mL を正確に取り，コニカルビーカーに加えた。このコニカルビーカーに蒸留水 25 mL を加えた。この水溶液を，フェノールフタレインを指示薬として溶液Bで滴定した。溶液Bを滴下すると，落ちた部分が赤色になったが，コニカルビーカーを振って撹拌するとすぐに無色になった。溶液Bを30.00 mL加えると，水溶液全体が無色からわずかに赤色になった。

問32　下線(a)の状態はどれか。

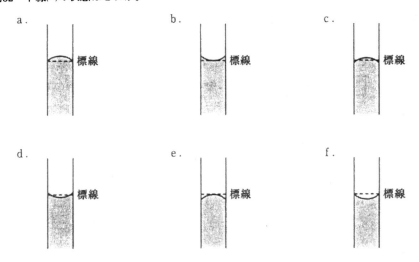

問33　下線(b)の説明として正しいのはどれか。

a．赤色になったが，撹拌で溶液Bの成分が揮発したため無色に戻った。
b．中和点に達して赤色になったが，撹拌で希釈されて色が見えにくくなった。
c．撹拌すると溶液Bによって酢酸がエタノールに変化し，水溶液が無色になった。
d．局部的にアルカリ性になって赤色に変化したが，撹拌によって溶液Bが周囲の酢酸と反応して無色になった。
e．フェノールフタレインの分子間で水素結合が形成されて赤色になったが，撹拌によって結合が解離して無色になった。
f．溶液Bによって酢酸がアセトアルデヒドに変化して赤色になったが，撹拌すると空気酸化で酢酸に戻って無色になった。

問34 溶液Bに含まれるアルカリ性物質の濃度を有効数字3桁で表すと

$\boxed{\text{ア}}\,.\,\boxed{\text{イ}}\,\boxed{\text{ウ}}\times 10^{-\boxed{\text{エ}}}$ mol/L である。ア，イ，ウ，エに適する数値をそれぞれ選び記号で答えよ。

ア　a．1　　b．2　　c．3　　d．4　　e．5
　　f．6　　g．7　　h．8　　i．9

イ　a．1　　b．2　　c．3　　d．4　　e．5
　　f．6　　g．7　　h．8　　i．9　　j．0

ウ　a．1　　b．2　　c．3　　d．4　　e．5
　　f．6　　g．7　　h．8　　i．9　　j．0

エ　a．1　　b．2　　c．3　　d．4　　e．5
　　f．6　　g．7　　h．8　　i．9　　j．0

問35　固体Aに含まれる酸化ナトリウムの質量パーセント濃度を有効数字3桁で表すと

$\boxed{\text{ア}}\,\boxed{\text{イ}}\,.\,\boxed{\text{ウ}}$ ％である。ア，イ，ウに適する数値をそれぞれ選び記号で答えよ。

ア　a．1　　b．2　　c．3　　d．4　　e．5
　　f．6　　g．7　　h．8　　i．9

イ　a．1　　b．2　　c．3　　d．4　　e．5
　　f．6　　g．7　　h．8　　i．9　　j．0

ウ　a．1　　b．2　　c．3　　d．4　　e．5
　　f．6　　g．7　　h．8　　i．9　　j．0

3 (A), (B)の各問の解答を与えられた選択肢から一つ選べ。

(A) ナフタレンBは濃硫酸によってスルホン化され，可逆的にA，Cを生じる。

$$
\underset{\text{A}}{\overset{\text{SO}_3\text{H}}{\bigcirc\bigcirc}} \underset{\text{H}_2\text{SO}_4}{\rightleftarrows} \underset{\text{B}}{\bigcirc\bigcirc} \underset{\text{H}_2\text{SO}_4}{\rightleftarrows} \underset{\text{C}}{\bigcirc\bigcirc}\text{SO}_3\text{H} \tag{1}
$$

問36　A，B，Cが平衡状態にあるとき，A $\rightleftarrows$ BおよびB $\rightleftarrows$ Cの平衡定数をそれぞれK_1，K_2とする。AとCの濃度をそれぞれ[A]，[C]とすると $\dfrac{[\text{C}]}{[\text{A}]}$ はどれか。

a．$K_1 + K_2$ 　　　　　 b．$K_1 - K_2$ 　　　　　 c．$K_2 - K_1$

d．$K_1 \times K_2$ 　　　　　 e．$\dfrac{K_1}{K_2}$ 　　　　　 f．$\dfrac{K_2}{K_1}$

問37　成分元素の単体からの生成熱はCの方がAよりも大きい。このことだけから考えると，平衡においては ア　であり，$\dfrac{[\text{C}]}{[\text{A}]}$ の値は イ と予想される。 ア ， イ の組合せとして正しいのを選べ。

	ア	イ
a．	[A] > [C]	温度が高いほど大きい
b．	[A] > [C]	温度が高いほど小さい
c．	[A] > [C]	温度によって変わらない
d．	[A] < [C]	温度が高いほど大きい
e．	[A] < [C]	温度が高いほど小さい
f．	[A] < [C]	温度によって変わらない

問38　A，B，C間の反応とエネルギー変化の関係(反応経路図)を概念的に示す。A→Bの活性化エネルギーおよびB→Cの反応熱を図のE1〜E4の記号を用いて表すとき，正しい組合せはどれか。

	A→Bの活性化エネルギー	B→Cの反応熱
a．	E1	E4
b．	E1	E3 + E4
c．	E2	E3
d．	E2	E3 + E4
e．	E1 + E2	E3
f．	E1 + E2	E4

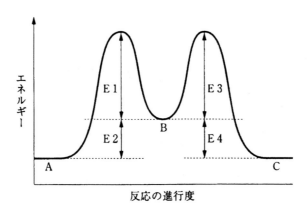

問39　2つの反応温度でA, Cの相対的な生成物分布を調べた。

反応温度(℃)	A	C
40	96 %	4 %
160	18 %	82 %

いったん40℃で得られた混合生成物を160℃に加熱すると，表の160℃の分布に変化した。以上の実験結果は次のように説明される。

「40℃では(1)式は実際には平衡に達せず，活性化エネルギーの　ア　反応B→AによってAが大きな　イ　で生成する。160℃ではA→Bの逆反応，さらにはB→Cの反応が顕著に起こってAよりも　ウ　なCが蓄積してくる。」

ア，イ，ウ　の組合せとして正しいのを選べ。

	ア	イ	ウ
a.	大きい	反応熱	安定
b.	大きい	反応速度	安定
c.	大きい	反応熱	不安定
d.	小さい	反応速度	安定
e.	小さい	反応熱	安定
f.	小さい	反応速度	不安定

問40 問39の実験結果と合う反応経路図はどれか。

a.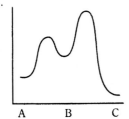

b.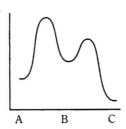

c.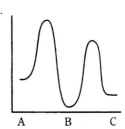

d.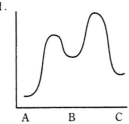

e.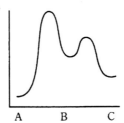

f.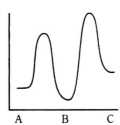

(B) 実験1 アルコールA 20 mLとカルボン酸B 20 mL, 濃硫酸0.5 mLをフラスコに入れ, 冷却
管をつけて70℃で溶液を撹拌した。反応中, 生成物を確認し, 生成物の量が変化せず
一定になったところで室温に冷やした。ジエチルエーテル20 mLを加えて分液ロート
に入れ, さらに水10 mLを加えて分液し, 下層を三角フラスコに取り出した。分液ロ
ートに5%炭酸水素ナトリウム水溶液10 mLを加えて分液し, 下層を三角フラスコに
取り出した。上層を別の三角フラスコに取り出し, 無水硫酸ナトリウムを加えて30分
間撹拌した後, ろ過した。ろ液をフラスコに入れて減圧しながら加熱するとエーテルが
蒸発し, 臭いのある液体Cがフラスコに残った。

実験2 試験管に1 mol/L水酸化ナトリウム水溶液4 mLをとり, 0.5 gのヨウ素を加えた。こ
の試験管にアルコールAを1 mL加えて70℃にあたためると, 黄色い沈殿が生じた。

実験3 アルコールAを酸化するとカルボン酸が生成した。

実験4 液体Cを分析すると分子式は$C_5H_{10}O_2$であった。

問41 下線(a)について, 濃硫酸0.5 mLの役割はどれか。

a. 触 媒 b. 反応物 c. 脱水剤
d. 酸化剤 e. 還元剤 f. 硫酸イオン源

問42 実験1で生成物の量をさらに増やすには, どれが適当か。

a. 濃硫酸を入れずに反応させる。
b. 試薬と反応せず水を吸着する物質をフラスコに加える。
c. 濃硫酸0.5 mLの代わりに0.1 mol/L塩酸40 mLを加える。
d. 濃硫酸とともに飽和硫酸ナトリウム水溶液10 mLを加える。
e. 生成物の量が一定で変わらなくなったところで, さらに一晩, 反応させる。
f. アルコールA 20 mLを水100 mLに溶かしてからカルボン酸B 20 mLと混ぜる。

問43 下線(b)の実験操作を示す。下線(ア)〜(カ)の中で誤った操作はどれか。

分液ロート下部の活栓を閉じてから, 5%炭酸水素ナトリウム水溶液を加える。分液ロート
の上側の穴とフタ栓の溝をずらすように栓をする。フタ栓を押さえて分液ロートを逆さまに
し, すぐに激しく振る。分液ロートを正立させ, 分液ロートの上側の穴とフタ栓の溝を一致さ
せて大気圧にしてから2層に分かれるまで待つ。活栓を開き, 下層を三角フラスコに取る。こ
の三角フラスコに水を入れて混ざるかどうか確認し, 下層が有機層か水層かを判断する。

a. (ア) b. (イ) c. (ウ) d. (エ) e. (オ) f. (カ)

問44　正しいのはどれか。

a．液体Cは水に容易に溶ける。

b．液体Cはカルボン酸Bよりも酸性度が高い。

c．液体Cに濃硫酸と水を加えて加熱しても，アルコールAとカルボン酸Bは生成しない。

d．アルコールAとカルボン酸Bのナトリウム塩を反応させても同じ速さで液体Cができる。

e．^{18}Oのみを含むアルコールAを用いると，液体CのC＝Oの酸素原子は大部分^{18}Oとなる。

f．液体Cに水酸化ナトリウム水溶液を加えて加熱し，塩酸で中和すると，アルコールAとカルボン酸Bができる。

問45　液体Cはどれか。

a.

$$H-C\overset{O}{\underset{O}{<}}$$
H_2C
CH_2
H_2C
CH_3

b.

$$H-C\overset{O}{\underset{O}{<}}$$
H_3C-CH
CH_2
H_3C

c.

$$H_3C-C\overset{O}{\underset{O}{<}}$$
H_2C
CH_2
H_3C

d.

$$H_3C-C\overset{O}{\underset{O}{<}}$$
H_3C-CH
CH_3

e.

H_3C
$H_2C-C\overset{O}{\underset{O}{<}}$
H_2C
CH_3

f.

H_3C-CH_2
$H_2C-C\overset{O}{\underset{O}{<}}$
H_3C

生 物

問題

27年度

1 以下の問1から問4に答えよ。

問 1 細胞膜の説明として<u>誤っている</u>ものはどれか。2つ選べ。

  a. 細胞外からの情報を細胞内に伝える受容体がある。

  b. 核やミトコンドリアを構成する膜も含めて生体膜と呼ぶ。

  c. リン脂質の二重層にタンパク質がモザイク状に分布している。

  d. チャネルと呼ばれるタンパク質によって他の細胞と結合する。

  e. グルコースはポンプと呼ばれるタンパク質によって輸送される。

  f. 細胞膜のタンパク質は膜内を水平移動したり回転することができる。

問 2 神経細胞は，他の組織の細胞と比較して特に発達した生理機構を多く持つ。神経細胞で特に発達している構造として適切なものを3つ選べ。

  a. 中心体   b. 分泌小胞   c. 粗面小胞体

  d. リソソーム   e. 受容体に富んだ細胞膜

問 3 配偶子形成の際に起こる減数分裂では，母細胞に含まれていた相同染色体がランダムに分裂後の細胞に分配される。乗換えを考慮しない場合，$2n=10$ の生物では，染色体の組み合わせの数は減数分裂第一分裂後と減数分裂第二分裂後でそれぞれ何通りになるか。減数分裂第一分裂後の組み合せ数を①に，減数分裂第二分裂後の組み合せ数を②にそれぞれマークしなさい。

  a. 1   b. 2   c. 4   d. 5   e. 8

  f. 10   g. 16   h. 32   i. 64   j. 128

問 4 生物の形態は核にある遺伝情報によって決定されるが，母性因子(母性効果遺伝子産物)と呼ばれる卵子から提供される細胞質の内容物も重要な役割を果たす。母性因子によって起こるものを選べ。

  a. 脱分化   b. 先体反応   c. 減数分裂   d. 極性移動

  e. 体軸の決定   f. 中胚葉誘導   g. アポトーシス

2 動物の発生に関する次の文（文1～文3）を読み，問5から問7に答えなさい。

（文1）

　成体のイモリの眼の水晶体を摘出すると，こう彩の背側の色素細胞は色素を失った後に活発に細胞分裂を行い，水晶体が再生する。また，イモリのこう彩の色素細胞を取り出し，適切な条件で培養するとやがて水晶体が形成される。

問5　（文1）から考えられることで適切なものはどれか。2つ選べ。
　　　　a．色素細胞中の色素が水晶体再生に不可欠である。
　　　　b．色素細胞は水晶体へと分化する未分化な細胞である。
　　　　c．色素細胞は表皮を誘導して水晶体を分化させる形成体である。
　　　　d．色素細胞内に水晶体に分化する細胞と同じ遺伝子が存在する。
　　　　e．分化した色素細胞は脱分化して他の種類の細胞に分化することができる。

（文2）

　シュペーマンは胚の発生機構について調べるため，イモリの初期原腸胚の原口背唇部を同じ時期の別の胚の胞胚腔に移植する実験を行った。この実験の結果，移植された胚には神経管が2つ形成された。

問6　この実験結果で，2つ目の神経管が何に由来するものなのか明らかにするために行う実験として，誤っているものを2つ選べ。
　　　　a．発生した2つの神経管のDNAを抽出し，遺伝子型判定を行う。
　　　　b．原口背唇部をタンパク質翻訳阻害剤で処理してから移植を行う。
　　　　c．移植されるイモリ胚に蛍光タンパク質を発現する遺伝子を導入しておく。
　　　　d．移植前の原口背唇部と移植後の原口背唇部からそれぞれRNAを抽出し，遺伝子発現解析を行う。
　　　　e．原口背唇部を，細胞移動が起こらない大きさの穴の開いたメッシュシートに包んでから移植を行う。メッシュシートは，細胞は透過できないが，タンパク質などは自由に通過する事ができる。

(文3)

　原口背唇部は神経管誘導を行う形成体であり，胚から原口背唇部を取り除くと神経管は分化せず，外胚葉は表皮に分化する。この誘導メカニズムを調べるため，以下のような実験を行った。図1のようにアフリカツメガエルの胞胚期の胚の動物極付近の細胞を取り出して培養を行った。また，原腸胚で多く発現しているタンパク質BとNを添加して同様に培養したところ，以下のような結果が得られた。

　　ⅰ）何も添加せず培養した場合，神経に分化した。
　　ⅱ）タンパク質Nを添加して培養した場合，神経に分化した。
　　ⅲ）タンパク質Bを添加して培養した場合，表皮に分化した。
　　ⅳ）タンパク質BとNを添加して培養した場合，神経に分化した。

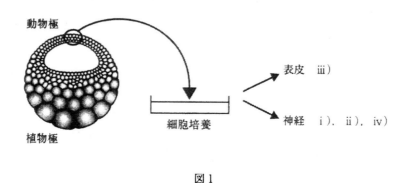

図1

問7　(文2)と(文3)から考えられることとして適切なものを2つ選べ。
　　a．タンパク質Bは原口背唇部に作用する。
　　b．タンパク質Bは外胚葉で発現している。
　　c．タンパク質Nは内胚葉で発現している。
　　d．タンパク質Bは外胚葉の分化には不要である。
　　e．タンパク質Bはタンパク質Nの作用を阻害する。
　　f．タンパク質Nを胚の腹側に注入すると二次胚が形成される。

3 次の文を読み，問 8 から問 11 に答えよ。

　　ヒト X 染色体上の *Xg* 遺伝子座に，a^+ と a の対立遺伝子が存在する。a^+ 遺伝子は，赤血球表面抗原 Xg の存在を示し，a 遺伝子は，劣性で赤血球表面に Xg 抗原が存在しない。同じく X 染色体上の *Sts* 遺伝子座にある *Sts* 遺伝子は酵素であるステロイドスルファターゼの正常な活性を担い，劣性の *sts* 遺伝子では，この酵素の活性を欠く。この酵素の欠損は，魚鱗状の皮膚を示し，全身の皮膚が乾燥，脱落をくり返す魚鱗癬（X 連鎖性劣性魚鱗癬）発症の原因となる。この疾患の患者で Xg 抗原を欠く父親と，健常で Xg 抗原を有する母親から，健常で Xg 抗原を有する娘がいる。

問 8　この娘が，健常で Xg 抗原を有する男性と結婚した場合，生まれてくる男子が魚鱗癬を発症する確率は次のどれか。ただし，乗換えは起こらないものとする。

　　　　a．0 ％　　　　b．5 ％　　　　c．10 ％　　　　d．20 ％　　　　e．25 ％
　　　　f．45 ％　　　　g．50 ％　　　　h．75 ％　　　　i．80 ％　　　　j．100 ％

問 9　連鎖している *Xg* 遺伝子座と *Sts* 遺伝子座の組換え頻度が 10 ％である時，この娘が健常な男性と結婚した場合，生まれてくる男子が Xg 抗原を欠き魚鱗癬を発症する確率は次のどれか。

　　　　a．0 ％　　　　b．5 ％　　　　c．10 ％　　　　d．20 ％　　　　e．25 ％
　　　　f．45 ％　　　　g．50 ％　　　　h．75 ％　　　　i．80 ％　　　　j．100 ％

問10　問 9 と同一の条件で，生まれてくる男子が Xg 抗原を有し魚鱗癬を発症する確率は次のどれか。

　　　　a．0 ％　　　　b．5 ％　　　　c．10 ％　　　　d．20 ％　　　　e．25 ％
　　　　f．45 ％　　　　g．50 ％　　　　h．75 ％　　　　i．80 ％　　　　j．100 ％

問11　問 9 と同一の条件で，魚鱗癬を発症する男子のうち Xg 抗原を有する確率は次のどれか。

　　　　a．0 ％　　　　b．5 ％　　　　c．10 ％　　　　d．20 ％　　　　e．25 ％
　　　　f．45 ％　　　　g．50 ％　　　　h．75 ％　　　　i．80 ％　　　　j．100 ％

4 次の血液型の遺伝に関する文(文1および文2)を読み，問12から問16に答えなさい。

(文1)

ヒトの代表的な血液型にABO式血液型がある。ABO式血液型の遺伝にはA，B，Oの3種類の対立遺伝子が関係し，遺伝子Oは遺伝子Aや遺伝子Bに対して劣性であるが，遺伝子Aと遺伝子Bの間には優劣関係はない。そのため，表現型(血液型)と遺伝子型の関係は，下の表1のようになる。このように3つ以上の対立遺伝子がある場合，これらを複対立遺伝子という。

表現型(血液型)	A型	B型	AB型	O型
遺伝子型	AAまたはAO	BBまたはBO	AB	OO

表1

ある家族の家系図を右の図2に示す。男性を□，女性を○で，それぞれの夫婦の第一子から左に示している。

女性⑧を中心に考えた場合，祖母②の血液型はA型，伯父③はO型でした。また，母⑥，夫⑨の血液型はA型であり，兄⑦はB型，娘⑩はAB型でした。

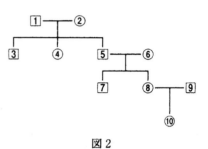

図2

問12 この家族の祖父①，父⑤，本人⑧の遺伝子型は次のどれか。遺伝子型が複数考えられる場合は，すべて選べ。

  a．AA b．AO c．BB d．BO e．AB f．OO

問13 ある集団での血液型の頻度は，O型が36％，A型が45％，B型が13％，AB型が6％であった。この集団でのO遺伝子の遺伝子頻度は，次のどれか。

  a．0.1 b．0.2 c．0.3 d．0.4 e．0.5
  f．0.6 g．0.7 h．0.8 i．0.9 j．1.0

問14 同様に，この集団でのA遺伝子の遺伝子頻度は，次のどれか。

  a．0.1 b．0.2 c．0.3 d．0.4 e．0.5
  f．0.6 g．0.7 h．0.8 i．0.9 j．1.0

問15 同様に，この集団でのB遺伝子の遺伝子頻度は，次のどれか。

  a．0.1 b．0.2 c．0.3 d．0.4 e．0.5
  f．0.6 g．0.7 h．0.8 i．0.9 j．1.0

（文2）

　また，ヒトの代表的な血液型にはABO式のほかにRh式がある。この血液型では，Rh^+とRh^-という2つの表現型にわけられ，ABO式血液型とは独立に遺伝する。この血液型の遺伝は，優劣の差がある対立遺伝子Dとdからなり，Rh^+の遺伝子型は，DDおよびDd，Rh^-の遺伝子型は，ddとなる。ある集団では，Rh^+型の人の遺伝子型の比は，$DD：Dd＝8：2$であった。

　一般に，ある集団において一定の条件を満たせば，対立遺伝子の頻度（比率）は，世代を経ても変化しないことが知られている。
　　　　　　　　　(1)　　　　　　　　　　　　　　　　　　　　　　　　　　　　(2)

問16　この集団で，AB型でRh^-の父親とO型でRh^+の母親から生まれる子供で，A型でRh^-の子が
　　　出現する確率は次のどれか。

　　　　　a．0.05　　　　　b．0.10　　　　　c．0.15　　　　　d．0.20　　　　　e．0.25

　　　　　f．0.30　　　　　g．0.35　　　　　h．0.40　　　　　i．0.45　　　　　j．0.50

問17　下線部(1)の条件として，以下のうち適さないものをすべて選べ。

　　　　　a．個体数が極めて多数である。

　　　　　b．生存能力が劣った個体が淘汰される。

　　　　　c．遺伝子型によって生殖能力に差がない。

　　　　　d．集団内で，突然変異が一定の割合で生じる。

　　　　　e．一部の個体が自由に交雑（自由交雑）をする。

　　　　　f．他の集団との間で個体の移入や移出が起こらない。

問18　下線部(2)の現象を何とよぶか。

　　　　　a．中立説　　　　　　　　b．自然選択　　　　　　　　c．独立の法則

　　　　　d．遺伝的浮動　　　　　　e．分離の法則　　　　　　　f．優性の法則

　　　　　g．ハーディー・ワインベルグの法則

5 生態系に関する文章を読み下記の問19から問26に答えよ。

(文)
　地球上では，地域ごとに，その環境に適応した植物や動物，菌類や細菌類などが互いに関係を持ちながら特徴のある集団を形成している。このような集団をバイオーム（生物群系）という。
　図3は，湖での仮想生態系における各構成要素間の関係を表している。表2は，この生態系でのエネルギー収支を表している。ここは平均気温が約10～20℃で，クチクラ層が発達しているバイオームが湖の周囲にみられる。

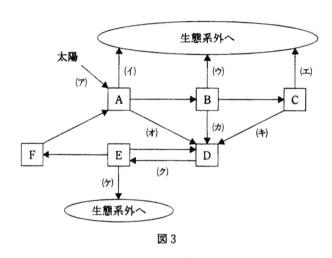

図3

	総生産量（同化量）	呼吸量	純生産量	被食量	枯死・死滅量	成長量	エネルギー効率(%)
太陽エネルギー	119323.7	—	—	—	—	—	—
A	111.8	23.5	(コ)	14.9	2.8	(ス)	(タ)
B	14.8	4.4	(サ)	3.1	0.3	(セ)	(チ)
C	3.1	1.8	(シ)	0.0	0.0	(ソ)	(ツ)

[単位は cal/(cm²・年)]

表2

問19　図3のD，E，Fにあてはまるものを選べ。
　　　a．生産者　　b．消費者　　c．分解者　　d．栄養塩　　e．遺体や排出物

問20 図3の矢印(ア)〜(ケ)のうち熱エネルギーを示すものはどれか。すべて選べ。

a.(ア)	b.(イ)	c.(ウ)	d.(エ)	e.(オ)
f.(カ)	g.(キ)	h.(ク)	i.(ケ)	

問21 表2のAにおける純生産量(コ)を求めよ。

解答：(コ) ① ② ③ . ④

百の位①	a.なし	b.1	c.2	d.3	e.4
	f.5	g.6	h.7	i.8	j.9
十の位②	a.なし	b.1	c.2	d.3	e.4
	f.5	g.6	h.7	i.8	j.9
一の位③	a.0	b.1	c.2	d.3	e.4
	f.5	g.6	h.7	i.8	j.9
小数点一位④	a.0	b.1	c.2	d.3	e.4
	f.5	g.6	h.7	i.8	j.9

問22 表2のBにおける成長量(セ)を求めよ。

解答：(セ) ① ② . ③

十の位①	a.なし	b.1	c.2	d.3	e.4
	f.5	g.6	h.7	i.8	j.9
一の位②	a.0	b.1	c.2	d.3	e.4
	f.5	g.6	h.7	i.8	j.9
小数点一位③	a.0	b.1	c.2	d.3	e.4
	f.5	g.6	h.7	i.8	j.9

問23 表2のBにおけるエネルギー効率(チ)を求めよ。小数点第二位を四捨五入しなさい。

解答：(チ) ① ② ③ . ④ ％

百の位①	a.なし	b.1	c.2	d.3	e.4
	f.5	g.6	h.7	i.8	j.9
十の位②	a.なし	b.1	c.2	d.3	e.4
	f.5	g.6	h.7	i.8	j.9
一の位③	a.0	b.1	c.2	d.3	e.4
	f.5	g.6	h.7	i.8	j.9
小数点一位④	a.0	b.1	c.2	d.3	e.4
	f.5	g.6	h.7	i.8	j.9

問24　湖の生態系に生息する代表的な生物を示した。図3のAにあてはまるものはどれか。すべて選べ。

　　　a．フ　ナ　　　　　　　b．ヤ　ゴ　　　　　　　c．ケイソウ
　　　d．ミジンコ　　　　　　e．メタン生成菌　　　　f．ユスリカの幼虫
　　　g．シアノバクテリア

問25　文中の下線部が示すものはどれか。すべて選べ。

　　　a．硬葉樹林　　　　b．雨緑樹林　　　　c．針葉樹林　　　　　d．夏緑樹林
　　　e．熱帯雨林　　　　f．照葉樹林　　　　g．亜熱帯多雨林

問26　日本のバイオームの水平分布を南から北にならべた場合，①，③にあてはまるものを選べ。

　　（南）　①　→　②　→　③　→　④　（北）

　　　a．硬葉樹林　　　　b．雨緑樹林　　　　c．針葉樹林　　　　　d．夏緑樹林
　　　e．熱帯雨林　　　　f．照葉樹林　　　　g．亜熱帯多雨林

6 腱反射(伸張反射)についての文(文1および文2)を読み，問27から問33に答えよ。

(文1)

　筋が伸張されると筋繊維と平行に配置された受容器も同時に引き伸ばされる。引き伸ばされるほど受容器の電位は大きくなり，これが閾値を超えると 感覚ニューロンに活動電位が生じる。興奮は，軸索₍₁₎を伝導して，脊髄に入り，運動ニューロンに伝達する。伸張された筋では，運動ニューロンの末端が₍₂₎筋に接続して興奮を伝達する。筋に興奮が伝達されると収縮が起こるとともに活動電位が発生する。

問27　下線部(1)の活動電位の発生に関わるイオンチャネルの動作として正しいものを選べ。

　　　a．ナトリウムチャネルが開いて，カリウムチャネルが開く。

　　　b．カリウムチャネルが開いて，ナトリウムチャネルが開く。

　　　c．ナトリウムチャネルが開いて，カリウムチャネルが閉じる。

　　　d．カリウムチャネルが開いて，ナトリウムチャネルが閉じる。

問28　下線部(2)の軸索の興奮伝導の速度に関係しないものを選べ。

　　　a．温　度　　　　　b．跳躍伝導　　　　c．刺激の強度　　　d．軸索の直径

問29　下線部(3)におけるシナプスの興奮伝達として正しいものを選べ。

　　　a．神経伝達物質は全て同じ物質群で構成されている。

　　　b．シナプスにおける興奮伝達は軸索の伝導速度より速い。

　　　c．神経伝達物質は軸索末端のミトコンドリアに蓄積している。

　　　d．神経伝達物質の結合により膜内の電位は静止電位より低くなる。

　　　e．興奮を受ける細胞膜の電位は神経伝達物質の放出量に影響されない。

　　　f．カルシウムイオンの流入によって神経伝達物質が軸索末端から放出される。

(文2)

下肢に伸張性反射をおこす反射弓を図4に示す。この性質を調べるために以下の実験を行った。

骨格筋Mを支配する神経Nを刺激位置Sから電気で一回刺激すると、神経の興奮が伝わり骨格筋Mに2つの活動電位が生じ、オシロスコープに記録される。波形Aは運動神経が刺激されて生じる骨格筋の活動電位であり、波形Bは感覚神経が刺激されて生じる骨格筋の活動電位である。

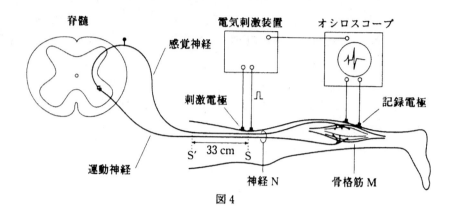

図4

測定1

刺激電圧を徐々に大きくしながら測定を繰り返した結果、以下の事象が観察された(図5)。

① 電圧E1で刺激すると、オシロスコープ上には刺激から30ミリ秒後に波形Bが記録された。

② 電圧E2で刺激すると、5ミリ秒後に波形Aが、次いで波形Bが記録された。

③ 電圧E1からE2の間では刺激電圧の大きさとともに、波形Bの振幅が大きくなった。

④ 電圧E2から電圧E3までは刺激の大きさにともなって波形Aの振幅が大きくなったが、E3以上の電圧では波形Aの振幅は変化しなかった。

なお、電圧の大きさは、E1 < E2 < E3である。

また、ミリ秒とは、1000分の1秒のことである。

測定2

図4で刺激位置をSから33cm離れたS′に移し、電圧E2で刺激した。その結果、オシロスコープ上には刺激から9ミリ秒後に波形Aが、27ミリ秒後に波形Bが記録された。なお、刺激位置が変わっても電圧に対する神経の応答やシナプスの伝達に変化はないものとする。

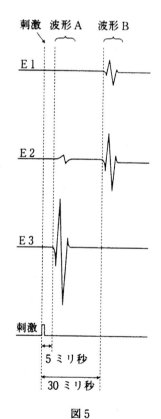

図5

問30 測定1の電圧E1と電圧E2による測定の結果から，刺激に対する細胞の興奮について考えられるものを選べ。

  a．運動ニューロンの閾値は感覚ニューロンの閾値より高い。

  b．感覚ニューロンの閾値は運動ニューロンの閾値より高い。

  c．運動ニューロンの興奮は感覚ニューロンの興奮より大きい。

  d．感覚ニューロンの興奮は運動ニューロンの興奮より大きい。

  e．運動ニューロンの興奮頻度は感覚ニューロンの興奮頻度より高い。

  f．感覚ニューロンの興奮頻度は運動ニューロンの興奮頻度より高い。

問31 測定1の電圧E1からE2の間に観測された波形Bの振幅変化から考えられるものを選べ。

  a．神経の興奮の大きさは刺激の強さに依存している。

  b．神経伝達物質の増加によって筋の収縮が大きくなる。

  c．刺激が強くなるとニューロンの興奮頻度が増加する。

  d．受容体の電位変化が感覚ニューロンの興奮閾値を決めている。

  e．感覚ニューロンへの刺激の増加が脊髄内のシナプス伝達の効率を改善する。

問32 測定1の電圧E3以上で波形Aの振幅が飽和した理由として正しいものを選べ。

  a．感覚神経の興奮が上限に達したため。

  b．運動神経の興奮が上限に達したため。

  c．運動神経の興奮頻度が上限に達したため。

  d．脊髄での興奮伝達速度が上限に達したため。

  e．神経筋接合部でのシナプスの伝達が上限に達したため。

問33 測定1と測定2の結果から運動神経と感覚神経それぞれの平均伝導速度(m/秒)として，最も近い値の組み合わせを選べ。

	運動神経	感覚神経
a．	8	10
b．	16	20
c．	70	90
d．	80	110
e．	90	120

7 大腸菌での遺伝情報発現に関する以下の文(文1および文2)を読み、問34から問38に答えよ。

(文1)

大腸菌は、炭素源としてグルコース(ブドウ糖)を優先的に利用するが、培地にグルコースが含まれない場合は、ガラクトース、アラビノース、ラクトースなどを分解しグルコースを作り、炭素源として利用することができる。図6は、大腸菌野生型をグルコースとラクトース両方を含む培地で培養した場合の増殖過程を示し、縦軸は大腸菌数(対数)、横軸は培養時間をあらわす。なお、野生型とは、野生集団の中で最も普遍的に見られる集団をいう。

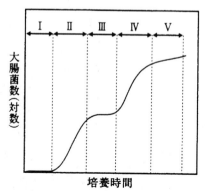

図6 グルコースとラクトースを含む培地での大腸菌の増殖曲線

大腸菌野性型のラクトース分解に関わる3つの酵素遺伝子(S1：β-ガラクトシダーゼ、S2：β-ガラクトシドパーミアーゼ、S3：β-ガラクトシドトランスアセチラーゼ)は隣接したDNA上にあり、グルコースが培地に存在する場合は、転写が抑制されている。培地にグルコースが存在せず、ラクトースのみが存在するとき、3つの酵素遺伝子は、<u>1本のmRNAとして転写され、発現誘導される</u>。なお、(1)
β-ガラクトシダーゼは、ラクトースをグルコースとガラクトースに分解し、β-ガラクトシドパーミアーゼは、ラクトース(ガラクトシド)を細胞内に取り込む働きを持ち、β-ガラクトシドトランスアセチラーゼは、大腸菌に取り込まれたガラクトシドにアセチル基を転移させる機能を持つ。

このような酵素遺伝子群の転写は、2つの調節遺伝子Aおよび調節遺伝子Bからのタンパク質(調節タンパク質Aおよび調節タンパク質B)により制御されている。これらの調節タンパク質はいずれも特定分子が結合することで立体構造が変化し、調節領域のDNA配列への結合性が変化する。

大腸菌では、培地にグルコースが十分存在する場合、細胞中にcAMPは蓄積しないが、グルコースがない場合にはcAMPが蓄積し、それが調節タンパク質Aに結合する。cAMPの結合した調節タンパク質Aは調節領域のDNA配列の特定部位(X)に結合し、(ア)を引き寄せて、(イ)への結合を促進する。調節タンパク質Bは、培地にラクトースが存在しない場合に(ウ)に結合して(ア)の(イ)への結合を抑制するが、培地にラクトースが存在する場合には、ラクトースの代謝産物と結合して構造が変化して、(ウ)に結合できなくなるため、(ア)は(イ)へ結合できるようになる。これらの仕組みにより、培地内のグルコースが枯渇後、ラクトースを分解するための3つの酵素遺伝子の転写が活性化する。(図7)

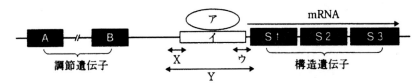

図7 ラクトース分解に関与する構造遺伝子群と調節遺伝子

大腸菌野生型にDNA変異物質を作用させ突然変異を誘発させた。その結果，培地にグルコースが存在する場合では正常に増殖するが，ラクトースのみでは正常に増殖できない変異体1と変異体2を得た。野生型，変異体1，変異体2をグルコースのみを含む培地で増殖させた後，つぎの(1)から(3)の培地でさらに培養した。

(1) グルコースのみを含む培地
(2) グルコースとラクトース両方を含む培地
(3) ラクトースのみを含む培地

新たな培地で培養後，野生型および変異体からタンパク質を抽出し，調節タンパク質Aの配列（ X ）へのDNA結合性，調節タンパク質Bの結合配列（ ウ ）への結合性を，配列（ X ）と配列（ ウ ）を含むDNA配列（ Y ）を用いて調べ，結果を表3に示した。ただし，これらの変異体で生じた変異は一カ所のみで，結合性を調べる時に用いたDNA配列（ Y ）は野生型のものとし，また，抽出・精製過程で調節タンパク質のDNA結合性に変化は起きないものとする。

培地中の炭素源	調節タンパク質	大腸菌株 野生型	変異体1	変異体2
(1) グルコース	A	−	−	−
	B	＋	＋	＋
(2) グルコースとラクトース	A	−	−	−
	B	−	−	＋
(3) ラクトース	A	＋	＋	＋
	B	−	−	＋

＋：結合する　−：結合しない

表3 大腸菌株(野生型と変異体)の調節タンパク質の結合性

問34 下線部(1)のように，機能的に関連のある遺伝子が隣接し，1本のmRNAとして転写されるような遺伝子群を何とよぶか。

　　a．コドン　　　　　b．エキソン　　　　c．ヒストン
　　d．オペロン　　　　e．クロマチン　　　f．イントロン
　　g．エンハンサー　　h．トリプレット　　i．ホメオボックス
　　j．スプライシング

問35　文中および図7中の（　ア　），（　イ　），（　ウ　）にあてはまる語句の組合せとして適切なものはどれか。

	（　ア　）	（　イ　）	（　ウ　）
a．	DNA ポリメラーゼ	オペレーター	プロモーター
b．	DNA ポリメラーゼ	プロモーター	オペレーター
c．	リプレッサー	オペレーター	プロモーター
d．	リプレッサー	プロモーター	オペレーター
e．	RNA ポリメラーゼ	オペレーター	プロモーター
f．	RNA ポリメラーゼ	プロモーター	オペレーター

問36　図6のⅢの間に大腸菌内で起こっていることとして正しいものはどれか。

　　　　a．培地のグルコースのみを分解している。

　　　　b．培地のラクトースのみを代謝している。

　　　　c．培地のグルコースとラクトースの両方を分解している。

　　　　d．培地のグルコースが枯渇し，ラクトースを分解する酵素群を誘導している。

　　　　e．培地のラクトースが枯渇し，グルコースを分解する酵素群を誘導している。

問37　変異体1と変異体2において，培地中の糖がラクトースのみでは増殖できなくなった原因として考えられないものを2つ選べ。

　　　　a．変異体2の調節タンパク質Aに，cAMP を結合できないアミノ酸変異が生じた。

　　　　b．変異体1のβ-ガラクトシダーゼに，ラクトース分解活性を失うアミノ酸変異が生じた。

　　　　c．変異体1の配列（　X　）内に，調節タンパク質Aが結合できない塩基置換変異が生じた。

　　　　d．変異体1の配列（　ウ　）内に，調節タンパク質Bが結合できない塩基置換変異が生じた。

　　　　e．変異体2の調節タンパク質Bに，ラクトースの代謝産物を結合できないアミノ酸変異が生じた。

　　　　f．変異体1の調節タンパク質Aに，（　ア　）の（　イ　）への結合を促進する機能を失うアミノ酸変異が生じた。

　　　　g．変異体2の調節タンパク質Bに，ラクトースの有無に関わらず，常に配列（　ウ　）に結合するようなアミノ酸変異が生じた。

問38 プラスミド pUC19 は，抗生物質アンビシリン分解酵素(β-ラクタマーゼ)遺伝子とラクトース分解酵素(β-ガラクトシダーゼ)遺伝子を持つ。プラスミド pUC19 は，β-ガラクトシダーゼ遺伝子内部に外来 DNA が挿入でき，遺伝子組み換え実験に広く使用されている。pUC19 に外来性 DNA が挿入されると β-ガラクトシダーゼは不活化される。pUC19 に外来性 DNA を挿入後，大腸菌に形質転換して寒天培地に塗布し，一晩 37℃ で培養する。この際，あらかじめ寒天培地に，アンビシリン，X-gal(β-ガラクトシダーゼの基質となり，分解されると青色の物質が生じる)，IPTG(ラクトース類似物質)を加えておくと，外来性 DNA が挿入された pUC19 を持つ大腸菌が容易に選別できる。この実験についての次の記載のうち正しいものを 2 つ選べ。

a．IPTG が，β-ガラクトシダーゼに結合して，酵素を活性化する。

b．IPTG が，リプレッサーに結合して，β-ラクタマーゼの発現を誘導する。

c．IPTG が，リプレッサーから解離して，β-ラクタマーゼの発現を誘導する。

d．IPTG が，リプレッサーに結合して，β-ガラクトシダーゼ発現を誘導する。

e．IPTG が，リプレッサーから解離して，β-ガラクトシダーゼ発現を誘導する。

f．寒天培地に IPTG が添加されていれば，アンビシリンを添加する必要はない。

g．寒天培地に X-gal が添加されていれば，アンビシリンを添加する必要はない。

h．外来性 DNA を含んだ pUC19 を持つ大腸菌は，β-ガラクトシダーゼが活性化されるため青色のコロニーを形成する。

i．外来性 DNA を含んだ pUC19 を持つ大腸菌は，β-ガラクトシダーゼが不活性化されるため白色のコロニーを形成する。

j．寒天培地に過剰量のグルコースが添加されていた場合，コロニーの発色の差(青か白の違い)は大きくなる可能性がある。

英　語

解答　　27年度

❶

〔解答〕

1. d　2. c　3. c　4. a　5. d　6. b
7. c　8. a　9. c　10. d　11. a　12. b
13. b　14. a　15. c　16. d　17. c

〔出題者が求めたポイント〕

1. a「(規則などが)厳しい、厳格な」b「特徴的な」c「十分な」d「極端な」
2. a は are produced by a different form of arthritis、b は rather than、d は is caused by…などが不適。
3. a「毒」b「濃度、密度」c「物質」d「内容、中身」
4. a が正解で、inflammation = redness, swelling, and pain である。b は mistakenly invade the joint、c は cause urate crystals to invade、d は are mistakenly surrounded by などが不適。
5. a「循環する」b「(質が)低下する」c「痛む」d「集まる」
6. a「を大目に見る」b「を我慢する」c「を許可する」d「を持続する」
7. a「に注意する、に付き添う」b「によって生じる」c「とともに発生する」d「から分かれる」
8. return に「(病気が)再発する」の意味がある。b「反応する」c「反応する、回答する」d「を復元する」
9. a「柔軟でない」b「不可能な」c「不可逆的な」d「実行可能な」
10. a は a likelihood of hyperuricemia、b は only if…are ruled out、c は can rule out gout などが不適。
11. a「結論的な」b「現在の」c「科学的な」d「区別を示す」
12. a「を取り去る」b「分解する」c「くっつく」d「を伸ばす」
13. 第2段落第3文
14. the buildup of urate crystals in the joints = hyperuricemia である(第2段落第3文)。したがってc は不適で、第3段落第1文よりa が正解。
15. 最終段落第1文に acute attack とある。
16. a は第5段落最終文、b は第5段落第4文、c は第5段落第2文に一致。
17. 第6段落第1文

〔全訳〕

　痛風は急性関節炎の一種であり、関節に(1)激しい痛みや腫れを引き起こす。最も影響を受けることが多いのは足の親指だが、かかと、くるぶし、手、手首、ひじも影響を受ける場合がある。脊椎も影響を受けることがあり、背痛の原因にもなるほどである。痛風は普通、突然発生し、5〜10日後に収まり、その後、再発を続けることになる。(2)痛風が他の関節炎と異なる理由は、痛風が起きるのは、大量の尿酸が血液中を循環している時だということである。このために、尿酸結晶が関節組織に定着する場合がある。

　尿酸は血流中に自然に見られるもので、身体が特にプリン体を含む老廃物を分解する時に形成される。プリン体とは身体によって生成される(3)物質で、一部の食品の中にも大量に含まれている。たとえば、動物の脳みそやレバー、いわし、アンチョビ、乾燥豆類などである。通常は、腎臓によって尿酸は血液から濾過されて、尿の中に排出される。しかし、時として、身体による尿酸の生成が多すぎたり、腎臓が尿酸を血液からうまく濾過できなかったりすると、尿酸は血流中に蓄積する。この症状は高尿酸血症として知られる。痛風になりやすい人は、ある種の遺伝子を受け継いでいたり、肥満であったり、こってりした食事を食べていたりする。

　高尿酸血症によって必ずしも痛風になるわけではない。しかし、長年にわたって、大量の尿酸結晶が関節の滑液の中に蓄積する。しばしば、何らかの引き金になる出来事、例えば、感染、手術、入院によるストレス、つまづいた足の指先、さらには深酒さえもが、炎症の原因となりうる。(4)白血球は、尿酸結晶を異質な侵入物と勘違いして、関節にドッとなだれ込んで尿酸結晶を包囲し、炎症を引き起こす。言い換えれば、痛風発作の代表である赤み、腫れ、痛みを引き起こすのだ。

　血液中に尿酸が増えた結果、針状の尿酸結晶が次第に関節に(5)蓄積する。尿酸結晶は症状を引き起こすことなく関節の中に長い間存在している場合もある。感染、関節の怪我、手術、深酒、間違った種類の食べ物の摂取などによって突然症状が現れる場合があり、具体的には、痛み、圧痛、赤み、暖かみ、関節の腫れ、などである。多くの場合、痛風の発作は真夜中に始まる。痛みは往々にして身体を切り裂くほどにひどいので、患者は関節の重みに耐えることも、布団の圧力(6)を我慢することもできない。関節の上で炎症を起こした皮膚は、赤みやてかり、乾燥などがあることがあり、炎症には微熱(7)が伴うこともある。これらの症状はおよそ1週間でなくなり、数ヶ月、あるいは数年消えていることもある。しかし徐々に、痛風の発作はますます頻繁に(8)再発し、期間も長くなり、影響を受ける関節の数も増える。最終的には、痛風関節として知られる石状の堆積物が関節、靭帯、腱などに蓄積して、(9)恒久的な関節の変形や動きの低下につながる。

　通常、医師は身体検査と病歴(患者の症状や他の情報に関する記述)に基づいて痛風を診断できる。また、医師は血液中の尿酸の量を測定するテストを実施することもできる。(10)尿酸の量が正常ならば痛風の可能性が排除されるわけでは必ずしもないし、尿酸の量が大量ならば痛風だと決まるわけでもないが、高尿酸血症の存在によって痛風の可能性は高まる。痛風関節の発現によって痛風との診断は確定できる。痛風だと診断する最も(11)決定的な方法は、体液のサンプルを関節から採って、そのサンプルを尿酸結晶のテストにかけることである。

　痛風治療の目標は、痛みの軽減、将来におけるひどい

発作の回避、関節の長期的損傷の予防である。痛風患者は、医師によって処方された鎮痛剤の服用に加えて、休息をとり、飲み物の量を増やすように指示されている。

急性の発作の治療が一度成功したら、医師は血液中の尿酸の量を減らすことによって、将来の痛風の発作や関節の長期的損傷の予防に努めている。痛風は完治はできないが、うまく管理することは普通は可能である。痛風関節が(12)消滅すると、関節の可動性は一般的には向上する。血液中の尿酸を減らすことも、痛風に伴うことのある腎臓障害の予防や改善に役立つ。

②
〔解答〕

18. b	19. c	20. b	21. a	22. c
23. a	24. d	25. b	26. b	27. a
28. d	29. a	30. d		

〔出題者が求めたポイント〕
18. a は force the mind to be creative、c は not as much as… が不適。d は taking a break と letting their minds wander が逆。
19. 「要求の厳しい」→「難しい」という意味の分詞形容詞。
20. a「機能」b「理解(力)」c「心配」d「継続(性)」
21. a「示唆」b「想像(力)」c「関係、連想」d「回想」
22. reveal = show「を明らかにする」
23. dys は否定を表す接頭辞
24. 第2段落第2文
25. 第3段落最終文
26. 第5段落第1・2文
27. b, d は第3段落第1文、c は第3段落第2文
28. 第4段落第1・2文
29. 第7段落第2・3文
30. 第9段落第2文

〔全訳〕
歴史には「ユーレカ(分かったぞ!)」の瞬間が豊富にある。アルキメデスからアイザック＝ニュートン、アルバート＝アインシュタインに至る多くの科学者たちが、何か別のことを考えている間にひらめきのほとばしりを得たと言われている。しかし、この心理学的現象の背景にある仕組みはまだ明らかになっていない。(18)ある研究が現在示唆しているところでは、単に休憩をとるだけではひらめきは生まれない。むしろ、創造性を養うのは、心をさまよわせるような作業である。

この発見をしたチームのリーダーは Benjamin Baird と Jonathan Schooler で、2人はカリフォルニア大学サンタ＝バーバラ校の心理学者である。この2人の研究者は学部生145人に2つの「普通でない用途」の作業を課した。これは彼らに2分間を与えて、爪楊枝や洋服掛け、レンガなどの日用品のできるだけ多くの用途をあげてもらう、というものだ。

2分間が過ぎると、参加者たちは12分間の休憩が与えられ、その間に休憩をしてもらったり、細心の注意力を要する(19)難しい記憶作業をしてもらったり、心がさ

まようことを引き出すと知られている簡単な反応時間作業をしてもらったりした。4つめの学生のグループには休憩を与えなかった。そして、全参加者に普通でない用途の作業を与え、そのうち2つを事前に完了してもらっていた。

簡単な作業をした学生は、作業を2回目に行った時には平均して41%うまくできるようになっていた。対照的に、残りの3グループの学生には改善がまったく見られなかった。この研究はまもなく『心理科学』誌に発表される。

「昔から分かっていたことですが、レム睡眠によって創造的(20)洞察が生まれます。心をさまよわせることにも同じ働きがあるということは、大変興味深いです。ここには何かとても興味深いことがありそうです」と言うのは Sara Mednick(カリフォルニア大学リバーサイド校の心理学者)だ。

「この知見は文献の穴を実際に埋めるものです」と同意するのは John Kounios(ドレキセル大学 <ペンシルベニア州フィラデルフィア> の心理学者)だ。
簡単な作業をした参加者は、2回戦で初めて出会った普通でない用途の作業では、他の人たちと出来は変わらなかった。

「この(21)含意は、心がさまようことは、既に頭の中で考えている問題に対してのみ有効だったということです。創造的な問題解決力全般の増加にはつながらなかったようです」と Baird は言う。

Baird の研究は、休憩それ自体は創造的思考を促さないこと(22)を明らかにするだけでなく、心理学最大の謎の1つに対する説明も示唆している。すなわち、なぜ我々はボーッとしてしまうのか、ということである。

進化の観点からすれば、心がさまようことはまったくもって非生産的であり、(23)機能不全だと見なされてきた。なぜならば、人間の身体的活動能力を損ねるからである。しかし、Baird の研究によれば、複雑な問題を考えている時に脳をこの状態に入らせることには、現実的利益があり得る。生存が創造的解決策次第だった場合、ボーッとすることが人類を救ってきた可能性がある。

「心がさまようことは非常によくあるのは、長い年月をかけて進化がそれを選んだからだという現実的可能性があります。しかし、そう結論づけられる前に、心がさまようことが遺伝的に決定されているのかどうかを確かめる必要があります」と Kounios は言う。

③
〔解答〕

| 31. c | 32. a | 33. d | 34. c | 35. c |
| 36. d | 37. a | 38. b | 39. d | 40. a |

〔出題者が求めたポイント〕
31. (are) getting a fancy new drug or surgery ⇔ are actually getting fake treatment という関係(fake「偽の」)。
32. warn 人 about 事柄「(人)に(事柄)を警告する」の受動態

東邦大学（医）27 年度　（79）

33. nothing more than = only「にすぎない」(= nothing but)
34. 原因 result in 結果 = 結果 result from 原因
35. a「の代わりに」b「の観点から」c「に応じて」d「を必要として」
36. suggestion「提案」= prophecy「予言」の関係なので be 動詞でつなぐ。suggestion 直後の that 節は同格節。
37. a「〜する可能性が高い」b「決して〜しないだろう」c「〜したものだった」d「〜することになっている」
38. compare A to [with] B「A と B を比較する」の受動態。patients about to… と another group of patients who…を比較する述語動詞。
39. 次の文に The only difference とあるので、この文の poorer,… higher…, higher…, or stranger… than …という比較は否定されていなくてはならない。
40. a「〜な時でさえも」b「〜という点で」c「〜した場合には；〜するといけないから」d「〜した後で」

〔全訳〕
　我々の大半は「プラシーボ(偽薬)効果」を聞いたことがある。これは、臨床実験中の患者が、高級な新薬を手に入れたり手術を受けたりしていると思い込んでいる(31)が、実際には偽の治療法を受けている時に経験している、治療を引き起こす効果のことである。プラシーボ効果は現実のものであり、18〜80%は成功する。そして、これは単に頭の中だけのことではない。実際に、気管支が拡張し、潰瘍が治り、イボが消え、血圧が下がり、さらには、ロゲイン(育毛剤の商標)を手に入れたと思っている禿男に毛を生やしているのだ。
　しかし、プラシーボ効果には影の部分がある。患者を治すことのできるのと同じ心身の力が、患者を傷つけることもできるのだ。二重盲検臨床試験を受けた患者が実際の薬を投与された時に経験する可能性のある副作用について(32)警告されると、約25%の患者は砂糖の錠剤しか飲んでいない時でも重度の副作用を経験することがある。プラシーボ(33)以上ではないもので治療を受けた人が、疲労、吐き気、筋力低下、風邪、耳鳴り、味覚障害、記憶障害、その他、砂糖の錠剤(34)から生じるはずのない症状をしばしば報告している。
　興味深いことに、こうしたノセボ(反偽薬)の病状はランダムではなく、実際の薬や治療法の副作用の警告(35)に応じて生じる傾向にある。患者が薬(というか砂糖の錠剤)によってマイナスの症状を経験するかもしれないという単なる提案は、一種の自己達成的予言(36)なのかもしれない。例えば、プラシーボで治療されている患者に吐き気を覚えるかもしれませんよと言うと、吐き気を覚える(37)可能性がその患者は高い。患者が頭痛がするかもしれないと言えば、患者は頭痛がするかもしれない。生理食塩水しか与えられていないのに、化学療法を受けていると思っていた患者は、実際に吐いたり髪の毛が減ったりした。
　別の研究では、手術を受ける直前の患者で死が迫っていると「確信して」いた人たちを、単に死に「異常な不

安を」感じていた別の患者グループ(38)と比較した。不安だった人たちは非常にうまくいったが、自分たちがもうすぐ死ぬと確信していた人たちは、たいていそうなった。
　同様に、自分が心臓病にかかりやすいと信じていた女性は、死ぬ可能性が普通の4倍だった。こういった女性が心臓病にならなかった女性と比べて、食事の質が悪かったとか、血圧が高かったとか、コレステロールが高かったとか、家族の病歴が強かった(39)というわけではない。2つのグループの唯一の違いは、その考え方だった。
　ノセボ(反偽薬)効果がおそらく最もはっきり出るのは「ブードゥー教の死」であろう。これは、人が呪いをかけられて、もうすぐ死ぬと言われると、死ぬというものである。ブードゥー教の死の概念は、部族文化の呪術医にしか当てはまらないものではない。文献が示すところでは、末期だと考えられた患者が、あと数ヶ月しか生きられないと間違って知らされると、その患者は与えられた時間枠内で死亡していた。剖検所見によって早期死亡の生理学的説明が何一つ明らかにされない(40)時でさえも、である。

4

〔解答〕
41. d　42. a　43. c　44. b　45. b
46. c　47. b　48. c　49. d　50. c

〔出題者が求めたポイント〕
41. be sensitive to 〜「〜に敏感だ」(*cf.* be accustomed to 〜「〜に慣れている」)
42. chemical structure「化学構造」
43. remain C「C のままである」C(補語)にあたるのが前置詞句の in roughly that same shape
44. a「印象」b「比喩」c「序曲」d「結果」
45. be prone to 〜「〜になりやすい」3 の第5段落第1文にもある。(*cf.* be exposed to 〜「〜にさらされている」)
46. 第1段落第3文
47. 第3段落第4・5文
48. 第4段落第1文
49. 第5段落第1文
50. 最終段落最終文

〔全訳〕
　もしあなたの髪が長ければ、空気中の湿度がどれくらいかを知るために天気予報を見る必要はおそらくないだろう。ただ手で髪をつかんで、その手触りを調べればよいのだ。人間の髪は湿度に非常に(41)敏感である。あまりにも敏感なので、一部の湿度計(湿度を示す計器)は髪を計測用の仕組みとして使っている。なぜならば、髪は空気中の水分量によって長さを変えるからだ。
　まっすぐな髪にはウェーブがかかる。縮れ毛の人は、湿度によってより一層縮れ毛になる。しかし、一体なぜ湿度は人間の髪にこんな奇妙な影響を与えるのだろうか。

判明しているところでは、髪の化学(42)構造によって、髪が異常なほどに影響を受けやすいのは、空気中に存在する水素の量の変化なのだが、これは湿度と直結している。髪の大半は長いケラチンたんぱく質の束で出来ている。このケラチンたんぱく質は2つの異なった方法で化学的に結合可能である。隣り合ったケラチンストランドの分子がジスルフィド結合を形成可能であり、その際、2つの硫黄原子が共有結合する。この種の結合は永続的であり(髪の強度の原因でもある)、空気中の湿度量の影響を受けない。

しかし、隣り合ったケラチンたんぱく質の間で形成されうるその他の種類の結合(水素結合)はもっと弱くて一時的であり、髪が濡れてから再び乾くたびに水素結合は壊れては、新しく結合している。(こういうわけで、髪の毛は1つの形で乾くと、時間が経っても大体同じ形に(43)とどまる傾向にある)

水素結合が生じるのは、隣り合ったケラチンストランドの分子1つ1つが同じ水の分子と弱い結合を作る時であり、それによって、間接的に2つのケラチンたんぱく質が結合している。湿った空気には乾燥した空気よりもはるかに多くの数の水分子があるので、湿度の高い日には1本の髪の毛が普段よりはるかに多くの水素結合を作ることがある。そうした多くの結合が1本の髪の毛の中のケラチンたんぱく質同士で形成されると、その髪の毛は分子レベルではものすごいスピードで折れ曲がっている。

マクロのレベルで見ると、全体的に自然に縮れている毛は、湿度のせいで、より一層縮れるということになる。(44)比喩として、ばねの金属コイルを想像してほしい。髪をまっすぐにして乾かす場合は、髪は金属のばねのように、完全にまっすぐな棒のようになっている。しかし、湿度の高い日には、髪の毛は縮れ(45)やすく、水分子が水素結合の中に着実に吸収され組み込まれていき、金属の棒を引っ張ってコイル状に戻さざるを得ないのだ。

5
〔解答〕
51. a 52. c 53. b 54. d 55. d
〔出題者が求めたポイント〕
51. 多くの人が医療へのアクセスを欠いているので(付帯状況の with)。
52. It is necessary that S V: V には原形がくる(仮定法現在)。
53. c は As many as ならば正しい。
54. 花婿の山崎さんが勤めている会社の副社長が、結婚式の仲人だった(関係副詞の where)。
55. 私が若い時に賢明な投資をしていなかったら、今日私が置かれている以上にひどい財政状況になっているでしょう(前半が仮定法過去完了、後半が仮定法過去。a か d かは内容で判断)。

6
〔解答〕
56. c 57. c 58. a 59. a 60. d
61. b 62. c 63. b 64. d 65. c
〔出題者が求めたポイント〕
56. c のみ [ou]、他は [au]
57. c のみ [æ]、他は [ɔː]
58. a のみ [ʃ]、他は [s]
59. a のみ黙字、他は [θ]
60. d のみ [t]、他は黙字
61. b のみ第1音節、他は第2音節
62. c のみ第2音節、他は第1音節
63. b のみ第1音節、他は第2音節
64. d のみ第2音節、他は第1音節
65. c のみ第1音節、他は第2音節

数　学

解答

27年度

1

〔解答〕

ア	イ
7	5

〔出題者が求めたポイント〕

$x^2 - px + q = 0$ の解を α, β とするとき,

$\alpha + \beta = p$, $\alpha\beta = q$

$(\beta - \alpha)^2 = (\beta + \alpha)^2 - 4\alpha\beta$

交点を α, β で表わし, AB^2 を α, β で表わし, 値を代入する。

〔解答のプロセス〕

交点の x 座標を α, β とする。

$x^2 + 6x + 5 = 2x + k$　より

$x^2 - (-4)x + 5 - k = 0$

よって, $\alpha + \beta = -4$, $\alpha\beta = 5 - k$

$(\beta - \alpha)^2 = (-4)^2 - 4(5 - k) = 4k - 4$

交点は, $(\alpha, \ 2\alpha + k)$, $(\beta, \ 2\beta + k)$

$AB^2 = (\beta - \alpha)^2 + (2\beta + k - 2\alpha - k)^2$

$\quad = 5(\beta - \alpha)^2 = 20k - 20$

$20k - 20 = (2\sqrt{2})^2$　より　$k = \dfrac{28}{20} = \dfrac{7}{5}$

2

〔解答〕

ウ	エ		オ	カ
1	4		2	7

〔出題者が求めたポイント〕

初項 a_1, 公差 d の等差数列の一般項 a_n は,

$a_n = a_1 + d(n - 1)$

与式を a_1, d の式にして, 連立方程式にして a_1 と d を求める。

$a_1 < 0$ なので, $a_n \leq 0$ となる n の最大値の n で S_n の最小値となる。

〔解答のプロセス〕

等差数列 $\{a_n\}$ の初項を a_1, 公差を d とする。

$(a_1 + 14d) + (a_1 + 22d) = -240$

$(a_1 + 18d) + (a_1 + 19d) + (a_1 + 20d) = -318$

よって, $\begin{cases} a_1 + 18d = -120 \\ a_1 + 19d = -106 \end{cases}$

2 式より, $a_1 = -372$, $d = 14$

$a_n = -372 + 14(n - 1) = 14n - 386$

$14n - 386 \leq 0$　より　$n \leq 27.57$

従って, 和は $n = 27$ のとき最小となる。

3

〔解答〕

キ	ク
3	5

〔出題者が求めたポイント〕

$n \leq \log x < n + 1$ のとき, x は $n + 1$ 桁である。

常用対数にとる。

〔解答のプロセス〕

$\log_{10} 25^{25} = 25 \log_{10} 25 = 25 \log_{10} \dfrac{100}{4}$

$\quad = 25(2 - 2\log_{10} 2) = 25(2 - 0.602)$

$\quad = 34.95$

よって, 25^{25} は 35 桁。

4

〔解答〕

ケ	コ
−	1

〔出題者が求めたポイント〕

$x^2 = t$ とし, $f(x) = g(t)$ とする。$(t \geq 0)$

$0 \leq t < 1$ のときの $g(t)$ を求める。$g_1(t)$ とする。

$\displaystyle\lim_{n \to \infty} t^n = 0$ を使う。

$1 < t$ のときの $g(t)$ を求める。$g_2(t)$ とする。

$\displaystyle\lim_{n \to \infty} \dfrac{1}{t^n} = 0$ を使う。

$g_1(1) = g_2(1) = g(1)$ となる a を求める。

〔解答のプロセス〕

$x^2 = t$ とし, $f(x) = g(t)$ とする。$(t \geq 0)$

$0 \leq t < 1$ のとき,

$g(t) = \displaystyle\lim_{n \to \infty} \dfrac{a + t + t^n - t^{n+1}}{12 + t^n} = \dfrac{a + t}{12}$　……①

$1 < t$ のとき

$g(t) = \displaystyle\lim_{n \to \infty} \dfrac{\dfrac{a}{t^n} + \dfrac{1}{t^{n-1}} + 1 - t}{\dfrac{12}{t^n} + 1} = 1 - t$　……②

$g(1) = \dfrac{a + 1 + 1 - 1}{12 + 1} = \dfrac{a + 1}{13}$　……③

②より　$\displaystyle\lim_{t \to 1 + 0} g(t) = 0$

③より　$\dfrac{a + 1}{13} = 0$　より　$a = -1$

①に代入 $\displaystyle\lim_{t \to 1 - 0} g(t) g(1) = \dfrac{-1 + 1}{12} = 0$ で適　$\therefore$　$a = -1$

5

〔解答〕

サ	シ
5	5

〔出題者が求めたポイント〕

α を $\angle BCE$ とする。

DC を求め, $\cos 2\alpha$ の値を求める。

$\cos^2\alpha = \dfrac{1+\cos 2\alpha}{2}$　$(\cos\alpha > 0)$

$\cos 3\alpha = 4\cos^3\alpha - 3\cos\alpha$

$AC\cos 3\alpha = BC$

〔解答のプロセス〕

$DC^2 = 2^2 + \left(\dfrac{8}{3}\right)^2 = \dfrac{100}{9}$　$\therefore DC = \dfrac{10}{3}$

α を $\angle BCE$ とする。

$\cos 2\alpha = 2\cdot\dfrac{3}{10} = \dfrac{3}{5}$

$\cos^2\alpha = \dfrac{1}{2}\left(1+\dfrac{3}{5}\right) = \dfrac{4}{5}$　$\therefore \cos\alpha = \dfrac{2}{\sqrt{5}}$

$\cos 3\alpha = 4\dfrac{8}{5\sqrt{5}} - 3\dfrac{2}{\sqrt{5}} = \dfrac{2}{5\sqrt{5}}$

$AC = \dfrac{2}{\cos 3\alpha} = 2\cdot\dfrac{5\sqrt{5}}{2} = 5\sqrt{5}$

6

〔解答〕

ア	イ	ウ	エ
1	8	4	7

〔出題者が求めたポイント〕

病気にかかっていると判断されるのは，
　①実際に病気にかかっている。
　②実際に病気にかかっていない。

〔解答のプロセス〕

$\dfrac{1}{14}\cdot\left(1-\dfrac{1}{4}\right) + \left(1-\dfrac{1}{14}\right)\cdot\dfrac{1}{13} = \dfrac{7}{56} = \dfrac{1}{8}$

$\left(1-\dfrac{1}{14}\right)\cdot\dfrac{1}{13} = \dfrac{1}{14}$　　$\dfrac{\frac{1}{14}}{\frac{1}{8}} = \dfrac{8}{14} = \dfrac{4}{7}$

7

〔解答〕

オ	カ
−	1

〔出題者が求めたポイント〕

$t = xe^x$ とする。

$y = f(x)$，$t = g(x)$ であるとき，

$\dfrac{dy}{dx} = \dfrac{dy}{dt}\dfrac{dt}{dx}$

微分して，増減表をつくる。

〔解答のプロセス〕

$t = xe^x$ とし，$f(x) = e^t = y$ とする。

$\dfrac{dt}{dx} = e^x + xe^x = (x+1)e^x$

$\dfrac{dy}{dt} = e^t$，$\dfrac{dy}{dx} = (x+1)e^x e^{xe^x}$

x		-1	
y'	−	0	+
y	↘		↗

$x = -1$ のとき，極小となる。

8

〔解答〕

キ	ク
6	3

〔出題者が求めたポイント〕

$z = \dfrac{\sqrt{3}}{2} - \dfrac{i}{2}$ とすると，z^2, z^3 を計算して，z^6, z^{12} から z^{104} を求める。

$\left(1-\dfrac{1}{2}i\right)(a+bi) = c+di$ から，実数部分と虚数部分が等しいとし，2つの式から a, b を求める。

〔解答のプロセス〕

$z = \dfrac{\sqrt{3}}{2} - \dfrac{1}{2}i$ とする。

$z^2 = \dfrac{3}{4} - \dfrac{2\sqrt{3}}{4}i - \dfrac{1}{4} = \dfrac{1}{2} - \dfrac{\sqrt{3}}{2}i$

$z^3 = \dfrac{3\sqrt{3}}{8} - \dfrac{9}{8}i - \dfrac{3\sqrt{3}}{8}i + \dfrac{1}{8} = -i$

よって，$z^6 = (z^3)^2 = i^2 = -1$，$z^{12} = (z^6)^2 = 1$

$z^{104} = z^{12\times 8 + 6 + 2} = 1\cdot(-1)\cdot z^2 = -\dfrac{1}{2} + \dfrac{\sqrt{3}}{2}i$

よって，与式は，

$\left(1-\dfrac{1}{2}i\right)x = -\dfrac{1}{2} + \dfrac{\sqrt{3}}{2}i + 8 - \dfrac{\sqrt{3}}{2}i = \dfrac{15}{2}$

$\left(1-\dfrac{1}{2}i\right)(a+bi) = \left(a+\dfrac{1}{2}b\right) + \left(-\dfrac{1}{2}a+b\right)i$

よって，$a + \dfrac{1}{2}b = \dfrac{15}{2}$，$-\dfrac{1}{2}a + b = 0$

2式より，$a = 6$, $b = 3$

9

〔解答〕

ケ	コ	サ	シ
5	9	2	9

〔出題者が求めたポイント〕

$\overrightarrow{AE} = \overrightarrow{BE} - \overrightarrow{BA}$ を利用して，$\overrightarrow{BD}$, $\overrightarrow{BF}$ を消去して，$\overrightarrow{BA}$, $\overrightarrow{BC}$, $\overrightarrow{BA}$ の関係式を導く。

〔解答のプロセス〕

$\overrightarrow{BE} - \overrightarrow{BA} = \dfrac{1}{2}\overrightarrow{BD} - \dfrac{1}{2}\overrightarrow{BA}$　……①，

$\overrightarrow{BF} = \dfrac{1}{3}\overrightarrow{BE}$　……②

$\overrightarrow{BD} - \overrightarrow{BC} = \dfrac{3}{5}\overrightarrow{BF} - \dfrac{3}{5}\overrightarrow{BC}$　……③

①より　$\frac{1}{2}\vec{BD} = \vec{BE} - \frac{1}{2}\vec{BA}$

②,③より　$\vec{BD} = \frac{1}{5}\vec{BE} + \frac{2}{5}\vec{BC}$

よって，$2\vec{BE} - \vec{BA} = \frac{1}{5}\vec{BE} + \frac{2}{5}\vec{BC}$

従って，$\vec{BE} = \frac{5}{9}\vec{BA} + \frac{2}{9}\vec{BC}$

10
〔解答〕

スセ	ソタ
7 4	7 0

〔出題者が求めたポイント〕

$x_1 \leqq x_2 \leqq x_3 \leqq x_4 \leqq x_5 \leqq x_6 \leqq x_7 \leqq x_8 \leqq x_9$ とする。

$\sum_{i=1}^{9}(x_i - \theta)^2$ を求め θ について平方完成する。

$x_1 + x_2 + x_3 + x_4 = s_1$, $x_6 + x_7 + x_8 + x_9 = s_2$ とし，

$x_4 < \theta < x_6$ として，

$\sum_{i=1}^{9}|x_i - \theta|$ を求めて，最小となる θ を考える。

〔解答のプロセス〕

データを小さい順に並べると，

64，65，68，69，70，77，81，83，89

$\sum_{i=1}^{9} x_i = 666$, $\sum_{i=1}^{9} x_i^2 = s$ とする。

$\sum_{i=1}^{9}(x_i - \theta)^2 = 9\theta^2 - 2 \cdot 666\theta + s$ $\left(\frac{666}{9} = 74\right)$
$= 9(\theta - 74)^2 + s - 9 \cdot 74^2$

よって，$\theta = 74$ のとき最小となる。

$69 \leqq \theta \leqq 77$ とする。

$64 + 65 + 68 + 69 = 266$, $77 + 81 + 83 + 89 = 330$

$\sum_{i=1}^{9}|x_i - \theta| = 4\theta - 266 + |70 - \theta| + 330 - 4\theta$
$= 64 + |70 - \theta|$

よって，$\theta = 70$ のとき最小となる。

11
〔解答〕

ア	イ	ウエ	オカ	キ
1	4	-1	1 2	3

〔出題者が求めたポイント〕

$n > 0$ のとき，$n^a \cdot n^b = n^{a+b}$, $(n^a)^b = n^{ab}$

$n > 0$, $m > 0$ のとき，$n + m \geqq 2\sqrt{nm}$

等号が成り立つのは，$n = m$ のとき。

〔解答のプロセス〕

$f(x, y) = 3^{2x+2} \cdot 3^y + 3^{2x-y} + 3^{y+3} \cdot 3^{-2x} + 3^{1-2x-y}$
$= 3^{2x+y+2} + 3^{2x-y} + 3^{-2x+y+3} + 3^{-2x-y+1}$

すべての項が正なので，

$f(x, y) \geqq 2\sqrt{3^{2x+y+2} \cdot 3^{2x-y}} + 2\sqrt{3^{-2x+y+3} \cdot 3^{-2x-y+1}}$
$= 2\sqrt{3^{4x+2}} + 2\sqrt{3^{-4x+4}}$
$= 2 \cdot 3^{2x+1} + 2 \cdot 3^{-2x+2} = 2(3^{2x+1} + 3^{-2x+2})$
$\geqq 2 \cdot 2\sqrt{3^{2x+1} \cdot 3^{-2x+2}} = 4\sqrt{3^3} = 12\sqrt{3}$

等号が成り立つのは，

$2x + y + 2 = 2x - y$ より　$y = -1$

$-2x + y + 3 = -2x - y + 1$ より　$y = -1$

$2x + 1 = -2x + 2$ より　$x = \frac{1}{4}$

従って，$(x, y) = \left(\frac{1}{4}, -1\right)$ のとき最小値 $12\sqrt{3}$

12
〔解答〕

クケ	コ
1 6	3

〔出題者が求めたポイント〕

$z = h$ の断面を考え，断面積を求め，$0 \sim 1$ まで積分し，2倍する。

〔解答のプロセス〕

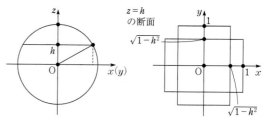

$z = h (h \geqq 0)$ の断面での X, Y の端の x, y 座標は，

$x^2 + h^2 = 1$ より　$x = \pm\sqrt{1 - h^2}$

$y^2 + h^2 = 1$ より　$y = \pm\sqrt{1 - h^2}$

X, Y の共通部分は，一辺が $2\sqrt{1 - h^2}$ の正方形となるので，面積は，$4(1 - h^2) = 4 - 4h^2$

z の正の部分の体積は，

$\int_0^1 (4 - 4h^2) dh = \left[4h - \frac{4}{3}h^3\right]_0^1 = 4 - \frac{4}{3} = \frac{8}{3}$

z の負の部分も同体積なので，求める体積は，

$2 \times \frac{8}{3} = \frac{16}{3}$

13
〔解答〕

サ	シ	ス
2	2	5

〔出題者が求めたポイント〕

平面 α の法線ベクトルを $\vec{n} = (a, b, c)$ として，$\vec{PQ} \perp \vec{n}$, $\vec{PR} \perp \vec{n}$ より　$\vec{PQ} \cdot \vec{n} = 0$, $\vec{PR} \cdot \vec{n} = 0$ より　a, b を c で表わす。

$a = a'c$, $b = b'c$ のとき，$\vec{n} = (a', b', 1)$

平面 α の通る点を (x_0, y_0, z_0) とすると，

$a'(x - x_0) + b'(y - y_0) + 1(z - z_0) = 0$

東邦大学（医）27年度　(84)

原点 O を通り，平面 α に垂直な直線上の点 (x, y, z) は，
$x = a't + 0,\ y = b't + 0,\ z = 1t + 0$
2 つの方程式を連立させて x, y, z を求める。
これが交点 H であり，OH が原点と平面 α との距離である。
$\overrightarrow{\mathrm{OH}}$ は平面 α の上のどんな直線とも垂直なので，原点 O と円 C の周上の点との距離の最大値は，
$\sqrt{(\mathrm{OH})^2 + (\mathrm{HP} + \mathrm{PR})^2}$

〔解答のプロセス〕
平面 α の法線ベクトルを $\vec{n} = (a, b, c)$ とする。
$\overrightarrow{\mathrm{PQ}} = (-1, 0, 2)$ より　$-a + 2c = 0$　$\therefore\ a = 2c$
$\overrightarrow{\mathrm{PR}} = (1, 2, 2)$ より　$a + 2b + 2c = 0$
よって，$b = -2c$　　$\vec{n} = c(2, -2, 1)$ とする。
よって，$\vec{n} = (2, -2, 1)$ とする。
平面 α は，$2(x-1) - 2(y+2) + 1(z-0) = 0$
よって，$2x - 2y + z - 6 = 0$
原点 O から平面 α へ垂線を下し，交点を $\mathrm{H}(x, y, z)$ とすると，$x = 2t,\ y = -2t,\ z = t$
よって，$2(2t) - 2(-2t) + t - 6 = 0$
$t = \dfrac{2}{3}$，$\mathrm{H}\left(\dfrac{4}{3}, -\dfrac{4}{3}, \dfrac{2}{3}\right)$

原点 O と平面 α との距離は OH

$\mathrm{OH} = \sqrt{\left(\dfrac{4}{3} - 0\right)^2 + \left(-\dfrac{4}{3} - 0\right)^2 + \left(\dfrac{2}{3} - 0\right)^2} = \sqrt{4} = 2$

$\mathrm{PH} = \sqrt{\left(\dfrac{4}{3} - 1\right)^2 + \left(-\dfrac{4}{3} + 2\right)^2 + \left(\dfrac{2}{3} - 0\right)^2} = \sqrt{1} = 1$

$\mathrm{PR} = \sqrt{1^2 + 2^2 + 2^2} = \sqrt{9} = 3$

原点 O と円 C の周上の点の最大値は，点 S とすると，
$\mathrm{HS} = 1 + 3 = 4$
よって，$\mathrm{OS} = \sqrt{2^2 + 4^2} = \sqrt{20} = 2\sqrt{5}$

⓮
〔解答〕

セ	ソ
8	3

〔出題者が求めたポイント〕

$f(x) = \dfrac{x^2 \cdot 2^{-x}}{2^x + 2^{-x}}$ と $g(x) = \dfrac{x^2 \cdot 2^x}{2^x + 2^{-x}}$ とが y 軸に関して対称となるので

$\displaystyle\int_{-2}^{2} f(x)\,dx = \int_{-2}^{2} g(x)\,dx = a$ とする。

$2a = \displaystyle\int_{-2}^{2}\{f(x) + g(x)\}\,dx$ の値を求める。

〔解答のプロセス〕

$f(x) = \dfrac{x^2 \cdot 2^{-x}}{2^x + 2^{-x}}$ と $g(x) = \dfrac{x^2 \cdot 2^x}{2^x + 2^{-x}}$ について，

$f(-x) = g(x)$ だから $y = f(x)$ と $y = g(x)$ のグラフは，y 軸に関して対称になる。

よって，$\displaystyle\int_{-2}^{2} \dfrac{x^2 \cdot 2^{-x}}{2^x + 2^{-x}}\,dx = \int_{-2}^{2} \dfrac{x^2 \cdot 2^x}{2^x + 2^{-x}}\,dx = a$

とする。

$2a = \displaystyle\int_{-2}^{2} \dfrac{x^2 \cdot 2^{-x}}{2^x + 2^{-x}}\,dx + \int_{-2}^{2} \dfrac{x^2 \cdot 2^x}{2^x + 2^{-x}}\,dx$

$= \displaystyle\int_{-2}^{2} \dfrac{x^2(2^x + 2^{-x})}{2^x + 2^{-x}}\,dx = \int_{-2}^{2} x^2\,dx$

$= \left[\dfrac{1}{3}x^3\right]_{-2}^{2} = \dfrac{8}{3} - \left(-\dfrac{8}{3}\right) = \dfrac{16}{3}$

$2a = \dfrac{16}{3}$　より　$a = \dfrac{8}{3}$

⓯
〔解答〕

タ	チ	ツ
4	3	4

〔出題者が求めたポイント〕

3 次方程式の 1 つの解が $x = -k$ であることを式を見て判断する。
左辺を $(x + k)(x^2 + px + q)$ の形に因数分解すると，
$x^2 + px + q = 0$ が実数解となればよいので
$(D =)\ p^2 - 4q \geqq 0$

〔解答のプロセス〕

$f(x) = x(x^2 - 4k + 4) + k(k-2)^2$ とする。
$f(-k) = -k(k^2 - 4k + 4) + k(k-2)^2$
　　　　$= -k(k-2)^2 + k(k-2)^2 = 0$
$f(x) = (x + k)\{x^2 - kx + (k-2)^2\}$
$x^2 - kx + (k-2)^2 = 0$　の解が実数解となる。
$(D =)\ k^2 - 4(k-2)^2 \geqq 0$
　$-3k^2 + 16k - 16 \geqq 0$　より　$3k^2 - 16k + 16 \leqq 0$
$(3k - 4)(k - 4) \leqq 0$　　$\therefore\ \dfrac{4}{3} \leqq k \leqq 4$

物理 解答　27年度

1
〔解答〕
問1　f
〔出題者が求めたポイント〕
鉛直面内の円運動
〔解答へのプロセス〕
$\frac{1}{2}mv_0^2 = \frac{1}{2}mv^2 + mgh$

$mg\cos\theta = \frac{mv^2}{R}, \quad \cos\theta = \frac{h-R}{R}$

∴ $v_0 = \sqrt{g(3h-R)}$

2
〔解答〕
問2　a, b, c, d
〔出題者が求めたポイント〕
力のモーメントのつりあい，静止摩擦力
〔解答へのプロセス〕

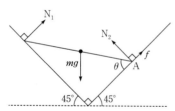

棒の長さを l，質量を m，静止摩擦力を f とする。
$mg\sin 45° = N_1 + f$ …①
$mg\cos 45° = N_2$ …②
A のまわりの力のモーメントのつりあい
$N_1 \cdot l\sin\theta$
$= mg\sin 45° \times \frac{l}{2}\sin\theta + mg\cos 45° \times \frac{l}{2}\cos\theta$ …③
$f \leq \mu N_2$ …④
①～④より $\tan\theta \leq 2.5$

3
〔解答〕
問3　e　問4　e
〔出題者が求めたポイント〕
2物体の運動，摩擦力の働き方，慣性力
〔解答へのプロセス〕
問3　板の加速度 a は $\mu mg = ma$ より　$a = \frac{0.4}{8}g$

板の上から見た小物体の運動方程式は，加速度を a' として $-\mu mg - \frac{0.4mg}{8} = ma'$

∴ $a' = -\frac{3.6}{8}g$

$v^2 - v_0^2 = 2a'L$ より　$v_0 = \sqrt{0.9gL}$

問4　静止したときの速さ V は運動量保存則より
$mV_0 = 9mV$

∴ $V = \frac{1}{9}v_0$

$\frac{1}{2} \cdot 9mV^2 - \frac{1}{2}mv_0^2 = -\frac{4}{9}mv_0^2$

4
〔解答〕
問5　b　問6　e
〔出題者が求めたポイント〕
ばねが自然長になった後は，A は単振動，B は等速運動を行う
〔解答へのプロセス〕
問5　A が自然長の位置に来たときの A, B の速さ v は
$\frac{1}{2}ku^2 = \frac{1}{2} \cdot 4mv^2$　∴ $v = \frac{u}{2}\sqrt{\frac{k}{m}}$

$\frac{1}{2}mv^2 = \frac{1}{2}kx^2$　∴ $x = \frac{1}{2}u$

問6　A が自然長から静止するまでの時間 t は単振動の周期から　$t = \frac{\pi}{2}\sqrt{\frac{m}{k}}$

ひもの長さを l とすると

B は $\frac{u}{2} + l$ の距離を v の速さで時間 t かかるから

$\frac{u}{2} + l = vt$　∴ $l = \left(\frac{\pi}{4} - \frac{1}{2}\right)u$

5
〔解答〕
問7　a　問8　f
〔出題者が求めたポイント〕
斜め衝突の問題
〔解答へのプロセス〕
問7

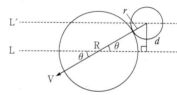

$\cos\theta = \frac{\sqrt{(R+r)^2 - d^2}}{R+r}$

問8　$v_0\cos\theta = -(v-V)$
$mv_0\cos\theta = mv + 2mV$

円筒 A の運動量変化が求める力積

$$2mV = \frac{4}{3}mv_0\cos\theta$$

6

〔解答〕

問9 a, c, g, e

〔出題者が求めたポイント〕

山が左右のどの山へ移動するかを考える

〔解答へのプロセス〕

右へ進むとき $f = \dfrac{v}{\lambda} = \dfrac{6}{\frac{0.005}{8}} = 150$

$f = \dfrac{v}{\lambda} = \dfrac{14}{\frac{0.005}{8}} = 350$

左へ進むとき $f = \dfrac{v}{\lambda} = \dfrac{2}{\frac{0.005}{8}} = 50$

$f = \dfrac{v}{\lambda} = \dfrac{10}{\frac{0.05}{8}} = 250$

7

〔解答〕

a, b

〔出題者が求めたポイント〕

写像公式を用いる。

〔解答へのプロセス〕

凹レンズ $a \longrightarrow \infty$ として $\dfrac{1}{b} = -\dfrac{1}{10}$ $\therefore$ $b = -10$

凸レンズ $\dfrac{1}{4+10} + \dfrac{1}{b} = \dfrac{1}{f}$

$b = \dfrac{14f}{14-f}$

光線が1点に集まるには $b>0$ の実像

$\therefore$ $14 > f$

8

〔解答〕

問11 b 問12 a 問13 d 問14 c

〔出題者が求めたポイント〕

気体の状態方程式, 内部エネルギー, 熱力学第一法則

〔解答へのプロセス〕

問11 $n_A + n_B = n$, $PV = n_A R \cdot 2T$ $P \cdot 2V = n_B R \cdot T$

$\therefore$ $n_A = \dfrac{n}{5}$

問12 $P_1 V = \dfrac{1}{3}nRT$, $p_2 V = \dfrac{1}{5}nR \cdot 2T$

$$P_2 - P_1 = \frac{nRT}{15V}$$

問13 加熱前の内部エネルギー $U_1 = \dfrac{3}{2}nRT$

加熱後の内部エネルギー

$U_2 = \dfrac{3}{2} \cdot \dfrac{1}{5}nR \cdot 2T + \dfrac{3}{2} \cdot \dfrac{4}{5}n \cdot R \cdot T$

$= \dfrac{9}{5}nRT$

$\therefore$ $\varDelta U = \dfrac{3}{10}nRT$

定積変化だから $Q = \varDelta U = \dfrac{3}{10}nRT$

問14 $\dfrac{9}{5}nRT = \dfrac{3}{2}nRT'$ $\therefore$ $T' = \dfrac{6}{5}T$

9

〔解答〕

問15 g

〔出題者が求めたポイント〕

摩擦力のした仕事

〔解答へのプロセス〕

$Q = \dfrac{1}{2}mv^2 = \dfrac{1}{2} \times 1.6 \times 10^2 = 80$

$Q = mc\varDelta T = 1.6 \times 10^3 \times 0.3 \times 0.1 = 48$

$\dfrac{48}{80} = 0.6$

10

〔解答〕

問16 e 問17 f

〔出題者が求めたポイント〕

断熱変化における温度変化や圧力変化

〔解答へのプロセス〕

問16 $\varDelta U = nc_v \varDelta T$, $\varDelta U = -P\varDelta V$, $PV = nRT$, $Cp = CV + R$

より $\dfrac{\varDelta T}{T} = -\dfrac{R}{C_V}$ $\dfrac{\varDelta V}{V} = -(\gamma - 1) \times \dfrac{\varDelta V}{V}$

$= -\left(\dfrac{5}{3} - 1\right) \times 0.03$

$= -0.02$

問17 $(P + \varDelta P)(V + \varDelta V) = nR(T + \varDelta T)$

$\varDelta P \varDelta V$ を無視して両辺を PV で割ると

$\dfrac{\varDelta V}{V} + \dfrac{\varDelta P}{P} = \dfrac{\varDelta T}{T}$

$\therefore$ $\dfrac{\varDelta P}{P} = \dfrac{\varDelta T}{T} - \dfrac{\varDelta V}{V}$

$= -(\gamma - 1)\dfrac{\varDelta V}{V} - \dfrac{\varDelta V}{V} = -\gamma \dfrac{\varDelta V}{V}$

$= -\dfrac{5}{3} \times 0.03 = -0.05$

東邦大学（医）27 年度　（87）

⓫

〔解答〕

問 18　e

〔出題者が求めたポイント〕

合成電位，最小電位の求め方

〔解答へのプロセス〕

求める点を A から $r(m)$ の点とする。

$$V = k_0 \frac{Q}{r} + k_0 \frac{4Q}{2a-r} = \frac{(2a+3r)}{(2a-r)r} k_0 Q$$

$$\frac{dV}{dr} = \frac{(3r-2a)(r+2a)}{(2a-r)^2 r^2} k_0 Q = 0 \quad \therefore \quad r = \frac{2}{3} a$$

$$\therefore \quad V = \frac{(2a+2a)}{\left(2a - \dfrac{2}{3}a\right) \times \dfrac{2}{3}a} k_0 Q = \frac{9k_0 Q}{2a}$$

⓬

〔解答〕

問 19　d　問 20　h　問 21　c

〔出題者が求めたポイント〕

電流が磁場から受ける力

〔解答へのプロセス〕

問 19　$f = IBl = \dfrac{EBl}{R}$　手が加える力を F として

$$F + Mg = f \quad \therefore \quad F = \frac{FBl}{R} - Mg$$

問 20　$I' = \dfrac{E-vBl}{R}$ より　$f' = I'Bl = \dfrac{(E-vBl)Bl}{R}$

張力を T として　$T - Mg = Ma$, $f' - T = ma$

$$\therefore \quad a = \frac{(\mathrm{E}-vBl)Bl}{(M+m)R} - \frac{Mg}{M+m}$$

問 21　$a = 0$ として　$v = \dfrac{EBl - MgR}{(Bl)^2}$

⓭

〔解答〕

問 22　d　問 23　d

〔出題者が求めたポイント〕

閉回路部分で電気量保存を考える。

〔解答へのプロセス〕

問 22　コンデンサーの上側の極板を含む閉回路において電気量保存を考える。

$$O = C(V_0 - E) + 2C(V_0 - 2E) + 3C(V_0 - 3E)$$

$$\therefore \quad V_0 = \frac{7}{3} E$$

問 23　$\dfrac{1}{2} C(V_0 - E)^2 + \dfrac{1}{2} \cdot 2C(V_0 - 2E)^2 + \dfrac{1}{2} \cdot 3C(V_0 - 3E)^2 = \dfrac{5}{3} CE^2$

⓮

〔解答〕

問 24　b　問 25　e

〔出題者が求めたポイント〕

RLC 直列回路の問題

〔解答へのプロセス〕

問 24　インピーダンス Z は　$Z = \sqrt{\left(wL - \dfrac{1}{\omega c}\right)^2 + R^2}$

また　$Z = \dfrac{V}{I} = 10$

$\therefore \quad C = 2.5 \times 10^{-4} F$

問 25　$V = I\sqrt{R^2 + (wL)^2} = 50\sqrt{2} \fallingdotseq 70.5 V$

化　学

解答　27年度

❶

〔解答〕

問1. b　問2. e　問3. c　問4. e　問5. d　問6. c

問7. b　問8. a　問9. a　問10. b　問11. b

問12. e　問13. a　問14. d　問15. b　問16. d

問17. c　問18. a　問19. b　問20. c　問21. d

問22. b　問23. e

問24. ア. a　イ. i　ウ. c　エ. c

問25. c　問26. b　問27. a

〔出題者が求めたポイント〕

全範囲小文正誤判定

〔解答の手順〕

問1. 同周期元素では，希ガス元素を除き原子番号が大きい（陽子の数の多い）原子ほど小さい。

問2. (a) H:F:　(b) [:O:H]⁻　(c) H:O:H

(d) [H:O:H]⁺ 　(e) [H:N:H]⁺　(e)には非共有電子対
　　　　H　　　　　H　　　はない

問3. 弱酸と強塩基の塩は(c)。(a)，(b)は強酸と強塩基の正塩で中性，(e)は強酸と強塩基の酸性塩で酸性，(d)は強酸と弱塩基の塩で酸性。

問4. アセテートはセルロースと酢酸のエステルで半合成繊維である。

問5. (a),(e)はα-グルコースから成る多糖，(b)はα-グルコースから成る二糖，(c)はβ-グルコースから成る多糖，(d)はグルコースとガラクトースから成る二糖である。

問6. (c)青色 ⟶ 赤褐色　他は正

問7. -NH と OC〈，-NH と N〈 の間で水素結合が生じて塩基同士が結合する。

問8. 置換基がC=Cに対して点対称の位置にあるとその置換基による極性は打ち消される。

問9. (a)両方とも -C-OH があり，分子間に水素結合を
　　　　　　　‖
　　　　　　　O
つくる。他は一方または両方に-OHがなく，水素結合をつくらない。

問10. (a)高温高圧 ⟶ 高温低圧　(b)正　理想気体では $\dfrac{pV}{nRT}$ の値は常に1である。　(c)理想気体には分子間力がなく，液体，固体にならない。　(d)理想気体には分子の体積，分子間力はない。　(e)分子間力のため体積は小さくなる。

問11. (b)温度が高くなると気体の溶解度は小さくなる。

問12. 溶質粒子の質量モル濃度が大きいほど凝固点降下度が大きい。　(a),(b)は電離しない。

(c) Na^+ と Cl^- に電離するから 0.24 mol/kg

(d) $2Na^+$ と SO_4^{2-} に電離するから 0.24 mol/kg

(e) Ca^{2+} と $2Cl^-$ に電離するから 0.30 mol/kg

問13. (a)正　黄リンは空気中で自然発火する。

(b) 硝酸は光で分解する。

(c) アルカリ金属は常温で水と反応する。

$$2M + 2H_2O \longrightarrow 2MOH + H_2$$

(d) フッ化水素はガラスと反応する。

$$SiO_2 + 6HF \longrightarrow H_2SiF_6 + 2H_2O$$

(e) NaOH は SiO_2 と反応し，栓が固着する。

問14. $FeCl_3 + 3H_2O \longrightarrow Fe(OH)_3 + 3HCl$

コロイドの $Fe(OH)_3$ は透析膜の中に残り，H^+ と Cl^- が外へ出る。

(a) 正　$Ag^+ + Cl^- \longrightarrow AgCl$

(b) 正　H^+ のためリトマス紙は赤変する。

(c) 正　疎水コロイドの $Fe(OH)_3$ が凝析する。

(d) 誤　コロイドは透析膜を通過しない。

(e) 正　コロイド溶液はチンダル現象を示す。

問15. $[H^+] = \sqrt{cK_a}$
$= \sqrt{0.18\,\text{mol/L} \times 1.8 \times 10^{-5}\,\text{mol/L}} = 1.8 \times 10^{-3}\,\text{mol/L}$

問16. $Ag^+ + Cl^- \longrightarrow AgCl$　溶液は Ag^+ が除かれていて酸性なので，H_2S により CuS が沈殿する。

問17. $C_3H_8 + 5O_2 \longrightarrow 3CO_2 + 4H_2O$

反応する O_2 の体積は生じた CO_2 の 5/3 倍なので，

$$32.0\,\text{g/mol} \times \frac{10\,\text{L}}{22.4\,\text{L/mol}} \times \frac{5}{3} = 23.8\,\text{g}$$

問18. (a)正

OH + 3Br₂ ⟶ （2,4,6-トリブロモフェノール） + 3HBr

(b)フェノールは弱酸性，アルコールは中性。

(c)炭素6原子は平面正六角形をしている。

(d)黄色 ⟶ （青）紫色

(e) NaOH とは塩をつくるので水より溶け易い。

◯-OH + NaOH ⟶ ◯-ONa + H₂O

問19. 還元反応では，アルデヒド，カルボン酸は第一級アルコールに，ケトンは第二級アルコールになる。

(a) ⟶ $CH_3\text{-}CH_2\text{-}CH_2\text{-}OH$

(b) ⟶ $CH_3\text{-}CH_2\text{-}C^*H(OH)\text{-}CH_3$　C^*は不斉炭素原子

(c) ⟶ $(CH_3)_2CH\text{-}CH_2\text{-}OH$

(d) ⟶ $CH_3\text{-}CH_2\text{-}CH_2\text{-}CH_2\text{-}OH$

(e) ⟶ 　　　CH₂-CH₂
　　　　H₂C〈　　　　〉CH(OH)
　　　　　　　CH₂-CH₂

問20. (a)ベンゼン環のHと硝酸のOHからH₂Oがとれて結合 ⟶ ニトロ化合物

(b)2分子のグルコースのOHからH₂Oがとれて結合 ⟶ グリコシド結合

(c)答　H₂O分子はとれていない。分子内転位である。

東邦大学（医）27 年度　(89)

(d)グリセリンの H と硝酸の OH から H_2O がとれて結合 —→ エステル結合　(e)アジピン酸の OH とヘキサメチレンジアミンの H から H_2O がとれて結合 —→ アミド結合

問21.　等電点の小さい酸性アミノ酸（グルタミン酸）が最初に陰イオンになって樹脂から離れる。等電点は
(a) 9.74, (b) 6.00, (c) 5.07, (d) 3.22, (e) 5.48

問22.　各極の反応は

NaCl　　陽極：$2\,Cl^- \longrightarrow Cl_2 + 2\,e^-$
　　　　陰極：$2\,H_2O + 2\,e^- \longrightarrow H_2 + 2\,OH^-$

$CuSO_4$　陽極：$2\,H_2O \longrightarrow O_2 + 4\,H^+ + 4\,e^-$
　　　　陰極：$Cu^{2+} + 2\,e^- \longrightarrow Cu$

$AgNO_3$　陽極：$2\,H_2O \longrightarrow O_2 + 4\,H^+ + 4\,e^-$
　　　　陰極：$Ag^+ + e^- \longrightarrow Ag$

　　陽極で発生する気体の Cl_2, O_2 のうち，少し水に溶け，一部が水と反応するのは Cl_2

$$Cl_2 + H_2O \rightleftarrows HCl + HClO$$

　　よって水槽 C の水溶液は NaCl 水溶液なので，陰極で金属が生成するのは水槽 A と B の陰極である。

問23.　同じ電気量で析出する Cu と Ag の物質量の比は1：2，質量の比は 63.5：216 である。記述(a)〜(c)は Cu と Ag の両方に該当，(d)は両方とも該当しない，(e)は Cu のみに該当する。

問24.　Cl_2 0.448 L は 0.0200 mol，流れた電子は 0.0400 mol であるから，

$$2.00A \times t\,(s) = 9.65 \times 10^4\,C/mol \times 0.0400\,mol$$
$$t\,(s) = 1930 = 1.93 \times 10^3\,(s)$$

問25.　必須アミノ酸は，ヒスチジン，トリプトファン，ロイシン，リシン，バリン，トレオニン，フェニルアラニン，メチオニン，イソロイシンである。

問26.　アミノ酸4分子が結合すると水3分子がとれるから，$105 + 146 + 149 + 181 - 18.0 \times 3 = 527$

問27.　①位置1の場合　生じるのは Lys（分子量 146）と他の3つのアミノ酸のトリペプチド（分子量は $105 + 149 + 181 - 18.0 \times 2 = 399$）

②位置2の場合　生じるのは(ア) Ser＋Lys（分子量233）と他の2つのジペプチド（分子量312）

(イ) Met＋Lys（277）と他の2つのジペプチド（268）

(ウ) Tyr＋Lys（309）と他の2つのジペプチド（236）

③位置3の場合　生じるのは(エ) Ser（105）と他の2つ＋Lys のトリペプチド（440）　(オ) Met（149）と他の2つ＋Lys のトリペプチド（396）　(カ) Tyr（181）と他の2つ＋Lys のトリペプチド（364）

④位置4の場合　加水分解されずもとのテトラペプチド（527）が生じる。

　　以上のように分子量の同じ　ペプチド，アミノ酸は生じないので，生成物の分子量より Lys の位置は特

定できる。

2

〔解答〕

問28. d　　問29. b　　問30. ア. c　イ. d　ウ. c

問31. ア. b　イ. j　ウ. b　　問32. b　　問33. d

問34. ア. c　イ. c　ウ. c　エ. b

問35. ア. d　イ. a　ウ. g

〔出題者が求めたポイント〕

気体の状態方程式，気体の推定，水蒸気圧，中和滴定と混合物の定量

〔解答の手順〕

問28.　気体の状態方程式　$pV = (m/M)RT$　より

$$1.01 \times 10^5 \times 0.658\,L$$
$$= \frac{0.800\,g}{M\,(g/mol)} \times 8.31 \times 10^3\,Pa \cdot L/(K \cdot mol)$$
$$\times (273 + 27)\,K$$

$M \fallingdotseq 30.0\,(g/mol)$　　分子量は 30.0

該当する気体は(d) NO

問29.　NO は空気中で NO_2 を経て HNO_3 となり，水に含まれて酸性雨となる……(b)　(a)は酸素　(c)は一酸化炭素　(d)は二酸化炭素　(e)は水素　(f)は窒素の性質である。

問30.　505 mL のうち水蒸気は　$505\,mL - 488\,mL$
$= 17\,mL$　であるので，分圧＝全圧×体積分率より

$$1.01 \times 10^5\,Pa \times \frac{17\,mL}{505\,mL} = 3.4 \times 10^3\,Pa$$

問31.　27 ℃，$1.01 \times 10^5\,Pa$ で 488 mL の気体の物質量は　気体の状態方程式　$pV = nRT$　より

$$1.01 \times 10^5\,Pa \times 0.488\,L$$
$$= n\,(mol) \times 8.31 \times 10^3\,Pa \cdot L/(K \cdot mol)$$
$$\times (273 + 27)\,K$$
$$n = 0.0197 \fallingdotseq 2.0 \times 10^{-2}\,(mol)$$

〔別解〕　A 800 mg は問 28 より $\dfrac{0.800}{30.0}$ mol，この体積が 658 mL であるから

$$\frac{0.800}{30.0}\,mol \times \frac{488\,mL}{658\,mL} = 0.0197 \fallingdotseq 2.0 \times 10^{-2}\,mol$$

問32.　容器の壁に沿って液面は上るので，液面の底の目盛りを読む。

問33.　ビュレットの溶液の滴下した部分だけ中和されてフェノールフタレインが赤色を示すが，全体的には酢酸の方が多く酸性を示すので，撹拌すると呈色は消える。

問34.　Na_2O を水に溶かすと NaOH となって，酢酸と中和反応をする。NaCl は中和反応に関与しない。

$$Na_2O + H_2O \longrightarrow 2\,NaOH$$
$$CH_3COOH + NaOH \longrightarrow CH_3COONa + H_2O$$

滴下した溶液 B 中の NaOH の物質量は酢酸と同じで　$0.100\,mol/L \times \dfrac{10.00}{1000}\,L = 1.00 \times 10^{-3}\,mol$

濃度は $\dfrac{1.00 \times 10^{-3}\,\text{mol}}{30.00 \times 10^{-3}\,\text{L}} \fallingdotseq 3.33 \times 10^{-2}\,\text{mol/L}$

問35. 固体A中のNa₂Oをx〔mol〕とすると，生じるNaOHは$2x$〔mol〕，メスフラスコに入ったNaOHは$2x \times \dfrac{20}{50}$〔mol〕 滴下したのは30.00 mLであるから

$$2x \times \dfrac{20}{50} \times \dfrac{30.00}{100}\,\text{〔mol〕} = 1.00 \times 10^{-3}\,\text{mol}$$

$$x = \dfrac{5}{12} \times 10^{-2}\,\text{〔mol〕}$$

Na₂O = 62.0 であるから

$$\dfrac{62.0\,\text{g/mol} \times \dfrac{5}{12} \times 10^{-2}\,\text{mol}}{0.620\,\text{g}} \times 100 \fallingdotseq 41.7\%$$

3

〔解答〕
問36. d　問37. e　問38. f　問39. d　問40. a
問41. a　問42. b　問43. f　問44. f　問45. e

〔出題者が求めたポイント〕
ナフレタンのスルホン化の反応とエネルギー，エステル化の反応と生成物

〔解答の手順〕

問36. $\dfrac{[B]}{[A]} = K_1$，$\dfrac{[C]}{[B]} = K_2$　よって

$\dfrac{[C]}{[A]} = \dfrac{[B]}{[A]} \times \dfrac{[C]}{[B]} = K_1 \times K_2$

問37.

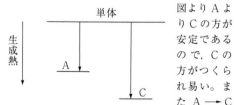

図よりAよりCの方が安定であるので，Cの方がつくられ易い。またA → Cの反応は発熱であるから，高温では吸熱方向に平衡が移動し，$\dfrac{[C]}{[A]}$は小さくなる。

問38. A → Bの活性化エネルギー：Aと，AとBの間の山とのエネルギー差で，$E_1 + E_2$である。
B → Cの反応熱：BとCとのエネルギー差でE_4である。

問39. 40℃でAが多いのはB → Aの活性化エネルギーが小さく反応が進むからで，高温になり分子のもつエネルギーが大きくなるとB → Cの活性化エネルギーを越えてB → Cの反応が進むと考えられる。
問37.よりAよりCの方が安定である。

問40. ① AよりCの方が安定 → a～cの図が該当。
② B → Cの活性化エネルギーよりB → Aの活性化エネルギーの方が小さい → aの図が該当

問41. 濃硫酸から生じるH⁺が，エステル化，エステルの加水分解の触媒として働く。

問42. 平衡を右に進めるには，左辺の物質を増やし右辺の物質を除去すれば良い。触媒は生成物の量には影響を与えず，平衡に達したあとは時間をかけても生成物の量は変わらない。

問43. (カ)三角フラスコの液を少量取り水を入れて混ざるかどうか確認する。

問44. (a)エステル(液体C)は，親水基が反応で失われていて水に溶け難い。
(b)酸性のカルボキシ基が失われていて中性である。
(c)エステル化の反応は可逆反応で，エステルと水は濃硫酸の触媒のもとでアルコールとカルボン酸になる。
(d)アルコールとカルボン酸塩は反応しない。
(e) R¹–C(=O)–OH + H–¹⁸O–R² ⟶ R¹–C(=O)–¹⁸O–R² + H₂O

カルボキシ基のC=Oの酸素原子は反応に関与していない。

(f)正　R¹–COO–R² + NaOH $\xrightarrow{\text{けん化}}$ R¹–COO–Na + R²–OH
R¹–COONa + HCl ⟶ R¹–COOH + NaCl

問45. 実験2でヨードホルム反応陽性であるから，アルコールAにはCH₃–CH(OH)–構造が含まれている。実験3でカルボン酸が生じるから，アルコールAは第一級アルコールである。第一級アルコールでヨードホルム反応が陽性であるのはエタノールだけであるから，アルコールAはエタノールである。
実験4で，分子式C₅H₁₀O₂ = R–COO–C₂H₅
R = C₂H₅　よってCはCH₃–CH₂–COO–CH₂–CH₃
となる。

生 物

解答　27年度

東邦大学（医）27年度　(91)

1
小問集合
〔解答〕
問1　d, e　　問2　b, c, e
問3　①h　②h　　問4　e
〔出題者が求めたポイント〕
問1　チャネルは細胞膜を貫通する小孔をもつタンパク質で，受動輸送によって特定の物質を通過させる輸送タンパク質である。輸送タンパク質は大きく輸送体とチャネルに分けられる。輸送体には受動輸送を行うものと能動輸送を行うものがある。グルコースの輸送は輸送体によって受動輸送で行われている。ナトリウムポンプのようにATPのエネルギーを利用して能動輸送を行うものをポンプと呼ぶ。
問2　神経細胞は神経伝達物質の分泌や受容を行う。粗面小胞体は小胞体のリボソームが付着した領域。神経細胞の軸索には微小管が存在し物質輸送に重要な役割を担う。この微小管は中心体に依存しない微小管であることがわかっている。
問3　2n＝10の生物なので，相同染色体を5組もつ。染色体の組合せ数は 2^5＝32となる。なお，この減数分裂は前還元（前減数）の場合で，生物によっては減数分裂第二分裂で 2n → n という後還元（後減数）の場合もある。その場合の解答は，①a，②h となる。
問4　ショウジョウバエでは，母性因子であるビコイドmRNAとナノスmRNAがからだの前後軸の決定に重要な働きをもつ。

2
動物の発生
〔解答〕
問5　d, e　　問6　b, d　　問7　b, f
〔出題者が求めたポイント〕
問5　分化した細胞にもすべての遺伝子が存在する。イモリは水晶体を除去すると虹彩背側の色素細胞から水晶体が再生する。色素細胞は色素顆粒を放出し，脱分化して水晶体の細胞へと再分化する。
問6　b. 原口背唇部をタンパク質翻訳阻害剤で処理してしまうと2つめの神経管が形成されなくなる。d. 原口背唇部のRNAを比較しても形成された神経管の由来はわからない。
問7　外胚葉の細胞は，もともと神経細胞に分化する運命にある。タンパク質BはBMP（骨形成タンパク質）と呼ばれ，両生類の胞胚の全域で発現している。BMPは外胚葉の領域で細胞膜の受容体に結合し，表皮への分化を誘導する。タンパク質Nはノギンやコーディンと呼ばれるタンパク質で，原口背唇部で発現し，BMPと結合することでBMPのはたらきを阻害し，外胚葉が表皮にならず神経へと分化することを誘導す

る。

3
遺伝
〔解答〕
問8　g　　問9　f　　問10　b　　問11　c
〔出題者が求めたポイント〕
健常でXg抗原を有する娘は，遺伝子型 a^+/Sts と a/sts のX染色体をもつ。
問8　乗換えが起こらなければ，どちらのX染色体を引き継ぐかによって発症の確率は50％となる。
問9　組換えが10％の頻度で起こると，a^+/Sts : a/Sts : a^+/sts : a/sts＝9 : 1 : 1 : 9 となる。Xg抗原を欠き魚鱗症を発症する（a/stsをもつ）確率は 9 ／ 20×100＝45％である。
問10　Xg抗原を有し魚鱗症を発症する（a^+/sts をもつ）確率は 1 ／ 20×100＝5％である。
問11　魚鱗症を発症する男子でXg抗原を有する（a^+/sts と a/sts のうちの a^+/sts）確率は 1 ／ 10×100＝10％である。

4
遺伝
〔解答〕
問12　d, e　　問13　f　　問14　c　　問15　a
問16　a　　問17　b, d, e　　問18　g
〔出題者が求めたポイント〕
問12　O型とAB型の遺伝子型は決まっている。それをきっかけに家系図の娘10から考えていくのがよい。娘10はAB型で夫9がA型なので，本人8は遺伝子Bをもつ。母6がA型なので，本人8は父5から遺伝子Bを受け継いだこととなる。母の遺伝子型がAOかAAのどちらかわからないので，本人の遺伝子型もBOかABのどちらかとなる。祖母2がA型であることから祖父1も遺伝子Bをもつ。叔父3がO型なので，祖父1は遺伝子型BO，祖母2は遺伝子型AOとわかる。そこから，父5は遺伝子型BOまたは遺伝子型ABとなり，兄7もB型であることから，BOとABの両方の可能性がある。
問13　O型（遺伝子型OO）の頻度が36％なので，O遺伝子の遺伝子頻度は，O^2＝0.36 から求める。
問14　A型の頻度が45％であることから，AA＋2AO＝0.45となる。A型の遺伝子頻度をXとしてO型の遺伝子頻度0.6を代入すると，X^2＋（2×0.6）X＝0.45となる。この式から，X^2＋1.2X－0.45＝0となり，X＝0.3，－1.5となることから，A型の遺伝子頻度は0.3となる。
問15　AB型の頻度が6％であることから，2AB＝0.06となる。この式にA型の遺伝子型頻度0.3を代入し求

める。

問16 Rh式血液型の遺伝子型は，父親がdd，母親は DD または Dd であり，その確率は4：1である。母親が，DD の場合に子はすべて Rh^+ となり，Dd の場合は Rh^+ と Rh^- が1：1で生まれる。すると，この両親から Rh^- の子が生まれる確率は 1/10 ＝ 0.1 となる。AB型とO型の子がA型になる確率は0.5なので，A型で Rh^- の子が生まれる確率は，0.1×0.5 ＝ 0.05 となる。

問17 ハーディ・ワインベルグの法則が成り立つ集団は，以下の条件を満たす集団である。①個体数が十分に多い。②自然選択がはたらかない。③突然変異が起こらない。④すべての固体が自由に交配できる。⑤他集団との間で移出や移入がない。自然界では上記の条件をすべて満たす集団は存在しないため進化が起こる。

5

生態系
〔解答〕
問19 D-e　E-c　F-d　問20 b, c, d, i
問21 ①a ②i ③i ④d
問22 ①a ②h ③a
問23 ①a ②b ③d ④c
問24 c, g　問25 a, f　問26 ①g ③d

〔出題者が求めたポイント〕
問19 Aは生産者，Bは一次消費者，Cは二次消費者である。Eから生態系外への矢印があることから，Eが分解者と考えられる。
問20 生産者が取り込んだ光エネルギーは化学エネルギーとなり，食物連鎖によって生態系内を流れる。そして，生物の呼吸に伴い熱エネルギーとして生態系外に放出される。
問21 純生産量＝総生産量－呼吸量なので，111.8 － 23.5 ＝ 88.3。
問22 成長量＝同化量－（呼吸量＋被食量＋枯死・死滅量）なので，14.8 －（4.4＋3.1＋0.3）＝ 7.0。
問23 エネルギー効率＝同化量／1つ前の栄養段階の同化量（総生産量）×100なので，14.8 ／ 111.8×100 ≒ 13.2 となる。
問24 Aは太陽エネルギーを利用するので，ケイソウとシアノバクテリアである。
問25 平均気温が約10～20℃であることと，クチクラ層が発達していることから，硬葉樹林と照葉樹林がよい。
問26 日本のバイオームの水平分布を南から北に並べると，亜熱帯多雨林 → 照葉樹林 → 夏緑樹林 → 針葉樹林となる。

6

筋肉
〔解答〕
問27 a　問28 c　問29 f　問30 a
問31 a　問32 e　問33 d

〔出題者が求めたポイント〕
問27 静止時にはナトリウムポンプの働きで，細胞外に Na^+ が多く，細胞内に K^+ が多い状態になっている。このときカリウムチャネルは開いており K^+ は細胞外に流出しているため，細胞内は細胞外に対して負に帯電している。活動電位発生時にはナトリウムチャネルが開き，細胞内に Na^+ が流入するために細胞内外の電位が逆転する。この時にもカリウムチャネルは開いている。
問28 軸索の伝導速度は，温度が高いほうが，髄鞘を持つほうが，軸索が太いほうが速くなる。
問29 a.神経伝達物質は多様である。b.シナプスにおける伝達は伝導より遅い。c.神経伝達物質は軸索末端のシナプス小胞に蓄積している。d.興奮すると膜内の電位は高くなる。e.f.軸索末端に興奮が伝わると，カルシウムチャネルが開き Ca^+ が流入する。すると神経伝達物質が放出される。
問30 E1 の電位で波形Bが記録され，E2 の電位で波形Aと波形Bが記録されることから，感覚ニューロンの閾値のほうが低い。
問32 1つのニューロンによって支配される筋細胞は決まっている。オシロスコープの波形が大きくなるのは，活動電位を生じる筋細胞の数が増すからである。すべての筋細胞に活動電位が生じれば，それ以上振幅は大きくならない。電圧 E3 で波形Bが見られなくなるのは，運動神経を筋肉とは逆方向(脊髄への方向)に向かうインパルスと打ち消されるためである。
問33 刺激位置を S' にすると，波形Aが記録されるまでの時間が4ミリ秒遅くなることから，運動神経の伝導速度は，330 mm ／4ミリ秒＝82.5 mm／ミリ秒となる。これは，82.5 m／秒である。同様に，波形Bが記録されるまでの時間は3ミリ秒短くなる。感覚神経の伝導速度は，330 mm ／3ミリ秒＝110 m／秒である。

7

遺伝子発現
〔解答〕
問34 d　問35 f　問36 d
問37 a, d　問38 d, i

〔出題者が求めたポイント〕
問35 RNAポリメラーゼが結合する部位をプロモーターという。タンパク質Bはリプレッサーと呼ばれ，リプレッサーの結合する部位をオペレーターという。
問36 培地にグルコースが存在する間はグルコースを利用する。グルコースがなくなると，細胞中にcAMPが蓄積しタンパク質Aに結合し，RNAポリメラーゼの結合を促進してラクトース分解酵素の転写が起こ

問37 表3から，変異体2の調節タンパク質Aは，グ
ルコースのない状態でXに結合していることから，
調節タンパク質AはcAMPと結合できているのでa
はありえない。変異体1のオペレーターにリプレッ
サーが結合できなくても，ラクトースのみの培地で増
殖できるのでdはありえない。

問38 IPTGはラクトース類似物質なのでリプレッサー
に結合し，リプレッサーをオペレーターの部分から離
す。すると，ラクトース分解酵素の転写が始まる。培
地にアンピシリンを添加することで，プラスミドpU
C19をもつ大腸菌を選別することができる。外来性D
NAはβ-ガラクトシダーゼ遺伝子内部に挿入される
ので，外来遺伝子が挿入されたpUC19はβ-ガラク
トシダーゼが不活性化される。

平成26年度

問 題 と 解 答

平成26年度

英　語

問題

26年度

1　次の英文を読み，設問 1 . ～16. に最も適する答えを， a . ～ d . の中から一つ選べ。

　　Itai-itai disease refers to a **syndrome** that principally consists of a painful
(1)
skeletal condition resulting from weak and deformed bones.　The disease is
characterized initially by complaints of spinal and leg bone pain, and an
increasingly waddling gait due to bone deformities.　These symptoms can
(2)
persist and typically progress for several years, until the patient is eventually
unable to walk and becomes bedridden.　The clinical symptoms then progress
rapidly, with eventually severe debilitating pain, multiple bone fractures from
even mild traumas such as coughing, severe skeletal deformities, anemia, and
severe kidney problems, leading to death.　Itai-itai disease was first recognized
in the 1940s and is a unique condition largely **restricted** to older,
(3)
postmenopausal women in Japan in the Jinzu river basin region.

　　It has long been suspected that one primary contributor to itai-itai disease
was **chronic** cadmium poisoning. [a]＿＿＿＿　The mining resulted in substantial
(4)　　　　　　　　　　　　(5)
pollution of the local river waters, which in turn led to pollution of the rice
fields downstream with very high cadmium levels in both the water and soil.
[b]＿＿＿＿　Cadmium is readily taken up by rice and other plants and by people
from dietary sources. [c]＿＿＿＿　Since rice was and still remains a principal
dietary component in rural Japan, this led to significant exposure of the
residents to very high cadmium levels over a long period of time. [d]＿＿＿＿

　　The body stores cadmium in the liver, kidney, and other tissues in a
special protein called metallothionein, which normally stores the essential
metals zinc and copper.　But cadmium binds metallothionein even more tightly
and **displaces** these metals.　Cadmium can also substitute for zinc, copper,
(6)
and other biologically important metals in many of the critical proteins of the
cell that use these elements for their normal function, resulting in abnormal
biochemical functioning of these proteins and cell toxicity or cell death.　This

eventually leads to a decrease in function of these tissues and organs. Chronic
or high-dose cadmium exposure is particularly toxic to the kidney, and this can
lead to poor absorption of calcium, which is required for healthy bones.
Long-term cadmium exposure is also associated with increased risk of lung
cancer in occupationally exposed people, as well as other clinical conditions.

However, it is now clear that there were other contributing factors that
limited the development of the specific clinical condition known as itai-itai
disease to this particular subset of Japanese women, since other individuals do
not exhibit itai-itai disease even though they have signs of cadmium poisoning.
Other factors likely include the general **malnourishment** and poor calcium
metabolism of these women, their advanced age, and their gender.
Postmenopausal women in general are at increased risk of osteoporosis and
other calcium-related disorders. In particular, estrogen has been shown to play
an important role in contributing to calcium metabolism, and poor nutrition can
dramatically increase **this risk**. The diminutive size of these women may have
also contributed, and for reasons that are not entirely clear, multiparous
women (that is, women who had given birth to several children) in this
population were at greatest risk of the disease. Recent studies in animal
models have **confirmed** that exposure to cadmium alone can cause some
aspects of this disease but that several of these other factors must also be
present to **elicit** a syndrome more closely resembling the complete pattern of
itai-itai disease. A recent animal study demonstrated that damage to the
mitochondria of the kidney cells by cadmium was a key causal event in the
progression of this disease.

1. The word "syndrome" in line 1 is closest in meaning to

   a . pollution

   b . disorder

   c . origin

   d . circumstance

2. Which of the following sentences is closest in meaning to the underlined part?

  a. The patient can carry on for few years as the signs of the disease improve, but eventually the patient will get worse and have to remain in bed.

  b. The disease might continue for some years, but the patient can become better by staying in bed and not walking.

  c. The patient could ultimately be confined to bed and incapable of walking as the symptoms of the disease become worse year after year.

  d. The symptoms of the disease might go on for a few years without changing, but the patient may lose the ability to walk from spending too much time in bed.

3. The word "restricted" in line 10 is closest in meaning to

  a. fixed

  b. limited

  c. checked

  d. restrained

4. The word "chronic" in line 13 is closest in meaning to

  a. routine

  b. painful

  c. persistent

  d. dangerous

5. Look at blanks $\boxed{a}$, $\boxed{b}$, $\boxed{c}$, and $\boxed{d}$ in the passage. Insert the following sentence into the correct blank. **The residents of the Jinzu river basin region were first exposed to cadmium in the 1930s as a result of industrial contamination of the environment from nearby intensive mining activities.**

a. $\boxed{a}$

b. $\boxed{b}$

c. $\boxed{c}$

d. $\boxed{d}$

6. The word "displaces" in line 23 refers to

a. zinc and copper displacing cadmium

b. cadmium displacing zinc and copper

c. cadmium displacing metallothionein

d. metallothionein displacing cadmium

7. Which of the following sentences is closest in meaning to the underlined part?

a. Large amounts of cadmium in the system will turn the calcium in the kidneys into poison, which is then absorbed into the bones, putting them at risk.

b. The health of bones can be put at risk by high levels of cadmium because it can damage the kidneys and so reduce the body's ability to take in calcium.

c. Exposure to toxic cadmium can prevent the bones from absorbing calcium, thus injuring the kidney and reducing the health of the bones.

d. Chronic exposure to cadmium is needed for healthy bones, but it can also cause problems for the kidney if too much calcium is absorbed.

8. The word "malnourishment" in line 36 probably means

a. not being very tall

b. sick from overwork

c. having poor physical health

d. having poor nutrition

9. What does the phrase "this risk" in line 41 refer to?

a. itai-itai disease

b. poor nutrition

c. estrogen problems

d. calcium-related disorders

10. The word "confirmed" in line 45 is closest in meaning to

a. verified

b. completed

c. fixed

d. disproved

11. The word "elicit" in line 47 is closest in meaning to

a. obtain

b. trigger

c. prove

d. deduce

12. What was not mentioned in the text as a symptom of itai-itai disease?

a. kidney problems

b. vomiting

c. debilitating pain

d. anemia

13. According to the text, cadmium inhibits tissue and organ function by

   a. destroying critical proteins such as metallothionein.

   b. attracting too much zinc and copper.

   c. substituting for important metals in cell proteins.

   d. reducing cell toxicity.

14. According to the text, why were women in the Jinzu river basin particularly affected by itai-itai disease?

   a. Women in this region were generally more advanced than other people who got cadmium poisoning.

   b. Women in this region were the most exposed to cadmium poisoning.

   c. Women in this region tended to have poor calcium metabolism and inadequate nutrition in addition to cadmium poisoning.

   d. Women in this region ate more contaminated rice and other plants, leading to a very high level of cadmium poisoning.

15. Why is cadmium poisoning alone not thought to cause itai-itai disease?

   a. Because not all victims of itai-itai disease had cadmium poisoning.

   b. Because only women who had had many children caught the disease.

   c. Because some areas of Japan outside of the Jinzu river basin also had many victims of itai-itai disease.

   d. Because some other people had cadmium poisoning but did not have itai-itai disease.

16. According to the text, what circumstance in addition to cadmium exposure is needed to cause itai-itai disease to progress?

   a. weak and deformed bones

   b. eating food poisoned with high levels of cadmium

   c. having too many children at an old age

   d. damage to kidney cells

2 次の英文を読み，設問 17.〜30. に最も適する答えを，a.〜d. の中から一つ選べ。

A spoonful of honey can do more than just satisfy your sweet tooth — it might improve your health. For centuries, the natural sweetener has served as a versatile healing agent. Folk remedies featuring honey have long been used to treat **ailments** ranging from the common cold to constipation.
(17)

After the development of antibiotics and other modern drugs, honey fell from favor as a medicinal agent in the 1940s, but lately, it's making a comeback. A growing body of scientific evidence proving the health benefits of honey is putting this ancient remedy back into modern day medicine chests. In a recent issue of the International Journal of Clinical Practice, researchers reviewed 18 studies on honey performed over the past 60 years. They concluded that the natural sweetener appears to be a viable treatment for surgical wounds, _____.
(18)

Hydrogen peroxide and other ingredients in honey make it useful for **sterilizing** infected wounds and preventing infection. When used as a topical
(19)
dressing, it reduced amputation rates among diabetic patients. Honey has been shown to have **potent** antibiotic properties. Scientists have discovered
(20)
that it naturally produces hydrogen peroxide, a substance capable of killing disease-causing bacteria.

Its high **concentration** of sugar, low moisture content and acidic pH
(21)
create an inhospitable environment for invading organisms. Because it fights bacteria in numerous ways, it's ideal for combating superbugs that have developed resistance to standard antibiotics. Additional natural ingredients appear to reduce inflammation and speed the repair of damaged tissue. Honey covers injured tissue with a thick, protective barrier, preventing **contamination** with dirt and germs. _____ As an added
(22)   (23)
bonus, it's far less expensive than comparable medicinal products.

Researchers in India found that when burn victims' wounds were treated with honey, they experienced less pain and scarring than those treated with more **conventional** medications. Superficial burns covered with honey-laden skin dressings healed far faster than those treated with silver sulfadiazine, an ointment commonly prescribed for mild to moderate burns.

While honey's antibiotic properties help **promote** faster wound healing, its antifungal properties can provide relief for many common skin conditions, including ringworm, athlete's foot and yeast infections. As a fungus-fighter, honey appears to be comparable to many over-the-counter antifungal preparations. Scientists recently found that psoriasis sufferers may benefit from applications of a mixture of honey, beeswax and olive oil. In a study of people suffering from psoriasis and other inflammatory skin disorders, 60 percent showed significant improvement when treated with the honey-based mixture.

17. The word "ailments" in line 4 is closest in meaning to

    a. weaknesses

    b. sicknesses

    c. fevers

    d. processes

18. Which of the following goes best in blank 18?

    a. those especially that fail to become properly infected or heal

    b. properly become to heal or especially those infected that fail

    c. especially those that become infected or fail to heal properly

    d. infected properly or that fail to heal become especially those

19. The word "sterilizing" in line 14 is closest in meaning to

 a．cleaning

 b．opening

 c．parting

 d．changing

20. The word "potent" in line 16 is closest in meaning to

 a．weak

 b．vicious

 c．possible

 d．powerful

21. The word "concentration" in line 19 probably means

 a．the process of becoming stronger.

 b．the ability to absorb a material.

 c．the amount of a substance in another substance.

 d．the level of quality of something contained in a liquid.

22. The word "contamination" in line 25 probably means

 a．entry of a polluting substance.

 b．blocking of a desired substance.

 c．removal of an undesired element from a wound or injury.

 d．making something pure by blocking polluting substances.

23. Which of the following goes best in blank 23?

a. Honey makes each of these wound properties an excellent healing dressing.

b. Wound honey dressing makes each of these properties an excellent healing.

c. Dressing an excellent honey wound makes each of these properties healing.

d. Each of these healing properties makes honey an excellent wound dressing.

24. The word "conventional" in line 29 is closest in meaning to

a. correct

b. beneficial

c. simple

d. standard

25. The word "promote" in line 32 is closest in meaning to

a. stimulate

b. upgrade

c. prefer

d. advertise

26. According to the text, why did people stop using honey as a medicine?

a. Honey was not as effective as modern medicines.

b. Honey became less popular than modern drugs.

c. Honey was no longer widely available after the 1940s.

d. Honey became too expensive to use as medicine.

27. According to the text, how does honey help to prevent infection?

   a. Honey possesses an ingredient that kills bacteria.

   b. Honey helps to reduce the effects of hydrogen peroxide.

   c. Honey has inflammatory properties that combat invading organisms.

   d. Honey reduces the rate of amputations from diabetes.

28. According to the text, why is honey useful against antibiotic-resistant superbugs?

   a. Because it is less expensive than other medicinal products.

   b. Because it works well in inhospitable environments.

   c. Because it has numerous ways that it fights bacteria.

   d. Because it has ingredients that speed inflammation.

29. According to the text, why is honey useful in treating burn victims?

   a. Because honey contains the burn medication silver sulfadiazine.

   b. Because honey is a more superficial covering than other burn medications.

   c. Because honey reduces burns from moderate to mild.

   d. Because honey decreases both scarring and pain compared to regular burn treatments.

30. According to the text, honey's antifungal properties

   a. are not effective against yeast infections.

   b. are as good as most over-the-counter medications.

   c. contribute to athlete's foot.

   d. provide a 60% improvement in most skin conditions.

3 次の英文を読み，31.〜40.の下線部に入る最も適切なものを，それぞれa.〜
d.の中から一つ選べ。

Forget about senior moments. The great news is that researchers are discovering some surprising advantages of aging. _____ certain mental skills
(31)
decline with age — what was that guy's name again? — scientists are finding the mind gets sharper at a number of vitally important abilities. In a University of Illinois study, older air traffic controllers excelled at their cognitively taxing jobs, _____ some losses in short-term memory and visual
(32)
spatial processing. How so? They were expert at navigating, juggling multiple aircraft simultaneously and avoiding collisions.

People also learn how to _____ social conflicts more effectively. For a
(33)
2010 study, researchers at the University of Michigan presented "Dear Abby" letters to 200 people and asked what advice they would give. Subjects in their 60s were better than younger ones at imagining different points of view, thinking of multiple resolutions and suggesting compromises.

It turns out that managing emotions is a skill in itself, _____ that takes
(34)
many of us decades to master. For a study published this year, German researchers had people _____ a gambling game meant to induce regret.
(35)
Unlike 20-somethings, those in their 60s didn't agonize over losing, and they were less likely to try to redeem their loss by later taking big risks.

These social skills may bring huge benefits. In 2010, researchers at Stony Brook University analyzed a telephone survey of hundreds of thousands of Americans and found that people over 50 were happier overall, _____ anger
(36)
declining steadily from the 20s through the 70s and stress falling off a cliff in the 50s.

This may be news to people who equate being old with being sad and alone, but it fits with a body of work by Laura Carstensen, a psychologist at Stanford. She led a study that _____ people ages 18 to 94 for a decade and
(37)

東邦大学（医）26 年度　(13)

found that they got happier and their emotions bounced around less. Such studies reveal that negative emotions _____ sadness, anger and fear become
(38)
less pronounced than in our drama-filled younger years.

Cornell sociologist Karl Pillemer and co-workers interviewed about 1,200 older people for the book *30 Lessons for Living: Tried and True Advice from the Wisest Americans.* "Many people said something along these lines: '_____ I'd
(39)
learned to enjoy life on a daily basis and enjoy the moment when I was in my 30s instead of my 60s,'" he says. Elderly interviewees are likely to "_____ the
(40)
last five or ten years as the happiest years of their lives."

"We have a seriously negative stereotype of the 70s and beyond," says Pillemer, "and that stereotype is typically incorrect."

31. a. Even as　　　　　　　　b. In case

　　c. Because　　　　　　　d. As far as

32. a. though　　　　　　　　b. despite

　　c. so that　　　　　　　　d. considering

33. a. deal with　　　　　　　b. come up with

　　c. lead to　　　　　　　　d. come into

34. a. such　　　　　　　　　b. those

　　c. any　　　　　　　　　d. one

35. a. to play　　　　　　　　b. play

　　c. for playing　　　　　　d. played

36. a. in that　　　　　　　　b. coming to

　　c. with　　　　　　　　　d. instead of

37. a. followed   b. following

     c. preceded   d. preceding

38. a. compared with   b. in addition to

     c. along with   d. such as

39. a. Supposing   b. Unfortunately

     c. I wish   d. I'm afraid

40. a. ascribe   b. describe

     c. prescribe   d. transcribe

4 次の英文を読み，設問 41.～50. に最も適する答えを，a.～d.の中から一つ選べ。

A new study by archaeologists at the University of York challenges evolutionary theories behind the development of our earliest ancestors from tree dwelling quadrupeds to upright bipeds _____ walking and scrambling.
(41)
The researchers say our upright gait may have its origins in the rugged landscape of East and South Africa, which was shaped during the Pliocene epoch [from 13 million to 2 million years ago] by volcanoes and shifting tectonic plates.

Hominins, our early forebears, would have been attracted to the terrain of rocky outcrops and gorges because it offered shelter and opportunities to trap prey. But it also required more upright scrambling and climbing gaits, _____
(42)
the emergence of bipedalism.

The York research challenges traditional hypotheses, which suggest our early forebears were forced out of the trees and onto two feet when climate change reduced tree cover. The study, 'Complex Topography and Human Evolution: the Missing Link', was developed in _____ with researchers from
(43)
the Institut de Physique du Globe in Paris. It is published in the journal *Antiquity.*

Dr Isabelle Winder, from the Department of Archaeology at York and one of the paper's authors, said: "Our research shows that bipedalism may have developed as a response to the terrain, rather than a response to climatically-driven vegetation changes.

"The broken, disrupted terrain offered benefits for hominins in terms of security and food, but it also proved _____ to improve their locomotor skills by
(44)
climbing, balancing, scrambling and moving swiftly over broken ground — types of movement encouraging a more upright gait."

The research suggests that the hands and arms of upright hominins were then left free to develop increased manual dexterity and tool use, supporting a further key stage in the evolutionary story.

The development of running adaptations to the skeleton and foot may have resulted from later excursions onto the surrounding flat plains in search of prey and new home ranges.

Dr Winder said: "The varied terrain may also have contributed to improved cognitive skills such as navigation and communication abilities, accounting for the continued evolution of our brains and social functions such as co-operation and team work.

"Our hypothesis offers a new, _____ alternative to traditional vegetation or climate change hypotheses. It explains all the key processes in hominin evolution and offers a more convincing scenario than traditional hypotheses."

41. Which words are the best for blank 41?

 a. content to

 b. waiting until

 c. practicing for

 d. capable of

42. Which word is the best for blank 42?

 a. prompting

 b. grounding

 c. declaring

 d. dividing

43. Which word is the best for blank 43?

 a. presence

 b. conjunction

 c. person

 d. contrast

44. Which words are the best for blank 44?

    a. a fact

    b. an outlet

    c. a motivation

    d. a distribution

45. Which word is the best for blank 45?

    a. considerable

    b. certain

    c. somewhat

    d. viable

46. According to the text, the study at the University of York

    a. showed how tectonic plates were shaped by volcanoes.

    b. proved that our early ancestors moved to East Africa.

    c. presented a new theory about early human evolution.

    d. all of the above.

47. According to the text, why might our early ancestors have wanted to move to areas of rocky terrain?

    a. They could move more swiftly over rocks than in trees.

    b. Rocky terrain was better for catching food and finding cover.

    c. Rocky terrain was more suited to their upright gait.

    d. They would have had more opportunities to scramble and climb in rocky areas.

48. According to the text, what is the traditional hypothesis about why our early ancestors moved out of the trees?

a . Walking on two feet made living in trees inconvenient.

b . Trees made it too difficult to find cover.

c . Moving out of trees gave our ancestors more motivation to evolve.

d . A change in climate reduced the number of trees.

49. According to the text, the new research suggests that walking on two feet

a . developed as a response to moving to rocky terrain.

b . caused major changes to the vegetation in the region.

c . was necessary to respond to climate changes.

d . was not an advantage after moving to rocky terrain.

50. According to the text, what was probably NOT an evolutionary result of moving to rocky terrain?

a . increased manual skill and tool use

b . improved cognitive skills such as navigation and communication

c . running adaptations to the foot

d . improved locomotor skills such as climbing and balancing

東邦大学（医）26 年度 （19）

5 次の英文を読み，51.〜55.の下線部に入る最も適切なものを，a.〜d.の中から一つ選べ。

Dog owners have often claimed they can read the expressions of their pets — particularly that tell-tale look when they have done something wrong. But researchers at a New York college tricked owners into thinking _____ (51) pets had misbehaved — with the owners still claiming to see this guilty look. The study found that the expression had no relation to the dogs' behaviour. And researchers found that pet owners' belief that they could read their dogs' "body language" was often entirely _____. (52)

The study from Alexandra Horowitz, assistant professor at Barnard College in New York, showed that owners were projecting human values onto their pets. The research, Canine Behaviour and Cognition, looked at how dog owners interpreted their pets' expressions, when they believed that the dog had stolen and eaten a _____ treat. In a series of tests, owners were sometimes (53) given accurate and sometimes false information about whether their dog had stolen the treat.

But the research, published in Behavioural Processes, found that owners' interpretations of whether their dog looked guilty bore no _____ link with (54) whether the dog had really stolen the treat. When the owners had been told their dog had misbehaved, they saw this guilty expression, even when the dog had not really done anything wrong. Where there was any change in the dogs' expression, it was seen to be a subsequent reflection of the human's emotions. If an owner thought the dog had misbehaved and then told the dog off, some dogs showed an "admonished" look, which humans then misunderstood as _____ of guilt. The dogs which were most likely to "look guilty", according to (55) their owners, were those who were entirely innocent and had then been told off by owners who believed that they had stolen treats.

Researchers concluded that any such "guilty look" is a response to human behaviour and has no relation with the dog's actions or sense of having broken any rules.

51. a. uninterested
    c. naive
    b. absent
    d. innocent

52. a. unfounded
    c. unwilling
    b. untimely
    d. unconscious

53. a. forbidden
    c. personable
    b. dead
    d. naughty

54. a. problematic
    c. reliable
    b. severe
    d. sincere

55. a. a permission
    c. a denial
    b. an admission
    d. a commitment

6

設問 56.～60. について，下線部の発音が他の三つと異なるものを，a.～d. の中から一つ選べ。

56. a. inst**ea**d　　b. br**ea**st　　　c. cr**ea**ture　　d. j**ea**lous

57. a. sw**o**llen　　b. f**o**llow　　　c. s**o**cial　　　d. n**o**tice

58. a. n**er**ve　　　b. thi**r**sty　　　c. w**or**m　　　d. **ar**m

59. a. thum**b**　　　b. lim**b**　　　c. clim**b**er　　d. cham**b**er

60. a. **a**nkle　　　b. p**a**tient　　　c. beh**a**ve　　　d. w**a**ste

設問 61.～65. について，最も強く発音される部分の位置が他の三つと異なるものを，a.～d. の中から一つ選べ。

61. a. oc・cur　　　　　　　b. de・stroy

　　c. com・pete　　　　　　d. pat・tern

62. a. med・i・cine　　　　　b. ex・am・ine

　　c. al・co・hol　　　　　d. car・ri・er

63. a. in・fant　　　　　　b. sur・geon

　　c. se・vere　　　　　　d. in・stinct

64. a. in・de・pend・ent　　b. par・tic・i・pate

　　c. im・me・di・ate　　　d. tech・nol・o・gy

65. a. in・fect　　　　　　b. im・prove

　　c. sur・face　　　　　　d. re・fer

数　学

問題　　　　　26年度

1　関数 $f(x) = 5\sin\left(\dfrac{\pi}{2} - 3x\right)$ の周期のうち，正で最小のものは $\dfrac{ア}{イ}\pi$ である。

2　2つのさいころを同時に投げ，出た目の最小値を X とする。このとき，X の期待値は $\dfrac{ウエ}{オカ}$ である。

3　行列 $\begin{pmatrix} 1 & -1 \\ -1 & 0 \end{pmatrix}$ の表す1次変換を f，行列 $\begin{pmatrix} 1 & -1 \\ -2 & 1 \end{pmatrix}$ の表す1次変換を g とするとき，合成変換 $f^{-1} \circ g^{-1}$ を表す行列は $\begin{pmatrix} \dfrac{キ}{ケ} & \dfrac{ク}{コ} \end{pmatrix}$ である。

4　右図のように，∠ABC が鈍角である △ABC があり，AB = 6，CA = 11，∠ACB = 30° である。辺 CB の B を越える延長上に AD = AB であるような点 D をとるとき，BD = $\sqrt{サシ}$ が成り立つ。

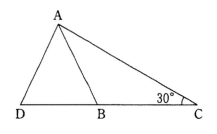

5　a, b, c は整数で，$3a - 2b - c = 3$ および $2a - b - 2c = 0$ を満たす。このとき，k を整数として，$a + b + c = $ ス $k + $ セ と表すことができる。ただし，ス ，セ は1桁の自然数である。

6 $1 \leq x \leq 4$ における関数 $f(x) = \left(\log_2 \dfrac{2}{x}\right)\left(\log_2 \dfrac{x}{4}\right)\left(\log_4 \dfrac{4}{x}\right)$ の最大値は $\dfrac{\boxed{ソ}}{\boxed{タチ}}$ である。

7 104^{12} を 98 で割ったときの余りは，$\boxed{ツテ}$ である。

8 x の多項式 $f(x)$ が，$f(x^2) = x^2 f(x-1) - 2x^3 - 5$ を満たしているとき，$f(x)$ の次数は $\boxed{ト}$ であり，最高次の項の係数は $\boxed{ナニ}$ である。

9 数列 $\{a_n\}$ を，
$$a_1 = \dfrac{1}{2014},\ (2n-1)a_{n+1}a_n = 5(a_{n+1} - a_n) \quad (n=1,2,3,\cdots)$$
で定める。このとき，$a_n < 0$ となる最小の自然数 n の値は，$n = \boxed{ヌネノ}$ である。

10 空間内に 2 つの球があり，球面の方程式はそれぞれ，
$$(x-1)^2 + (y-1)^2 + z^2 = 3,\ x^2 + y^2 + (z-1)^2 = 3$$
で与えられる。2 つの球の共通部分の体積は $\dfrac{\boxed{ハ}\sqrt{\boxed{ヒ}}}{\boxed{フ}}\pi$ である。

11 xy 平面上の曲線 C は媒介変数 t ($0 \leq t \leq 2$) を用いて，
$$x = t(2-t), \quad y = t(2-t)^2$$
と表される。曲線 C で囲まれる部分の面積は $\dfrac{8}{15}$ である。

12 正五角形の外接円および内接円の半径をそれぞれ R, r とするとき，
$$\dfrac{r}{R} = \dfrac{1 + \sqrt{5}}{4}$$
が成り立つ。

13 すべての実数 x に対して，
$$(x^4+3)a^2 - (3x^4-2x+9)a + 2(x^4-x+3) > 0$$
が成り立つような実数 a の値の範囲は，$a < 1$，または $a > \dfrac{5}{2}$ である。

14 △ABC の外心を O とし，外接円の半径を 1 とする。$7\overrightarrow{OA} + 5\overrightarrow{OB} + 8\overrightarrow{OC} = \vec{0}$ が成り立つとき，△ABC の面積は $\dfrac{5\sqrt{3}}{7}$ である。

15 xy 平面における，連立不等式 $|x-20| \leq 4$, $|y| \leq 4$ の表す領域 A と，不等式 $|x| + |y| \leq 2$ の表す領域 B を考える。2 つの動点 P, Q があり，動点 P は領域 A の内部およびその周上を動き，動点 Q は領域 B の内部およびその周上を動く。線分 PQ の中点が動きうる領域の面積は 34 である。

物 理

問題

1　図のように，水平面となす角が θ のあらい斜面がある。小物体が斜面をすべり上っており，速さ v_0 で点Aを通過し，最高地点Bに達した後，斜面をすべり落ちた。ただし，小物体と斜面の間の動摩擦係数を μ' とし，重力加速度の大きさを g として，次の問1と問2に答えよ。

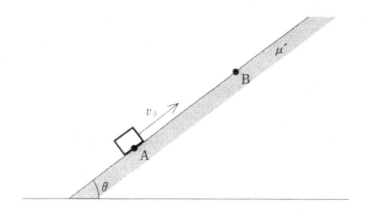

問1　点Aと点Bの間の距離はいくらか。

a. $\dfrac{v_0^2}{2g(\sin\theta + \mu'\cos\theta)}$

b. $\dfrac{v_0^2}{2g(\sin\theta - \mu'\cos\theta)}$

c. $\dfrac{v_0^2}{2g(\mu'\sin\theta - \cos\theta)}$

d. $\dfrac{v_0^2}{2g(\cos\theta + \mu'\sin\theta)}$

e. $\dfrac{v_0^2}{2g(\cos\theta - \mu'\sin\theta)}$

f. $\dfrac{v_0^2}{2g(\mu'\cos\theta - \sin\theta)}$

問 2　点 B から点 A まですべり落ちるのに要した時間はいくらか。

a． $\dfrac{v_0}{2\,g\,\sqrt{\sin^2\theta - \mu'^2\cos^2\theta}}$

b． $\dfrac{v_0}{g\,\sqrt{\sin^2\theta - \mu'^2\cos^2\theta}}$

c． $\dfrac{2\,v_0}{g\,\sqrt{\sin^2\theta - \mu'^2\cos^2\theta}}$

d． $\dfrac{v_0}{2\,g\,\sqrt{\cos^2\theta - \mu'^2\sin^2\theta}}$

e． $\dfrac{v_0}{g\,\sqrt{\cos^2\theta - \mu'^2\sin^2\theta}}$

f． $\dfrac{2\,v_0}{g\,\sqrt{\cos^2\theta - \mu'^2\sin^2\theta}}$

2 時刻 $t = 0$ に位置 $x = 0$ を初速度 0 で出発し，x 軸上を正の方向へ一直線に走る小さな自動車を考える。区間 $0 \leqq x \leqq x_1$ と区間 $x_1 < x \leqq x_2$ をそれぞれ異なる加速度で等加速度運動し，位置 x_1 において速さ v_1，位置 x_2 において速さ v_2 であった。次の問 3 と問 4 に答えよ。

問 3　位置 x_1 に達した時刻はいくらか。

a. $\dfrac{x_1}{2v_1}$ 　　　　　b. $\dfrac{2x_1}{3v_1}$ 　　　　　c. $\dfrac{x_1}{v_1}$

d. $\dfrac{4x_1}{3v_1}$ 　　　　　e. $\dfrac{3x_1}{2v_1}$ 　　　　　f. $\dfrac{2x_1}{v_1}$

問 4　区間 $x_1 < x \leqq x_2$ での加速度はいくらか。

a. $\dfrac{(v_2 - v_1)^2}{2(x_2 - x_1)}$ 　　　　b. $\dfrac{(v_2 - v_1)^2}{x_2 - x_1}$ 　　　　c. $\dfrac{2(v_2 - v_1)^2}{x_2 - x_1}$

d. $\dfrac{v_2{}^2 - v_1{}^2}{2(x_2 - x_1)}$ 　　　　e. $\dfrac{v_2{}^2 - v_1{}^2}{x_2 - x_1}$ 　　　　f. $\dfrac{2(v_2{}^2 - v_1{}^2)}{x_2 - x_1}$

3 図のように，水平でなめらかな床から速さ v_0，角度 θ で投射された小球が，一度床ではね返った後再び着地した。重力加速度の大きさを g として，次の問5と問6に答えよ。

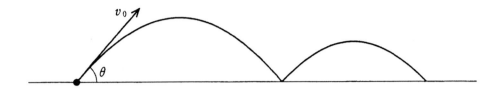

問5 小球が達する最大の高さはいくらか。

a. $\dfrac{v_0^2}{2g}\sin^2\theta$ b. $\dfrac{v_0^2}{2g}\sin\theta\cos\theta$ c. $\dfrac{v_0^2}{2g}\cos^2\theta$

d. $\dfrac{2v_0^2}{g}\sin^2\theta$ e. $\dfrac{2v_0^2}{g}\sin\theta\cos\theta$ f. $\dfrac{2v_0^2}{g}\cos^2\theta$

問6 小球と床の間の反発係数が e であるとき，投射してから2度目の着地までにかかった時間はいくらか。

a. $\dfrac{v_0}{2g}(1+e)\sin\theta$ b. $\dfrac{v_0}{g}(1+e)\sin\theta$ c. $\dfrac{2v_0}{g}(1+e)\sin\theta$

d. $\dfrac{v_0}{2g}\dfrac{1+e}{e}\sin\theta$ e. $\dfrac{v_0}{g}\dfrac{1+e}{e}\sin\theta$ f. $\dfrac{2v_0}{g}\dfrac{1+e}{e}\sin\theta$

4 次の問7に答えよ。

問7 図のように，薄くなめらかで細い穴の空いた板が水平に固定されている。また，その穴には，両端に小さなおもりがついたひもが通されている。板の上にあるおもり1の質量をm_1，板の下にあるおもり2の質量をm_2とする。おもり2が鉛直に垂れた状態で，おもり1が板上で半径Rの等速円運動をしているとき，おもり1の運動エネルギーはいくらか。ただし，ひもはしなやかで伸び縮みせず質量は無視できるものとし，重力加速度の大きさをgとする。

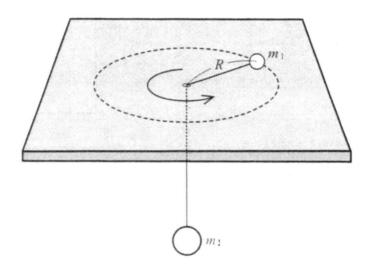

a. $\dfrac{1}{2}m_1 gR$ b. $\dfrac{1}{2}\dfrac{m_2^2}{m_1}gR$ c. $\dfrac{1}{2}m_2 gR$

d. $2m_1 gR$ e. $2\dfrac{m_2^2}{m_1}gR$ f. $2m_2 gR$

5 上端が開口した円筒形の缶を静かに水に浮かべたところ，缶の底面が水面から深さ d_1 まで沈んで静止した．図(a)は円筒の中心軸を通る断面図である．このとき，缶に水は入っておらず，空である．缶の質量は M，底面の半径は R，高さは h (ただし $d_1 < h$) である．缶の底面と側面の厚さは無視でき，缶は傾かず，底面は常に水面に平行であるものとする．水の密度を ρ とし，空気の密度は無視できるものとして，次の問8と問9に答えよ．

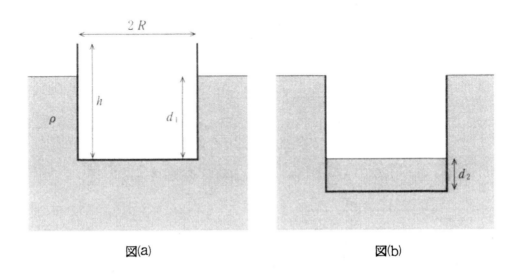

図(a)　　　　　　　　図(b)

問8 缶が水につかっている深さ d_1 はいくらか．

a. $\dfrac{M}{4\pi R^2 \rho}$ b. $\dfrac{M}{\pi R^2 \rho}$ c. $\dfrac{4M}{\pi R^2 \rho}$

d. $h - \dfrac{M}{4\pi R^2 \rho}$ e. $h - \dfrac{M}{\pi R^2 \rho}$ f. $h - \dfrac{4M}{\pi R^2 \rho}$

問9 缶に開口部から水をゆっくり注いだところ，図(b)のように，缶の中の水の深さが d_2 になったところで缶の上端がちょうど水面と同じ高さになって静止した．d_2 はいくらか．

a. $\dfrac{M}{4\pi R^2 \rho}$ b. $\dfrac{M}{\pi R^2 \rho}$ c. $\dfrac{4M}{\pi R^2 \rho}$

d. $h - \dfrac{M}{4\pi R^2 \rho}$ e. $h - \dfrac{M}{\pi R^2 \rho}$ f. $h - \dfrac{4M}{\pi R^2 \rho}$

6 2台の静止した車A，Bがそれぞれサイレンを鳴らしている。2つのサイレンの振動数は異なっており，遠くの静止した観測者には単位時間あたり n_1 回のうなりが聞こえた。車Aが観測者へ向かって等速直線運動を始めると，観測者にはうなりが聞こえなくなった。その後，車Aが速さを v に上げて等速直線運動したところ，観測者は単位時間あたり n_2 回のうなりを聞いた。さらに後，車Aは観測者の地点に到達した。音の速さを V として，次の問10と問11に答えよ。

問10　車Aのサイレンの振動数はいくらか。

a ． $\dfrac{v}{V-v}(n_1-n_2)$　　　b ． $\dfrac{v}{V-v}(n_1+n_2)$　　　c ． $\dfrac{v}{V-v}(n_2-n_1)$

d ． $\dfrac{V-v}{v}(n_1-n_2)$　　　e ． $\dfrac{V-v}{v}(n_1+n_2)$　　　f ． $\dfrac{V-v}{v}(n_2-n_1)$

問11　うなりが消えたときの車Aの速さはいくらか。

a ． $\dfrac{n_1vV}{(n_1+n_2)V+n_2v}$

b ． $\dfrac{n_1vV}{(n_1+n_2)V-n_2v}$

c ． $\dfrac{n_1vV}{(n_1-n_2)V+n_2v}$

d ． $\dfrac{n_2vV}{(n_1+n_2)V+n_1v}$

e ． $\dfrac{n_2vV}{(n_1+n_2)V-n_1v}$

f ． $\dfrac{n_2vV}{(n_1-n_2)V+n_1v}$

7 図のように，絶対屈折率 n_2，厚さ d のガラス板が，上下にあるそれぞれ絶対屈折率 n_1, n_3 の液体を隔てている。ここで，$n_3 < n_1 < n_2$ である。光線が上の液体からガラス板へ入射角 θ で入った。真空中の光の速さを c として，次の問 12 と問 13 に答えよ。

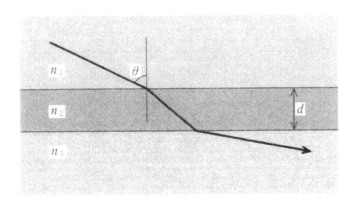

問12　この光がガラス板の上面から下面まで進むのに要する時間はいくらか。

a. $\dfrac{d\sqrt{n_2^2 - n_1^2 \sin^2\theta}}{c}$

b. $\dfrac{d\sqrt{n_2^2 - n_1^2 \sin^2\theta}}{n_2 c}$

c. $\dfrac{d\sqrt{n_2^2 - n_1^2 \sin^2\theta}}{n_2^2 c}$

d. $\dfrac{d}{c\sqrt{n_2^2 - n_1^2 \sin^2\theta}}$

e. $\dfrac{n_2 d}{c\sqrt{n_2^2 - n_1^2 \sin^2\theta}}$

f. $\dfrac{n_2^2 d}{c\sqrt{n_2^2 - n_1^2 \sin^2\theta}}$

問13　入射角 θ を 0 から徐々に大きくしていくと，ある値に達したとき，ガラス板の下側に透過する光が全くなくなった。このときの θ が満たす式は次のうちどれか。

a. $\sin\theta = \dfrac{n_1}{n_3}$ 　　b. $\sin\theta = \dfrac{n_1 n_3}{n_2^2}$ 　　c. $\sin\theta = \dfrac{n_1 n_2}{n_3^2}$

d. $\sin\theta = \dfrac{n_3}{n_1}$ 　　e. $\sin\theta = \dfrac{n_2^2}{n_1 n_3}$ 　　f. $\sin\theta = \dfrac{n_3^2}{n_1 n_2}$

8 図のように，体積 $V[m^3]$ の立方体の容器に単原子分子 N 個からなる理想気体を入れる。気体の分子は壁と弾性衝突をするが，分子同士の衝突はなく，分子はどの方向にも偏りなく運動しているものとする。容器の壁の1つをSとする。1個の分子の質量を $m[kg]$，気体定数を $R[J/(mol\cdot K)]$，アボガドロ定数を $N_0[1/mol]$，N 個の分子の速度の2乗の平均を $\overline{v^2}[m^2/s^2]$ として，次の問14から問16に答えよ。

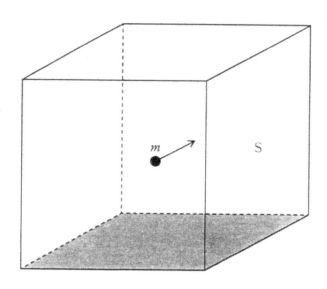

問14 壁Sが N 個の分子から受ける圧力はいくらか。

a. $\dfrac{Nm\overline{v^2}}{3V}$ b. $\dfrac{3Nm\overline{v^2}}{V}$ c. $\dfrac{Nm\overline{v^2}}{V}$ d. $\dfrac{2Nm\overline{v^2}}{3V}$

e. $\dfrac{3Nm\overline{v^2}}{2V}$ f. $\dfrac{Nm\overline{v^2}}{6V}$ g. $\dfrac{6Nm\overline{v^2}}{V}$

問15 容器内の理想気体の温度はいくらか。

a. $\dfrac{2Nm\overline{v^2}}{R}$ b. $\dfrac{2Nm\overline{v^2}}{3R}$ c. $\dfrac{Nm\overline{v^2}}{6R}$ d. $\dfrac{Nm\overline{v^2}}{3R}$

e. $\dfrac{2N_0 m\overline{v^2}}{R}$ f. $\dfrac{2N_0 m\overline{v^2}}{3R}$ g. $\dfrac{N_0 m\overline{v^2}}{6R}$ h. $\dfrac{N_0 m\overline{v^2}}{3R}$

問16 容器内の理想気体の温度を 1 K だけ上げるためには，外部から何 J の熱量
を与える必要があるか。

a. $\dfrac{NR}{N_0}$　　　　b. $\dfrac{NR}{2N_0}$　　　　c. $\dfrac{2NR}{N_0}$　　　　d. $\dfrac{2NR}{3N_0}$

e. $\dfrac{3NR}{2N_0}$　　　　f. $\dfrac{NR}{3N_0}$　　　　g. $\dfrac{3NR}{N_0}$

9 1モルの単原子分子理想気体を容器に入れて，図のようにA→B→C→D→Aと状態を変化させた。図で4つの過程（I〜IV）はそれぞれ直線で表されている。状態Aの温度をT[K]，気体定数をR[J/(mol・K)]として，次の問17から問20に答えよ。

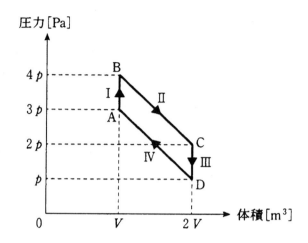

問17 状態Bの温度はいくらか。

a. $\dfrac{T}{4}$　　b. $\dfrac{T}{3}$　　c. $\dfrac{3}{4}T$　　d. T　　e. $\dfrac{4}{3}T$　　f. $2T$

問18 過程II（B→C）で外部から気体になされた仕事はいくらか。

a. $-3RT$　　　　b. $-2RT$　　　　c. $-RT$
d. RT　　　　　e. $2RT$　　　　　f. $3RT$

問19 過程IとII（A→B→C）で気体が吸収した熱量はいくらか。

a. $-\dfrac{3}{2}RT$　　　b. $-\dfrac{1}{2}RT$　　　c. $-RT$
d. RT　　　　　e. $\dfrac{1}{2}RT$　　　f. $\dfrac{3}{2}RT$

問20 1サイクル（A→B→C→D→A）で気体が外部にした仕事はいくらか。

a. $-\dfrac{1}{2}RT$　　　b. $-\dfrac{1}{3}RT$　　　c. $-RT$
d. RT　　　　　e. $\dfrac{1}{3}RT$　　　f. $\dfrac{1}{2}RT$

10 次の問 21 に答えよ。

問21 内部抵抗 5.0 kΩ で最大 100 V まで測れる電圧計に直列に抵抗を接続することで測定範囲を広げて、最大 400 V まで測れる電圧計をつくりたい。接続する抵抗はいくらか。

a. 5.0 kΩ   b. 10 kΩ   c. 15 kΩ

d. 20 kΩ   e. 25 kΩ   f. 30 kΩ

11　2枚の極板A，Bからなる平行板コンデンサーにおいて，極板A，Bにたまった電気量をそれぞれ $+Q$[C]，$-Q$[C]とする。極板の面積はともに S[m^2]，極板の間隔を d[m]として，次の問22と問23に答えよ。ただし，極板間の電場は一様であり，静電気力に関するクーロンの法則の比例定数を k[N·m^2/C^2]とする。

問22　極板間の電気力線の本数はいくらか。

a．$\dfrac{k}{8\pi}Q$ 本　　　　b．$\dfrac{k}{4\pi}Q$ 本　　　　c．$\dfrac{k}{2\pi}Q$ 本

d．$2\pi kQ$ 本　　　　e．$4\pi kQ$ 本　　　　f．$8\pi kQ$ 本

問23　極板間の電位差はいくらか。

a．$k\dfrac{d}{S}Q$　　　　b．$2\pi k\dfrac{d}{S}Q$　　　　c．$4\pi k\dfrac{d}{S}Q$

d．$k\dfrac{Q}{d}$　　　　e．$2\pi k\dfrac{Q}{d}$　　　　f．$4\pi k\dfrac{Q}{d}$

12 コイルに 2.0 A の電流が流れている。この電流を時間とともに一定の割合で減少させ，0.040 秒後に 0 にした。このときコイルの両端間には 500 V の誘導起電力が生じた。次の問 24 と問 25 に答えよ。

問24 コイルの自己インダクタンスはいくらか。

    a．10 H　　　　b．20 H　　　　c．50 H　　　　d．100 H
    e．150 H　　　f．200 H　　　g．250 H

問25 電流を減少させる前にコイルにたくわえられていたエネルギーはいくらか。

    a．10 J　　　　b．20 J　　　　c．40 J　　　　d．100 J
    e．200 J　　　f．300 J　　　g．400 J

化 学

問題

26年度

$\boxed{1}$，$\boxed{2}$，$\boxed{3}$ の各問に答えよ。必要であれば，以下の数値を用いよ。

原子量：H = 1.0；C = 12.0；N = 14.0；O = 16.0；Cl = 35.5；S = 32.1；

Cu = 63.5

次亜塩素酸の電離定数（K_a）：$K_a = 3.0 \times 10^{-8}$ mol/L

ファラデー定数（F）：$F = 9.65 \times 10^4$ C/mol

$\sqrt{1.2} = 1.10$；$\sqrt{3} = 1.73$；$\sqrt{10} = 3.16$

$\boxed{1}$ 各問の解答を与えられた選択肢から一つ選べ。

問 1 人体を構成している元素の質量百分率が最も大きいのはどれか。

 a．水 素   b．炭 素   c．窒 素

 d．酸 素   e．カルシウム

問 2 ^{14}C と同じ電子配置をもつのはどれか。

 a．$^{13}C^+$ b．$^{13}C^-$ c．$^{14}C^+$ d．$^{15}N^+$ e．$^{16}O^{2-}$

問 3 原子の電子配置について正しいのはどれか。

 a．L 殻に収容できる電子の数は 10 個である。

 b．カリウムイオンの最外殻電子は M 殻に入る。

 c．塩化物イオンのもつ電子の数は 16 個である。

 d．原子核に近い電子殻にある電子ほどエネルギーが高く，不安定である。

 e．希ガスは電子配置が安定しているため二原子分子として存在している。

問 4 イオン結合をもつのはどれか。

 a．Cl_2 b．NH_3 c．NH_4Cl d．CH_3Cl e．CCl_2F_2

問5　結合エネルギーが最も大きいのはどれか。

　　a．H_2　　　b．N_2　　　c．Cl_2　　　d．HCl　　　e．HI

問6　面心立方格子構造において単位格子に含まれる原子はいくつか。

　　a．1　　　b．2　　　c．4　　　d．6　　　e．8

問7　ハロゲン原子をA，B，Cとする。次の反応がそれぞれ自発的に進むとき，単体A_2，B_2，C_2の酸化力の強さの順序はどれか。

$$2A^- + B_2 \rightarrow 2B^- + A_2$$
$$2C^- + A_2 \rightarrow 2A^- + C_2$$

　　a．$A_2 > B_2 > C_2$　　　b．$A_2 > C_2 > B_2$　　　c．$B_2 > A_2 > C_2$
　　d．$B_2 > C_2 > A_2$　　　e．$C_2 > A_2 > B_2$

問8　2本の白金電極で硫酸銅(Ⅱ)水溶液を電気分解したところ，陰極の質量が2.54g増加した。このとき電流の値は5.0Aだった。電気分解にかけた時間はどれか。

　　a．8.0×10^2秒　　　b．1.1×10^3秒　　　c．1.5×10^3秒
　　d．1.9×10^3秒　　　e．2.3×10^3秒

問9　冷水との接触で気体を発生しないのはどれか。

　　a．Ca　　　b．K　　　c．Li　　　d．Mg　　　e．Na

問10 グラフの直線で示される法則は何か。ただし縦軸は気体の体積，横軸は温度を表す。

a．シャルルの法則　　b．ファントホッフの法則　　c．ヘスの法則
d．ボイルの法則　　　e．ルシャトリエの法則

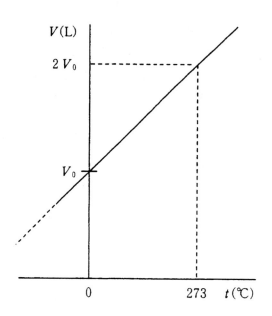

問11 0℃，1.00×10^5 Pa で水 1.00 L に酸素は 49.0 mL 溶ける。空気中の酸素の割合を 20％ とすると，2.00×10^5 Pa の空気が水に接しているとき，0℃ の水 5.00 L に溶けている酸素は有効数字 3 桁で表すと ア イ ． ウ mL である。ア，イ，ウに適する数値をそれぞれ選び記号で答えよ。

ア　a．1　　b．2　　c．3　　d．4　　e．5
　　f．6　　g．7　　h．8　　i．9

イ　a．1　　b．2　　c．3　　d．4　　e．5
　　f．6　　g．7　　h．8　　i．9　　j．0

ウ　a．1　　b．2　　c．3　　d．4　　e．5
　　f．6　　g．7　　h．8　　i．9　　j．0

問12 注射器に一酸化窒素 50 mL と酸素 25 mL を入れて先端に栓をし，充分な時間，放置した。正しいのはどれか。ただし，注射器のピストンとシリンダーの摩擦は充分に小さいものとする。

   a．平衡状態になったときの注射器内の気体の体積は 75 mL である。

   b．平衡状態になったときの注射器内の気体の体積は 50 mL である。

   c．放置後，ピストンの位置を固定して注射器を温めると，色が濃くなる。

   d．放置後，ピストンを押して加圧すると，加圧した瞬間の色とその後の色の濃さは同じである。

   e．放置後，ピストンを引いて減圧すると，減圧した瞬間の色に比べてその後の色の濃さは薄くなる。

問13 メタンと塩素の混合気体に紫外線を照射したときに生成しうるメタンの塩素置換体のうち，極性分子は何種類か。

   a．0   b．1   c．2   d．3   e．4

問14 ベンゼンに対する付加反応によって生成するのはどれか。

   a．安息香酸   b．アニリン   c．*m*-クレゾール

   d．シクロヘキサン   e．トルエン

問15 ベンゼンとプロピレンからフェノールとアセトンを合成する方法はどれか。

   a．オストワルド法   b．クメン法   c．接触法

   d．ソルベー法   e．ハーバー・ボッシュ法

問16 不斉炭素原子をもつのはどれか。

   a．2-ブタノール   b．1-ペンタノール

   c．1,2,3-プロパントリオール   d．2-メチル-1-プロパノール

   e．2-メチル-2-プロパノール

問17　硫黄を含むのはどれか。

    a．アラニン　　　　　　b．バリン　　　　　　c．フェニルアラニン

    d．メチオニン　　　　　e．リシン

問18　毛髪のパーマを行うとき生成するのはどれか。

    a．エステル結合　　　　b．エーテル結合　　　　c．グリコシド結合

    d．ジスルフィド結合　　e．ペプチド結合

問19　加水分解酵素の中で最適 pH が最も酸性側にあるのはどれか。

    a．アミラーゼ　　　　　b．トリプシン　　　　　c．ペプシン

    d．ペプチターゼ　　　　e．マルターゼ

問20　A 地方および B 地方から産出するシェールガスをそれぞれガス A および
　　　ガス B とし，体積組成を表 1 に示す。ガス A に含まれる成分のうち，空気
　　　より重いものはいくつあるか。

    a．1　　　　b．2　　　　c．3　　　　d．4　　　　e．5

表 1

	メタン	エタン	プロパン	ブタン	ペンタン	硫化水素
ガス A	78 %	9 %	5 %	3 %	2 %	3 %
ガス B	80 %	20 %	0 %	0 %	0 %	0 %

問21　問 20 の表 1 で可能な構造異性体も含めるとガス A には何種類の成分があ
　　　るか。

    a．6　　　　b．7　　　　c．8　　　　d．9　　　　e．10

問22　問 20 の表 1 で空気の比重を 1.0 とするとき，ガス B の比重はいくつか。

    a．0.60　　b．0.65　　c．0.70　　d．0.75　　e．1.1

2 (A)～(C)の各問の解答を与えられた選択肢から一つ選べ。

(A) 次亜塩素酸 HClO の塩の一つである次亜塩素酸ナトリウムは次の反応式により水溶液中で徐々に分解する。

$$3\,NaClO \rightarrow 2\,NaCl + NaClO_3 \qquad (1)$$

問23 HClO 水溶液の濃度が 0.10 mol/L であるとき，その電離度として最も近いのはどれか。

a．1.7×10^{-4}　　　　b．5.5×10^{-4}　　　　c．1.1×10^{-3}

d．1.7×10^{-3}　　　　e．3.4×10^{-2}　　　　f．6.8×10^{-1}

問24 HClO は強酸か弱酸か，NaClO 水溶液は酸性，中性，塩基性のいずれか，正しい組合せを選べ。

	HClO	NaClO 水溶液
a．	強　酸	酸　性
b．	強　酸	中　性
c．	強　酸	塩基性
d．	弱　酸	酸　性
e．	弱　酸	中　性
f．	弱　酸	塩基性

問25　水溶液中で NaClO の分解をある温度で 2 時間おこなった。異なった 3 つの NaClO 初濃度に対して NaClO の分解量と $NaClO_3$ の生成量を調べた結果を示す。

	NaClO の初濃度 (mol/L)	NaClO の分解量 (mol/L)	$NaClO_3$ の生成量 (mol/L)
実験 1	1.0	0.030	0.010
実験 2	1.5	0.068	0.023
実験 3	2.0	0.120	0.040

　　$NaClO_3$ 生成の速さ v は，速度定数を k として速度式 $v = k[NaClO]^x$ と表される。この実験から得られる速度式の次数 x の値はいくらか。なお，反応中の NaClO 濃度は初濃度と同じと近似してよい。

　　a.　－1　　　b.　0　　　　c.　1　　　　d.　2　　　　e.　3　　　　f.　4

問26　実験 3 で $NaClO_3$ 生成の反応の速さ v(mol/(L·h)) と速度定数 k(L/(mol·h)) の正しい組合せを選べ。ここで h は時間(hour)を表す。

	v	k
a.	0.010	0.005
b.	0.010	0.010
c.	0.020	0.005
d.	0.020	0.020
e.	0.040	0.010
f.	0.040	0.040

問27 実験結果は次のように説明される。

「(1)式の反応は(2)式と(3)式の2段階からなる。(2)式の反応が(3)式の反応よりも圧倒的に遅いために，全体の反応である(1)式の速さが ア の反応の速さで決まる。(2)式と(3)式では反応の活性化エネルギーは イ 。」

$$NaClO + NaClO \rightarrow NaClO_2 + NaCl \qquad (2)$$
$$NaClO_2 + NaClO \rightarrow NaClO_3 + NaCl \qquad (3)$$

ア ， イ の組合せとして正しいのを選べ。

ア	イ
a. (2) 式	(2)式の方が大きい
b. (2) 式	(3)式の方が大きい
c. (2) 式	ほぼ同じである
d. (3) 式	(2)式の方が大きい
e. (3) 式	(3)式の方が大きい
f. (3) 式	ほぼ同じである

(B) 気体発生装置を組み，枝付フラスコに塩化アンモニウムと塩化ナトリウムからなる固体A 2.00 g を入れ，枝管の先に 0.200 mol/L 硫酸水溶液 80.00 mL を入れたフラスコをつけた。枝付フラスコに過剰の水酸化ナトリウム水溶液を加えると気体Bが発生し，加熱によってすべての気体Bは硫酸水溶液に吸収された。この硫酸水溶液をビュレットを用いて水酸化ナトリウム水溶液Cで滴定すると，30.80 mL を要した。
(1)

シュウ酸二水和物 630.0 mg を量り取り，蒸留水に溶かし，全量を 100 mL にした。この調製したシュウ酸水溶液 20.00 mL をコニカルビーカーに入れ，水酸化ナトリウム水溶液Cで滴定すると，8.00 mL を要した。
(2)

問28　水酸化ナトリウム水溶液Cのモル濃度を有効数字3桁で表すと
$\boxed{ア}$．$\boxed{イ}$ $\boxed{ウ}$ $\times 10^{-\boxed{エ}}$ mol/L である。ア，イ，ウ，エに適する数値をそれぞれ選び記号で答えよ。

ア　a．1　　　　b．2　　　　c．3　　　　d．4　　　　e．5

　　f．6　　　　g．7　　　　h．8　　　　i．9

イ　a．1　　　　b．2　　　　c．3　　　　d．4　　　　e．5

　　f．6　　　　g．7　　　　h．8　　　　i．9　　　　j．0

ウ　a．1　　　　b．2　　　　c．3　　　　d．4　　　　e．5

　　f．6　　　　g．7　　　　h．8　　　　i．9　　　　j．0

エ　a．1　　　　b．2　　　　c．3　　　　d．4　　　　e．5

　　f．6　　　　g．7　　　　h．8　　　　i．9　　　　j．0

問29　下線(1)で発生した気体Bについて正しいのはどれか。

　　a．気体Bと塩化水素を混ぜると，白煙が生じる。

　　b．気体Bを酸化銀を含む溶液に通すと，溶液が黒色になる。

　　c．気体Bを蒸留水に通すと，激しく反応して酸素が発生する。

　　d．気体Bに水で湿らせた青色リトマス試験紙をさらすと，赤くなる。

　　e．気体Bに水で湿らせたヨウ化カリウムデンプン紙をさらすと，青くなる。

　　f．気体Bを蒸留水に通し，メチルレッドを加えると，水溶液は赤色になる。

問30　下線(1)で，発生した気体Bの体積を有効数字3桁で表すと標準状態で　ア　イ　ウ　mLである。ア，イ，ウに適する数値をそれぞれ選び記号で答えよ。

ア　a．1　　　b．2　　　c．3　　　d．4　　　e．5
　　f．6　　　g．7　　　h．8　　　i．9

イ　a．1　　　b．2　　　c．3　　　d．4　　　e．5
　　f．6　　　g．7　　　h．8　　　i．9　　　j．0

ウ　a．1　　　b．2　　　c．3　　　d．4　　　e．5
　　f．6　　　g．7　　　h．8　　　i．9　　　j．0

問31 下線(1)の操作で気体Bの発生はすべて完結したと仮定して，固体Aに
含まれる塩化アンモニウムの質量パーセントを有効数字3桁で表すと
$\boxed{ア}\boxed{イ}.\boxed{ウ}$ ％である。ア，イ，ウに適する数値をそれぞれ選び記号
で答えよ。

ア a．1 　　b．2 　　c．3 　　d．4 　　e．5

　 f．6 　　g．7 　　h．8 　　i．9

イ a．1 　　b．2 　　c．3 　　d．4 　　e．5

　 f．6 　　g．7 　　h．8 　　i．9 　　j．0

ウ a．1 　　b．2 　　c．3 　　d．4 　　e．5

　 f．6 　　g．7 　　h．8 　　i．9 　　j．0

問32 下線(2)の実験操作で正しいのはどれか。

a．シュウ酸二水和物をメスシリンダーに入れ，100 mLの目盛りまで蒸留
水を入れる。

b．シュウ酸二水和物を溶かし，100 mLのメスフラスコに入れ，容器の口
まで蒸留水を入れる。

c．蒸留水で濡らしたホールピペットでシュウ酸水溶液をとり，コニカル
ビーカーに入れる。

d．コニカルビーカーをシュウ酸水溶液で数回洗ってから，シュウ酸水溶液
20.00 mLを入れる。

e．シュウ酸水溶液を駒込ピペットでとり，コニカルビーカーに入れて滴定
する。

f．ビュレットが濡れている場合は，水酸化ナトリウム水溶液Cで数回洗
い，水酸化ナトリウム水溶液Cを入れる。

(C) 過マンガン酸カリウム水溶液の濃度を決定するために以下の実験を行った。

「0.10 mol/L のシュウ酸水溶液 20.0 mL をビーカーに入れ，5.0 mol/L の
　ア　24.0 mL を加え，さらに水を加えて 70.0 mL にした。これを
　イ　後，過マンガン酸カリウム水溶液で滴定したところ，10.0 mL 滴
下したところで終点となった。」

問33 　ア　，　イ　の組合せで正しいのを選べ。

ア	イ
a. 塩　酸	温めた
b. 塩　酸	冷やした
c. 硫酸水溶液	温めた
d. 硫酸水溶液	冷やした
e. 硝酸水溶液	温めた
f. 硝酸水溶液	冷やした

問34 溶液に　ア　を加えずに滴定を行うとどうなるか。

a. 白い沈殿を生じる。

b. 発熱して危険である。

c. 酸化マンガン(Ⅳ)を生じる。

d. 酸化還元反応が起こらない。

e. 溶液が濃青色になる。

f. 褐色の気体を発生する。

問35 滴定に用いた過マンガン酸カリウムの濃度を有効数字2桁で表すと
$\boxed{ア}$. $\boxed{イ}$ $\times 10^{-\boxed{ウ}}$ mol/L である。ア，イ，ウに適する数値をそれぞ
れ選び記号で答えよ。

ア　a. 1　　　b. 2　　　c. 3　　　d. 4　　　e. 5
　　f. 6　　　g. 7　　　h. 8　　　i. 9

イ　a. 1　　　b. 2　　　c. 3　　　d. 4　　　e. 5
　　f. 6　　　g. 7　　　h. 8　　　i. 9　　　j. 0

ウ　a. 1　　　b. 2　　　c. 3　　　d. 4　　　e. 5
　　f. 6　　　g. 7　　　h. 8　　　i. 9　　　j. 0

東邦大学（医）26年度　（52）

3 (A). (B)の各問の解答を与えられた選択肢から一つ選べ。

(A) タンパク質を構成する α-アミノ酸が二つ結合するとジペプチドが生成する。

問36　α-アミノ酸について**誤っている**のはどれか。
　　　a．エーテルなどの有機溶媒に溶けにくい。
　　　b．セリンは分子中にヒドロキシ基をもつ。
　　　c．置換基 R の違いによって L 形と D 形の違いが生じる。
　　　d．ニンヒドリンの水溶液を加えて加熱すると赤紫色を呈する。
　　　e．アミノ基とカルボキシル基が同じ炭素原子に結合している。
　　　f．少量の硫酸とともにアルコールを作用させると酸としての性質がなくなる。

問37　二つの異なった α-アミノ酸 A と B からジペプチド A—B を作る。A と B の間の結合の種類は何か。左側のアミノ酸のカルボキシル基が結合に使われるとすると二つのジペプチド A—B と B—A の関係は何か。正しい組合せを選べ。

	A—B の結合	A—B と B—A の関係
a．	アミド結合	構造異性体
b．	アミド結合	鏡像異性体
c．	アミド結合	同一物
d．	エステル結合	構造異性体
e．	エステル結合	鏡像異性体
f．	エステル結合	同一物

問38 アラニン，グリシン，フェニルアラニン，リシンの中から二つの異なった
　　アミノ酸を選んでジペプチドを作る。不斉炭素原子を一つもつようなジペプ
　　チドができる組合せは何通りか，正しいのを選べ。
　　a．0　　　　b．1　　　　c．2　　　　d．3　　　　e．4　　　　f．5

問39　問38と同様にしてジペプチドを作る。等電点の値が7より大きいジペプ
　　チドができる組合せは何通りか，正しいのを選べ。
　　a．0　　　　b．1　　　　c．2　　　　d．3　　　　e．4　　　　f．5

問40　XとYから作ったジペプチドが不斉炭素原子を一つもち，等電点の値が
　　7以下だった。このジペプチドに濃硝酸を加えて加熱した後，冷却して塩基
　　性にすると橙黄色になった。X，Yの組合せとして正しいのはどれか。

	X	Y
a．	アラニン	グリシン
b．	アラニン	フェニルアラニン
c．	アラニン	リシン
d．	グリシン	フェニルアラニン
e．	グリシン	リシン
f．	フェニルアラニン	リシン

(B) アミロースとセルロースは多数のグルコース $C_6H_{12}O_6$ が（　ア　）結合して
できた多糖であり，どちらも示性式 $[C_6H_7O_2(OH)_3]n$ で表されるが性質は大
きく異なる。

問41　グルコースは水溶液中で環状構造のA，Cと鎖状構造のBの3つの異性
体の混合物として存在し，その間にはA ⇄ B ⇄ Cの平衡がある。AとB，
BとC，AとCの関係はそれぞれ構造異性体(構造)と立体異性体(立体)のど
ちらか。正しい組合せを選べ。

	AとB	BとC	AとC
a.	構　造	構　造	構　造
b.	構　造	構　造	立　体
c.	構　造	立　体	構　造
d.	立　体	構　造	立　体
e.	立　体	立　体	構　造
f.	立　体	立　体	立　体

問42　示性式中で O_2 で表されている2つの酸素原子はそれぞれどのような部分
に含まれるか。正しい組合せを選べ。

a.	環状構造	環状構造
b.	環状構造	カルボニル基
c.	環状構造	（　ア　）結合
d.	カルボニル基	カルボニル基
e.	カルボニル基	（　ア　）結合
f.	（　ア　）結合	（　ア　）結合

問43　アミロースとセルロースは異なった多糖として安定に存在する。2つの多
　　　糖を比べたとき，誤っているのはどれか。

　　　a.（　ア　）結合は安定な共有結合である。

　　　b.（　ア　）結合は酸触媒で加水分解される。

　　　c.異なった環状構造グルコース（AまたはC）でできている。

　　　d.多糖中のグルコース単位は水中で鎖状構造Bにならない。

　　　e.グルコースが直鎖状につながっているが立体構造が異なる。

　　　f.（　ア　）結合で結ばれる2つの原子の位置番号がそれぞれ1，4と1，6
　　　　である。

問44　アミロースを加水分解してできる二糖はどれか。

　　　a.ガラクトース　　　　b.スクロース　　　　c.セロビオース

　　　d.フルクトース　　　　e.マルトース　　　　f.ラクトース

問45　セルロースを濃硝酸と濃硫酸の混合物（混酸）で処理するとニトロセルロー
　　　スが得られる。ニトロ化が完全に進んだときの窒素の質量パーセントを有効
　　　数字3桁で表すと　ア　イ　.　ウ　％である。ア，イ，ウに適する数値を
　　　それぞれ選び記号で答えよ。

　　ア　a.1　　　　b.2　　　　c.3　　　　d.4　　　　e.5
　　　　f.6　　　　g.7　　　　h.8　　　　i.9

　　イ　a.1　　　　b.2　　　　c.3　　　　d.4　　　　e.5
　　　　f.6　　　　g.7　　　　h.8　　　　i.9　　　　j.0

　　ウ　a.1　　　　b.2　　　　c.3　　　　d.4　　　　e.5
　　　　f.6　　　　g.7　　　　h.8　　　　i.9　　　　j.0

生物

問題　26年度

1　植物の光合成に関する以下の文を読み，問1から問7に答えよ。

（文1）
　植物は，光のエネルギーを使って二酸化炭素と水から，ブドウ糖などの有機物を合成し酸素を放出する。植物のこの作用を光合成といい，植物では光合成は葉緑体でおこなわれる。一定時間におこなわれる光合成の量（光合成速度）は，その間に吸収される二酸化炭素の量，または放出される二酸化炭素の量から測定することができる。図1と図2は，光の強さと光合成速度との関係をグラフにあらわしたもので，光―光合成曲線とよばれる。光の強さが0のときには，二酸化炭素が放出されている。これは，光の強さとは無関係に常におこなわれている呼吸によるものである。図1は，実線（―――）と破線（………）で2種の植物の光―光合成曲線を示した。

問1　図1の①～⑧の点から，補償点を示すものをすべて選べ。

a．①
b．②
c．③
d．④
e．⑤
f．⑥
g．⑦
h．⑧

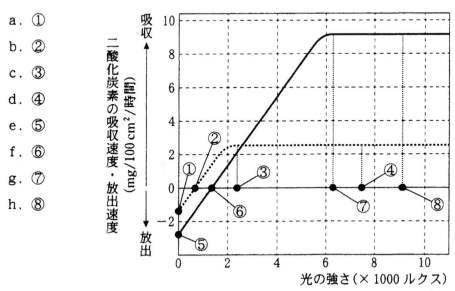

図1

問 2 補償点での光合成量と呼吸量の関係を正しく説明しているものを一つ選べ。

a．光合成量＞呼吸量＞0

b．0＜光合成量＜呼吸量

c．光合成量＝呼吸量＞0

d．光合成量，呼吸量ともに0である

e．呼吸のみおこなわれ，光合成はおこなわれていない

f．光合成のみおこなわれ，呼吸はおこなわれていない

問 3 図1で，破線(…………)で示された植物は，光の弱い環境下でも生育できる。このような光の弱い環境下で生育できる植物をa～jの中から5つ選べ。

a．イ ネ 　　　b．シ イ 　　　c．ブ ナ 　　　d．サクラ

e．ススキ 　　　f．ゼニゴケ 　　　g．ドクダミ 　　　h．ヒマワリ

i．イヌワラビ 　　　j．トウモロコシ

問 4 図 2 で 6000 ルクスの光を 10 時間照射された葉 100 cm² でなされた光合成量をブドウ糖量で求めよ。単位は mg とし，答えは小数第二位を四捨五入すること。なお，原子量は C = 12.0, O = 16.0, H = 1.0 とする。

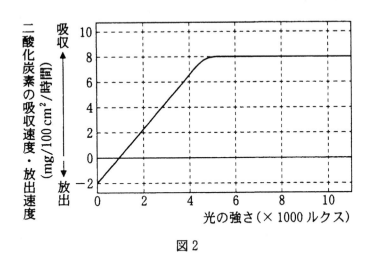

図 2

解答： ① ② ③ . ④ mg

百の位①　　a. なし，　b. 1，　c. 2，　d. 3，
　　　　　　e. 4，　　f. 5，　g. 6，　h. 7，
　　　　　　i. 8，　　j. 9

十の位②　　a. 0，　　b. 1，　c. 2，　d. 3，
　　　　　　e. 4，　　f. 5，　g. 6，　h. 7，
　　　　　　i. 8，　　j. 9

一の位③　　a. 0，　　b. 1，　c. 2，　d. 3，
　　　　　　e. 4，　　f. 5，　g. 6，　h. 7，
　　　　　　i. 8，　　j. 9

小数点以下一位④　a. 0，　b. 1，　c. 2，　d. 3，
　　　　　　e. 4，　　f. 5，　g. 6，　h. 7，
　　　　　　i. 8，　　j. 9

（文2）

　同一の植物個体でも，表面（外側）に面した葉では，光がよくあたるのに対し，個体の下部や中心部に近い葉は光があまりあたらない。そのため，光がよくあたる部位と，光があまりあたらない部位とでは葉の構造がことなる。光がよくあたる葉では　ア　と　イ　が発達し厚い葉となる。

問5　文中の　ア　と　イ　にあてはまる語の組合せで，正しいものを選べ。

	ア	イ
a.	さく状組織	海綿状組織
b.	さく状組織	気孔
c.	さく状組織	クチクラ（層）
d.	海綿状組織	さく状組織
e.	海綿状組織	気孔
f.	海綿状組織	クチクラ（層）
g.	気孔	海綿状組織
h.	気孔	さく状組織
i.	気孔	クチクラ（層）

問6 図3は葉の組織断面を示した。図中の①~⑥で ア と イ に相当する部位を選べ。なお，細胞中の小粒は葉緑体を示す。

a. ①
b. ②
c. ③
d. ④
e. ⑤
f. ⑥

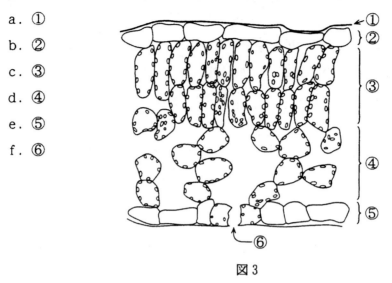

図3

問7 葉に関する以下の記述のうち，正しいものをすべて選べ。

a．陽葉と陰葉では，陰葉の方が呼吸速度は高い(速い)。
b．補償点は，海綿状組織の方がさく状組織より低い。
c．光飽和点は，海綿状組織の方がさく状組織より高い。
d．陽葉と陰葉では，陰葉の方が補償点，光飽和点が低い。
e．さく状組織の葉緑体は，海綿状組織を透過した光を利用する。
f．海綿状組織が二酸化炭素を吸収できないような弱い光でも，さく状組織は二酸化炭素を吸収できる。

東邦大学（医）26年度　(61)

2　眼の発生に関する以下の文を読み，問8から問14に答えよ。

（文1）

　脊椎動物の胚は3つの胚葉から形成され，胚葉間の相互作用によってさまざまな器官の原基が作られる。初期原腸胚の原口背唇部は陥入が進行すると，胚内部からの働きかけにより　ア　胚葉の一部が　イ　へ分化することが知られている。また，　イ　の前端は　ウ　となり，　ウ　の一部が眼胞へと分化する。眼胞は分化が進むとその先端がくぼんで眼杯となる。眼杯に接した表皮は水晶体へと分化し，さらに水晶体は表皮に働きかけて表皮から　エ　を形成させる。

問8　文中の　ア　から分化するものとして誤っているものを一つ選べ。

　　a．つ　め　　　　　　b．すい臓　　　　　　c．副腎髄質
　　d．汗　腺　　　　　　e．副交感神経

問9　文中の　イ　，　ウ　，　エ　にあてはまる語の組合せで正しいものを選べ。

	イ	ウ	エ
a．	脊　索	神経板	こう彩
b．	脊　索	神経板	角　膜
c．	脊　索	脳　胞	こう彩
d．	脊　索	脳　胞	角　膜
e．	神経管	神経板	こう彩
f．	神経管	神経板	角　膜
g．	神経管	脳　胞	こう彩
h．	神経管	脳　胞	角　膜

問10　眼杯から発生する組織として正しいものを一つ選べ。

　　a．網　膜　　b．強　膜　　c．水晶体　　d．角　膜　　e．結　膜

(文2)

　図4に示すように水晶体組織は立方状の水晶体上皮細胞と細長い水晶体繊維からなる。水晶体上皮細胞は前面のみに存在し，増殖しながら赤道部方向へ移動する。水晶体上皮細胞は赤道部で前後方向に伸長し，水晶体繊維に特徴的なタンパク質Cを産生するようになり増殖を止める。水晶体繊維は赤道部から，水晶体の中心方向へ徐々に移動していく。

　水晶体の発生メカニズムを知るため，以下の実験1～4をおこなった。

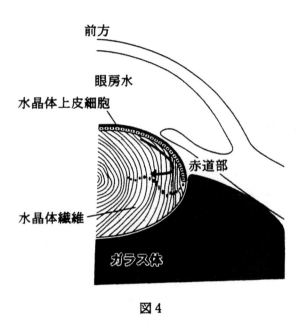

図4

(実験1)　ハツカネズミ胚の水晶体を取り出し，水晶体上皮細胞が後方になるように水晶体を前後反転して眼内に戻した。図5に手術前後および，手術6日後の水晶体の状態を示した。

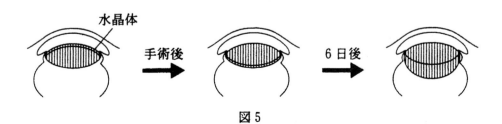

図5

問11　実験1の結果から考えられることとして適切なものを一つ選べ。

a．角膜が水晶体上皮細胞の水晶体繊維への分化を促進する。

b．眼房水が水晶体上皮細胞の水晶体繊維への分化を促進する。

c．ガラス体が水晶体上皮細胞の水晶体繊維への分化を抑制している。

d．水晶体上皮細胞の分化は水晶体周囲の環境によって制御されている。

e．水晶体上皮細胞の分化は水晶体上皮細胞同士の相互作用によって制御されている。

（実験2）　ハツカネズミ胚の水晶体上皮細胞を取り出し，ガラス体の抽出液もしくは眼房水を含む培地でそれぞれ5日間培養した。その結果，ガラス体の抽出液を含む培地で培養した細胞はタンパク質Cを産生し細長い形態へと変化したが，眼房水を含む培地で培養した細胞はタンパク質Cを産生せず形態の変化は見られなかった。

問12　実験2の結果から考えられることとして適切なものを一つ選べ。

a．眼房水の成分が水晶体上皮細胞の増殖を抑制する。

b．ガラス体の抽出物はタンパク質Cの産生を抑制する。

c．培養条件にかかわらず水晶体上皮細胞の分化は一定である。

d．ガラス体の抽出物が水晶体上皮細胞の形態変化を促進する。

e．水晶体上皮細胞を培養しても水晶体繊維への分化を示さない。

（実験3）　分化を誘導するタンパク質の多くは，標的となる細胞の細胞膜上にある受容体と結合することで細胞の分化を誘導する。ハツカネズミ胚のガラス体および眼房水の混合液から抽出したタンパク質Ｆと，タンパク質Ｆに対する受容体の役割を調べるため，水晶体上皮細胞を以下のⅰからⅲの培地で10日間培養した。

ⅰ．低濃度のタンパク質Ｆを含む培地

ⅱ．高濃度のタンパク質Ｆを含む培地

ⅲ．高濃度のタンパク質Ｆに加えて，タンパク質Ｆに対する受容体の作用を抑制する物質を含む培地

　　その結果，ⅰでは水晶体上皮細胞は増殖し，ⅱでは水晶体上皮細胞は増殖せず細長く伸長し，ⅲでは水晶体上皮細胞の形態変化は認められなかった。

問13　実験1から実験3の結果から考えられることとして適切なものを一つ選べ。

ａ．タンパク質Ｆはガラス体に豊富である。

ｂ．水晶体上皮細胞はタンパク質Ｆがないと増殖できない。

ｃ．水晶体上皮細胞はタンパク質Ｆに対する受容体を持たない。

ｄ．タンパク質Ｆに対する受容体は水晶体繊維の脱分化に重要である。

ｅ．タンパク質Ｆの刺激を受けて水晶体上皮細胞はガラス体側へ移動する。

（実験４）　タンパク質Ｆに対する受容体は水晶体以外にも全身の多くの臓器・組織に発現していることが知られている。タンパク質Ｆに対する受容体の水晶体への作用を検討するために，ハツカネズミの遺伝子を操作し，タンパク質Ｆに対する受容体の機能を水晶体だけで弱めたハツカネズミを作製した。遺伝子操作したハツカネズミの水晶体と遺伝子操作をしていないハツカネズミの水晶体とを比べると，水晶体前面に明らかな違いは認めなかったが，水晶体後部ではっきりした違いが認められた。遺伝子操作したハツカネズミの水晶体は増殖する細胞が　オ　，細長い細胞が　カ　。水晶体をすりつぶして，タンパク質Ｃの量を測定したところ，遺伝子操作をしたハツカネズミの方が，単位重量あたりのタンパク質Ｃ重量が　キ　。なお，水晶体以外の臓器・組織に異常はないものとする。

問14　文中の　オ　，　カ　，　キ　のそれぞれに当てはまる語の組合せとして正しいものを選べ。

	オ	カ	キ
a.	多 く	多かった	多かった
b.	多 く	多かった	少なかった
c.	多 く	少なかった	多かった
d.	多 く	少なかった	少なかった
e.	少なく	多かった	多かった
f.	少なく	多かった	少なかった
g.	少なく	少なかった	多かった
h.	少なく	少なかった	少なかった

3 骨髄移植に関する以下の文を読み，問15から問20に答えよ。

　小学生の二郎君は白血病を治療するために入院中である。白血病は血液のがん（癌）ともいわれ，骨髄中で血液細胞を作っている造血細胞ががん化し，無秩序に増殖する病気である。二郎君の白血病は抗がん剤治療だけでは完全治癒が望めないもので，骨髄移植が必要であると診断された。骨髄移植とは健康な骨髄提供者から骨髄液を採取して患者に移植し，造血細胞のがん化や抗がん剤治療で損傷を受けた患者骨髄の造血機能を回復させるものである。
　骨髄移植が成功するには，患者と骨髄提供者間の白血球型を一致させる必要がある。ヒト赤血球にA型やB型の血液型抗原があるように，体を構成する体細胞にも個々に固有な白血球型がありヒト白血球抗原(Human Leukocyte Antigen：HLA)と呼ばれている。HLAはA, B, C, DR, DQ, DPなど多くの抗原の組合せで構成され，免疫機能の中枢を担うT細胞が細胞表面上に発現するこれらの抗原系を認識して自己と非自己の識別をおこなっている。非血縁者間でHLAが一致する確率は数百人～数万人に1人ときわめて低いことが知られている。そこではじめに，血縁者間で適合者を探し，見つからない場合は骨髄バンクを利用して骨髄提供者を探すことになる。

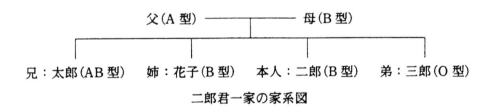

二郎君一家の家系図

　二郎君と家族の血液型は，家系図のように父はA型，母と姉（花子）と本人（二郎）はB型，兄（太郎）はAB型，弟（三郎）はO型であった。家族のHLA型を検査したところ二郎君と太郎君のHLA型は一致した。そこで，二郎君は太郎君から骨髄移植を受けることになった。移植前に二郎君には抗がん剤の投与と放射線治療がおこなわれ，その後に太郎君から採取した骨髄造血幹細胞が移植された。移植2ヶ月後の二郎君の血液検査では，白血病細胞（がん細胞）は見当たらず造血

機能も正常に回復していた。さらに，移植2年後の定期検査で二郎君の血液型を調べたところ，血液型はAB型に変わっていた。
f

問15　下線部aの説明で正しいものを2つ選べ。

a．後天的に白血球型は変化する。

b．男女で白血球型は大きくことなる。

c．兄弟・姉妹間でも白血球型はことなる場合がある。

d．白血球型の不一致は移植拒絶反応を引きおこす。

e．親子間の白血球型はほぼ一致するので拒絶反応がみられない。

問16　下線部bについて，T細胞が自己と非自己を識別できるのはどのような免疫機構によるものか。正しいものを一つ選べ。

a．T細胞にある抗原受容体が，自己のHLA抗原に反応する。

b．自己と非自己どちらのHLA抗原にもT細胞は反応する。

c．自己とことなるHLA抗原を持つ細胞に対してT細胞が抗体を産生する。

d．T細胞表面にある抗原受容体が，わずかなHLA抗原の構造の違いを識別している。

問17　下線部cについて，HLA抗原が一致する可能性について正しいものを2つ選べ。

a．親子より兄弟の方が一致する可能性が高い。

b．親子で一致しない場合は兄弟でも一致しない。

c．HLA遺伝子は接近した位置にあるため，高頻度に再構成（再編成）がおこるから，他人との間で一致する確率は低い。

d．それぞれの遺伝子座には多数の複対立遺伝子があり，その組合せが膨大になるため他人との間で一致する確率が低い。

e．HLA遺伝子座は同一個体内でも変異を起こしやすく，一生のうちで変化する。そのため，他人との間で一致する確率は低い。

問18　下線部dについて，血液型(ABO型)が一致しなくても骨髄提供者になれる理由を一つ選べ。

　　a．赤血球表面にHLA抗原がある。

　　b．白血球表面にも血液型抗原がある。

　　c．血液型抗原とHLA抗原は構造が似ている。

　　d．ABO型が不一致でもRh型が一致していれば問題ない。

　　e．血液型が違ってもHLA抗原が一致していれば拒絶反応はおこらない。

問19　下線部eについて，骨髄移植前に患者(二郎君)に抗がん剤投与と放射線治療を行った理由として考えられるのはどれか。正しいものを一つ選べ。

　　a．HLA遺伝子の転写ができないようにする。

　　b．太郎君から移植された骨髄液中の細胞ががん化するのを防ぐ。

　　c．患者(二郎君)のがん化した細胞および造血幹細胞を死滅させる。

　　d．血液型抗原を赤血球表面から除去して拒絶反応がおこらないようにする。

問20　下線部fについて，正しいものを一つ選べ。

　　a．太郎君由来のリンパ球が，二郎君の赤血球をすべて破壊したため。

　　b．二郎君の体内で，太郎君由来の造血幹細胞が安定して増殖，分化しているため。

　　c．放射線治療により，二郎君の血液型抗原遺伝子がB型からAB型に変異したため。

　　d．がん化や抗がん剤投与により，二郎君の血液型抗原遺伝子がB型からAB型に変異したため。

　　e．二郎君の骨髄中で，太郎君と二郎君の造血幹細胞が等しく存在し，両者とも機能しているため。

4 免疫反応に関する以下の文を読み，問 21 から問 26 に答えよ。

　　生物の体内には細菌やウイルスなどさまざまな異物が侵入する。この異物を非
自己と認識し，これを排除して体内の恒常性を保つしくみを免疫という。体内に
侵入してきた細菌などは免疫細胞に*貪食され細胞内で消化される。この反応は
抗原非特異的におこるが，貪食した細胞は消化された抗原断片を細胞表面に提示
するため，これを認識して反応した T 細胞は活性化されて一部は抗原特異的な
記憶細胞として体内に残る。抗原により活性化された T 細胞の中には，B 細胞
が抗体産生細胞となり抗原特異的抗体を産生するのを助けるものも存在する。

　　抗原と抗体の反応は特異的であり抗原抗体反応とよばれる。抗体は免疫グロブ
リンと総称されるタンパク質でできており，抗原と結合する部分を可変部とい
う。自然界に非自己である抗原の数は無数にあり，体内ではそれぞれの抗原に特
異的に反応する抗体が作られるが，その仕組みは抗体分子の多様性獲得機序で説
明できる。

　　*貪食とは，生体内に侵入した細菌などの異物を細胞内に取り込む作用で，食
作用ともいう。

問21　下線部 a について，体内に侵入してきた細菌などを食作用ののち分解（貪
　　　食）する代表的な細胞を一つ選べ。
　　　a．単　球　　　　　　　b．赤血球　　　　　　　c．血小板
　　　d．抗体産生細胞　　　　e．免疫記憶細胞　　　　f．マクロファージ

問22　下線部 b について，抗体分子の多様性とはどういうことか。正しいものを
　　　2 つ選べ。
　　　a．一つの抗体産生細胞が多種類の抗体を産生する。
　　　b．抗体の定常部は抗原の種類と同じ数だけ存在する。
　　　c．1 種類の抗体はどのような種類の抗原とでも反応する。
　　　d．抗原の種類と同じ種類だけ抗体があり，産生する抗体産生細胞もすべて
　　　　　ことなる。
　　　e．未分化な B 細胞には抗体を作るための遺伝子断片が多数あり，その中
　　　　　から選択されて遺伝子が再構成されて可変部となる。

この抗原抗体反応を観察するため，次のような実験をおこなった。

実験1
　図6のようにマウスに抗原Aを投与した。投与2週間後に採血し抗体が検出されるかを調べたところ，抗原Aに対する抗体が検出された。さらに1週間後，Aに対する抗体を産生しているマウスに対して新たに抗原A，Bをそれぞれ投与し，投与後1週間経過したときに採血をおこなった。

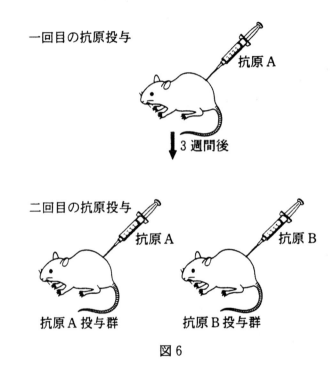

図6

問23　この実験でおこりうる反応を2つ選べ。
　　a．二次応答　　　　b．溶血反応　　　　c．血液凝固反応
　　d．抗体産生抑制　　e．免疫記憶細胞の生成

問24　3週間後に抗原を投与した抗原A投与群と抗原B投与群ではどのような
反応がおきたと考えられるか。正しいものを2つ選べ。

a．抗原B投与群では，抗原Aに対する抗体の産生が増加した。

b．抗原A投与群では，初回投与時より抗原Aに対する抗体の量が低下し
た。

c．抗原A投与群では，初回投与時よりもより多くの抗原Aに対する抗体
が産生された。

d．抗原B投与群では，2回目の抗原投与直後に抗原Aに対する抗体が完
全に消失した。

e．抗原A投与群では，初回投与時よりもより短期間で抗原Aに対する抗
体が産生された。

f．抗原A投与群と抗原B投与群との間では，抗原Aに対する抗体の産生
量は変らなかった。

g．抗原B投与群では，初回に投与した抗原Aによって抗原Aに対する抗
体が生成されたため抗原Bに対する抗体が産生されなかった。

実験2

ウサギⅠに抗原Aと抗原Bを投与して抗体を作らせ，抗血清を採取した。これを抗血清Gとする。次にガラスシャーレに寒天を流して固め，これに小さな穴をあけ，抗原や抗血清を穴にいれた。抗原や抗血清は，寒天中を自由拡散し，寒天中で特異的な抗原と抗体は，寒天の中で抗原抗体反応をおこす。寒天中では，抗原抗体反応複合体は白濁し，透明な寒天に白線が生じる。この白線を沈降線という。図7のように，抗原Aを上，抗原Aに対する抗血清Aを下の穴に入れ一晩反応させると，図7のような沈降線が生じた。

そこで4種類の抗原A，B，C，Dの性質を調べる実験をおこなった。抗血清と抗原が描く沈降線の形により，抗原が同じものか，ことなるものかを明らかにすることができる。この実験法をオクタロニー拡散法(Ouchterlony diffusion method)という。図8の結果は，抗原Aと抗原Bは完全に構造がことなることを示し，さらに抗血清Gは抗原Aに対する抗体，抗原Bに対する抗体を含むことを示す。

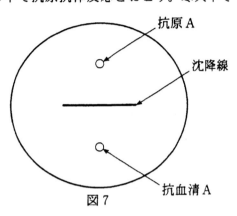
図7

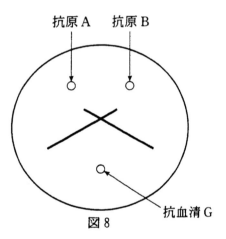
図8

さらに実験を行い，図9～図11の結果を得た。

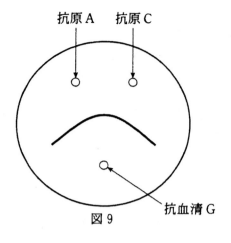
図9

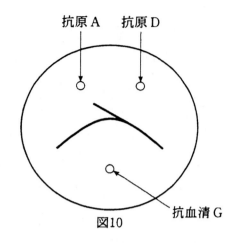
図10

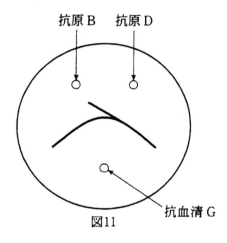
図11

問25　図9～11の結果からどのようなことが考えられるか。正しいものを2つ選べ。

　　a．抗原Aと抗原Cの構造は完全にことなる。
　　b．抗原Dは抗原Aとだけ構造が一致する。
　　c．抗原Dは抗原Bとだけ構造が一致する。
　　d．抗原Aと抗原Cの構造は完全に一致する。
　　e．抗原Dは抗原AともBとも構造がことなる。
　　f．抗原Dは抗原Aと抗原Bとの混合物である。

次に，ウサギⅡに抗原Ｅと抗原Ｆを投与して抗血清Ｈを得た。抗原Ａ，抗原Ｅと抗血清Ｇとを反応させたところ，抗原Ｅとの間に沈降線は認められなかった。抗原Ａ，抗原Ｆと抗血清Ｇを反応させたところ，図９と同じ結果が得られた。

問26　抗原Ａ，Ｅ，Ｆと抗血清Ｈを反応させるとどのようになると考えられるか。正しいものを３つ選べ。

a．抗原Ａ，抗原Ｅと抗血清Ｈを反応させると図８と同じ結果が得られる。

b．抗原Ａ，抗原Ｅと抗血清Ｈを反応させると図９と同じ結果が得られる。

c．抗原Ａ，抗原Ｆと抗血清Ｈを反応させると図８と同じ結果が得られる。

d．抗原Ａ，抗原Ｆと抗血清Ｈを反応させると図９と同じ結果が得られる。

e．抗原Ｅ，抗原Ｆと抗血清Ｈを反応させると図８と同じ結果が得られる。

f．抗原Ｅ，抗原Ｆと抗血清Ｈを反応させると図９と同じ結果が得られる。

g．抗原Ａ，抗原Ｅと抗血清Ｈを反応させると図10と同じ結果が得られる。

h．抗原Ａ，抗原Ｆと抗血清Ｈを反応させると図10と同じ結果が得られる。

i．抗原Ａ，抗原Ｅと抗血清Ｈを反応させると抗原Ｅとの間の沈降線はみられない。

j．抗原Ａ，抗原Ｅと抗血清Ｈを反応させると抗原Ａとの間の沈降線はみられない。

5 図12は、生態系での炭素と窒素の循環を示している。窒素循環、および炭素循環に関する問27から問34に答えよ。ただし、図中の矢印(→)は年間の物質の流れを示し、A～Kは炭素量、L～Uは窒素量とする。また、①～⑧は生物群を示し、Tは生物群①の体内でおこなわれる反応である。

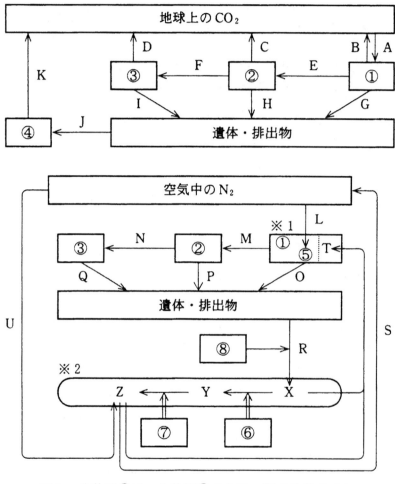

※1　生物群⑤は、生物群①のある一部の生物体内に生息(共生)している。
※2　◯は、土中の無機窒素化合物を示す。

図12

問27 炭素循環において，植物食生動物群における年間成長量を表す式はどれか。

a. A − B
b. A − (B + G)
c. A − (B + E + G)
d. E − C
e. E − (C + H)
f. E − (C + F + H)
g. F − D
h. F − (D + I)

問28 炭素循環における純生産量を表す式はどれか。

a. A − B
b. A − (B + G)
c. A − (B + E + G)
d. E − C
e. E − (C + H)
f. E − (C + F + H)
g. F − D
h. F − (D + I)

問29 異化の過程で生じた炭素はどれか。すべて選べ。

a. A
b. B
c. C
d. D
e. G
f. H
g. I
h. J
i. K

問30 L，S，T，Uの窒素はどの過程で生じたものか。それぞれ適切なものを一つ選べ。

a. 脱窒作用
b. 窒素固定
c. 窒素同化
d. 空中放電
e. 硝化作用

問31 生物群⑤は生物群①のある一部の生物体内に生息（共生）し，空気中の N_2 を直接取り込むことができる。それはどれか。2つ選べ。

a. アナベナ
b. リゾビウム
c. 放線菌の一種
d. アゾトバクター
e. クロストリジウム

問32 X，Yにあてはまる物質と⑦の生物はどれか。

a. NH_4^+
b. NO
c. NO_2^-
d. NO_3^-
e. N_2
f. 鉄細菌
g. 硝酸菌
h. 亜硝酸菌
i. 硫黄細菌
j. 水素細菌

問33　取込まれた物質 Z は生物群①の体内において還元されて物質 X になり，また物質 X が直接生物群①の体内に取込まれることもある。この物質 X は ATP 存在下 T 過程において，　ア　と反応し　イ　ができる。そしてその後，アミノ基転移反応等により種々のアミノ酸が合成される。　ア　，　イ　にあてはまる物質はどれか。

a．アラニン　　　　　　b．ヒスチジン　　　　　c．アルギニン

d．メチオニン　　　　　e．グルタミン　　　　　f．アスパラギン

g．グルタミン酸　　　　h．アスパラギン酸　　　i．トリプトファン

問34　空気中の N_2 含有量(%)を示す値を，a～j の中から一つ選べ。

a．0.0037　　b．0.037　　c．0.37　　　d．3.7　　　e．2.1

f．5.4　　　　g．7.8　　　h．21　　　　i．54　　　　j．78

6 生物の遺伝情報の複製と発現に関する以下の文を読み，問35から問38に答えよ。

　遺伝子の本体であるDNAは，生物の設計図という役割を持つ。DNAは複製され，細胞から細胞へ，親から子へと受け継がれる。DNAの遺伝情報にもとづいたタンパク質の合成は，DNAの塩基配列が伝令RNA（mRNA）に転写される過程と，伝令RNAの塩基配列によって指定されたアミノ酸配列へ翻訳される過程からなる。

問35　DNAとRNAについての記述として，正しいものを2つ選べ。

　　a．RNAを構成する塩基は，DNAを構成する塩基と同じである。

　　b．DNAの糖はデオキシリボース，RNAの糖はリボースである。

　　c．DNAを構成する塩基の量（分子の数）は，アデニンとグアニン，チミンとシトシンが等しい。

　　d．真核生物のDNAは，核内でヒストンと呼ばれるタンパク質に巻きつきビーズ状になっている。

　　e．DNAの二重らせん構造では，両鎖の間で糖に付加された塩基どうしが共有結合をしている。

　　f．どちらも糖，リン酸，塩基からなり，構成する元素は炭素（C），水素（H），酸素（O），窒素（N），リン（P），イオウ（S）である。

　　g．生物のもつ一揃いの遺伝情報をゲノムという。ゲノムは，複相（2n）の細胞に含まれる全DNAの遺伝情報に相当する。

問36　DNA 複製の過程に関する記述として，正しいものを 3 つ選べ。

a．真核生物では，DNA 複製は間期の DNA 合成期(S 期)におこなわれる。

b．DNA の複製が終わると，細胞は直ちに分裂期(M 期)に移行し 2 つの娘細胞ができる。

c．DNA が複製されるには，まず特定の部分で塩基対間の結合が切れ，二重らせんがほどけ一本鎖が 2 本となる。

d．減数分裂では，第一分裂と第二分裂の間で DNA 複製がおこなわれないため，娘細胞では DNA 量が母細胞の半分となる。

e．ほどけた鎖が共に新しく合成される DNA 鎖の鋳型となり，鋳型と同じ塩基をもつヌクレオチドが DNA 合成酵素(DNA ポリメラーゼ)によって次々に連結されていく。

f．複製された DNA は，もとの DNA(親の DNA)から一方の鎖をそのまま受け継ぐ。このような複製は保存的複製とよばれ，メセルソンとスタールによって，窒素の同位体を利用した実験により証明された。

問37　転写の過程に関する記述として，正しいものを 3 つ選べ。

a．スプライシングでは，はじめに転写された RNA からエクソンが切り取られる。

b．ヒトなどの真核生物では，1 つの遺伝子から転写される mRNA は一種類のみである。

c．DNA 上で，RNA 合成酵素(RNA ポリメラーゼ)が結合する領域を，プロモーターとよぶ。

d．大腸菌のような原核生物では，転写と翻訳が近接しておこり，合成(転写)途中の伝令 RNA(mRNA)でも翻訳が始まる。

e．真核生物では，転写された mRNA が，核膜にある核膜孔を通過して細胞質へ移動し，翻訳は細胞質でおこなわれる。

f．DNA から伝令 RNA(mRNA)への遺伝情報の伝達は，まず，RNA 合成酵素(RNA ポリメラーゼ)が DNA に結合し，DNA の二重らせんを一本鎖にほどき，次に，RNA 合成酵素が DNA のほどかれた 2 本の鎖をそれぞれ鋳型として mRNA を転写することである。

問38 翻訳の過程に関する記述として正しいものを3つ選べ。

a. 1種類のアミノ酸には，1種類のコドンが対応する。

b. タンパク質の翻訳は，メチオニンのコドンから始まる。

c. すべてのコドンには，いずれかのアミノ酸が対応している。

d. 塩基配列は3つずつ区切って読まれ，コドンと次のコドンの間に重なりや，とびはない。

e. 伝令RNA（mRNA）とリボソームが結合すると，mRNAのコドンに対応するアンチコドンを持つ運搬RNA（tRNA）によってコドンに規定されたアミノ酸が次々に運搬される。

f. リボソームRNA（rRNA）は，多くのタンパク質とともにリボソームを形成する。真核生物ではリボソームは，細胞内に分布するゴルジ体の表面に付着しているものもある。

英　語

解答　26年度

1

〔解答〕

(1) b　(2) c　(3) b　(4) c

(5) a　(6) b　(7) b　(8) d

(9) d　(10) a　(11) b　(12) b

(13) c　(14) c　(15) d　(16) d

〔質問と選択肢の意味〕

1. 1 行目の syndrome という語に一番近い意味の語は
   a. 汚染　　b. 病気　　c. 起源　　d. 状況

下線部に一番近い意味の文は次のどれか。
   a. 病気の徴候は改善するので患者は数年もつが、最後には悪化していき、ベッドから離れられなくなる。
   b. 病気は幾年か続くかもしれないが、患者は歩かないでベッドに寝ていることで回復することができる。
   c. 病気の症状は年々悪くなるので、患者は最後にはベッドに寝ついて歩けないようになるだろう。
   d. 病気の症状は変化することなく数年続くかもしれないが、患者はあまりに長くベッドで過ごすことによって歩くことができなくなるだろう。

3. 10 行目の restricted という語に一番近い意味の語は
   a. 固定されて　　b. 限定されて　　c. 調査されて
   d. 抑制されて

4. 13 行目の chronic という語に一番近い意味の語は
   a. 日常の　　b. 痛みを伴う　　c. 持続的な
   d. 危険な

5. 次の文を挿入しようとすれば本文中の a 、 b 、 c 、 d のどの箇所が適切か。
   「神通川流域の住民たちは、近くの鉱山の採鉱が盛んに行われたことからくる産業的な環境汚染の結果として、1930 年代に初めてカドミウムにさらされた。」
   （次の文に鉱山のことが書かれている [a] の箇所が適切。）

6. 23 行目の displaces というのはどういうことか
   a. 亜鉛と銅がカドミウムに取って代わる
   b. カドミウムが亜鉛と銅に取って代わる
   c. カドミウムがメタロチオネインに取って代わる
   d. メタロチオネインがカドミウムに取って代わる

7. 下線部に一番近い意味の文は次のどれか。
   a. 体の中の大量のカドミウムは腎臓にあるカルシウムを毒に変え、これが骨に吸収されて骨がリスクを負う。
   b. カドミウムは腎臓にダメージを与えて、カルシウムを取り込む体の能力を減らすので、骨の健康は、高レベルのカドミウムによってリスクにさらされるかもしれない。
   c. 毒性のカドミウムにさらされることで、骨がカルシウムを吸収するのが妨げられることがあり、これによって腎臓が損なわれ、骨の健康が低下する。

d. 長期にわたってカドミウムにさらされることは健康な骨に必要だが、カドミウムの吸収が多すぎると、腎臓に問題を起こすこともある。

8. 36 行目の malnourishment という語の意味はおそらく
   a. 背があまり高くないこと
   b. 働き過ぎで具合が悪いこと
   c. 体が健康でないこと
   d. 栄養状態が良くないこと

9. 41 行目の this risk という語句は何のことを言っているのか。
   a. イタイイタイ病
   b. 栄養不良
   c. エストロゲンの問題
   d. カルシウム関連の病気

10. 45 行目の confirmed という語に一番近い意味の語は
    a. 証明した　　b. 完成した　　c. 確立した
    d. 誤りを証明した

11. 47 行目の elicit という語に一番近い意味の語は
    a. 獲得する　　b. 引き起こす　　c. 証明する
    d. 推論する

12. イタイイタイ病の症状として英文の中で述べられていないのはどれか。
    a. 腎臓の問題　b. 嘔吐　c. 消耗するような痛み
    d. 無気力

13. 英文によると、カドミウムはどのようにして組織や器官を損なうのか。
    a. メタロチオネインのような重要なタンパク質を壊すことによって
    b. 引き寄せる亜鉛と銅が多すぎるから
    c. 細胞タンパク質の中の大事な金属と置き換わることによって
    d. 細胞毒性を減らすことによって

14. 英文によると、特に神通川流域の女性たちがイタイイタイ病にかかったのはなぜか。
    a. この地域の女性たちは一般的に言って、カドミウム毒を摂取したほかの人たちよりも進歩的だった。
    b. この地域の女性たちはカドミウム毒に最もさらされていた。
    c. この地域の女性たちはカドミウム毒にさらされていたことに加えて、カルシウム代謝不全と栄養不良の傾向があった。
    d. この地域の女性たちは汚染度の高い米などの植物をより多く食べ、これによってカドミウム毒のレベルが非常に高くなった。

15. カドミウム毒だけでイタイイタイ病が起こると思われないのはなぜか。
    a. イタイイタイ病の患者全員がカドミウム毒を摂取したわけではないから。

b. たくさんの子どもを産んだ経験のある女性だけが病気になったから。
c. 日本の神通川流域以外の地域でも、イタイイタイ病の患者が多く出たから。
d. カドミウム毒を摂取したのにイタイイタイ病にならなかった人たちが他にいたから。

16. 英文によると、イタイイタイ病が進行するには、カドミウムにさらされることに加えて、どんな状況が必要となるのか。
　　a. 弱く、変形した骨。
　　b. 高レベルのカドミウムに汚染された食べ物を食べること。
　　c. 高齢で多くの子どもを持ちすぎること。
　　d. 腎臓の細胞へのダメージ（最後の英文に進行のことが書いてある。）

〔全訳〕
　イタイイタイ病は骨が弱くなって変形する結果起こる、原則として痛みの強い骨格の異常からなる(1)症候群を指す。この病気は背骨と脚の骨の痛みを訴えることから始まり、やがて骨の変形によって歩き方がしだいにふらついてくるのが特徴である。(2)これらの症状は持続して、たいていは数年間進行していき、患者は最後には歩けなくなり、そして寝たきりになる。臨床的な症状はそれから急激に進み、ついには体が消耗するようなきつい痛みが出てきて、咳などの軽い衝撃によっても多くの箇所で骨折するようになり、ひどい骨の変形が起こり、腎臓が深刻なダメージを受け、やがて死へと向かう。イタイイタイ病は1940年代に初めて認識されたが、主に日本の神通川流域の地域に住む年齢の高い閉経期以降の女性に(3)限定された、独特の病気である。
　イタイイタイ病の主要な原因は(4)長期にわたるカドミウム毒ではないかと長く疑われてきた。(5)[a]　鉱山はその地域の川の水の重大な汚染を引き起こし、次に下流の水田が汚染されて、水と土壌の中のカドミウムのレベルが非常に高くなった。[b]　カドミウムは米などの植物に取り込まれやすく、食料源を通じて人間に取り込まれやすい。[c]　米は地方の日本では主食であったし、今もそうであるので、住民は長い期間にわたって非常な高レベルのカドミウムに深刻に晒されることになった。[d]
　体はカドミウムを、肝臓や腎臓などの器官の中の、通常は亜鉛や銅など重要な金属を蓄積するメタロチオネインと呼ばれる特殊なタンパク質の中に蓄積する。だが、カドミウムのほうが結びつきがさらに強く、これらの金属を(6)押しのけてしまう。カドミウムはまた、細胞にとって重要な多くのタンパク質の中にある、亜鉛や銅など生物学的に大事な金属の代わりをすることもあり、細胞は平常の機能のためにこれらの金属を使っているので、結果として、タンパク質の生化学的機能不全、細胞毒性、細胞死となる。これがついには、組織と器官の機能低下につながっていく。(7)長期間あるいは高レベルでカドミウムにさらされることは特に腎臓にとって有毒で、そうなると、健康な骨にとって必要とされるカルシ

ウムの吸収が悪くなる。また、長期間カドミウムにさらされることは、職業的にカドミウムに接している人々の間で肺がんのリスクが高くなることと関係がある。他の病気についても同様である。
　しかし、イタイイタイ病として知られる特殊な病気の発病がこのような特定の日本人女性の小集団に限定された、その原因となる要素が他にもあったことが、今では明らかになっている。カドミウム毒の徴候はありながらもイタイイタイ病が現れない人たちが、他にいるからである。他の要素という中に、発病した女性たちの全般的な(8)栄養不良とカルシウム代謝不全、年齢が高いこと、女性であることがある。一般に閉経期以降の女性は、骨粗鬆症などのカルシウム関連の病気のリスクが高くなる。特にエストロゲンは、カルシウム代謝を助けるのに重要な役割を果たすことが明らかになっていて、栄養状態が悪いと(9)このリスクが劇的に増大することがある。これらの女性たちの小柄な体格も関係しているのかもしれない。そして、理由は完全にはわかっていないけれども、これらの女性たちの中でも多産の女性(すなわち、何人かの子どもを出産したことのある女性)は、病気のリスクが最大であった。動物で調べた最近の研究が(10)確認しているのは、カドミウム摂取だけでもこの病気のいくつかの症状を引き起こすことがあるが、完全版のイタイイタイ病にもっとよく似ている症状を(11)引き出すには、上にあげた他の要素もいくつか存在しなければならないということである。最近の動物研究は、カドミウムが腎臓の細胞のミトコンドリアにダメージを与えることが、この病気の進行の原因となっている重要な現象であることを明らかにした。

2
〔解答〕
(17) b　(18) c　(19) a　(20) d
(21) c　(22) a　(23) d　(24) d
(25) a　(26) b　(27) a　(28) c
(29) d　(30) d

〔質問と選択肢の意味〕
17. 4行目の ailments という語に一番近い意味の語は
　　a. 弱さ　　b. 病気　　c. 熱　　d. 経過
18. 18の空所に最もよく合うのは次のどれか。
　　直前の surgical wound の同格にあたる語句がくるべきなので、bとdは除外。aは文意が通らない。cの意味は「特に、感染したり適切に治らないような傷」
19. 14行目の sterilizing という語に一番近い意味の語は
　　a. きれいにする　　b. 開く　　c. 分ける
　　d. 変える
20. 16行目の potent という語に一番近い意味の語は
　　a. 弱い　　b. 悪い　　c. 可能性のある　　d. 強力な
21. 19行目の concentration という語のだいたいの意味は
　　a. 強くなっていく過程
　　b. 物質を吸収する力

c. ある物質の、別の物質中の量

d. 液体中に含まれるあるものの質のレベル

22. 25 行目の contamination という語のだいたいの意味は

a. 汚染物質の侵入

b. 望ましい物質の遮断

c. 望ましくない物質の、傷やけがからの除去

d. 汚染する物質を遮断することによる、あるものの純化

23. (23)の空所に最もよく合うのは次のどれか。

a. 蜂蜜はこれらの傷の性質のそれぞれを優れた包帯にする。

b. きずついた蜂蜜包帯はこれらの性質のそれぞれを優れた治療法にする。

c. 優れた蜂蜜の傷に手当をすることはこれらの性質のそれぞれを治癒法にする。

d. これらの治療的特性のそれぞれが、蜂蜜を優れた傷包帯にする。

24. 29 行目の conventional という語に一番近い意味の語は

a. 正しい　　b. 利益になる　　c. 簡単な

d. 標準の

25. 32 行目の promote という語に一番近い意味の語は

a. 刺激する　　b. グレードアップする　　c. 好む

d. 宣伝する

26. 英文によると、人々が蜂蜜を薬として使うのをやめたのはなぜか。

a. 蜂蜜は現代の医薬ほどの効果がなかった。

b. 蜂蜜は現代の医薬より人気がなくなった。

c. 蜂蜜は 1940 年代以降はもう広く使われなくなった。

d. 蜂蜜は薬として使うには高価になりすぎた。

27. 英文によると、蜂蜜はどのようにして感染を防ぐのに役立つのか。

a. 蜂蜜はバクテリアを殺す成分を持っている。

b. 蜂蜜は過酸化水素の効果を減らすのを助ける。

c. 蜂蜜は侵入してくる有機体と戦う炎症性の性質を持っている。

d. 蜂蜜は糖尿病による脚切断の率を減らす。

28. 英文によると、蜂蜜はなぜ、抗生物質に抵抗力を持つスーパー菌に対して有効なのか。

a. 他の医薬品よりも安価なので。

b. 好ましくない環境でよく作用するので。

c. バクテリアと戦う多くの方法を持っているので。

d. 炎症を促進する成分を持っているので。

29. 英文によると、蜂蜜はなぜ、火傷の患者を治療するのに有効なのか。

a. 火傷の治療薬である銀サルファダイアジンを含んでいるので。

b. 蜂蜜は他の治療薬よりも表面的な覆いなので。

c. 蜂蜜は中度の火傷を軽度にするので。

d. 蜂蜜は通常の火傷治療薬に比べて、傷跡も痛みも小さくするので。

30. 英文によると、蜂蜜の抗真菌性の性質は

a. 膣カンジダ症に対しては効果がない。

b. ほとんどの市販薬と同じくらい優れている。（市販の抗カビ薬と同じくらいなのでこれは誤り）

c. 水虫の原因となる。

d. ほとんどの皮膚病で 60% の改善を実現する。

〔全訳〕

　スプーン 1 杯の蜂蜜は甘党のあなたを満足させる以上のことをやる。あなたの健康を増進させるのである。何世紀もの間、この天然の甘味料は、用途の広い治療物質として役立ってきた。蜂蜜を利用した民間療法は、普通の風邪から便秘までの広範囲の(17)病気を治療するために、長く使われてきた。

　抗生物質などの現代的な薬が開発された後、1940 年代になると蜂蜜は薬としての人気を失ったのだが、それが最近カムバックを果たしつつある。蜂蜜が健康に対して効果があることを証明する科学的な証拠が数々現れたことが、この古代からの治療薬を、現代の常備薬の棚に戻そうとしている。臨床診療国際ジャーナルの最近の号で、研究者たちは過去 60 年にわたって行われた 18 本の蜂蜜の研究論文を調べた。彼らは、この天然甘味料は外科手術による傷、(18)特に、感染してしまったり適切に治癒しないような傷に有効な治療のようだと結論づけた。

　中に含まれる過酸化水素などの成分によって、蜂蜜は感染した傷を(19)消毒したり感染を防いだりするのに役立つ。局部的な手当てとして使われると、糖尿病患者の脚の切断の率が減った。蜂蜜には(20)潜在的に抗生物質のような性質があることがわかっている。科学者たちは、蜂蜜が自然に過酸化水素を作り出すことを発見している。これは病気を起こすバクテリアを殺すことのできる物質である。

　蜂蜜の高(21)濃度の糖分、含水量の少なさ、酸性のpH は、侵入しようとする有機体にとって好ましくない環境を作り出す。さまざまな方法でバクテリアと戦うので、普通の抗生物質に対して抵抗力を持つようになったスーパー細菌と戦うには理想的である。他の天然成分も、炎症を鎮め、ダメージを受けた組織の回復を早めるようである。蜂蜜は傷ついた組織を厚い保護バリアでおおい、汚れや菌による(22)汚染を防ぐ。(23)おまけの利点として、蜂蜜は同等の働きをする医薬品よりも、値段がはるかに安い。

　インドの研究者たちは、火傷の患者の傷が蜂蜜で治療されると、(24)従来の治療を受けた患者より、痛みや火傷の跡が少ないことを発見した。蜂蜜を塗った包帯で覆った表面の火傷は、軽度から中度の火傷に普通処方される軟膏である銀サルファダイアジンで治療された火傷より、治りがはるかに早かった。

　蜂蜜の抗生物質的な性質が傷の治りを(25)促進するのに役立つ一方で、その抗真菌性の性質は、白癬、水虫、膣カンジダ症など普通の皮膚病の多くに対して治癒効果を持つ。抗カビ薬として、蜂蜜は多くの市販の抗カビ調合薬に匹敵するように思われる。科学者たちが最近発見

したのは、乾癬病の患者は蜂蜜、蜜蝋、オリーブオイルの混合したものを塗ると改善するということである。乾癬その他の炎症性皮膚病に罹っている人々の研究では、蜂蜜ベースの混合薬で手当てをすると、60パーセントに有意の改善が見られたということである。

3
〔解答〕
(31) a　(32) b　(33) a　(34) d　(35) b
(36) c　(37) a　(38) d　(39) c　(40) b

〔出題者が求めたポイント〕
［解答のヒント］
31. 前後の文から逆説的な意味の接続詞を選ぶ。
32. 「～だけれども」という譲歩節の意味の前置詞を選ぶ。
33. a. 対処する　b. 思いつく　c. ～に至る
　　d. ～に加わる
34. 前の a skill を言いかえたもので、後の関係代名詞 that の先行詞となっている。
35. had people　play で「人々に（ゲームを）させた」の意味。
36. 付帯状況を表す with
37. 主格の関係代名詞 that の後なので b、d は不適切。
　　c「～に先行した」は意味が合わない。
38. 後に例を挙げるときの such as
39. I wish＋仮定法過去完了
40. 後の as と対応して、「～であると表現する」の意味になる。

〔全訳〕
　老年期のことは忘れよう。すばらしいニュースは、研究者たちが、歳をとることの驚くべき利点を、いくつか発見しつつあるということだ。精神的なある技能が歳とともに衰えていく―あの人の名前は何ていったんだっけ？―(31)ときでさえ、極めて重要な数多くの能力については、頭が鋭くなっていくことを研究者たちは発見している。あるイリノイ大学の研究において、年配の航空管制官は、短期記憶や視覚的空間処理にはいくぶん損失がある(32)ものの、経験によるタキシング作業では優れていた。どうしてそうなのだろうか。彼らは複数の航空機を同時に誘導し、操り、衝突を避けることではエキスパートだったのだ。
　人々はまた、社会的な争いごとに、より効果的に(33)対処する方法を学ぶ。2010年の研究のために、ミシガン大学の研究者たちは、200人の人々にディア・アビーの手紙（身の上相談の手紙）を提供し、どんなアドバイスをするかを尋ねた。60代の被験者の人たちは、違う視点を想像したり、複数の解決策を考えたり、妥協案を提案したりするのが、下の年齢の人たちよりも上手だった。
　感情をコントロールするのはそれ自体が技術、私たちの多くが習得するのに何年もかかる(34)技術であることがわかっている。今年発表された研究論文で、ドイツの研究者たちは、悔恨の情を引き出すように意図された

ギャンブルゲームを人々に(35)やらせた。20何歳かの人々と違って、60代の人々は、負けたことに苦しむことはなく、後で大きいリスクを犯すことによって負けを取り戻そうとすることは少なかった。
　このような社会的技法は大きな利益をもたらすだろう。2010年に、ストーニーブルック大学の研究者たちは、数十万のアメリカ人に行った電話調査を分析し、50歳を越える人たちの方が全体として幸せで、(36)怒りの感情は20代から70代までに着実に減っていき、ストレスは50代でストンと落ちることを発見した。
　このことは、年取ることを、悲しいこと孤独であることと同列に考える人々にとってはニュースかもしれないが、スタンフォード大学の心理学者、ローラ・カーステンセンによる数多くの研究には合致している。彼女は18歳から94歳までの人々を10年間(37)追跡した研究を率い、彼らが次第に幸せになり、彼らの感情にぶれが少なくなっていくことを発見した。このような研究は、悲しさ、怒り、恐れ(38)などのネガティブな感情が、ドラマチックな若い日々よりも目立たなくなることを、明らかにしている。
　コーネルの社会学者、カール・ピルマーとチームは「生きるための30のレッスン―賢いアメリカ人からの経験による真のアドバイス」という本のために、およそ1200人の高齢者にインタビューした。彼は言う。「多くの人たちはこんな感じのことを言いました。『日々の生活を楽しみその瞬間を楽しむことを、60代でなく30代のときに覚え(39)たらよかったのに』と」。インタビューされた高齢の人々は、「ここ5年10年を生涯で最も幸せな年月と(40)表現する」ことがよくある。
　ピルマーは言う。「私たちは70代以上の極めてネガティブなステレオタイプを持っています。そしてこのステレオタイプはだいたいにおいて正しくないのです。」

4
〔解答〕
(41) d　(42) a　(43) b　(44) c　(45) d
(46) c　(47) b　(48) d　(49) a　(50) c

〔出題者が求めたポイント〕
［選択肢の意味］
41. a. 喜んで～する　b. ～まで待つ　c. ～の練習をする
　　d. ～できる
42. a. 促進する　b. 固定する　c. 宣言する　d. 分割する
43. in conjunction with で「～と協力して」
44. a. 事実　b. 出口　c. 動機　d. 分配
45. a. 注目に値する　b. ある　c. いくぶん
　　d. 実行可能な
46. 英文によると、ヨーク大学の研究は
　　a. 構造プレートがどのように火山によって形成されたかを示した。
　　b. 我々の初期の祖先が東アフリカへと移動したのを立証した。
　　c. 初期の人類の進化についての新しい理論を提起した。

東邦大学（医）26 年度　（85）

d. 上記のすべて。
47. 英文によると、我々の初期の祖先はなぜ、岩だらけの地形の場所に移動したいと思ったのか。
　a. 森の中よりも岩の上のほうが、すばやく移動できた。
　b. 岩地の方が、食べ物を取ったり隠れ家を見つけたりするのに都合が良かった。
　c. 岩地の方が、彼らの直立歩行に向いていた。
　d. 岩地の方が、よじ登ったりする機会が多かった。
48. 英文によると、我々の初期の祖先が森を出たのはなぜかについての従来の仮説とはどういうものか。
　a. 二本足で歩くことによって、森の生活が不便になった。
　b. 森のせいで隠れ家を見つけるのがあまりに難しくなった。
　c. 森を出ることが、我々の祖先に進化の動機をもっと与えた。
　d. 気候の変動が森を減らした。
49. 英文によると、新しい研究が示しているのは、二本足で歩くことは
　a. 岩地に移動したことの反応として発達した。
　b. その地域の植生に大きな変化をもたらした。
　c. 気候変動に対応するために必要だった。
　d. 岩地に移動した後は利点ではなくなった。
50. 英文によると、岩地に移動したことの進化論的な結果でないと思われるのは、
　a. 手の技術や道具の使用が向上したこと
　b. ナビゲーションやコミュニケーションのような頭の働きが向上したこと
　c. 足に表れた走ることへの適応性（本文には、これは後に平原で獲得した能力かもしれないとある。）
　d. 這い登ったりするような運動能力が向上したこと

〔全訳〕
　ヨーク大学の考古学者たちの新しい研究が、樹上生活の四足歩行から、歩いたりよじ登ったり(41)できる直立の二足歩行になった我々の最初の祖先の発達の、その裏にある進化理論に異議を唱えている。我々の直立歩行の起源は東アフリカや南アフリカのでこぼこした地形にあるのかもしれないと研究者たちは言っている。この地形は鮮新紀（1300 万年から 200 万年前）に、火山と移動する構造プレートによって形成されたものである。
　我々の初期の祖先であるヒトは、隠れ家になり獲物を捕まえるチャンスにも恵まれるというので、岩地や峡谷の地形にひきつけられたのだろう。だが、このためには直立のはい登ったりする歩行がもっと必要となり、これによって二足歩行の出現が(42)促された。
　気候変動によって地表をおおう樹木が減ったときに我々の初期の祖先は森を出て二本足歩行にならなければならなかったとする従来の仮説に、ヨーク大学の研究は異議を唱えている。「複雑な地形と人類の進化—失われた環」という研究は、パリの地球物理学研究所の研究者たちと(43)共同で進められたもので、「Antiquity」とい

う専門誌に発表された。
　論文の執筆者のひとりであるヨーク大学考古学部のイザベル・ウィンダー博士は、「私たちの研究は、二足歩行が、気候変動から来た植生の変化に対する反応としてではなく、地形に対する反応から発展してきたのかもしれないことを示しています。」と言った。
　「崩れてでこぼこになった地形は、安全と食糧という点からすれば、ヒトに利益をもたらしましたが、これはまた、登ったり、バランスを取ったり、はい登ったり、崩れた地面をすばやく越えたり—これは直立歩行をさらに促すタイプの運動ですが—このようなことをすることによって移動手段を向上させていこうとする(44)動機の説明にもなっています。」
　直立のヒトの手と腕はやがて自由になって、手先の器用さと道具の使用を発達させ、進化の物語のさらなる重要段階を支えた。
　骨格や足が走るのに適するように発達したのは、後に獲物や新しい生息域を求めて、周囲に広がる平らな平原を歩き回ったことの結果なのかもしれない。
　ウィンダー博士は言った。「変化に富んだ地形はまた、ナビゲーションやコミュニケーションの能力などの頭の力を向上させるのに役立ったのかもしれません。これは、私たちの脳や、共同作業やチームワークのような社会機能が、進化し続けたことの説明になります。
　「私たちの仮説は、従来の植生仮説、気候変動仮説に代わる新しい(45)注目すべき仮説です。この仮説は、ヒトの進化の重要な過程をすべて説明し、従来の仮説よりも説得力のあるシナリオを提供しているのです。」

5
〔解答〕
(51) d　(52) a　(53) a　(54) c　(55) b

〔出題者が求めたポイント〕
[選択肢の意味]
(51) a. 無関心な　　b. 不在の　　c. 純真な
　　d. 無実の
(52) a. 根拠のない　　b. 時宜を得ない c. 不本意の
　　d. 無意識の
(53) a. 禁じられた　　b. 死んだ　　c. 性格のよい
　　d. 腕白な
(54) a. 問題のある　　b. 厳格な　　c. 信頼性のある
　　d. 誠実な
(55) a. 許可　b. 告白　c. 否定　d. 犯行

〔全訳〕
　犬の飼い主はしばしば、ペットとして飼っている犬の表情、特に何か悪いことをしたときのうしろめたそうな表情が読めると主張する。しかし、ニューヨーク大学の研究者たちが飼い主をだまして、犬は(51)無実だが悪いことをしたように思い込ませたところ、飼い主はやはり、このうしろめたい表情が見えると主張した。この研究で、表情は犬の行いに何の関係もないことがわかったのだ。

さらに研究者たちは、犬の「ボディーランゲージ」が読めるという飼い主の信念は、しばしば完全に(52)根拠のないものだということを発見した。

　ニューヨークにあるバーナード大学の准教授アレクサンドリア・ホロヴィッツの研究は、飼い主が人間の価値観をペットの犬に投影していることを明らかにした。イヌ科の行動と認知というこの研究は、(53)禁じられている食べ物を犬が盗み食いしたに違いないと思ったとき、犬の飼い主がどのように犬の表情を解釈するのかを見た。一連のテストにおいて飼い主たちは、ペットの犬がエサを盗んだかどうかについて、ときには正しい情報を与えられ、ときには間違った情報を与えられた。

　「Behavioural Process」に発表された論文は、ペットの犬がうしろめたい表情をしているかどうかについての飼い主の解釈と、その犬が実際にえさを盗み食いしたかどうかとは、(54)信じるに足る関係性は何もなかったことを明らかにした。犬が悪いことをしたと飼い主が告げられていた場合、犬が本当は何も悪ことはしていなかったときでさえ、飼い主はうしろめたい表情を見た。犬の表情に何らかの変化が表れたとすれば、それは人間の感情が反映した結果だと見られた。飼い主が、犬が悪いことをしたと思って叱りつければ、「説教されている」表情を見せる犬もいて、それを人間は、罪の(55)告白だと誤解したのである。飼い主の評価ではほぼ間違いなく「有罪の顔だ」とされた犬たちは、完璧に無実なのにエサの盗み食いを信じた飼い主によって叱責されていた犬たちだった。

　研究者たちは、このような「うしろめたい表情」はどれも、人間の行動に対する反応であり、犬の行為や掟を破ったという意識とは、何の関係もないと結論づけた。

6

〔解答〕

(56) c　(57) b　(58) d　(59) d　(60) a
(61) d　(62) b　(63) c　(64) a　(65) c

〔解法のヒント〕

61. d は第1音節にアクセント、他は第2音節
62. b は第2音節にアクセント、他は第1音節
63. c は第2音節にアクセント、他は第1音節
64. a は第3音節にアクセント、他は第2音節
65. c は第1音節にアクセント、他は第2音節

数　学

解答　26年度

❶
〔解答〕

ア	イ
2	3

〔出題者が求めたポイント〕(数学Ⅱ・三角関数)

$f(x+p)=f(x)$ となるとき，p を周期という。

〔解答のプロセス〕

$$f(x+p)=5\sin\left(\frac{\pi}{2}-3(x+p)\right)$$
$$=5\sin\left(\frac{\pi}{2}-3x-3p\right)$$

p は正で最小より，$3p=2\pi$　従って，$p=\dfrac{2}{3}\pi$

❷
〔解答〕

ウ	エ	オ	カ
9	1	3	6

〔出題者が求めたポイント〕(数学A・確率)

$X=k$ となる場合の数を調べて，$P(X=k)$ を求める。期待値は $E(X)=\sum kP(X=k)$

〔解答のプロセス〕

$X=k$ となるときは，$(k,\ x_1)$，$(k,\ x_2)$ で $x_1\geqq k$
$x_2\geqq k$ のとき。それぞれ，$6-k+1$(個)
従って，$2(6-k+1)-1=13-2k$(個)

確率は，$\dfrac{13-2k}{6^2}=\dfrac{13-2k}{36}$

$$E(X)=\sum_{k=1}^{6}k\frac{13-2k}{36}=\frac{1}{36}\sum_{k=1}^{6}(13k-2k^2)$$
$$=\frac{1}{36}\left(13\frac{6\cdot7}{2}-2\frac{6\cdot7\cdot13}{6}\right)=\frac{91}{36}$$

❸
〔解答〕

キ	ク	ケ	コ
2	1	3	2

〔出題者が求めたポイント〕(数学C・行列)

$A=\begin{pmatrix}a & b\\c & d\end{pmatrix}$ のとき，$A^{-1}=\dfrac{1}{ad-bc}\begin{pmatrix}d & -b\\-c & a\end{pmatrix}$

$(g\circ f)^{-1}=f^{-1}\circ g^{-1}$

〔解答のプロセス〕

$$g\circ f:\begin{pmatrix}1 & -1\\-2 & 1\end{pmatrix}\begin{pmatrix}1 & -1\\-1 & 0\end{pmatrix}=\begin{pmatrix}2 & -1\\-3 & 2\end{pmatrix}$$
$$f^{-1}\circ g^{-1}=(g\circ f)^{-1}:\frac{1}{4-3}\begin{pmatrix}2 & 1\\3 & 2\end{pmatrix}=\begin{pmatrix}2 & 1\\3 & 2\end{pmatrix}$$

❹
〔解答〕

サ	シ
2	3

〔出題者が求めたポイント〕(数学Ⅰ・三角比)

$\dfrac{AC}{\sin\angle ABC}=\dfrac{AB}{\sin\angle ACB}$ より $\sin\angle ABC$ を求める。

△ADB が2等辺三角形なので，
$DB=2AB\cos\angle ABD$
$\cos(180°-\theta)=-\cos\theta$

〔解答のプロセス〕

$\dfrac{11}{\sin\angle ABC}=\dfrac{6}{\sin30°}$　よって，$\sin\angle ABC=\dfrac{11}{12}$

$\angle ABD=\theta$ とおく。$\angle ABC=180°-\theta$

$$\cos\angle ABC=-\sqrt{1-\left(\frac{11}{12}\right)^2}=-\frac{\sqrt{23}}{12}$$

$\cos(180°-\theta)=-\cos\theta$ より $\cos\theta=\dfrac{\sqrt{23}}{12}$

△ADB は2等辺三角形だから($AB=AD$)

$DB=2AB\cos\theta=2\cdot6\dfrac{\sqrt{23}}{12}=\sqrt{23}$

❺
〔解答〕

ス	セ
8	7

〔出題者が求めたポイント〕(数学Ⅰ・1次方程式)

c を定数として，連立方程式を解く。
$c=k+n$ として，$0<n$ の項 <8 より n を求める。

〔解答のプロセス〕

$b=2a-2c$
$3a-2(2a-2c)-c=3$　より　$a=3c-3$
よって，$b=4c-6$
$a+b+c=8c-9$
$c=k+n$ とすると，$a+b+c=8k+8n-9$
$0<8n-9<8$ となるのは $1.1\cdots<n<2.1\cdots$
$n=2$ より $a+b+c=8k+7$

東邦大学（医）26 年度　(88)

6

〔解答〕

ソ	タ	チ
2	2	7

〔出題者が求めたポイント〕
（数学Ⅱ・対数関数，微分法）

$$\log_c \frac{M}{N} = \log_c M - \log_c N, \quad \log_a b = \frac{\log_c b}{\log_c a}$$

$$\log_c M^r = r \log_c M$$

$\log_2 X = t$ とおいて，$f(x) = F(t)$ とする。
t の値の範囲を求めて，$F(t)$ を微分して増減表をつくる。

〔解答のプロセス〕

$$f(x) = (1 - \log_2 x)(\log_2 x - 2)(1 - \log_4 x)$$
$$= (1 - \log_2 x)(\log_2 x - 2)\left(1 - \frac{1}{2}\log_2 x\right)$$

$t = \log_2 x$ とおくと，　$0 \leq t \leq 2$
$f(x) = F(t)$ とする。

$$F(t) = (1 - t)(t - 2)\left(1 - \frac{1}{2}t\right)$$
$$= \frac{1}{2}t^3 - \frac{5}{2}t^2 + 4t - 2$$

$$F'(t) = \frac{1}{2}(3t^2 - 10t + 8) = \frac{1}{2}(3t - 4)(t - 2)$$

t	0		$\dfrac{4}{3}$		2
$F'(t)$		+	0	−	0
$F(t)$		↗		↘	

$t = \dfrac{4}{3}$ で最大。

最大値 $\dfrac{64}{54} - \dfrac{80}{18} + \dfrac{16}{3} - 2 = \dfrac{2}{27}$

7

〔解答〕

ツ	テ
6	4

〔出題者が求めたポイント〕（数学Ⅰ・整数）

$n \div m = k \ldots l$ のとき，$n = km + l$

〔解答のプロセス〕

$104 \div 98 = 1 \ldots 6$ より $104 = 98 + 6$
$(98 + 6)^{12} = 98m_1 + 6^{12}$　となる自然数 m_1 がある。

$\quad 6^{12} = 216^4, \ 216 \div 98 = 2 \ldots 20, \ 216 = 2 \cdot 98 + 20$
$(2 \cdot 98 + 20)^4 = 98m_2 + 20^4$ となる自然数 m_2 がある。

$20^4 = 400^2, \ 400 \div 98 = 4 \ldots 8, \ 400 = 4 \cdot 98 + 8$
$(4 \cdot 98 + 8)^2 = 98m_3 + 64$　となる自然数 m_3 がある。
従って，$(104)^{12} = 98(m_1 + m_2 + m_3) + 64$

8

〔解答〕

ト	ナ	ニ
2	−	3

〔出題者が求めたポイント〕（数学Ⅱ・高次方程式）

　最高次数項に注目して，左辺と右辺の比較する。

〔解答のプロセス〕

$f(x)$ の最高次数の項を ax^n とする。
$f(x^2)$ の最高次数の項は，$a(x^2)^n = ax^{2n}$
右辺は，$ax^2(x - 1)^n - 2x^3 - 5$ より最高次数の項は
$n = 1$ のとき，$(a - 2)x^3$ で左辺が ax^2 となり不適
$n > 1$ のとき，$ax^{2n} = ax^{2+n}$
よって，$2 + n = 2n$ より $n = 2$
よって，$f(x) = ax^2 + bx + c$ とする。
　　左辺 $= f(x^2) = ax^4 + bx^2 + c$
　　右辺 $= ax^2(x - 1)^2 + bx^2(x - 1) + cx^2 - 2x^3 - 5$
　　　　$= ax^4 + (-2a + b - 2)x^3 + (a - b + c)x^2 - 5$
よって，$-2a + b - 2 = 0$，$a - b + c = b$，$-5 = c$
　　$b = 2a + 2$，$a - 2a - 2 - 5 = 2a + 2$
従って，$a = -3$，$b = -4$

9

〔解答〕

ヌ	ネ	ノ
1	0	2

〔出題者が求めたポイント〕（数学Ｂ・数列）

$b_n = \dfrac{1}{a_n}$ とおく。　$\sum k = \dfrac{n(n+1)}{2}$

〔解答のプロセス〕

両辺を $a_{n+1}a_n$ で割る。

$2n - 1 = \dfrac{5}{a_n} - \dfrac{5}{a_{n+1}}$，$b_n = \dfrac{1}{a_n}$ とおくと，

$2n - 1 = 5b_n - 5b_{n+1}$ より $b_{n+1} - b_n = -\dfrac{2n - 1}{5}$

$b_1 = 2014$ より

$$b_n = 2014 + \sum_{k=1}^{n-1}\left(-\frac{2}{5}k + \frac{1}{5}\right)$$

$$= 2014 - \frac{2}{5} \cdot \frac{n(n-1)}{2} + \frac{1}{5}(n - 1)$$

$$= 2014 - \frac{1}{5}(n - 1)^2$$

$a_n < 0$ のときは，$b_n < 0$

$2014 - \frac{1}{5}(n-1)^2 < 0$ より $10070 < (n-1)^2$
$100^2 = 10000$, $101^2 = 10201$
よって，$n-1 = 101$，従って，$n = 102$

10
〔解答〕

ハ	ヒ	フ
5	3	4

〔出題者が求めたポイント〕（数学Ⅲ・積分法）
$y = x$ の平面での断面図を調べる。
2つの円の中心を P，Q とすると，直線 PQ を t 軸
$y = x$ の平面での断面図で2つの交点を A，B とすると
直線 AB を s 軸として共軸部分を t 軸の周りに回転する
と考える。

〔解答のプロセス〕

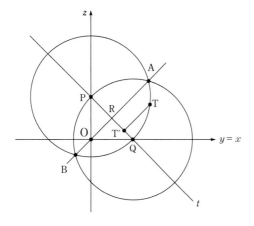

2つの球を平面 $y = x$ で切った断面図が上の図。
2つの球の中心を P，Q，2つの円の交点を A，B，直線
PQ と直線 AB との交点を R とする。
直線 PQ を t 軸とする。
中心が P の円の弧 AQB と弦 AB で囲まれた部分を t 軸
の周りに回転した部分と中心が Q の円の弧 APB と弦
AB で囲まれた部分の周りに回転した部分の和が共通部
分で，2つの部分は同体積である。
中心が P の円の半径 $\sqrt{3}$，$PR = \frac{\sqrt{3}}{2}$，弧 AQ の任意の点
T から t 軸に垂線を下しその交点を T′ とすると，
$PT' = x$ とすると $TT' = \sqrt{3 - x^2}$

$\int_{\frac{\sqrt{3}}{2}}^{\sqrt{3}} \pi (\sqrt{3-x^2})^2 dx = \pi \int_{\frac{\sqrt{3}}{2}}^{\sqrt{3}} (3 - x^2) dx$
$= \pi \left[3x - \frac{1}{3}x^3 \right]_{\frac{\sqrt{3}}{2}}^{\sqrt{3}}$
$= \pi \left(2\sqrt{3} - \frac{11}{8}\sqrt{3} \right) = \frac{5}{8}\sqrt{3}\pi$

従って，共通部分は，$2 \left(\frac{5}{8}\sqrt{3} \right) \pi = \frac{5\sqrt{3}}{4}\pi$

11
〔解答〕

ヘ	ホ	マ
8	1	5

〔出題者が求めたポイント〕（数学Ⅲ・積分法）
x は，$0 \leq t \leq 1$ のときの値と $2 \sim 1$ までの値が同じになるので，$0 \leq t \leq 1$ の x に対して，y は，
$t(2-t)^2$ と $(2-t)t^2$ になる。
$\int_0^1 y dx = \int_0^1 y \frac{dx}{dt} dt$

〔解答のプロセス〕
$x = t(2-t)$ は t と $2-t$ とが同じ値になるので
y は t が t と t が $2-t$ と2つの値になる。
$0 \leq t \leq 1$ のとき，
$y = t(2-t)^2 - (2-t)t^2 = 2t^3 - 6t^2 + 4t$
$x = -t^2 + 2t$, $\frac{dx}{dt} = -2t + 2$
$x = 0 \to 1$, $t = 0 \to 1$
$\int_0^1 y dx = \int_0^1 (2t^3 - 6t^2 + 4t)(-2t + 2) dt$
$= 4 \int_0^1 (-t^4 + 4t^3 - 5t^2 + 2t) dt$
$= 4 \left[-\frac{t^5}{5} + t^4 - \frac{5}{3}t^3 + t^2 \right]_0^1 = \frac{8}{15}$

12
〔解答〕

ミ	ム	メ
1	5	4

〔出題者が求めたポイント〕（数学Ⅱ・三角関数）
正五角形の頂点を P_1，P_2，P_3，P_4，P_5 とし，内心，外心は一致するので O とする。辺 P_1P_2 の中点を M とすると，$OP_1 = R$，$OM = r$
$\theta = 18°$ のとき，$\cos 2\theta = \sin 3\theta$ を利用する。

〔解答のプロセス〕

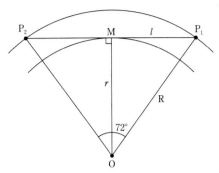

正五角形の一辺の両端を P_1, P_2 とし, 辺 P_1P_2 の中点を M とし, $P_1M = l = P_2M$ とする。
内心, 外心は一致しているので O とする。
中心角 $\dfrac{360°}{5} = 72°$
よって, $\angle P_1OM = 36°$
$\dfrac{l}{R} = \sin 36°$, $\dfrac{l}{r} = \tan 36°$
$\dfrac{r}{R} = \dfrac{l}{R} \cdot \dfrac{r}{l} = \dfrac{\sin 36°}{\tan 36°} = \cos 36°$
$\sin 18° = x$ とすると, $\cos 36° = \sin 54°$
$\cos 36° = 1 - 2\sin^2 18° = 1 - 2x^2$
$\sin 54° = -4\sin^3 18° + 3\sin 18° = -4x^3 + 3x$
$1 - 2x^2 = -4x^3 + 3x$ より $4x^3 - 2x^2 - 3x + 1 = 0$
$(x-1)(4x^2 + 2x - 1) = 0$ より $\sin 18° = \dfrac{-1 + \sqrt{5}}{4}$
$\cos 36° = \dfrac{1 + \sqrt{5}}{4}$ 従って, $\dfrac{r}{R} = \dfrac{1 + \sqrt{5}}{4}$

13
〔解答〕

モ	ヤ	ユ
1	5	2

〔出題者が求めたポイント〕(数学Ⅲ・微分法)
$f(x)$ を x について整理する。
$f(x) = g(a)(x^4 - mx - n)$ の形にする。
$g(a) > 0$ が第一条件
$y = x^4$, $y = mx + n$ とすると, 直線は y 切片が n で傾き m の直線。$(0, n)$ が定点になるので, 接するときの m を求める。$m_1 > 0$, $m_2 < 0$ となるとき, $m < m_1$ と $m > m_2$ で求める。

〔解答のプロセス〕
$f(x) = (a-1)(a-2)\left(x^4 + \dfrac{2}{a-2}x + 3\right)$
$(a-1)(a-2) > 0$ より $a < 1$, $2 < a$
$y = -\dfrac{2}{a-2}x - 3$ と $y = x^4$ を考える。

$y = x^4$ の $x = t$ における接線は,
$y = 4t^3(x-t) + t^4 = 4t^3 x - 3t^4$
従って, y 切片が -3 になるときは, $-3 = -3t^4$
$t^4 = 1$ より $t = \pm 1$
$t = 1$ のとき, $y = 4x - 3$
$t = -1$ のとき, $y = -4x - 3$
$a - 2 > 0$ のとき, 直線の傾きは負だから
$-\dfrac{2}{a-2} > -4$ より $a > \dfrac{5}{2}$
$a - 2 < 0$ のとき, 直線の傾きは正だから
$-\dfrac{2}{a-2} < 4$ より $a < \dfrac{3}{2}$
$f(x)$ の x^4 の係数正より $a < 1$
従って, $a < 1$, $\dfrac{5}{2} < a$

14
〔解答〕

ヨ	ラ	リ
5	3	7

〔出題者が求めたポイント〕(数学B・ベクトル)
$\vec{OA} \cdot \vec{OB} = |\vec{OA}||\vec{OB}|\cos\angle AOB$
$\angle BOC$, $\angle COA$, $\angle AOB$ を α, β, γ として, $\cos\alpha$, $\cos\beta$, $\cos\gamma$ を求める。
$S = \dfrac{1}{2}(1^2 \sin\alpha + 1^2 \sin\beta + 1^2 \sin\gamma)$

〔解答のプロセス〕
$\angle BOC$, $\angle COA$, $\angle AOB$ を α, β, γ とする。
$7\vec{OA} = -5\vec{OB} - 8\vec{OC}$
$49|\vec{OA}|^2 = 25|\vec{OB}|^2 + 80\vec{OB} \cdot \vec{OC} + 64|\vec{OC}|^2$
$49 = 25 + 80\cos\alpha + 64$ より $\cos\alpha = -\dfrac{1}{2}$
$25|\vec{OB}|^2 = 49|\vec{OA}|^2 + 112\vec{OA} \cdot \vec{OC} + 64|\vec{OC}|^2$
$25 = 49 + 112\cos\beta + 64$ より $\cos\beta = -\dfrac{11}{14}$
$64|\vec{OC}|^2 = 49|\vec{OA}|^2 + 70\vec{OA} \cdot \vec{OB} + 25|\vec{OB}|^2$
$64 = 49 + 70\cos\gamma + 25$ より $\cos\gamma = -\dfrac{1}{7}$
$\sin\alpha = \sqrt{1 - \dfrac{1}{4}} = \dfrac{\sqrt{3}}{2}$,
$\sin\beta = \sqrt{1 - \dfrac{121}{196}} = \dfrac{5\sqrt{3}}{14}$
$\sin\gamma = \sqrt{1 - \dfrac{1}{49}} = \dfrac{4\sqrt{3}}{7}$
$S = \dfrac{1}{2}\left(\dfrac{1}{2}\sqrt{3} + \dfrac{5}{14}\sqrt{3} + \dfrac{4}{7}\sqrt{3}\right) = \dfrac{5\sqrt{3}}{7}$

15

〔解答〕

ル	レ
3	4

〔出題者が求めたポイント〕(数学Ⅱ・図形と方程式)

正しく領域を描けるかが大事である。
境界がどうなるかを見ていく。

〔解答のプロセス〕

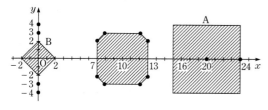

$$(13-7)(3+3) - 4\frac{1 \cdot 1}{2} = 36 - 2 = 34$$

物理 解答 26年度

1

〔解答〕
問1. a   問2. b

〔出題者が求めたポイント〕
仕事とエネルギー，斜面，摩擦力，等加速度直線運動

〔解答のプロセス〕
問1.
AB 間の距離を x とおくと，仕事とエネルギーの関係より

$$\frac{1}{2}mv_0^2 - \mu'mgx\cos\theta = mgx\sin\theta$$

$$\therefore\ x = \frac{v_0^2}{2g(\sin\theta + \mu'\cos\theta)} \quad \text{a}\cdots\text{答}$$

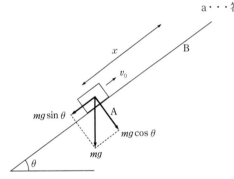

問2.
滑り落ちるときの斜面下向きの加速度は，

$$g\sin\theta - \frac{\mu'mg\cos\theta}{m} = g(\sin\theta - \mu'\cos\theta)\ \text{なので，}$$

$$t = \sqrt{\frac{2x}{g(\sin\theta + \mu'\cos\theta)}} = \sqrt{\frac{v_0^2}{g^2(\sin^2\theta + \mu'^2\cos^2\theta)}}$$

$$= \frac{v_0}{g\sqrt{\sin^2\theta - \mu'^2\cos^2\theta}} \quad \text{b}\cdots\text{答}$$

2

〔解答〕
問3. f   問4. d

〔出題者が求めたポイント〕
等加速度直線運動

〔解答のプロセス〕
問3.
求める時刻を t_1 とおくと，$\frac{1}{2}v_1t_1 = x_1$ より，

$$t_1 = \frac{2x_1}{v_1} \quad \text{f}\cdots\text{答}$$

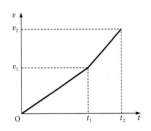

問4.
求める加速度を a_2 とおくと，
$v_2^2 - v_1^2 = 2a_2(x_2 - x_1)$ より，

$$a_2 = \frac{v_2^2 - v_1^2}{2(x_2 - x_1)} \quad \text{d}\cdots\text{答}$$

3

〔解答〕
問5. a   問6. c

〔出題者が求めたポイント〕
斜方投射，反発係数

〔解答のプロセス〕
問5.
鉛直方向の運動だけに着目すると，

$$0^2 - (v_0\sin\theta)^2 = 2(-g)h$$

$$\therefore\ h = \frac{v_0^2}{2g}\sin^2\theta \quad \text{a}\cdots\text{答}$$

問6.
1度目の着地までにかかった時間を t_1，その後2度目の着地までにかかった時間を t_2 とおくと，

$$t_1 = \frac{2v_0\sin\theta}{g} \qquad t_2 = \frac{2ev_0\sin\theta}{g}$$

よって，$t = t_1 + t_2 = \frac{2v_0}{g}(1+e)\sin\theta \quad \text{c}\cdots\text{答}$

4

〔解答〕
問7. c

〔出題者が求めたポイント〕
等速円運動

〔解答のプロセス〕
問7.
糸の張力 m_2g が向心力になることから，

$$m_1\frac{v_1^2}{R} = m_2g$$

$$\therefore\ \frac{1}{2}m_1v_1^2 = \frac{1}{2}m_2gR \quad \text{c}\cdots\text{答}$$

東邦大学（医）26年度　(93)

5

〔解答〕

問8. b　　問9. e

〔出題者が求めたポイント〕

浮力の原理

〔解答のプロセス〕

問8.

浮力の原理より，$\pi R^2 d_1 \rho g = mg$

$\therefore\ d_1 = \dfrac{M}{\pi R^2 \rho}$　　　　　　b···答

問9.

缶の中に入れた水にはたらく重力の大きさが浮力の増加分に等しいので，

$$\pi R^2 d_2 \rho g = \pi R^2 (h - d_1) \rho g$$

$\therefore\ d_2 = h - d_1 = h - \dfrac{M}{\pi R^2 \rho}$　　e···答

6

〔解答〕

問10. e　　問11. b

〔出題者が求めたポイント〕

ドップラー効果

〔解答のプロセス〕

問10.

A，Bそれぞれの振動数をf_A，f_Bとおくと，Aが近づくときに振動数が等しくなったから，$f_A < f_B$

$\therefore\ f_B - f_A = n_1$

また，$\dfrac{V}{V - v} f_A - f_B = n_2$　なので，この2式から，

$f_A = \dfrac{V - v}{v}(n_1 + n_2)$　　　　　e···答

問11.

求める速さをv_Aとおくと，$\dfrac{V}{V - v_A} f_A = f_B = f_A + n_1$

となるので，

$$v_A = \frac{n_1 V}{f_A + n_1} = \frac{n_1 V}{\dfrac{(V - v)(n_1 + n_2)}{v} + n_1}$$

$$= \frac{n_1 v V}{(V - v)(n_1 + n_2) + n_1 v} = \frac{n_1 v V}{(n_1 + n_2)V - n_2 v}$$

b···答

7

〔解答〕

問12. f　　問13. d

〔出題者が求めたポイント〕

光の屈折

〔解答のプロセス〕

問12.

屈折率 n_1 の液体から屈折率 n_2 のガラスに光が入るときの屈折角をθ_2とおくと，

$$\sin\theta_2 = \frac{n_1}{n_2}\sin\theta$$

ガラス板の中での光の進む道のり l は，

$$l = \frac{d}{\cos\theta_2} = \frac{d}{\sqrt{1 - \sin^2\theta_2}} = \frac{n_2 d}{\sqrt{n_2{}^2 - n_1{}^2\sin^2\theta}}$$

ガラス中での光の速さは，$\dfrac{c}{n_2}$　なので，通過に要する時間 t は，

$$t = \frac{l}{\dfrac{c}{n_2}} = \frac{n_2{}^2 d}{c\sqrt{n_2{}^2 - n_1{}^2\sin^2\theta}}$$　f···答

問13.

ガラスの厚さ d を小さくして行っても，屈折率 n_1 の液体からの入射角 θ と屈折率 n_1 の液体への屈折角 θ_3 の関係は変わらず，d が0になっても同じ関係が成り立つので，臨界角の条件より，

$$\sin\theta = \frac{n_3}{n_1}$$　　　　　　　d···答

8

〔解答〕

問14. a　　問15. h　　問16. e

〔出題者が求めたポイント〕

気体の分子運動論

〔解答のプロセス〕

分子の個数が多いと，速度の平均に方向による偏りが生じないため，$\overline{v^2} = 3\overline{v_x{}^2}$

壁が1個の分子から1回の衝突で受ける力積は，

$ft = 2m\overline{v_x}$

壁が1個の分子から1秒間に受ける力積（力）は，

$$f = 2m\overline{v_x} \times \frac{\overline{v_x}}{2L} = \frac{m\overline{v^2}}{3L}$$

壁が N 個の分子から1秒間に受ける力は，$F = \dfrac{Nm\overline{v^2}}{3L}$

壁の受ける圧力は，$p = \dfrac{Nm\overline{v^2}}{3L^3} = \dfrac{Nm\overline{v^2}}{3V}$　　a···答

問15.

$pV = \dfrac{N}{N_0}RT$　より，

$$T = \frac{N_0 pV}{NR} = \frac{N_0 V}{NR} \times \frac{Nm\overline{v^2}}{3V} = \frac{N_0 m\overline{v^2}}{3R}$$　h···答

問16.

問15より，内部エネルギー $U = N \times \dfrac{1}{2} m\overline{v^2} = \dfrac{3NRT}{2N_0}$

温度が $T + 1$ のときの内部エネルギーを U' とおく

と，$U' = \dfrac{3NR(T+1)}{3N_0}$

気体が外に仕事をしていなければ，温度を1度上げるのに必要な熱量 ΔU は，

$\Delta U = U' - U = \dfrac{3NR}{2N_0}$ 　　　　e…答

9
〔解答〕
問17. e　　問18. c　　問19. f　　問20. e

〔出題者が求めたポイント〕
気体のp－V図

〔解答のプロセス〕
問17.
定積変化なので，$\dfrac{3p}{T} = \dfrac{4p}{T_B}$　　よって，$T_B = \dfrac{4T}{3}$
　　　　　　　　　　　　　　　　　　　　e…答
問18.
気体のした仕事は，図の斜線部分の面積に等しいので，
気体がされた仕事 W は，$W = -\dfrac{(4p+2p)(2V-V)}{2}$
$= -3pV = -RT$
　　　　　　　　　　　　　　　　　　　　c…答

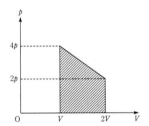

問19.
AとCでの状態方程式，$3pV = RT$
$4pV = RT_c$　より，$T_c = \dfrac{4}{3}T$

熱力学の第1法則$(Q+W=\Delta U)$より，
$Q - RT = \dfrac{3}{2}RT_c - \dfrac{3}{2}RT = \dfrac{1}{2}RT$

$\therefore Q = \dfrac{3}{2}RT$　　　　　　　　　f…答

問20.
1サイクルの間に外部にした仕事 W' は，
斜線部分の面積に等しいので，
$W' = pV = \dfrac{1}{3}RT$　　　　　　　　　e…答

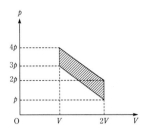

10
〔解答〕
問21. c

〔出題者が求めたポイント〕
倍率器

〔解答のプロセス〕
電圧計の測定範囲を4倍にすればいいので，
$R = (n-1)r = (4-1) \times 5.0\,\mathrm{k\Omega} = 15\,\mathrm{k\Omega}$　　c…答

11
〔解答〕
問22. e　　問23. c

〔出題者が求めたポイント〕
電気力線

〔解答のプロセス〕
問22.
$Q(C)$の電荷から出る電気力線の数 N は，
$N = 4\pi kQ$ 本なので。　　　　　　　　　e…答
問23.
電場の強さ E は，$E = V/d$　であり，
$1\mathrm{m}^2$ から E 本の電気力線が出ていることから，
$E = N/S$

$\therefore V = dE = \dfrac{dN}{S} = 4\pi k \dfrac{d}{S}Q$　　　　c…答

12
〔解答〕
問24. a　　問25. b

〔出題者が求めたポイント〕
自己インダクタンス

〔解答のプロセス〕
問24.
$V = -L\dfrac{\Delta I}{\Delta t}$　より，$L = -V\dfrac{\Delta t}{\Delta I}$
$= -500 \times \dfrac{0.040}{0-2.0} = 1.0 \times 10\,(\mathrm{H})$　　a…答

問 25.

$$U = \frac{1}{2}LI^2 = \frac{1}{2} \times 1.0 \times 10 \times 2.0^2 = 2.0 \times 10\,(\mathrm{J})$$

b・・・答

東邦大学（医）26 年度　（96）

化　学

解　答　26年度

1

〔解答〕

問1. d　問2. d　問3. b　問4. c　問5. b　問6. c

問7. c　問8. c　問9. d　問10. a

問11. ア. i　イ. h　ウ. j　問12. c　問13. d

問14. d　問15. b　問16. a　問17. d　問18. d

問19. c　問20. e　問21. c　問22. b

〔出題者が求めたポイント〕

小問22題

〔解答のプロセス〕

問1. 人体を構成している元素の質量百分率は，
$O > C > H$…の順である。

問2. ^{14}C の電子配置は，$K-2$，$L-4$
$^{15}N(K-2, L-5) \rightarrow {}^{15}N^+(K-2, L-4)$　$^{15}N^+$ が同じ。

問3. $(K-2, L-8, M-8, N-1)$
$\rightarrow K^+(K-2, L-8, M-8)$　最外殻電子はM殻

問4. $NH_4Cl(NH_4^+ \cdot Cl^-)$塩化アンモニウム

問5. N_2 の構造式は，$N \equiv N$　三重結合の結合エネルギーが最大。

問6. $\dfrac{1}{2} \times 6 + \dfrac{1}{8} \times 8 = 4$(個)

問7. $2A^- + B_2 \rightarrow 2B^- + A_2$　酸化力は，$B_2 > A_2$
$2C^- + A_2 \rightarrow 2A^- + C_2$　酸化力は，$A_2 > C_2$
以上から，$B_2 > A_2 > C_2$

問8. 陰極での変化は，$Cu^{2+} + 2e^- \rightarrow Cu$
析出したCuは，$2.54/63.5 = 0.040$ mol
電流を流した時間を t(秒)とすると，
$\dfrac{5.0 \times t}{9.65 \times 10^4} = 0.040 \times 2$　$\therefore t = 1.54 \times 10^3$
$\fallingdotseq 1.5 \times 10^3$(秒)

問9. Mgは熱水と反応し，H_2 を発生する。

問10. $V = V_0(t + 273) = V_0 T$
体積は，絶対温度に比例する。シャルルの法則。

問11. 空気中の O_2 の分圧は，
$2.00 \times 10^5 \times 0.20 = 4.00 \times 10^4 Pa$
したがって，この条件で溶ける O_2 の体積は，
$1.00 \times 10^5 : 49.0 = 4.00 \times 10^4 : x$　$\therefore x = 19.6mL$
水 5.00L には，
$19.6 \times 5.00 = 98.0mL$

問12. 両気体を混合すると，
$2NO + O_2 \rightarrow 2NO_2$　二酸化窒素を生成する。
NO 50mL と O_2 25mL，であるから，50mL の NO_2
が生じる。この後，次の平衡状態になる。
$2NO_2 \rightleftarrows N_2O_4$
（褐色）　（無色）
温度を高くすると，左向きの反応がより多く起こり新しい平衡状態になる。NO_2 が増えるので褐色が濃くなる。

問13. CH_3Cl，CH_2Cl_2，$CHCl_3$，CCl_4 を生成しうる。

CCl_4 のみ無極性分子。極性分子は3種類。

問14. $C_6H_6 + 3H_2 \rightarrow C_6H_{12}$　水素の付加でシクロヘキサンを生成する。

問15. クメン法

酸により分解すると，と CH_3COCH_3 を生じる。

問16. 2－ブタノール

＊印の炭素が不斉炭素原子。

問17. メチオニン　$CH_3SCH_2CH_2CH(NH_2)COOH$
"チオ"が硫黄を含んでいる意味をもつ。

問18. ジスルフィド結合は，$-S-S-$ である。還元すると，この部分は $-SH$ になり切れる。酸化により再び，$-S-S-$ を形成する。

問19. ペプシンは胃液に含まれている消化酵素。胃液の pH は2前後である。

問20. 分子量が空気の平均分子量(29)より大きければ空気より重い。
エタン　$C_2H_6(30)$，プロパン　$C_3H_8(44)$
ブタン　$C_4H_{10}(58)$，ペンタン　$C_5H_{12}(72)$
硫化水素　$H_2S(34)$　以上5種類

問21. メタン，エタン，プロパン，硫化水素には異性体なし。
ブタン　2種類　ペンタン　3種類
以上から9種類の成分がある。

問22. ガスBの平均分子量を求めると，
$16 \times 0.80 + 30 \times 0.20 = 18.8$
したがって，比重は，$18.8/29 = 0.648 \fallingdotseq 0.65$

2

〔解答〕

問23. b　問24. f　問25. d　問26. c　問27. a

問28. ア b　イ. e　ウ. j　エ. a　問29. a

問30. ア. e　イ. d　ウ. d

問31. ア. f　イ. e　ウ. j　問32. f　問33. c

問34. c　問35. ア. h　イ. j　ウ. b

〔出題者が求めたポイント〕

(A) 電離度，反応速度，反応の次数，律速段階

(B) アンモニアの発生，中和滴定，化学反応の量的関係，

東邦大学（医）26 年度　(97)

実験操作
(C) 酸化還元滴定, 実験方法

〔解答のプロセス〕

問 23.　$HClO \rightleftarrows H^+ + ClO^-$　$Ka = 3.0 \times 10^{-8}$
　　水溶液の濃度を $C(mol/L)$, 電離度を α とすると,

$$Ka = \frac{C\alpha \cdot C\alpha}{C(1-\alpha)} = \frac{C\alpha^2}{1-\alpha}$$

　　ここで, $\alpha \ll 1$ であるから, $1 - \alpha \fallingdotseq 1$ として,

$$Ka = C\alpha^2 \quad \therefore \quad \alpha = \sqrt{\frac{K_a}{C}} = \sqrt{\frac{3.0 \times 10^{-8}}{0.1}}$$
$$= \sqrt{30} \times 10^{-4}$$

　　ここで, $\sqrt{30} = 5.45$
　　だから　$\alpha = 5.45 \times 10^{-4} \fallingdotseq 5.5 \times 10^{-4}$

問 24.　HClO の電離度が小さいので弱酸。
　　NaClO は弱酸と強塩基の中和で生じる塩であるから加水分解により塩基性を示す。

問 25.　初濃度を $1.0 \rightarrow 2.0$ と 2 倍にすると, 分解量が $0.030 \rightarrow 0.120$ と 4 倍になっている。
　　したがって, $v = k[NaClO]^2$ という速度式が得られる。反応の次数は 2 である。

問 26.　$NaClO_3$ 生成の反応の速さは,
　　　$= 0.040/2 = 0.020 \, mol/(L \cdot h)$
　　$v = k[NaClO]^2$ だから,

$$k = \frac{0.020}{2.0^2} = 0.005 \, L/(mol \cdot h)$$

問 27.　(2)式の反応が律速段階である。活性化エネルギーが大きいほど反応が起こりにくい。故に(2)式の方が大きい。

問 28.　$(COOH)_2 \cdot 2H_2O = 126$ とすると, シュウ酸水溶液の濃度は

$$\frac{0.630}{126} \Big/ 0.100 = 5.00 \times 10^{-2} \, mol/L$$

　　水溶液 C の濃度を $x[mol/L]$ とすると, 中和の公式より
　　　$2 \times 5.00 \times 10^{-2} \times 20.0 = 1 \times x \times 8.00$
　　　　$\therefore \quad x = 2.50 \times 10^{-1} \, mol/L$

問 29.　気体 B は, 次の反応で発生する。
　　　$NH_4Cl + NaOH \rightarrow NaCl + NH_3 + H_2O$　NH_3 である。
　　塩化水素と混ぜると,
　　　$NH_3 + HCl \rightarrow NH_4Cl$ の反応で白煙を生じる。
　　　これは, NH_3 の検出反応の 1 つである。

問 30.　アンモニアを硫酸に吸収させたときの反応は,
　　　$H_2SO_4 + 2NH_3 \rightarrow (NH_4)_2SO_4$
　　硫酸と NaOH 水溶液との反応は,
　　　$H_2SO_4 + 2NaOH \rightarrow Na_2SO_4 + 2H_2O$
　　発生した NH_3 の物質量は,

$$\left(0.200 \times \frac{80.0}{1000} - 0.250 \times \frac{30.8}{1000} \times \frac{1}{2} \right) \times 2$$
$$= 2.43 \times 10^{-2} \, mol$$

　　その体積は,
　　　$2.43 \times 10^{-2} \times 22.4 \times 10^3 = 5.44 \times 10^2 \, mL$

問 31.　固体 A に含まれる NH_4Cl の質量は,
　　$NH_4Cl = 53.5$ として,
　　　$2.43 \times 10^{-2} \times 53.5 = 1.30 \, g$
　　したがって, NH_4Cl の質量パーセントは,

$$\frac{1.30}{2.00} \times 100 = 65.0\%$$

問 32.　f は, ビュレットの正しい使い方である。

問 33.　塩酸を用いると, HCl が酸化され, 硝酸水溶液を用いると, HNO_3 が酸化剤として作用し, 正しい測定値が得られない。加熱するのは反応速度を大きくするためで 70° 程度で反応させる。

問 34.　$MnO_4^- + 2H_2O + 3e^- \rightarrow MnO_2 + 4OH^-$ の反応により黒褐色の MnO_2 を生じる。

問 35.　この時の化学変化は,
　　　$2KMnO_4 + 3H_2SO_4 + 5(COOH)_2$
　　　$\rightarrow K_2SO_4 + 2MnSO_4 + 10CO_2 + 8H_2O$
　　$KMnO_4$ 水溶液の濃度を $x[mol/L]$ とすると,

$$x \times \frac{10.0}{1000} : 0.10 \times \frac{20.0}{1000} = 2 : 5$$
$$\therefore \quad x = 8.0 \times 10^{-2} \, mol/L$$

3

〔解答〕

問 36. c　問 37. a　問 38. d　問 39. d　問 40. d
問 41. b　問 42. c　問 43. f　問 44. e
問 45. ア. a　イ. d　ウ. a

〔出題者が求めたポイント〕

(A) アミノ酸, ジペプチドの推定
(B) 糖類, ニトロセルロース

〔解答のプロセス〕

問 36.　アミノ酸の一般式は, $RCH(NH_2)COOH$
　　R の違いによるのでなく, 不斉炭素原子をもつため L 形と D 形の違いが生じる。

問 37.　A を $RCH(NH_2)COOH$,
　　B を $R'CH(NH_2)COOH$ で表すとジペプチドは

$$\underset{\text{(A—B)}}{H_2N-\overset{\overset{\displaystyle R}{|}}{\underset{\underset{\displaystyle H}{|}}{C}}-\overset{\overset{\displaystyle O}{\|}}{C}-\overset{\overset{\displaystyle H}{|}}{\underset{\underset{\displaystyle H}{|}}{N}}-\overset{\overset{\displaystyle R'}{|}}{\underset{\underset{\displaystyle H}{|}}{C}}-COOH,}$$

$$\underset{\text{(B—A)}}{H_2N-\overset{\overset{\displaystyle R'}{|}}{\underset{\underset{\displaystyle H}{|}}{C}}-\overset{\overset{\displaystyle O}{\|}}{C}-\overset{\overset{\displaystyle H}{|}}{\underset{\underset{\displaystyle H}{|}}{N}}-\overset{\overset{\displaystyle R}{|}}{\underset{\underset{\displaystyle H}{|}}{C}}-COOH}$$

　　この 2 つは構造異性体の関係にある。

問 38.　グリシンは不斉炭素原子をもたないので, グリシンとジペプチドを形成させればよい。
　　　Ala—Gly, Rhe—Gly, Lys—Gly の 3 種類

問 39.　リシンは塩基性アミノ酸で, 等電点が 9.7 である。このリシンを含むジペプチドが該当する。

Lys－Ala，Lys－Gly，Lys－Phe　の3種類

問40．不斉炭素原子を一つもつので，グリシンを含む。
キサントプロテイン反応が起こるのでベンゼン環をも
つアミノ酸を含む。この条件に合うのは，d である。

問41．立体異性体は光学異性体と幾何異性体の2つ。
構造異性体は，構造式が異なる異性体である。
　　AとB，BとCは構造異性体の関係にある。
　　AとCは，立体異性体の関係にある。

問42．構造式で示すとわかる。

$$
\left[\begin{array}{c} \text{CH}_2\text{OH} \\ \overset{\text{H}}{\underset{\text{O}}{\text{C}}}\ \overset{\text{CH}-\text{O}}{\underset{\text{OH}}{}}\ \overset{\text{H}}{\underset{\text{C}-\text{C}}{\text{C}}}\ \overset{\text{H}}{\underset{\text{OH}}{\text{O}}} \end{array}\right]_n
$$

（環状構造／グリコシド結合）

問43．f．グリコシド結合で結ばれる2つの原子の位置
番号は，どちらも1，4である。つまり，1，4－グリ
コシド結合である。

問44．マルトース（$C_{12}H_{22}O_{11}$）

問45．$[C_6H_7O_2(OH)_3]_n + 3nHNO_3$
　　　$\rightarrow [C_6H_7O_2(ONO_2)_3]_n + 3nH_2O$

窒素の質量百分率は，$\dfrac{14 \times 3}{297} \times 100 = 14.14 \fallingdotseq 14.1\%$

生　物

解答　26年度

❶

〔解答〕

問1　b, f　　問2　c　　問3　b, c, f, g, i
問4　①a　②g　③i　④c　　問5　c
問6　ア. c　　イ. a　　問7　b, d

〔出題者が求めたポイント〕

植物の葉と光合成速度に関する標準的な問題。

問1, 2　補償点は光合成量と呼吸量が等しくなる光の
　　　　強さ。
問3　実線は陽生植物，破線は陰生植物。
問4　6000ルクス時の光合成におけるCO_2吸収速度は
　　　$10 \, mg/100 \, cm^2/$時間である。光合成ではCO_2 6モ
　　　ルから1モルの$C_6H_{12}O_6$が合成されることから，
　　　264：180＝100：Xが成り立つ。
問5, 6　葉は上部の表層から下部に向かって，クチク
　　　　ラ層－表皮細胞－さく状組織－海面状組織－
　　　　表皮細胞－クチクラ層となっている。葉の厚さ
　　　　の主な違いはさく状組織の厚さにある。また陽
　　　　葉は樹木の外側にあり，クチクラ層を厚くして
　　　　耐候性を高めている。
問7　さく状組織は海綿状組織より上面にある。海綿状
　　　組織はさく状組織を通過した光を利用する。そこか
　　　ら，海綿状組織はさく状組織に比べて補償点，光飽
　　　和点，呼吸速度が低いと考えられる。

❷

〔解答〕

問8　b　　問9　h　　問10　a　　問11　d
問12　d　　問13　a　　問14　d

〔出題者が求めたポイント〕

眼の発生に関する標準的な問題。

問8　すい臓は内胚葉由来。
問9, 10　原口背唇部は脊索となり外胚葉から神経管を
　　　　誘導する。神経管の前端は脳胞となり，一部が
　　　　眼胞へと分化する。眼胞は先端がくぼみ眼杯と
　　　　なり，接する表皮から水晶体を誘導する。さら
　　　　に水晶体が表皮から角膜を誘導する。眼杯の内
　　　　側は網膜に分化する。
問11　実験1の結果から，水晶体上皮細胞を水晶体繊
　　　維に特徴的なタンパク質を産生するように分化させ
　　　るのはガラス体であると考えられる。
問12　タンパク質Cは水晶体繊維に特徴的なタンパク
　　　質であることから，ガラス体の抽出物が水晶体上皮
　　　細胞を水晶体繊維に特徴的なタンパク質を産生する
　　　ように分化することを促進するとわかる。
問13　高濃度のタンパク質Fを含む培地で水晶体上皮
　　　細胞は増殖せずに伸長したことから，タンパク質F

はガラス体に豊富であるといえる。
問14　水晶体におけるタンパク質Fの受容体の機能を
　　　弱めると，水晶体上皮細胞は伸長せずに増殖する。
　　　そのため，水晶体繊維に特徴的なタンパク質Cの
　　　量も少なくなる。

❸

〔解答〕

問15　c, d　　問16　d　　問17　a, d　　問18　e
問19　c　　問20　b

〔出題者が求めたポイント〕

骨髄移植を題材にした免疫についての標準的な問題。
内容的にはやや難しい。

赤血球を除くほとんどの体細胞は体内で分解した自己
成分（抗原）をMHCタンパク質上に提示する（MHCタ
ンパク質と提示された抗原をあわせて「MHC：主要組織
適合抗原」と呼ぶ）。ヒトのMHCは白血球を用いて研究
されたことから，ヒト白血球抗原（HLA）と呼ばれる。
HLAの遺伝子は第6染色体上の接近した6遺伝子座に
ある遺伝子群からつくられる。各遺伝子座には複数の対
立遺伝子が存在するためその組み合わせは膨大になる。
HLAの遺伝子群はごく近くに存在するため基本的に組
換えは起こらない。そのため，親子ではほとんどの場合，
対立遺伝子の一方しか一致しないが，兄弟では1/4の確
立で一致する。
問16　T細胞表面にある抗原受容体が，非自己のHLA
　　　抗原に反応する。抗体を産生するようになるのは
　　　B細胞である。
問18　赤血球表面にはHLA抗原がないため，血液型が
　　　違ってもHLA抗原が一致していれば拒絶反応は起
　　　こらない。
問20　移植した太郎君由来の造血幹細胞によってAB
　　　型の赤血球がつくられるようになるから。

❹

〔解答〕

問21　f　　問22　d　　問23　a, e　　問24　c, e
問25　d, f　　問26　a, d, e

〔出題者が求めたポイント〕

免疫反応に関する標準的な問題。

問21　赤血球の一種である単球が毛細血管の外に出て
　　　マクロファージとなる。
問22　ひとつのB細胞は1種類の抗体しかつくらない。
　　　未分化のB細胞には抗体の可変部をつくる遺伝子
　　　が多数あり，その中から遺伝子が選択され再構成さ
　　　れることで抗体の多様性が生じる。
問23　抗原Aを投与することで抗原Aに対する免疫記

憶細胞が生成され，2度目の投与では二次応答が生じる。

問24　二次応答は，免疫記憶細胞のはたらきで初回の投与より短時間で多くの抗体がつくられる。

問25　沈降線は抗原と抗体が出合ったところにできる。抗血清Gには抗原Aに対する抗体Aと抗原Bに対する抗体Bが含まれる。図8の左の線は抗原Aと抗体Aの沈降線，右の線は抗原Bと抗体Bの沈降線である。図9のような沈降線になるのは用いた抗原がどちらも同じときである。図10や11では図8と図9を合せた形になっていることから抗原Dは抗原Aと抗原Bの混合物とわかる。

問26　抗原A，抗原Fと抗血清Gの反応から抗原Aと抗原Fは同じ抗原，抗原Aと抗原Eは別の抗原であることがわかる。抗血清Hは抗原Eと抗原Fに対する抗体を含む。

5

〔解答〕

問27　f　　問28　a　　問29　b, c, d, i
問30　L—b　S—a　T—c　U—d　　問31　a, b
問32　X—a　Y—c　⑦—g　　問33　ア—g　イ—e
問34　j

〔出題者が求めたポイント〕

　生態系の物質循環に関する標準的な問題。

問27　植物食性動物(②)の年間成長量は，
　　摂食量(E)－(呼吸量(C)＋被食量(F)＋死亡量(H))となる。

問28　炭素循環の生産者(①)における純生産量は，
　　光合成量(A)－呼吸量(B)となる。

問29　異化の過程で生じた炭素は，呼吸で生じたCO_2のことである。

問31　アカウキクサなどと相利共生しているアナベナは，シアノバクテリアの一種で窒素固定を行う細胞をもつ。リゾビウムはマメ科植物に根粒をつくるバクテリアである。また、放線菌の一種フランキアもハンノキなどに根粒をつくる。したがって、この出題では本来選ぶべき選択肢が3つあるので、その中から2つを答えるということになる。

問32　⑥は亜硝酸菌，⑦は硝酸菌　である。XはNH_4^+，YはNO_2^+，ZはNO_3^+である。

6

〔解答〕

問35　b, d　　問36　a, c, d　　問37　c, d, e
問38　b, d, e

〔出題者が求めたポイント〕

　DNAの複製と遺伝子発現に関する標準的な問題。

問35　a. RNAを構成する塩基はAGCU，DNAを構成する塩基はAGCTである。
　　c. DNAを構成する塩基の量はAとT，GとCが等しい。
　　e. 塩基どうしの結合は水素結合。
　　f. どちらも硫黄は含まない。
　　g. ゲノムは単相(n)の細胞に含まれる全DNA量である。

問36　b. DNA複製(S期)の後に分裂準備期(G_2期)がある。
　　d. 減数分裂における娘細胞のDNA量は，DNA合成前の母細胞で考えると半分になる。DNA合成後の母細胞で考えると1/4になる。問題文にはどちらと比較したのか書かれていないが，「正しいものを3つ選べ」となっているので前者と判断する。
　　e.「鋳型と同じ塩基」ではなく「相補的な塩基」。
　　f. 一方の鎖をそのまま受け継ぐので，半保存的複製と呼ばれる。

問37　a. はじめに転写されたRNAから切り取られるのはイントロン。
　　b. 真核生物では選択的スプライシングによって，1つの遺伝子から複数のmRNAがつくられる。
　　f. mRNAを転写するのはDNAのほどかれた2本鎖の片方である。

平成25年度

問　題　と　解　答

平成25年度

英　語

問題

25年度

〔Ⅰ〕　次の英文を読み，後に続く設問 1.～15. に最も適する答えを a.～d. の中から一つ選びなさい。

Lyme disease, which is also known as Lyme borreliosis, is an infection transmitted by the bite of ticks carrying the spiral-shaped bacterium (spirochete) Borrelia burgdorferi (Bb). The disease was named for Old Lyme, Connecticut, the town where it was first diagnosed in 1975, after a puzzling outbreak of arthritis. The spiral-shaped bacterium was named for its discoverer, Willy Burgdorfer. The effects of this disease can be long-term and **disabling**, unless it is recognized and treated properly with antibiotics.
(1)

Lyme disease is a vector-borne disease, which means it is delivered from one host to another. It is also classified as a zoonosis, which means that it is a disease of animals that can be transmitted to humans under natural conditions. In this case, a tick **bearing** the Bb organism **literally** inserts it into a host's
(2)　　　　　　　　　　　　　(3)
bloodstream when it bites the host to feed on its blood. It is important, however, to note that neither Bb nor Lyme disease can be transmitted directly from one person to another.

In the United States, Lyme disease accounts for more than 90% of all reported vector-borne illnesses. It is a significant public health problem and continues to be diagnosed in increasing numbers. The Centers for Disease Control and Prevention (CDC) **attributes** this increase to the growing size of
(4)
the deer herd and the geographical spread of infected ticks rather than to improved diagnosis. In addition, some epidemiologists believe that the actual **incidence** of Lyme disease in the United States may be 5-10 times greater
(5)
than that reported by the CDC. The reasons for this difference include the narrowness of the CDC's case definition as well as frequent misdiagnosis of the disease.

Controversy clouds the true incidence of Lyme disease because no test is definitively diagnostic for the disease, and many of its symptoms **mimic** those
(6)

of so many other diseases. Cases of Lyme disease have been reported in 49 of the 50 states; however, 92% of the 17, 730 cases reported to the CDC in 2000 were from only nine states (Connecticut, Rhode Island, New York, Pennsylvania, Delaware, New Jersey, Maryland, Massachusetts, and Wisconsin). The disease is also found in Scandinavia, continental Europe, the countries of the former Soviet Union, Japan, and China; in addition, it is possible that it has spread to Australia.

The risk for **acquiring** Lyme disease varies, depending on what stage in (7) its life cycle a tick has reached. A tick passes through three stages of development — larva, nymph, and adult — each of which is dependent on a live host for food. In the United States, Bb is borne by ticks of several species in the genus Ixodes, which usually feed on the white-footed mouse and deer (and are often called deer ticks). In the summer, the larval ticks hatch from eggs laid in the ground and feed by attaching themselves to small animals and birds. At this stage they are not a problem for humans. It is the next stage — the nymph — that causes most cases of Lyme disease. Nymphs are very active from spring through early summer, at the height of outdoor activity for most people. Because they are still quite small (less than 2 mm in length), they are difficult to **spot**, giving them ample opportunity to transmit Bb while feeding. (8) Although far more adult ticks than nymphs carry Bb, the adult ticks are much larger, more easily noticed, and more likely to be removed before the 24 hours or more of continuous feeding needed to transmit Bb.

1. The word "disabling" in line **7** is closest in meaning to

　　a. crippling

　　b. soothing

　　c. presenting

　　d. disarming

2. The word "bearing" in line 11 is closest in meaning to

 a．carrying

 b．enduring

 c．producing

 d．acquiring

3. The word "literally" in line 11 is closest in meaning to

 a．dangerously

 b．constantly

 c．temporarily

 d．actually

4. The word "attributes" in line 18 probably means

 a．give the characteristics of something.

 b．distribute something over a large area.

 c．give the reason for something.

 d．make something happen more.

5. The word "incidence" in line 21 probably means

 a．the risk of getting a disease.

 b．the way a person catches a disease.

 c．the diagnosis of a disease.

 d．the rate of occurrence of a disease.

6. The word "mimic" in line 26 is closest in meaning to

 a．anticipate

 b．accompany

 c．resemble

 d．cause

7. The word "acquiring" in line **34** is closest in meaning to

   a. earning

   b. resisting

   c. contracting

   d. securing

8. The word "spot" in line **45** is closest in meaning to

   a. mark

   b. notice

   c. clear up

   d. remove

9. According to the text, Lyme disease was named after

   a. its discoverer.

   b. a type of arthritis.

   c. a town.

   d. a tick.

10. According to the text, Lyme disease can be directly transmitted

   a. by a tick bite.

   b. from human to human contact.

   c. from deer to humans.

   d. all of the above.

11. According to the text, the rising number of cases of Lyme disease is probably due to

   a. improved diagnosis of the disease.

   b. an increase in the deer population.

   c. greater reporting of the disease by the CDC.

   d. restricted geographical distribution of infected ticks.

12. According to the text, Lyme disease is

    a. the most common vector-borne disease in the US.

    b. difficult to diagnose.

    c. found in many parts of the world.

    d. all of the above.

13. According to the text, in which stage are ticks least likely to transmit Lyme disease?

    a. in the larval stage

    b. in the nymph stage

    c. in the adult stage

    d. all stages are equally dangerous

14. According to the text, the risk of catching Lyme disease is greatest

    a. in the late summer.

    b. in the spring and early summer.

    c. during the first 24 hours of tick contact.

    d. during the tick's adult stage.

15. What information is not discussed in this text?

    a. where Lyme disease can be found

    b. how Lyme disease is transmitted

    c. the definition of Lyme disease

    d. the specific symptoms of Lyme disease

〔Ⅱ〕 次の英文を読み，後に続く設問 16.～30. に最も適する答えをa.～d. の中から一つ選びなさい。

Tendinitis is a condition caused by the tearing of tendon fibers and **subsequent** inflammation in the tendon. _____. When a (16) (17) muscle contracts, it pulls on the tendon, which is composed of tissue that cannot stretch. The tendon then transmits that pulling force to the bone and moves the bone, producing movement. Tendinitis usually results from excessive repeated **demands** placed on the tendon by the muscle. Tendinitis is (18) not usually caused by a sudden injury; it is more commonly a result of a long period of overuse. Tendinitis occurs frequently with active individuals and those whose occupational tasks require **repetitive** motion. Tendons that (19) commonly become inflamed include: tendons of the hand, tendons of the upper arm that affect the shoulder, tendons of the forearm at the elbow, the tendon of the quadriceps muscle group at the knee, and the Achilles tendon at the ankle.

Repeated overuse of the tendon will cause small tears to develop in the tendon fibers. [a]_____ As a result, the body will initiate the injury repair (20) process in the area and lay down scar tissue. [b]_____ Inflammation increases the blood supply, bringing nutrients to the damaged tissues along with infection-fighting agents. [c]_____ The result is swelling, tenderness, pain, and heat. Redness may occur if the injury is close to the skin. [d]_____ Since many cases of tendinitis result from chronic inflammatory conditions that develop from long periods of overuse, the inflammatory process is not as exaggerated as with an acute injury. Therefore, swelling, heat, and redness (21) are not always visible in a tendinitis complaint because the inflammation is really at a low level.

Recent research has found that tendinitis sometimes develops as a **side effect** of treatment with quinolones, which are a group of antibiotics (22) frequently used to treat bacterial infections. _____, and the tendinitis usually develops within the first few weeks of antibiotic treatment.

Tendinitis is most often diagnosed by evaluating factors in the patient's history that indicate muscular overuse. Tendinitis will often develop when an individual suddenly increases his or her level of activity without adequate training or conditioning. This occurs frequently in occupational and recreational settings.

In addition to evaluating **factors** in the patient's history that are likely to lead to tendinitis, the clinician may use several physical examination procedures. Most tendons are near the surface of the skin and therefore can be easily palpated (touched or pressed in order to make a diagnosis), especially by practitioners of manual therapy who have highly developed palpation skills. Pressure placed directly on these tendons is likely to cause discomfort. In addition, the practitioner may ask the patient to contract the muscle attached to the tendon, usually against resistance, to see if this maneuver causes pain.

16. The word "subsequent" in line 2 is closest in meaning to

　　a. alternative

　　b. preliminary

　　c. resulting

　　d. posterior

17. Which of the following is most appropriate for underlined part (17)?

　　a. The strong bone that muscle connect to tendons are connective tissues.

　　b. Tissues are the strong connective that connect bone muscle to tendons.

　　c. Tendons are the strong connective tissues that connect muscle to bone.

　　d. Muscle connective tissues are the strong tendons that connect to bone.

18. The word "demands" in line 6 is closest in meaning to

　　a. loads

　　b. desires

　　c. actions

　　d. concessions

19. The word "repetitive" in line 9 is closest in meaning to

　　a. restrictive

　　b. recurring

　　c. replaceable

　　d. redundant

20. Look at the blanks [a], [b], [c] and [d] in the passage. Insert the following sentence in the correct blank. **Inflammation will develop in the area as part of the injury repair process.**

　　a. [a]

　　b. [b]

　　c. [c]

　　d. [d]

21. Which of the following sentences is the closest in meaning to underlined part (21)?

　　a. Therefore, the main complaint of tendinitis is that the swelling, heat, and redness may not be visible unless the inflammation is at a low level.

　　b. Even though the tendinitis is at a low level, it produces very noticeable swelling, heat, and redness that often cause the patient to complain.

　　c. The main complaint about tendinitis is that it produces swelling, heat, and redness without visible signs, which cause a low level of inflammation.

　　d. The inflammation in tendinitis may not be severe and, as a result, the redness, heat, and swelling usually associated with inflammation sometimes are not noticeable.

22. The phrase "side effect" in line 25/26 is closest in meaning to

    a. cause

    b. substitution

    c. consequence

    d. precursor

23. Which of the following should go in underlined part ⑳?

    a. The tendon most likely to be affected by these drugs is the Achilles tendon

    b. The tendon drugs to be likely most affected by these is the Achilles tendon

    c. The most likely to be affected by these drugs tendon is the Achilles tendon

    d. The tendon most likely affected by these drugs to be is the Achilles tendon

24. The word "factors" in line 34 is closest in meaning to

    a. appearances

    b. adjustments

    c. calculations

    d. elements

25. Which of the following sentences is the closest in meaning to underlined part ㉕?

    a. The practitioner will check to see if the patient experiences pain when flexing the affected muscle, especially when pushing or pulling against something.

    b. The patient will try to contract the muscle attached to the tendon when the practitioner asks him or her, but may not be able to if there is too much resistance.

    c. The practitioner will check to see whether or not the patient can contract the muscle, and sometimes the patient will want to resist because of the pain.

    d. The practitioner will ask the patient if he or she feels resistance when the muscle attached to the affected tendon is contracted painfully.

26. According to the text, tendinitis most commonly develops

    a. as a result of a sudden injury.

    b. when people stop training or conditioning suddenly.

    c. if people are not active enough.

    d. when people use the same muscles too much.

27. Which tendons are not mentioned as being commonly affected by tendinitis?

    a. tendons of the hand

    b. tendons of the forearm

    c. tendons of the neck

    d. tendons of the upper arm that affect the shoulder

28. According to the text, why is the inflammatory process of tendinitis not as exaggerated as it is with an acute injury?

a. Because tendinitis happens close to the skin.

b. Because the factors that cause tendinitis develop over time.

c. Because the inflammation in tendinitis increases the blood supply.

d. Because the inflammation in tendinitis causes swelling, redness, and heat.

29. According to the text, how is tendinitis usually diagnosed?

a. Tendinitis is usually diagnosed by looking at the patient's history and by physical examination.

b. Tendinitis is usually diagnosed by examining the patient's level of activity and training.

c. Tendinitis is usually diagnosed by checking for areas of inflammation.

d. Tendinitis is usually diagnosed by contracting the muscles with the most resistance.

30. According to the text, palpation is sometimes used to check for tendinitis because

a. most practitioners have highly developed palpation skills.

b. the patient may have difficulty contracting his or her muscles.

c. other forms of diagnosis cause too much discomfort to the patient.

d. tendinitis is easy to evaluate by palpation.

〔Ⅲ〕 次の英文を完成させるために，31.～35.までの下線部に入る最も適した語句を a.～d.の中から1つ選びなさい。

Sometimes you're not in the mood for a physical exam, PET scan, or full genetic analysis — but you'd still like a ballpark sense of how you're holding up. For that, there's walking, says Stephanie Studenski, MD, at the University of Pittsburgh. Her study on ambulation among the elderly showed that the faster someone 65 years or older covered a short distance, _____. (31) "The difference was so dramatic," said columnist Derrick Z. Jackson in the *Boston Globe*, " _____ the chance of living another ten years for (32) 75-year-old men, depending on their gait speed, _____ a low (33) one-in-five chance to a nearly guaranteed nine-in-ten. For 75-year-old women, chances ranged from one in three to nine in ten."

You can't cheat the reaper by consciously trying to walk faster, Dr. Studneski says — speed is just a marker. But you can tune things up by picking up the pace _____ you're still able. For that, a few (34) tips from *The Complete Guide to Walking*: Take smaller, faster steps, not longer ones. Swing your arms faster (but don't go crazy — keep them close to your side), and breathe naturally. _____ you choose to chew gum (35) at the same time is up to you.

31. a. they can expect to live longer

　　b. the person could expect to live longer

　　c. the longer he or she could expect to live

　　d. the sooner they could be expected to live

32. a. until

　　b. if

　　c. given

　　d. that

33. a. ranged from

    b. ranged in

    c. ranging from

    d. ranges

34. a. although

    b. while

    c. by that

    d. unless

35. a. All

    b. What

    c. Which

    d. Whether

〔IV〕 次の英文を読み，後に続く設問 36.〜45. に最も適する答えを a.〜d. の中から一つ選びなさい。

Cholesterol is a waxy substance that is present in the blood plasma and in all animal tissues. Chemically, cholesterol is an organic compound belonging to the steroid family; its molecular formula is $C_{27}H_{46}O$. In its pure state it is a white, crystalline substance that is odorless and tasteless. Cholesterol is essential to life; it is a primary component of the membrane that surrounds each cell, and it is the starting material or an intermediate compound from which the body synthesizes bile acids, steroid hormones, and vitamin D. Cholesterol circulates in the bloodstream and is synthesized by the liver and several other organs. Human beings also **ingest** considerable amounts of
(36)
cholesterol in the course of a normal diet. A compensatory system regulates the amount of cholesterol synthesized by the liver, with the increased dietary intake of cholesterol resulting in the liver's decreased **synthesis** of the
(37)
compound.

High levels of cholesterol in the bloodstream are an extremely important cause of atherosclerosis. In this disorder, deposits of cholesterol and other fatty substances circulating in the blood accumulate in the interior walls of the blood vessels. These fatty deposits build up, thicken, and become calcified, eventually converting the vessel walls to scar tissue. The deposits narrow the channels of the blood vessels and thus can **constrict** the blood flow, causing
(38)
heart attacks and strokes. High levels of cholesterol in the blood (more than 240 mg of cholesterol per 100 cc of blood plasma) accelerate the buildup of cholesterol deposits in the vessel walls; people with high cholesterol levels thus eventually become more **susceptible to** coronary heart disease.
(39)
Cholesterol is insoluble in the blood; it must be attached to certain protein complexes called lipoproteins in order to be transported through the bloodstream. Low-density lipoproteins (LDLs) transport cholesterol from its

site of synthesis in the liver to the various tissues and body cells, where it is separated from the lipoprotein and is used by the cell. High-density lipoproteins (HDLs) may possibly transport excess or unused cholesterol from the tissues back to the liver, where it is broken down to bile acids and is then **excreted**. Cholesterol attached to LDLs is primarily that which builds up in atherosclerotic deposits in the blood vessels. HDLs, on the other hand, may actually serve to retard or reduce atherosclerotic buildup.

36. The word "ingest" in line 9 is closest in meaning to

   a. diet

   b. become fat

   c. synthesize

   d. consume

37. The word "synthesis" in line 12 is closest in meaning to

   a. production

   b. reduction

   c. charge

   d. excretion

38. The word "constrict" in line 19 is closest in meaning to

   a. condense

   b. move

   c. limit

   d. expand

39. The phrase "susceptible to" in line 23 is closest in meaning to

　a． subjected to

　b． resistant to

　c． unlikely to get

　d． likely to get

40. The word "excreted" in line 31 is closest in meaning to

　a． destroyed

　b． traded

　c． absorbed

　d． expelled

41. According to the text, cholesterol is

　a． necessary for liver function.

　b． the main ingredient of cell membranes.

　c． synthesized from bile acids.

　d． all of the above.

42. According to the text, the amount of cholesterol synthesized by the liver

　a． goes down as the amount ingested goes up.

　b． is unaffected by dietary intake.

　c． is compensated for by the regulation of the circulation of the bloodstream.

　d． is affected by the presence of atherosclerosis in the walls of the blood vessels.

43. According to the text, high levels of cholesterol in the blood increase the risk of coronary heart disease by

a. making people more suspicious.

b. slowing the buildup of deposits in the vessel walls.

c. speeding up the accumulation of fatty deposits.

d. decreasing the susceptibility to heart attacks and strokes.

44. According to the text, cholesterol needs lipoproteins in order to

a. synthesize in the liver.

b. be carried through the bloodstream.

c. form protein complexes.

d. be absorbed into the blood.

45. According to the text, what do high-density lipoprotein complexes possibly do?

a. contribute to atherosclerosis

b. carry leftover cholesterol to the liver

c. break down bile acids and are then excreted

d. both b and c

〔Ⅴ〕　次の２つの英文を読み，それぞれの英文を完成させるために，46.～55.の下線部に入る最も適した語句をａ.～ｄ.の中から１つ選びなさい。

　　　The most extreme objects in the universe tend to put on spectacles. When a giant star _____ as a supernova, it can outshine its own galaxy as it
(46)
dishes out heat, X-rays, and the highest energy radiation of all, gamma rays. So when NASA launched a gamma-ray telescope into space in 2008, astronomers figured the high-energy radiation it _____ would point the
(47)
way to easily identifiable supernova remnants, black holes and other extroverted objects.

　　　They couldn't have been more wrong. Last January, after a _____
(48)
survey, scientists with the Fermi Gamma-ray Space Telescope released a list of nearly 500 locations where the spacecraft detected the highest-energy gamma rays. More than a third of them cannot be linked to any known astronomical object. The 169 mystery sources might be previously undiscovered supernova remnants or black holes, or they could be a completely new type of superpowerful object. For now, they are total enigmas. "These are the dogs that don't bark," NASA astrophysicist David Thompson says.

　　　Astronomers are starting out with the simple explanation that they overlooked these objects in previous surveys. They are analyzing X-ray, optical, radio, and infrared _____ of the hot spots to see if they missed
(49)
something. But Thompson hopes the answers are more _____. The
(50)
gamma rays might be a byproduct of decaying clumps of invisible dark matter, he says, or of something unknown. "That's what we're really interested in. Not just more of the same, but new types of systems."

46.　ａ. escalates　　ｂ. explodes　　　ｃ. emits　　　　ｄ. entropy

47.　ａ. emitted　　　ｂ. leaked　　　　ｃ. detected　　　ｄ. expended

48. a. three-years sky   b. three-year sky

    c. three-year-sky   d. three-years-sky

49. a. sounds   b. movies   c. graphs   d. images

50. a. terrifying   b. unable   c. exotic   d. conservative

Deep in the frozen tundra of north-eastern Siberia, a squirrel buried fruits some 32,000 years _____ from a plant that bore white flowers. This
(51)
winter a team of Russian scientists announced that they had unearthed the fruit and brought tissue from it back to _____. The fruits are about
(52)
30,000 years older than the Israeli date palm seed that previously held the record as the oldest tissue to give life to healthy plants.

The researchers were studying ancient soil composition in an exposed Siberian riverbank in 1995 when they discovered the first of 70 fossilized Ice Age squirrel burrows, some of _____ stored up to 800,000 seeds and
(53)
fruits. Permafrost had preserved tissue from one species — a narrow-leafed campion plant — exceptionally well, so researchers at the Russian Academy of Sciences recently decided to culture the cells to see if they would grow. Team leader Svetlana Yashina re-created Siberian _____ in the lab and watched
(54)
as the refrigerated tissue sprouted buds that developed into 36 flowering plants _____ weeks.
(55)
This summer Yashina's team plans to revisit the tundra to search for even older burrows and seeds.

51.　a. before　　　b. since　　　c. ago　　　d. from

52.　a. earth　　　b. home　　　c. basics　　　d. life

53.　a. whom　　　b. whose　　　c. who　　　d. which

54.　a. conditions　　b. heat　　　c. posture　　　d. fashion

55.　a. from　　　b. within　　　c. since　　　d. by

〔VI〕 空所に下の選択肢 a.～e. から最も適当な語を補い，日本文に合うように各文を完成させなさい。ただし解答は，56～65 に入るもののみをマークしなさい。

It may make you scratch your head, but in fact it is possible to overeat healthy food, according to Loyola University Health System registered dietitian Brooke Schantz. "While fruits are nutritious, too much of even a (　　) (56) (　　) (57) (　　)," Schantz said. "The key is to remember to control the portion sizes of the foods you consume."

Schantz reported that overeating healthy foods is easy to do, but the same rules apply to healthy food as junk food. Weight fluctuates based on a basic concept — energy in versus energy out. If your total (　　) (58) (　　) (59) (　　) you burn off in a day, you will gain weight. If it is lower, you will lose weight.

"I have had many patients tell me that they don't know why they are not losing weight," Schantz said. "Then they report that they eat fruit all day long. They are almost always shocked when I advise them to watch the quantity of food they eat even if it is healthy."

Schantz said that one exception applies. Nonstarchy (　　) (60) (　　) (61) (　　) they are accompanied by unnecessary calories from sauces, cheeses and butter. This is due to the high water and fiber content of these vegetables coupled with the stretching capacity of the stomach. The vegetables she suggested limiting are (　　) (62) (　　) (63) (　　) starch, such as peas, corn and potatoes. Foods that are labeled as fat-free or low-fat are another area of concern.

"People tend to give themselves the freedom to overeat 'healthy' foods," Schantz said. "While the label might say that a food or beverage is low-fat or fat-free, watch the quantity you (　　) (64) (　　) (65) (　　) an excessive amount. Foods that carry these health claims may be high in sugar and calories."

「果物は栄養価があるとはいえ，健康に良い食品でも過度になると体重増加につながる可能性が高い」とシャンツは述べた。

While fruits are nutritious, too much of even a (　　) (56) (　　) (57) (　　), Schantz said.

a. gain　　b. lead to　　c. weight　　d. can　　e. healthy food

一日に使い果たすエネルギーより総カロリー摂取量が高くなれば体重が増加する。

If your total (　　) (58) (　　) (59) (　　) you burn off in a day, you will gain weight.

a. the energy　　　b. intake　　　c. is

d. caloric　　　e. higher than

ソース，チーズ，バターなどの不要なカロリーが添加されていない限り，非でんぷん質野菜は過度には摂取し難いのである。

Nonstarchy (　　) (60) (　　) (61) (　　) they are accompanied by unnecessary calories from sauces, cheese and butter.

a. to overeat　　　b. are　　　c. unless

d. vegetables　　　e. difficult

彼女が摂取制限を勧める野菜とは，でんぷんの多いもので，エンドウ豆，トウモロコシ，ジャガイモなどである。

The vegetables she suggested limiting are (　　) (62) (　　) (63) (　　) starch, such as peas, corn and potatoes.

a. that　　b. in　　c. high　　d. are　　e. those

東邦大学（医）25年度 （23）

食べ物や飲み物に低脂肪や無脂肪と表示してあったとしても，摂取する量に注意して，過剰な量を食べるのを控えなさい。

While the label might say that a food or beverage is low-fat or fat-free, watch the quantity you （　　）（ 64 ）（　　）（ 65 ）（　　） an excessive amount.

a．refrain　　b．consume　c．eating　　d．and　　　e．from

〔Ⅶ〕

下線部の発音が他と異なるものを，a.～d.の中から１つ選びなさい。

66. a. figure　　　b. collagen　　　c. genome　　　d. allergy

67. a. stadium　　b. damage　　　c. label　　　d. ache

68. a. doughnut　b. drought　　c. thigh　　　d. tough

69. a. rhythm　　b. smooth　　c. through　　d. worthy

70. a. mechanism　b. moustache　　c. character　　d. scheme

　　第１アクセントの母音の発音が，見出しの語の第一アクセントの母音の発音と
同じものを，a.～d.から１つ選びなさい。

71. ion
　　a. fatigue　　b. virus　　　c. machine　　　d. image

72. phenomenon
　　a. located　　b. delicate　　c. tolerate　　d. tomb

73. hurt
　　a. hamburger　b. certain　　c. warm　　　d. hard

74. dynamic
　　a. isolate　　b. quiet　　　c. incident　　d. accident

75. host
　　a. don't　　b. molecule　　c. hotel　　　d. procedure

数　学

問題　　25年度

1　$x^9 - 1$ を $x+1$ で割ったときの商を $P(x)$ とするとき，$P(x)$ を $x-2$ で割ったときの余りは アイウ である。

2　x を実数とする。104，$5x$，x^2 が三角形の3辺の長さとなるような x の値の範囲は エ $< x <$ オカ である。

3　$0° \leqq \theta \leqq 90°$ の θ に対して，$7\sin\theta + \cos\theta = 5$ が成り立っているとき，$\dfrac{\sin\theta}{1+\cos\theta} + \dfrac{\cos\theta}{1+\sin\theta}$ の値は $\dfrac{\text{キ}}{\text{ク}}$ である。

4　右図のように，円周上の4点 A，B，C，D に対して，直線 AB と直線 CD の交点を E とし，AB = 4，AE = 5，∠AED = 90° とする。線分 CD 上を動く点 P が ∠APB を最大にするとき，EP = ケ$\sqrt{\text{コ}}$ である。

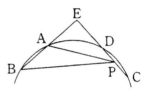

5　座標平面上に，原点 $(0,0)$ から出発する動点 P がある。サイコロを1回ふり，1または2の目が出たとき点 P は x 軸の正の方向に1だけ移動し，3または4の目が出たときは y 軸の正の方向に1だけ移動し，5または6の目が出たときは動かないとする。

サイコロを4回ふった結果，点 P が原点 $(0,0)$ から点 (m,n) に移動する確率を $P(m,n)$ で表すとき，$\displaystyle\sum_{k=0}^{2} P(2,k) = \dfrac{\text{サ}}{\text{シス}}$ である。

6 数列 $\dfrac{1}{2}$, $\dfrac{3}{4}$, $\dfrac{3}{2}$, $\dfrac{5}{6}$, $\dfrac{5}{4}$, $\dfrac{5}{2}$, $\dfrac{7}{8}$, $\dfrac{7}{6}$, $\dfrac{7}{4}$, $\dfrac{7}{2}$, $\dfrac{9}{10}$, $\dfrac{9}{8}$, $\cdots$ において, 第 250 項は $\dfrac{\boxed{セソ}}{\boxed{タ}}$ である。

7 $(1-x)^5(1+y)^6\left(1-\dfrac{1}{x}+\dfrac{1}{y}\right)^7$ の展開式における, x^4y^5 の項の係数は, $\boxed{チツテ}$ である。

8 実数 x, y, z が, $\log_4 z = -\dfrac{1}{2} + \log_2\sqrt{\dfrac{x+y}{2}}$, $27^{xy-1} = 3^{z+2xy+2}$ を満たすとき, z の取りうる値の範囲は $z \geqq \dfrac{\boxed{ト}}{\boxed{ナ}}$ である。

9 n を自然数とし, e を自然対数の底とする。n の関数 $f(n)$ を,
$f(n) = \log_e({}_{2n}C_n) + n\left\{1 - \log_e\left(\dfrac{n}{4!}\right)\right\} + \log_e(n!)$ で定める。
$X = \lim_{n \to \infty}\dfrac{f(n)}{n}$ とおくとき, $e^X = \boxed{ニヌ}$ である。

10 関数 $f(x) = \sqrt{2+x}$ について, $\lim_{h \to 0}\dfrac{1}{h}\left\{\dfrac{f(2+h)}{f(2-h)} - \left(\dfrac{3-h}{3+h}\right)^3\right\} = \dfrac{\boxed{ネ}}{\boxed{ノ}}$ である。

11 実数 x, y が $x^2 + y^2 \leqq \dfrac{3}{2}$ を満たすとき，$\dfrac{y}{(x-2)^2}$ の最大値は $\dfrac{\sqrt{\boxed{ハ}}}{\boxed{ヒ}}$ である。

12 a, b, c, d を正の実数とし，$ad - bc \neq 0$ とする。行列 $A = \begin{pmatrix} a & b \\ c & d \end{pmatrix}$ について，$A - A^{-1} = \begin{pmatrix} -3 & 6 \\ 6 & 3 \end{pmatrix}$ が成り立つとき，$a + d = \boxed{フ}$，$ad - bc = \boxed{ヘ}$ である。

13 三角形 ABC は，3 辺の長さがそれぞれ AB = 3，BC = $\sqrt{13}$，CA = 4 である。辺 BC を共有する正三角形 CBD が三角形 ABC の外側にあるとき，$\vec{AD} = \dfrac{\boxed{ホ}}{\boxed{マ}} \vec{AB} + \dfrac{\boxed{ミ}}{\boxed{ム}} \vec{AC}$ である。

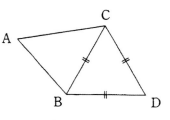

14 関数 $f(x)$ が，等式 $f(x) = x^2 - 4 - \dfrac{1}{4}\int_{-2}^{2}(x-2)|f(t)|dt$ を満たすとき，$f\left(-\dfrac{1}{2}\right)$ の値は $\dfrac{\boxed{メ}}{\boxed{モ}}$ である。

15 O を原点とする座標平面上に，双曲線 $m : \dfrac{x^2}{a^2} - \dfrac{y^2}{b^2} = 1 \ (b > a > 0)$ があり，m 上のある点における接線 l は x 軸と点 $(\sqrt{2}, 0)$ で交わる。l と，m の 2 つの漸近線との交点のうち，x 座標の大きいほうを P，小さいほうを Q とする。三角形 OPQ の面積が $3\sqrt{6}$，OP・OQ = 15 のとき，PQ = $\boxed{ヤ}\sqrt{\boxed{ユヨ}}$ である。

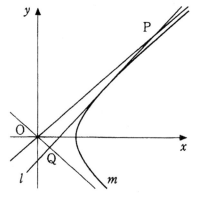

物理

問題　25年度

1　あるエレベーターが図のように加速されて上昇し，ある高さで静止した。上昇を開始してから時刻 t_1 までは一定の加速度 $a(>0)$ であった。時刻 t_2 から時刻 t_3 までは一定の加速度で減速し，時刻 t_3 で静止した。重力加速度の大きさを $9.8\,\text{m/s}^2$ として，以下の問1と問2に答えよ。

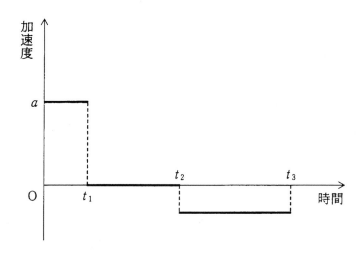

問1　エレベーターが地上から上昇を開始したとすると，時刻 t_3 での高さはいくらか。

a. $\dfrac{1}{2}a(t_1^2 - t_1 t_2 - t_1 t_3)$　　　b. $\dfrac{1}{2}a(-t_1^2 - t_1 t_2 + t_1 t_3)$

c. $\dfrac{1}{2}a(t_1^2 + t_1 t_2 - t_1 t_3)$　　　d. $\dfrac{1}{2}a(t_1^2 - t_1 t_2 + t_1 t_3)$

e. $\dfrac{1}{2}a(-t_1^2 + t_1 t_2 + t_1 t_3)$　　　f. $\dfrac{1}{2}a(t_1^2 + t_1 t_2 + t_1 t_3)$

問2　エレベーター内に体重計に乗った質量 $50\,\text{kg}$ の人がいる。加速度 $a = 2.0\,\text{m/s}^2$，時刻 $t_1 = 2.0\,\text{s}$，$t_2 = 6.0\,\text{s}$，$t_3 = 11\,\text{s}$ として，時刻 t_2 から時刻 t_3 までの間で体重計が示す値はいくらか。

a. $40\,\text{kg}$　　b. $44\,\text{kg}$　　c. $46\,\text{kg}$　　d. $48\,\text{kg}$
e. $52\,\text{kg}$　　f. $54\,\text{kg}$　　g. $56\,\text{kg}$　　h. $60\,\text{kg}$

2 図のように，太さが一様でない長さLの柱が2つのばねAとBに支えられ，柱の底面が床と平行に置かれている。柱の太さは長さに比べて十分小さいとして，以下の問3と問4に答えよ。

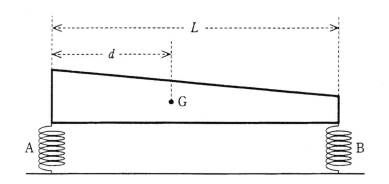

問3 柱の重さはWであり，柱の重心Gは柱の左端から距離dの位置にあった。ばねAの復元力はいくらか。

a. $\dfrac{L}{d}W$ b. $\dfrac{L-d}{d}W$ c. $\dfrac{d}{L}W$

d. $\dfrac{L-d}{L}W$ e. $\dfrac{d}{L-d}W$ f. $\dfrac{L}{L-d}W$

問4 ばねAとばねBそれぞれの縮んだ長さは同じであった。ばねAとばねBのばね定数をそれぞれk_Aとk_Bとして，それらの比k_B/k_Aはいくらか。

a. $\dfrac{L}{d}$ b. $\dfrac{L-d}{d}$ c. $\dfrac{d}{L}$

d. $\dfrac{L-d}{L}$ e. $\dfrac{d}{L-d}$ f. $\dfrac{L}{L-d}$

3 質量 m の物体 A が，図のように，質量の無視できる伸び縮みしない糸につながれて床から h の高さに手で保たれている。糸を固定してある点 O の真下には質量 M の物体 B が置かれている。重力加速度の大きさを g として，以下の問 5 と問 6 に答えよ。

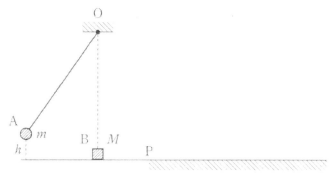

問 5 物体 A を静かに離したところ，物体 B と衝突した。はねかえり係数（反発係数）を 1 とすると，衝突直後の物体 B の速さはいくらか。

a. $\dfrac{2M}{M+m}\sqrt{gh}$ b. $\dfrac{M-m}{M+m}\sqrt{gh}$ c. $\dfrac{2m}{M+m}\sqrt{gh}$

d. $\dfrac{2M}{M+m}\sqrt{2gh}$ e. $\dfrac{M-m}{M+m}\sqrt{2gh}$ f. $\dfrac{2m}{M+m}\sqrt{2gh}$

問 6 衝突後，物体 B はなめらかな床を点 P まですべった後，摩擦のはたらく床をすべって静止した。動摩擦係数を μ とすると，物体 B が静止するまでに動摩擦力を受けてすべった距離はいくらか。ただし，衝突後の物体 B の速さを V とする。

a. $\dfrac{\mu V^2}{2g}$ b. $\dfrac{\mu V^2}{g}$ c. $\dfrac{2\mu V^2}{g}$

d. $\dfrac{V^2}{2\mu g}$ e. $\dfrac{V^2}{\mu g}$ f. $\dfrac{2V^2}{\mu g}$

4 以下の問7から問9に答えよ。

問7 ある大きな容器内に異なる密度 ρ_1 と ρ_2 の2種類の液体が図のように層をなしている。この液体内に密度 $\rho (\rho_1 > \rho > \rho_2)$ の柱状の物体を入れたところ，図のように静止した。物体の境界面に対して下の部分と上の部分の体積をそれぞれ V_1 と V_2 として，それらの比 V_2/V_1 はいくらか。

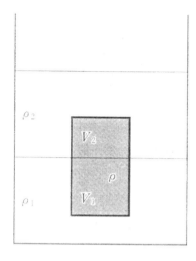

a. $\dfrac{\rho_1 - \rho}{\rho_1 - \rho_2}$　　b. $\dfrac{\rho - \rho_2}{\rho_1 - \rho_2}$　　c. $\dfrac{\rho_1 - \rho}{\rho - \rho_2}$　　d. $\dfrac{\rho_1 - \rho_2}{\rho - \rho_2}$

e. $\dfrac{\rho_1 - \rho_2}{\rho_1 - \rho}$　　f. $\dfrac{\rho - \rho_2}{\rho_1 - \rho}$

問8 水平に回転している大きな円板上に質量 m の物体が置かれている。回転中心から物体までの距離は r である。また，物体の大きさは距離 r に比べて十分に小さいとする。物体と円板との間の静止摩擦係数を μ，重力加速度の大きさを g とする。

円板の回転を徐々に上げたところ，円板がある角速度 ω で回転しているとき物体がすべり始めた。このときの角速度はいくらか。

a. $\sqrt{\dfrac{\mu g}{2r}}$ b. $\sqrt{\dfrac{g}{2r}}$ c. $\sqrt{\dfrac{g}{2\mu r}}$

d. $\sqrt{\dfrac{\mu g}{r}}$ e. $\sqrt{\dfrac{g}{r}}$ f. $\sqrt{\dfrac{g}{\mu r}}$

問9 長さ L，質量 M の細長い一様な板が水平でなめらかな床の上に置かれており，さらに板の端には質量 m の車が置かれている。車が動いて板の他端に達したとき，車が床に対して移動した距離はいくらか。ただし，車の大きさは板の長さに比べて十分に小さいとする。

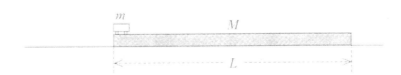

a. $\dfrac{m}{M+m} \cdot \dfrac{L}{2}$ b. $\dfrac{M-m}{M+m} \cdot \dfrac{L}{2}$ c. $\dfrac{M}{M+m} \cdot \dfrac{L}{2}$

d. $\dfrac{m}{M+m} L$ e. $\dfrac{M-m}{M+m} L$ f. $\dfrac{M}{M+m} L$

5 熱に関する以下の問10から問12に答えよ。

問10 断熱された容器に入った65℃のお湯360gに、0℃の氷140gを入れた。氷がすべて溶け、十分に時間がたった後の水温はいくらか。ただし、水の比熱を4.2J/gK、氷の融解熱を3.3×10^2J/gとする。

a. 19℃　　　　　　b. 22℃　　　　　　c. 25℃
d. 32℃　　　　　　e. 47℃　　　　　　f. 92℃

問11 図のように、断熱材でできた容器内に、圧力2.0×10^5Pa、体積0.20m^{3}の理想気体Aと圧力4.0×10^5Pa、体積0.30m^{3}の理想気体Bが断熱材でできた仕切り板で分けられている。仕切り板を静かにゆっくり取り外し、十分に時間が経った後の気体の圧力はいくらか。ただし、仕切り板の体積は無視できるとする。

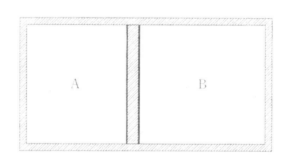

a. 1.8×10^5Pa　　　b. 2.2×10^5Pa　　　c. 2.8×10^5Pa
d. 3.2×10^5Pa　　　e. 3.8×10^5Pa　　　f. 4.2×10^5Pa

問12　定積モル比熱 C_v の n モルの理想気体が，図のように A→B→C の状態変化を行った。ただし，状態 A と状態 C は等温変化で結ばれている。変化 B→C の間にこの気体が吸収した熱量を Q としたとき，変化 A→B の間にこの気体の内部エネルギーはどれだけ変化したか。ただし，気体定数を R とする。

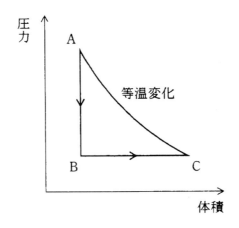

a. $-\dfrac{R+nC_v}{C_v}Q$　　b. $\dfrac{R+C_v}{nC_v}Q$　　c. $-\dfrac{R+C_v}{nC_v}Q$

d. $\dfrac{R+C_v}{C_v}Q$　　e. $\dfrac{C_v}{R+nC_v}Q$　　f. $\dfrac{nC_v}{R+C_v}Q$

g. $-\dfrac{nC_v}{R+C_v}Q$　　h. $-\dfrac{C_v}{R+C_v}Q$

6 一定の速さ v で直線上を進んでいる振動数 f の音源がある．図のように，直線から r だけ離れた点 O でその音を観測する．音源の運動する直線上にある点 A と点 B の間の距離を L，直線 AB と直線 AO のなす角を θ_1，直線 AB と直線 BO のなす角を θ_2 とする．音源の速さ v は音速 V よりも遅いとして，以下の問 13 から問 15 に答えよ．

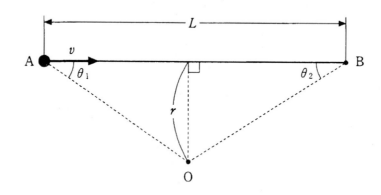

問13 点 A で出た音が点 O で観測されるときの振動数はいくらか．

a. $\dfrac{V}{V - v\cos\theta_1} f$　　b. $\dfrac{V}{V + v\cos\theta_1} f$　　c. $\dfrac{V - v\cos\theta_1}{V} f$

d. $\dfrac{V + v\cos\theta_1}{V} f$　　e. $\dfrac{V + v\cos\theta_1}{V - v\cos\theta_1} f$　　f. $\dfrac{V - v\cos\theta_1}{V + v\cos\theta_1} f$

問14 点 A と点 B がはるか遠方のときは，$\theta_1 = \theta_2 = 0$ とみなせる．このとき，点 A で出た音の点 O で観測された振動数は，点 B で出た音の点 O で観測された振動数の 2 倍であった．音源の速さ v はいくらか．

a. $v = \dfrac{V}{4}$　　b. $v = \dfrac{V}{3}$　　c. $v = \dfrac{V}{2}$

d. $v = \dfrac{2}{3}V$　　e. $v = \dfrac{3}{4}V$

問15　音源が点Aから点Bまでの間だけ音を出したものとすると，点Oでは何

秒間だけ音が聞こえるか。

a. $\dfrac{L}{v} + \dfrac{r}{V} \dfrac{\cos\theta_1 - \cos\theta_2}{\cos\theta_1 \cos\theta_2}$

b. $\dfrac{L}{v} + \dfrac{r}{V} \dfrac{\cos\theta_1 + \cos\theta_2}{\cos\theta_1 \cos\theta_2}$

c. $\dfrac{L}{v} + \dfrac{r}{V} \dfrac{\cos\theta_2 - \cos\theta_1}{\cos\theta_1 \cos\theta_2}$

d. $\dfrac{L}{v} + \dfrac{r}{V} \dfrac{\sin\theta_1 - \sin\theta_2}{\sin\theta_1 \sin\theta_2}$

e. $\dfrac{L}{v} + \dfrac{r}{V} \dfrac{\sin\theta_1 + \sin\theta_2}{\sin\theta_1 \sin\theta_2}$

f. $\dfrac{L}{v} + \dfrac{r}{V} \dfrac{\sin\theta_2 - \sin\theta_1}{\sin\theta_1 \sin\theta_2}$

7 A を振幅，T を周期，λ を波長として，x 軸上を
$y = A \sin\left\{2\pi\left(\dfrac{t}{T} - \dfrac{x}{\lambda}\right) + \dfrac{\pi}{2}\right\}$ で表される縦波が進んでいる。ただし，媒質の変位が x 軸の正の向きのとき，変位 y は正の値をとるものとする。時刻 $t = T/2$ のとき，問16から問18の点の位置を $0 < x \leqq \lambda$ の範囲で答えよ。ただし，$A > 0$ とする。

問16 媒質の正方向の変位が最大の点

    a．$x = \dfrac{\lambda}{4}$ b．$x = \dfrac{2}{5}\lambda$ c．$x = \dfrac{\lambda}{2}$

    d．$x = \dfrac{3}{4}\lambda$ e．$x = \lambda$

問17 媒質の密度が最大の点

    a．$x = \dfrac{\lambda}{4}$ b．$x = \dfrac{\lambda}{3}$ c．$x = \dfrac{\lambda}{2}$

    d．$x = \dfrac{2}{3}\lambda$ e．$x = \dfrac{3}{4}\lambda$

問18 媒質の加速度が正に最大の点

    a．$x = \dfrac{\lambda}{2}$ b．$x = \dfrac{3}{5}\lambda$ c．$x = \dfrac{2}{3}\lambda$

    d．$x = \dfrac{3}{4}\lambda$ e．$x = \lambda$

8 以下の問19に答えよ。

問19 図のように，水面から深さ H の水中に点光源を置いた。点光源の真上の水面に半径 r の不透明な円板を浮かべて，上方の空気中のどこから見ても点光源が見えないようにしたい。円板の最小の半径はいくらか。ただし，空気の屈折率を 1，水の屈折率を n とする。また，円板の厚さは無視できるとする。

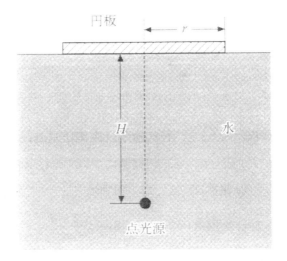

a. $\dfrac{H}{\sqrt{n^2-1}}$ b. $\dfrac{H}{\sqrt{n-1}}$ c. $\dfrac{H}{n^2-1}$

d. $\dfrac{H}{2\sqrt{n^2-1}}$ e. $\dfrac{H}{2\sqrt{n-1}}$

9 図のように，z軸の正の向きに，磁束密度 B の一様な磁場と，強さ E の一様な電場を加えた。質量 m，電荷 $q(>0)$，速さ v の荷電粒子が，原点を通って y 軸上を正の向きに入射した。以下の問20と問21に答えよ。

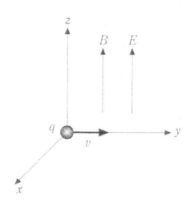

問20 z軸方向からみると，荷電粒子は磁場に垂直な xy 平面上で円運動を行っているように見える。この円運動について正しいものを選べ。

a．中心の xy 座標は $(0, 0)$，周期は $\dfrac{\pi m}{qB}$

b．中心の xy 座標は $(0, 0)$，周期は $\dfrac{2\pi m}{qB}$

c．中心の xy 座標は $\left(-\dfrac{mv}{2qB}, 0\right)$，周期は $\dfrac{\pi m}{qB}$

d．中心の xy 座標は $\left(\dfrac{mv}{2qB}, 0\right)$，周期は $\dfrac{\pi m}{qB}$

e．中心の xy 座標は $\left(-\dfrac{mv}{qB}, 0\right)$，周期は $\dfrac{2\pi m}{qB}$

f．中心の xy 座標は $\left(\dfrac{mv}{qB}, 0\right)$，周期は $\dfrac{2\pi m}{qB}$

問21 荷電粒子が z 軸上の $z = L$ の点を通過するための条件を満たす磁束密度 B の最小値はいくらか。

a．$\dfrac{\pi}{2}\sqrt{\dfrac{mE}{qL}}$ b．$\pi\sqrt{\dfrac{mE}{2qL}}$ c．$\pi\sqrt{\dfrac{mE}{qL}}$

d．$\pi\sqrt{\dfrac{2mE}{qL}}$ e．$2\pi\sqrt{\dfrac{mE}{qL}}$

10 図のように，10Ωの抵抗，10μFのコンデンサー，0.40Hのコイル，スイッチS，起電力20Vの電池を接続した．コイルの抵抗および電池の内部抵抗は無視できるものとして，以下の問22から問25に答えよ．

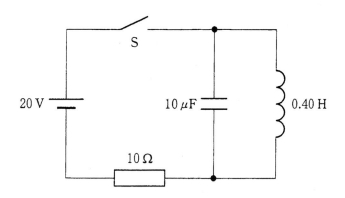

問22 スイッチを閉じて十分に時間が経ったとき，流れる電流の値はいくらか．
　　a．0.50 A　　b．1.0 A　　c．2.0 A　　d．3.0 A　　e．4.0 A

問23 問22において，コイルに蓄えられている磁場のエネルギーはいくらか．
　　a．0.40 J　　b．0.80 J　　c．1.2 J　　d．1.6 J　　e．16 J

問24 次に，スイッチを開けると，電気振動が起こった．このとき，コンデンサーにかかる電圧の最大値はいくらか．
　　a．1.0×10^{-2} V　　b．4.0×10^{-2} V　　c．0.10 V
　　d．0.40 V　　e．1.0×10^{2} V　　f．4.0×10^{2} V

問25 問24において，コンデンサーにかかる電圧の絶対値が最初に最大になるのは，スイッチを開けてからおよそ何秒後か．
　　a．1.6×10^{-3} 秒　　b．3.1×10^{-3} 秒　　c．6.3×10^{-3} 秒
　　d．1.6×10^{-2} 秒　　e．3.1×10^{-2} 秒　　f．6.3×10^{-2} 秒

化 学

問題

25年度

$\boxed{1}$, $\boxed{2}$, $\boxed{3}$ の各問いに答えよ。必要であれば，以下の数値を用いよ。

原子量：$H = 1.0$；$C = 12.0$；$O = 16.0$；$Na = 23.0$；$Cu = 63.6$；$S = 32.1$

酢酸の電離定数(K_a)：$K_a = 1.8 \times 10^{-5}$ mol/L

水のイオン積(K_w)：$K_w = 1.0 \times 10^{-14}$ (mol/L)^2

ファラデー定数(F)：$F = 9.65 \times 10^4$ C/mol

$\sqrt{1.8} = 1.34$；$\sqrt{3.6} = 1.90$；$\sqrt{10} = 3.16$；$\log_{10} 1.34 = 0.127$

$\log_{10} 1.90 = 0.279$；$\log_{10} 3.16 = 0.500$；$\log_{10} 6.00 = 0.778$；$\log_{10} 9.48 = 0.977$

$\boxed{1}$ 各問いの解答を a ～ e から一つ選べ。

問 1 イオン半径が最も大きいのはどれか。

  a．F^- b．O^{2-} c．Na^+ d．Mg^{2+} e．Al^{3+}

問 2 M 殻の電子数が等しい原子の組合せはどれか。

  a．Ti と V   b．V と Cr   c．Cr と Mn

  d．Mn と Fe   e．Fe と Co

問 3 金属塩化物の水溶液を炭素電極を用いて電気分解したとき，陰極にその金属が析出するのはどれか。

  a．Na   b．Mg   c．Al   d．Ca   e．Cu

問 4 典型元素はどれか。

  a．Cr   b．Mo   c．Pb   d．Ti   e．W

問 5 塩化ベンゼンジアゾニウム水溶液を熱すると生成するのはどれか。

    a．アニリン

    b．安息香酸

    c．クロロベンゼン

    d．トルエン

    e．フェノール

問 6 光ファイバーの主成分はどれか。

    a．$CaCO_3$

    b．$Ca_3(PO_4)_2$

    c．$Na_2B_4O_7$

    d．SiO_2

    e．B_2O_3

問 7 最もよく電気を通すのはどれか。

    a．ダイヤモンド

    b．シリコーンゴム

    c．ビニロン

    d．フラーレン

    e．グラファイト

問 8 水に対する溶解度が最も大きいのはどれか。

    a．Ag_2O b．AgF c．$AgCl$ d．$AgBr$ e．AgI

問 9 イオン化エネルギーが最も低いのはどれか。

    a．Ar b．Cl c．Na d．Mg e．Si

問10 リチウムの保存方法はどれか。

    a．空気中   b．塩素中   c．エタノール中

    d．水　中   e．灯油中

問11 硫酸酸性で過マンガン酸イオン0.1 molを含む水溶液とチオ硫酸ナトリウム0.1 molを含む水溶液とを混合すると溶液は何色を呈するか。

a. 無 色　　b. 赤紫色　　c. 黄緑色　　d. 青 色　　e. 緑 色

問12 A→2Bの反応で，反応速度(v)がv＝k[A]であるとき，正しいのはどれか。

a. Aの分解速度はマイナスの値で示される。

b. Bの生成速度はAの分解速度の絶対値の2分の1である。

c. kはAの濃度に比例する。

d. kは温度を一定にした条件下で求められる。

e. kは温度を下げると大きくなる。

問13 希ガスについて誤っているのはどれか。

a. 有色である。　　　　　　　　b. 融点が低い。

c. 沸点が低い。　　　　　　　　d. 化学的に安定である。

e. 単原子分子の気体である。

問14 酸化鉄(Ⅲ)1 molと黒鉛を完全に反応させて鉄を生成する。このときの反応熱は何kJか。ただし，二酸化炭素，酸化鉄(Ⅲ)の生成熱は，394，824 kJ/molである。

a. －466　　b. －430　　c. －233　　d. 430　　e. 466

問15 エタンの燃焼反応において，標準状態で酸素2.24 gと反応したエタンの体積は何Lか。

a. 0.224　　b. 0.448　　c. 0.600　　d. 2.24　　e. 6.00

問16 二次電池でないのはどれか。

a. リチウムイオン電池　　　　　b. ニッケル水素電池

c. 鉛蓄電池　　　　　　　　　　d. リチウム電池

e. ニッケルカドミウム電池

問17 ある炭化水素 0.05 mol を燃焼したところ，二酸化炭素 13.2 g と水 6.3 g が生成した。この炭化水素には，それ自身も含め何種類の構造異性体が存在するか。

    a．2   b．3   c．4   d．5   e．6

問18 過剰の水酸化ナトリウムおよび過剰のアンモニア水のいずれにも溶けないのはどれか。

    a．$Cu(OH)_2$ b．$Zn(OH)_2$ c．$Fe(OH)_2$ d．$Pb(OH)_2$ e．$Al(OH)_3$

問19 天然の銅には ^{63}Cu と ^{65}Cu が存在する。^{65}Cu の存在比（%）はどれか。

    a．24   b．30   c．70   d．76   e．99

問20 0.100 mol/L 酢酸水溶液 50.0 mL に，0.100 mol/L 水酸化ナトリウム水溶液 50.0 mL を混合した。この溶液の pH の値はどれか。

    a．6.02   b．7.00   c．8.22   d．8.72   e．8.87

問21 水溶液の酸性が最も強いのはどれか。

    a．SiO_2 b．MgO c．Al_2O_3 d．SO_3 e．Na_2O

問22 適量の水酸化ナトリウム水溶液を加えると白色沈殿を生じるのはどれか。

    a．Ag^+ b．Ca^{2+} c．Cu^{2+} d．Ni^{2+} e．Pb^{2+}

問23 シス型のポリイソプレンを主成分とするのはどれか。

    a．天然ゴム   b．エボナイト   c．クロロプレンゴム
    d．グッタペルカ   e．シリコーンゴム

問24 タンパク質の四次構造について正しいのはどれか。

a．ポリペプチドの電荷の分布状態を示す。

b．単位時間内でのポリペプチドの動的構造変化を示す。

c．酵素の反応過程の変化を示す。

d．α-ヘリックスまたはβ-シート構造などの特徴的な構造を示す。

e．複数のポリペプチドの会合構造を示す。

問25 エステル化反応でないのはどれか。

a．グリセリンと脂肪酸から軟膏用の基剤を生成する。

b．アニリンと無水酢酸から解熱作用をもつアセトアニリドを生成する。

c．グリセリンと硝酸から狭心症治療薬のニトログリセリンを生成する。

d．サリチル酸とメタノールから消炎外用薬のサリチル酸メチルを生成する。

e．サリチル酸と無水酢酸から解熱鎮痛剤のアセチルサリチル酸を生成する。

問26 キシレンの位置異性体はいくつ存在するか。

a．1　　　b．2　　　c．3　　　d．4　　　e．5

問27 タンパク質を構成するアミノ酸について誤っているのはどれか。

a．両性化合物である。

b．側鎖により性質がきまる。

c．遺伝子に規定されているのは20種類である。

d．体内で合成できるアミノ酸を必須アミノ酸と呼ぶ。

e．アミノ酸の水溶液に酸を加えると陽イオンの比率が大きくなる。

問28 1 mol のスクロースを加水分解して得られる単糖はどれか。

    a． 2 mol のガラクトース

    b． 2 mol のグルコース

    c． 2 mol のフルクトース

    d． 1 mol のグルコースと 1 mol のガラクトース

    e． 1 mol のグルコースと 1 mol のフルクトース

問29 合成繊維について正しいのはどれか。

    a． 6,6-ナイロンは開環重合により合成される。

    b． ビニロンは分子中に多くのエステル結合を含む。

    c． 6-ナイロンはヘキサメチレンジアミンを重合し合成される。

    d． ポリエチレンテレフタラートは分子中に多くの水酸基を含む。

    e． 炭素繊維はアクリル繊維を高温で焼成することにより合成される。

問30 シクロヘキサノールの構造異性体であり，金属ナトリウムと反応する。また，過剰のニクロム酸カリウムで酸化して得られる生成物は水酸化ナトリウムを中和する。この化合物はどれか。

2 (A)～(C)の各問いの解答をa～fから一つ選べ。

(A) 水酸化ナトリウムと炭酸ナトリウムとの混合溶液 10.00 mL をコニカルビーカーにとり，指示薬としてフェノールフタレインを用いて 0.100 mol/L の塩酸で滴定を行ったところ，色が（ ① ）から（ ② ）になるまでに塩酸 10.00 mL を要した。次に指示薬としてメチルオレンジを加え，さらに滴定を行ったところ，色が（ ③ ）になるまでに塩酸 3.00 mL を要した。

問31 滴定に用いるガラス器具の使い方で正しいのはどれか。

(ア) ビュレットに試薬を入れたのち，コックを開いてビュレットの先端の空気を抜かなければならない。

(イ) メスフラスコが乾いていないときは，加熱乾燥して使用する。

(ウ) コニカルビーカーが水道水で濡れているときは，蒸留水で数回すすいだのち濡れたまま使用する。

(エ) ホールピペットの先端の液は，手で太いところを温めて出すが，それでも残っているときは，口で吹き出す。

(オ) ホールピペットの代用として，駒込ピペットが使用できる。

a．(ア)と(ウ)　　　　b．(ア)と(エ)　　　　c．(イ)と(ウ)

d．(イ)と(エ)　　　　e．(ウ)と(エ)　　　　f．(ウ)と(オ)

問32 ①，②，③について，正しい組合せはどれか。

	①	②	③
a．	赤	無色	赤
b．	赤	無色	黄
c．	赤	無色	無色
d．	無色	赤	赤
e．	無色	赤	黄
f．	無色	赤	無色

問33　混合溶液 10.00 mL に，水酸化ナトリウムは何 g 含まれていたか。

    a．0.7×10^{-2}　　　　b．1.2×10^{-2}　　　　c．2.8×10^{-2}

    d．4.0×10^{-2}　　　　e．5.2×10^{-2}　　　　f．6.4×10^{-2}

問34　中和滴定が終わったとき，すべてが完全に電離しているとすると，この溶液に含まれているナトリウムイオンは何 mol か。

    a．0.3×10^{-3}　　　　b．0.7×10^{-3}　　　　c．1.0×10^{-3}

    d．1.3×10^{-3}　　　　e．1.6×10^{-3}　　　　f．1.9×10^{-3}

問35　混合溶液を新たに 10.00 mL とり，指示薬としてメチルオレンジを用いて 0.500 mol/L 塩酸で滴定したとき，終点までに要した塩酸は何 mL か。

    a．0.60　　　　　　　b．2.60　　　　　　　c．3.00

    d．7.00　　　　　　　e．13.00　　　　　　f．16.00

(B) 希硫酸を入れた容器に亜鉛板と銅板とを浸した。

問36 ①，②，③について，正しい組合せはどれか。

① 2つの板を離して置いたとき，水素が発生するのはどちらの板か。

② 2つの板を溶液中で接しておいたとき，水素が発生するのはどちらの板か。

③ 2つの板を離して置き，導線でつないだとき，水素が発生するのはどちらの板か。

	①	②	③
a.	亜　鉛	亜　鉛	亜　鉛
b.	亜　鉛	亜　鉛	銅
c.	亜　鉛	銅	銅
d.	銅	銅	銅
e.	銅	銅	亜　鉛
f.	銅	亜　鉛	亜　鉛

問37 ①，②，③について，正しい組合せはどれか。

2つの板を離して置き，導線で結ぶと電流が流れるが，このときイオン化傾向の（ ① ）金属のほうが負極となる。すぐに起電力が低下するが，これは（ ② ）極において発生した水素によるもので，これを防ぐためには希硫酸中に（ ③ ）を入れておくとよい。

	①	②	③
a.	大きい	正	酸化剤
b.	大きい	負	酸化剤
c.	大きい	正	還元剤
d.	小さい	正	酸化剤
e.	小さい	正	還元剤
f.	小さい	負	還元剤

(C) 質量パーセント濃度が 20.0 % の希硫酸 1000 g に，鉛と二酸化鉛を電極として浸した鉛蓄電池を作製した。

問38 鉛蓄電池について，正しい組合せはどれか。
(ア) 鉛極から二酸化鉛極に電流が流れる。
(イ) 放電すると二酸化鉛極で水素が発生する。
(ウ) 放電すると溶液中の Pb^{2+} 濃度が増加する。
(エ) 放電すると鉛原子の酸化数は変化する。
(オ) この原理を用いた電池は，車のバッテリーなどに用いられている。

a．(ア)と(イ)　　　　b．(イ)と(エ)　　　　c．(ウ)と(オ)

d．(エ)と(オ)　　　　e．(ア)と(イ)と(オ)　　f．(イ)と(エ)と(オ)

問39 この電池から電気量 19300 C を取り出したとき，希硫酸の質量パーセント濃度は何％になるか。
a．17.80　　　　　b．18.04　　　　　c．18.33

d．19.02　　　　　e．19.35　　　　　f．20.00

問40 充電する場合，正極では以下の反応が起こる。
　① ＋ 2 H_2O → ② ＋ 4 H^+ ＋ ③ ＋ 2 e^-
①，②，③について，正しい組合せはどれか。

	①	②	③
a．	Pb^{2+}	Pb	O_2
b．	Pb^{2+}	PbO_2	O_2
c．	PbO_2	Pb^{2+}	$2 O_2$
d．	PbO_2	Pb^{2+}	O_2
e．	$PbSO_4$	PbO_2	SO_4^{2-}
f．	$PbSO_4$	Pb	SO_4^{2-}

3 (1), (2)の記述を読み，各問いの解答をa～fから一つ選べ。

(1) 水素および2種類の元素X, Yから生成した化合物 $H_3X\cdots XH_3$ および $H_3Y\cdots YH_3$ がある。ここでX$\cdots$X, Y$\cdots$Yは単結合，二重結合またはイオン結合のいずれかを表す。これらの分子における全電子数はそれぞれ18個および34個である。

問41 XとYの最外殻電子数について，正しい組合せはどれか。

a. $X=3$ と $Y=3$　　　　b. $X=4$ と $Y=4$

c. $X=4$ と $Y=5$　　　　d. $X=5$ と $Y=4$

e. $X=5$ と $Y=5$　　　　f. $X=7$ と $Y=7$

問42 X$\cdots$XおよびY$\cdots$Yの結合について，正しい組合せはどれか。

	X$\cdots$X	Y$\cdots$Y
a.	単結合	単結合
b.	単結合	二重結合
c.	二重結合	単結合
d.	二重結合	二重結合
e.	二重結合	イオン結合
f.	イオン結合	イオン結合

問43 X$\cdots$XおよびY$\cdots$Yの結合エネルギーの大きさを正しく述べたのはどれか。

a. 全電子数が多いからY$\cdots$Yの方が結合エネルギーが大きい。

b. 二重結合をもつからX$\cdots$Xの方が結合エネルギーが大きい。

c. 二重結合をもつからY$\cdots$Yの方が結合エネルギーが大きい。

d. 結合に関与する最外殻電子数が多いからX$\cdots$Xの方が結合エネルギーが大きい。

e. 結合に関与する最外殻電子数が多いからY$\cdots$Yの方が結合エネルギーが大きい。

f. 結合に関与する電子が原子核に近いからX$\cdots$Xの方が結合エネルギーが大きい。

問44 それぞれの分子を大気中で完全燃焼させたときに得られる X および Y の
酸化物 X_kO_l および Y_mO_n が，0 ℃，1 気圧で存在する状態について，正し
い組合せはどれか。

	X_kO_l	Y_mO_n
a．	気　体	気　体
b．	気　体	液　体
c．	気　体	固　体
d．	液　体	液　体
e．	液　体	固　体
f．	固　体	固　体

問45 $H_3X\cdots XH_3$ の燃焼熱(kJ/mol)として最も適当なのはどれか。

ただし，$H_3X\cdots XH_3$，X_kO_l，H_2O(液)の生成熱は，84，394，286 kJ/mol
である。

a．1.0×10^3　　　　b．1.3×10^3　　　　c．1.6×10^3

d．2.1×10^3　　　　e．3.1×10^3　　　　f．4.2×10^3

(2) タンパク質を構成するアミノ酸には，リシン，バリン，アラニン，グリシン，アスパラギン酸およびフェニルアラニンなどがある。またアミノ酸同士が（　A　）結合すると，ペプチドが生成する。

問46　等電点で最も多く存在するバリンの構造はどれか。

a. $HN^- - CH - COO^-$ 、 CH 、 H_3C 、 CH_3

b. $HN^- - CH - COOH$ 、 CH 、 H_3C 、 CH_3

c. $H_2N - CH - COOH$ 、 CH 、 H_3C 、 CH_3

d. $H_3N^+ - CH - COOH$ 、 CH 、 H_3C 、 CH_3

e. $H_3N^+ - CH - COO^-$ 、 CH 、 H_3C 、 CH_3

f. $H_2N - CH - COO^-$ 、 CH 、 H_3C 、 CH_3

問47　リシン，バリン，アラニン，グリシン，アスパラギン酸，フェニルアラニンの内で，必須アミノ酸は何個か。

a. 1　　　b. 2　　　c. 3　　　d. 4　　　e. 5　　　f. 6

問48　L体のリシン，バリン，アラニンから（　A　）結合によって構成されるトリペプチドは何種類存在するか。

a. 3　　　b. 6　　　c. 9　　　d. 12　　　e. 18　　　f. 27

問49　（　A　）結合と同じ結合様式をもつのはどれか。

a. 6,6-ナイロン　　　　　　　b. フェノール樹脂
c. ポリ塩化ビニル　　　　　　d. ポリイソプレン
e. ポリビニルアルコール　　　f. ポリエチレンテレフタラート

問50　偏光を通しても偏光面が回転しないのはどれか。

a. リシン　　　　　　　b. バリン　　　　　　c. アラニン
d. グリシン　　　　　　e. アスパラギン酸　　f. フェニルアラニン

生 物

問題　25年度

1　問1～問22について，各設問の指示に従って答えよ。

問1　光学顕微鏡では，低倍率に比較して高倍率ほど，対物レンズの長さは ア 。視野は イ ， ウ 。ア，イ，ウに当てはまる語の組合せで正しいのはどれか。

	ア	イ	ウ
a.	短い	広く	明るくなる
b.	短い	広く	暗くなる
c.	短い	狭く	明るくなる
d.	短い	狭く	暗くなる
e.	長い	広く	明るくなる
f.	長い	広く	暗くなる
g.	長い	狭く	明るくなる
h.	長い	狭く	暗くなる

問2　同量の溶液X，Yを半透膜で仕切った容器に入れた。Xの溶質濃度がYのものより低いとき，十分な時間が経過した後の状態として正しいのはどれか。

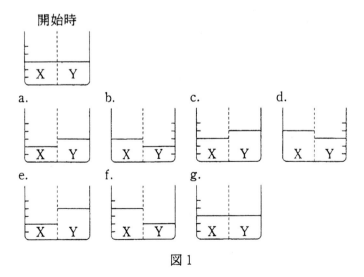

図1

問 3 ナトリウムポンプによって細胞内へ取り込まれるのはどれか。
　　a．尿　素
　　b．グルコース
　　c．塩化物イオン
　　d．カリウムイオン
　　e．カルシウムイオン
　　f．ナトリウムイオン

問 4 ニワトリの卵黄の分布と卵割の様式について関連する用語はどれか。2つ選べ。
　　a．等黄卵
　　b．端黄卵
　　c．心黄卵
　　d．不等割
　　e．全　割
　　f．盤　割
　　g．表　割

問 5 カエルの発生で初期神経胚の断面を図2に示す。脊髄になるのはどれか。
　　a．A
　　b．B
　　c．C
　　d．D
　　e．E

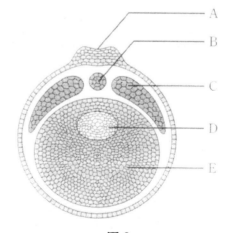

図 2

問6 ある家族の家系図を図3に示す。第一世代の女性と同じミトコンドリアDNAを受け継いでいる第四世代はどれか。すべて選べ。

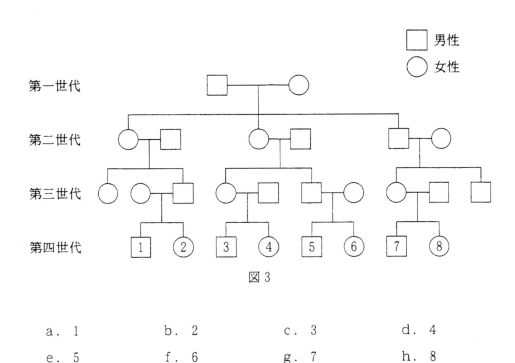

図3

a. 1   b. 2   c. 3   d. 4
e. 5   f. 6   g. 7   h. 8

問7 遠くのものを見るときには，毛様筋が ア し，チン小帯が イ ，水晶体は ウ なる。ア，イ，ウに当てはまる語の組合せで正しいのはどれか。

	ア	イ	ウ
a.	収縮	引っ張られ	厚く
b.	収縮	引っ張られ	薄く
c.	収縮	ゆるみ	厚く
d.	収縮	ゆるみ	薄く
e.	弛緩	引っ張られ	厚く
f.	弛緩	引っ張られ	薄く
g.	弛緩	ゆるみ	厚く
h.	弛緩	ゆるみ	薄く

問 8　交感神経刺激によってのみ反応し，副交感神経刺激には反応しないのはどれか。3つ選べ。

　　a．汗の分泌
　　b．涙の分泌
　　c．だ液の分泌
　　d．胃腸の運動
　　e．心臓の拍動
　　f．瞳孔の大きさ
　　g．立毛筋の収縮
　　h．血圧の大きさ
　　i．体表の血管収縮

問 9　骨格筋細胞において細胞内カルシウムイオンの濃度調節に働く細胞小器官はどれか。

　　a．核小体
　　b．中心体
　　c．筋小胞体
　　d．ゴルジ体
　　e．リソソーム
　　f．リボソーム

問10　末梢組織を通過する前の血液は酸素を豊富に含み，組織通過後の血液は酸素が少なく二酸化炭素を多く含む。前者を動脈血，後者を静脈血という。動脈血が流れている血管はどれか。すべて選べ。

　　a．大動脈　　b．大静脈　　c．肺動脈　　d．肺静脈　　e．肝門脈

問11　T細胞が成熟するのはどれか。

　　a．骨　　髄
　　b．ひ　　臓
　　c．胸　　腺
　　d．リンパ節
　　e．腎　　臓

問12 抗体の説明で正しいのはどれか。

a. 抗体分子は W 字型の構造を呈する。

b. 抗体が関与する免疫応答を細胞性免疫と呼ぶ。

c. 抗体分子は抗原との結合に関与する定常部をもつ。

d. 抗体分子は 2 本の L 鎖と 1 本の H 鎖から構成される。

e. 抗体は免疫グロブリンと総称されるタンパク質でできている。

問13 交差適合試験は輸血副作用を未然に防ぐためにおこなわれる検査である。この検査には主試験と副試験がある。主試験は受血者となる患者の血しょうと血液の供血者（ドナー）血球との組合せ，副試験は患者血球とドナー血しょうとの組合せで，それぞれの赤血球に対する凝集素があるかどうかを調べる。どちらか一方でも凝集素による赤血球凝集反応がみられれば原則として輸血をおこなうことはできない。なお，患者とドナーの血液には ABO 式血液型の凝集素 α と凝集素 β しか存在しないものとする。B 型の患者に，各血液型のドナーとの間で交差適合試験をおこなって表 1 の結果を得た。

凝集がみられるのはどれか。すべて選べ。

表 1

ドナー	A 型		B 型		AB 型		O 型	
	主試験	副試験	主試験	副試験	主試験	副試験	主試験	副試験
	a.	b.	c.	d.	e.	f.	g.	h.

問14 クロロフィル b が最もよく吸収する光はどれか。

a. 赤 色

b. 橙 色

c. 黄 色

d. 緑 色

e. 青 色

問15　ある空間に生息する植物群について，一定時間に発生する気体の量を測定したところ，576 mg の酸素の発生が確認された。この時間内に，光合成によって産生されたブドウ糖量は何 mg か。ただし，原子量は H = 1，C = 12，O = 16 とし，呼吸の影響は無視するものとする。

百の位①　a．1　　b．2　　c．3　　d．4　　e．5
　　　　　f．6　　g．7　　h．8　　i．9　　j．0 またはナシ
十の位②　a．1　　b．2　　c．3　　d．4　　e．5
　　　　　f．6　　g．7　　h．8　　i．9　　j．0 またはナシ
一の位③　a．1　　b．2　　c．3　　d．4　　e．5
　　　　　f．6　　g．7　　h．8　　i．9　　j．0

問16　解糖系では，1分子のグルコースは　　ア　　分子の ATP を消費して分解され，その後，2分子のピルビン酸になるまでに　　イ　　分子の ATP を生成するため，差し引き　　ウ　　分子の ATP が生成される。ア，イ，ウに当てはまる数字はどれか。同じものを用いてもよい。

a．1　　　b．2　　　c．3　　　d．4　　　e．5
f．6　　　g．7　　　h．8　　　i．9　　　j．0

問17　発生段階において全く脊索を<u>もたない</u>新口動物はどれか。
　　a．節足動物
　　b．軟体動物
　　c．脊椎動物
　　d．環形動物
　　e．キョク皮動物

問18　魚類の進化に関する説明について<u>誤っている</u>のはどれか。
　　a．原始的な無ガク類にはひれがある。
　　b．現生の無ガク類(円口類)には脊索がある。
　　c．原始的な肺は消化管が変化して出来たと考えられる。
　　d．無ガク類のえらを支える骨が変化して有ガク類のあごとなった。
　　e．現生のシーラカンスはユーステノプテロンと同じ仲間と考えられている。

問19　ある蛾において体色が暗色型の系統と淡色型の系統を交雑すると雑種第一
　　　代は全て暗色型となった。この体色は遺伝子A/aに支配されており，Aは
　　　aに対して優性である。ある地域のこの蛾の集団において，暗色型の割合が
　　　91％であった時，ハーディ・ワインベルグの法則が成り立つと仮定する
　　　と，優性ホモ(AA)，ヘテロ(Aa)，劣性ホモ(aa)の遺伝子型を持つ個体の割
　　　合として適切なのはどれか。

	AA(%)	Aa(%)	aa(%)
a.	49	42	9
b.	42	49	9
c.	36	55	9
d.	55	36	9
e.	25	66	9
f.	66	25	9
g.	16	85	9
h.	85	16	9
i.	77	14	9
j.	14	77	9

問20　あるタンパク質のアミノ酸配列を現存するA〜Eの生物種間で比較し，配
　　　列中で異なるアミノ酸の数を表2に示した。最も近縁な生物種DとEがそ
　　　れらの共通の祖先から9千万年前に分岐したとすると，最も遠縁な生物種が
　　　分岐したのは何千万年前か。

表2

	A	B	C	D
E	68	62	25	18
D	65	64	25	
C	71	69		
B	74			

ア	イ	ウ	千万年前

a. 1　　　b. 2　　　c. 3　　　d. 4　　　e. 5
f. 6　　　g. 7　　　h. 8　　　i. 9　　　j. 0またはナシ

問21　出芽によって増殖する生物はどれか。

a．シダ

b．ヒドラ

c．プラナリア

d．ゾウリムシ

e．クラミドモナス

問22　核相が2nなのはどれか。

a．コケの胞子体

b．コケの配偶体

c．シダの前葉体

d．シダの造卵器

e．被子植物の胚乳

2 ニワトリの翼の発生に関する以下の文を読み，問23〜27に答えよ。

（文1）
　ニワトリの翼（前肢）と後肢は，それぞれ翼芽と肢芽と呼ばれる体表に生じた隆起から発生する。翼芽と肢芽は　A　組織とそれをおおう表層の　B　組織の2層から構成され，A組織には後端部に位置するZPA領域が見られる。また，B組織は肥厚してAERと呼ばれる。正常な翼の骨格では前方から3本の指が形成される（図4）。以下，これらの指は前方から第2，3，4指として表す。
　翼芽の発生について調べるために以下の実験1〜4を行い，形成された骨格を観察した。

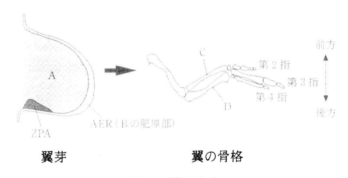

翼芽　　　　　　翼の骨格

図4　翼の発生

問23　A組織とB組織が由来する胚葉はどれか。それぞれ選べ。
　　　A組織：　ア　，B組織：　イ
　a．内胚葉
　b．中胚葉
　c．外胚葉

問24　図4のCとDの組合せで正しいのはどれか。
　　　　　C　―　D
　a．上腕骨　―　とう骨
　b．上腕骨　―　尺　骨
　c．尺　骨　―　上腕骨
　d．尺　骨　―　とう骨
　e．とう骨　―　上腕骨
　f．とう骨　―　尺　骨

(実験1) 肢芽のA組織中に存在する大腿形成予定部位(E)を，同時期の翼芽先端部のAER直下に移植した。その結果，図5に示すように末端部にけづめのある足指が形成された。

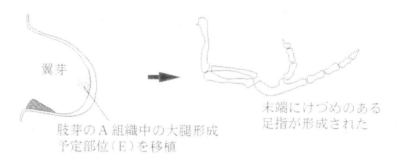

図5　大腿形成予定部位(E)の移植実験

(実験2) 翼芽形成期の初期と後期の翼芽からAERを切除した。その結果，図6に示すように不完全な翼が形成された。

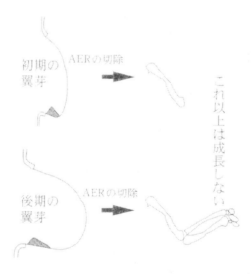

図6　各発生段階でのAERの切除

問25 実験1と2から考えられることで適切なのはどれか。2つ選べ。
 a．移植片(E)はすでに後肢の構成成分になることが決定している。
 b．翼芽のA組織のみで翼のすべての構造を形成できる。
 c．翼芽のAERは各発生段階で翼の成長に関係する。
 d．翼芽のAERが翼の構成成分を順次誘導している。
 e．翼芽のAERはA組織が翼になることを決定する。

（実験3） 他の個体の翼芽のZPAを翼芽前端部のB組織直下へ移植した。その結果，図7に示すように鏡像の過剰指が形成された。

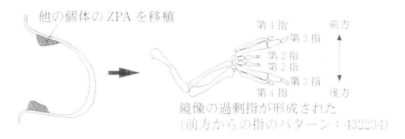

図7 ZPAの移植

（実験4） ZPAでは指の誘導物質であるソニックヘッジホッグタンパク質（SHH）の濃度が高いことが知られている。さまざまな濃度のSHHを樹脂（ア～エ）に含ませて翼芽前端部のB組織直下へ移植した（図8）。この樹脂からは徐々に周囲の組織へSHHがしみだす。その結果，表3に示すようにさまざまなパターンの指が形成された。

表3　実験4の結果

SHHを含む樹脂	指のパターン（前方から）
ア	2234
イ	3334
ウ	234
エ	4334

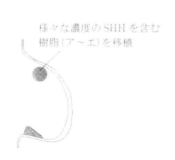

図8 SHHを含む樹脂の移植

問26　実験4の樹脂に含まれるSHH濃度が低いものから順に並べた。正しいの
　　　はどれか。

　　　a．アーイーウーエ

　　　b．アーウーエーイ

　　　c．イーエーアーウ

　　　d．イーアーウーエ

　　　e．ウーアーイーエ

　　　f．ウーイーエーア

　　　g．エーイーアーウ

　　　h．エーイーウーア

問27　正常なZPAはそのままで，他の個体のZPAの組織を翼芽先端部のAER
　　　直下に移植した場合，予想される指のパターンはどれか。2つ選べ。

　　　a．23332

　　　b．23432

　　　c．23434

　　　d．234434

　　　e．32423

　　　f．43234

　　　g．434434

3 アミノ酸代謝に関する以下の文を読み，問 28～32 に答えよ。

(文1)

アミノ酸は単にタンパク質の構成成分であるだけではなく，神経伝達物質やホルモン，色素，核酸の前駆物質になるなど，多くの役割を担う。必須アミノ酸はヒトの体内では十分に合成できず，食事から摂取しなければならないが，他のアミノ酸は体内で合成できる。各アミノ酸の窒素成分と炭素成分は，複雑な代謝経路によって，他のアミノ酸や糖質，脂質の合成に用いられる。これらのアミノ酸代謝経路に遺伝的異常が発生すると，代謝されるべきアミノ酸や代謝産物の過剰蓄積が生じる。ヒトの体内におけるアミノ酸 A の代謝経路を図9に示す。図中，①～⑤の酵素反応のいずれかが障害を受けると，フェニルケトン尿症，アルカプトン尿症，チロシン血症などの疾患を発症する。これらの疾患におけるアミノ酸および代謝産物の血中濃度を表4に示す。

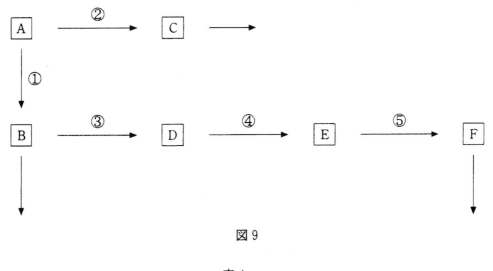

図9

表4

疾患＼血中アミノ酸・代謝産物	A	B	C	D	E	F
アルカプトン尿症	−	−	−	↑	↑	↓
チロシン血症	−	↑	−	↑	↓	↓
フェニルケトン尿症	↑	↓	↑	↓	↓	↓

健康なヒトと比べた場合，↑：多い，↓：少ない，−：変らず。

問28 アルカプトン尿症 ア ，チロシン血症 イ ，フェニルケトン尿症 ウ はそれぞれ図9に示した①〜⑤の酵素反応のどこの障害と考えられるか。

a. ①　　b. ②　　c. ③　　d. ④　　e. ⑤

問29 アルカプトン尿症で障害が認められる酵素は，ある染色体上に存在する遺伝子Xによってコードされている。遺伝子Xは同じ染色体上の他の遺伝子A，B，Cと連鎖しており，それぞれの組換え価を表5に示す。

表5

遺伝子	X—A	A—B	B—C	C—X	A—C
組換え価(%)	10	15	30	5	15

遺伝子A，B，Cと遺伝子Xは染色体上でどのような位置関係にあるか。

遺伝子A ア ，B イ ，C ウ の位置を以下の図10のa〜jから選べ。ただし，図の1目盛りは5センチモルガンに相当する(1センチモルガンは1%の組換え価を生じる染色体上の距離)。

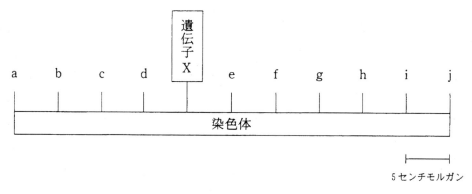

図10

問30 遺伝子Xが変異し，アルカプトン尿症を発症するある家系図を図11に示す。□は男性，○は女性を表し，アルカプトン尿症を発症しているヒトは黒塗りで表す。

図中，二重丸で示した女性Aがアルカプトン尿症を発症する確率は何%か。

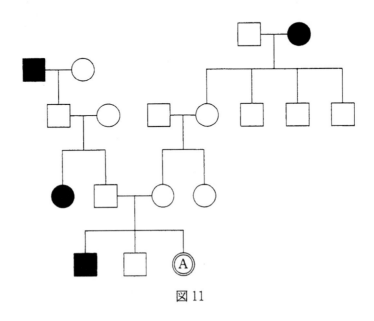

図11

十の位① a．1　　b．2　　c．3　　d．4　　e．5
　　　　f．6　　g．7　　h．8　　i．9　　j．0またはナシ
一の位② a．1　　b．2　　c．3　　d．4　　e．5
　　　　f．6　　g．7　　h．8　　i．9　　j．0

（文２）

図９で①の酵素活性に障害を持つ患者の皮膚を用いて細胞培養を行い，①の酵素をコードしている正常な遺伝子を培養細胞に導入することでアミノ酸代謝が正常な状態に回復するか確認実験を行いたい。

問31　ある遺伝子を細胞に導入する際に運び屋となる DNA はどれか。

a．DNA ポリメラーゼ　　b．RNA ポリメラーゼ　　c．イニシエーター

d．オペレーター　　　　e．トランスポーター　　f．プライマー

g．プロモーター　　　　h．ベクター　　　　　　i．リプレッサー

問32　アミノ酸代謝を回復するには，どの物質の合成酵素をコードする遺伝子を導入すればよいか。その物質名を選べ。

a．アルカプトン

b．アルギニン

c．オルニチン

d．シトルリン

e．チロシン

f．フェニルアラニン

g．フェニルピルビン酸

h．メラニン

4 DNA の構造に関する以下の文を読み，問 33〜37 に答えよ。

　遺伝情報を保持する DNA は，2 本のヌクレオチド鎖が塩基部分で水素結合した右巻きの二重らせん構造（2 本鎖 DNA の形状）をとる。2 本鎖 DNA は，アルカリ条件や高温条件で塩基間の水素結合が解離し，それぞれ塩基組成の異なる 1 本のヌクレオチド鎖（1 本鎖 DNA の形状）に分かれる。シャルガフはいくつかの生物由来の DNA の塩基組成を分析し，特定の塩基の組成が等しくなる規則性を見出した。二重らせん構造はこの規則性を手がかりにモデル化された。表 6 は 10 万塩基対の長さを持ついろいろな 2 本鎖 DNA 試料（1 〜 5）および同じ長さの 1 本鎖 DNA 試料（6 〜10)の塩基組成を記したものである。

表 6

DNA 試料	形状	DNA 試料中に含まれる塩基の割合（%）			
		シトシン	①	②	③
1	2 本鎖 DNA	10	40	10	40
2	2 本鎖 DNA	15	35	15	35
3	2 本鎖 DNA	20	30	20	30
4	2 本鎖 DNA	30	20	30	20
5	2 本鎖 DNA	35	15	35	15
6	1 本鎖 DNA	10	20	30	40
7	1 本鎖 DNA	10	30	20	40
8	1 本鎖 DNA	20	10	40	30
9	1 本鎖 DNA	30	40	10	20
10	1 本鎖 DNA	40	30	10	20

問33 表中の①~③に対応する塩基として，それぞれ正しいのはどれか。ただし，塩基③の分子量は塩基①の分子量よりも大きい。
  a．アデニン
  b．アラニン
  c．ウラシル
  d．グアニン
  e．グリシン
  f．チミン
  g．プリン
  h．ピリミジン

問34 1本鎖DNA試料(6~10)の中に，2本鎖DNA試料(1~5)が解離して生じたものが含まれるとき，もとの2本鎖DNAと生じた1本鎖DNAの組合せを選べ。

　　2本鎖DNA [ア] ― 1本鎖DNA [イ・ウ]
  a．DNA 試料 1
  b．DNA 試料 2
  c．DNA 試料 3
  d．DNA 試料 4
  e．DNA 試料 5
  f．DNA 試料 6
  g．DNA 試料 7
  h．DNA 試料 8
  i．DNA 試料 9
  j．DNA 試料 10

問35　あるバクテリアの環状DNA（2本鎖DNA）の塩基組成を調べたところ，シトシンと②の割合は合計40％であった。この環状DNAの2本のヌクレオチド鎖の片方だけの塩基組成を調べると，①は20％であった。もう片方のヌクレオチド鎖の組成において，①の占める割合（％）はどれか。

　　a．10
　　b．20
　　c．25
　　d．30
　　e．33
　　f．40
　　g．50
　　h．60
　　i．66
　　j．70

問36　DNA二重らせん構造の両方のヌクレオチド鎖が鋳型となり，各鋳型の塩基に相補する塩基が順次連結されることにより新しいヌクレオチド鎖が複製される。このDNAの複製方法　　ア　　とそれを研究で確認した2人の研究者　イ・ウ　を選べ。

複製方法　　ア
　　a．保存的複製
　　b．半保存的複製
　　c．分散的複製

研究者　イ・ウ
　　a．アベリー
　　b．クリック
　　c．グリフィス
　　d．スタール
　　e．チェース
　　f．ハーシー
　　g．パネット
　　h．ベーツソン
　　i．メセルソン
　　j．ワトソン

問37　制限酵素 *Sma*I は $\dfrac{\text{CCCGGG}}{\text{GGGCCC}}$ という6塩基対を認識して切断する。この酵素で処理した時，最も切断箇所が多いと予想されるのはDNA試料1～10のどれか。ただし，1本鎖DNAは相補するヌクレオチド鎖を補って2本鎖として考えること。

a．DNA試料1

b．DNA試料2

c．DNA試料3

d．DNA試料4

e．DNA試料5

f．DNA試料6

g．DNA試料7

h．DNA試料8

i．DNA試料9

j．DNA試料10

英　語

解答　25年度

Ⅰ　出題者が求めたポイント

[全訳]

　ライム病は、ライムボレリオシスとしても知られているが、らせん形のバクテリア(スピロヘータ)であるボレリアブルグドルフェリ(Bb)を持つダニにかまれることで移っていく伝染病である。この病気はコネティカット州オールドライムの名前からつけられた。病気はこの町で、関節炎の不思議な大発生の後に始めて診断された。らせん形のバクテリアの名前は発見者であるウィリー・ブルグドルファーにちなんでいる。この病気は診断を下して抗生物質で適切に治療しないと、影響が長期に及んだり(1)障害を残したりすることがある。

　ライム病は生物媒介の病気である。これは宿主から宿主へと運ばれるという意味である。また動物性感染症にも分類される。これは自然環境の下で人間に移ることもある動物の病気という意味である。この場合、Bb有機体を(2)持ったダニは、宿主を嚙んで血液を吸う時にBbを(3)文字通り注入する。しかし、Bbもライム病も人から人へ直接移ることはないことに、注目することが大事である。

　アメリカでは、報告されたすべての生物媒介の病気の90％以上をライム病が占めている。これは重要な公衆衛生問題であり、これからもライム病の診断はますます増えていくだろう。疾病管理予防センター(CDC)は、診断法が改善したことよりも、シカの群れが大きくなっていることと、感染したダニが地理的に広がっていることが病気の増加の(4)原因だとしている。これに加えて、アメリカでのライム病の実際の(5)発生率は、CDCの報告より5～10倍多いと信じている伝染病学者もいる。このような違いの理由として、病気がしばしば誤診されることの他に、CDCの症例の定義が狭いということがある。

　論争がライム病の真の発生率をぼやかしている。ライム病を決定的に診断できる検査がないのと、症状の多くが、たくさんの他の病気の症状と(6)似通っているからである。ライム病の症例は50州中49州で報告されている。だが、2000年にCDCに報告された17730の症例の内の92％の発生地は、たった9つの州であった(コネティカット、ロードアイランド、ニューヨーク、ペンシルバニア、デラウェア、ニュージャージー、メリーランド、マサチューセッツ、ウィスコンシン)。病気はまた、スカンジナヴィア、大陸ヨーロッパ、旧ソ連、日本、中国でも見つかっている。さらにオーストラリアにも広がっている可能性がある。

　ライム病に(7)感染するリスクはさまざまあるが、ダニがどの段階の生活サイクルに達しているかによって違ってくる。ダニは3つの段階を通って成長する。幼虫、若い成虫、そして成虫であるが、このそれぞれがエサとしては、生きている宿主に頼っている。アメリカ合衆国では、Bbは、普通シロアシマウスやシカ(だからよくシカダニと呼ばれるのだが)をエサにしているマダニ属のいくつかの種のダニによって運ばれる。夏になると地面に産み落とされた卵から幼虫ダニが孵り、小さい動物や鳥にくっついてエサを食べる。この段階では彼らは人間の問題とはならない。ライム病のほとんどの症例を起こすのは次の段階、若い成虫の段階である。若い成虫は春から初夏にかけて非常に活動的なのだが、この時期は多くの人々にとってアウトドア活動の最盛期なのである。ダニはまだ非常に小さい(長さ2mm以下)ので(8)見つけるのが難しいことから、エサを食べる時にBbを運んでしまう膨大なチャンスを彼らに与えてしまう。若い成虫よりはるかに多くの成虫ダニがBbを運ぶけれども、成虫のダニはずっと大きくて気づかれやすく、Bbを移すのに必要な連続した24時間以上のくっつきの前に取り除かれることが多い。

[設問と選択肢の意味]

1. 7行目のdisablingに意味が近い語はどれか。
2. 11行目のbearingに意味が近い語はどれか。
3. 11行目のliterallyに意味が近い語はどれか。
4. 18行目のattributesはどういう意味で使っているのか。
   - (a)何かの特徴を与える
   - (b)広い地域に何かを配る
   - (c)何かに理由を与える
   - (d)何かをもっと起こるようにする
5. 21行目のincidenceはどういう意味で使っているのか。
   - (a)病気になるリスク
   - (b)病気にかかる方法
   - (c)病気の診断
   - (d)病気の発生率
6. 26行目のmimicに意味が近い語はどれか。
7. 34行目のacquiringに意味が近い語はどれか。
8. 45行目のspotに意味が近い語はどれか。
9. 英文によるとライム病は何から名前をとったのか。
   - (a)発見者
   - (b)関節炎の種類
   - (c)町
   - (d)ダニ
10. 英文によると、ライム病が直接うつされることがあるのは
    - (a)ダニにかまれて
    - (b)人間と人間の接触で
    - (c)シカから人間に
    - (d)上記のすべて
11. 英文によると、ライム病の症例数が増えているのはおそらく
    - (a)病気の診断が進歩したから
    - (b)シカの数が増えたから
    - (c)CDCによる発表が増えたから

(d)感染したダニの地理的に限られた広がりによって

12. 英文によると、ライム病は
　(a)アメリカ合衆国で最もよくある生物媒介の病気
　(b)診断が難しい
　(c)世界の多くの地域で見られる
　(d)上記のすべて

13. 英文によると、ダニのもっともライム病をうつさない成長段階とは
　(a)幼虫の段階
　(b)若い成虫の段階
　(c)成虫の段階
　(d)どの段階も同じくらい危険である

14. 英文によると、ライム病にかかるリスクが一番大きいのは
　(a)夏の終わり
　(b)春と初夏
　(c)ダニにかまれてから最初の24時間
　(d)ダニの成虫段階のとき

15. この英文で述べられていない情報は何か。
　(a)ライム病がどこで見つかるか
　(b)ライム病はどのように伝染するか
　(c)ライム病の定義
　(d)ライム病に特有の症状

[解答]
(1) a　　(2) a　　(3) d　　(4) c　　(5) d
(6) c　　(7) c　　(8) b　　(9) c　　(10) a
(11) b　　(12) d　　(13) a　　(14) b　　(15) d

Ⅲ　出題者が求めたポイント

[全訳]
　腱鞘炎は腱の線維の断裂と(16)その結果起こる腱の炎症に起因する病状である。(17)_____。筋肉は縮むときに腱を引っぱり込む。腱は伸びることのできない線維でできている。そこで腱は引っぱり力を骨に伝え、骨を動かして動きを作り出す。腱鞘炎は普通、筋肉によって腱に加えられた過度の繰り返しの(18)負荷が原因で起こる。腱鞘炎は普通、急なけがによって起こることはない。長期にわたる使いすぎの結果であることが多い。腱鞘炎は活動的な人や、職業柄(19)繰り返しの動きを必要とする人にしばしば起こる。よく炎症の起きる場所は、手の腱、肩に作用する上腕の腱、肘のところの前腕の腱、膝のところの四頭筋の腱、そしてかかとのアキレス腱などである。腱をくりかえして使いすぎることで、腱の線維にわずかな亀裂が生じる。(20)⒜その結果、体はその場所での修復処理を開始し、傷のついた線維を捨てる。⒝炎症は血液の供給を増やして、ダメージを受けた線維のところに感染予防物質とともに栄養を運び込むのだ。⒞結果が、腫れ、脆さ、痛み、熱である。傷が皮膚の表面に近ければ赤変が生じるだろう。⒟腱鞘炎の多くの症例は、長いあいだの使いすぎから発生する慢性的な炎症の状態が原因となって起こるので、炎症が起こる過程は急性の傷の場合ほど際立っていない。(21)よって、腫れや熱や赤変は、

腱鞘炎の訴えの際に、いつも目に見えるとは限らない。
　最近の研究によって、腱鞘炎は、キノロンによる治療の(22)副作用として時々出てくることがわかった。キノロンとは、細菌感染の治療にしばしば使われる1群の抗生物質である。(23)_____そして、腱鞘炎はたいてい抗生物質治療の最初の数週間以内に現れる。
　腱鞘炎は筋肉の使いすぎを示す患者の生活歴の中の要因を検証することで診断されることが非常に多い。腱鞘炎は人が適切なトレーニングや調整なしに活動レベルを急に上げた時に発症しやすい。仕事の場面やレクリエーションの場面で起こることがよくある。
　腱鞘炎になりやすい生活歴の中の(24)要因を検証することに加えて、診療医はいくつかの体の検査を行う。ほとんどの腱は皮膚の表面近くにあるので、特に触診技術を極めている、手による治療の施術者にとっては、簡単に(診断をするために触ったり押したりする)触診ができる。炎症を起こしている腱に直接圧迫を加えてみると痛みが起こる。(25)さらに医師は患者に、普通は負荷を加えながら、腱にくっついている筋肉を縮ませてみるように言って、これで痛みが出るかどうかを見ることもある。

[設問と選択肢の意味]
16. 2行目のsubsequentに意味が近い語はどれか。
17. 下線部(17)にもっとも適しているのは次のどれか。
　英文として意味をなすのは(c)「腱は筋肉を骨に結びつけている強い結合物である。」
18. 6行目のdemandsに意味が近い語はどれか。
19. 9行目のrepetitiveに意味が近い語はどれか。
　次の文を入れるとしたら本文中の⒜～⒟のどこが適切か。
　「炎症が傷の修復過程の一部として、その場所で発症する。」
21. 下線部(21)に意味が一番近い文は次のどれか。
　(a)だから、腱鞘炎の主な愁訴は、炎症が低レベルでなければ腫れや熱や赤変が目に見えないということである。
　(b)腱鞘炎はたとえ低レベルであっても、患者がしばしば訴えるくらいの目立った腫れや熱や赤変を起こす。
　(c)腱鞘炎についての主な愁訴は、目に見える兆候なしに腫れや熱や赤変を起こすことで、これが低レベルの炎症の原因となる。
　(d)腱鞘炎の炎症は重症ではない場合があるので、その結果、普通炎症と結びついている赤変や腫れや熱が、時には気づかれないことがある。
22. 25-26行目のside effectに意味が近い語はどれか。
23. (23)に入るべき文は次のどれか。
　文法的に正しいのは
　(a)「これらの薬に最も影響されやすい腱はアキレス腱である。」
24. 34行目のfactorsに意味が近い語はどれか。
25. 下線部(25)に意味が一番近い文は次のどれか。
　(a)医師は問題の筋肉を曲げた時、特に何かを引いた

り押したりした時に、患者に痛みが出るかどうか
を見る検査をする。
- (b)患者は医師に言われて腱についている筋肉を縮め
ようとしても、抵抗が大きすぎるとそれができな
いだろう。
- (c)医師は患者が筋肉を縮めることができるかどうか
を見るだろうが、患者は痛みのためにそうしたが
らないだろう。
- (d)医師は患者に、問題の腱にくっついている筋肉を
縮めると痛いときに抵抗を感じるかどうかを尋ね
るだろう。

26. 英文によると腱鞘炎がもっとも発症しやすいのは
- (a)急なけがの結果として
- (b)人がトレーニングや調整を急にやめたとき
- (c)人があまり活動的でないとき
- (d)人が同じ筋肉を使いすぎるとき

27. よく腱鞘炎になると言われていない腱はどれか。
- (a)手の腱
- (b)前腕の腱
- (c)首の腱
- (d)肩に作用する上腕の腱

28. 英文によると、腱鞘炎の炎症はなぜ急性のけがのと
きほどひどくならないのか。
- (a)腱鞘炎は皮膚に近いところで起こるので。
- (b)腱鞘炎を起こす要因は時間をかけて大きくなって
いくので。
- (c)腱鞘炎の炎症は血液の供給を増加させるので。
- (d)腱鞘炎の炎症は腫れや赤変や熱を起こすので。

29. 英文によると、腱鞘炎は通常どのように診断される
のか。
- (a)腱鞘炎は通常、患者の生活歴をみることによって、
また体の検査によって診断される。
- (b)腱鞘炎は通常、患者の活動とトレーニングのレベ
ルを調べることによって診断される。
- (c)腱鞘炎は通常、炎症の箇所を調べることによって
診断される。
- (d)腱鞘炎は通常、最大の抵抗をかけて筋肉を縮める
ことによって診断される。

30. 英文によると、腱鞘炎を調べるのに時々触診が使わ
れる理由は
- (a)ほとんどの医師は高度な触診の技術を持っている
から。
- (b)患者は筋肉を縮めるのが困難かもしれないから。
- (c)他の形の診断は患者に不快感を与えすぎるから。
- (d)腱鞘炎は触診による評価が簡単だから。

[解答]
(16) c (17) c (18) a (19) b (20) b
(21) d (22) c (23) a (24) d (25) a
(26) d (27) c (28) b (29) a (30) d

Ⅲ　出題者が求めたポイント
[空欄に正解を入れた全訳]
　あなたは時には検診やPETスキャンや遺伝子分析を

してもらう気分でないこともあるだろうが、それでも、
どうやって健康でいようかと漠然と思うことはあるだ
ろう。そのためにウォーキングがある、とピッツバー
グ大学の医学博士ステファニー・ステューデンスキーは
言っている。高齢者の歩きを調べた彼女の研究は、65
歳以上の人が短い距離を速いスピードで歩けば歩くほ
ど、(31)長く生きることに期待が持てることを示した。
ボストングローブ紙のコラムニスト、デリック・Z・ジャ
クソンは、「違いは非常に大きく、75歳の男性がもう10
年長く生きる可能性は、歩行のスピードによって、低
いところでは5分の1から保証つきと言える10分の
9(33)の範囲まで広がった(32)のです。75歳の女性につ
いては、可能性の範囲は3分の1から10分の9でした。」
と言った。
　意識的に歩こうとすることで死神をだましおおせる
ことはできないと、ステューデンスキー博士は言ってい
る。スピードはただの目印なのだ。しかしあなたは、
まだできる(34)内にペースを上げることによって、調子
を良くすることができる。そのためのいくつかのヒン
トが「ウォーキング完全マニュアル」にある。長い歩
幅でなく、短い歩幅で速く歩くこと。腕を速く振るこ
と(でもめちゃくちゃ速くではなく、腕が脇から離れな
い程度に)。そして呼吸は自然に行なうこと。最中にチ
ューインガムを食べる(35)かどうかはあなた次第であ
る。

[解答]
(31) c (32) d (33) a (34) b (35) d

Ⅳ　出題者が求めたポイント
[全訳]
　コレステロールは血漿の中やすべての動物の組織の
中に存在するワックス状の物質である。化学的にはス
テロイド族に属している有機化合物で、その分子式は
$C_{27}H_{46}O$である。純粋なものはにおいも味もない白い水
晶のような物質である。コレステロールは生命にとっ
て重要で、ひとつひとつの細胞を包む膜の主要な成分
であり、体が胆汁酸やステロイドホルモンやビタミンD
を合成するための出発物質や、中間段階の成分となっ
ている。コレステロールは血流によって循環し、肝臓
やその他いくつかの器官によって合成される。人間は
通常の食事という方法でも、かなりの量のコレステロ
ールを(36)摂取する。補完システムが肝臓によって合成
されるコレステロールの量を調節していて、食事でと
るコレステロールが増えると、肝臓による(37)合成量は
減ることになる。
　血中コレステロールが高レベルであると、アテロー
ル性動脈硬化症の極めて重大な原因となる。この病気
では、血液の中を循環しているコレステロールの沈着
物や他の脂肪性の物質が、血管の内壁に蓄積する。こ
れらの脂肪性沈着物は積み重なって厚くなって硬化し、
ついには血管の壁を傷ついた組織に変える。沈着物は
血管の管を狭めて血流を(38)阻害し、心臓発作や脳卒中
を起こす。血中の高レベルのコレステロール(血漿

100cc中240mg以上)は、血管壁のコレステロール沈着物の蓄積を加速させる。こうして高レベルコレステロールの人々は、ついには冠状動脈性疾患に(39)罹りやすくなるのだ。

　コレステロールは血液中には溶解しない。血流で運ぶためには、リポタンパク質と呼ばれるある複合タンパク質にくっつけなければならない。低密度リポタンパク質(LDLs)は、コレステロールを肝臓の合成場からさまざまな組織や体細胞へと運ぶのだが、コレステロールはそこでリポタンパク質から離れて細胞によって使われる。高密度リポタンパク質(HDLs)はおそらく余分なあるいは使われなかったコレステロールを、組織から肝臓に戻しているのだろう。コレステロールはここで壊されて胆汁酸になり(40)排泄される。LDLsにくっついたコレステロールは、主に、血管の中のアテローム性動脈硬化を起こす沈着物にたまる物である。一方、HDLsは実は、アテローム性動脈硬化を起こすものの蓄積を遅らせたり減らしたりするようである。

36. 9行目の ingest に意味が近い語はどれか。

37. 12行目の synthesis に意味が近い語はどれか。

38. 19行目の constrict に意味が近い語はどれか。

39. 23行目の susceptible to に意味が近い語はどれか。

40. 31行目の excreted に意味が近い語はどれか。

41. 英文によると、コレステロールは
　(a)肝臓の機能にとって必要である。
　(b)細胞膜の主成分である。
　(c)胆汁酸から合成される。
　(d)上記のすべてである。

42. 英文によると、肝臓で合成されるコレステロールの量は
　(a)摂取された量が増加すれば減少する。
　(b)食事による摂取には影響されない。
　(c)血流の循環を調節することによって補完される。
　(d)血管壁にアテローム性動脈硬化があることによって影響される。

43. 英文によると、血中コレステロールの高いレベルが冠状動脈性疾患のリスクを増大させるやり方は
　(a)人々に疑いを起こさせることによって
　(b)血管壁の沈着物の蓄積を遅くすることによって
　(c)脂肪性沈着物の蓄積を加速させることによって
　(d)心臓発作や脳卒中に罹りやすくしないことによって

44. 英文によると、コレステロールがリポタンパク質を必要とするのは
　(a)肝臓で合成するため
　(b)血流で運ばれるため
　(c)複合タンパク質を形成する
　(d)血液に吸収されるため

45. 英文によると、高密度複合リポタンパク質がおそらくすることは
　(a)アテローム性動脈硬化症の原因となること
　(b)残ったコレステロールを肝臓に運ぶこと
　(c)胆汁酸を壊して、その後排泄されること

　(d)上記のbとc
[解答]
(36) d　(37) a　(38) c　(39) d　(40) d
(41) b　(42) a　(43) c　(44) b　(45) b

Ⅴ　出題者が求めたポイント
[正解を入れた全訳]

　宇宙のもっとも極限の物体は正体を隠しがちである。巨大な星が超新星として(46)爆発するとき、自らの銀河よりも明るく輝き、熱、X線、そしてすべての中で最も高エネルギーの放射線であるガンマ線を出すことがある。だから、NASAが2008年にガンマ線望遠鏡を宇宙に打ち上げたとき、天文学者たちは、望遠鏡が(47)探査した高エネルギー放射線が、超新星の残骸やブラックホールやその他の外に放出された物質を、簡単に確認できる道筋をつけてくれるだろうと想像した。

　これほどの誤りはなかた。去年1月、(48)3年にわたる天空の調査の後で、フェルミガンマ線宇宙望遠鏡を使った科学者たちは、この宇宙船が最高エネルギーガンマ線を捉えたおよそ500の場所のリストを公開した。その3分の1以上は、知られているどんな天体にも関連づけることができない。169の謎の線源は今までに発見されていない超新星残骸かブラックホールかもしれないし、全く新しい種類の超パワフルな物体かもしれない。今のところはまったくもって謎である。「これらは吠えない犬です。」と、NASAの宇宙物理学者デイヴィッド・トンプソンは語っている。

　天文学者たちは、これらの物体は前回の調査で見逃していたのだという単純な説明を始めている。彼らは何かを見逃していないか調べるために、これらのホットスポットのX線画像、光学画像、放射線画像、赤外線(49)画像を分析している。だが、トンプソンは、答えはもっと(50)エキゾチックなものだろうと期待している。彼は、ガンマ線は目に見えないダークマターあるいは何か未知のものの、崩壊しつつある塊の副産物なのかもしれないと言う。「それこそ私たちが本当に興味が引かれるものなのです。同じ系がもっとたくさんあるというのではなく、新しいタイプの系ということです。」

　およそ32,000年(51)前、1匹のリスが、シベリア北西部の凍りついたツンドラの奥深くに、白い花をつける植物から採った果物を埋めた。今年の冬、ロシアの科学者のチームはその果物を掘り出し、それから取った組織を(52)生き返らせたと発表した。この果物は、元気な植物に蘇った最古の組織という記録を以前に保持していたイスラエル時代のヤシの種よりも、30,000年古い。

　化石になっている氷河時代のリスの77個の巣穴を1995年に最初に発見したとき、研究者たちはシベリアの地層が露出した川の土手で、古代の土の組成を研究していた。(53)巣穴のいくつかには800,000個の種と果物が蓄えられていた。永久凍土が1つの種―細長い葉の

センノウーの組織をとりわけよく保存していたので、ロシア科学アカデミーの研究者たちは、最近、この細胞が育つかどうか見るために栽培してみることにした。研究チームのリーダーのスベトラーナ・ヤシナは実験室にシベリアの(54)環境を再現して、冷蔵されていた組織がつぼみをつけ、それが数週間(55)で36の花をつけた植物へと成長するのを観察した。

この夏、ヤシナのチームはさらに古い巣穴と種を探すために、ツンドラを再訪する計画を立てている。

[解答]
(46) b (47) c (48) b (49) d (50) c
(51) c (52) d (53) d (54) a (55) b

Ⅶ　出題者が求めたポイント

[全訳]

戸惑うことかもしれないが、ロヨラ大学保健システムの登録栄養士ブルック・シャンツによれば、実は健康に良い食品を食べ過ぎることもありうるのだという。「果物は栄養価があるとはいえ、健康に良い食品でも過度になると体重増加につながる可能性が高い。」とシャンツは述べた。「大事なことは、食べる食品の分量の調節を忘れなことです。」

健康に良い食品を食べ過ぎるのはたやすいことだが、ヘルシーフードにもジャンクフードと同じ法則があてはまると、シャンツは報告した。体重は、入れるエネルギー対出すエネルギーという、基本的な概念に基づいて変動する。一日に使い果たすエネルギーより総カロリー摂取量が高くなれば体重は増加する。

「私は多くの患者にどうして体重が減らないのかわからないと言われてきました。」とシャンツは語った。「そして彼らは一日中ずっと果物を食べているんだと報告するのす。たとえ健康に良いものであっても食べる量に気をつけなさいと私が注意すると、彼らはほとんどいつも驚きます。」

ひとつ例外があるとシャンツは言った。ソース、チーズ、バターなどの不要なカロリーが添加されていない限り、非でんぷん質野菜は過度には摂取し難いのである。これらの野菜に含まれる大量の水分や繊維と、胃の膨張力との関係でそうなる。彼女が摂取制限を勧める野菜とは、でんぷんの多いもので、えんどう豆、トウモロコシ、ジャガイモなどである。無脂肪、低脂肪と表示してある食品は、もうひとつの懸念領域である。

「人々は『「健康に良い食品」を食べ過ぎる自由を、自らに与える傾向にあります。」とシャンツは言った。「食べ物や飲み物に低脂肪や無脂肪と表示してあったとしても、摂取する量に注意して、過剰な量を食べるのを控えなさい。このような健康表示のついた食品は往々にして糖分とカロリーが高いものです。」

[完成した英文]

· While fruits are nutritious, too much of even a healthy food can lead to weight gain, Schantz said.
· If youf total caloric intake is higher than the energy you burn off in a day, you will gain weight.
· Nonstarchy vegetables are difficult to overeat unless they are accompanied by unnecessary calories from sauces, cheese and butter.
· The vegetables she suggested limiting are those that are high in starch, such as peas, corn and potatoes.
· While the label might say that a food or beverage is low-fat or fat-free, watch the quantity you consume and refrain from eating an excessive amount.

[解答]
(56) d (57) c (58) b (59) e (60) b
(61) a (62) a (63) c (64) d (65) e

Ⅷ　出題者が求めたポイント

[解答]
(66) a (67) b (68) d (69) c (70) b
(71) b (72) c (73) b (74) d (75) a

東邦大学（医）25 年度　（79）

数　学

解答

25年度

1 出題者が求めたポイント（数学Ⅱ・整式の除法）

整式 P(x) を1次式 $x-k$ で割ったときの余りは，$p(k)$

〔解答〕

Q$(x)=x^9-1$ とする。Q$(-1)=-1-1=-2$

よって，$(x+1)$P$(x)-2=x^9-1$

$x=2$ とすると，3P$(2)-2=2^9-1=511$

従って，P$(2)=171$

(答)

ア	イ	ウ
1	7	1

2 出題者が求めたポイント（数学Ⅰ・2次不等式）

最大の辺が104か x^2 かで分ける。最大辺の長さが他の2辺の和より小さいことで立式する。

〔解答〕

$x<\sqrt{104}$ のとき，

$x^2+5x>104$ より $(x+13)(x-8)>0$

$x>0$ なので，$8<x<\sqrt{104}$ ……………①

$\sqrt{104}\leqq x$ のとき，

$5x+104>x^2$ より $(x+8)(x-13)<0$

よって，$\sqrt{104}\leqq x<13$ ……………②

①，②より

(答)

エ	オ	カ
8	1	3

3 出題者が求めたポイント（数学Ⅰ・三角比）

与式の左辺を $\cos\theta$ にして，両辺を2乗して $\sin\theta$ の値を求める。θ の範囲から $\cos\theta>0$

〔解答〕

$\cos\theta=5-7\sin\theta$ の両辺を2乗する。

$1-\sin^2\theta=25-70\sin\theta+49\sin^2\theta$

$25\sin^2\theta-35\sin\theta+12=0$ より

$(5\sin\theta-3)(5\sin\theta-4)=0$

$\sin\theta=\dfrac{4}{5}$ のとき，$\cos\theta=5-\dfrac{28}{5}=-\dfrac{3}{5}$（不適）

$\sin\theta=\dfrac{3}{5}$ のとき，$\cos\theta=5-\dfrac{21}{5}=\dfrac{4}{5}$

$\dfrac{5\sin\theta}{5+5\cos\theta}+\dfrac{5\cos\theta}{5+5\sin\theta}=\dfrac{3}{5+4}+\dfrac{4}{5+3}=\dfrac{5}{6}$

(答)

キ	ク
5	6

4 出題者が求めたポイント

（数学Ⅰ・三角関数，数学Ⅱ・不等式の証明）

$\tan\angle$APB$=\tan(\angle$EPB$-\angle$EPA$)$

ED$=d$, DP$=x$ として立式する。

分子を定数にして，分母の最小値を求める。

$a>0$, $b>0$ のとき，$a+b\geqq2\sqrt{ab}$

等号が成り立つのは，$a=b$ のとき。

〔解答〕

ED$=d$, DP$=x$ とする。

$\tan\angle$EPB$=\dfrac{9}{d+x}$, $\tan\angle$EPA$=\dfrac{5}{d+x}$

$\tan\angle$APB$=\dfrac{\dfrac{9}{d+x}-\dfrac{5}{d+x}}{1+\dfrac{9}{d+x}\dfrac{5}{d+x}}$

$=\dfrac{4}{d+x+\dfrac{45}{d+x}}$

$\tan\angle$APB の最大値は，分母の最小値だから，

分母$=d+x+\dfrac{45}{d+x}\geqq2\sqrt{(d+x)\dfrac{45}{d+x}}=6\sqrt{5}$

等号が成り立つのは，

$d+x=\dfrac{45}{d+x}$ より $d+x=\sqrt{45}=3\sqrt{5}$

従って，EP$=3\sqrt{5}$

(答)

ケ	コ
3	5

5 出題者が求めたポイント（数学A・確率）

確率が p_1, p_2, p_3 の事象が n 回のうち r_1, r_2, r_3 回ずつ起こる確率は，${}_n$C$_{r_1}\cdot{}_{n-r_1}$C$_{r_2}\cdot p_1^{r_1}$, $p_2^{r_2}\cdot p_3^{r_3}$

（ただし，$r_1+r_2+r_3=n$）

〔解答〕

1か2が2回，5か6が2回

P$(2,0)={}_4$C$_2\left(\dfrac{1}{3}\right)^2\left(\dfrac{1}{3}\right)=\dfrac{6}{81}$

1が2回，3か4が1回，5か6が1回

P$(2,1)={}_4$C$_2\cdot{}_2$C$_1\left(\dfrac{1}{3}\right)^2\left(\dfrac{1}{3}\right)\left(\dfrac{1}{3}\right)=\dfrac{12}{81}$

1か2が2回，3か4が2回

P$(2,2)={}_4$C$_2\left(\dfrac{1}{3}\right)^2\left(\dfrac{1}{3}\right)^2=\dfrac{6}{81}$

$\displaystyle\sum_{k=0}^{2}P(2,k)=\dfrac{6}{81}+\dfrac{12}{81}+\dfrac{6}{81}=\dfrac{24}{81}=\dfrac{8}{27}$

(答)

サ	シ	ス
8	2	7

6 出題者が求めたポイント（数学B・数列）

分子は奇数で，$2k-1$ とすると k 個ある。分母は偶数で，$2k$ から2ずつ減らして2まである。

$\displaystyle\sum_{k=1}^{n}k=\dfrac{n(n+1)}{2}$

〔解答〕

分子は奇数より $2k-1$，k 個ずつあるので，

$2n-1$ までは，$\displaystyle\sum_{k=1}^{n}k=\dfrac{n(n+1)}{2}$

$n=22, \frac{1}{2}n(n+1)=253, \ n=21, \frac{1}{2}n(n+1)=231$

よって, 250項は, $n=22, 2n-1=43$

分母は, $231+1=232$項が, $43+1=44$

250項は, $44-2(250-232)=8$

(答)

セ	ソ	タ
4	3	8

7 出題者が求めたポイント (数学A・二項定理)

順に各因数をA, B, Cとする。 $A^5 B^6 C^7$

各因数の項を選んで $x^4 y^5$ が何通りあるかを数える。

〔解答〕

順に各因数をA, B, Cとする。 $A^5 B^6 C^7$

Aから $(-x)^4$, Bから y^5, Cから 1^7

$_5C_4 \cdot {}_6C_5 = 5 \times 6 = 30$

Aから $(-x)^4$, Bから y^6, Cから $\frac{1}{y}$ と 1^6

$_5C_4 \cdot {}_7C_1 = 5 \times 7 = 35$

Aから $(-x)^5$, Bから y^5, Cから $\left(-\frac{1}{x}\right)$ と 1^6

$_6C_5 \cdot {}_7C_1 = 6 \times 7 = 42$

Aから $(-x)^5$, Bから y^5, Cから $\left(-\frac{1}{x}\right)$ と $\frac{1}{y}$ と 1^5

$_7P_2 = 7 \times 6 = 42$

従って, $30+35+42+42=149$

(答)

チ	ツ	テ
1	4	9

8 出題者が求めたポイント

(数学II・指数対数関数)

対数, 指数を計算し, $x+y, xy$ を z で表わす。

$t^2-(x+y)t+xy=0$ の解が実数解となるように $D \geqq 0$ より z の範囲を求める。

〔解答〕

$\frac{\log_2 z}{\log_2 4} = -\frac{1}{2}\log_2 2 + \frac{1}{2}\log_2 \frac{x+y}{2}$

$\log_2 z = \log_2 \frac{x+y}{2} - \log_2 2$

$\log_2 z = \log_2 \frac{x+y}{4}$ よって, $x+y=4z$

$3^{3xy-3}=3^{z+2xy+2}$ より $3xy-3=z+2xy+2$

よって, $xy=z+5$

従って, x と y を解とする2次方程式は,

$t^2 - 4zt + z + 5 = 0$

これが実数解をもてばよい。 $D \geqq 0$

$(D'=)4z^2-(z+5) \geqq 0$ より $(4z-5)(z+1) \geqq 0$

z は真数より $z>0$ 従って, $z \geqq \frac{5}{4}$

(答)

ト	ナ
5	4

9 出題者が求めたポイント (数学III・区分求積法)

$\log_c M + \log_c N = \log_c MN$

$\log_c M - \log_c M = \log_c \frac{M}{N}$

を利用して, logをまとめる。

$\lim_{n \to \infty} \sum_{k=1}^{n} f\left(\frac{k}{n}\right) = \int_0^1 f(x)dx$

〔解答〕

$f(n) = \log_e \frac{(2n)\,!}{n\,!\,n\,!} \cdot n\,! + n - \log_e n^n + n\log_e 4\,!$

$= \log_e \frac{(2n)\,!}{n\,!\,n^n} + n + n\log_e 4\,!$

$= \sum_{k=1}^{n} \log_e\left(1 + \frac{k}{n}\right) + n + n\log_e 4\,!$

$\frac{f(n)}{n} = \frac{1}{n} \sum_{k=1}^{n} \log_e\left(1 + \frac{k}{n}\right) + 1 + \log_e 24$

$\lim_{n \to \infty} \frac{1}{n} \sum_{k=1}^{n} \log_e\left(1 + \frac{k}{n}\right) = \int_1^2 \log_e x\, dx$

$= [x\log_e x]_1^2 - \int_1^2 1\, dx = [x\log_e x]_1^2$

$= 2\log_e 2 - 2 - (0-1) = \log_e 4 - 1$

$\lim_{n \to \infty} \frac{f(n)}{n} = \log_e 4 - 1 + 1 + \log_e 24 = \log_e 96$

$e^{\log_e 96} = 96$

(答)

ニ	ヌ
9	6

10 出題者が求めたポイント (数学III・極限値)

$\left(\frac{3-h}{3+h}\right)^3 = 1 + \frac{f(x)}{(3+h)^3}$ の形にする。

$\frac{\sqrt{4+h}}{\sqrt{4-h}} - 1$ は通分して, 分子の有利化をする。

〔解答〕

$\frac{f(2+h)}{f(2+h)} - \frac{(3-h)^3}{3+h} = \frac{\sqrt{4+h}}{\sqrt{4-h}} - \frac{27-27h+9h^2-h^3}{27+27h+9h^2+h^3}$

$= \frac{\sqrt{4+h}}{\sqrt{4-h}} - 1 + \frac{54h+2h^3}{27+27h+9h^2+h^3}$

ここで, $\frac{\sqrt{4+h}}{\sqrt{4-h}} - 1 = \frac{\sqrt{4+h} - \sqrt{4-h}}{\sqrt{4-h}}$

$= \frac{(\sqrt{4+h} - \sqrt{4-h})(\sqrt{4+h} + \sqrt{4-h})}{\sqrt{4-h}\ (\sqrt{4+h} + \sqrt{4-h})}$

$= \frac{2h}{\sqrt{4-h}\ (\sqrt{4+h} + \sqrt{4-h})}$ だから,

$\lim_{h \to 0} \frac{1}{h}\left\{\frac{f(2+h)}{f(2-h)} - \left(\frac{3-h}{3+h}\right)^3\right\}$

$= \lim_{h \to 0}\left\{\frac{2}{\sqrt{4-h}\ (\sqrt{4+h} + \sqrt{4-h})} + \frac{54+2h^2}{(3+h)^3}\right\}$

$= \frac{2}{2(2+2)} + \frac{54}{27} = \frac{1}{4} + 2 = \frac{9}{4}$

(答)

ネ	ノ
9	4

東邦大学（医）25年度　(81)

11 出題者が求めたポイント

（数学Ⅱ・図形と方程式，微分法）

$\dfrac{y}{(x-2)^2}=k$ とおく。円と放物線が接するときがkが最

大となる。接点を(a, b)とし，接線が一致することより

$a, b, k,$ を求める。

$y=f(x)$ の上の点 $(a, f(a))$ における接線の方程式は，

$y=f'(x)(x-a)+f(a)$

$x^2+y^2=r^2$ の上の点 (a, b) における接線の方程式は，

$ax+by=r^2$

〔解答〕

$\dfrac{y}{(x-2)^2}=k$ とおくと，$y=k(x-2)^2$

円と放物線が接するときがkが最大となる。

円と放物線の接点を (a, b) とする。

放物線の接線は，$y'=2kx-4k$ より

$y=(2ka-4k)(x-a)+k(a-2)^2$

$\quad =(2ka-4k)x-ka^2+4k$

円の接線は，

$ax+by=\dfrac{3}{2}$ より $y=-\dfrac{a}{b}x+\dfrac{3}{2b}$

両方が一致するので，

$2ka-4k=-\dfrac{a}{b}$ より $k=-\dfrac{a}{2b(a-2)}$

$-ka^2+4k=\dfrac{3}{2b}$ より $k=-\dfrac{3}{2b(a-2)(a+2)}$

よって，$\dfrac{a}{2b(a-2)}=\dfrac{3}{2b(a-2)(a+2)}$

$a(a+2)=3$ より $a^2+2a-3=0$

$(a+3)(a-1)=0, a>0$より $a=1$

$a^2+b^2=\dfrac{3}{2}$ で$b>0$より $b^2=\dfrac{1}{2}, b=\dfrac{\sqrt{2}}{2}$

$k=-\dfrac{a}{2b(a-2)}=-\dfrac{1}{\sqrt{2}(1-2)}=\dfrac{\sqrt{2}}{2}$

（答）

ハ	ヒ
2	2

12 出題者が求めたポイント （数学C・行列）

$\begin{pmatrix} a & b \\ c & d \end{pmatrix}^{-1}=\dfrac{1}{ad-bc}\begin{pmatrix} d & -b \\ -c & a \end{pmatrix}$

〔解答〕

$\dfrac{1}{ad-bc}=t$とする。

$\begin{pmatrix} a & b \\ c & d \end{pmatrix}-t\begin{pmatrix} d & -b \\ -c & a \end{pmatrix}=\begin{pmatrix} a-td & b+tb \\ c+tc & d-ta \end{pmatrix}$

$a-td=-3, d-ta=3$ より

$(a+d)(1-t)=0$

$a>0, d>0$ なので，$t=1$

$ad-bc=\dfrac{1}{t}=1$

$2b=2c=6$ より $b=c=3$

$d-a=3, ad=10$ より $a(a+3)=10$

$a>0$より $a=2, d=5, a+d=7$

（答）

フ	ヘ
7	1

13 出題者が求めたポイント （数学B・ベクトル）

$\overrightarrow{AB}=\vec{b}, \overrightarrow{AC}=\vec{c}$とする。

$\cos\angle BAC=\dfrac{AB^2+AC^2-BC^2}{2AB\cdot AC}$

$\vec{b}\cdot\vec{c}=|\vec{b}||\vec{c}|\cos\angle BAC$

辺BCの中点をMとして，$\overrightarrow{MD}=x\vec{b}+y\vec{c}$ として

$MD=\dfrac{\sqrt{3}}{2}BC, \overrightarrow{MD}\cdot\overrightarrow{BC}=0(\overrightarrow{MD}\perp\overrightarrow{BC})$

よりx, yを求め，$\overrightarrow{AD}=\dfrac{\vec{b}+\vec{c}}{2}+\overrightarrow{MD}$

〔解答〕

$\overrightarrow{AB}=\vec{b}, \overrightarrow{AC}=\vec{c}$とする。$\overrightarrow{BC}=\vec{c}-\vec{b}$

$\cos\angle BAC=\dfrac{9+16-13}{2\cdot 3\cdot 4}=\dfrac{1}{2}$

$\vec{b}\cdot\vec{c}=3\cdot 4\cdot\dfrac{1}{2}=6$

辺BCの中点をMとして，$\overrightarrow{MD}=x\vec{b}+y\vec{c}$とする。

$|\overrightarrow{MD}|=\dfrac{\sqrt{3}}{2}\sqrt{13}=\dfrac{\sqrt{39}}{2}$ より $|\overrightarrow{MD}|^2=\dfrac{39}{4}$

$x^2|\vec{b}|^2+2xy\vec{b}\cdot\vec{c}+y^2|\vec{c}|^2=\dfrac{39}{4}$

$9x^2+12xy+16y^2=\dfrac{39}{4}$

$\overrightarrow{MD}\perp\overrightarrow{BC}$より$(x\vec{b}+y\vec{c})\cdot(\vec{c}-\vec{b})=0$

$-x|\vec{b}|^2+(x-y)\vec{b}\cdot\vec{c}+y|\vec{c}|^2=0$

$-9x+6x-6y+16y=0$ より $y=\dfrac{3}{10}x$

$9x^2+\dfrac{36}{10}x^2+\dfrac{144}{100}x^2=\dfrac{39}{4}$ より $\dfrac{1404}{100}x^2=\dfrac{39}{4}$

$x^2=\dfrac{25}{36}$ よって，$x=\dfrac{5}{6}, y=\dfrac{1}{4}$

$\overrightarrow{AD}=\dfrac{\vec{b}+\vec{c}}{2}+\dfrac{5}{6}\vec{b}+\dfrac{1}{4}\vec{c}=\dfrac{4}{3}\overrightarrow{AB}+\dfrac{3}{4}\overrightarrow{AC}$

（答）

ホ	マ	ミ	ム
4	3	3	4

14 出題者が求めたポイント （数学Ⅱ・積分法）

$\displaystyle\int_{-2}^{2}|f(t)|dt=k$として，$f(x)$を求める。

$f(x)=0$ として，xを求め，$|f(x)|$の符号を調べる。

$x=\alpha$ で符号が変わるとすると，

$\alpha\leqq -2, 2\leqq\alpha$のときと，$-2<\alpha<2$のときに分けて

kを求める。

〔解答〕

$\displaystyle\int_{-2}^{2}|f(t)|dt=k$とする。

$f(x)=x^2-\dfrac{1}{4}kx+\dfrac{1}{2}k-4=(x-2)\left(x-\dfrac{k-8}{4}\right)$

東邦大学（医）25 年度 （82）

$-2 < \dfrac{k-8}{4} < 2$ とすると，$0 < k < 16$

$k \leqq 0$，$16 \leqq k$ のとき，

$\displaystyle \int_{-2}^{2} f(x)dx = \left[\dfrac{x^3}{3} - \dfrac{1}{8}kx^2 + \left(\dfrac{k}{2}-4\right)x\right]_{-2}^{2}$

$= \left(\dfrac{8}{3} - \dfrac{1}{2}k + k - 8\right) - \left(-\dfrac{8}{3} - \dfrac{1}{2}k - k + 8\right)$

$= 2k - \dfrac{32}{3}$

$2k - \dfrac{32}{3} = k$　より　$k = \dfrac{32}{3}$ (<16)（不適）

$0 < k < 16$ のとき，$k - 8 = a$ とする。

$\displaystyle \int_{-2}^{2} |f(x)|dx = \int_{-2}^{\frac{a}{4}} f(x)dx - \int_{\frac{a}{4}}^{2} f(x)dx$

$= \left[\dfrac{1}{3}x^3 - \dfrac{1}{8}kx^2 + \left(\dfrac{k}{2}-4\right)x\right]_{-2}^{\frac{a}{4}}$

$\quad - \left[\dfrac{1}{3}x^3 - \dfrac{1}{8}kx^2 + \left(\dfrac{k}{2}-4\right)x\right]_{\frac{a}{4}}^{2}$

$= \dfrac{1}{96}a^3 - \dfrac{1}{64}ka^2 + \dfrac{1}{4}a^2 + k$

$\dfrac{1}{96}a^3 - \dfrac{1}{64}ka^2 + \dfrac{1}{4}a^2 + k = k$

$\dfrac{1}{192}(k-8)^2(2k-16-3k+48) = 0$

$\dfrac{1}{192}(k-8)^2(-k+32) = 0$　$k = 32$ (>16)（不適）

従って，$k = 8$，$f(x) = x^2 - 2x$

$f\left(-\dfrac{1}{2}\right) = \dfrac{1}{4} + 1 = \dfrac{5}{4}$

（答）

メ	モ
5	4

15 出題者が求めたポイント（数学Ⅱ・積分法）

　△OPQ面積は，$\dfrac{1}{2}$OP·OQsin∠POQ

$\cos 2\theta = 2\cos^2 \theta - 1 = 1 - 2\sin^2 \theta$

θ をOPと x 軸とのなす角として，

$b > a$　より　$\tan \theta > 1$ で b を a で表わす。

接線 ℓ が点 $(\sqrt{2}, 0)$ を通るので，$y = m(x - \sqrt{2})$

として，双曲線の方程式に代入し，$D = 0$ より，

m を a で表わす。

　双曲線の漸近線は，$y = \pm\dfrac{b}{a}x$

P，Qの座標を a で表わし，OP·OQ = 15　より

a を求める。

〔解答〕

$\dfrac{1}{2} 15 \sin\angle POQ = 3\sqrt{6}$，$\sin\angle POQ = \dfrac{2\sqrt{6}}{5}$

$\cos^2\angle POQ = 1 - \dfrac{24}{25} = \dfrac{1}{25}$，$\cos\angle POQ = \pm\dfrac{1}{5}$

OPと x 軸のなす角を θ とすると，

$\cos 2\theta = \dfrac{1}{5}$ のとき，$\sin^2 \theta = \dfrac{1}{2}\left(1 - \dfrac{1}{5}\right) = \dfrac{2}{5}$

$\sin\theta = \sqrt{\dfrac{2}{5}}$，$\cos\theta = \sqrt{\dfrac{3}{5}}$，$\tan\theta = \sqrt{\dfrac{2}{3}}$ (<1)

$b > a$　より　$\tan\theta > 1$ で不適

$\cos 2\theta = -\dfrac{1}{5}$ のとき，$\sin^2 \theta = \dfrac{1}{2}\left(1 + \dfrac{1}{5}\right) = \dfrac{3}{5}$

$\sin\theta = \sqrt{\dfrac{3}{5}}$，$\cos\theta = \sqrt{\dfrac{2}{5}}$，$\tan\theta = \sqrt{\dfrac{3}{2}}$

双曲線の漸近線は，$y = \pm\dfrac{b}{a}x$

よって，$\dfrac{b}{a} = \sqrt{\dfrac{3}{2}}$，$b = \sqrt{\dfrac{3}{2}}a$

接線 ℓ が $(\sqrt{2}, 0)$ と交わるので，$y = m(x - \sqrt{2})$

とおく。双曲線は，$b^2x^2 - a^2y^2 = a^2b^2$

$b^2x^2 - a^2m^2(x - \sqrt{2})^2 - a^2b^2 = 0$

$(b^2 - a^2m^2)x^2 + 2\sqrt{2}a^2m^2x - 2a^2m^2 - a^2b^2 = 0$

$(D') = (\sqrt{2}a^2m^2)^2 + (b^2 - a^2m^2)(2a^2m^2 + a^2b^2) = 0$

$a^2b^2(2m^2 + b^2 - a^2m^2) = 0$

$m > 0$　より　$m = \sqrt{\dfrac{3a^2}{2(a^2-2)}}$

$y = mx - m\sqrt{2}$ と $y = \dfrac{b}{a}x$ の交点がP

$x = \dfrac{\sqrt{2}m}{m - \dfrac{b}{a}} = \dfrac{\sqrt{2}\sqrt{\dfrac{3a^2}{2(a^2-2)}}}{\sqrt{\dfrac{3a^2}{2(a^2-2)}} - \sqrt{\dfrac{3}{2}}}$

$= \dfrac{\sqrt{2}a}{a - \sqrt{a^2-2}} = \dfrac{\sqrt{2}}{2}a(a + \sqrt{a^2-2})$

$y = \sqrt{\dfrac{3}{2}}x = \dfrac{\sqrt{3}}{2}a(a + \sqrt{a^2-2})$

$P\left(\dfrac{\sqrt{2}}{2}a(a + \sqrt{a^2-2}),\ \dfrac{\sqrt{3}}{2}a(a + \sqrt{a^2-2})\right)$

$y = mx - \sqrt{2}m$ と $y = -\dfrac{b}{a}x$ の交点がQ

$x = \dfrac{\sqrt{2}m}{m + \dfrac{b}{a}} = \dfrac{\sqrt{2}a}{a + \sqrt{a^2-2}} = \dfrac{\sqrt{2}}{2}a(a - \sqrt{a^2-2})$

$y = -\sqrt{\dfrac{3}{2}}x = -\dfrac{\sqrt{3}}{2}a(a - \sqrt{a^2-2})$

$Q\left(\dfrac{\sqrt{2}}{2}a(a - \sqrt{a^2-2}),\ -\dfrac{\sqrt{3}}{2}a(a - \sqrt{a^2-2})\right)$

$OP = \dfrac{\sqrt{5}}{2}a(a + \sqrt{a^2-2})$，

$OQ = \dfrac{\sqrt{5}}{2}a(a - \sqrt{a^2-2})$

$OP \cdot OQ = 15$ より

$\dfrac{5}{4}a^2(a^2 - a^2 + 2) = 15$　　よって, $a = \sqrt{6}$

$PQ^2 = \sqrt{\left(-\sqrt{2}\,a\sqrt{a^2-2}\right)^2 + \left(-\sqrt{3}\,a^2\right)^2} = \sqrt{156}$

　　　　$= 2\sqrt{39}$

(答)

ヤ	ユ	ヨ
2	3	9

物 理

解答　25年度

1 出題者が求めたポイント…$a-t$グラフ

問1、
$v-t$グラフは
右のようになるので、

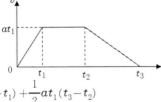

$h = \dfrac{1}{2}at_1^2 + at_1(t_2-t_1) + \dfrac{1}{2}at_1(t_3-t_2)$

$= \dfrac{1}{2}a(t_1^2 + 2t_1t_2 - 2t_1^2 + t_1t_3 - t_1t_2)$

$= \dfrac{1}{2}a(-t_1^2 + t_1t_2 + t_1t_3)$　　　　　e……答

問2、t_2からt_3までの加速度は、

$a_{23} = -\dfrac{at_1}{t_3-t_2} = -\dfrac{2.0\times 2.0}{5.0} = -0.80$　となるので、

$W = m \times \dfrac{g+a_{23}}{g} = 50 \times \dfrac{9.8-0.80}{9.8} \fallingdotseq 46$

$\underline{46 kg}$　　c……答

2 出題者が求めたポイント…力のモーメント

問3、Aの復元力をF_A、Bの復元力をF_Bとおくと、

$\begin{cases} F_A + F_B = W & \cdots\cdots① \\ dF_A = (L-d)F_B & \cdots\cdots② \end{cases}$　より、

$F_A = \dfrac{L-d}{L}W$　　　　　d……答

問4、ばねA・Bの縮みをxとおくと、$F_A = k_A x$, $F_B = k_B x$
これを問3②式に代入して、
$dk_A x = (L-d)k_B x$

$\therefore \dfrac{k_B}{k_A} = \dfrac{d}{L-d}$　　　　　e……答

3 出題者が求めたポイント…運動量の保存、動摩擦力

問5、力学的エネルギーの保存より、衝突前のAに速さv_{A0}は$v_{A0} = \sqrt{2gh}$

$\begin{cases} mv_{A0} = mv_A + Mv_B \\ \dfrac{v_B - v_A}{v_{A0}} = 1 \end{cases}$　より、

$v_B = \dfrac{2m}{m+M}v_{A0} = \dfrac{2m}{m+M}\sqrt{2gh}$　　f……答

問6、仕事とエネルギーの関係から、$\dfrac{1}{2}MV^2 - \mu Mgx = 0$

$x = \dfrac{V^2}{2\mu g}$　　　　　d……答

4 出題者が求めたポイント…浮力、等速円運動、重心

問7、重力と浮力のつり合いより、

$\rho(V_1+V_2)g = \rho_1 V_1 g + \rho_2 V_2 g$

式を整理して、$(\rho - \rho_2)V_2 = (\rho_1 - \rho)V_1$

$\therefore \dfrac{V_2}{V_1} = \dfrac{\rho_1 - \rho}{\rho - \rho_2}$　　　　　c……答

問8、向心力と最大摩擦力のつり合いより、$mr\omega^2 = \mu mg$

$\therefore \omega = \sqrt{\dfrac{\mu g}{r}}$　　　　　d……答

問9、全体の重心の位置は変わらないので、車の床に対して動いた距離をxとおくと、

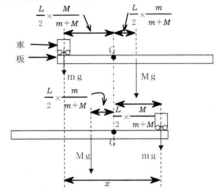

上図より、$x = 2 \times \dfrac{L}{2} \times \dfrac{M}{m+M} = \dfrac{M}{m+M}L$　　f…答

別解：
運動量の保存より、常に$v_m : v_M = M : m$なので、床に対して板が動いた距離をyとおくと、
$x : y = M : m$　また、$x = L - y$なので、$x : (L-x) = M : m$
これをxについて解いて、

$x = \dfrac{M}{m+M}L$

5 出題者が求めたポイント…熱量の保存、気体を混合したときの圧力、気体のp-V図

問10、求める温度をt(℃)とおくと、〔お湯が失った熱量〕=〔氷が得た熱量〕なので、

$360 \times 4.2 \times (65-t) = 140 \times 3.3 \times 10^2 + 140 \times 4.2 \times (t-0)$

これをtについて解いて、

$t = \dfrac{52080}{2100} = 2.48 \fallingdotseq 2.5$　　　　　c……答

問11、$p_1V_1 + p_2V_2 = p(V_1+V_2)$より、

$p = \dfrac{p_1V_1 + p_2V_2}{V_1+V_2} = \dfrac{2.0\times 10^5 \times 0.20 + 4.0 \times 10^5 \times 0.30}{0.50}$

$= 3.2 \times 10^5$　　　$\underline{3.2 \times 10^5 Pa}$　　d……答

問12、B→Cは等圧変化なので、$Q = n(R+C_v)(T_C - T_B)$
A→Bでは気体は仕事をせず、$W_{AB} = 0$なので、気体の内部エネルギーの変化ΔU_{AB}は、

$\Delta U_{AB} = nC_v(T_B - T_A)$　ここで、$T_A = T_C$なので、

$T_B - T_A = -(T_C - T_B) = -\dfrac{Q}{n(R+C_v)}$

$$\therefore \triangle U_{AB} = -\frac{nC_v}{n(R+C_v)}Q = -\frac{C_v}{R+C_v}Q \quad h\cdots\cdots\text{答}$$

6 出題者が求めたポイント…ドップラー効果

問13、ドップラー効果の式より、
$$F_A = \frac{Vf}{V-u} = \frac{V}{V-v\cos\theta_1}f \quad a\cdots\cdots\text{答}$$

問14、$\theta_1 = \theta_2 = 0$ より、$\cos\theta_1 = \cos\theta_2 = 1$

よって、$f_A = \frac{V}{V-v}f \quad f_B = \frac{V}{V+v}f$

$\frac{f_A}{f_B} = 2$ なので、$\frac{V+v}{V-v} = 2 \rightarrow v = \frac{V}{3} \quad b\cdots\cdots\text{答}$

問15、AからBまで進むのにかかる時間は $\frac{L}{v}$

Aで出た音がOで聞こえるまでにかかる時間は $\frac{r}{V\sin\theta_1}$

Bで出た音がOで聞こえるまでにかかる時間は $\frac{r}{V\sin\theta_2}$

$$\therefore \frac{L}{v} - \frac{r}{V\sin\theta_1} + \frac{r}{V\sin\theta_2}$$
$$= \frac{L}{v} + \frac{r}{V} \cdot \frac{\sin\theta_1 - \sin\theta_2}{\sin\theta_1\sin\theta_2} \quad d\cdots\cdots\text{答}$$

7 出題者が求めたポイント…波の表し方

問16、変位が最大になるのは位相が $\pi/2$ のときなので、
$$2\pi\left(\frac{T/2}{T} - \frac{x}{\lambda}\right) + \frac{\pi}{2} = \frac{\pi}{2} \quad \text{より、} x = \frac{1}{2}\lambda \quad c\cdots\cdots\text{答}$$

問17、密度が最大なのは位相が π のときなので、
$$2\pi\left(\frac{T/2}{T} - \frac{x}{\lambda}\right) + \frac{\pi}{2} = \pi \quad \text{より、} x = \frac{3\lambda}{4} \quad e\cdots\cdots\text{答}$$

問18、加速度が最大なのは位相が $-\pi/2$ のときなので、
$$2\pi\left(\frac{T/2}{T} - \frac{x}{\lambda}\right) + \frac{\pi}{2} = -\frac{\pi}{2} \quad \text{より、} x = \lambda \quad e\cdots\cdots\text{答}$$

$x = 2\pi\left(\frac{t}{T} - \frac{x}{\lambda}\right) + \frac{\pi}{2}$ とおいたので、この波は x 軸負の向きへ進む。

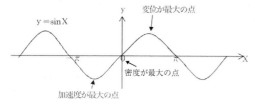

8 出題者が求めたポイント…全反射

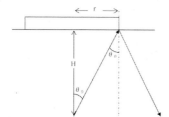

臨界角を θ_0 とおくと、
$$\frac{1}{n} = \sin\theta_0 = \frac{r}{\sqrt{H^2+r^2}} \quad \text{なので}$$

$$r^2 = \frac{H^2}{n^2-1} \quad \text{ここで} \ r \geqq 0 \quad \text{より}$$

$$r = \frac{H}{\sqrt{n^2-1}} \quad a\cdots\cdots\text{答}$$

9 出題者が求めたポイント…磁場・電場中の荷電粒子の運動

問20、この粒子は原点で x 軸正の向きに力を受けるので、z 軸方向から見た円運動の中心は x 軸上になり、$y=0$、回転半径 r は、
$$m\frac{v^2}{r} = qvB \quad \text{より、} r = \frac{mv}{qB}$$

よって、中心は $\left(\frac{mv}{qB}, 0\right)$

また周期 T は、$T = \frac{2\pi r}{v} = \frac{2\pi\frac{mv}{qB}}{v} = \frac{2\pi m}{qB} \quad f\cdots\text{答}$

問21、時刻が周期 T のときに、$Z=L$ であればよいので、
$$a_z = \frac{qE}{m} \quad \text{より}$$

$$L = \frac{1}{2}a_z T^2 = \frac{1}{2}\frac{qE}{m}\left(\frac{2\pi m}{qB}\right)^2 = \frac{2\pi^2 mE}{qB^2}$$

$$\therefore B = \pi\sqrt{\frac{2mE}{qL}} \quad d\cdots\cdots\text{答}$$

10 出題者が求めたポイント…コンデンサーとコイルを含む回路

問22、十分時間がたつと、コンデンサーには電流が流れずコイルの抵抗は 0Ω になるので、
$$I = \frac{20}{10} = 2.0 \quad \underline{2.0A} \quad c\cdots\cdots\text{答}$$

問23、$U_L = \frac{1}{2}LI^2 = \frac{1}{2}\times 0.40 \times 2.0^2 = 0.80$
$$\underline{0.80J} \quad b\cdots\cdots\text{答}$$

問24、エネルギーの保存から、$\frac{1}{2}CV^2 = U_L$

よって、$V = \sqrt{\frac{2U_L}{C}} = \sqrt{\frac{2\times 0.80}{10\times 10^{-6}}} = 4.0\times 10^2$
$$\underline{4.0\times 10^2 V} \quad f\cdots\cdots\text{答}$$

問25、求める時間 t は電気振動の周期 T の $1/4$ なので、
$$T = 2\pi\sqrt{LC} = 2\pi\sqrt{0.40\times 10\times 10^{-6}} = 4\pi\times 10^{-3}$$
$$t = T/4 = \pi\times 10^{-3} \fallingdotseq 3.1\times 10^{-3}$$
$$\underline{3.1\times 10^{-3}\text{秒}} \quad b\cdots\cdots\text{答}$$

化 学

解答

25年度

1 **出題者が求めたポイント……小問30題**

問1. イオン半径

いずれも Ne 型の電子配置。陽子数が最も少ない O^{2-} が最大になる。

問2. 遷移元素の電子配置

いずれも第4周期の元素である。

Cr ; K-2, L-8, M-13, N-1
Mn ; K-2, L-8, M-13, N-2

M殻に13個入った方が安定であるため，Cr は N殻 が1個で，M殻が13個になる。

問3. 金属のイオン化傾向

イオン化傾向が大きい1族元素，2族元素及び Al の イオンは水溶液中で析出しない。

$$Cu^{2+} + 2e^- \rightarrow Cu$$

問4. 典型元素

14族元素は，C, Si, Ge, Sn, Pb

問5. ジアゾニウム塩の性質

問6. 光ファイバー

石英系ガラスである。

問7. 電気伝導性

グラファイト(黒鉛)は金属並みの電気伝導性があり 電極に用いられる。

問8. 溶解度

AgF を除いたハロゲン化銀と Ag_2O は水に溶けにく い。

問9. イオン化エネルギー

第三周期の元素のイオン化エネルギーは，1族の Na が最も低い。したがって，陽イオンになりやすい。

問10. 金属の保存法

Li はアルカリ金属で，反応性に富む。灯油中に保存。

問11. 0.1 mol の過マンガン酸カリウムと 0.1 mol のチ オ硫酸ナトリウムの反応では，過マンガン酸カリウ ムが余るため，赤紫色になる。

問12. 反応速度式

A→2B の反応の反応速度式が，V = k〔A〕と表され るとする。k は速度定数で，

$$k = \frac{V}{〔A〕}$$

と表わされ，温度一定でA の濃度を変化させ測定する と k が求められる。k は温度を上げると大きくなる。

問13. 希ガス

いずれも無色の気体である。

問14. 反応熱

この反応は，$2Fe_2O_3 + 3C \rightarrow 4Fe + 3CO_2$ と表される。

$$C + O_2 = CO_2 + 394 \text{ kJ} \qquad \cdots\cdots ①$$

$$2Fe + \frac{3}{2}O_2 = Fe_2O_3 + 824 \text{ kJ} \qquad \cdots\cdots ②$$

[①×3−②×2]を計算すると，

$$2Fe_2O_3 + 3C = 4Fe + 3CO_2 - 466 \text{ kJ}$$

Fe_2O_3 1 mol 当り，$-\dfrac{466}{2} = -233$ kJ (吸熱)

問15. 化学反応の量的関係

エタンの燃焼式は，

$$C_2H_6 + \frac{7}{2}O_2 \rightarrow 2CO_2 + 3H_2O$$

反応した O_2 は，$\dfrac{2.24\,(g)}{32.0\,(g/mol)} = 0.070\,(mol)$

これと反応したエタン $x\,(mol)$ は，

$$1 : \frac{7}{2} = x : 0.07, \quad x = 0.020\,(mol)$$

その体積は，$0.020\,(mol) \times 22.4\,(L/mol) = 0.448\,(L)$

問16. 電池

リチウム電池は，

$$(-)\,Li\,|\,有機溶媒 + LiClO_4\,|\,(CF)_n\,(+)$$

一次電池である。

問17. 化学反応の量的関係と異性体

燃焼で生じた CO_2 と H_2O の物質量は，

$$CO_2 ; \frac{13.2}{44} = 0.30\,(mol) \quad H_2O ; \frac{6.3}{18} = 0.35\,(mol)$$

炭化水素1mol 中の C と H の物質量は，

$$C = \frac{0.30}{0.05} = 6, \qquad H = \frac{0.35}{0.05} \times 2 = 14$$

したがって，分子式は，C_6H_{14}

構造異性体は，炭素骨格で示すと，

C-C-C-C-C-C, C-C-C-C-C,
                          |
                          C

C-C-C-C-C, C-C-C-C,
    | | |
    C   C C

C
|
C-C-C-C
|
C   以上5種類

問18. 金属イオンの識別

過剰のアンモニア水に溶けるもの ; a, b

過剰の水酸化ナトリウム水溶液に溶けるもの ;
    b, d, e

問19. 同位体

^{65}Cu の存在比を $x\,(\%)$ とする。

$$63 \times \frac{100-x}{100} + 65 \times \frac{x}{100} = 63.6, \quad x = 30\,(\%)$$

問20. 中和点の pH

生成した CH_3COONa は，

$$0.100 \times \frac{50.0}{1000} = 5.0 \times 10^{-3}\,(mol/L)$$

濃度は，$\dfrac{5.0 \times 10^{-3}}{0.10} = 5.0 \times 10^{-2}\,(mol/L)$

中和点でCH₃COONaは，
$$CH_3COO^- + H_2O \rightleftharpoons CH_3COOH + OH^-$$
と一部解離する。この反応の平衡定数(K_h)は，
$$K_h = \frac{[CH_3COOH][OH^-]}{[CH_3COO^-]} = \frac{[H^+][OH^-]}{[CH_3COO^-][H^+]} = \frac{K_w}{K_a}$$
[CH₃COOH]

と表される。
上記反応の解離度を h とすると，
$$K_h = \frac{Ch \cdot Ch}{C(1-h)} = \frac{Ch^2}{1-h} \fallingdotseq Ch^2, \quad h = \sqrt{\frac{K_h}{C}}$$
$$\therefore [OH^-] = Ch = C\sqrt{\frac{K_h}{C}} = \sqrt{CK_h}$$

よって，
$$[H^+] = \frac{K_w}{[OH^-]} = \frac{K_w}{\sqrt{CK_h}}, \quad pH = -\log \frac{K_w}{\sqrt{CK_h}}$$

ここで，
$$\frac{K_w}{\sqrt{CK_h}} = \sqrt{\frac{K_a \cdot K_w}{C}} = \sqrt{\frac{1.8 \times 10^{-5} \cdot 1.0 \times 10^{-14}}{5.0 \times 10^{-2}}}$$
$$= \sqrt{3.6 \times 10^{-18}} = \sqrt{3.6} \times 10^{-9}$$
$$pH = -\log 1.90 \times 10^{-9}$$
$$= 9 - \log 1.90 = 9 - 0.279 = 8.721 \fallingdotseq 8.72$$

問21. 水溶液の液性
　$SO_3 + H_2O \rightarrow H_2SO_4$　強酸性を示す。
　$Na_2O + H_2O \rightarrow 2NaOH$　強塩基性を示す。

問22. 金属イオンの反応
　$Pb^{2+} + 2OH^- \rightarrow Pb(OH)_2$（白色沈殿）
　過剰に加えると溶ける。
　a, c, dは沈殿を生成するが色が違う。

問23. 天然ゴム
　天然ゴムの主成分はポリイソプレン（シス型）
　トランス型はグッタペルカで硬い。

問24. タンパク質
　一次構造は，アミノ酸配列。
　dは二次構造である。eが該当する。

問25. エステル化
　bは ⌬-NH₂ + (CH₃CO)₂O
　　→ ⌬-NHCOCH₃ + CH₃COOH
　アセチル化でアミド結合を生成している。

問26. キシレンの位置異性体
　o-キシレン, m-キシレン, p-キシレン　の3種類

問27. アミノ酸
　dが誤り。必須アミノ酸は体内で合成できないアミノ酸である。

問28. スクロース
　$C_{12}H_{22}O_{11} + H_2O \rightarrow C_6H_{12}O_6 + C_6H_{12}O_6$
　　　　　　　　　　　　　（グルコース）（フルクトース）

問29. 合成繊維
　炭素繊維の合成法を理解しておく必要がある。

問30. 有機化合物の推定
　シクロヘキサノールの構造式は
　右図で示される。
　条件に合うのはaである。
　過剰の$K_2Cr_2O_7$で酸化すると，
　$-CH_2OH \rightarrow -CHO \rightarrow -COOH$
　カルボン酸になる。dはCの数が異なる。

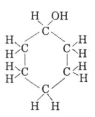

[解答]
問1. b　問2. c　問3. e　問4. c　問5. e　問6. d　問7. e
問8. b　問9. c　問10. e　問11. b　問12. d　問13. a
問14. c　問15. b　問16. d　問17. d　問18. c　問19. b
問20. d　問21. d　問22. e　問23. a　問24. e　問25. b
問26. c　問27. d　問28. e　問29. e　問30. a

2 (A) 出題者が求めたポイント……中和滴定，混合溶液中の各成分の定量

問31. (ア)の操作をしないと正しい結果が得られない。
(ウ)コニカルビーカーにホールピペットで一定量を入れるので水（純水）でぬれていても全く問題がない。

問32. フェノールフタレインは，アルカリ性で赤（赤紫）色に呈色し，中性～酸性で無色になる。
メチルオレンジは，黄→橙赤→赤，と変色する。塩酸により赤色に呈色する。

問33. 第一段階の滴定で，
　$NaOH + HCl \rightarrow NaCl + H_2O$
　$Na_2CO_3 + HCl \rightarrow NaHCO_3 + NaCl$
の反応が起こる。
第二段階の滴定で，
　$NaHCO_3 + HCl \rightarrow NaCl + H_2O + CO_2$
の反応が起こる。
第二段階の滴定から Na_2CO_3 の物質量がわかる。
$$0.100 \times \frac{3.00}{1000} = 3.00 \times 10^{-4} (mol)$$
NaOHの物質量は，
$$0.100 \times \frac{10.00}{1000} - 3.00 \times 10^{-4} = 7.00 \times 10^{-4} (mol)$$
その質量は，
$$7.00 \times 10^{-4} \times 40.0 = 2.8 \times 10^{-2} (g)$$

問34. Na^+ の物質量は，
　NaOHから　7.00×10^{-4} (mol)
　Na_2CO_3から　$3.00 \times 10^{-4} \times 2 = 6.00 \times 10^{-4}$ (mol)
　全体で 1.3×10^{-3} (mol)

問35. この中和滴定は，
　$NaOH + HCl \rightarrow NaCl + H_2O$
　$Na_2CO_3 + 2HCl \rightarrow 2NaCl + H_2O + CO_2$
の反応が起こる。
滴定で使用した塩酸の体積をV (mL) とすると，
$$7.00 \times 10^{-4} + 3.00 \times 10^{-4} \times 2 = 0.500 \times \frac{V}{1000}$$
$$V = 2.60 (mL)$$

[解答]
問31. a　問32. a　問33. c　問34. d　問35. b

(B)出題者が求めたポイント……金属の反応，ボルタの電池

問36.①$Zn + H_2SO_4 → ZnSO_4 + H_2$

②$Zn → Zn^{2+} + 2e^-$ の反応で生じたe^-がCu板に流れ，Cu板上で，$2H^+ + 2e^- → H_2$の反応が起こりH_2が発生。

③$Zn → Zn^{2+} + 2e^-$ の反応で生じたe^-が導線を流れ，Cu板上に行き，$2H^+ + 2e^- → H_2$の反応が起こり，H_2を発生する。

問37.Znが負極になる。Cu板上で発生したH_2が原因で起電力が低下する。この現象を防止するには，H_2の発生をなくすことである。例えば，H_2O_2の酸化剤を入れておくと，

$$H_2O_2 + 2H^+ + 2e^- → 2H_2O$$

の反応によりH_2が発生しない。

[解答]
問36.c　問37.a

(C)出題者が求めたポイント……鉛蓄電池

問38.（エ）負極(Pb)は，$0 → +2$，正極(PbO_2)は，$+4 → +2$　と変化する。

問39.　流れた電子は，

$$\frac{19300}{9.65 × 10^4} = 0.200 \, (mol)$$

放電のとき，全体で

$$Pb + PbO_2 + 2H_2SO_4 → 2PbSO_4 + 2H_2O \, (*)$$

の変化が起こる。つまり，2 mol の電子が流れると，2 mol のH_2SO_4　が反応する。

したがって，0.200 (mol) のH_2SO_4　が減少。

このとき，$0.200 × 18 = 3.6 \, (g)$　の水を生じる。

放電後のH_2SO_4は，

$$1000 × 0.200 - 98 × 0.200 = 180.4 \, (g)$$

放電後の希硫酸の質量は，

$$1000 - 19.6 + 3.6 = 984 \, (g)$$

したがって，

$$\frac{180.4}{984} × 100 = 18.33 \, (\%)$$

問40.　充電すると(*)の逆反応が起こる。
正極では，

$$PbSO_4 + 2H_2O → PbO_2 + 4H^+ + SO_4^{2-} + 2e^-$$

[解答]
問38.d　問39.c　問40.e

3 (1)出題者が求めたポイント……物質の推定，結合エネルギー，熱化学方程式

問41.　全電子数が与えられている。

$2X + 6 = 18$　∴$X = 6$　炭素である。

$2Y + 6 = 34$　∴$Y = 14$　ケイ素である。

Cの電子配置は，K-2, L-4

Siの電子配置は，K-2, L-8, M-4

問42.　それぞれの構造式は，

```
    H H            H H
H-C-C-H    ,    H-Si-Si-H
    H H            H H
```

いずれも単結合である。

問43.　結合に関与する最外殻電子が，Cの方が原子核に近い。その結果，結合エネルギーが大きくなる。

問44.　それぞれの燃焼式は，

$$2C_2H_6 + 7O_2 → 4CO_2 + 6H_2O ……気体$$
$$2Si_2H_6 + 7O_2 → 4SiO_2 + 6H_2O ……固体$$

問45.　$2C + 3H_2 = C_2H_6 + 84 \, kJ$　　　　……①

$C + O_2 = CO_2 + 394 \, kJ$　　　　……②

$H_2 + \frac{1}{2}O_2 = H_2O (液) + 286 \, kJ$　　　……③

[②×2＋③×3－①]より

$$C_2H_6 + \frac{7}{2}O_2 = 2CO_2 + 3H_2O (液) + 1562 \, kJ$$

燃焼熱は，$1.6 × 10^3 \, (kJ/mol)$

[解答]
問41.b　問42.a　問43.f　問44.c　問45.c

(2)出題者が求めたポイント……アミノ酸，トリペプチド

問46.　双性イオンとして存在する。

問47.　必須アミノ酸は，体内で合成できないアミノ酸である。リシン，バリン，フェニルアラニンの3種類。この他に，メチオニン，ロイシン，イソロイシン，トリプトファン，トレオニンが含まれる。

問48.　アミノ酸を

リシン；Lys　バリン；Val　アラニン；Ala

と略記する。考えられるトリペプチドは，

Ⓝ-Lys-Val-Ala-Ⓒ　　Ⓝ；末端が-NH_2

Ⓝ-Lys-Ala-Val-Ⓒ　　Ⓒ；末端が-$COOH$

Ⓝ-Val-Lys-Ala-Ⓒ　　　　　　を表わす。

Ⓝ-Val-Ala-Lys-Ⓒ

Ⓝ-Ala-Lys-Val-Ⓒ

Ⓝ-Ala-Val-Lys-Ⓒ

アミノ酸はいずれもL体であるから，以上の6種類が存在する。

問49.　アミド結合は，

```
      -N-C-
       H O
```

a.6,6-ナイロンは，ポリアミド系繊維で，その構造は，

```
┤N-(CH2)6-N-C-(CH2)4-C├n
 H       H O       O
```

分子内にアミド結合をもつ。

問50.　グリシンには不斉炭素原子がないので偏光面を回転しない。

[解答]
問46.e　問47.c　問48.b　問49.a　問50.d

生 物

解答

25年度

1 出題者が求めたポイント（ⅠⅡ・小問集）

問2.浸透圧は溶液のモル濃度に比例する。この場合は濃度の低い方(X)から高い方(Y)に水の浸透が起こる。液体の総量は変わらない。

問3.ナトリウムポンプは膜の能動輸送で、ナトリウイオンを細胞外に、カリウムイオンを細胞内に輸送する。

問5.図のAは神経管が形成される前の神経板である。

問6.ミトコンドリアは母系で伝わる。

問7.遠くのものを見るときにはレンズは薄くなる。毛様筋(毛様体)が弛緩することでチン小帯が引っ張られる。

問8.自律神経は基本的には交感神経と副交感神経の両者が分布している。

問9.筋小胞体からカルシウムイオンが放出されることで筋収縮が起こる。

問10.肺から戻り、全身に供給されるまでの血液が動脈血である。

問11.T細胞のTは、胸腺(Thymus)のTである。

問12.抗体タンパク質は免疫グロブリンと称される。L鎖とH鎖を2本ずつもつY字型のタンパク質である。

問13.「B型の患者」の赤血球にはB凝集原(抗原)があり、副試験でβ凝集素を持つ血液(A型、O型)で凝集反応が起こる。主試験では、「B型の患者」はα凝集素を持つので、A型凝集原を持つ赤血球(A型、AB型)と凝集反応を起こす。

問14.クロロフィルbの吸収波長は、青と橙にあるが「最もよく」とあるので、吸収率のより高い青を解答とする。

問15.1モルのグルコース(180g)が作られる時に排出される酸素は6モル(32×6＝192g)である。
192：180＝576：x　x＝540

問16.解糖系でのATP生成量はグルコース1分子あたり2分子である。

問17.節足動物、軟体動物、環形動物は旧口動物である。

問18.魚類の進化の過程で、顎の獲得は大きな変化である。

問19.淡色型が9％であることから、劣性遺伝子の頻度は0.3、優性遺伝子の頻度は0.7と推定できる。優性ホモは$0.7^2 \times 100 ＝ 49\%$、ヘテロは$2 \times 0.7 \times 0.3 \times 100 ＝ 42\%$、

問20.分岐してからの時間がアミノ酸置換数と比例していると考える。DとEが共通の祖先から9000万年前に分岐し、互いに9個ずつアミノ酸が置換したことになるので、アミノ酸1個の置換が1000万年に相当することになる。表2から最も遠縁な生物はAとわかるので、他種との共通祖先から分岐して以降のアミノ酸置換数を求めると、$\frac{68＋65＋71＋74}{4} \times \frac{1}{2} ＝ 34.75 ≒ 35$個となる。よって3億5千万年前に分岐したことになる。

問22.コケの配偶体、シダの配偶体(前葉体)、シダの造卵器は減数分裂後に形成されるので核相は単相(n)。被子植物の胚乳は重複受精によって形成されるので3n。

〔解答〕

問1.h　問2.e　問3.d　問4.b,f　問5.a

問6.c,d　問7.f　問8.a,g,i　問9.c

問10.a,d　問11.c　問12.e　問13.a, b,e,h

問14.e　問15.① e　② d　③ j

問16.(ア) b　(イ) d　(ウ) b　問17.e　問18.e

問19.a　問20.(ア) j　(イ) c　(ウ) e　問21.b

問22.a

2 出題者が求めたポイント（Ⅰ・発生のしくみ）

問24.高校の知識では解答できないが、ヒトでは肘から手首にかけての部分(下腕)で、比較したときに長くて太い方が尺骨、他方がとう骨である。

問25.実験1：肢芽のA組織の大腿形成予定部位(E)の移植によって形成される後肢の器官(けづめ)は、中胚葉性組織からなるとすれば、Eはすでに予定運命が確定していたことになる。

実験2：翼の骨組織は中胚葉性のA組織から分化すると考えられるので、AERがA組織の分化を誘導する形成体としてはたらいていることが考えられる。

問26.SHHの濃度が高いと第4指側が形成されると考えると、エが最も濃度が高いことになる。次に濃度が高いものがイとなると判断できる。

問27.前端部から中央部に第2指から順に形成され、後端部に第4指が形成されるものを選ぶ。

〔解答〕

問23.(ア) b　(イ) c　問24.f　問25.a,d

問26.e　問27.c,d

3 出題者が求めたポイント（Ⅱ・突然変異）

問28.一連の反応系の中で、働きを失っている酵素が関わる反応の前の物質は増加し、後の物質は減少する。

問29.組換え価は遺伝子間の距離を反映しているので、Xを基準に位置関係が決まる。

問30.女性Aの兄弟にアルカプトン尿症が現れているので、両親の遺伝子型はともにヘテロ接合である。

問31.遺伝子を細胞内に運び込む働きを持つものを総称してベクターと呼ぶ。

問32.物質Bはチロシンである。

〔解答〕

問28.(ア) e　(イ) d　(ウ) a　問29.(ア) f　(イ) i　(ウ) d

問30.① b　② e　問31.h　問32.e

4 出題者が求めたポイント(Ⅱ・DNA)

問33.プリン塩基(A, G)の方がピリミジン塩基(T, C)よりも分子量は大きい。

問34.1本鎖DNAのうちで,相補的な関係にあるものは,6と9で,その平均となる塩基の比率を持つものが3である。

問35.問題文からCとGで40%。よって,A, Tはそれぞれ30%。一方の鎖が20%なので他方は40%。

問37. CとGの割合が多いもの。

〔解答〕

問33.①f ②d ③a

問34.(ア)c (イ)(ウ)f・i(イとウは順不同)

問35.f

問36.(ア)b (イ)(ウ)d・i(イとウは順不同)

問37.e

平成24年度

問 題 と 解 答

平成24年度

英　語

問　題　　24年度

〔Ⅰ〕　次の(A), (B), (C)の英文は *Lessons from Chernobyl for Japan* という見出しの新聞記事です。記事は(A)→(B)→(C)の順に書かれています。(A), (B), (C)それぞれの英文を読み，後に続く設問にもっとも適する答えを選びなさい。

(A)

CHERNOBYL, Ukraine — Twelve times a month — the maximum number of shifts the doctors will allow — Sergei A. Krasikov takes a train across the no man's land and reports for work at a structure enclosing Reactor No. 4 known as "the sarcophagus."
(1)

_____ is to pump out radioactive liquid that has collected
(2)
inside the burned-out reactor.　This happens whenever it rains.　The sarcophagus was built 25 years ago in a panic, as radiation streamed into populated areas after an explosion at the reactor, and now it is riddled with
(3)
cracks.

Water cannot be allowed to touch the thing that is deep inside the reactor: about 200 tons of melted nuclear fuel and debris, which burned through the floor and hardened, in one spot, into the shape of an elephant's foot. _____
(4)
_____ that scientists cannot approach it.　But years ago, when they managed to place measurement instruments nearby, they got readings of 10,000 rem per hour, which is 2,000 times the yearly limit recommended for workers in the nuclear industry.

Mr. Krasikov, who has broad shoulders and a clear, blue-eyed gaze, has been baby-sitting this monster for eight years.　He'll stay until he is pensioned off
(5)
and then leave his job to another man, who will stay until he is pensioned off. _____ how long this will continue, Mr. Krasikov shrugged.
(6)

"A hundred years?" he ventured. "Maybe in that time they will invent something."

The death of a nuclear reactor has a beginning; the world is watching this unfold now on the coast of Japan. But it doesn't have _____.
(7)

_____ some radioactive elements in nuclear fuel decay quickly, cesium's
(8)
half-life is 30 years and strontium's is 29 years. Scientists estimate that it takes 10 to 13 half-lives before life and economic activity can return to an area. That means that the contaminated area — designated by Ukraine's Parliament as 15,000 square miles, around the size of Switzerland — will be affected for more than _____ years. All last week, workers frantically tried to cool
(9)
the six reactors at the Fukushima Daiichi plant 140 miles north of Tokyo. But one had to look at Ukraine to understand the sheer tedium and exhaustion of dealing with the aftermath of a meltdown. It is a problem that does not exist
(10)
on a human time frame.

Volodymyr P. Udovychenko drove to Ukraine's Parliament building on Tuesday, _____ in a shiny purple shirt and tie. He is the mayor of
(11)
Slavutych, which is home to most of the 3,400 workers who are still employed at the Chernobyl Atomic Energy Station. Most of them have not received their full salaries since January, and the mayor was requesting $3.6 million to pay them. "The leadership turns away from this, they think that Chernobyl doesn't exist," he said. "Chernobyl _____ exist. And those 200 tons — they also
(12)
exist."

1. Phrase (1) is closest in meaning to

   a) the pool

   b) the field

   c) the mountain

   d) the coffin

2. Which phrase goes in blank (2)?

   a) Among his tasks

   b) With his tasks

   c) In his tasks

   d) At his tasks

3. Which does pronoun (3) refer to?

   a) the burned-out reactor

   b) the sarcophagus

   c) a panic

   d) radiation

4. Which of the following goes in blank (4)?

   a) This remains mass so highly radioactive

   b) This radioactive mass remains so highly

   c) This remains radioactive mass so highly

   d) This mass remains so highly radioactive

5. Underlined part (5) is closest in meaning to

   a) he buys a small house

   b) he moves into a summer house

   c) he retires

   d) he pays off his debt

6. Which word or phrase is most appropriate for blank (6)?

　a) To be asked

　b) Asked

　c) To ask

　d) To have asked

7. Which phrase goes in blank (7)?

　a) an aim

　b) an end

　c) a purpose

　d) a view

8. Which word goes in blank (8)?

　a) When

　b) If

　c) While

　d) Like

9. Which number goes in blank (9)?

　a) 200

　b) 300

　c) 500

　d) 1,000

10. Word (10) is closest in meaning to

　a) consequences

　b) danger

　c) significance

　d) destruction

11. Which word or phrase is most appropriate for blank (11)?

    a) to dress

    b) dressing

    c) dressed

    d) to have dressed

12. Which of the following goes in blank (12)?

    a) do

    b) does

    c) do not

    d) does not

(B)

To visit Chernobyl today is to feel time passing.

(13)_____, a little over a mile from the plant, where 50,000 people were given a few hours to evacuate, wallpaper has slipped down (14) under its own weight and paint has peeled away from apartment walls in fat curls. Ice glazes the interiors. On a residential street, where Soviet housing (15) blocks tower in every direction, it is quiet enough to hear the sound of individual leaves brushing against branches.

(16)_____. Anton Yukhimenko, who leads tours of the (17) dead zone, said that wild boars and foxes had begun to take shelter in the abandoned city, and _____ once, skirting a forest, he noticed a wolf (18) soundlessly loping along beside him. _____, its (19) supporting structures finally rotted out by 25 winters and summers.

"This is a city that has been captured by wilderness," he said. "I think in 20 years it will be one big forest."

(20)_____, but a photographer and I made the journey last week with Chernobylinterinform, a division of Ukraine's Emergency Ministry. At the checkpoint leading to the exclusion zone, there is a small (21) statue of the Virgin Mary and a placard listing the amounts of cesium and strontium found in mushrooms, fish and wild game. (22)

13. Which of the following goes in blank (13)?

a) Not long ago, one of the city's major buildings, School No. 1, came crashing down

b) The wild world is gradually pressing its way in

c) The public is not allowed within 18 miles of Reactor No. 4

d) In Pripyat, the plant workers' former bedroom community

14. Word (14) is closest in meaning to

a) move out

b) come back

c) go forward

d) stay

15. Underlined part (15) is closest in meaning to

a) Blocks of apartment houses built in Soviet times stand high all around.

b) There is a tower with groups of apartment buildings from Soviet times around it.

c) There is a Soviet housing tower with blocks of apartments around it.

d) You can see the building of the housing office from Soviet times stand high.

16. Which of the following goes in blank (16)?

a) Not long ago, one of the city's major buildings, School No. 1, came crashing down

b) The wild world is gradually pressing its way in

c) The public is not allowed within 18 miles of Reactor No. 4

d) In Pripyat, the plant workers' former bedroom community

17. What does phrase (17) mean in this context?

　　a) It is an area where any living thing will instantly die.

　　b) It is an area where no living things are expected to be found.

　　c) It is the area where people are dying.

　　d) It is the area where dead people are buried.

18. Which word is most appropriate for blank (18)?

　　a) before

　　b) like

　　c) as

　　d) that

19. Which of the following goes in blank (19)?

　　a) Not long ago, one of the city's major buildings, School No. 1, came crashing down

　　b) The wild world is gradually pressing its way in

　　c) The public is not allowed within 18 miles of Reactor No. 4

　　d) In Pripyat, the plant workers' former bedroom community

20. Which of the following goes in blank (20)?

　　a) Not long ago, one of the city's major buildings, School No. 1, came crashing down

　　b) The wild world is gradually pressing its way in

　　c) The public is not allowed within 18 miles of Reactor No. 4

　　d) In Pripyat, the plant workers' former bedroom community

21. What does phrase ⑵ mean?

    a） the area with some cesium and strontium

    b） the area where only Christians live

    c） the area with a sign warning of radiation

    d） the area that ordinary people are not allowed to enter

22. Phrase ⑵ is closest in meaning to

    a） wild grass

    b） wild insects

    c） wild animals

    d） wild flowers

(C)

At the six-mile radius begins the zone of _____ resettlement. A stand of
(23)
scorched-looking trees marks the so-called Red Forest, after the color of dead
(24)
pines that were bulldozed en masse and buried in trenches. As we approached
the plant, the guides' radiation detector suddenly registered 1, 500 microrem —
50 times normal, they said, perhaps because we had been caught by a gust of
wind.

At the center of it all is the sarcophagus, its sides uneven and streaked with
(25)
rust.

_____ the early 1990s, Ukrainian officials have been working on a plan to
(26)
replace it, finally launching a project called the New Safe Confinement, a 300-
foot steel arch that will enclose and seal off the reactor for the next 100 years.
Its cost is estimated at $1.4 billion, to be paid largely by donor nations. The
project, originally scheduled to be finished in 2005, has been beset by delays
(27)
and financing shortfalls.

_____, the winter's snows are turning to rain, and rainwater leaking into
(28)
the reactor could have unpredictable results, said Stephan G. Robinson, a
(29)
nuclear physicist who works for Green Cross Switzerland, an environmental
organization.

"In winter, it will freeze," said Dr. Robinson, who was touring the site last
week. "Water expands, and it breaks. Then maybe some of the inside
collapses. A little cloud disappears through a crack. If there's rain, it means
there is a way in. And if there is a way in, there is also a way out."

But even after the new arch is built, Mr. Krasikov _____ that it will be
(30)

possible to end the long vigil over Reactor No. 4.
(31)

"Nobody knows _____ to do with _____ is inside," he said. "There
(32)   (33)
will be enough work for my children and my grandchildren."

By evening, on our way out of the site, light is tilting through the pine forests,
a peaceful enough scene except for the vivid yellow-and-orange triangles
planted in the forest floor, warning of radiation. Workers stream out through
a wall of man-sized Geiger counters, each one waiting for the machine to thunk
and flash green _____ making his or her way out of the exclusion zone
(34)
and down the battered highway.

Tomorrow, they will come back to Chernobyl Atomic Energy Station for
_____ day of work.
(35)

23. Which word is most appropriate for blank (23)?

    a) questionable

    b) correlative

    c) mandatory

    d) emotional

24. Which sentence contains the same use of 'after' as (24)?

    a) The police are after the murderer.

    b) He ran after her with the book.

    c) Not long after that he resigned.

    d) Shannon was named after her grandmother.

25. What does pronoun ⒆ refer to?

 a) the zone

 b) the Red Forest

 c) the guides' radiation detector

 d) a gust of wind

26. Which word is most appropriate for blank ⒅?

 a) In

 b) During

 c) For

 d) Since

27. Word ⒇ is closest in meaning to

 a) managed

 b) unfledged

 c) troubled

 d) conducted

28. Which phrase is most appropriate for blank ⒆?

 a) On the contrary

 b) In the meantime

 c) As a whole

 d) In particular

29. Which sentence contains the same use of 'could' as ⒆?

 a) I could hear what they were saying very clearly.

 b) Could you lend me a hand?

 c) Mary said that I could use her phone.

 d) The question could be difficult for students.

30. Which word is most appropriate for blank (30)?

a) suspects

b) doubts

c) thinks

d) supposes

31. Word (31) is closest in meaning to

a) warning

b) survey

c) watch

d) analysis

32. Which word is most appropriate for blank (32)?

a) what

b) that

c) who

d) which

33. Which word is most appropriate for blank (33)?

a) what

b) that

c) who

d) which

34. Which word is most appropriate for blank (34)?

a) after

b) before

c) if

d) because

35. Which of the following goes in blank (35)?

   a) another

   b) other

   c) some

   d) some other

〔Ⅱ〕 36〜40 の英文のそれぞれについて，誤りを含んだ下線部の記号をマークしなさい。

36. Many people are concerned about the detrimental affects of too much
(a)   (b)
cholesterol on their health, but, in fact, cholesterol is essential for bodily
(c)
function.
(d)

37. According to recently discovered archeological evidence, the migration of
(a)
early hominids across the European and Asian landmasses may have taken
(b)
longer it was previously thought.
(c)   (d)

38. One of the common complaints heard about healthcare providers is that
(a)
they lack a certain amount of empathy for them they are trying to cure.
(b)   (c)   (d)

39. Just as Meiji Japan absorbed a lot of knowledge from the West, too did
(a)   (b)   (c)
Western countries receive a lot of influence from Japan during the same
(d)
period.

40. While the company's president claimed that he was not responsible for the
(a)   (b)
accident, he could not say for certainty who was to blame.
(c)   (d)

〔Ⅲ〕 41〜45までの英文を完成させるために，下線部に入る最も適した語句をa〜dの中から一つずつ選びなさい。

41. Cyanosis is a condition characterized by a bluish _____ of the skin.

 a. facade

 b. vividness

 c. dysfunction

 d. discoloration

42. Obstructive lung diseases are the fourth leading _____ in the United States.

 a. source for death

 b. reason of dying

 c. cause of death

 d. meaning for dying

43. People who suffer from this condition often experience _____.

 a. many circumstantial pitfalls

 b. a wide range of symptoms

 c. serious priorities of disorders

 d. multiple cases of fluctuations

44. You must be careful when taking this medicine because it will make you feel _____.

 a. light headed

 b. muddled up

 c. heavy minded

 d. clear sighted

45. An asthma attack can be _____ a variety of factors.

    ａ．caused with

    ｂ．caught by

    ｃ．made out of

    ｄ．brought on by

〔**Ⅳ**〕 次の英文を読み，後に続く設問 46〜60 にもっとも適する答えを選びなさい。

Fibromyalgia is described as inflammation of the fibrous or connective tissue of the body. Widespread muscle pain, fatigue, and multiple **tender** points characterize these conditions. Fibromyalgia is more common than previously thought, with as many as 3-6 % of the population affected by the disorder. Fibromyalgia is more prevalent in adults than children, with more women affected than men, particularly women of childbearing age.

The exact cause of fibromyalgia is not known. Sometimes it occurs in several members of a family, suggesting that it may be an inherited disorder. People with fibromyalgia are most likely to complain of three primary symptoms: muscle and joint pain, stiffness, and fatigue. Pain is the major symptom with aches, tenderness, and stiffness of multiple muscles, joints, and soft tissues. The pain also tends to move from one part of the body to another. It is most common in the neck, shoulders, chest, arms, legs, hips, and back. Although the pain is present most of the time, and may last for years, the **severity** of the pain changes and is dependent on individual patient **perception**.

Symptoms of fatigue may result from the individual's chronic pain **coupled with** anxiety about the problem and how to find relief. The inflammatory process also produces chemicals that are known to cause fatigue. Other common symptoms are tension headaches, difficulty swallowing, recurrent abdominal pain, diarrhea, and numbness or tingling of the extremities. Stress, anxiety, depression, or lack of sleep can increase symptoms. Intensity of symptoms is variable, ranging from gradual improvement to episodes of recurrent symptoms.

Diagnosis is difficult and frequently missed because symptoms of fibromyalgia are **vague** and generalized. Coexisting nerve and muscle disorders such as rheumatoid arthritis, spinal arthritis, or Lyme disease may further complicate the diagnostic process. Presently, there are no tests available to specifically diagnose fibromyalgia. The diagnosis is usually made after **ruling out** other medical conditions with similar symptoms and using criteria physicians and researchers have defined.

In 1990, the American College of Rheumatology developed standards for fibromyalgia that health care practitioners can use to diagnose this condition. According to these standards, a person is thought to have fibromyalgia if he or she has widespread pain in combination with tenderness in at least 11 of the 18 sites known as trigger points. Trigger point sites include the base of the neck, along the backbone, in front of the hip and elbow, and at the rear of the knee and shoulder.

There is no known cure for fibromyalgia. Therefore, the goal of treatment is successful symptom management. Treatment usually requires a combination of therapies, exercise, proper rest, and diet. A patient's clear understanding of his or her role in the recovery process is **imperative** for successful management of this condition. In 2004, a study **demonstrated** that a drug called paroxeteine HCI (Paxil CR) in controlled release tablet form significantly reduced symptoms in fibromyalgia patients. As of spring 2004, there were no FDA-approved treatments for fibromyalgia.

46. The word "tender" on line 2 is closest in meaning to

    a. vulnerable

    b. yielding

    c. gentle

    d. sensitive

47. The word "severity" on line 15 is closest in meaning to

    a. intensity

    b. danger

    c. heaviness

    d. length of time

48. The word "perception" on line 16 is closest in meaning to

    a. appreciation

    b. impression

    c. pain

    d. background

49. The phrase "coupled with" on line 18 is closest in meaning to

    a. accompanied by

    b. unified to

    c. formed from

    d. transformed into

50. The word "vague" on line 26 is closest in meaning to

    a. precise

    b. painful

    c. indistinct

    d. explicit

51. The phrase "ruling out" on line 30 is closest in meaning to

    a. measuring

    b. diagnosing

    c. treating

    d. eliminating

52. The word "imperative" on line 42 is closest in meaning to

    a. useful

    b. urgent

    c. immediate

    d. crucial

53. The word "demonstrated" on line 43 is closest in meaning to

    a. exhibited

    b. presented

    c. showed

    d. displayed

54. According to the text, fibromyalgia is

    a. diagnosed more often than before

    b. not very common

    c. quite common recently

    d. more widespread than before

55. According to the text, which group is the most susceptible to fibromyalgia?

    a. male adults

    b. female adults

    c. male children

    d. female children

56. What is suspected as a cause of fibromyalgia?

    a. It might be genetic.

    b. It could be caused by Lyme disease.

    c. It might be caused by severe muscle pain.

    d. Its cause is completely unknown.

57. What is NOT mentioned as a symptom of fibromyalgia?

    a. neck pain

    b. fatigue

    c. lack of sleep

    d. trouble swallowing

58. What other ailments can often increase the intensity of fibromyalgia's symptoms?

    a. arthritis

    b. Lyme disease

    c. diarrhea

    d. depression

59. Why is the diagnosis of fibromyalgia difficult?

    a. The symptoms are often intermittent.

    b. The possibility of other diseases has to be excluded first.

    c. The patient must exhibit at least 11 symptoms.

    d. The patient usually has other disorders at the same time.

60. The next paragraph in this article will probably discuss

    a. causes of fibromyalgia

    b. diagnosis of fibromyalgia

    c. specific treatments of fibromyalgia

    d. symptoms of fibromyalgia

〔Ⅴ〕 次の英文を読み，後に続く設問 61〜75 にもっとも適する答えを選びなさい。

An antibody that recognizes all strains of influenza A could be a universal vaccine blueprint.　Scientists have found an antibody that inactivates all influenza A subtypes.　The antibody-binding site, tucked away in a **stable** region of the virus, might form the first lasting vaccine against flu.

The influenza virus constantly mutates, forcing scientists to play catch-up and produce a new seasonal vaccine each year.　But Antonio Lanzavecchia, an author on the new study, says that observing the human immune response to influenza convinced him that it would be possible to design a vaccine that **prevails over** mutation.

"During the 2009 H1N1 pandemic, we found some people with antibodies to multiple viral subtypes," says Lanzavecchia.　Antibodies, which are produced by white blood cells called B cells, bind to specific target sites, inactivating viruses or **flagging** them for destruction by other immune cells.

To test the cross-reactivity of influenza antibodies, the team screened B cells from eight human donors who had been infected with or immunized against different influenza strains.　They took the B cells early in the immune response, when the repertoire of antibodies they **secrete** is at its most diverse.

After looking at 104,000 B cells, they hit the jackpot.　"Our FI6 antibody is the first one ever found that reacts to all 16 of the influenza A subtypes," says Lanzavecchia.

The finding follows other reports of broadly reactive influenza antibodies, but these could only bind to either group 1 viruses, such as the H1N1 'swine flu' and the avian influenza H5N1, or group 2 viruses, which include the seasonal H3N2 strains.

"Finding antibodies to all strains of one group was exciting," says immunologist Patrick Wilson from the University of Chicago, "but getting one to both groups is stunning."

The antibody itself is not a vaccine, but it could be an instruction manual for making one. The scientists say that a small protein **mimicking** the part of the virus bound by the FI6 antibody might cajole the immune system into making similarly cross-reactive antibodies.

To **zero in on** the binding site, Lanzavecchia's team used X-ray crystallography. Their structure shows that the FI6 antibody binds to the stem region of influenza's haemagglutinin protein. Most influenza antibodies bind to the more **accessible** head region of haemagglutinin.

Because much of the head region is not essential for viral function, it can mutate — allowing the virus to **evade** immune attack. By contrast, the stem region has a structure that is easily disrupted by mutations, so needs to stay stable.

"The stem is so well conserved between influenza subtypes that I would expect there to be high selective pressure against mutation in **this area**," says Wilson. He says there is a real chance a vaccine based on the haemagglutinin stem could work in humans. Previous work has shown that mice immunized with a small stem protein were protected against multiple influenza strains.

61. The word "stable" on line **3** is closest in meaning to

    a. unchanging

    b. vulnerable

    c. established

    d. accessible

62. The term "prevails over" on line **9** is closest in meaning to

    a. covers

    b. is absorbed by

    c. responds to

    d. overcomes

63. The word "flagging" on line 13 probably means

 a． planting

 b． marking

 c． damaging

 d． binding

64. The word "secrete" on line 17 is closest in meaning to

 a． eliminate

 b． multiply

 c． discharge

 d． consume

65. The word "mimicking" on line 29 is closest in meaning to

 a． imitating

 b． bothering

 c． attacking

 d． countering

66. The term "zero in on" on line 32 is closest in meaning to

 a． focus on

 b． reduce from

 c． attach to

 d． subtract from

67. The word "accessible" on line 35 is closest in meaning to

 a． influenced

 b． vulnerable

 c． influential

 d． reachable

68. The word "evade" on line 37 is closest in meaning to

a. disrupt

b. avoid

c. notice

d. protect

69. The term "this area" on line 41 probably refers to

a. the stem region

b. the head region

c. the antibodies

d. the binding sites

70. Why did Antonio Lanzavecchia first believe that it would be possible to make a lasting vaccine against the flu virus?

a. He discovered that viruses constantly mutate.

b. He saw that some people lacked an immune response.

c. He noticed that some people had antibodies that protected against several strains of the virus.

d. He screened eight subjects who had produced cross-reactive antibodies.

71. Why did the scientists test B cells early in the immune response phase?

a. B cells produce the strongest antibodies early in the immune response.

b. B cells produced later in the immune response will not react to enough virus subgroups to be useful.

c. Most human donors produce B cells only at the beginning of the immune response phase.

d. B cells early in the immune response produce the greatest variety of antibodies.

72. How is the new FI6 antibody different from previous antibodies?

a. It attaches to both group 1 and group 2 flu viruses.

b. It can combine virus groups 1 and 2 together.

c. It is the first antibody that affects H3N2 flu strains.

d. It is the first time that scientists were able to find all strains of viruses together.

73. How might the FI6 antibody be useful for combating the flu virus?

a. Scientists can use the FI6 antibody to create more haemagglutinin proteins.

b. It can help scientists make a vaccine based on the binding site of the flu virus.

c. The FI6 antibody can be used as a vaccine.

d. The FI6 antibody zeroes in on the binding site and activates the virus.

74. How does the FI6 antibody attach to the flu virus?

a. It attaches to the stem of the haemagglutinin protein.

b. It attaches to the head of the haemagglutinin protein.

c. It connects to both the head and the stem regions of the haemagglutinin protein.

d. It binds to the flu virus while it is mutating.

75. Why doesn't the stem region of the flu virus mutate?

a. It conserves itself against influenza antibodies.

b. It is not accessible enough for mutations to occur.

c. It will be damaged if it mutates.

d. It is not essential for viral function.

数 学

問題　24年度

1　右図のように，円周上に3点A，B，Cがあり，∠ACB = 108°である。円の外部にある点Pから円に引いた2つの接線がAとBで接するとき，∠APB = アイ °である。

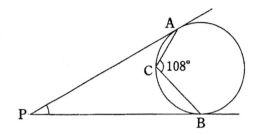

2　1から1000までの自然数のうち，3の倍数全体の集合をA，5の倍数全体の集合をB，7の倍数全体の集合をCで表す。このとき，集合$(A \cup B) \cap C$の要素の個数は ウエ である。

3　a, b, c, dをそれぞれ定数とし，座標平面上で行列$\begin{pmatrix} a & b \\ c & d \end{pmatrix}$の表す1次変換を$f$とする。$f$によって，2点$(1, 1), (1, -1)$がそれぞれ$(12, 7), (8, -9)$に移るとき，$a + d$の値は オカ である。

4　3個のサイコロを同時にふるとき，出た目のうち最大の目が4かつ最小の目が3となる確率は $\dfrac{キ}{クケ}$ である。

5　極限 $\displaystyle \lim_{x \to 0} \dfrac{1}{x}\left(\dfrac{1}{\sqrt{3-\sin x}} - \dfrac{1}{\sqrt{3+\sin x}}\right)$ の値は $\dfrac{\sqrt{コ}}{サ}$ である。

6 k を定数とする。2つの2次方程式

$$2x^2 + kx - 1 = 0, \quad 2x^2 - 2x + k + 1 = 0$$

が共通の解をただ一つもつとき，k の値は $\boxed{\text{シス}}$ である。

7 2つの実数 x，y が $\dfrac{1}{8^x} = \dfrac{1}{27^y} = 36$ を満たすとき，

$$\frac{1}{x} + \frac{1}{y} = \frac{\boxed{\text{セソ}}}{\boxed{\text{タ}}}$$ である。

8 a を定数とする。座標平面上の2つの曲線 $y = a(x^2 + 1)$ と $y = 2x^2 - x^3$ が相違なる3つの点で交わるとき，a の取りうる値の範囲は

$$\boxed{\text{チ}} < a < \frac{\boxed{\text{ツ}}}{\boxed{\text{テ}}}$$ である。

9 空間において，2点 $(0,0,0)$，$(1,1,1)$ を通る直線を l，

2点 $(1,0,0)$，$(0,1,0)$ を通る直線を m とする。

l 上の点と m 上の点の間の距離の最小値は $\dfrac{\sqrt{\boxed{\text{ト}}}}{\boxed{\text{ナ}}}$ である。

10 a，b，c，d をそれぞれ定数とする。座標平面上の曲線

$$y = x^4 + ax^3 + bx^2 + cx + d$$ は，$x = 0$ で x 軸に接し，かつ異なる2つの点で

直線 $y = x - 9$ に接するとする。このとき，a の値は $\dfrac{\boxed{\text{ニ}}}{\boxed{\text{ヌ}}}$ である。

11 3次方程式 $x^3 - x^2 - 4x - 1 = 0$ の3つの解を α, β, γ とするとき，
$\left(\alpha + \dfrac{1}{\alpha}\right)\left(\beta + \dfrac{1}{\beta}\right)\left(\gamma + \dfrac{1}{\gamma}\right) = \boxed{ネノ}$ である。

12 $0 \leq t \leq \sqrt{2}$ を定義域とする t の関数 $\displaystyle\int_0^{\frac{3}{2}} \left| t - \sqrt{2 - \dfrac{4}{3}x} \right| dx$ の最小値は $\boxed{ハヒ} + \sqrt{\boxed{フ}}$ である。

13 △ABCにおいて，AB = CA = 13, BC = 10 とする。また，辺 AB の中点を D, 辺 CA を 2 : 1 に内分する点を E, 線分 CD と線分 BE の交点を F とする。このとき，△CEF の面積は $\boxed{ヘホ}$ である。

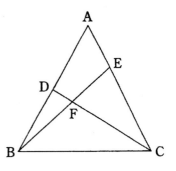

14 座標平面において，3直線 $y = 0$, $4x + 3y - 4 = 0$, $12x - 5y = 0$ に囲まれてできる三角形の内心の x 座標は，$\dfrac{\boxed{マ}}{\boxed{ミ}}$ である。

15 実数 x に対して $n \leq x < n + 1$ を満たす整数 n を $[x]$ で表すとき，$\displaystyle\sum_{k=1}^{50} \left[\dfrac{3}{5}k\right]$ の値は $\boxed{ムメモ}$ である。

物 理

問題

24年度

1 次の問1から問5に答えよ。

問 1　静止したエレベータの天井から単振子をさげ，振動の周期を測ったら T_1 であった。エレベータが上向きに加速度運動をしているとき，この単振子の周期は T_2 であった。エレベータの加速度はいくらか。重力加速度の大きさを g とする。

a. $\left\{\left(\dfrac{T_1}{T_2}\right)^2 + 1\right\} g$　　　b. $\left\{\left(\dfrac{T_1}{T_2}\right)^2 - 1\right\} g$　　　c. $\left\{\left(\dfrac{T_2}{T_1}\right)^2 + 1\right\} g$

d. $\left\{\left(\dfrac{T_2}{T_1}\right)^2 - 1\right\} g$　　　e. $\left\{\dfrac{T_2}{T_1} + 1\right\} g$　　　f. $\left\{\dfrac{T_1}{T_2} - 1\right\} g$

問 2　500 W の電気ポットに 0 ℃，500 g の氷がはいっている。100 ℃ のお湯にするには電気ポットに何秒間電流を流せばよいか。ただし，水の比熱は 4.2 J/g・K，融解熱は 330 J/g である。また，熱は外部に逃げないものとする。

a. 330s　　　　　b. 420s　　　　　c. 500s

d. 750s　　　　　e. 1100s　　　　　f. 1200s

問 3 水平な床の上に板があり，この板の端に質量 m の小さな物体が置いてある。物体が置いてあるほうを持ち上げたところ，板と床の間の角度が θ になったところで物体が滑り始めた。動摩擦係数を μ とすると，物体が板にそって長さ L だけすべるのに必要な時間はいくらか。ただし，角度 θ は保たれていて，重力加速度の大きさを g とする。

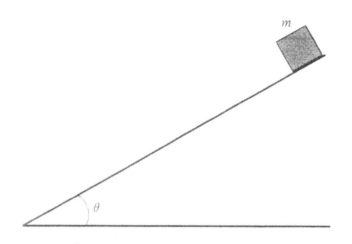

a. $\sqrt{\dfrac{L}{g(\sin\theta - \mu\cos\theta)}}$ b. $\sqrt{\dfrac{L}{g(\sin\theta + \mu\cos\theta)}}$

c. $\sqrt{\dfrac{2L}{g(\sin\theta - \mu\cos\theta)}}$ d. $\sqrt{\dfrac{2L}{g(\sin\theta + \mu\cos\theta)}}$

e. $\sqrt{\dfrac{3L}{g(\sin\theta - \mu\cos\theta)}}$ f. $\sqrt{\dfrac{3L}{g(\sin\theta + \mu\cos\theta)}}$

問 4 金属球を糸につるしバネばかりで重さをはかったところ 1.0 kgw であった。つぎに，水が入ったビーカーの中に金属球全体を浸したところ，はかりは 0.80 kgw をしめした。金属球の体積はいくらか。ただし，水の密度を $1.0 \times 10^3 \, \text{kg/m}^3$ とする。

a. $2.0 \, \text{cm}^3$ b. $8.0 \, \text{cm}^3$ c. $20 \, \text{cm}^3$

d. $80 \, \text{cm}^3$ e. $200 \, \text{cm}^3$ f. $800 \, \text{cm}^3$

問5 質量2mの物体Aと質量mの物体Bがバネで連結されている。Aの方に糸をつけ天井からつるしたところ，バネは自然の長さからlだけ伸びた（図a）。つぎにAとBをなめらかな床の上に置き，AをFの力で引き加速度運動をさせた（図b）。このときのバネの伸びはいくらか。重力加速度の大きさをgとする。

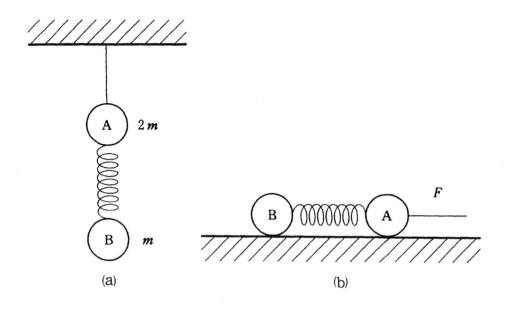

a. $\dfrac{mg}{F}l$　　　　b. $\dfrac{2mg}{F}l$　　　　c. $\dfrac{3mg}{F}l$

d. $\dfrac{F}{3mg}l$　　　　e. $\dfrac{F}{2mg}l$　　　　f. $\dfrac{F}{mg}l$

2 質量Mの気球に質量mのおもりがつりさげられている。おもりはロープで地上に固定されている。ある時刻$t=0$にロープが切られ，気球とおもりは加速度aで上昇を始めた。次の問6と問7に答えよ。ただし，重力加速度の大きさをgとする。また気球とおもりに働く空気抵抗は無視し，おもりにはたらく浮力も無視する。

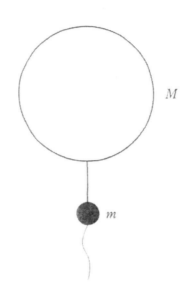

問6 上昇を始めてT秒後に，質量mのおもりを切り離した。その後の気球の加速度はいくらになるか。
   a. $\left(1+\dfrac{m}{M}\right)a+\dfrac{m}{M}g$ b. $\left(1+\dfrac{m}{M}\right)a-\dfrac{m}{M}g$
   c. $\left(1-\dfrac{m}{M}\right)a+\dfrac{m}{M}g$ d. $\left(1+\dfrac{m}{M}\right)g+\dfrac{m}{M}a$
   e. $\left(1+\dfrac{m}{M}\right)g-\dfrac{m}{M}a$ f. $\left(1-\dfrac{m}{M}\right)g+\dfrac{m}{M}a$

問7 おもりが切り離された後から，おもりが再び切り離されたときと同じ高さに戻るまでの時間はいくらか。
   a. $\dfrac{a}{g}T$ b. $2\dfrac{a}{g}T$ c. $3\dfrac{a}{g}T$
   d. $\dfrac{g}{a}T$ e. $2\dfrac{g}{a}T$ f. $3\dfrac{g}{a}T$

3 なめらかな床の上に質量 M の物体が静止している。床の右のほうにはなめらかな斜面がある。この物体に質量 m の弾丸が床面に平行に速度 v で左のほうから飛んできてつきささった後，一体となって右へ移動した。重力加速度の大きさを g として，次の問8と問9に答えよ。

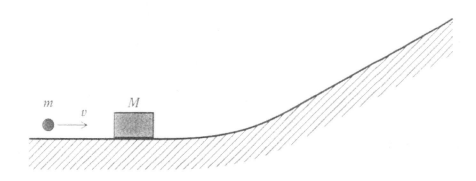

問 8 衝突によって失われた力学的エネルギーはいくらか。

a. $\dfrac{1}{2}mv^2$ b. $\dfrac{1}{2}Mv^2$ c. $\dfrac{1}{2}(m+M)v^2$

d. $\dfrac{1}{2}\dfrac{m^2}{m+M}v^2$ e. $\dfrac{1}{2}\dfrac{M^2}{m+M}v^2$ f. $\dfrac{1}{2}\dfrac{mM}{m+M}v^2$

問 9 物体は斜面を床面からどれほどの高さまで上れるか。

a. $\dfrac{1}{2g}\left(\dfrac{m}{m+M}\right)^2 v^2$ b. $\dfrac{1}{2g}\left(\dfrac{M}{m+M}\right)^2 v^2$

c. $\dfrac{1}{2g}\dfrac{mM}{(m+M)^2}v^2$ d. $\dfrac{1}{g}\left(\dfrac{m}{m+M}\right)^2 v^2$

e. $\dfrac{1}{g}\left(\dfrac{M}{m+M}\right)^2 v^2$ f. $\dfrac{1}{g}\dfrac{mM}{(m+M)^2}v^2$

4 シリンダーに単原子分子の理想気体を入れ，その状態を図のようにA—B，B—C，C—Aの三通りに変化させた．A—Bは等積変化，C—Aは等圧変化でありB—Cは直線でむすばれている．A点の体積はV_0，圧力はp_0である．次の問10から問12に答えよ．

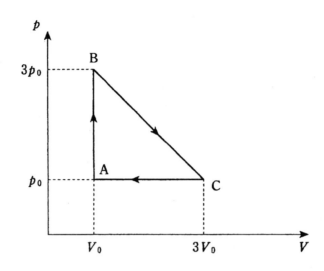

問10　A→Bの過程で外からシリンダーに入ってくる熱量はいくらか．

　　a．$-5p_0V_0$　　　　b．$-3p_0V_0$　　　　c．$-2p_0V_0$
　　d．0　　　　　　　e．$3p_0V_0$　　　　　f．$4p_0V_0$

問11　B→Cの過程でシリンダーが外部にする仕事はいくらか．

　　a．$-5p_0V_0$　　　　b．$-3p_0V_0$　　　　c．$-2p_0V_0$
　　d．0　　　　　　　e．$3p_0V_0$　　　　　f．$4p_0V_0$

問12　このサイクルの熱効率はいくらか．

　　a．0.16　　　　　　b．0.21　　　　　　c．0.29
　　d．0.32　　　　　　e．0.36　　　　　　f．0.39

5 振動数 f の音さを前に，これとわずかに異なる振動数の音さを後ろにのせた長い台車が速さ v で観測者に近づいてくる。観測者にはうなりが聞こえている。音速を V として，以下の問に答えよ。

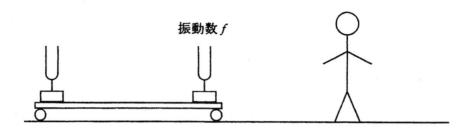

問13 台車の前だけが通過した後，うなりが消えた。台車の後ろに乗せた音さの振動数はいくらか。

a. $\dfrac{2v}{V+v}f$
b. $\dfrac{V-v}{V+v}f$
c. $\dfrac{V}{V+v}f$
d. $\dfrac{2v}{V-v}f$
e. $\dfrac{V}{V-v}f$
f. $\dfrac{V+v}{V-v}f$

問14 台車全体が通過した後に聞こえるうなりの振動数はいくらか。

a. $\dfrac{vV}{(V-v)^2}f$
b. $\dfrac{vV}{V^2-v^2}f$
c. $\dfrac{vV}{(V+v)^2}f$
d. $\dfrac{2vV}{(V-v)^2}f$
e. $\dfrac{2vV}{V^2-v^2}f$
f. $\dfrac{2vV}{(V+v)^2}f$

6 次の波に関する問15から問18に答えよ。

問15 振動数 f の音をある長さの開管に送ったところ，生じた音の定常波の腹の数は n であった。次に，この開管の一方の端をふさいで閉管に作りかえた。この閉管にある振動数の音を入れたところ，生じた音の定常波の腹の数は m であった。この音の振動数はいくらか。ただし，ここでは開口端にできる腹も数えるものとする。

a. $\dfrac{m-1}{2(n-1)}f$

b. $\dfrac{2m-1}{2(n-1)}f$

c. $\dfrac{m-1}{2n-1}f$

d. $\dfrac{2m-1}{2n-1}f$

e. $\dfrac{m-1}{2n}f$

f. $\dfrac{2m-1}{2n}f$

問16 図のように，頂角30°のプリズムの一方の面に垂直に入射した光線が，他方の面から振れ角15°で出た。このプリズムのガラスの屈折率はいくらか。値が最も近いのを選べ。ただし，空気の屈折率を1.0とする。

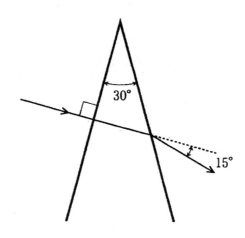

a．1.2
b．1.3
c．1.4
d．1.5
e．1.6
f．1.7

問17 ある凸レンズの前方30 cmの位置に物体を置いたとき，後方のスクリーンに実像ができた。物体とスクリーンの位置は変えず，凸レンズだけをスクリーンの側に40 cm移動したときにもスクリーンに実像が映った。この凸レンズの焦点距離はいくらか。最も値が近いのを選べ。
a．17 cm
b．21 cm
c．23 cm
d．25 cm
e．28 cm
f．31 cm

問18 次の文章のうち正しいのを選べ。

a. 音は音源近くの媒質の密度変化が周囲に疎密波として伝わっていく現象であり，音が媒質を伝わっているとき，媒質の振動方向は音の進行方向と一致している。また，音は媒質が気体，液体，固体のどれであっても伝わることができるが，真空中は伝わらない。

b. 晴れた冬の夜，遠くの音がよく聞こえることがある。夜になると放射冷却により地表近くの空気の温度が上空の空気の温度よりも低くなるため，音速は地表近くよりも上空の方が遅くなる。このため地上の音源から斜めに上空に向かった音は地表に向かって屈折し，遠くに達するのである。

c. 真空中ではどんな色の光も同じ速さで進むが，物質中では光の色によりその速さが異なっており，その速さは真空中のそれよりも小さい。したがって，同じ色の光でもその振動数は真空中よりも物質中の方が小さい。

d. 太陽や白熱電球の光のような自然光はあらゆる方向に振動する光が混ざり合っている。一方，ガラス面や水面で反射した光は振動方向がある方向に偏っている。このような光を偏光という。反射光を避けて窓ガラスの内部や水中を見やすくするには偏光板の機能を持つサングラスを使うとよい。

e. 光が大気中の微粒子や分子にあたると光の一部はそれらを中心としてあらゆる方向に散乱される。そして，波長の長い赤い光は波長の短い青い光よりも散乱されやすい。夕日が赤く色づいて見えるのは，光が大気層を通過するとき赤い光は強く散乱され，散乱されにくい青い光よりも多く目に入るからである。

東邦大学（医）24年度　(41)

7　次の電磁気に関する問 19 から問 25 に答えよ。

問19　次の文章のうち正しいのを選べ。

a．電気力線は正の電荷から出て，負の電荷で終わる。また，電気力線は電荷のないところで突然生じたり切れたりせず，枝分かれも交差もしない。

b．導体に帯電体を近づけると，帯電体に近い側には帯電体と異なる符号の電荷が現れ，帯電体から遠い側には帯電体と同じ符号の電荷が現れる。したがって，このとき導体内にはゼロでない電場が存在している。

c．電気を通さない物質を不導体といい，その物質の内部には自由電子は存在しない。したがって，不導体に帯電体を近づけても電子の移動は全く起こらず，不導体が他の電荷から電気力を受けることはない。

d．電位の等しい点をつないで得られる面を等電位面という。等電位面に沿って電荷を移動しても電気力は仕事をしない。したがって，電気力線は等電位面に垂直に交わっている。

e．導体でできた金属かごの中に入れたはく検電器に，かごの外部から帯電体を近づけても，はく検電器のはくの状態は変化しない。このように，物体を導体で囲むことによって外部の電場をさえぎることを誘電分極という。

問20 図のような辺の長さの比が $1:\sqrt{3}$ の長方形 ABCD がある。頂点 B に負の電荷 $-Q$[C] を置いたとき，頂点 D における電場がゼロになるように頂点 A と頂点 C に電荷を置いた。頂点 A に置いた電荷の大きさはいくらか。

a. $\dfrac{3\sqrt{3}}{4}Q$

b. $\dfrac{3}{4}Q$

c. $\dfrac{\sqrt{3}}{4}Q$

d. $\dfrac{3\sqrt{3}}{8}Q$

e. $\dfrac{3}{8}Q$

f. $\dfrac{\sqrt{3}}{8}Q$

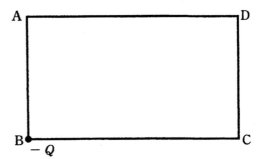

問21 電圧4.8Vをかけたとき電力2.4Wを消費する規格の電球がある。この電球を3個並列につないで，6.0Vの電池で電球の規格通りに点灯したい。図のように抵抗を配置したとき抵抗値をいくらにすればよいか。値が最も近いのを選べ。

a. $0.50\,\Omega$
b. $0.80\,\Omega$
c. $1.5\,\Omega$
d. $2.4\,\Omega$
e. $6.0\,\Omega$
f. $9.6\,\Omega$

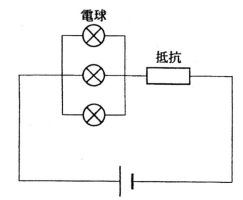

問22 内部抵抗を持つある起電力の電池1個に抵抗値Rの抵抗をつないだとき大きさI_1の電流が流れた。次に，図のようにこの電池2個を直列につなぎ，これに同じ抵抗値Rの抵抗をつないだとき大きさI_2の電流が流れた。電池の内部抵抗はいくらか。

a. $\dfrac{I_1 - 2I_2}{I_2 - I_1}R$
b. $\dfrac{I_2 - I_1}{I_1 - 2I_2}R$
c. $\dfrac{I_2 - I_1}{2I_1 - I_2}R$
d. $\dfrac{I_2 - 2I_1}{I_2 - I_1}R$
e. $\dfrac{2(I_2 - I_1)}{2I_1 - I_2}R$
f. $\dfrac{2I_1 - I_2}{2(I_2 - I_1)}R$

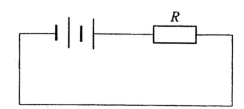

問23 初速度を0として，電圧Vで加速された電子が一様な磁束密度Bの磁場に，磁場に垂直に入射した。電子の質量をm，電荷の大きさをeとして，電子が描く円軌道の半径はいくらか。

a. $\dfrac{1}{2B}\sqrt{\dfrac{mV}{2e}}$　　b. $\dfrac{1}{2B}\sqrt{\dfrac{mV}{e}}$　　c. $\dfrac{1}{B}\sqrt{\dfrac{mV}{2e}}$

d. $\dfrac{1}{B}\sqrt{\dfrac{mV}{e}}$　　e. $\dfrac{1}{B}\sqrt{\dfrac{2mV}{e}}$　　f. $\dfrac{2}{B}\sqrt{\dfrac{mV}{e}}$

問24 図のような一様な磁場の領域を導線でできている長方形回路ABCDが右向きに通り過ぎようとしている。磁場は紙面表から裏に向かっている。下記の文のうちで正しいのをすべて選べ。

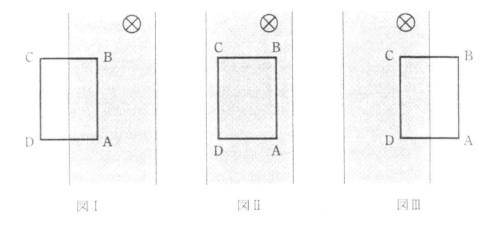

a. 図Ⅰのときに生じている誘導電流の向きは反時計回り(ABCDAの順)である。

b. 図Ⅰのときに生じている誘導電流の向きは時計回り(ADCBAの順)である。

c. 図Ⅱのときに生じている誘導電流の向きは反時計回り(ABCDAの順)である。

d. 図Ⅱのときに生じている誘導電流の向きは時計回り(ADCBAの順)である。

e. 図Ⅲのときに生じている誘導電流の向きは反時計回り(ABCDAの順)である。

f. 図Ⅲのときに生じている誘導電流の向きは時計回り(ADCBAの順)である。

問25　ある変圧器は実効値 $3.0 \times 10^3\,V$ の 1 次側交流電圧を実効値 $1.0 \times 10^2\,V$ の 2 次側交流電圧に変えている。 2 次側に抵抗値 $20\,\Omega$ の抵抗をつないで電流を流したとき，1 次側に流れる電流はいくらか。値が最も近いのを選べ。ただし，電力の損失はないものとする。

a.　$6.7 \times 10^{-3}\,A$

b.　$0.17\,A$

c.　$5.0\,A$

d.　$6.0\,A$

e.　$30\,A$

f.　$1.5 \times 10^2\,A$

化 学

問題　24年度

$\boxed{1}$, $\boxed{2}$, $\boxed{3}$ の各問いに答えよ。必要であれば，以下の数値を用いよ。

原子量：$H = 1.0$; $C = 12.0$; $O = 16.0$; $Mg = 24.3$; $Cl = 35.5$; $K = 39.1$;
$\quad\quad I = 127$

酢酸の電離定数(K_a)：$K_a = 1.8 \times 10^{-5}$ mol/ℓ

水のイオン積(K_w)：$K_w = 1.0 \times 10^{-14}$ (mol/ℓ)^2

ファラデー定数(F)：$F = 9.65 \times 10^4$ C/mol

$\log 2.00 = 0.301$; $\log 3.00 = 0.477$; $\log 5.00 = 0.699$

$\boxed{1}$ 各問いの解答を a ～ e から一つ選べ。

問 1　生体高分子の質量分析装置の開発でノーベル賞を受賞したのは誰か。

   a．白川英樹　　　　　b．田中耕一　　　　　c．野依良治

   d．福井謙一　　　　　e．湯川秀樹

問 2　電子配置の異なるイオンはどれか。

   a．Cl^-　　　b．Na^+　　　c．Mg^{2+}　　　d．O^{2-}　　　e．F^-

問 3　同位体について正しいのはどれか。

   a．原子番号が異なる。

   b．化学的性質が異なる。

   c．質量数が同じである。

   d．陽子数が同じである。

   e．中性子数が同じである。

問 4　70 ℃で，水に対する溶解度が最も小さいのはどれか。

   a．$NaNO_3$　　　b．KNO_3　　　c．$NaCl$　　　d．KCl　　　e．$CuSO_4$

問 5　水酸化ナトリウム水溶液の$[OH^-]$は$5.0 \times 10^{-8}\,mol/\ell$である。この溶液のpHの値はどれか。

　　　a．4.7　　　　b．5.3　　　　c．6.7　　　　d．7.3　　　　e．8.7

問 6　飽和蒸気圧に関する記述の中で，正しいのはどれか。

　　　a．一般に温度を高くすると飽和蒸気圧は小さくなる。
　　　b．飽和蒸気圧が外圧より小さくなると沸騰する。
　　　c．同じ飽和蒸気圧のとき，沸点が高い物質のほうが温度は低い。
　　　d．同一温度での飽和蒸気圧は，沸点が低い物質のほうが大きい。
　　　e．液体の量が増えるに伴い飽和蒸気圧も大きくなる。

問 7　酢酸水溶液の電離度が1.32×10^{-2}であるとき，この酢酸水溶液の濃度(mol/ℓ)に最も近いのはどれか。

　　　a．0.10　　　　b．1.0　　　　c．1.3　　　　d．1.7　　　　e．10

問 8　最も強い酸はどれか。

　　　a．亜塩素酸　　　　　b．リン酸　　　　　c．亜硫酸
　　　d．過塩素酸　　　　　e．過酸化水素

問 9　乳濁液はどれか。

　　　a．墨　汁　　　　　　b．ゼリー　　　　　c．煙
　　　d．マヨネーズ　　　　e．霧

問10　メタン(気体)の生成熱は74 kJ，二酸化炭素(気体)の生成熱は394 kJ，水(気体)の生成熱は242 kJとすると，メタン(気体)の燃焼熱は何kJか。

　　　a．468　　　　b．562　　　　c．636　　　　d．804　　　　e．878

問11　0.050 mol/ℓ の塩酸 50 mℓ を 0.10 mol/ℓ の水酸化ナトリウム水溶液で中和
　　　しようとしたが，誤って中和点を過ぎてしまった。そこでさらに 0.10 mol/ℓ
　　　の硫酸で中和したところ，5.0 mℓ 加えたところで中和点に達した。最初に
　　　加えた水酸化ナトリウムは何 mℓ であったか。
　　　a．5.0　　　　b．27　　　　c．35　　　　d．50　　　　e．55

問12　塩化マグネシウム六水和物を用いて 0.10 mol/ℓ の塩化マグネシウム水溶
　　　液を調製する方法として正しいのはどれか。
　　　a．9.53 g を水 1000 g に溶かす。
　　　b．20.3 g を水 979.7 g に溶かす。
　　　c．10.2 g を水 500 mℓ に溶かす。
　　　d．9.53 g を水に溶かして 1 ℓ にする。
　　　e．20.3 g を水に溶かして 1 ℓ にする。

問13　濃硫酸の性質で誤っているのはどれか。
　　　a．強い酸性を示す。
　　　b．不揮発性である。
　　　c．吸湿性をもつ。
　　　d．脱水作用がある。
　　　e．水への溶解熱が大きい。

問14　Ag^+，Zn^{2+}，Al^{3+} を含む水溶液から Al^{3+} だけを分離する方法として
　　　最も適当なのはどれか。
　　　a．アンモニア水を過剰に加える。
　　　b．水酸化ナトリウム水溶液を過剰に加える。
　　　c．希塩酸を加える。
　　　d．クロム酸カリウム水溶液を加える。
　　　e．酸性条件下で硫化水素を通じる。

問15　硫酸銅(II)水溶液に白金を電極として1.0 A の電流を 32 分 10 秒間流して電気分解を行なったとき，陽極で発生する気体は何 g になるか。

a．0.08　　　b．0.16　　　c．0.21　　　d．0.32　　　e．0.64

問16　調製直後のフェーリング液の色はどれか。

a．赤　　　b．黄　　　c．緑　　　d．青　　　e．黒

問17　カルボン酸に関する記述の中で，正しいのはどれか。

a．アジピン酸はアミド結合をもつ。

b．乳酸は分子内に不斉炭素原子を 2 つもつ。

c．無水酢酸は水が除かれた純粋な酢酸である。

d．酢酸はフェノールより酸性が弱い。

e．プロピオン酸に炭酸水素ナトリウム水溶液を加えると気泡が生じる。

問18　ビウレット反応で検出されるのはどれか。

a．グリシン　　　b．アルブミン　　　c．ラクトース

d．リノール酸　　　e．アデニン

問19　酸化されてケトンを生成するのはどれか。

a．1-ブタノール

b．2-ブタノール

c．エチレングリコール

d．2-メチル-1-プロパノール

e．2-メチル-2-プロパノール

問20　塩化鉄(III)水溶液と反応して呈色するのはどれか。

a．アスパラギン酸　　　b．アラニン　　　c．チロシン

d．フェニルアラニン　　　e．リシン

問21 ヨウ素デンプン反応で赤褐色を呈するのはどれか。

    a．アミロース　　　　　b．アミロペクチン　　　c．グリコーゲン

    d．セルロース　　　　　e．マルトース

問22 鎮痛作用をもたないのはどれか。

    a．アセチルサリチル酸

    b．アセトアミノフェン

    c．アセトアニリド

    d．イブプロフェン

    e．スルファニルアミド

問23 デンプン 40.5 g に希塩酸を加えて加熱し，単糖類まで加水分解すると，何 g の単糖類が得られるか。

    a．20.3　　　b．21.3　　　c．40.5　　　d．45.0　　　e．54.0

問24 グルコースのアルコール発酵で，二酸化炭素が標準状態で 1.12 ℓ 発生したとき，生成したアルコールの量(g)に最も近いのはどれか。

    a．0.12　　　b．1.1　　　c．2.3　　　d．4.6　　　e．12

問25 手術用の糸に利用されているのはどれか。

    a．イヌリン　　　　　b．グルコマンナン　　　c．ニトロセルロース

    d．ペクチン　　　　　e．アルギン酸

問26 ペットボトルの原料となるのはどれか。

    a．テレフタル酸　　　b．フェノール　　　　　c．アジピン酸

    d．酢酸ビニル　　　　e．アクリロニトリル

問27　生体のタンパク質を構成する α-アミノ酸について正しいのはどれか。

a．水溶液の pH によりその荷電状態が変わる。

b．有機溶媒に溶けやすい。

c．30 種類存在する。

d．カルボニル基とアミノ基をもつ。

e．全て不斉炭素原子をもつ。

問28　オリーブ油を構成する脂肪酸の中で最も多いのはどれか。

a．パルミチン酸　　　　b．リノール酸　　　　c．ステアリン酸

d．リノレン酸　　　　　e．オレイン酸

問29　酵素について誤っているのはどれか。

a．特定の物質だけに作用する。

b．主成分はタンパク質である。

c．反応の前後で酵素の構造式も変化する。

d．活性部位に基質を結合することができる。

e．反応には最適の温度や pH がある。

問30　卵白水溶液が橙黄色を呈するのはどれか。

a．水酸化ナトリウム水溶液を加える。

b．硫酸銅（Ⅱ）水溶液を加える。

c．ニンヒドリン水溶液を加えて温める。

d．濃硝酸とともに加熱した後，アンモニア水を加える。

e．水酸化ナトリウム水溶液を加えて加熱した後，酢酸鉛（Ⅱ）水溶液を加える。

2 (A)〜(C)の記述を読み，各問いの解答を一つ選べ。

(A) 過酸化水素水に過マンガン酸カリウムの硫酸酸性溶液を加えると(1)式のように反応する。過酸化水素水にヨウ化カリウムの硫酸酸性溶液を加えると(2)式のように反応する。また，過酸化水素水に二酸化硫黄水溶液や塩素水溶液を加えると，それぞれ(3)式および(4)式のように反応する。ただし，(3)式と(4)式については記載を省略する。

$$2\,MnO_4^- + (ア)\,H_2O_2 + (イ)\,H^+ \rightarrow 2\,Mn^{2+} + (ウ)\,O_2 + (エ)\,H_2O \qquad (1)$$

$$2\,I^- + (オ)\,H_2O_2 + (カ)\,H^+ \rightarrow (キ)\,I_2 + (ク)\,H_2O \qquad (2)$$

問31 (1)式の係数(ア)と(ウ)について，正しい組合せはどれか。

a．(ア)＝1，(ウ)＝1

b．(ア)＝3，(ウ)＝2

c．(ア)＝5，(ウ)＝3

d．(ア)＝1，(ウ)＝3

e．(ア)＝3，(ウ)＝4

f．(ア)＝5，(ウ)＝5

問32 (2)式の係数(オ)と(ク)について，正しい組合せはどれか。

a．(オ)＝1，(ク)＝1

b．(オ)＝1，(ク)＝2

c．(オ)＝2，(ク)＝3

d．(オ)＝2，(ク)＝4

e．(オ)＝3，(ク)＝5

f．(オ)＝3，(ク)＝6

問33 過酸化水素の働きが(1)式と同じ反応はどれか。

a. (2)式

b. (3)式

c. (4)式

d. (2)と(3)式

e. (2)と(4)式

f. (3)と(4)式

問34 (3)式における反応後の硫黄の酸化数はどれか。

a. ＋8　　　　　　b. ＋6　　　　　　c. ＋5

d. ＋2　　　　　　e. 0　　　　　　　f. －2

問35 過酸化水素，二酸化硫黄，塩素の酸化剤としての強さの順序を正しく示しているのはどれか。

a. 過酸化水素 ＞ 二酸化硫黄 ＞ 塩　素

b. 過酸化水素 ＞ 塩　素　　 ＞ 二酸化硫黄

c. 二酸化硫黄 ＞ 過酸化水素 ＞ 塩　素

d. 二酸化硫黄 ＞ 塩　素　　 ＞ 過酸化水素

e. 塩　素　　 ＞ 過酸化水素 ＞ 二酸化硫黄

f. 塩　素　　 ＞ 二酸化硫黄 ＞ 過酸化水素

(B) 市販の過酸化水素水 10.0 mℓ に水を加えて 50 mℓ とし，その 10.0 mℓ を
　　コニカルビーカーにとり硫酸を加えて酸性にした。この溶液を 0.10 mol/ℓ の
　　過マンガン酸カリウム水溶液で滴定すると 7.00 mℓ 加えたとき終点に達し
　　た。

問36　市販の過酸化水素水の濃度(mol/ℓ)として最も適当な数値はどれか。

　　　a．8.8×10^{-1}　　　　b．3.5×10^{-1}　　　　c．1.5×10^{-1}

　　　d．9.5×10^{-2}　　　　e．7.0×10^{-2}　　　　f．3.5×10^{-2}

問37　滴定の終点を知る方法として最も適当なのはどれか。

　　　a．メチルオレンジを指示薬として加え，水溶液の色が赤から黄色に変化し
　　　　たときを終点とする。

　　　b．フェノールフタレインを指示薬として加え，水溶液の色が無色からわず
　　　　かに赤色に変化したときを終点とする。

　　　c．特に指示薬は加えず，溶液の色が無色からうすい赤紫色になったときを
　　　　終点とする。

　　　d．特に指示薬は加えず，溶液の色が赤紫色から無色に変化したときを終点
　　　　とする。

　　　e．透明な水溶液が固体の生成によりわずかに白濁したときを終点とする。

　　　f．透明な水溶液がピンク色の固体の生成によりわずかに赤みがかったとき
　　　　を終点とする。

(C) 濃度不明の過酸化水素水 10.0 ml(比重 1.0)に水を加えて 100 ml とし,その 10.0 ml をコニカルビーカーにとり硫酸と 10 % のヨウ化カリウム水溶液 10.0 ml を加えて撹拌した。この溶液を 0.10 mol/l のチオ硫酸ナトリウム水溶液で滴定したところ 11.0 ml 加えたとき終点に達した。

問38 過酸化水素の質量パーセント濃度(%)として最も適当な数値はどれか。
ただし,チオ硫酸ナトリウム($Na_2S_2O_3$)は酸化されると $Na_2S_4O_6$ になる。

a. 1.0 　　　　　　b. 1.9 　　　　　　c. 3.0
d. 4.1 　　　　　　e. 5.2 　　　　　　f. 6.4

問39 この滴定でヨウ化カリウムのかわりに塩化カリウムを用いることはできない。この理由として最も適当な記述はどれか。

a. 滴定の過程で有毒な塩素が発生するため。
b. 滴定の過程で塩化水素が発生するため。
c. 滴定の終点がわかりにくいため。
d. 過酸化水素と激しく反応し発熱するため。
e. 過酸化水素を還元できないため。
f. 水に対する溶解度が低いため。

問40 過酸化水素の性質に関する記述で誤っているのはどれか。

a. 常温では無色の液体で水より酸性が強い。
b. 水溶液に少量の酸化マンガン(Ⅳ)を加えると酸素を発生する。
c. 約3% の水溶液はオキシフルまたはオキシドールとよばれ,消毒薬として用いられる。
d. 生体では酵素カタラーゼによって酸素と水に分解される。
e. 硫化水素と反応し硫酸を生成する。
f. 不安定で放置しておくと徐々に分解し水と酸素になる。

3 (1), (2)の記述を読み，各問いの解答を一つ選べ。

(1) 化合物 A は炭素，水素，酸素からなる 2 価の酸である。化合物 A を 34.8 mg とり酸素を通じて完全燃焼させると二酸化炭素 52.8 mg と水 10.8 mg が生じた。また，化合物 A を 290 mg とり，その水溶液をフェノールフタレインを指示薬として 0.100 mol/ℓ の水酸化ナトリウム水溶液で中和したところ 50.0 mℓ を要した。化合物 A には幾何異性体 B が存在する。B を加熱すると脱水反応が起こり環状化合物 C が生成した。

問41 34.8 mg の化合物 A に含まれる酸素の質量(mg)として最も近い数値はどれか。

   a. 14.4   b. 15.6   c. 16.6
   d. 19.2   e. 20.4   f. 22.8

問42 化合物 A の分子式として正しいのはどれか。

   a. $C_2H_2O_4$ b. $C_2H_4O_4$ c. $C_4H_4O_4$
   d. $C_4H_6O_4$ e. $C_6H_6O_4$ f. $C_8H_6O_4$

問43 化合物 B の名称として正しいのはどれか。

   a. マレイン酸   b. コハク酸   c. マロン酸
   d. シュウ酸   e. フタル酸   f. フマル酸

問44 環を構成する原子の数が化合物 C と同じのはどれか。

   a. トルエン   b. アスコルビン酸   c. α-グルコース
   d. エチレンオキシド   e. ε-カプロラクタム   f. シトシン

問45　化合物Cと同じ官能基をもつ化合物はどれか。

a．安息香酸

b．アセトアニリド

c．アセトアミド

d．ポリエチレンテレフタラート

e．シクロペンタノン

f．無水酢酸

(2) 油脂 D はグリセリンと 2 種類の不飽和脂肪酸 E と F とのエステルである。
   油脂 D の 2.65 g を加水分解するのに 504 mg の水酸化カリウムを要した。
   このとき不飽和脂肪酸 E と F がモル比 1：2 で生成した。また，1.00 g の
   油脂 D は 1.15 g のヨウ素と反応した。油脂 D に触媒を加え，水素ガスを通じ
   ながら加熱すると性状に変化が観測された。なお，油脂 D には不斉炭素原子
   が存在する。

問46　油脂 D の分子量に最も近い数値はどれか。

    a．780   b．800   c．820

    d．850   e．880   f．910

問47　不飽和脂肪酸 E の名称として正しいのはどれか。

    a．リノール酸   b．リノレン酸   c．ステアリン酸

    d．パルミチン酸   e．オレイン酸   f．ミリスチン酸

問48　1.00 g の油脂 D と反応する水素ガスの標準状態における体積(mℓ) として
　　　最も近い数値はどれか。

    a．80   b．100   c．120

    d．140   e．160   f．180

問49　油脂 D の構造に関する(ア)〜(オ)の記述で，正しい組合せはどれか。ただ
　　　し，油脂 D の構造異性体はいずれも下線部(1)の条件を満たしているものと
　　　する。

  (ア)　油脂 D と構造異性体の関係にある油脂が 1 種類存在する。

  (イ)　油脂 D と構造異性体の関係にある油脂が 2 種類存在する。

  (ウ)　油脂 D と構造異性体の関係にある油脂が 3 種類存在する。

  (エ)　油脂 D の構造式は決定できない。

  (オ)　油脂 D の構造式は決定できる。

    a．(ア)と(エ)   b．(ア)と(オ)   c．(イ)と(エ)

    d．(イ)と(オ)   e．(ウ)と(エ)   f．(ウ)と(オ)

問50　下線部(2)の性状変化を正しく記述しているのはどれか。

　　　a．無色から褐色に変化した。

　　　b．酸性が強まった。

　　　c．融点が上がった。

　　　d．分解して二層に分離した。

　　　e．悪臭を呈した。

　　　f．水溶性になった。

生　物

問　題

24年度

1　ゾウリムシに関する以下の文を読み，問1～6に答えよ。

（文1）

ゾウリムシは，池や水田などの淡水中に見られる生物である。野外で採取したゾウリムシを実験室へ持ち帰り，光学顕微鏡で観察した。

（観察1）

10倍の接眼レンズと20倍の対物レンズを用いて，対物ミクロメーターと接眼ミクロメーターを見ると，対物ミクロメーター15目盛り分の長さが接眼ミクロメーターの31目盛り分の長さと同じであった。次に対物ミクロメーターをはずして，ゾウリムシをのせたプレパラートを観察すると，ゾウリムシの体長は接眼ミクロメーターの45目盛り分の長さに相当した。

問1　観察1から求められるゾウリムシの体長はおよそどれか。ただし対物ミクロメーターは100目盛りで1mmに相当する。

　　　a．140μm

　　　b．160μm

　　　c．180μm

　　　d．200μm

　　　e．220μm

　　　f．240μm

問2　ゾウリムシについて誤っているのはどれか。

　　　a．核膜を持つ。

　　　b．従属栄養である。

　　　c．環境に応じて多細胞体を形成する。

　　　d．無性生殖と有性生殖の両方を行う。

（文 2）

　ゾウリムシは体表に多数の繊毛を有しており，その繊毛の運動によって水中を遊泳することができる。ビデオカメラを接続した実体顕微鏡を用いて，シャーレ中のゾウリムシの運動を観察し，さらに実験を行った。

（観察 2）

　　観察 2 ― 1 : 前進遊泳しているゾウリムシの前端部が障害物にぶつかるなどの機械刺激を受けると，繊毛は逆方向に波打って（繊毛打逆転），すなわち尾側から頭側方向へ波打って，ゾウリムシは後進遊泳する。しばらく後進するとゾウリムシは停止し，その場で後端を支点にして頭をぐるぐる回す運動を行う。その後，繊毛は再び頭側から尾側方向へ波打って前進遊泳を再開する。一連の行動の結果，前進遊泳の方向が変化したため障害物を避けることが出来る。この行動は回避反応と呼ばれる。

　　観察 2 ― 2 : 細胞の後端部に細いガラス棒でつつくなどの機械刺激を与えると前進遊泳の速度が速くなる（正常打の強化）。この行動は逃走反応と呼ばれる。

（実験 1）

　ゾウリムシを界面活性剤であるトリトンX-100とキレート剤を含む溶液で処理を行った。トリトンX-100で細胞を処理すると細胞膜が破壊されて細胞は死ぬが，繊毛の運動装置は保たれることが知られている。また，キレート剤は溶液中の金属イオンを除去する働きを持っている。このような処理を施したゾウリムシを基本溶液へ入れ，表1に従ってATP，マグネシウムイオン，カルシウムイオンを添加して反応を観察した。

表 1. ゾウリムシの遊泳実験

	添加物を＋で示す			ゾウリムシの反応
	ATP	マグネシウムイオン	カルシウムイオン	
溶液 1	－	－	－	動かなかった
溶液 2	＋	－	－	動かなかった
溶液 3	－	＋	－	動かなかった
溶液 4	－	－	＋	動かなかった
溶液 5	＋	＋	－	前進遊泳を行った
溶液 6	＋	－	＋	動かなかった
溶液 7	＋	＋	＋	後進遊泳を行った

問 3 実験1から想定される仮説はどれか。2つ選べ。

　　a．マグネシウムイオンは，繊毛の後進遊泳に必須であるが，前進遊泳には必要でない。

　　b．カルシウムイオンは，繊毛の前進遊泳に必須であるが，後進遊泳には必要でない。

　　c．トリトンX-100処理を行うと繊毛打逆転のメカニズムは破壊される。

　　d．繊毛運動にはマグネシウムイオンとATP分解酵素が関与している。

　　e．カルシウムイオンは，正常打の強化のメカニズムに必要である。

　　f．カルシウムイオンは，繊毛打逆転のメカニズムに必要である。

　　g．繊毛運動は特定のイオンを必要としない。

（文3）

（実験2）

　さらにゾウリムシの運動についてより詳細な手がかりを得るために，物理的に動けなくしたゾウリムシの体に細い電極を刺入して細胞膜の静止電位を計測した。その結果，静止電位は－25～－30mVくらいであることがわかった。なお，この実験環境でのカリウムイオンとカルシウムイオンの細胞内外での濃度は表2のようであったとする。さらにこのゾウリムシに機械刺激を与えて膜電位の変化を計測した。

実験 2 ― 1 ：細胞の前端部に機械刺激を与えると，膜電位は図 1 a のように変化した。

実験 2 ― 2 ：細胞の後端部に機械刺激を与えると，膜電位は図 1 b のように変化した。

ゾウリムシの細胞膜には，機械刺激で開くカリウムチャネル，機械刺激で開くカルシウムチャネル，電位変化によって開くカリウムチャネル，電位変化によって開くカルシウムチャネルと能動輸送を行うカルシウムポンプなど多種のタンパク質が分布していると考えられている。ゾウリムシが機械刺激を受けると以下の一連の事象が生じると考えられる。

ゾウリムシの ［ ア ］ が，機械刺激を受けると ［ イ ］ が開いて ［ ウ ］ が細胞内へ流入する。その結果，膜電位が脱分極する。この電位の変化は細胞の表面を伝導し，その膜電位の変化によって ［ エ ］ が活性化する。この ［ エ ］ は，繊毛の細胞膜に分布していることが報告されている。さらに多くの ［ ウ ］ が細胞内へ流入し，一定濃度へ達すると繊毛運動の方向は逆転する。しばらくすると ［ イ ］ と ［ エ ］ が不活性化し，［ オ ］ が活性化すると細胞質内の ［ ウ ］ の濃度が低下し，繊毛運動の方向は元へもどる。

表 2. 細胞内外のイオン濃度

	イオン濃度	
	カリウムイオン	カルシウムイオン
細胞内	20 mM	1.0×10^{-7} M
細胞外	2 mM	1 mM

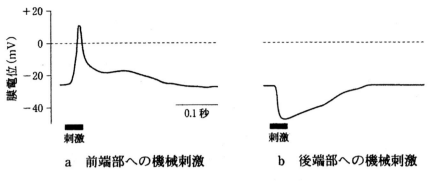

a　前端部への機械刺激　　　　b　後端部への機械刺激

図1. ゾウリムシの機械刺激による膜電位の変化

問4　　ア　と　ウ　の組合せで正しいのはどれか。

　　　　ア　　　―　　　　ウ
a．前　端　―　カリウムイオン
b．前　端　―　カルシウムイオン
c．前　端　―　マグネシウムイオン
d．後　端　―　カリウムイオン
e．後　端　―　カルシウムイオン
f．後　端　―　マグネシウムイオン

問5　　イ　と　エ　と　オ　に当てはまるのはそれぞれどれか。
同じものを複数回選んでも良い。

a．機械刺激で開くカリウムチャネル
b．機械刺激で開くカルシウムチャネル
c．電位変化によって開くカリウムチャネル
d．電位変化によって開くカルシウムチャネル
e．能動輸送を行うカルシウムポンプ

（文４）

　　ゾウリムシにはいろいろな走性があることが知られている。たとえば，ゾウリムシの入ったシャーレの両端に直流電流を流すとゾウリムシはマイナス極の周辺に集まる。この行動は負の走電性と呼ばれる。これは細胞体を横切って流れる電流のため，細胞のプラス極側では，膜電位は　　ア　　となり，マイナス極側では膜電位は　　イ　　となるためであると考えられている。たとえばゾウリムシの前端がマイナス極を向いている場合，細胞の前半の繊毛は　　ウ　　し，後半の繊毛では　　エ　　が生じる。前者よりも後者の推進力のほうが大きいため，ゾウリムシはマイナス極へ向かう。

問６　　イ　　と　　エ　　の組合せで正しいのはどれか。

　　　　　　イ　　 － 　　エ
　　a．過分極　 － 　繊毛打逆転
　　b．過分極　 － 　正常打の強化
　　c．脱分極　 － 　繊毛打逆転
　　d．脱分極　 － 　正常打の強化
　　e．再分極　 － 　繊毛打逆転
　　f．再分極　 － 　正常打の強化

東邦大学（医）24 年度 （66）

2 植物の交雑実験に関する以下の文を読み，問 7 〜10 に答えよ。

　　ある植物では花色に関する対立遺伝子 A と a の間には優劣関係が無く，AA が赤花，Aa が桃花，aa が白花となる。一方，茎色に関する対立遺伝子 B と b の間には優劣関係があり，BB と Bb が紫茎，bb が緑茎となる。これら 2 つの対立遺伝子は独立の法則に従って遺伝する。この植物の赤花・紫茎の株と白花・緑茎の株の交雑を行ったところ，得られた雑種第一代(F_1)はすべて桃花・紫茎となった。この F_1 の全個体をそれぞれ自家受精させて，雑種第二代(F_2)を得た。次に，F_2 の全個体を自家受精させて，雑種第三代(F_3)を得た。さらに，F_3 の全個体を自家受精させて，雑種第四代(F_4)を得た。

問 7　F_3 の花色についての表現型の分離比として正しいのはどれか。

　　　 赤花 ： 桃花 ： 白花
　　a. 0 ： 1 ： 0
　　b. 1 ： 0 ： 1
　　c. 1 ： 1 ： 1
　　d. 1 ： 2 ： 1
　　e. 2 ： 1 ： 2
　　f. 2 ： 3 ： 2
　　g. 3 ： 2 ： 3
　　h. 2 ： 7 ： 2
　　i. 7 ： 2 ： 7
　　j. 9 ： 4 ： 3

問 8 F_4 の茎色についての表現型の分離比として正しいのはどれか。

　　　紫茎 ： 緑茎

　　a. 1 ： 0

　　b. 1 ： 1

　　c. 1 ： 2

　　d. 2 ： 1

　　e. 2 ： 3

　　f. 3 ： 1

　　g. 3 ： 2

　　h. 5 ： 2

　　i. 5 ： 3

　　j. 9 ： 7

問 9 F_2 の表現型の分離比として正しいのはどれか。

	赤花・紫茎	桃花・紫茎	白花・紫茎	赤花・緑茎	桃花・緑茎	白花・緑茎
a.	1	2	1	3	0	1
b.	3	0	1	1	2	1
c.	1	2	1	2	3	2
d.	2	3	2	1	2	1
e.	3	6	3	1	2	1
f.	1	2	1	3	6	3
g.	3	6	3	3	0	1
h.	3	0	1	3	6	3
i.	3	2	3	1	2	1
j.	1	2	1	3	2	3

問10　F$_2$のある個体間で交配したところ，次代の表現型の分離比は桃花・紫茎：白花・紫茎：桃花・緑茎：白花・緑茎＝３：３：１：１であった。親の遺伝子型として正しいのはどれか。２つ選べ。ただし，両親とも同じ遺伝子型の場合には１つだけ選べ。

a．*AABB*

b．*AaBB*

c．*aaBB*

d．*AABb*

e．*AaBb*

f．*aaBb*

g．*AAbb*

h．*Aabb*

i．*aabb*

東邦大学（医）24年度　(69)

3　骨格筋の収縮に関する以下の文を読み，問11～16に答えよ。

　　脊髄の運動ニューロンの軸索を伝わる興奮が，その軸索末端まで伝導されると，末端部のシナプスに存在するシナプス小胞から　ア　という神経伝達物質が，シナプスと筋の接合部の狭いすき間に放出される。この神経伝達物質が，筋細胞表面にある受容体に結合することにより，　イ　イオンが筋細胞内に流入し，筋細胞膜が興奮する。この興奮が筋原繊維をとりまく筋小胞体に伝わり，その中に貯蔵されていた　ウ　イオンが放出され，筋原繊維を構成する細い　エ　フィラメントと太い　オ　フィラメントとの相互作用をひきおこし，筋収縮がおこる。

　　筋収縮に関する以下の3つの実験を行った。

(実験1)　カエルの下肢の筋に神経をつけた状態の標本（神経筋標本）を，図2のように準備した。Aは筋から30mm，Bは70mm離れている。AとBの電気刺激によって得られた結果は図3のようになった。なお，音さは1秒間に1,000回振動する。

(実験2)　電気刺激の頻度を1回刺激から2回刺激へと増加させて反応を記録した。

(実験3)　神経筋標本全体をリンガー液に浸し，神経を刺激して反応を記録したところ，図4Aの結果が得られた。リンガー液をある薬物を含む液体に変えて記録したところ，図4Bのような結果となった。同じ液体に浸した筋を，直接電気刺激したところ，図4Cの結果が得られた。

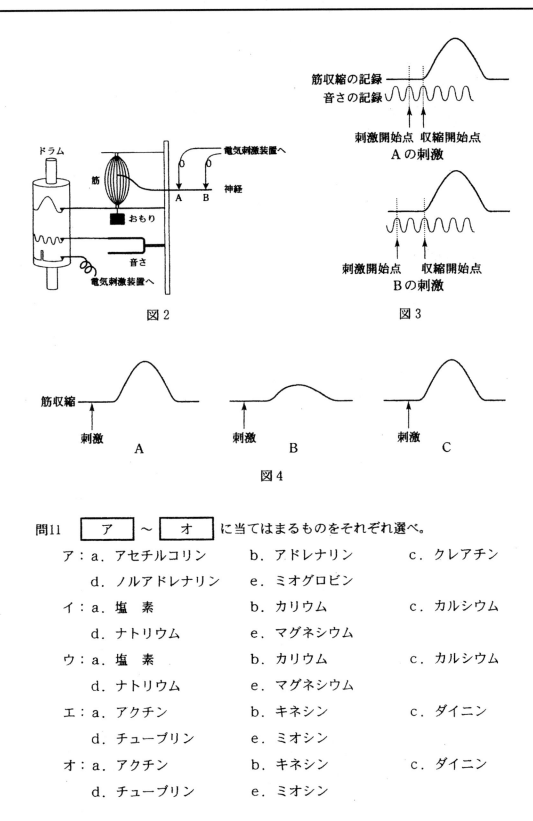

図2　図3　図4

問11　ア　～　オ　に当てはまるものをそれぞれ選べ。
　　ア：a．アセチルコリン　　b．アドレナリン　　c．クレアチン
　　　　d．ノルアドレナリン　e．ミオグロビン
　　イ：a．塩　素　　　　　　b．カリウム　　　　c．カルシウム
　　　　d．ナトリウム　　　　e．マグネシウム
　　ウ：a．塩　素　　　　　　b．カリウム　　　　c．カルシウム
　　　　d．ナトリウム　　　　e．マグネシウム
　　エ：a．アクチン　　　　　b．キネシン　　　　c．ダイニン
　　　　d．チューブリン　　　e．ミオシン
　　オ：a．アクチン　　　　　b．キネシン　　　　c．ダイニン
　　　　d．チューブリン　　　e．ミオシン

問12　この神経の伝導速度(m／秒)を求めよ。

百の位①　a. 1　　b. 2　　c. 3　　d. 4　　e. 5

　　　　　f. 6　　g. 7　　h. 8　　i. 9　　j. 0

十の位②　a. 1　　b. 2　　c. 3　　d. 4　　e. 5

　　　　　f. 6　　g. 7　　h. 8　　i. 9　　j. 0

一の位③　a. 1　　b. 2　　c. 3　　d. 4　　e. 5

　　　　　f. 6　　g. 7　　h. 8　　i. 9　　j. 0

問13　神経末端まで興奮が伝えられてから，筋が収縮するまでの時間(ミリ秒)を
　　　求めよ。

一の位①　　　　　a. 1　　b. 2　　c. 3　　d. 4

　　　　　　　　　e. 5　　f. 6　　g. 7　　h. 8

　　　　　　　　　i. 9　　j. 0

小数点以下一位②　a. 1　　b. 2　　c. 3　　d. 4

　　　　　　　　　e. 5　　f. 6　　g. 7　　h. 8

　　　　　　　　　i. 9　　j. 0

小数点以下二位③　a. 1　　b. 2　　c. 3　　d. 4

　　　　　　　　　e. 5　　f. 6　　g. 7　　h. 8

　　　　　　　　　i. 9　　j. 0

問14 筋繊維の異なる部分の横断面を描いた模式図を図5 X, Y に示す。筋収縮時には X, Y の断面をもつ部分の長さは，筋弛緩時と比較してどうなるか。正しい組合せを選べ。

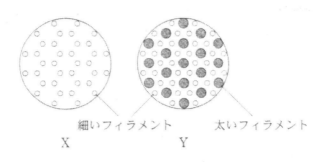

図 5

	X	Y
a.	長くなる	長くなる
b.	長くなる	短くなる
c.	長くなる	変わらない
d.	短くなる	長くなる
e.	短くなる	短くなる
f.	短くなる	変わらない
g.	変わらない	長くなる
h.	変わらない	短くなる
i.	変わらない	変わらない

問15 実験2で得られる結果として適切なのはどれか。ただし図6には1回刺激での反応を示す。

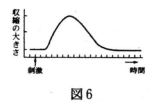

図6

a. b. c.

d. e. f.

問16 実験3より，この薬物の作用部位として，どこが考えられるか。考えられるものをすべて選べ。

a．筋小胞体
b．シナプス
c．受容体
d．神経繊維
e．太いフィラメント
f．細いフィラメント

4 遺伝情報の発現に関する以下の文を読み，問17～22に答えよ。

（文1）
　細胞内で行われる物質交代を　ア　といい，生命活動に必要なエネルギーを獲得する　イ　と，エネルギーを使って物質からタンパク質などの機能物質を作り出す　ウ　がある。　イ　と　ウ　は同時に進行しているにもかかわらず，そのバランスは崩れることなく保たれている。なぜなら，細胞内における多数の酵素反応は常に調節を受け，　ア　に必要な成分を過不足なく生産する調節能力が備わっているからである。
　大腸菌には，　ア　に直接関与する酵素の生産量を状況に応じて緻密に調節する機能が備わっている。大腸菌はまわりに　エ　であるラクトースが存在するときにはラクトースを加水分解する酵素：β-ガラクトシダーゼを生成するが，ラクトースが存在しない環境下ではこの酵素をごく少量しか生産しない。β-ガラクトシダーゼの生産調節に関わる遺伝子群はラクトースオペロンという（図7）。β-ガラクトシダーゼのアミノ酸配列情報をコードしている遺伝子は *lacZ* と呼ばれ，*lacZ* の隣にはオペレーターという遺伝子部位が存在している。さらにオペレーターの近くには遺伝子の　オ　の開始を制御するプロモーターという遺伝子部位が存在している。大腸菌がグルコースを利用しているときにはリプレッサーという調節タンパク質がオペレーターに結合しており，　オ　は開始されない。しかし，大腸菌をグルコースは含まないがラクトースを含む培地に移すと，大腸菌内でラクトースは誘導物質に変化し，誘導物質はリプレッサーと結合し，リプレッサーがオペレーターからはずれ，　オ　が開始されることになる。

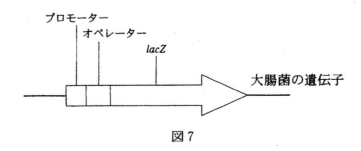

図7

問17 　ア　, 　イ　, 　ウ　に当てはまるのはどれか。それぞれ
　　　答えよ。

　　　a. 異 化　　b. 基 質　　c. 合 成　　d. 酸 化　　e. 消 化
　　　f. 代 謝　　g. 脱 窒　　h. 窒素固定　　i. 同 化

問18 　エ　に当てはまるのはどれか。

　　　a. 単 糖　　b. 二 糖　　c. 三 糖　　d. オリゴ糖　　e. 多 糖

問19 　オ　に当てはまるのはどれか。

　　　a. 転 写　　　　　　b. 修 復　　　　　　c. 増 幅
　　　d. 複 製　　　　　　e. 変 異　　　　　　f. 翻 訳

（文2）

　1種類の生物がもつDNAの全体のなかから，特定の遺伝子を含むDNA断片
を選び出してふやす方法を遺伝子のクローニングという。この方法により，遺伝
子を物質として分析し，塩基配列の決定などが行える。さらに，クローニングし
た遺伝子を，培養細胞や大腸菌に導入し，有用なタンパク質を生産できる。大腸
菌の遺伝子：ラクトースオペロンを用いた遺伝子クローニングの概略を記す
（図8）。

　図8に示したラクトースオペロンを構成するDNA，およびアンピシリンとい
う抗生物質を分解できる酵素を生成できる遺伝子：Amp^rをベクターのDNAに
つなぐ。次に，大腸菌にもともと存在しているラクトースオペロンを構成する
DNAを除去した変異大腸菌を用意する。ラクトースオペロンとAmp^rを含むベ
クターDNAを変異大腸菌に導入し，ディッシュ(蓋付きの小皿)内の寒天培地で
培養すると，培地上にはもともと1個の大腸菌がふえてできたコロニー(集落)が
多数観察される。ベクターを導入された大腸菌では，β-ガラクトシダーゼはあ
る条件下で生成され，アンピシリン分解酵素は常に生成されている。野生型の大
腸菌はアンピシリン存在下で生存できないが，Amp^r遺伝子をもつ大腸菌はアン
ピシリン存在下で生存する能力を獲得する。

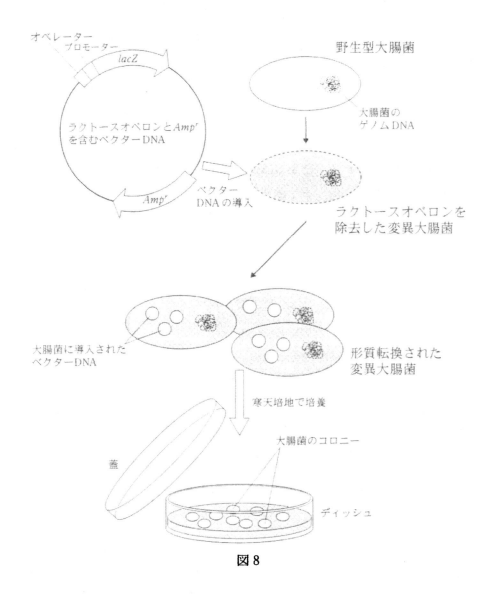

図8

このシステムを用いて以下の実験を行った。

実験：変異大腸菌，およびに変異大腸菌にラクトースオペロンと Amp^r を含むベクター DNA を導入した後，ディッシュ中の寒天培地で培養してコロニーを作らせた。培地には栄養源としてグルコースあるいはラクトースを加えた。さらに培地に物質 A と物質 B を加えた。物質 A はラクトースオペロンにおけるリプレッサーを阻害する物質である。物質 B は栄養源にはならないが，β-ガラクトシダーゼによって分解され，青色を呈する物質である。物質 B を分解できない大腸菌は白いコロニーを作り，物質 B を分解できる大腸菌は青いコロニーを作る。ディッシュごとに添加した物質の条件を表 3 に示す。各ディッシュで実験に用いた変異大腸菌の菌数は等しく，ベクター DNA の導入効率は 0.1 %（1000 個の大腸菌のうち 1 個の大腸菌にベクターが導入される）である。

表3

ディッシュ番号	a	b	c	d	e	f	g	h	i
ベクターの導入	+	+	+	+	+	+	+	−	−
アンピシリン添加	−	+	+	+	+	+	−	+	−
グルコース添加	+	−	+	+	+	−	−	+	+
ラクトース添加	−	−	−	−	−	+	+	−	−
物質 A の添加	+	−	+	−	+	−	−	+	+
物質 B の添加	+	+	−	+	+	+	+	+	+

＋有，－無

問20　表3のディッシュ a ～ i のうち，コロニーが出現しないのはどれか。2つ選べ。

問21　表3のディッシュ a ～ i のうち，コロニーの出現数が多いのはどれか。3つ選べ。

問22　表3のディッシュ a ～ i のうち，すべてのコロニーが青色を呈するのはどれか。2つ選べ。

5 ラン藻類の進化に関する問 23〜25 に答えよ。

問23　ラン藻類に関する記述について正しいのはどれか。

 a．真正細菌に属す。

 b．古細菌と同じ種類である。

 c．今から約 15 億年前に出現した。

 d．最初に出現したラン藻はクックソニアである。

 e．真核生物に存在するミトコンドリアの祖先である。

問24　ラン藻類の出現は地球環境に多大な影響を与えた。ラン藻類の出現以降に
位置する項目はどれか。すべて選べ。

 a．光合成細菌の出現

 b．多細胞生物の出現

 c．好気性細菌の繁栄

 d．化学合成細菌の出現

 e．RNA ワールドの完成

 f．縞(しま)状鉄鉱層の盛んな形成

問25　ラン藻類に存在するのはどれか。 3つ選べ。

 a．核　膜

 b．小胞体

 c．葉緑体

 d．チラコイド

 e．リボソーム

 f．クロロフィル a

 g．クロロフィル b

 h．クロロフィル c

英　語

解答　24年度

Ⅰ　出題者が求めたポイント

[全訳]

(A)

チェルノブイリ、ウクライナー1か月に12回、これが医者から許された最大のシフトの回数だが、セルゲイ・A・クラシコフは無人地帯を列車で通り、(1)石棺として知られる第4号原子炉を閉じ込めている建物での作業を報告する。

(2)作業のひとつが、燃え尽きた原子炉内部にたまった放射性の液体をポンプで汲み出すことである。これが雨が降るたびに起こる。石棺は25年前のパニックの際、原子炉の爆発の後に放射能が人口の多い地域に流れていったときに造られたが、(3)それは今ひび割れだらけだ。

水は原子炉内部の奥深くにあるものに触れてはいけない。これは約200トンの融けた核燃料と核廃棄物のことで、床中で燃え、固まって1箇所で象の脚の形になったものだ。この塊はいまだに強い放射能があるので、科学者はこれに近づくことができない。しかし数年前、彼らがどうにか近くに計測器を置いたところ、数値は1000レムだった。これは原子力産業の労働者が年間に浴びてもよいとされる限度の2000倍である。

広い肩と澄んだ青い目のクラシコフ氏は、8年間この怪物のお守りをしてきた。彼は(5)年金生活になるまで留まり、それから別の人間に仕事を託し、その人も年金生活になるまで留まるのだろう。これがいつまで続くのか(6)尋ねられると、彼は肩をすくめた。「100年？」と彼はあえて口にした。「たぶんその頃には、彼らは何かを発明するでしょう。」

原子力発電所の死には始まりがある。世界は今日本の海岸でこの蓋が開けられたのを見ている。しかし、これには(7)終わりがない。

核燃料中の放射性元素の中にはすぐに崩壊するものもある一方で、セシウムの半減期は30年、ストロンチウムは29年である。科学者の計算では、生活と経済活動がこの地域に戻ることができるまでには10から13半減期かかるという。これの意味するところはつまり、汚染地域―ウクライナの議会によって指定された15000平方マイルの、スイスくらいの広さの地域―は、(9)300年以上の間影響を受けるということである。先週ずっと、作業員たちは必死になって、東京の140マイル北にある福島第一発電所の6基の原子炉を冷やそうとした。しかし人は、メルトダウンの(10)結果に対処するときの、とてつもない単調さと疲労を理解するためには、ウクライナを見なければならなかった。これは人間の時間枠では存在しない問題なのだ。

ヴォロジミール・P・ウドヴィチェンコは火曜日、光沢のある紫のシャツとネクタイを(11)着けて、ウクライナの議会の建物まで車で行った。彼は、チェルノブイリ原子力エネルギーステーションでいまなお雇用されている3400人の労働者の大半が住んでいる、スラヴティチ市の市長である。労働者のほとんどは1月から給料の全額は受け取っていないため、市長は360万ドルを支払うよう要求していたのだ。「指導部はここを見捨てています。彼らはチェルノブイリは存在しないと思っているのです。」と彼は言った。「チェルノブイリは(12)絶対に存在しています。そしてあの200トン、これも存在しているのです。」

(B)

今のチェルノブイリを訪ねることは、過ぎ去った時間の流れを感じることである。

(13)プリピャチ、原発労働者のかつてのベッドタウン、発電所から1マイル少し行った所。そこは50000人の人たちが(14)避難する前に数時間を与えられた所だが、この町では、壁紙はそれ自身の重みで滑り落ち、ペンキはアパートの壁から太いロール状になって剥がれている。氷が室内を覆う。住宅街の通りでは、(15)ソビエト時代のアパートがどちらを向いてもそびえ立っているが、葉っぱの1枚1枚が幹をこする音も聞こえるくらい静かだ。

(16)野生の荒野が少しずつ押し寄せてきている。(17)死の区域のツアーを率いるアントン・ユクヒメンコは、野生のイノシシとキツネが打ち捨てられた町に避難し始めた、また、いつか森の縁を回ったときに、一匹のオオカミが彼の脇を音もなくぶらぶら歩いていた(18)と言った。(19)少し前に町の大きな建物のひとつである第一学校が崩れ落ちた。その支えの構造が25回の冬と夏を経てついに腐り果てたのだ。

「これは荒野に捕えられた町です。」と彼は言った。「20年も経てばひとつの大きな森になるでしょう。」

(20)人々は第4原子炉の18マイル以内には立ち入りが許されていないが、先週カメラマンと私は、ウクライナの緊急省のひとつの課であるチェルノブイリInterInformと旅をした。(21)立ち入り禁止区域に通じる検問所には、聖母マリアの小さな像と、きのこや魚や(22)野生動物で見つかったセシウムとストロンチウムの量を書いた掲示板がある。

(C)

半径6マイルのところで(23)強制的再定住区域が始まる。焦げたような木が立ち並んでいるのが、いわゆるレッドフォレストの印である。この名は、ひとまとめにブルドーザーで掘り起こされ土に埋められた、死んだ松の木の色(24)からつけられたものだ。私たちが発電所に近づくにつれて、ガイドの放射能測定器が、急に1500マイクロレムを記録した。彼らが言うには、これは通常の50倍で、おそらく突風におそわれたせいだろうということだった。

(25)これの中心に石棺がある。側面はでこぼこしていて、さびが縞模様になっている。

1990年代の初め(26)からずっと、ウクライナの職員

はこれを取り替える計画を進めてきて、ついに「新しい安全な封鎖」と呼ばれるプロジェクトを立ち上げた。これは300フィートのアーチ型建築で今後100年間原子炉を囲んで封鎖してしまおうというものである。この費用は14億ドルと見積もられ、大部分は各国からの援助で支払われることになっていた。もともと2005年に終わる予定だったこのプロジェクトは、遅れと資金不足に(27)悩まされている。

(28)やがて冬の雪は雨に変わりつつある。原子炉に染み込む雨は予期せぬ結果をもたらす(29)かもしれないと、ステファン・G・ロビンソンは言った。彼は環境保護機関であるスイスミドリ十字で働く核物理学者である。

「冬になるとそれは凍ります。」先週この場所を回っていたロビンソン博士は言った。「水が膨張し、それは壊れるでしょう。それから内部も一部崩壊します。わずかな煙が裂け目の中に消えていきます。雨が降ったら、それはすなわち、中に入り込む道があるということです。入り込む道があるということは、出てくる道もあるのです。」

だが、たとえ新しいアーチ建築ができたとしても、クラシコフ氏は、第4号原子炉の長期の(31)監視を終わらせることができることには(30)疑いを抱いている。

「中にある(33)ものを(32)どうしたらいいのか誰にもわからないんです。」と彼は言った。「私の子どもたちや孫たちにも十分に仕事があるということです。」

夕方までにはこの区域から出て行くが、途中、松の森の間からあかりがちらちら見える。放射能を警告する森の地面に埋め込まれた鮮やかな黄色とオレンジの三角形を除けば、本当に平和な景色だ。作業員たちが人のサイズのガイガーカウンターの壁を通ってぞろぞろと出てくる。ひとりひとり機械ががたんといって緑に光るのを待って(34)から、立ち入り禁止区域から出て、勾配のついたハイウェイを下っていく。

明日彼らは、チェルノブイリ原子力エネルギーステイションに戻ってくるだろう。(35)また1日の仕事をするために。

[解答]
(1) d (2) a (3) b (4) d (5) c (6) b (7) b (8) c
(9) b (10) a (11) c (12) b (13) d (14) a (15) a
(16) b (17) b (18) d (19) a (20) c (21) d (22) c
(23) c (24) d (23) a (26) d (27) c (28) b (29) d
(30) b (31) c (32) a (33) a (34) b (35) a

Ⅱ　出題者が求めたポイント

[全訳]

36.多くの人々はコレステロールを取りすぎると体に有害な影響があると気にかけているが、実は、コレステロールは体の機能に欠かせないものである。
　　affects → effects

37.最近発見された考古学の証拠によると、初期の人類のヨーロッパ大陸とアジア大陸の移動は、以前考えられていたよりも長くかかったのかもしれない。

　　it → than it

38.医療の提供者について耳にするよくある苦情のひとつは、彼らに治そうとしている人々に対するある程度の共感が欠けていることである。
　　for them → for those

39.明治の日本が西洋からたくさんの知識を吸収したのと同じように、西洋の国々も同じ時代、日本からたくさんの影響を受けたのである。
　　too → so

40.その会社の社長は自分は事故に責任はないと言ったが、だれが責められるべきかをはっきり言うことはできなかった。
　　for certainty → for certain

[解答]
(36) a (37) c (38) d (39) b (40) c

Ⅲ　出題者が求めたポイント

[正解を入れた全訳]

41.チアノーゼは、肌の青みがかった変色が特徴の病気である。

42.閉鎖性肺疾患は、合衆国で4番目の死因である。

43.この病気に罹っている人はしばしば多岐にわたる症状を経験する。

44.この薬を飲む時には、めまいを起こすことがあるので気をつけなければならない。

45.喘息の発作はさまざまな要因で引き起こされる。

[解答]
(41) d (42) c (43) b (44) a (45) d

Ⅳ　出題者が求めたポイント

[全訳]

　線維筋痛症は体の繊維または結合組織の炎症である。広範囲な筋肉の痛み、疲労感、多数の圧痛点がこの疾患の特徴である。線維筋痛症は以前考えられていたよりもありふれた病気で、人口の3〜6％にもなる。線維筋痛症は子どもよりも大人の方がかかりやすい。男性よりも女性に多く、特に出産可能年齢の女性に多い。

　線維筋痛症の正確な原因はわかっていない。時にはひとつの家族の何人かのメンバーに起こることから見ると、遺伝的な病気なのかもしれない。線維筋痛症の人々はだいたいにおいて、主に3つの症状を訴える。筋肉と関節の痛み、こわばり、疲労感である。痛みは、複数の筋肉、関節、柔組織の鈍痛、圧痛感、こわばりとともに主な症状といえる。痛みはまた、体のあちこちに移動することがある。最もよくあるのが、首、肩、胸、腕、脚、腰、背中である。痛みは常時、時には数年続くことがあるが、痛みの強さは変化し、患者個人の受け止め方によっても違ってくる。

　疲労感は、患者個人の慢性的な痛みと、その病気についてあるいはどのように慰めを見出すかについての心配が、一緒になって出てきた結果なのだろう。炎症もまた、疲労を起こすものとしてわかっている化学物質を出す。よくある症状としては他に、緊張性の頭痛、

東邦大学（医）24年度　(81)

嚥下困難、反復性の腹痛、下痢、先端部のしびれやう
ずきなどがある。ストレス、心配、抑うつ、睡眠不足
が症状をひどくすることがある。症状の激しさは、次
第に良くなっていくものから反復症状の発現までさま
ざまである。

　線維筋痛症の症状は<u>あいまいで</u>一般的なので、診断
が難しく、よく間違えられる。リューマチ性関節炎、
脊髄性関節炎、ライム病などの、共存する神経系筋肉
系の病気が、診断をつけるのをさらに複雑にするかも
しれない。今のところ、はっきり線維筋痛症と診断す
るのに使える検査はない。診断はたいてい、同じよう
な症状の他の病気を<u>除外した</u>後、また、医師や研究者
が定義した診断基準を使ってから下される。

　1990年にアメリカリューマチ学大学が、臨床医が診
断に使うことができる線維筋痛症の基準を作った。こ
の基準によれば、広範囲な痛みがあると同時に、トリ
ガーポイントとして知られる18の場所のうちの少なく
とも11箇所が圧痛点であれば、その人は線維筋痛症に
該当するというものだ。トリガーポイントとはたとえ
ば、首のつけ根、背骨沿い、腰部と肘の表側、膝の裏
側、肩などである。

　線維筋痛症に対してわかっている治療法はない。よ
って、治療の目標は症状管理がうまく行くことである。
治療にふつう必要なのは、物理療法、運動、適切な休
息、食事の組み合わせである。回復過程にあるときに
何をすべきかを患者がはっきりわかっていることが、
この病気の症状管理がうまくいくのには<u>必須である</u>。
2004年にある研究が、パラキセチンHCl(パキシルCR)
と呼ばれる放出制御の錠剤の形をした薬が、線維筋痛
症患者の症状をかなり改善することを<u>発表した</u>。2004
年の時点では、FDA承認の線維筋痛症の治療法はなか
った。

[設問と選択肢の訳]
(54) 本文によると線維筋痛症は
　a. 以前より多く診断されるようになった。
　b. よくある病気ではない。
　c. 最近よく見られるようになった。
　d. 以前より広がった。
(55) 本文によると、どのグループが一番線維筋痛症に
　なりやすいか。
　a. 大人の男性
　b. 大人の女性
　c. 男の子ども
　d. 女の子ども
(56) 線維筋痛症の原因と思われるのはどれか。
　a. 遺伝的なのかもしれない。
　b. ライム病によって起こされるのかもしれない。
　c. 激しい筋肉の痛みによって起こされるのかもしれ
　　ない。
　d. その原因は全く知られていない。
(57) 線維筋痛症の症状として<u>言及されていない</u>のはど
　れか。
　a. 首の痛み

　b. 疲労
　c. 睡眠不足
　d. 嚥下の困難
(58) しばしば線維筋痛症の症状をひどくするほかの病
　気は何か。
　a. 関節炎
　b. ライム病
　c. 下痢
　d. うつ
(59) 線維筋痛症の診断が難しいのはなぜか。
　a. 症状がしばしば断続的だから。
　b. 他の病気の可能性をまず排除しなければならない
　　から。
　c. 患者はすくなくとも11の症状を示さなければなら
　　ないから。
　d. 患者はふつう他の病気も同時に持っているから。
(60) この本文の次のパラグラフが取り上げているのは
　おそらく、
　a. 線維筋痛症の原因
　b. 線維筋痛症の診断
　c. 線維筋痛症の具体的な治療
　d. 線維筋痛症の症状
[解答]
(46) d　(47) a　(48) b　(49) a　(50) c
(51) d　(52) d　(53) c　(54) a　(55) b
(56) a　(57) c　(58) d　(59) b　(60) c

Ⅴ　出題者が求めたポイント
[全訳]
　すべてのインフルエンザA型株を認識する抗体であ
れば、汎用ワクチンの青写真となれるだろう。研究者
たちは、すべてのインフルエンザA亜型を不活性にす
る抗体を発見した。抗体結合部位はヴィールスの<u>安定
した</u>場所にしまい込まれて、インフルエンザに対する
最初の持続するワクチンを形成するかもしれない。

　インフルエンザヴィールスは絶えず突然変異を起こ
すので、研究者たちは追いかけっこをして、毎年新し
い季節性のワクチンを作り出さなければならない。し
かし、新しい研究の著者アントニオ・ランザベクチアは、
人間のインフルエンザに対する免疫反応を観察して、
突然変異に<u>打ち勝つ</u>ワクチンを考案するのは可能だと
確信したと言った。

　「2009年のH1N1のパンデミックのときに、私たち
は、複数のヴィールス亜型に対する抗体のある人たち
を見つけました。」と、ランザベクチアは言う。B細胞
と呼ばれる白血球によって作られる抗体は、特定のタ
ーゲット部位に結びつき、ヴィールスを不活性にする
か、他の免疫細胞による破壊のためにヴィールスに<u>印
をつける</u>。

　インフルエンザ抗体の交差反応性を調べるために、
研究チームはさまざまなインフルエンザ株に感染した
か予防接種をした8人から取ったB細胞を検査した。彼
らは免疫反応の初期の段階でB細胞を取ったが、この

時期にはそれらが分泌する抗体のレパートリはいちばん多種多様なのだ。

104,000個のB細胞を見た後で、大当たりが出た。「私たちのF16抗体は、初めて見つかった、インフルエンザA亜型の16個全部に反応する抗体です。」とランザベクチアは言っている。

この発見の前には、広く反応するインフルエンザ抗体の別の報告もあったが、それらの抗体は、H1N1ブタインフルエンザとH5N1トリインフルエンザなどのグループ1のヴィールスか、季節性インフルエンザH3N2などのグループ2のどちらかとだけ結合できるものでしかなかった。

「ひとつのグループのすべての菌株に対する抗体を見つけたときには興奮させられました。」シカゴ大学の免疫学者パトリック・ウィルソンは言う。「でも、両方にきくものを得るなんて驚きです。」

抗体それ自体はワクチンではないが、ワクチンを作る取扱説明書にはなるだろう。F16抗体に縛られたヴィールスの役割をまねする小さなタンパク質は、免疫システムをおだてて、同じような交差反応性の抗体を作るかもしない。

結合部位に狙いを定めるために、ランザヴェクチアのチームはX線結晶学を使った。彼らの構造は、F16抗体はインフルエンザの赤血球凝集素タンパクの幹領域に結びつくことを示している。ほとんどのインフルエンザ抗体はもっと近づきやすい赤血球凝集素の球状領域に結びつく。

球状領域の多くは、ヴィールスの機能にとって重要ではないので、突然変異をすることができる。つまり、これでヴィールスは免疫攻撃をかわすことができるようになるのである。それと対照的に、幹領域は突然変異によって混乱しやすい。だから安定していることが必要なのである。

「幹領域はインフルエンザの亜型の間で非常によく保存されているので、この領域には突然変異に対する高度な選択圧があると、私は期待しています。」と、ウィルソンは言っている。赤血球凝集素の幹をベースにしたワクチンは人間に効くかもしれないという現実的な可能性があると、彼は言う。以前に行われた実験が、小さい幹タンパクを接種したネズミは、複数のインフルエンザ菌株から守られたことを示している。

[設問と選択肢の訳]

(70) アントニオ・ランザヴェクチアはなぜ、インフルエンザヴィールスに対する持続的なワクチンを作ることは可能だと最初に信じたのか。

a. 彼はヴィールスが絶えず突然変異を起こすことを発見したから。

b. 彼は免疫反応のない人たちがいるのを見たから。

c. 彼は、人々の中には、ヴィールスのいくつかの株株から守っていくれる抗体を持つ人たちもいるのに気がついたから。

d. 彼は交差反応性の抗体を作り出していた8人の被験者を調べたから。

(71) 研究者たちはなぜ、免疫反応段階の初期にB細胞をテストしたのか。

a. B細胞は免疫反応の初期にいちばん強力な抗体を作り出すから。

b. 免疫反応の後の方の段階で作られたB細胞は、役立つのに十分なヴィールス下位グループには反応しないだろうから。

c. ほとんどの人間被験者は、免疫反応段階の初期にしか、B細胞を作り出さないから。

d. 免疫反応の初期のB細胞は、きわめて多様な抗体を作り出すから。

(72) 新しいF16抗体は以前の抗体とどのように違っているのか。

a. それは、グループ1とグループ2のどちらのインフルエンザヴィールスにもくっつく。

b. それは、ヴィールスグループの1と2を結びつけて一緒にすることができる。

c. それは、H3N2インフルエンザ株に影響を与えた最初の抗体である。

d. それは、研究者たちがヴィールスのすべての菌株を一緒に見つけることができた最初の機会であった。

(73) インフルエンザヴィールスと闘うのに、F16抗体はどのように役立つのだろうか。

a. 研究者たちはF16抗体を、もっと多くの赤血球凝集素タンパクを作るのに使うことができる。

b. それは、研究者たちがインフルエンザヴィールスの結合部位を基にしたワクチンを作るのを、助けることができる。

c. F16抗体はワクチンとして使うことができる。

d. F16抗体は結合部位に狙いを定め、ヴィールスを活性化させる。

(74) F16抗体はどのようにしてインフルエンザヴィールスにくっつくのか。

a. 赤血球凝集素タンパクの幹領域にくっつく。

b. 赤血球凝集素タンパクの球状領域にくっつく。

c. 赤血球凝集素タンパクの球状領域と幹領域の両方に結びつく。

d. 突然変異を起こしている間、インフルエンザヴィールスに結びつく。

(75) インフルエンザヴィールスの幹領域はどうして突然変異しないのか。

a. インフルエンザ抗体に対して身を守っているので。

b. 突然変異が起こるのにじゅうぶんなほど近づきやすくはないので。

c. 突然変異をしたら壊れるので。

d. ヴィールスの機能にとって大事ではないので。

[解答]

(61) a　(62) d　(63) b　(64) c　(65) a

(66) a　(67) d　(68) b　(69) a　(70) c

(71) d　(72) a　(73) b　(74) a　(75) c

数　学

解答　24年度

1 出題者が求めたポイント（数学A・平面図形）

円の中心をOとして，OA, OBを結ぶ。∠AOBのCの反対側，同じ側の角度を求め，四角形AOBPの内角の和から∠APBを求める。

〔解答〕

円の中心Oとする。OA, OBを直線で結ぶと，

∠OAP＝∠OBP＝90°

∠AOBのCと反対側の角は，

∠AOB＝2∠ACB＝216°

∠AOBのCと同方向の角は，

∠AOB＝360°－216°＝144°

四角形AOBPの内角の和が360°なので，

∠APB＝360°－144°－90°×2＝36°

（答）

ア	イ
3	6

2 出題者が求めたポイント（数学A・集合）

$(A \cup B) \cap C = (A \cap C) \cup (B \cap C)$

$n(A \cup B) = n(A) + n(B) - n(A \cap B)$

〔解答〕

$(A \cup B) \cap C = (A \cap C) \cup (B \cap C)$

A∩Cは21の倍数の集合，B∩Cは35の倍数の集合，A∩B∩Cは105の倍数の集合となる。

$1000 \div 21 = 47 \cdots 13$

$1000 \div 35 = 28 \cdots 20$

$1000 \div 105 = 9 \cdots 55$

従って，$47 + 28 - 9 = 66$

（答）

ウ	エ
6	6

3 出題者が求めたポイント（数学C・行列）

$\begin{pmatrix} a & b \\ c & d \end{pmatrix}\begin{pmatrix} x \\ y \end{pmatrix} = \begin{pmatrix} ax+by \\ cx+dy \end{pmatrix}$

〔解答〕

$\begin{pmatrix} a & b \\ c & d \end{pmatrix}\begin{pmatrix} 1 \\ 1 \end{pmatrix} = \begin{pmatrix} 12 \\ 7 \end{pmatrix}$ より $\begin{cases} a+b=12 \\ c+d=7 \end{cases}$

$\begin{pmatrix} a & b \\ c & d \end{pmatrix}\begin{pmatrix} 1 \\ -1 \end{pmatrix} = \begin{pmatrix} 8 \\ -9 \end{pmatrix}$ より $\begin{cases} a-b=8 \\ c-d=-9 \end{cases}$

よって，$a=10, b=2. c=-1. d=8$

従って，$a+d=18$

（答）

オ	カ
1	8

4 出題者が求めたポイント（数学A・確率）

3個のサイコロの目が，2個3で1個4か2個4で1個が3となるとき。

〔解答〕

3の目が2個と4の目が1個。${}_3C_1 \left(\frac{1}{6}\right)^2 \left(\frac{1}{6}\right) = \frac{1}{72}$

4の目が2個と3の目が1個。${}_3C_1 \left(\frac{1}{6}\right)^2 \left(\frac{1}{6}\right) = \frac{1}{72}$

従って，$\frac{1}{72} + \frac{1}{72} = \frac{1}{36}$

（答）

キ	ク	ケ
1	3	6

5 出題者が求めたポイント（数学Ⅲ・極限値）

通分して，分子を有理化する。

$\lim\limits_{x \to 0} \dfrac{\sin x}{x} = 1$ を使って極限値を求める。

〔解答〕

$$\lim_{x \to 0} \frac{1}{x} \frac{\sqrt{3+\sin x} - \sqrt{3-\sin x}}{\sqrt{9 - \sin^2 x}}$$

$$= \lim_{x \to 0} \frac{1}{x} \frac{(\sqrt{3+\sin x} - \sqrt{3-\sin x})(\sqrt{3+\sin x} + \sqrt{3-\sin x})}{\sqrt{8+\cos^2 x}\,(\sqrt{3+\sin x} + \sqrt{3-\sin x})}$$

$$= \lim_{x \to 0} \frac{\sin x}{x} \frac{2}{\sqrt{8+\cos^2 x}\,(\sqrt{3+\sin x} + \sqrt{3-\sin x})}$$

$$= 1 \cdot \frac{2}{\sqrt{8+1}\,(\sqrt{3+0} + \sqrt{3+0})} = \frac{2}{6\sqrt{3}} = \frac{\sqrt{3}}{9}$$

（答）

コ	サ
3	9

6 出題者が求めたポイント（数学Ⅰ・2次方程式）

共通解をaとして，連立方程式を解く。

〔解答〕

共通解をaとする。$x=a$ なので，

$2a^2 + ka - 1 = 0, \ 2a^2 - 2a + k + 1 = 0$

辺々引くと，$ka + 2a - 1 - k - 1 = 0$

$(k+2)(a-1) = 0$ より $k=-2, a=1$

$k=-2$ のとき，2つの方程式が一致してしまう。

よって，$a=1, 2+k-1=0$

従って，$k=-1$

（答）

シ	ス
－	1

7 出題者が求めたポイント（数学Ⅱ・対数関数）

$a^r = M \ \Leftrightarrow \ r \log_c a = \log_c M$

$\log_c \dfrac{N}{M} = \log_c N - \log_c M, \ \log_c M + \log_c N = \log_c MN$

底を6にして，logを消去できるように変形する。

〔解答〕

$$2 = \log_6 1 - \log_6 2^{3x} = -3x\log_6 2$$

$$2 = \log_6 1 - \log_6 3^{3y} = -3y\log_6 3$$

よって，$\log_6 2 = -\dfrac{2}{3x}$，$\log_6 3 = -\dfrac{2}{3y}$

$$\log_6 2 + \log_6 3 = -\dfrac{2}{3x} - \dfrac{2}{3y}$$

$$-\dfrac{2}{3}\left(\dfrac{1}{x} + \dfrac{1}{y}\right) = \log_6 6 = 1$$

従って，$\dfrac{1}{x} + \dfrac{1}{y} = -\dfrac{3}{2}$

（答）

セ	ソ	タ
−	3	2

8 出題者が求めたポイント（数学II・微分法）

連立方程式にしてyを消去し，$f(x) = 0$にする。
$f(x) = 0$が相異なる3つの解をもつ。$f(x)$を微分して，
増減表をつくり，極小値が負かつ極大値が正となるように
する。

〔解答〕

$a(x^2 + 1) = 2x^2 - x^3$ より $x^3 - (2-a)x^2 + a = 0$

$f(x) = x^3 - (2-a)x^2 + a$とする。

$f'(x) = 3x^2 - 2(2-a)x = x\{3x - 2(2-a)\}$

極値をとるxの値は，0，$\dfrac{2}{3}(2-a)$

$\dfrac{2}{3}(2-a) < 0$のとき，$2 < a$

x		$\dfrac{2(2-a)}{3}$		0	
$f'(x)$	+	0	−	0	+
$f(x)$	↗		↘		↗

0のとき極小値となるから，$f(0) = a$，なので，
$a < 0$，よって，このようなaはない。

$0 < \dfrac{2(2-a)}{3}$のとき，$a < 2$ ………①

x		0		$\dfrac{2(2-a)}{3}$	
$f'(x)$	+	0	−	0	+
$f(x)$	↗		↘		↗

$f(0) = a$ より $0 < a$ ………②

$f\left(\dfrac{2(2-a)}{3}\right) = \dfrac{8}{27}(2-a)^3 - \dfrac{4}{9}(2-a)^3 + a$

$\qquad\qquad = -\dfrac{4}{27}(2-a)^3 + a$

$-\dfrac{4}{27}(2-a)^3 + a < 0$ より $-4(2-a)^3 + 27a < 0$

$4a^3 - 24a^2 + 75a - 32 < 0$

$(2a-1)(2a^2 - 11a + 32) < 0$

$2a^2 - 11a + 32 = 0$は，D $= 121 - 256 < 0$となり，
$2a^2 - 11a + 32 > 0$ である。

よって，$2a - 1 < 0$ より $a < \dfrac{1}{2}$ ………③

①②③より，$0 < a < \dfrac{1}{2}$

（答）

チ	ツ	テ
0	1	2

9 出題者が求めたポイント（数学B・ベクトル）

2点A(x_1, y_1, z_1)，B(x_2, y_2, z_2)を通る直線上の点の
座標(x, y, z)は，
$x = (x_2 - x_1)t + x_1$，$y = (y_2 - y_1)t + y_1$
$z = (z_2 - z_1)t + z_1$
一方をt，他方をsで表わし，2点間の距離をt，sで表わし
t，sで平方完成して最小値を求める。

〔解答〕

直線 ℓ 上の点は，(t, t, t)

直線mの方向ベクトルは，
$(0, 1, 0) - (1, 0, 0) = (-1, 1, 0)$

直線m上の点は，$(-s+1, s, 0)$

2点間の距離をdとする。

$d^2 = (t+s-1)^2 + (t-s)^2 + t^2$

$\quad = t^2 + 2st + s^2 - 2t - 2s + 1 + t^2 - 2st + s^2 + t^2$

$\quad = 3t^2 - 2t + 2s^2 - 2s + 1$

$\quad = 3\left(t - \dfrac{1}{3}\right)^2 + 2\left(s - \dfrac{1}{2}\right)^2 + \dfrac{1}{6}$

最小値は，$\sqrt{\dfrac{1}{6}} = \dfrac{\sqrt{6}}{6}$ $\left(t = \dfrac{1}{3}, s = \dfrac{1}{2}のとき\right)$

（答）

ト	ナ
6	6

10 出題者が求めたポイント（数学II・微分法）

$f(x) = x^4 + ax^3 + bx^2 + cx + d$とすると，
$f(0) = 0$，$f'(0) = 0$
$f(x) = x - 9$が $(x-m)^2(x-n)^2 = 0$となる。

〔解答〕

$f(x) = x^4 + ax^3 + bx^2 + cx + d$とすると，

$f(0) = 0$ より $d = 0$

$f'(x) = 4x^3 + 3ax^2 + 2bx + c$

$f'(0) = 0$ より $c = 0$

$f(x) = x^4 + ax^3 + bx^2$

$x^4 + ax^3 + bx^2 = x - 9$ とすると，

$x^4 + ax^3 + bx^2 - x + 9 = 0$

接点のx座標をmとnとすると，$(x-m)^2(x-n)^2 = 0$

$x^4 - 2(m+n)x^3 + (4mn + m^2 + n^2)x^2$

$\quad - 2mn(m+n)x + m^2n^2 = 0$

よって，$a = -2(m+n)$，$m^2n^2 = 9$

$-1 = -2mn(m+n)$

$mn = 3$のとき，$m + n = \dfrac{1}{6}$，$a = -\dfrac{1}{3}$

東邦大学（医）24年度　（85）

m, nを解とする2次方程式は, $t^2 - \dfrac{1}{6}t + 3 = 0$

$D = \left(\dfrac{1}{6}\right)^2 - 12 < 0$　となり不適。

$mn = -3$のとき, $m + n = -\dfrac{1}{6}$, $a = \dfrac{1}{3}$

（答）

ニ	ヌ
1	3

11 出題者が求めたポイント（数学Ⅱ・高次方程式）

$(x - \alpha)(x - \beta)(x - \gamma)$
$= x^3 - (\alpha + \beta + \gamma)x^2 + (\alpha\beta + \beta\gamma + \alpha\gamma)x - \alpha\beta\gamma$
$\alpha^2 + \beta^2 + \gamma^2 = (\alpha + \beta + \gamma)^2 - 2(\alpha\beta + \beta\gamma + \alpha\gamma)$
$\alpha^2\beta^2 + \beta^2\gamma^2 + \gamma^2\alpha^2$
$= (\alpha\beta + \beta\gamma + \gamma\alpha)^2 - 2\alpha\beta\gamma(\alpha + \beta + \gamma)$

〔解答〕
$\alpha + \beta + \gamma = 1$, $\alpha\beta + \beta\gamma + \alpha\gamma = -4$,
$\alpha\beta\gamma = 1$
$\alpha^2 + \beta^2 + \gamma^2 = (\alpha + \beta + \gamma)^2 - 2(\alpha\beta + \beta\gamma + \gamma\alpha)$
$= 1 - 2(-4) = 9$
$\alpha^2\beta^2 + \beta^2\gamma^2 + \gamma^2\alpha^2$
$= (\alpha\beta + \beta\gamma + \gamma\alpha)^2 - 2\alpha\beta\gamma(\alpha + \beta + \gamma)$
$= (-4)^2 - 2\cdot1\cdot1 = 14$
$\left(\alpha + \dfrac{1}{\alpha}\right)\left(\beta + \dfrac{1}{\beta}\right)\left(\gamma + \dfrac{1}{\gamma}\right)$
$= \alpha\beta\gamma + \dfrac{\beta\gamma}{\alpha} + \dfrac{\alpha\gamma}{\beta} + \dfrac{\alpha\beta}{\gamma}$
$\quad + \dfrac{\gamma}{\alpha\beta} + \dfrac{\alpha}{\beta\gamma} + \dfrac{\beta}{\alpha\gamma} + \dfrac{1}{\alpha\beta\gamma}$
$= \alpha\beta\gamma + \dfrac{\beta^2\gamma^2 + \alpha^2\gamma^2 + \alpha^2\beta^2 + \gamma^2 + \alpha^2 + \beta^2 + 1}{\alpha\beta\gamma}$
$= 1 + 14 + 9 + 1 = 25$

（答）

ネ	ノ
2	5

12 出題者が求めたポイント（数学Ⅲ・微分積分）

tと$\sqrt{2 - \dfrac{4}{3}x}$の大小関係をxの範囲にする。

tと$\sqrt{2 - \dfrac{4}{3}x}$の大小で分けて, 絶対値をはずして定積分する。

求めた結果をtで微分して, 増減表をつくる。

〔解答〕
$t \geqq \sqrt{2 - \dfrac{4}{3}x}$とすると, $t^2 \geqq 2 - \dfrac{4}{3}x$

$x \geqq \dfrac{3}{4}(2 - t^2)$

$t < \sqrt{2 - \dfrac{4}{3}x}$のときは, $x < \dfrac{3}{4}(2 - t^2)$

$\displaystyle\int_0^{\frac{3}{2}}\left|t - \sqrt{2 - \dfrac{4}{3}x}\right|dx$

$= \displaystyle\int_0^{\frac{3}{4}(2 - t^2)}\left\{\sqrt{2 - \dfrac{4}{3}x} - t\right\}dx$

$\quad + \displaystyle\int_{\frac{3}{4}(2 - t^2)}^{\frac{3}{2}}\left\{t - \sqrt{2 - \dfrac{4}{3}x}\right\}dx$

$= \left[-\dfrac{3}{4}\cdot\dfrac{2}{3}\left(2 - \dfrac{4}{3}x\right)^{\frac{3}{2}} - tx\right]_0^{\frac{3}{4}(2 - t^2)}$

$\quad + \left[tx + \dfrac{3}{4}\cdot\dfrac{2}{3}\left(2 - \dfrac{4}{3}x\right)^{\frac{3}{2}}\right]_{\frac{3}{4}(2 - t^2)}^{\frac{3}{2}}$

$= -\dfrac{1}{2}\left\{2 - \dfrac{4}{3}\cdot\dfrac{3}{4}(2 - t^2)\right\}^{\frac{3}{2}} - \dfrac{3}{4}t(2 - t^2) + \dfrac{2\sqrt{2}}{2}$

$\quad + \dfrac{3}{2}t - \dfrac{3}{4}t(2 - t^2) - \dfrac{1}{2}\left\{2 - \dfrac{4}{3}\cdot\dfrac{3}{4}(2 - t^2)\right\}^{\frac{3}{2}}$

$= \dfrac{1}{2}t^3 - \dfrac{3}{2}t + \sqrt{2}$

$g(t) = \dfrac{1}{2}t^3 - \dfrac{3}{2}t + \sqrt{2}$とする。

$g'(t) = \dfrac{3}{2}(t^2 - 1) = \dfrac{3}{2}(t + 1)(t - 1)$

t	0		1		$\sqrt{2}$
$g'(t)$		$-$	0	$+$	
$g(t)$		$\searrow$		$\nearrow$	

増減表より, $t = 1$のとき最小値をとる。

最小値は, $g(1) = \dfrac{1}{2} - \dfrac{3}{2} + \sqrt{2} = -1 + \sqrt{2}$

（答）

ハ	ヒ	フ
$-$	1	2

13 出題者が求めたポイント
（数学B・ベクトル, 数学Ⅰ・三角比）

$\overrightarrow{BF} = t\overrightarrow{BE}$, $\overrightarrow{CF} = s\overrightarrow{CD}$として,
$\overrightarrow{AF} = \overrightarrow{AB} + t\overrightarrow{BE}$からと$\overrightarrow{AF} = \overrightarrow{AC} + s\overrightarrow{CD}$から
とで, $\overrightarrow{AB}$, $\overrightarrow{AC}$で表わし, t, sを求める。
△ABCの面積を求める。
△ECBの面積：△ACBの面積＝AE：AC
△CEFの面積：△CBFの面積＝FE：BF

〔解答〕
$\overrightarrow{AE} = \dfrac{1}{3}\overrightarrow{AC}$, $\overrightarrow{AD} = \dfrac{1}{2}\overrightarrow{AB}$

$\overrightarrow{BF} = t\overrightarrow{BE}$, $\overrightarrow{CF} = s\overrightarrow{CD}$とする。

$\overrightarrow{AF} = \overrightarrow{AB} + t\overrightarrow{BE} = \overrightarrow{AB} + t\left(\dfrac{1}{3}\overrightarrow{AC} - \overrightarrow{AB}\right)$

$\quad = (1 - t)\overrightarrow{AB} + \dfrac{t}{3}\overrightarrow{AC}$

東邦大学（医）24年度 （86）

$$\overrightarrow{AF} = \overrightarrow{AC} + s\overrightarrow{CD} = \overrightarrow{AC} + s\left(\frac{1}{2}\overrightarrow{AB} - \overrightarrow{AC}\right)$$

$$= \frac{1}{2}s\overrightarrow{AB} + (1-s)\overrightarrow{AC}$$

$\overrightarrow{AB} \not\parallel \overrightarrow{AC}$ より, $1-t = \frac{1}{2}s$, $\frac{t}{3} = 1-s$

2式より, $t = \frac{3}{5}$, $s = \frac{4}{5}$, $\overrightarrow{AF} = \frac{2}{5}\overrightarrow{AB} + \frac{1}{5}\overrightarrow{AC}$

$$\cos A = \frac{13^2 + 13^2 - 10^2}{2 \cdot 13 \cdot 13} = \frac{119}{169}$$

$$\sin A = \sqrt{1 - \left(\frac{119}{169}\right)^2} = \frac{120}{169}$$

△ABCの面積は, $\frac{1}{2} \cdot 13 \cdot 13 \cdot \frac{120}{169} = 60$

△EBCの面積は, $\frac{2}{3} \cdot 60 = 40$

△CEFの面積は, $\left(1 - \frac{3}{5}\right) \cdot 40 = 16$

（答）

ヘ	ホ
1	6

14 出題者が求めたポイント

（数学Ⅱ・図形と方程式）
内接円の中心を(p, q), 半径をrとする。
点(x_0, y_0)と直線$ax + by + c = 0$との距離は,

$$\frac{|ax_0 + by_0 + c|}{\sqrt{a^2 + b^2}}$$

点が直線の上側か下側かによって, 絶対値の中味の正負が異なるので見極めて絶対値をはずす。$(b>0)$

〔解答〕
内接円の中心を(p, q), 半径をrとする。
中心は, $y = 0$の上側

$$\frac{q}{\sqrt{1^2 + 0^2}} = r \quad より \quad q = r$$

中心は, $4x + 3y - 4 = 0$の下側

$$\frac{-(4p + 3q - 4)}{\sqrt{4^2 + 3^2}} = r \quad より \quad -4p - 3q + 4 = 5r$$

中心は, $-12x + 5y = 0$の下側

$$\frac{-(-12p + 5q)}{\sqrt{(12^2 + 5)^2}} = r \quad より \quad 12p - 5q = 13r$$

$p = \frac{3}{2}r$, $-6r - 3r + 4 = 5r$ より $r = \frac{2}{7}$

$p = \frac{3}{2}\frac{2}{7} = \frac{3}{7}$, $q = \frac{2}{7}$

（答）

マ	ミ
3	7

15 出題者が求めたポイント（数学B・数列）

分母が5より, 5項ずつの和の 数列p_iを考える。
初項をp_1, 公差dの等差数列の一般項p_iは,

$$p_i = p_1 + d(i-1)$$

$$\sum_{i=1}^{n} = \frac{n(n+1)}{2}, \quad \sum_{i=1}^{n} C = Cn$$

〔解答〕
5項ずつの和の数列をp_iとする。

$$p_1 = \left[\frac{3}{5}\right] + \left[\frac{6}{5}\right] + \left[\frac{9}{5}\right] + \left[\frac{12}{5}\right] + \left[\frac{15}{5}\right] = 7$$

p_iのm番目の項は, $k = 5(i-1) + m$

$$\frac{3}{5}k = 3(i-1) + \frac{3}{5}m$$

$$p_i = \sum_{m=1}^{5}\left[3(i-1) + \frac{3}{5}m\right] = 15(i-1) + \sum_{m=1}^{5}\left[\frac{3}{5}m\right]$$

$$= 15(i-1) + 7 = 15i - 8$$

50を5ずつまとめるので, $i = 10$

$$\sum_{k=1}^{50}\left[\frac{3}{5}k\right] = \sum_{i=1}^{10}(15i - 8)$$

$$= 15 \cdot \frac{10(10+1)}{2} - 8 \cdot 10 = 745$$

（答）

ム	メ	モ
7	4	5

物 理

解答　24年度

1 出題者が求めたポイント…単振り子, ジュール熱と比熱, 摩擦のある斜面, アルキメデスの原理, フックの法則

問1.
$$\begin{cases} T_1 = 2\pi\sqrt{\dfrac{\ell}{g}} \\ T_2 = 2\pi\sqrt{\dfrac{\ell}{g+a}} \end{cases}$$ より

$$\left(\dfrac{T_1}{T_2}\right)^2 = \dfrac{g+a}{g}$$

$$\therefore a = \left\{\left(\dfrac{T_1}{T_2}\right)^2 - 1\right\}g \quad b\cdots 答$$

問2. $Pt = mQ_{融} + mc\Delta T$

$$\therefore t = \dfrac{mkQ_{融} + mc\Delta T}{P}$$

$$= \dfrac{500 \times 330 + 500 \times 4.2 \times 100}{500} = 750(s) \quad d\cdots 答$$

問3.

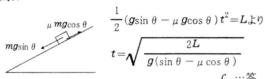

$\dfrac{1}{2}(g\sin\theta - \mu g\cos\theta)t^2 = L$ より

$$t = \sqrt{\dfrac{2L}{g(\sin\theta - \mu\cos\theta)}} \quad c\cdots 答$$

問4. 金属球にはたらく浮力の大きさをGとおくと, $F = \rho Vg$ より

$$V = \dfrac{F}{\rho g} = \dfrac{(1.0-0.80) \times 9.8}{1.0 \times 10^3 \times 9.8} = 2.0 \times 10^{-4}(m^3)$$

$2.0 \times 10^{-4} m^3 = 2.0 \times 10^2 cm^3 \quad e\cdots 答$

問5. 力Fで引いた時の加速度の大きさをaとおくと,

$$a = \dfrac{F}{3m} \quad k\ell = mg \text{より}, k = \dfrac{mg}{\ell}$$

$$x = \dfrac{ma}{k} = \dfrac{m \times \dfrac{F}{3m}}{\dfrac{mg}{\ell}} = \dfrac{F\ell}{3mg} \quad d\cdots 答$$

2 出題者が求めたポイント…浮力, 鉛直投げ上げ

問6. 気球に働く浮力の大きさをF, おもりを切り離した後の気球の加速度の大きさをa'とおくと, おもりを切り離す前後の運動方程式は,

$$\begin{cases} F - (m+M)g = (m+M)a \\ F - Mg = Ma' \end{cases}$$

$$\therefore a' = \dfrac{ma + Ma + mg}{M} = \left(1 + \dfrac{m}{M}\right)a + \dfrac{m}{M}g \quad a\cdots 答$$

問7. おもりが切り離されたときのおもりの初速度は$v_0 = aT$
鉛直投げ上げの式

$$0 = aT - \dfrac{1}{2}gt^2 \text{より}$$

$$t = 0, \dfrac{2aT}{g} \quad b\cdots 答$$

3 出題者が求めたポイント…運動量の保存, 力学的エネルギーの保存

問8. 衝突後の物体と弾の速度をVとおくと, 運動量の保存より, $mv = (m+M)V \to V = \dfrac{m}{m+M}v$

よって, 失われた運動エネルギーは,

$$\dfrac{1}{2}mv^2 - \dfrac{1}{2}(m+M)V^2$$

$$= \dfrac{1}{2}mv^2 - \dfrac{1}{2}(m+M)\left(\dfrac{m}{m+M}\right)^2 v^2$$

$$= \dfrac{1}{2}\left(1 - \dfrac{m}{m+M}\right)mv^2 = \dfrac{1}{2} \cdot \dfrac{mM}{m+M}v^2 \quad f\cdots 答$$

問9. 力学的エネルギーの保存より,

$$\dfrac{1}{2}(m+M)V^2 = (m+M)gh$$

$$\therefore h = \dfrac{V^2}{2g} = \dfrac{1}{2g}\left(\dfrac{m}{m+M}\right)^2 v^2 \quad a\cdots 答$$

4 出題者が求めたポイント…$p-V$図, 気体のした仕事

問10. $A \to B$では, 気体が得た熱量はすべて気体の内部エネルギーになるので,

$$\dfrac{3}{2}nR\Delta T = \dfrac{3}{2}(3p_0V_0 - p_0V_0) = \dfrac{3}{2} \cdot 2p_0V_0 = 3p_0V_0 \quad e\cdots 答$$

問11.

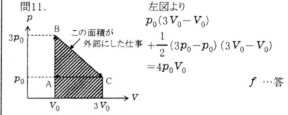

左図より
$p_0(3V_0 - V_0)$
$+ \dfrac{1}{2}(3p_0 - p_0)(3V_0 - V_0)$
$= 4p_0V_0 \quad f\cdots 答$

問12. BとCは温度が等しくなるので, $B \to C$の過程で外から得た熱と外にした仕事は等しい。
また, $C \to A$では外から$2p_0V_0$の仕事をされるので, 熱効率eは,

$$e = \dfrac{4p_0V_0 - 2p_0V_0}{3p_0V_0 + 4p_0V_0} = \dfrac{2}{7} ≒ 0.29 \quad c\cdots 答$$

5 出題者が求めたポイント…ドップラー効果

問13. 台車の後ろの音さの振動数をf'とおくと, うなりが聞こえないことから,

$$\dfrac{V}{V+u}f = \dfrac{V}{V-u}f' \qquad f' = \dfrac{V-u}{V+u}f \quad b\cdots 答$$

問14. $f' < f$なので, 1秒間に聞こえるうなりの回数nは,

$$n = \dfrac{V}{V+u}f - \dfrac{V}{V+u}f' = \dfrac{V}{V+u}f - \dfrac{(V-u)V}{(V+u)^2}f$$

$$= \dfrac{2uV}{(V+u)^2}f \quad f\cdots 答$$

6 出題者が求めたポイント…波動全般

問15. 管の長さを ℓ , はじめの音の波長を λ とおくと、開管で共鳴する条件より、

$$\frac{\ell}{n-1}=\frac{\lambda}{2}=\frac{1}{2}\cdot\frac{V}{f}$$

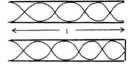

また、閉管で共鳴した音の振動数を f' 波長を λ' とおくと、

$$\frac{\ell}{2m-1}=\frac{\lambda'}{4}=\frac{1}{4}\cdot\frac{V}{f'}$$

この2式から、

$$\ell=\frac{(n-1)V}{2f}=\frac{(2m-1)V}{4f'}$$

$$f'=\frac{(2m-1)}{2(n-1)}f \qquad\qquad b\ \cdots 答$$

問16. 左図より、

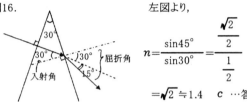

$$n=\frac{\sin 45°}{\sin 30°}=\frac{\frac{\sqrt{2}}{2}}{\frac{1}{2}}$$

$$=\sqrt{2}≒1.4 \qquad c\ \cdots 答$$

問17. はじめのレンズからスクリーンまでの距離を b 、レンズの焦点距離を f とおくと、

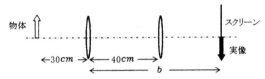

レンズの式より、

$$\begin{cases}\dfrac{1}{f}=\dfrac{1}{30}+\dfrac{1}{b}\\ \dfrac{1}{f}=\dfrac{1}{70}+\dfrac{1}{b-40}\end{cases}$$

$$\therefore b=70, f=21 (cm) \qquad b\ \cdots 答$$

問18.
a. ○
b. × 音は上空のほうが速くなる。
c. × 振動数は変わらない。波長が変わる。
d. ○
e. × 青い光のほうが散乱されやすい。

$\qquad\qquad\qquad\qquad a, d\ \cdots 答$

7 出題者が求めたポイント…電磁気全般

問19.
a. ○
b. × 誘導内の電場は打ち消しあう。
c. × 構成粒子内の電子の位置に偏りが生じ分極する。
d. ○
e. × 誘電分極→静電遮蔽

$\qquad\qquad\qquad\qquad a, d\ \cdots 答$

問20.

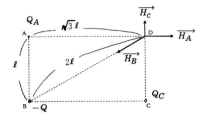

図より、

$$k\frac{Q}{(2\ell)^2}\times\frac{\sqrt{3}}{2}=k\frac{Q_A}{(\sqrt{3}\ell)^2}$$

$$\therefore Q_A=\frac{\sqrt{3}}{2}\times\frac{3}{4}Q=\frac{3\sqrt{3}}{8}Q \qquad d\ \cdots 答$$

問21. 電球に $4.8V$ の電圧を加えたときに流れる電流 I は、

$$P=VI より、 I=\frac{P}{V}=\frac{2.4}{4.8}=0.50$$

3つの電球の端子電圧を $4.8V$ にするためには、抵抗の電圧は $V_R=6.0-4.8=1.2(V)$
抵抗を流れる電流は $I_R=0.50\times 3=1.5(A)$
よって、 $R=\dfrac{V_R}{I_R}=\dfrac{1.2}{1.5}=0.80(Ω) \qquad b\ \cdots 答$

問22. 電池の内部抵抗を r とおくと、
電池が1個の場合、 $E-rI_1=RI_1$
電池が2個の場合、 $2E-2rI_2=RI_2$
この2式より、

$$r=\frac{2I_1-I_2}{2(I_2-I_1)}R \qquad f\ \cdots 答$$

問23. ローレンツ力が向心力になるので、 $evB=m\dfrac{v^2}{r}$

また、 $eV=\dfrac{1}{2}mv^2$ より $v=\sqrt{\dfrac{2eV}{m}}$

$$\therefore r=\frac{mv}{eB}=\frac{m}{eB}\sqrt{\frac{2eV}{m}}=\frac{1}{B}\sqrt{\frac{2mV}{e}} \qquad e\ \cdots 答$$

問24.
a. ○
b. × a が正しい。
c. × コイル内の磁束は変化しないので、誘導起電力が生じない。
d. × 同上
e. ○

$\qquad\qquad\qquad\qquad a, f\ \cdots 答$

問25. 電力の損失がないので、

$$I_1V_1=I_2V_2=\frac{V_2^2}{R_2}$$

$$\therefore I_1=\frac{V_2^2}{R_2V_1}=\frac{(1.0\times 10^2)^2}{20\times 3.0\times 10^3}=\frac{1.0\times 10^4}{6.0\times 10^4}≒0.17(A)$$

$\qquad\qquad\qquad\qquad b\ \cdots 答$

化　学

解答　24年度

1 出題者が求めたポイント……集合問題、小問30題

問1. a～dの各氏はノーベル化学賞を授与された。

問2. a. Cl^- $K-2$, $L-8$, $M-8$ Arと同じ電子配置。他はNeと同じ電子配置をしている。

問3. 同位体は原子番号が同じで質量数が異なる原子どうしである。原子番号と陽子数は一致する。

問4. c. $NaCl$ は温度の上昇につれて溶解度がほとんど変化しない物質である。70℃とかなり高温でも溶解度は大きくならない。溶解度曲線を見るとよく分かる。

問5. 希薄な塩基の水溶液であるため、$NaOH$のOH^-に対して、水の電離で生じたH^+が無視できなくなる。
$NaOH$の電離で生じたOH^-の濃度$[OH^-]_b$は
$[OH^-]_b = 5.0 \times 10^{-8}$ [mol/L]
水の電離で生じたOH^-の濃度$[OH^-]_w$は
$[OH^-]_w = [H^+]_w = x$ [mol/L]
全水酸化物イオン濃度$[OH^-]_t = 5.0 \times 10^{-8} + x$ [mol/L]
水のイオン積 $K_w = (5.0 \times 10^{-8} + x) \times x \times 1.0 \times 10^{-14}$
これを解くと $x ≒ 7.5 \times 10^{-8}$ [mol/L]
したがって、pHは
$pH = -\log_{10}(7.5 \times 10^{-8}) = 7.125 ≒ 7.1$

問6. 右図の蒸気圧曲線で考えるとわかりやすい。

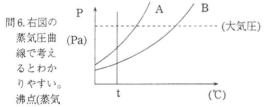

沸点(蒸気圧が大気圧と等しくなったときの温度)が低い物質の方が蒸発しやすい。

問7. 電離度と濃度の関係は、
$\alpha = \sqrt{\dfrac{K_a}{C}}$
$\alpha = 1.32 \times 10^{-2}$, $K_a = 1.8 \times 10^{-5}$ を代入すると、
$C = 1.03 \times 10^{-1} ≒ 0.10$ mol/L

問8. d. $HClO_4$

問9. 液体に液滴が分散している。マヨネーズや牛乳が該当する。乳化剤により均一になっている。

問10. $C + 2H_2 = CH_4 + 74$ kJ　……①
$C + O_2 = CO_2 + 394$ kJ　……②
$H_2 + \dfrac{1}{2}O_2 = H_2O(気) + 242$ kJ　……③
[②+③×2－①]を計算すると
$CH_4 + 2O_2 = CO_2 + 2H_2O(気) + 804$ kJ

問11. 最初に加えた水酸化ナトリウム水溶液の体積をV(mL)とすると次式が成り立つ。

$0.050 \times \dfrac{50}{1000} + 0.10 \times \dfrac{5.0}{1000} \times 2 = 0.10 \times \dfrac{V}{1000}$

$V = 35$ mL

問12. $MgCl_2 \cdot 6H_2O = 203.3$
0.10 mol/Lを1L作るためには、
$203.3 \times 0.10 = 20.3$ g を1L用メスフラスコに入れ、水を加えて溶かし、ちょうど1Lにする。

問13. a. 誤り。ほとんど電離していないので強い酸性を示さない。

問14. a. アンモニア水を過剰に加えると、$Al(OH)_3$の沈殿として分離できる。
Ag^+は$[Ag(NH_3)_2]^+$, Zn^{2+}は$[Zn(NH_3)_4]^{2+}$の錯イオンとして水溶液に溶ける。

問15. 流れた電子は、
$\dfrac{1.0 \times (32 \times 60 + 10)}{9.65 \times 10^4} = 2.0 \times 10^{-2}$ mol
陽極では、$2H_2O \rightarrow 4H^+ + O_2 + 4e^-$
発生するO_2は、
$\dfrac{1}{4} \times 32 \times 2.0 \times 10^{-2} = 0.16$ g

問16. 濃い青色である。

問17. e. $CH_3CH_2COOH + NaHCO_3$
　　　$\rightarrow CH_3CH_2COONa + H_2O + CO_2$

問18. b. アルブミン　タンパク質の検出反応

問19. b. 2-ブタノール　第二級アルコールを酸化すると得られる。

問20. フェノール性ヒドロキシ基をもつと呈色する。
c. チロシン
$HO-\langle ○ \rangle-CH_2-\overset{H}{\underset{NH_2}{C}}-COOH$

問21. ヨウ素デンプン反応は、
アミロース；濃青色(青紫色)
アミロペクチン；赤紫色
グリコーゲン；赤褐色
グリコーゲンは枝分かれが多く、1本の枝も短いためこのような呈色をする。

問22. e. スルファニルアミド
抗菌性化学療法剤。細菌の酵素を特異的に阻害する。

問23. $(C_6H_{10}O_5)_n \longrightarrow nC_6H_{12}O_6$ と変化する。
$162n$ (g) : $180n$ (g)
= 40.5 (g) : x (g)
これより、$x = 45.0$ (g)

問24. $C_6H_{12}O_6 \longrightarrow 2C_2H_5OH + 2CO_2$ と変化する。
発生したCO_2は、
$\dfrac{1.12}{22.4} = 0.050$ mol
生成したC_2H_5OHは、
$0.050 \times 46 = 2.3$ g

問25. アルギン酸が用いられている。多糖類の1つ。

問26. ポリエチレンテレフタレートがペットボトルである。

$$n \text{ HO-CH}_2\text{-CH}_2\text{-OH} + n \text{ HOOC-}\bigcirc\text{-COOH}$$
$$\rightarrow \pm\text{O-CH}_2\text{-CH}_2\text{-O-}\underset{O}{\overset{||}{C}}\text{-}\bigcirc\text{-}\underset{O}{\overset{||}{C}}\mp_n + 2n \text{ H}_2\text{O}$$

原料は，テレフタル酸とエチレングリコール。

問27. a.正しい。

pHが小さい，つまり酸性では，$\text{R-}\underset{\underset{NH_3}{|}}{\text{CH}}\text{-COOH}$（陽イオン）

pHが大きい，つまり塩基性では，$\text{R-}\underset{\underset{NH_2}{|}}{\text{CH}}\text{-COO}^-$（陰イオン）

が主に存在する。

等電点では，双性イオンが主に存在する。

問28. オリーブ油は不乾性油である。不飽和度の低い脂肪酸や飽和脂肪酸を多く含む。

オレイン酸が70〜80%含まれている。

問29. cが誤り。基質が活性部位に結合し，反応が終ると酵素から離れ，酵素は再び同じ触媒作用をする。

問30. キサントプロテイン反応である。濃硝酸とともに加熱すると黄色になり，アンモニア水を加えると橙黄色を呈する。

[解答]
問1. b 問2. a 問3. d 問4. c 問5. d 問6. d 問7. a
問8. d 問9. d 問10. d 問11. c 問12. e 問13. a
問14. a 問15. b 問16. d 問17. e 問18. b 問19. b
問20. c 問21. c 問22. e 問23. d 問24. c 問25. e
問26. a 問27. a 問28. e 問29. c 問30. d

2 出題者が求めたポイント……酸化還元反応，酸化剤の強さ，酸化還元滴定

(A)(1)式の作り方
$$\text{MnO}_4^- + 8\text{H}^+ + 5\text{e}^- \rightarrow \text{Mn}^{2+} + 4\text{H}_2\text{O} \quad \cdots\cdots①$$
$$\text{H}_2\text{O}_2 \rightarrow 2\text{H}^+ + \text{O}_2 + 2\text{e}^- \quad \cdots\cdots②$$

[①×2＋②×5]を計算すると，
$$2\text{MnO}_4^- + 5\text{H}_2\text{O}_2 + 6\text{H}^+ \rightarrow 2\text{Mn}^{2+} + 5\text{O}_2 + 8\text{H}_2\text{O}$$

(2)式の作り方
$$\text{H}_2\text{O}_2 + 2\text{H}^+ + 2\text{e}^- \rightarrow 2\text{H}_2\text{O}$$
$$2\text{I}^- \rightarrow \text{I}_2 + 2\text{e}^-$$

辺々加えると，
$$2\text{I}^- + \text{H}_2\text{O}_2 + 2\text{H}^+ \rightarrow \text{I}_2 + 2\text{H}_2\text{O}$$

(3)式の反応式
$$\text{H}_2\text{O}_2 + \text{SO}_2 \rightarrow \text{H}_2\text{SO}_4$$

(4)式の反応式
$$\text{Cl}_2 + \text{H}_2\text{O}_2 \rightarrow 2\text{HCl} + \text{O}_2$$
または，$\text{HClO} + \text{H}_2\text{O}_2 \rightarrow \text{H}_2\text{O} + \text{O}_2 + \text{HCl}$

問33. (1)式の反応でH_2O_2は還元剤として作用している。

(2)，(3)式では酸化剤として作用し，(4)式では還元剤として作用している。

問34. H_2SO_4を生じているので，＋6である。

問35. (3)式から，　$\text{H}_2\text{O}_2 > \text{SO}_2$

(4)式から，　$\text{Cl}_2 > \text{H}_2\text{O}_2$

酸化剤としての強さの順序は，
$$\text{Cl}_2 > \text{H}_2\text{O}_2 > \text{SO}_2$$

なお，SO_2は酸化剤にもなり得る。その例として，
$$2\text{H}_2\text{S} + \text{SO}_2 \rightarrow 3\text{S} + 2\text{H}_2\text{O}$$

(B)問31のイオン反応式を化学反応式で示すと，
$$2\text{KMnO}_4 + 5\text{H}_2\text{O}_2 + 3\text{H}_2\text{SO}_4$$
$$\rightarrow \text{K}_2\text{SO}_4 + 2\text{MnSO}_4 + 5\text{O}_2 + 8\text{H}_2\text{O}$$

問36. 酸化還元滴定の結果から，用いたH_2O_2水の濃度を$x(\text{mol/L})$とすると，
$$0.10 \times \frac{7.00}{1000} : x \times \frac{10.00}{1000} = 2 : 5$$
$$x = 0.175$$

市販のH_2O_2水は，
$$0.175 \times 5 = 0.875 \fallingdotseq 8.8 \times 10^{-1} \text{ mol/L}$$

問37. cが正しい。

KMnO_4水溶液を滴下すると，MnO_4^-の赤紫色が消える。H_2O_2がなくなると，赤紫色が消えなくなり，終点となる。

(C)この時の変化は，
$$\text{H}_2\text{O}_2 + 2\text{KI} + \text{H}_2\text{SO}_4 \rightarrow \text{K}_2\text{SO}_4 + 2\text{H}_2\text{O} + \text{I}_2$$
$$2\text{Na}_2\text{S}_2\text{O}_3 + \text{I}_2 \rightarrow 2\text{NaI} + \text{Na}_2\text{S}_4\text{O}_6$$

滴定の結果から生じたI_2は，
$$0.10 \times \frac{11.0}{1000} \times \frac{1}{2} = 5.5 \times 10^{-4} \text{ mol}$$

したがって，反応したH_2O_2は，5.5×10^{-4} mol

その濃度は，
$$\frac{5.5 \times 10^{-4}}{10.0/1000} = 5.5 \times 10^{-2} (\text{mol/L})$$

原液は，
$$5.5 \times 10^{-2} \times 10 = 5.5 \times 10^{-1} \text{ mol/L}$$

溶液1Lを考えると，
$$\frac{5.5 \times 10^{-1} \times 34}{1000 \times 1.0} \times 100 = 1.87 \fallingdotseq 1.9\%$$

問39. eが正しい。

$$\text{H}_2\text{O}_2 + 2\text{H}^+ + 2\text{KCl} \rightarrow \text{ この反応が起こらないため。}$$

これは，酸化剤としての強さが，
$$\text{Cl}_2 > \text{H}_2\text{O}_2 \quad \text{のためである。}$$

問40. eが誤り。

$$\text{H}_2\text{O}_2 + 2\text{H}^+ + 2\text{e}^- \rightarrow 2\text{H}_2\text{O}$$
$$\text{H}_2\text{S} \rightarrow 2\text{H}^+ + \text{S} + 2\text{e}^-$$

両式から，$\text{H}_2\text{O}_2 + \text{H}_2\text{S} \rightarrow 2\text{H}_2\text{O} + \text{S}$

H_2SO_4を生成する反応は起こらない。

aは正しい。水溶液中で弱酸性を示す。したがって水より酸性が強いといえる。電気伝導度は，水の50倍である。

[解答]
問31. f 問32. b 問33. c 問34. b 問35. e 問36. a
問37. c 問38. b 問39. e 問40. e

3 出題者が求めたポイント……元素分析，中和滴定，脂肪族化合物の推定，油脂の構造

(1) 問41. C，Hの質量を求めると，

C；$52.8 \times \dfrac{12}{44} = 14.4$ mg

H；$10.8 \times \dfrac{1 \times 2}{18} = 1.2$ mg

したがって，Oの質量は，
$34.8 - (14.4 + 1.2) = 19.2$ mg

問42. 原子数比を求めると，

$C : H : O = \dfrac{14.4}{12} : \dfrac{1.2}{1} : \dfrac{19.2}{16}$
$= 1.2 : 1.2 : 1.2 = 1 : 1 : 1$

したがって，組成式は，CHO
化合物Aの分子量をMとすると，

$\dfrac{0.290}{M} = \dfrac{1}{2} \times 0.10 \times \dfrac{50.0}{1000}$ ， $M = 116$

$(CHO) \times n = 116$ として，$n = 4$
分子式は，$C_4H_4O_4$

問43. マレイン酸

H＼C=C／COOH　　　　H-C=C／C＼
H／　　　＼COOH　加熱→　H-C=C＼C／O ＋ H_2O
　　　　　　　　　　　　　　　　O
　　(B)　　　　　　　　(C)

問44. 化合物Cの環を構成する原子の数は5個である。
それぞれの構造式を書いて判断する。bのアスコルビン酸はむつかしい。これ以外は書けるであろう。

a. C₆H₅CH₃ (6)　c. グルコース (6)　d. CH₂-CH₂ エポキシド (3)

e. ε-カプロラクタム (7)　f. シトシン (6)

bは書けないが，他の5つについて明らかならばbと答えられる。

b. アスコルビン酸
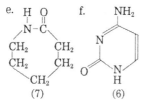

問45. f 無水酢酸
$CH_3-C(=O)-O-C(=O)-CH_3$
が該当する

c. $CH_3-C(=O)-NH_2$
e. シクロペンタノン

(2) 問46. 油脂1 molとKOH 3 molが反応するので，油脂の分子量をMとすると，
$M : 3 \times 56.1 = 2.65 : 0.504$， $M = 884.9 \approx 885$

問47. 油脂とヨウ素との反応から $>C=C<$ の数が分かる。
油脂 1.00 gの物質量
$\dfrac{1.00}{885} = 1.13 \times 10^{-3}$ mol

I_2 1.15 gの物質量
$\dfrac{1.15}{254} = 4.53 \times 10^{-3}$ mol

油脂1分子中に，$\dfrac{4.53 \times 10^{-3}}{1.13 \times 10^{-3}} = 4$

4個の $>C=C<$ を含むことがわかる。
油脂1分子中に，Eを1個，Fを2個含むので，Eは $>C=C<$ を2つもつと判断できる。
したがって，この不飽和脂肪酸は，リノール酸である。

問48. 油脂1 molに H_2 は4 mol付加するので，
$1.13 \times 10^{-3} \times 4 \times 22.4 \times 10^3 = 101.2$ mL

問49. この油脂の構造式は，
$CH_2-O-C(=O)-C_{17}H_{31}$
$C^*H-O-C(=O)-C_{17}H_{33}$ （C*が不斉炭素原子）
$CH_2-O-C(=O)-C_{17}H_{33}$

(ア) $CH_2-O-C(=O)-C_{17}H_{33}$
　　$CH-O-C(=O)-C_{17}H_{31}$
　　$CH_2-O-C(=O)-C_{17}H_{33}$
この1種類のみ。故に，正しい。

(オ) 構造式は決定できる。正しい。

問50. H_2 を付加すると $>C=C<$ がなくなり飽和脂肪酸になる。その結果，融点が上がる。このような油脂を硬化油という。

[解答]
問41. d 問42. c 問43. a 問44. b 問45. f 問46. e
問47. a 問48. b 問49. b 問50. c

生　物

解答　　24年度

I　出題者が求めたポイント(ⅠⅡ・細胞膜)

問1.接眼ミクロメータ31目盛りが150 μmに相当するので、45目盛りのゾウリムシは約220 μmになる。

問2.ゾウリムシは単細胞の真核生物で従属栄養生物である。

問3.表から繊毛運動にはATPとマグネシウムイオン(前進)が必要であること、カルシウムイオンによって後進が起こることを読み取ることができる。

問4.5.機械刺激で開くカルシウムイオンチャネル、膜電位の変化(興奮)によって開くカルシウムイオンチャネル、能動輸送としてのカルシウムイオンポンプのそれぞれの役割を文脈に沿って考える。

問6.図1bは静止電位がさらに低下している(過分極)。

〔解答〕

問1.e　問2.c　問3.d, f　問4.b

問5.イ.b　エ.d　オ.e　問6.b

II　出題者が求めたポイント(ⅠⅡ・遺伝)

問7.8.

	赤	桃	白		紫	緑
P	1		1		1	1
F_1		1			1	
F_2	1	2	1		3	1
F_3	3	2	3		5	3
F_4	7	2	7		9	7

問9.F_2の分離比は、1：2：1と3：1の組み合わせになるので、3：6：3：1：2：1

問10.桃：白＝1：1なので、Aa×aa
　　紫：緑＝3：1なのでBb×Bb

〔解答〕

問7.g　問8.j　問9.e　問10.e, f

III　出題者が求めたポイント(Ⅰ・筋収縮)

問12.A点とB点の刺激で、収縮までに1/1000の差が出ることから、伝導速度は

(70 − 30) mm/0.001秒＝40 m/秒

問13.A点を刺激して筋収縮が始まるまでの1ミリ秒の内訳は、伝導(距離30 mm)にかかる時間が0.75ミリ秒と興奮が伝えられてから収縮が始まるまでの0.25ミリ秒である。この0.25ミリ秒はシナプスでの伝達時間と、筋細胞の興奮から収縮までの時間を含む。

問14.細いフィラメント(アクチン)だけの部分は明帯で、収縮時には短くなる。太いフィラメント(ミオシン)がある部分は暗帯で収縮時に長さは変化しないが、アクチンとミオシンが重なる部分は収縮とともに長くなる。

問15.二回目の刺激に対しての反応が追加されると考える。

問16.ニューロンの刺激と直接刺激の収縮がほぼ同じで

あるので、薬物の影響は筋細胞の興奮が起こる以前の部分である。神経繊維の伝導、シナプスでの伝達(受容体も含む)が考えられる。

〔解答〕

問11.ア a　イ d　ウ c　エ a　オ e

問12.①j　②d　③j　問13.①j　②b　③e

問14. d　問15. e　問16.b, c, d

IV　出題者が求めたポイント(Ⅱ・遺伝子発現)

問18.ラクトースはガラクトースとグルコースからなる二糖類である。

問20.bはエネルギー源となるグルコース、ラクトースが含まれないので変異大腸菌もベクター導入大腸菌も生育しない。h(変異大腸菌のみ)はベクターを導入していないためアンピシリン耐性を持たないので生育しない。

問21.DNAの導入率が0.1％であるので、99.9％はベクターが導入されない。アンピシリンが添加されていない培地ではベクターが導入されない変異大腸菌も生育できるのでコロニー数が多くなる。ただし、gはグルコースがないので変異大腸菌が増殖できない。

問22.f, gは変異大腸菌は生育せず、ベクター導入大腸菌のみがラクトースのみを分解して生育している。すべての大腸菌が β −ガラクトシダーゼを発現しているので、コロニーは青色を呈する。eでも、変異大腸菌は生育せず、物質ベクター導入大腸菌のみが物質Aの働きによって β −ガラクトシダーゼを発現しているので、コロニーは青色を呈すると考えられる。

〔解答〕

問17.ア.f　イ.a　ウ.i　問18.b　問19.a

問20.b, h　問21.a, i　問22.f, g, (e)

V　出題者が求めたポイント(Ⅱ・進化・系統)

問23.ラン藻(シアノバクテリア)は酸素発生型の光合成を行う細菌(真正細菌)である。27億年ほど前に出現したと考えられている。植物の葉緑体はシアノバクテリアの細胞内共生によって成立したと考えられている。

問24.シアノバクテリアの光合成によって酸素が増加し、海洋中の鉄の酸化が起こり、さらに大気中の酸素の増加によって好気性の呼吸を行う生物が生じたと考えられる。そのバクテリアの細胞内共生によってミトコンドリアが成立し、真核細胞が誕生した。さらに真核生物の中から多細胞生物が出現してくることにつながる。

問25.シアノバクテリアは原核細胞なので、細胞小器官が発達していない。

〔解答〕

問23. a　問24.b, c, f　問25.d, e, f

平成23年度

問 題 と 解 答

平成23年度

英 語

問題

23年度

〔Ⅰ〕 次の英文を読み，後に続く質問1〜14にもっとも適する答えを選びなさい。

New forms of media have always caused moral panics: the printing press, newspapers, paperbacks and television were all once denounced as threats to their consumers' brainpower and moral fiber. So too with electronic technologies. PowerPoint, we're told, is reducing **discourse** to bullet points. Search engines lower our intelligence, encouraging us to skim on the surface of knowledge rather than dive to its depths. Twitter is shrinking our attention spans.

But such panics often fail basic reality checks. When comic books were accused of turning juveniles into delinquents in the 1950s, crime was falling to record lows, just as the denunciations of video games in the 1990s **coincided** with the great American crime decline. The decades of television, transistor radios and rock videos were also decades in which I. Q. scores rose continuously.

For a reality check today, take the state of science, which demands high levels of brainwork and is measured by clear **benchmarks** of discovery. These days scientists are never far from their e-mail, rarely touch paper and cannot lecture without PowerPoint. If electronic media were hazardous to intelligence, the quality of science would be plummeting. Yet discoveries are multiplying like fruit flies, and progress is dizzying. Other activities in the life of the mind, like philosophy, history and cultural criticism, are likewise flourishing, as anyone who has lost a morning of work to the Web site Arts & Letters Daily can attest.

Critics of new media sometimes use science itself to press their case, citing research that shows how "experience can change the brain." But cognitive neuroscientists roll their eyes at such talk. Yes, every time we learn a fact or skill the wiring of the brain changes; it's not as if the information is stored in the pancreas. But the existence of neural plasticity does not mean the brain is a blob of clay pounded into shape by experience.

Experience does not **revamp** the basic information-processing capacities of the brain. Speed-reading programs have long claimed to do just that, but the **verdict** was rendered by Woody Allen after he read "War and Peace" in one sitting: "It was about Russia." Genuine multitasking, too, has been exposed as a myth, not just by laboratory studies but by the familiar sight of an S. U. V. undulating between lanes as the driver cuts deals on his cellphone.

Moreover, the effects of experience are highly **specific** to the experiences themselves. If you train people to do one thing (recognize shapes, solve math puzzles, find hidden words), they get better at doing that thing, but almost nothing else. Music doesn't make you better at math, conjugating Latin doesn't make you more logical, brain-training games don't make you smarter. **Accomplished** people don't bulk up their brains with intellectual calisthenics; they immerse themselves in their fields. Novelists read lots of novels, scientists read lots of science.

The new media have caught on for a reason. Knowledge is increasing exponentially; human brainpower and waking hours are not. Fortunately, the Internet and information technologies are helping us manage, search and retrieve our collective intellectual output at different scales, from Twitter and previews to e-books and online encyclopedias. Far from making us stupid, these technologies are the only things that will keep us smart.

1. The word "discourse" in line 4 is closest in meaning to

   a) technology

   b) presentation

   c) discussion

   d) intelligence

2. The word "coincided" in line 10 is closest in meaning to

   a) happened separately

   b) happened at the same time

   c) happened before

   d) happened after

3. The word "benchmarks" in line 15 is closest in meaning to

   a) standards by which things are judged

   b) movements to achieve more progress

c) events that create new things

d) successes in scientific achievement

4. The word "revamp" in line 29 is closest in meaning to

a) change the order of

b) downgrade

c) process

d) restructure

5. The word "verdict" in line 31 is closest in meaning to

a) modification

b) novel

c) conclusion

d) conflict

6. The word "specific" in line 35 is closest in meaning to

a) difficult to learn from

b) relating to a particular subject

c) especially good at something

d) going beyond the original purpose

7. The word "accomplished" in line 40 is closest in meaning to

a) recommended

b) ordinary

c) intelligent

d) talented

8. What is the purpose of this article?

a) To give a warning about the dangers of using too many new technologies.

b) To help us understand the problems of adopting new technologies before their effects are known.

c) To make us want to use new technologies more.

d) To counter arguments that new technologies are harmful to us.

9. According to the text, what is the main argument against the new electronic technologies?

a) They require too much brainpower.

b) They force us to go too deeply into subjects.

c) They make us less intelligent.

d) They have been denounced.

10. What example does the text give of a past panic?

a) PowerPoint

b) search engines

c) IQ scores

d) video games

11. What argument does the author make to show that the current panic might be false?

a) Many scientists are making discoveries using old technology.

b) Scientists are making new advancements despite using the new technologies.

c) Scientists are more interested in art and culture than before.

d) Crime is declining despite an increase in video games and other technologies.

12. According to the article, what is a common argument used by people who are critical of the new media technologies?

a) That experience changes how the brain functions.

b) That the claims made by speed-reading programs are false.

c) That multitasking is really just a myth.

d) Both b & c.

13. According to the article, in what ways does experience really change our brains?

a) Experience can improve the way our brains work in general.

b) Experience makes us more skilled only in the thing we are experiencing.

c) Experience can make us better at many things beyond what we are trained in.

d) Experience does not actually change how our brains function at all.

14. According to the article, why have the new technologies become popular?

   a) They help us deal with the greater amount of information that is available today.

   b) They help us to organize our information into bullet points.

   c) They help us to collect our information into one place.

   d) They help us to increase our knowledge exponentially in a shorter period of time.

〔Ⅱ〕　次の英文を読み，後に続く質問 15〜30 にもっとも適する答えを選びなさい。

About 20 million people were killed in the First World War, but many more died in a global epidemic during the last year of the war. We do not know exactly how many people died in the Spanish Flu epidemic of 1918, but estimates range from 50 to 100 million worldwide, making it the deadliest epidemic in world history.

The Spanish Flu came in three distinct waves that hit in quick **succession** in the span of one year. The first known cases occurred in military camps in the United States in March of 1918. The US was sending hundreds of thousands of soldiers to Europe to fight in the war, and this large movement of troops helped spread the disease. By May of 1918 the epidemic had spread to nearly every country in Europe, and by summer it had infected people in India, China, Russia, and Africa. The first country to publicly report about it was Spain, which is why it became known as the Spanish flu.

By July the epidemic seemed to be dying down, but it soon reappeared in a second wave. In August it hit cities in France, Africa, and the US almost simultaneously, and this new version was much worse. While the first wave of flu was very **contagious**, it did not kill many people. The second wave had a much higher mortality rate — about 20 times that of regular flu. Even more unusually, a high percentage of fatalities were healthy people between twenty and forty years old.

Those infected with the flu often died quickly. Soon after becoming infected, the victims would come down with fever, headache, and coughing. They would often turn blue from cyanosis as their blood became deprived of oxygen, and blood would come out of their noses and mouths. Victims would suffocate to death from the liquid in their **breathing passages**. Sometimes, the disease would progress so quickly that some people would be fine in the evening and dead by the next morning.

Doctors had no adequate way of treating the disease. Knowledge about influenza and viruses was still in its early stages, so medical research focused on simply trying to understand the disease and gathering data. Most treatments were concerned with **alleviating** the symptoms of the disease with pain medicines such as aspirin. Some attempts were made to create a vaccine, but these were unsuccessful.

Since medical science provided no cure, public health officials tried various measures to control the disease. Some cities required people to wear gauze masks and banned spitting in public. Stores were not allowed to hold sales, and schools were closed. These measures proved ineffective, though. In the US, over 200,000 people died of the flu in October alone. So many people died so quickly that medical and public services were **overwhelmed**. Mass graves had to be dug because of a lack of coffins and space to keep the bodies.

Like the second wave, the third wave occurred just as the epidemic seemed to be going away. When the war ended in November of 1918, people took to the streets in mass celebration. This, plus the thousands of soldiers returning home, allowed the flu to **resurge**. This third occurrence killed fewer people than the second wave, but more than the first. By the following spring it seemed to have finally ended.

Researchers are still studying the 1918 flu today. No one knows why this flu was so much worse than other outbreaks. Later epidemics, such as the swine flu of 2009, have been similar to the Spanish Flu, but not nearly so deadly. The worry still remains, though, that a similar catastrophic epidemic could happen again.

15. The word "succession" in line 6 is closest in meaning to

   a. relation

   b. sequence

   c. reaction

   d. deadliness

16. The word "contagious" in line 17 is closest in meaning to

   a. communicable but not fatal

   b. fatal but not communicable

c. transmissible by contact

d. responsible for a lot of suffering

17. The term "breathing passages" in line 25 refers to the

a. trachea

b. esophagus

c. throat

d. lungs

18. The word "alleviating" in line 31 is closest in meaning to

a. removing

b. curing

c. condoning

d. relieving

19. The word "overwhelmed" in line 39 is closest in meaning to

a. barely adequate

b. taking extraordinary measures

c. unable to cope

d. left in a state of panic

20. The word "resurge" in line 44 is closest in meaning to

a. recombine with something else

b. continue again after an interruption

c. continue without stopping

d. go away for a second time

21. The Spanish Flu was unusual because

a. it came in three, quick waves.

b. it was extremely deadly.

c. it killed young, healthy people.

d. all of the above.

22. The Spanish Flu spread quickly around the world because

   a. it was carried by many soldiers traveling to war.

   b. governments did not publicly report about it.

   c. it came in three waves.

   d. it hit many areas simultaneously.

23. Why was the epidemic called the Spanish Flu?

   a. It originated in Spain.

   b. More people died of it in Spain than in other countries.

   c. US soldiers first contracted it in Spain.

   d. It was first announced in Spain.

24. The second wave of the epidemic

   a. came several months after the end of the first wave.

   b. did not kill so many people.

   c. caused the most fatalities.

   d. started in Africa.

25. What was NOT mentioned as a symptom of the Spanish Flu?

   a. Blood emerging from the victims' mouths

   b. Blue skin color

   c. Headache and fever

   d. High blood pressure

26. People who caught the disease

   a. sometimes died within a day.

   b. were only in danger of dying if they were young.

   c. needed to drink lots of liquids.

   d. would die from blood in their lungs.

27. Medical researchers of the time

   a. did not understand anything about viruses.

   b. were just beginning to learn about viruses.

   c. believed that aspirin could cure the flu.

   d. were mainly concerned with preventing the disease.

28. Public efforts to fight the epidemic

    a. helped reduce the number of deaths.

    b. were effective once vaccines were developed.

    c. were inadequate.

    d. centered on digging mass graves.

29. The third wave of the epidemic

    a. was the deadliest of the three waves.

    b. was the least deadly of the three waves.

    c. was deadlier than the second wave but not as deadly as the first wave.

    d. was deadlier than the first wave but not as deadly as the second wave.

30. The Spanish Flu was significant because

    a. there remains the danger of a recurrence.

    b. later epidemics have not been as deadly.

    c. it was the first example of how to fight an epidemic.

    d. it showed how global the world had become.

〔Ⅲ〕 次の 31～35 の英文のそれぞれについて，誤りを含んだ下線部の記号をマークしなさい。

31. Engineers have been working <u>for years</u> to <u>perfect</u> a car that <u>runs on</u>
                     (a)   (b)   (c)
hydrogen <u>other than</u> conventional gasoline.
       (d)

32. The new study <u>reinforces</u> the idea <u>that</u> is a strong link <u>between</u> exercise
               (a)   (b)   (c)
and <u>insulin insensitivity.</u>
   (d)

33. According to the <u>standard</u> model, <u>only</u> four percent of our universe is
                  (a)   (b)
<u>make up</u> of <u>familiar</u> components such as planets, stars, and gas.
 (c)   (d)

34. <u>Despite</u> years of study, researchers <u>still</u> have <u>only</u> a vague <u>understand</u> of
  (a)   (b)   (c)   (d)
the phenomenon.

東邦大学（医）23 年度　（10）

35. Along with a few accounts recorded hundreds of years after the event, we
　　　(a)　　　　　　　　　　　　　(b)　　　　　　　　　　　　　　　(c)
know practically nothing about the siege of Troy.
　　　(d)

〔Ⅳ〕　次の英文を読み，後に続く質問 36～45 にもっとも適する答えを選びなさい。

　　A store owner was tacking a sign above his door that read "Puppies for Sale." Signs like that have a way of attracting small children, and sure enough, a little boy appeared under the store owner's sign. "_____" he asked.
　　　　　　　　　　　　　　　　　　　　　　　　　　　　　　　　36

　　The store owner replied, "Anywhere from $30 to $50."

　　The little boy reached in his pocket and pulled out some change. "I have $2. 37," he said. "Can I please look at them?"

　　The store owner smiled and whistled and out of the kennel came Lady, who ran down the aisle of his store followed by five teeny, tiny balls of fur. One puppy was lagging considerably behind. Immediately the little boy singled
　　　　　　　　　　　　　37　　　　　　　　　　　　　　　　　　　　　　38
out the lagging, _____ puppy and said, "What's wrong with that little dog?"
　　　　　　　　39

　　The store owner explained that the veterinarian had examined the little puppy and had discovered it didn't have a hip socket. It would always limp. It would always be lame. The little boy became excited. "_____."
　　　　　　　　　　　　　　　　　　　　　　　　　　　　　　　　　40

　　The store owner said, "No, you don't want to buy that little dog. If you really want him, I'll just give him to you."

　　The little boy got quite _____. He looked straight into the store owner's
　　　　　　　　　　　　　　41
eyes, pointing his finger, and said, "I don't want you to give him to me. That little dog is worth every bit as much as all the other dogs and I'll pay full price. In fact, I'll give you $2. 37 now, and 50 cents a month until _____."
　　　　　　　　　　　　　　　　　　　　　　　　　　　　　　　　42

　　The store owner _____, "You really don't want to buy this little dog. He
　　　　　　　　　　43
is never going to be able to run and jump and play with you like the other puppies."

　　To this, the little boy reached down and rolled up his pant leg _____. He
　　　　　　　　　　　　　　　　　　　　　　　　　　　　　　　　　44
looked up at the store owner and softly replied, "Well, I don't run so well myself, and the little puppy will need someone who understands!"

36. Which of the following is the most appropriate for the underlined part 36 ?

　　a. How much are you going to sell the puppies in?

　　b. How much are you going to sell the puppies for?

c. What are you going to sell the puppies of?

d. What are you going to sell the puppies on?

37. What does word ⟦37⟧ mean?

  a. a little

  b. some

  c. a lot

  d. most

38. What does phrase ⟦38⟧ mean?

  a. felt sorry for

  b. cared for

  c. supported

  d. paid attention to

39. Which word is the best for blank ⟦39⟧ ?

  a. limping

  b. panting

  c. sniffing

  d. barking

40. Which of the following is the most appropriate for the underlined part ⟦40⟧ ?

  a. That is the puppy that I want to buy little

  b. That little is the puppy that I want to buy

  c. The puppy that I want to buy is that little

  d. That is the little puppy that I want to buy

41. Which word is the best for ⟦41⟧ ?

  a. pleased

  b. upset

  c. satisfied

  d. tolerant

42. Which of the following is the most appropriate for the underlined part 42 ?

    a . I have him pay

    b . I have him paid

    c . I have him pay for

    d . I have him paid for

43. Which word is the best for blank 43 ?

    a . agreed

    b . convinced

    c . countered

    d . expressed

44. Which of the following is the most appropriate for the underlined part 44 ?

    a . a badly twisted, crippled left leg to reveal a big metal brace supported by

    b . supported a badly twisted, crippled left leg by a big metal brace to reveal

    c . by a big metal brace to reveal a badly twisted, crippled left leg supported

    d . to reveal a badly twisted, crippled left leg supported by a big metal brace

45. What is the most important theme of this story?

    a . Empathy

    b . Friendship

    c . Compromise

    d . Justice

〔Ⅴ〕 次の英文を読み，後に続く質問 46〜55 にもっとも適する答えを選びなさい。

    White rice joins the growing list of refined carbohydrates with links to increased risks for diabetes, according to a new large study that quantified (46) for consumers of white rice — as well as brown rice.

Turning brown rice white entails removing a rice grain's bran and germ,
which uncovers the white endosperm. The process also raises the grain's
glycemic index (a measure of a carbohydrate's ability to raise blood sugar)
and strips away vitamins, fiber, magnesium and other components that might
help keep diabetes at bay.

The new findings have key health implications because more than 70
percent of rice eaten in the U. S. is white rice, noted the authors of the new
study, led by Qi Sun of the Department of Nutrition at the Harvard School of
Public Health. The findings were published online June 14 in *Archives of
Internal Medicine*.

(49) the reported health, dietary and lifestyle habits of 197, 228 U. S.
adults, the researchers found a striking difference in rates of type 2 diabetes
between those who ate a lot of white rice and those who consumed (50)
brown rice. Even after controlling for age, lifestyle, diet, ethnicity and other
variables, the researchers still found a significant difference in risk.

Those who consumed at least five servings (150 grams each) of white rice
per week had a 17 percent higher risk of getting type 2 diabetes than those
who (51) ate any white rice at all. And people who were eating at least
two servings of brown rice a week had an 11 percent lower chance of getting
the disease than those who ate less than one serving of it a month. The
authors calculated that (52) white with brown rice would lower the
chances of type 2 diabetes by 16 percent.

Brown rice, however, did not appear to be the most effective whole grain
for fending off diabetes. The researchers found that substituting about 50
grams of other whole grains (such as whole wheat or barley) for that much of
(uncooked) white rice each day could reduce diabetes risk by as much as 36
percent.

Although rice currently makes up a small portion of most U.S. diets
(generally less than two percent of total daily energy intake), in other parts of
the world, such as Japan, rice can be responsible for nearly 30 percent of daily
average energy intake, Sun and his colleagues noted. Nevertheless, the
researchers concluded in their paper, "From a public health point of view,
(55)" to help prevent type 2 diabetes.

46. Which word is most appropriate for blank 46 ?

    a. carbohydrates

    b. risks

    c. diabetes

    d. correlation

47. Which word can be substituted for word 47 ?

    a. requires

    b. shows

    c. encourages

    d. ensures

48. How can underlined part 48 be paraphrased?

    a. found

    b. cured

    c. going

    d. away

49. Which is most appropriate for blank 49 ?

    a. Assess

    b. To assess

    c. Assessing

    d. Assessed

50. Which word goes in blank 50 ?

    a. little

    b. less

    c. many

    d. more

51. Which is most appropriate for blank 51 ?

    a. more often than not

    b. hardly

    c. once in a while

    d. sometimes

52. Which is most appropriate for blank ⑤2 ?

 a．will replace

 b．replaced

 c．replacing

 d．has replaced

53. How can underlined part ⑤3 be paraphrased?

 a．protecting you from diabetes

 b．curing diabetes

 c．alienating you from diabetes

 d．suffering from diabetes

54. How can underlined part ⑤4 be paraphrased?

 a．a little bit more

 b．a little bit less

 c．about the same amount

 d．a great deal

55. Which of the following is most appropriate for blank ⑤5 ?

 a．replacing whole grains, including brown rice, by refined grains such as white rice, should be recommended

 b．replacing refined grains such as white rice by whole grains, including brown rice, should be recommended

 c．replacing brown rice, including whole grains, by refined, white rice, should be recommended

 d．replacing refined, white rice by brown rice, including whole grains, should be recommended

〔Ⅵ〕 次の英文を読み，それぞれのカッコ内のもっとも適する語句を選びなさい。

 Arthritis is an inflammation of the joints (the junctures where the ends of two or more bones meet).

 Inflammation ⑤6 (a. generates b. develops c. produces d. brings) in one of two ways. With *osteoarthritis*, there is gradual wearing away of cartilage in the joints. Healthy cartilage is the 57 (a. changeable b. elastic c. rubberized d. flashy) tissue that lines and cushions the joints and allows bones to move smoothly against one another. When this cartilage 58 (a. lessens b. shortens c. deteriorates d. advances), the bones rub together, causing pain and swelling. Permanent damage and stiffness of the joints are possible. 59 (a. Because b. When c. If d. Although) osteoarthritis can result from direct injury to the joint, it commonly occurs in adults over the age of 55, because of long-term wear and tear on the joints.

Rheumatoid arthritis can attack at any age. This form of arthritis affects all the connective tissues in the body. The precise cause of rheumatoid arthritis is unknown. Some researchers believe that a virus 60 (a. triggers b. leads c. brings d. involves) the disease, causing an autoimmune response whereby the body develops an allergy to its own tissues. However, evidence for this theory is inconclusive as yet. What is confirmed is the progression of the condition. First, the synovium (the thin membrane 61 (a. to line b. lines c. lining d. lined) and lubricating the joint) becomes inflamed. The inflammation eventually destroys the cartilage. As scar tissue gradually replaces the damaged cartilage, the joint becomes misshapen and rigid.

62 (a. If leaves untreated b. If to leave untreated c. If leaving untreated d. If left untreated), rheumatoid arthritis may damage the heart, lungs, nerves, and eyes. Osteoarthritis can cause permanent damage and stiffness of the joints.

Arthritis is not an inherited disease. 63 (a. Therefore b. Furthermore c. Nonetheless d. Moreover), people who have a family history of arthritis are more likely to develop the disease. Women are at greater risk than men, although the reason for this is unclear. Excess body weight may promote osteoarthritis because of increased load on the joints. Constant sports- or job-related joint abuse may encourage arthritis, but inactivity can also cause the problem.

Symptoms of arthritis include swelling, tenderness, pain, stiffness, and redness in one or more joints. For many patients, pain is greatest in the morning and subsides 64 (a. as b. because c. unless d. when) the day progresses. Damp weather and emotional stress do not cause arthritis, but they can make symptoms worse.

With rheumatoid arthritis, these symptoms may be accompanied by more generalized feelings of fatigue and fever. This form of arthritis may go into periods of remission, when symptoms disappear. When symptoms return, 65 (a. so b. but c. as d. however), they are often more severe.

[Ⅶ]　問 66 から問 68 は段落が組みかえられた一つの記事です。それぞれの問の文章を正しい順番に並び変え，問 69 では問 66 から問 68 の段落を一つの話として成り立つように並べ変えなさい。

66.

　　a) Though the high-pitched squeal was a "poor imitation" of a baby, it was similar enough to attract curious adult tamarins feeding nearby, Rohe said.

　　b) But when the monkeys crept closer, they spotted the margay and escaped before the cat could attack.

　　c) Listed as near threatened by the International Union for Conservation of Nature (IUCN)

　　d) — meaning it's likely to face a high risk of extinction in the near future —

　　e) the margay is a spotted cat that grows to about 7 pounds (3.3 kilograms) and typically feeds on small mammals, birds, and reptiles.

　　a) a—b—c—d—e　　　　b) a—d—c—e—b
　　c) a—c—b—e—d　　　　d) a—e—d—c—b
　　e) a—c—d—b—e

67.

　　a) Scientists in the Amazon rain forest's Reserva Florestal Adolpho Ducke, near Manaus, Brazil, heard a margay imitating the call of a baby pied tamarin monkey in 2005.

　　b) Rohe added that he's unaware of any other predators in the world using vocal mimicry as a hunting tool.

c) It was the first — and so far, only — scientifically documented case of a cat imitating a prey species in the Americas, team member Fabio Rohe, a researcher for the New York-based nonprofit WCS, said in an email.

d) The margay, or tree ocelot, mimics monkey calls to draw in prey, the nonprofit Wildlife Conservation Society (WCS) announced Thursday.

e) For a plucky little forest cat, the key to survival might just be "monkey see, monkey do."

a) a—b—c—d—e   b) b—e—a—c—d

c) c—b—a—e—d   d) d—e—a—b—c

e) e—d—a—c—b

68.

a) What's more, those repertoires may run in the family. Margay moms, Rohe said, likely pass the imitation strategy on to their young. In "wild cats, this learning with [the] mother seems to be essential for its survival."

b) And the margay probably isn't the only sneaky cat in the jungle.

c) Despite the margay's lack of success that day, the observation suggests the cats use surprising "psychological cunning" to nab their dinner, Rohe said.

d) Rohe and colleagues interviewed people living in the central Amazon who reported hearing other cat species — such as cougars and jaguars — tricking their prey through mimicry.

e) Many of the South America's prey species, such as macuco birds and agouti rodents make very sharp sounds that may be in the "potential repertoires" of cats, the researchers say.

a) a—b—c—d—e   b) b—a—c—d—e

c) c—b—d—e—a   d) d—c—b—e—a

e) e—d—a—c—b

69.

問66〜問68を一つの話として成り立つように並べ変えなさい。

a）66—67—68　　　b）66—68—67　　　c）67—68—66

d）67—66—68　　　e）68—67—66

数 学

問題　23年度

1 以下の各問に答えよ。解答は解答用マークシートに記入せよ（記入方法については、表紙の「解答用マークシートの記入方法」に従うこと）。

(1) k を定数とする。双曲線 $x^2 - y^2 = 1$ と放物線 $y = x^2 + k$ がちょうど2個の共有点をもつとき、$k = \dfrac{アイ}{ウ}$ である。

(2) 3つのベクトル $\vec{a} = (4, 7)$, $\vec{b} = (-1, -3)$, $\vec{c} = (-9, 8)$ について、$|\vec{a} - \vec{x}|^2 + |\vec{b} - \vec{x}|^2 + |\vec{c} - \vec{x}|^2$ の値を最小にするベクトル $\vec{x}$ の成分は、($\boxed{エオ}$, $\boxed{カ}$) である。

(3) $x > 0$, $y > 0$ とする。$\dfrac{2y}{5x} + \dfrac{x}{2y}$ が最小値をとるとき、$\dfrac{5x}{2x - \sqrt{5}\,y} = \boxed{キクケ}$ である。

(4) k を0でない定数として、$f(x) = \dfrac{3kx + 2}{kx - 1}$ とする。$f(x)$ の逆関数 $f^{-1}(x)$ について、$f^{-1}(-x) = -f(x)$ が成り立つとき、$k = \dfrac{コサ}{シ}$ である。

(5) 方程式 $x^{3 + 2\log_2 x} = 4^{27}$ の解のうち、最も小さい解は $x = \dfrac{ス}{セソ}$ である。

(6) 定積分 $\displaystyle\int_0^{\frac{\pi}{2}} \dfrac{\cos x}{\sin x + \cos x} dx$ の値は $\dfrac{タ}{チ}\pi$ である。

(7) 右図のように、1辺の長さが1の正三角形ABCに内接する円を O_1 とする。また、辺AB、辺ACおよび円 O_1 に接する円を O_2 とし、以下同様に辺AB、辺ACおよび円 O_{n-1} に接する円を O_n とする（$n = 3, 4, 5, \cdots$）。円 $O_1, O_2, O_3, \cdots$ の面積をそれぞれ $S_1, S_2, S_3, \cdots$ とするとき、

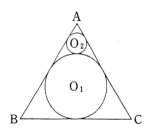

$$\sum_{n=1}^{\infty} S_n = \frac{\boxed{ツ}}{\boxed{テト}}\pi \ となる。$$

(8) $0 \leq x \leq 1$ において，不等式 $0 \leq x^2 + 2(a-2)x + a \leq 2$ が成り立つような定数 a の値の範囲は $\boxed{ナ} \leq a \leq \dfrac{\boxed{ニ}}{\boxed{ヌ}}$ である。

(9) $\angle A = \dfrac{2}{3}\pi$ である $\triangle ABC$ の辺 AB, AC 上にそれぞれ点 D, E がある。辺 BC の中点を M とし，線分 DE の中点を N とする。BD = 7, CE = 3 のとき，

$MN = \dfrac{\sqrt{\boxed{ネノ}}}{\boxed{ハ}}$ である。

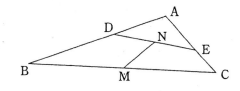

(10) a, b, c, d を，1 から 9 までの互いに異なる 4 個の整数とする。このとき，逆行列をもつ行列 $\begin{pmatrix} a & b \\ c & d \end{pmatrix}$ は $\boxed{ヒフヘホ}$ 通りある。

2 以下の問に答えよ。解答は**解答用マークシート**に記入せよ（記入方法については，表紙の「解答用マークシートの記入方法」に従うこと）。

下図のような曲線 $x^{\frac{2}{3}} + 4y^{\frac{2}{3}} = 4 \ (x \geq 0, y \geq 0)$ を C とする。以下の(1)〜(4)に答えよ。

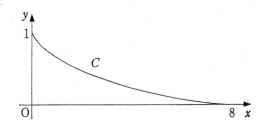

(1) $I_n = \displaystyle\int_0^{\frac{\pi}{2}} \sin^n\theta \, d\theta \ (n=1, 2, 3, \cdots)$ とおく。このとき，I_2 の値は

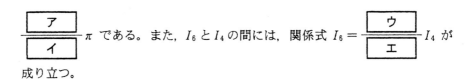
$\dfrac{\boxed{ア}}{\boxed{イ}}\pi$ である。また，I_6 と I_4 の間には，関係式 $I_6 = \dfrac{\boxed{ウ}}{\boxed{エ}} I_4$ が成り立つ。

(2) 曲線 C および x 軸，y 軸に囲まれた図形の面積は $\dfrac{\boxed{オ}}{\boxed{カ}}\pi$ である。

(3) 曲線 C の方程式について，y の導関数を $\dfrac{dy}{dx}$ とする。$x>0$, $y>0$ のとき，$\left(\dfrac{x}{y}\right)^{\frac{1}{3}}\dfrac{dy}{dx}$ は一定の値 $\dfrac{\boxed{キク}}{\boxed{ケ}}$ をとる。

(4) 曲線 C 上の点で，第 1 象限内にある点を P とする。また，点 P における接線と x 軸，y 軸との交点をそれぞれ A，B とする。原点を O で表したとき，三角形 OAB の面積は点 A の x 座標が $\boxed{コ}\sqrt{\boxed{サ}}$ のとき，最大値 $\boxed{シ}$ をとる。

物　理

問題　23年度

1　図のように鉛直な壁に向かって地上から小さな物体をA点から角度θで投げた。重力加速度をgとして，以下の問1と問2に答えよ。

問1　地上から高さHの壁上の点Bに，壁に垂直に衝突するためには初速度をいくらにすればよいか。

a. $\dfrac{\sqrt{gH}}{\sin\theta}$

b. $\dfrac{\sqrt{gH}}{\cos\theta}$

c. $\dfrac{\sqrt{gH}}{\tan\theta}$

d. $\dfrac{\sqrt{2gH}}{\sin\theta}$

e. $\dfrac{\sqrt{2gH}}{\cos\theta}$

f. $\dfrac{\sqrt{2gH}}{\tan\theta}$

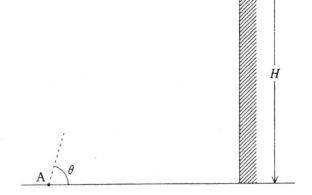

問2　壁と物体とのはね返り係数をeとすると，はね返ったあと物体が地上に達した位置の壁からの水平距離はいくらか。

a. $eH\dfrac{\sin\theta}{\cos\theta}$

b. $eH\dfrac{\cos\theta}{\sin\theta}$

c. $\sqrt{2}\,eH\dfrac{\sin\theta}{\cos\theta}$

d. $\sqrt{2}\,eH\dfrac{\cos\theta}{\sin\theta}$

e. $2eH\dfrac{\sin\theta}{\cos\theta}$

f. $2eH\dfrac{\cos\theta}{\sin\theta}$

2 水平から角θだけ傾いた斜面上を図のような2つの物体AとBが滑り落ちている。斜面に接している物体Aの質量はMであり，その上に乗っている物体Bの質量はmである。物体Aと斜面の間には動摩擦力が働いており，動摩擦係数をμとする。一方，物体Aと物体Bの間には静止摩擦力が働いており，物体Bは物体Aとともに運動している。重力加速度をgとして，以下の問3と問4に答えよ。

問3　物体Aに働いている動摩擦力はいくらか。

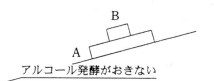

a．$\mu mg\cos\theta$
b．$\mu mg\sin\theta$
c．$\mu Mg\cos\theta$
d．$\mu Mg\sin\theta$
e．$\mu(m+M)g\cos\theta$
f．$\mu(m+M)g\sin\theta$

問4　物体Bに働いている静止摩擦力はいくらか。

a．$mg\cos\theta$
b．$mg\sin\theta$
c．$\mu mg\cos\theta$
d．$\mu mg\sin\theta$
e．$(m+M)g\cos\theta$
f．$(m+M)g\sin\theta$

3 以下の問5から問10に答えよ。

問5　図のように質量Mの一様な棒の一端を蝶番で壁に固定し，棒の中点に伸び縮みしないひもをつなぎ，ひもの他端を壁に固定し，棒が壁に垂直になるようにひもの長さが調節されている。棒の他端に質量mの物体がつり下げられている。ひもと壁とのなす角をθ，重力加速度をgとする。壁が棒を垂

直に押す力はいくらか。

a. $(2m+M)g\dfrac{\sin\theta}{\cos\theta}$

b. $(2m+M)g\dfrac{\cos\theta}{\sin\theta}$

c. $(m+2M)g\dfrac{\sin\theta}{\cos\theta}$

d. $(m+2M)g\dfrac{\cos\theta}{\sin\theta}$

e. $2(m+M)g\dfrac{\sin\theta}{\cos\theta}$

f. $2(m+M)g\dfrac{\cos\theta}{\sin\theta}$

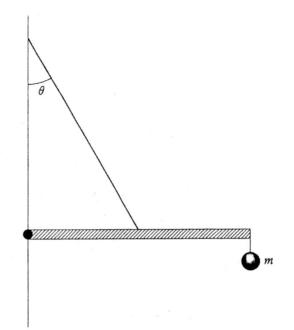

問6 地上から打ち上げた人工衛星が無限の遠方へ行ってしまう最小の初速度を第2宇宙速度(または脱出速度)というが,その初速度で地上から鉛直上方に打ち上げられたロケットの速さが第2宇宙速度の半分になったときロケットは地上からいくらの高さにあるか。地球の半径を R とする。

a. $2R$　　　b. $3R$　　　c. $4R$
d. $5R$　　　e. $6R$　　　f. $7R$

問7 滑らかな床の上を等速直線運動していた物体が,図のようにある場所Aから摩擦のある床の上を距離 L だけ進んで止まった。また,止まるまでに要した時間は T であった。等速直線運動していたときの物体の速さはいくらか。

a. $\dfrac{L}{2T}$

b. $\dfrac{L}{\sqrt{2}T}$

c. $\dfrac{L}{T}$

d. $\dfrac{\sqrt{2}L}{T}$

e. $\dfrac{2L}{T}$

問 8　大型トラックが水平から角 θ だけ傾いた半径 R のカーブをある速さで回っている。トラックが最も安定して走行するためにはいくらの速さで回ればよいか。ただし，重力加速度を g とする。

a．$\sqrt{gR\sin\theta}$
b．$\sqrt{gR\cos\theta}$
c．$\sqrt{gR\tan\theta}$
d．$\sqrt{2gR\sin\theta}$
e．$\sqrt{2gR\cos\theta}$
f．$\sqrt{2gR\tan\theta}$

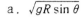

問 9　バネにある質量のおもりをつり下げたところ，l だけ伸びて静止した。この状態で，図のように伸びたバネの中点を固定したあと，物体を上下に振動させた。この振動の周期はいくらか。重力加速度を g とする。

a．$\dfrac{\pi}{2}\sqrt{\dfrac{l}{g}}$
b．$\pi\sqrt{\dfrac{l}{2g}}$
c．$\pi\sqrt{\dfrac{l}{g}}$
d．$\pi\sqrt{\dfrac{2l}{g}}$
e．$2\pi\sqrt{\dfrac{l}{g}}$

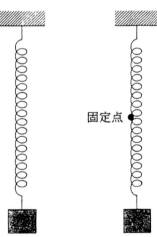

問10　滑らかな床に向かって図のように鉛直から 30° 傾いた向きに飛んできた小さな物体が，床との衝突後鉛直から 45° 傾いた向きにはね返った。この衝突のはね返り係数はいくらか。

a．$\dfrac{1}{3}$
b．$\dfrac{\sqrt{2}}{3}$
c．$\dfrac{1}{2}$
d．$\dfrac{1}{\sqrt{3}}$
e．$\dfrac{1}{\sqrt{2}}$
f．$\dfrac{\sqrt{3}}{2}$

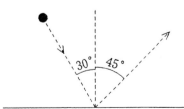

4 熱に関する問11から問13に答えよ。

問11 3種類の水溶性液体A，BおよびCが異なる容器に入っている。また，それぞれの液体の温度は20℃，32℃および46℃に保たれている。熱が容器外に逃げないように工夫して，AとBを混合するとじゅうぶんに時間がたった後26℃になった。次に，同様にしてBとCを混合するとじゅうぶんに時間がたった後38℃になった。それではAとCを混合したらじゅうぶんに時間がたった後の温度はいくらになるか。

a．27℃
b．29℃
c．31℃
d．33℃
e．35℃
f．37℃

問12 理想気体を容器に詰め，図のようにA→B→C→Aと変化させた。下記の文のうちで正しいのを3つ選べ。ただし，B→Cは等温変化である。

a．過程A→Bでは気体の内部エネルギーは増加した。
b．過程A→Bでは気体は熱を外へ放出した。
c．過程B→Cでは気体は熱を外から吸収した。
d．過程B→Cでは気体は外から仕事をされた。
e．過程C→Aでは気体の内部エネルギーは減少した。
f．過程C→Aでは気体は外へ仕事をした。

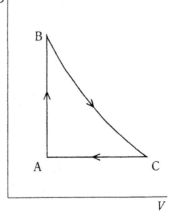

問13 ある火力発電所は効率が25％の発電機を使って60万kWの電力を得ている。この発電所が単位時間に環境に廃棄している熱量はいくらか。

a．90万kW
b．120万kW
c．150万kW

d． 180万kW
e． 210万kW

5 次の問14から問17に答えよ。

問14 ニクロム線に電流が流れると熱を発生する電気ストーブがある。この電気ストーブに100Vの電圧を供給すると，400Wの電力を消費する。200Vの電圧を供給すると消費電力は何Wになるか。ただし，ニクロム線の抵抗値は一定とする。

a． 200 W　　　b． 600 W　　　c． 800 W
d． 1000 W　　　e． 1200 W　　　f． 1600 W

問15 2本のスリットを用いてヤングの実験をした。光源に600 nmの光を使ったときスクリーン上に一次の明線が0次の明線から12 mmの位置にできた。波長が未知の光源に取りかえたところ，1次の明線の位置は0次の明線から10 mmの位置にできた。未知の光源の波長はいくらか。

a． 450 nm　　　b． 500 nm　　　c． 550 nm
d． 660 nm　　　e． 720 nm　　　f． 780 nm

問16 最大10 mAまで計ることができる内部抵抗の値が未知の電流計，98Ωに調整した可変抵抗器および起電力1.0 Vの直流電源を図aのように直列につないだとき，電流計が最大値の10 mAを示した。次に抵抗xを追加し，回路を図bのように変更した。可変抵抗の値を変え，この可変抵抗に電流が100 mA流れたとき，電流計が最大値の10 mAを示すようにするには，追加した抵抗の値xをいくらにすればよいか。

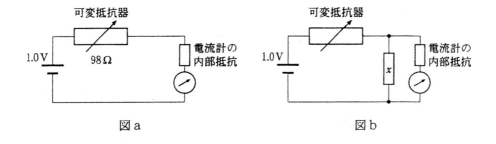

図a　　　　　　　　　　　　　図b

a． 0.12 Ω　　　b． 0.15 Ω　　　c． 0.22 Ω
d． 1.2 Ω　　　e． 1.5 Ω　　　f． 2.2 Ω

問17 図aはある電球にかけた電圧と流れる電流の関係(電流電圧特性)を表したグラフである。この電球と70Ωおよび175Ωの抵抗，起電力14Vの直流電源を図bのように接続した。電球を流れる電流をi，70Ωの抵抗の両端の電圧をV_{70}とするとき，iとV_{70}はいくらか。

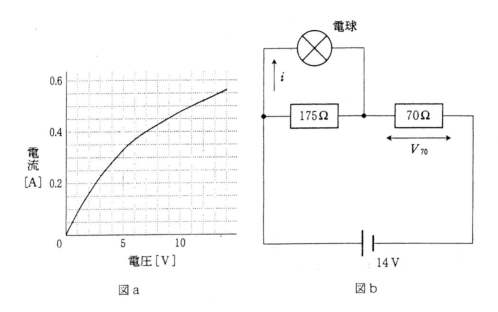

図a　　　　　　　　　図b

a. $i = 0.16$ A, $V_{70} = 12$ V　　　　b. $i = 0.16$ A, $V_{70} = 8.0$ V

c. $i = 0.24$ A, $V_{70} = 12$ V　　　　d. $i = 0.24$ A, $V_{70} = 4.0$ V

e. $i = 0.38$ A, $V_{70} = 8.0$ V　　　　f. $i = 0.38$ A, $V_{70} = 4.0$ V

6 高速で移動する物体が音を発しながら目の前を通り過ぎた。こちらに近づいてくるときの音の振動数は1050 Hz，遠ざかるときの音の振動数は950 Hzであった。音速を340 m/sとして次の問18と問19に答えよ。

問18 この物体の速さはいくらか。
　　a. 9.0 m/s　　b. 11 m/s　　c. 13 m/s
　　d. 17 m/s　　e. 21 m/s　　f. 34 m/s

問19 止まっているときの音源の振動数はいくらか。
　　a. 974 Hz　　b. 998 Hz　　c. 1008 Hz
　　d. 1014 Hz　　e. 1022 Hz　　f. 1032 Hz

7 閉管の開いた口の前にスピーカを置き，音を出して共鳴させる実験をした。音の振動数 0 Hz から次第に高くしていくと 340 Hz で最初の共鳴をした。音の速さを 340 m/s として次の問 20 と問 21 に答えよ。ただし，開口端補正は無視できるとする。

問20　この管の長さはいくらか。

　　a．0.25 m　　　　b．0.35 m　　　　c．0.45 m
　　d．0.50 m　　　　e．0.60 m　　　　f．0.65 m

問21　音の振動数を更に高くしていくと，次に共鳴するのは何 Hz のときか。

　　a．510 Hz　　　　b．680 Hz　　　　c．850 Hz
　　d．1020 Hz　　　e．1190 Hz　　　f．1360 Hz

8 凸レンズの前方 80 cm の位置に物体を置いたところ，凸レンズの後方 80 cm の位置にこの物体の実像ができた。次の問 22 と問 23 に答えよ。

問22　凸レンズの焦点距離はいくらか。

　　a．20 cm　　　　b．30 cm　　　　c．40 cm
　　d．50 cm　　　　e．60 cm

問23　同じ凸レンズの前方 20 cm の位置に物体を置き，凸レンズの後方から見た。何倍の像が見えるか。

　　a．1.5 倍　　　　b．2.0 倍　　　　c．2.5 倍
　　d．3.0 倍　　　　e．4.0 倍

9 極板間距離 d，電気容量 C の平板コンデンサーを起電力 V の乾電池につなぎ充電したのち，電池を切り離した。その後，極板間の距離を x だけ増やした。次の問 24 と問 25 に答えよ。

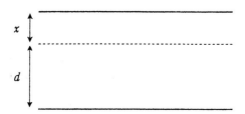

問24 極板間の電位差は，いくらになるか。

a. $\dfrac{d+x}{d}V$

b. $\dfrac{d-x}{d}V$

c. $\dfrac{d+x}{x}V$

d. $\dfrac{d-x}{x}V$

e. $\dfrac{d}{d+x}V$

f. $\dfrac{d}{d-x}V$

問25 極板間の距離を x だけ増やすために必要な仕事はいくら。

a. $\dfrac{1}{2}CV^2\dfrac{d+x}{d}$

b. $\dfrac{1}{2}CV^2\dfrac{d-x}{d}$

c. $\dfrac{1}{2}CV^2\dfrac{x(2d+x)}{d^2}$

d. $\dfrac{1}{2}CV^2\dfrac{x(2d-x)}{d^2}$

e. $\dfrac{1}{2}CV^2\dfrac{x}{d}$

f. $\dfrac{1}{2}CV^2\dfrac{x}{d+x}$

化 学

問題 　23年度

$\boxed{1}$, $\boxed{2}$, $\boxed{3}$ の各問いに答えよ。必要であれば，以下の数値を用いよ。

原子量：$H = 1.0$；$C = 12.0$；$O = 16.0$；$Na = 23.0$；$Al = 27.0$；$S = 32.1$；
$\quad\quad\quad Cl = 35.5$；$Cu = 63.6$。

酢酸の電離定数(K_a)：$K_a = 1.8 \times 10^{-5}$ mol/ℓ。

ファラデー定数(F)：$F = 9.65 \times 10^4$ C/mol。

$\boxed{1}$ 各問いの解答を a～e から一つ選べ。

問 1 ^{14}N と中性子数が等しいのはどれか。

   a. ^{12}C b. ^{13}C c. ^{14}C d. ^{16}O e. ^{17}O

問 2 S^{2-} と同じ電子配置をとるイオンはどれか。

   a. O^{2-} b. Al^{3+} c. Br^- d. Na^+ e. Ca^{2+}

問 3 酸素には，^{16}O，^{17}O，^{18}O の3種類の原子が存在する。誤っている記述はどれか。

   a. この3種類の原子の関係を同素体という。

   b. 存在割合の最も高いのは ^{16}O である。

   c. この3種類の化学的性質はほぼ同じである。

   d. この3種類の原子の組み合わせで生じる酸素分子 O_2 は6種類である。

   e. 酸素分子の中で最も軽い分子の質量は最も重い分子の質量のほぼ0.89倍である。

問 4 典型金属元素はどれか。

   a. Sc   b. V   c. Fe   d. Cu   e. Zn

問 5 次の溶媒の中にヨウ素を溶かしたとき，最も溶けにくいのはどれか。

   a. 水   b. ヨウ化カリウム水溶液

   c. ヘキサン   d. ベンゼン

   e. 二硫化炭素

問 6　試薬を正確に調製する方法として正しい記述はどれか。

　　a．質量パーセント濃度 20 % のメタノール溶液 1.0 kg を調製するには，メタノール 0.20 ℓ を水 0.80 ℓ に加え濃度が均一になるように撹拌する。

　　b．3.0 mol/ℓ の硫酸水溶液 600 mℓ を調製するには，水 400 mℓ を濃硫酸（密度 1.84 g/cm^3，96 %）100 mℓ に加え，最後に体積が 600 mℓ になるように水を加えて撹拌する。

　　c．0.10 mol/ℓ の硫酸銅水溶液 100 mℓ を調製するには，硫酸銅五水和物 2.497 g を水に溶かして 100 mℓ のメスフラスコに加え，体積が 100 mℓ になるように水を加えた後メスフラスコを上下によく振る。

　　d．0.10 mol/ℓ の塩化ナトリウム水溶液 100 mℓ を調製するには，1.0 mol/ℓ の塩化ナトリウム水溶液 10 mℓ を駒込ピペットで取り，100 mℓ のメスフラスコに加え，体積が 100 mℓ になるように水を加えた後メスフラスコを上下によく振る。

　　e．0.10 mol/ℓ の水酸化ナトリウム水溶液 100 mℓ を調製するには，空気中に放置していた水酸化ナトリウムの固体 0.400 g を水に溶かして 100 mℓ のメスフラスコに加え，体積が 100 mℓ になるように水を加えた後メスフラスコを上下によく振る。

問 7　図 1 と図 2 に関して正しい記述はどれか。

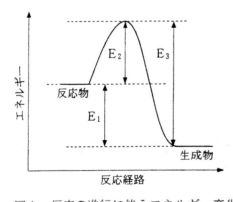 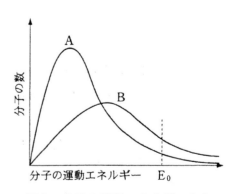

図 1　反応の進行に伴うエネルギー変化　　図 2　分子の運動エネルギー分布

　　a．触媒を用いると E_1 が変化する。
　　b．活性化エネルギーは E_2 で示される。
　　c．反応熱は E_3 で示される。
　　d．A は高温，B は低温のときの曲線である。
　　e．図 2 で E_0 以上の運動エネルギーを持つ分子は反応を起こしうる。従って，E_0 は図 1 における E_1 に対応する。

問 8　無極性分子はどれか。

　　a．水　　　　　　　　b．塩化水素　　　　　　c．アンモニア

　　d．メタノール　　　　e．二酸化炭素

問 9　コロイドに関する記述の中で誤っているのはどれか。

　　a．コロイド溶液に強い光を当てると，光の通路が輝いてみえる。この現象
　　　　をチンダル現象という。

　　b．コロイドの中で分散媒が液体のもののうち，分散質が固体のものをエマ
　　　　ルションという。

　　c．ゼラチンは分子コロイドである。

　　d．ブラウン運動は，熱運動している水などの分散媒分子が，絶えずコロイ
　　　　ド粒子に衝突するために起こる。

　　e．多量の電解質を加えたときにコロイド粒子が分離する現象を塩析とい
　　　　う。

問10　以下の熱化学方程式を参考にして正しい記述を選べ。ただし，aq は多量
　　　の水を表す。

$$NaOH(固) + HClaq = NaClaq + H_2O + 101\,kJ$$
$$NaOHaq + HClaq = NaClaq + H_2O + 56\,kJ$$
$$NaCl(固) + aq = NaClaq - 3.9\,kJ$$

　　a．塩化ナトリウム(固体)を水に溶かすと発熱する。

　　b．水酸化ナトリウム(固体)を水に溶かすと発熱する。

　　c．1 mol の水酸化ナトリウム(固体)を水に溶かすと 45 kJ 吸熱する。

　　d．2 mol の水酸化ナトリウム(固体)を水に溶かすと 202 kJ 発熱する。

　　e．水酸化ナトリウムを用いて塩酸を中和する場合，水溶液で加えるより固
　　　　体を直接加えたほうが発生する熱量を少なくできる。

問11　酸と塩基に関する記述で正しいのはどれか。

　　a．0.010 mol/ℓ の水酸化ナトリウム水溶液 50 mℓ を中和するには
　　　　0.010 mol/ℓ の硫酸 50 mℓ を要する。

　　b．0.010 mol/ℓ の塩酸 50 mℓ を中和するには 0.050 mol/ℓ の水酸化バリウ
　　　　ム水溶液 10 mℓ を要する。

　　c．0.10 mol/ℓ の塩酸 10 mℓ でアンモニア水を中和滴定する場合にはフェ
　　　　ノールフタレインが指示薬として適している。

d. 0.10 mol/ℓ の酢酸を 10^5 倍に希釈すると溶液の pH は 7 になる。

e. pH 10 の水酸化ナトリウム水溶液を 10^2 倍に希釈すると溶液の pH は 8 になる。

問12　酢酸水溶液 2.00 g を希釈して 100 mℓ の溶液を調製した。この希釈溶液 10 mℓ を中和するのに 0.10 mol/ℓ の水酸化ナトリウム水溶液 12.0 mℓ を要した。もとの酢酸水溶液に含まれる酢酸の質量パーセント濃度として最も適当な数値はどれか。

　　a. 12 %　　　b. 36 %　　　c. 60 %　　　d. 72 %　　　e. 96 %

問13　さらし粉と塩酸の反応で発生した気体の水溶液について正しいのはどれか。

　　a. フッ化カリウムを加えると淡黄色の気体が発生した。

　　b. 赤色リトマス試験紙を入れると青色になった。

　　c. 硝酸銀水溶液を加えると青色に濁った。

　　d. 臭化カリウム水溶液を加えても溶液の色に変化がなかった。

　　e. ヨウ化カリウム水溶液を加えると褐色になった。

問14　金属 A のイオンを含む青色の水溶液に水酸化ナトリウム水溶液を加えると青白色の沈殿 B が生じた。アンモニア水を加えると沈殿 B は溶けて深青色の水溶液が得られた。また，金属 A のイオンを含む水溶液に硫化水素を通じると黒色の沈殿が生じた。以下の記述で正しいのはどれか。

　　a. 金属 A に高温の水蒸気を通すと水素が発生した。

　　b. 金属 A にうすい硫酸を加えるとこの金属が溶けて小さくなった。

　　c. 金属 A のイオンを含む水溶液に過剰の亜鉛を加えると時間とともに溶液の青色が赤紫色になった。

　　d. 沈殿 B は濃い水酸化ナトリウム水溶液には溶けた。

　　e. 沈殿 B を加熱すると黒色の化合物が生じた。

問15　アルミニウム 2.70 g に塩酸を加え完全に反応させた。発生した気体の標準状態での体積として最も適当な数値はどれか。

　　a. 2.24 ℓ　　　b. 3.36 ℓ　　　c. 4.48 ℓ　　　d. 5.60 ℓ　　　e. 6.72 ℓ

問16 融点が最も高いのはどれか。

a. H_2O b. NaF   c. NaCl   d. NaBr   e. NaI

問17 ガラスに関する記述で正しいのはどれか。

a. 石英ガラスは高純度の二酸化ケイ素からできている。

b. 石英ガラスの主な原料はケイ砂，炭酸ナトリウム，石灰石である。

c. ソーダ石灰ガラスは光ファイバーとして通信用に使われる。

d. ソーダ石灰ガラスの主な原料はケイ砂と酸化ホウ素である。

e. ガラスは原子が規則的な並び方をしているため熱に強い。

問18 ある炭化水素 0.1 mol を燃焼させたところ，二酸化炭素 26.4 g と水 12.6 g が生成した。この炭化水素はどれか。

a. C_3H_4 b. C_4H_8 c. C_5H_{12} d. C_6H_{14} e. C_7H_{14}

問19 1価のカルボン酸はどれか。

a. クエン酸   b. アクリル酸   c. アジピン酸

d. マレイン酸   e. シュウ酸

問20 ヨウ素を加えた後，さらに水酸化ナトリウム水溶液を加えて撹拌すると黄色沈殿を生じるのはどれか。

a. 2-メチル-1-プロパノール

b. 2-メチル-2-プロパノール

c. ジエチルエーテル

d. 1-ブタノール

e. 2-ブタノール

問21 有色の化合物はどれか。

a. 塩化ベンゼンジアゾニウム

b. サリチル酸

c. ナトリウムフェノキシド

d. アントラセン

e. p-ヒドロキシアゾベンゼン

問22　ベンゼンを濃硫酸とともに加熱するときにおこる反応はどれか。
　　　a．エステル化　　　　b．ジアゾ化　　　　c．スルホン化
　　　d．ニトロ化　　　　　e．ハロゲン化

問23　ある不飽和脂肪酸 2.80 g を飽和脂肪酸に変えるのに標準状態で 448 mℓ の
　　　水素を要した。この不飽和脂肪酸はどれか。
　　　a．オレイン酸　　　　b．ステアリン酸　　　c．パルミチン酸
　　　d．リノレン酸　　　　e．リノール酸

問24　25 % の水酸基をホルムアルデヒドで架橋してアセタール化したビニロン
　　　1.0 kg を酢酸ビニルから作る場合，必要な酢酸ビニルの量に最も近いもの
　　　はどれか。
　　　a．0.95 kg　　b．1.6 kg　　c．1.9 kg　　d．3.2 kg　　e．3.7 kg

問25　加水分解するとガラクトースを生成するのはどれか。
　　　a．アミロース　　　　b．スクロース　　　c．セルロース
　　　d．マルトース　　　　e．ラクトース

問26　節足動物(エビやカニ)の表皮の成分になっている多糖類はどれか。
　　　a．キチン　　　　　　b．ペクチン　　　　c．セルロース
　　　d．グリコーゲン　　　e．でんぷん

問27　複合タンパク質はどれか。
　　　a．アルブミン　　　　b．カゼイン　　　　c．ケラチン
　　　d．コラーゲン　　　　e．フィブロイン

問28　細菌の細胞壁の合成を阻害する医薬品はどれか。
　　　a．アセチルサリチル酸　　　　　b．サリチル酸メチル
　　　c．ペニシリン　　　　　　　　　d．アセトアニリド
　　　e．ニトログリセリン

問29　光を受容する視細胞の中に存在するロドプシンと呼ばれる感光性のタンパ
　　　ク質に関連するビタミンはどれか。
　　　a．レチノール　　　　b．リボフラビン　　　c．シアノコバラミン
　　　d．アスコルビン酸　　e．トコフェロール

問30 必須アミノ酸でないのはどれか。
　　a．アスパラギン　　b．イソロイシン　　c．バリン
　　d．ロイシン　　　　e．トリプトファン

2　(1), (2)の各問いの解答を一つ選べ。

(1) ビーカー(I)に0.2 mol/ℓの硫酸銅水溶液500 mℓを，ビーカー(II)に0.2 mol/ℓの硫酸500 mℓを入れ，白金電極(ア)〜(エ)および電池と下図のように接続した。
　　1Aの電流を2時間流したとき（ ① ）の電極に（ ② ）gの固体が析出した。また，（ ③ ）の電極からは標準状態で（ ④ ）mℓの水素が発生した。以下の各問いに答えよ。

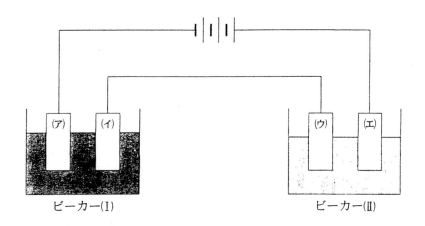

問31 ①に該当する電極はどれか。
　　a．(ア)　　b．(イ)　　c．(ウ)　　d．(エ)

問32 ②として最も適当な数値はどれか。
　　a．1.6　　　b．2.4　　　c．3.1
　　d．3.7　　　e．4.2　　　f．4.7

問33 ③に該当する電極はどれか。
　　a．(ア)　　b．(イ)　　c．(ウ)　　d．(エ)

問34 ④として最も適当な数値はどれか。
　　a．210　　　b．420　　　c．630
　　d．840　　　e．1300　　 f．1700

問35 1Aの電流を流し続けたとき，固体の析出量(g)とビーカー(Ⅱ)における水素イオン濃度(mol/ℓ)との関係を示すグラフとして最も適当なのはどれか。

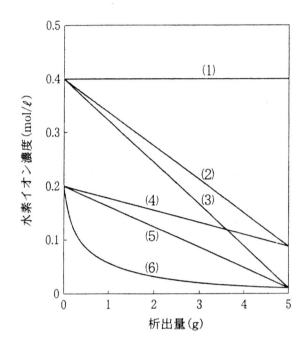

a．(1) b．(2) c．(3) d．(4) e．(5) f．(6)

(2) 下の図は濃度未知の酢酸水溶液20.0 mℓを1.20×10⁻¹ mol/ℓの水酸化ナトリウム水溶液で滴定したときのpH変化である。水酸化ナトリウム水溶液を15.0 mℓ加えたときpHに大きな変化が観測された。以下の各問いに答えよ。

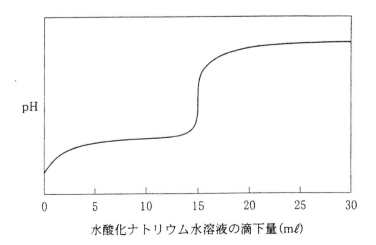

問36 酢酸水溶液の濃度(mol/ℓ)として最も適当な数値はどれか。

　　a. 1.3×10^{-1}　　　b. 1.1×10^{-1}　　　c. 1.0×10^{-1}

　　d. 9.0×10^{-2}　　　e. 8.0×10^{-2}　　　f. 7.0×10^{-2}

問37 滴定を行う前の酢酸水溶液の水素イオン濃度(mol/ℓ)として最も適当な数値はどれか。

　　a. 1.0×10^{-3}　　　b. 1.3×10^{-3}　　　c. 1.6×10^{-3}

　　d. 1.9×10^{-3}　　　e. 2.1×10^{-3}　　　f. 2.4×10^{-3}

問38 滴定を行う前の酢酸の電離度として最も適当な数値はどれか。

　　a. 3.0×10^{-3}　　　b. 5.0×10^{-3}　　　c. 8.0×10^{-3}

　　d. 1.0×10^{-2}　　　e. 1.4×10^{-2}　　　f. 1.8×10^{-2}

問39 水酸化ナトリウム水溶液 10.0 mℓ を加えたときの水溶液の pH として最も適当な数値はどれか。

　　a. 4.0　　　　　　　b. 4.2　　　　　　　c. 4.4

　　d. 4.6　　　　　　　e. 4.8　　　　　　　f. 5.0

問40 水酸化ナトリウム水溶液 20.0 mℓ を加えたときの水溶液の水素イオン濃度(mol/ℓ)として最も適当な数値はどれか。

　　a. 8.9×10^{-10}　　　b. 1.7×10^{-11}　　　c. 3.3×10^{-12}

　　d. 8.9×10^{-12}　　　e. 3.3×10^{-13}　　　f. 6.7×10^{-13}

3　異性体に関する(1)～(4)の記述を読み，各問いの解答を一つ選べ。

(1) 同じ分子式で表される物質で，その物理的性質や化学的性質が異なる化合物を互いに異性体という。異性体は構造異性体と立体異性体に大別される。立体異性体には幾何異性体や光学異性体などが含まれる。炭素数が 7 個のアルカンには（　①　）種類の構造異性体が存在するが，立体異性体も含めると異性体の総数は（　②　）種類となる。

(2) $C_5H_{11}OH$ で示されるアルコールには（　③　）種類の構造異性体が存在する。これらのアルコールを濃硫酸中で加熱して生成するアルケンには，幾何異性体も含めると異性体の総数は（　④　）種類となる。幾何異性体は物理的，化

学的性質が異なる。従って，幾何異性体でありながら全く異なる名称で呼ばれる化合物もある。
⑤

(3) 光学異性体とは互いに重ね合わせることはできないが，一方を鏡にうつすと，その鏡像は他方と同じになるという関係にある。（ ⑥ ）のように不斉炭素原子を一つ持つ化合物には二種類の光学異性体が存在する。また，不斉炭素原子を持っていなくても（ ⑦ ）のような化合物は上記の条件を満たすので光学異性体が存在する。二種類の光学異性体の性質には同じ点も異なる点もある。
⑧

(4) ベンゼンは右図のような構造式で示されることが多い。もし，この図のように二重結合と単結合が交互に存在する構造が正しいとすると，二つの同じ置換基を持つ化合物，$C_6H_4A_2$，には（ ⑨ ）種類の構造異性体が存在するはずである。しかし実際には3種類の構造異性体しか存在しない。このことからも，ベンゼン環の二重結合がエチレンやシクロヘキセンなどの二重結合とは異なることがわかる。
⑩

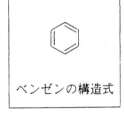

ベンゼンの構造式

問41 ①に該当する数値はどれか。
　　a．5　　　　　　　　b．7　　　　　　　　c．9
　　d．11　　　　　　　e．12　　　　　　　f．13

問42 ②に該当する数値はどれか。
　　a．6　　　　　　　　b．8　　　　　　　　c．10
　　d．11　　　　　　　e．13　　　　　　　f．15

問43 ③に該当する数値はどれか。
　　a．8　　　　　　　　b．9　　　　　　　　c．10
　　d．11　　　　　　　e．12　　　　　　　f．13

問44 ④に該当する数値はどれか。
　　a．6　　　　　　　　b．8　　　　　　　　c．10
　　d．11　　　　　　　e．12　　　　　　　f．13

問45　下線⑤：幾何異性体でありながら異なる名称で呼ばれる化合物の組み合わせとして正しいのはどれか。

a．アセトアルデヒドとビニルアルコール

b．プロピオン酸と酢酸メチル

c．フマル酸とマレイン酸

d．フタル酸とテレフタル酸

e．マロン酸とコハク酸

f．o-クレゾールとp-クレゾール

問46　⑥に該当する化合物はどれか。

a．ピクリン酸　　　　　　　　b．酪　酸

c．シュウ酸　　　　　　　　　d．m-クロロ安息香酸

e．乳　酸　　　　　　　　　　f．アジピン酸

問47　⑦に該当する化合物はどれか。ただし，化合物 a，b，および c において実線（————）は紙面内の結合，（————▶）は手前に出ている結合，（……‖‖）は向こう側に出ている結合を示す。また，化合物 e と f では二つのベンゼン環を含む平面は互いに直交しており，二つのベンゼン環を結ぶ単結合は，単結合であるにも関わらずそれを軸とする回転ができない。

問48　下線⑧：光学異性体の性質についての正しいのはどれか。ただし，c〜f の光学異性体には味や香りがあるものとする。

a．融点と沸点は同じだが，水，メタノール，ベンゼンへの溶解度は異なる。

b．融点と沸点は異なるが，水，メタノール，ベンゼンへの溶解度は同じである。

c．味や香りは同じだが，水，メタノール，ベンゼンへの溶解度や融点，沸点は異なる。

d．味や香りは異なることがあるが，水，メタノール，ベンゼンへの溶解度や融点，沸点は同じである。

e．味，香りは同じだが，偏光を通過させたときその偏光面を回転させる性質が異なる。

f．味や香りは異なることがあるが，偏光を通過させたときその偏光面を回転させる性質は同じである。

問49　⑨に該当する数値はどれか。
　　　a．2　　b．3　　c．4　　d．5　　e．6　　f．7

問50　下線⑩：ベンゼンとシクロヘキセンの二重結合についての正しい記述はどれか。

a．ベンゼンもシクロヘキセンも臭素と付加反応するが，同じ反応条件下では二重結合を三つ持つベンゼンのほうがシクロヘキセンより速く反応する。

b．ベンゼンもシクロヘキセンも臭素と置換反応するが，同じ反応条件下では二重結合を三つ持つベンゼンのほうがシクロヘキセンより速く反応する。

c．ベンゼンと臭素は触媒なしでも容易に反応し置換生成物が生じるが，シクロヘキセンと臭素は触媒なしでは反応しない。

d．ベンゼンと臭素は触媒存在下で反応し置換生成物が生じるが，シクロヘキセンと臭素は触媒なしでも容易に反応する。

e．ベンゼンと臭素は触媒なしでも容易に反応し付加生成物が生じるが，シクロヘキセンと臭素は触媒なしでは反応しない。

f．ベンゼンと臭素は触媒存在下で反応し付加生成物が生じるが，シクロヘキセンと臭素は触媒なしでも容易に反応する。

生　物

問題　23年度

1　卵割に関する以下の文を読み，問1〜8に答えよ。

（文1）

　動物細胞の細胞分裂では，星状体と紡錘糸の形成，染色体の分離に続いて細胞質分裂が生じる。細胞質分裂における最初の形態的変化は，分裂溝と呼ばれる細胞表面のくびれが生じることである。正常な発生が行われるためには，分裂溝は適切な時期と場所に生じなければならない。

　この分裂溝の位置はどのようにして決定されるのかを調べるために，ウニの受精卵を用いて以下の実験1を行った。多数の受精卵で実験を行ったが全て同じ結果であった。

実験1：ウニの受精卵の中央にガラス球を押し付けて，形をドーナツ状に変形させた。この受精卵での細胞分裂を観察して，2回目の細胞分裂までをスケッチした(図1)。

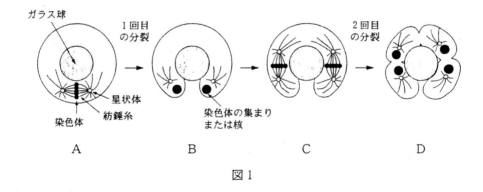

図1

問1　実験1の結果から導かれる仮説として最も適切なのはどれか。
　a．染色体に接した紡錘糸からのシグナルによって近い領域に分裂溝が誘導される。
　b．赤道面に配列した染色体からのシグナルで近い領域に分裂溝が誘導される。
　c．両極の星状体からのシグナルが重なって強まる領域で分裂溝が誘導される。

d．紡錘糸や星状体の位置とは関係なくランダムに分裂溝が誘導される。

e．両極の星状体を含む面に分裂溝が誘導される。

（文2）

　棘皮動物であるウニの卵は　ア　である。受精後の始めの2回の卵割は　イ　であり，3回目は　ウ　である。この　イ　と　ウ　は　エ　である。4回目の卵割は　オ　では　ウ　の　カ　であり，　キ　では　イ　の　エ　である。

　ウニの2細胞期の割球は分離されても，それぞれが小さいながらも完全な幼生に発生する。このような卵を　ク　と呼び，ウニ以外にも　ケ　などが知られている。一方，発生初期に一部の割球が失われた場合，残った割球が失われた部分を回復させる能力を持たない卵を　コ　と呼び，　サ　などが知られている。

問2　下線に関して，ウニと同じ棘皮動物に属するのはどれか。2つ選べ。

　　a．イソギンチャク

　　b．ウミウシ

　　c．ゴカイ

　　d．ナマコ

　　e．ヒトデ

　　f．フジツボ

問3　文2中のア，ウ，エ，カについて正しい組合せはどれか。

	ア	ウ	エ	カ
a．	心黄卵	緯割	等割	等割
b．	心黄卵	緯割	等割	不等割
c．	等黄卵	経割	不等割	等割
d．	等黄卵	経割	不等割	不等割
e．	等黄卵	緯割	等割	等割
f．	等黄卵	緯割	等割	不等割
g．	等黄卵	緯割	不等割	等割
h．	等黄卵	緯割	不等割	不等割
i．	端黄卵	緯割	等割	不等割
j．	端黄卵	経割	等割	等割

問 4　文 2 中のクとサについて正しい組合せはどれか。

	ク	—	サ
a.	調節卵	—	イモリ
b.	調節卵	—	ヒト
c.	調節卵	—	ホヤ
d.	モザイク卵	—	クシクラゲ
e.	モザイク卵	—	カエル

問 5　4 細胞期と 8 細胞期の分裂期中期の割球を観察し，紡錘糸，染色体，星状体の位置を正面からスケッチした。相当する模式図を図 2 から選べ。ただし，模式図では割球は動物極側を上に向け，割球の形や構造物の相対的な大きさは変えている。

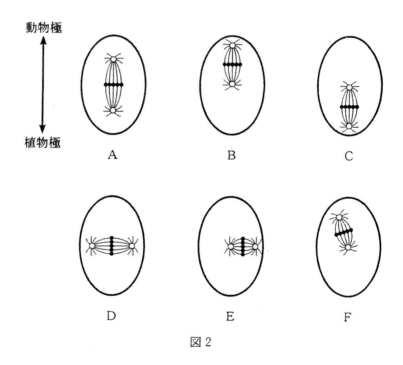

図 2

	4 細胞期	—	8 細胞期の動物半球	—	8 細胞期の植物半球
a.	A	—	A	—	B
b.	A	—	A	—	D
c.	A	—	B	—	C
d.	A	—	C	—	F
e.	A	—	D	—	B
f.	A	—	D	—	C

g.　D　—　B　—　E
h.　D　—　C　—　F

（文3）

　受精卵は卵割を繰り返して細胞の数を増す。卵割によって生じた多くの細胞は全て同一のゲノムを持ちながらも多様に分化していく。このような細胞の分化が生じる1つの要因として，非対称性の卵割が挙げられる。これによって，特定の細胞内分子の量や細胞の大きさが異なる2個の娘細胞が生じ，それぞれ別の分化過程を進むこととなる。

　ウニ卵の16細胞期ではこのような卵割の結果，大きさの異なる3種類の割球が出現する。その後，64細胞期くらいまで，大きさの異なる細胞群として区別できる。

　図3の実験1の左図は64細胞期の胚を側面から観察したもので，大きな割球（細胞群B1，B2），中くらいの割球（細胞群A），小さな割球（細胞群C）が図のように配列している。

　これらの細胞群を分離し，いろいろな組合せで再結合して培養し，観察を行った（図3の実験2～4）。

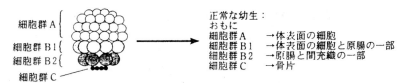

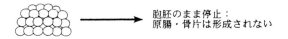

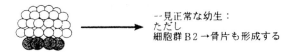

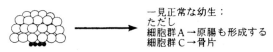

図3

問6 正常発生での細胞群AとCはそれぞれどの胚葉に相当するか。正しい組合せを選べ。

　　　　細胞群A　―　細胞群C
a．内胚葉　―　内胚葉
b．内胚葉　―　中胚葉
c．内胚葉　―　外胚葉
d．中胚葉　―　内胚葉
e．中胚葉　―　中胚葉
f．中胚葉　―　外胚葉
g．外胚葉　―　内胚葉
h．外胚葉　―　中胚葉
i．外胚葉　―　外胚葉

問7 図3の実験から導かれる記述で適切なのはどれか。

a．細胞群Aが消化管を形成するには，細胞群B2が必須である。
b．細胞群Aは，他からの誘導を受けず消化管へ分化する。
c．細胞群Cは細胞群Bの誘導によって骨片を作る細胞へ分化する。
d．細胞群Cは消化管形成を誘導する。
e．細胞群Cのみが骨片を作る細胞へ分化できる。
f．64細胞期の割球は全てその発生運命が決定している。

問8 ウニの発生ステージで順序が正しいのはどれか。

ア．原腸胚期　　　　　　イ．桑実胚期　　　　　　ウ．プリズム幼生期
エ．プルテウス幼生期　　オ．変態期　　　　　　　カ．胞胚期

a．ア　―　イ　―　カ　―　ウ　―　エ　―　オ
b．ア　―　カ　―　イ　―　エ　―　ウ　―　オ
c．イ　―　ア　―　カ　―　オ　―　エ　―　ウ
d．イ　―　カ　―　ア　―　ウ　―　エ　―　オ
e．カ　―　ア　―　イ　―　エ　―　ウ　―　オ
f．カ　―　イ　―　ア　―　オ　―　ウ　―　エ

東邦大学（医）23 年度　(49)

2　キイロショウジョウバエの遺伝に関する以下の文を読み，問 9〜11 に答えよ。

キイロショウジョウバエの体色：黄褐色（正常体色）と黒色（黒体色），眼の色：赤色（赤眼）と紫色（紫眼），はねの形：正常（正常はね）と小型（小型はね）の 3 つの対立形質について，次の実験結果を得た。

[実験 1]　3 つの対立形質とも全て野生型（正常体色・赤眼・正常はね）の雌と，全て突然変異形質（黒体色・紫眼・小型はね）の雄とを交雑して得られた雑種第一代(F_1)は，雌雄とも全て（正常体色・赤眼・正常はね）であった。

[実験 2]　実験 1 で得られた F_1 の雄と，（黒体色・紫眼）の雌とを交配した結果，雌雄とも（正常体色・赤眼）：（黒体色・紫眼）＝ 1：1 の比率で生じた。

[実験 3]　実験 1 で得られた F_1 の雌と，（黒体色・紫眼）の雄とを交配した結果，雌雄とも（正常体色・赤眼）：（正常体色・紫眼）：（黒体色・赤眼）：（黒体色・紫眼）＝ 24：1：1：24 の比率で生じた。

[実験 4]　実験 1 で得られた F_1 の雌雄を交配して生じた雑種第二代(F_2)のはねの形は，雌が全て正常はねであるのに対して，雄は正常はね：小型はね＝ 1：1 の比率であった。

問 9　実験 1 で得られた F_1 の雄が形成する配偶子の，3 つの対立形質の遺伝子型の組合せとして正しいのはどれか。ただし，各形質の遺伝子記号は，体色を B と b，眼の色を P と p，はねの形を M と m で表し，BPM を優性，bpm を劣性とする。また，遺伝子が性染色体上にある場合は性染色体（X と Y）の記号に上付で記した。

a．PMX^B,　PMY,　pmX^B,　pmY

b．PMX^R,　PMY,　pmX^b,　pmY

c．PMX,　PMY^R,　pmX,　pmY^B

d．BMX^P,　BMY,　bmX^P,　bmY

e．BMX^P,　BMY,　bmX^p,　bmY

f．BMX,　BMY^P,　bmX,　bmY^P

g．BPX^M,　BPY,　bpX^M,　bpY

h．BPX^M,　BPY,　bpX^m,　bpY

i．BPX,　BPY^M,　bpX,　bpY^M

問10　実験4で生じたF_2のうち，表現型が(正常体色・赤眼)となる個体は，全体の何%を占めるか。

解答：①②%

十の位①　a．なし　　b．1　　c．2　　d．3　　e．4
　　　　　f．5　　　g．6　　h．7　　i．8　　j．9

一の位②　a．0　　　b．1　　c．2　　d．3　　e．4
　　　　　f．5　　　g．6　　h．7　　i．8　　j．9

問11　実験4で生じたF_2の雄では，(赤眼・正常はね)：(赤眼・小型はね)：(紫眼・正常はね)：(紫眼・小型はね)の個体はどのような割合となるか。

a．9：3：3：1　　　b．1：0：0：1　　　c．1：1：1：1
d．3：0：0：1　　　e．1：0：0：3　　　f．3：1：3：1
g．3：3：1：1　　　h．1：1：3：3

3　遺伝情報の発現に関する以下の文を読み，問12〜15に答えよ。

　DNAの遺伝情報はRNAポリメラーゼによってmRNAへ転写される。mRNAに転写された遺伝情報はリボソームによってアミノ酸配列へ翻訳される。DNAを構成する塩基は4種類であるが，タンパク質を構成するアミノ酸は20種類あり，mRNAの塩基配列の3個の塩基の組合せ(コドン)が個々のアミノ酸を指定する暗号になっている。1961年，ニーレンバーグらは人工的に合成したmRNAを用いてポリペプチドを合成させ，ある1つのコドンに対応するアミノ酸の種類を調べた。1963年，コラーナらは2塩基や3塩基配列の繰り返しを持つmRNAを用いてポリペプチドを合成させて，コドンに対応するアミノ酸を調べた。その後，人工的に合成したいろいろな種類のmRNAを用いて研究が行われ，64種類のコドンのすべてが解明され，遺伝暗号表(表1)が完成した。ただし，(1)〜(5)はアスパラギン，グルタミン，トレオニン，ヒスチジン，フェニルアラニンのいずれかに対応する。

表1　遺伝暗号表

UUU	（1）	UCU	セリン	UAU	チロシン	UGU	システイン
UUC		UCC		UAC		UGC	
UUA	ロイシン	UCA		UAA	終止	UGA	終止
UUG		UCG		UAG	終止	UGG	トリプトファン
CUU	ロイシン	CCU	プロリン	CAU	（3）	CGU	アルギニン
CUC		CCC		CAC		CGC	
CUA		CCA		CAA	（4）	CGA	
CUG		CCG		CAG		CGG	
AUU	イソロイシン	ACU	（2）	AAU	（5）	AGU	セリン
AUC		ACC		AAC		AGC	
AUA		ACA		AAA	リシン	AGA	アルギニン
AUG	メチオニン	ACG		AAG		AGG	
GUU	バリン	GCU	アラニン	GAU	アスパラギン酸	GGU	グリシン
GUC		GCC		GAC		GGC	
GUA		GCA		GAA	グルタミン酸	GGA	
GUG		GCG		GAG		GGG	

　ニーレンバーグらおよびコラーナらは，次の実験を行い，フェニルアラニン，トレオニン，ヒスチジンのコドンを明らかにした。

実験1　Uが連続した mRNA からは，フェニルアラニンからなるポリペプチド
　　　　が合成された。

実験2　AC の塩基配列を繰り返し持つ mRNA からは，トレオニンとヒスチジ
　　　　ンが交互に配列するポリペプチドが合成された。

実験3　CAA の塩基配列を繰り返し持つ mRNA からは，トレオニン，グルタミ
　　　　ン，アスパラギンのいずれかのアミノ酸だけからなる３種類のポリペプチ
　　　　ドが合成された。

問12　実験１と同様に１種類の塩基が連続した mRNA からコドンとの対応が判
　　　明するアミノ酸の組合せとして，正しいのはどれか。
　　　a．アスパラギン酸・グルタミン酸・アルギニン
　　　b．セリン・プロリン・アラニン
　　　c．バリン・アラニン・グルタミン酸
　　　d．プロリン・リシン・グリシン
　　　e．メチオニン・トリプトファン・システイン

問13 実験2と実験3から判明する対応として，正しいのはどれか。2つ選べ。

 a．AAC ― アスパラギン

 b．AAC ― グルタミン

 c．ACA ― トレオニン

 d．ACA ― ヒスチジン

 e．CAA ― アスパラギン

 f．CAA ― グルタミン

 g．CAC ― トレオニン

 h．CAC ― ヒスチジン

問14 表中の(4)と(5)のアミノ酸を特定するためにmRNAからペプチドを合成させる実験をさらに行う場合，そのmRNAが繰り返し持つ塩基配列として適切なのはどれか。

 a．AG

 b．AU

 c．AAC

 d．ACA

 e．AGA

 f．GAC

 g．UAA

 h．GACU

問15 かま状赤血球症で知られている異常ヘモグロビンは，ヘモグロビンのあるグルタミン酸のコドン(GAG)がバリンのコドン(GUG)へ変異している。タンパク質のアミノ酸配列でグルタミン酸からバリンに変化するには，コドンの中のアデニンからウラシルに変わるような一塩基置換の突然変異が1回起こることが必要である。メチオニン(AUG)から変異する場合に，一塩基置換の突然変異が少なくとも3回は起こることが必要なアミノ酸はどれか。

 a．ロイシン   b．トリプトファン c．リシン

 d．チロシン   e．イソロイシン

4 腎臓に関する以下の文を読み，問 16～19 に答えよ。

（文 1）

　腎臓は，尿を作り，老廃物や過剰な物質を体外に排泄することで，内部環境を一定に保つ働きをしている。尿を作る単位構造はネフロンと呼ばれ，糸球体とそれを取り巻くボーマンのう，それに続く一本の腎細管（細尿管，尿細管）からなる。このネフロンが一個の腎臓に約 　ア　 個ある。

問16　　ア　　に当てはまる数値はどれか。

　　a．100
　　b．1,000
　　c．10,000
　　d．100,000
　　e．1,000,000
　　f．10,000,000
　　g．100,000,000

（文 2）

　血しょう中に含まれる物質は，まず糸球体からボーマンのうにろ過される。ろ過された物質は，その後，腎細管の上皮を介して毛細血管へ再吸収されたり，逆に毛細血管から分泌されたりして，最終的な尿が排泄される。つまり，ある物質の尿への排泄には，ろ過，再吸収，分泌という 3 つの過程がある。

　糸球体でろ過される際に，血しょう中濃度と原尿（糸球体ろ液）中濃度が同じであるようにろ過されることを自由にろ過されるという。単位時間にろ過される物質の量はろ過負荷量と呼ばれ，自由にろ過される物質では血しょう中濃度と糸球体ろ過量（原尿の量）との積で求められる。自由にろ過された物質が腎細管で再吸収も分泌もされない場合には，ろ過負荷量は尿中排泄量と同じ値となる。

　物質 X は糸球体で自由にろ過され，腎細管で再吸収も分泌もされない物質で，また体内で代謝されない。この物質 X を静脈に持続的に注入し，動脈血の血しょう中濃度が一定を保つようにした。その後，一定時間内の尿を採取した。尿量，物質 X の尿中濃度と血しょう中濃度を測定した（表 2）。この結果から，物質 X のろ過負荷量は 　イ　 と計算され，この腎臓の糸球体ろ過量は 　ウ　 と計算される。

東邦大学（医）23 年度　(54)

表 2

検査項目	測定値
尿量	0.9 mL/分
物質 X の血しょう中濃度	0.25 mg/mL
物質 X の尿中濃度	35 mg/mL
物質 Y の血しょう中濃度	0.01 mg/mL
物質 Y の尿中濃度	7.5 mg/mL

問17　物質 X のろ過負荷量　　イ　　を求めよ。当てはまる数値と単位はどれか。

解答：①②③.④⑤（単位）

百の位①　　　a．なし　b．1　　c．2　　d．3　　e．4

　　　　　　　f．5　　g．6　　h．7　　i．8　　j．9

十の位②　　　a．0　　b．1　　c．2　　d．3　　e．4

　　　　　　　f．5　　g．6　　h．7　　i．8　　j．9

一の位③　　　a．0　　b．1　　c．2　　d．3　　e．4

　　　　　　　f．5　　g．6　　h．7　　i．8　　j．9

小数点以下一位④　a．0　　b．1　　c．2　　d．3　　e．4

　　　　　　　f．5　　g．6　　h．7　　i．8　　j．9

単位⑤　　　　a．mL/分　　　b．mg/mL　　　c．mg/分

問18　この腎臓の糸球体ろ過量　　ウ　　を求めよ。当てはまる数値と単位はどれか。

解答：①②③④⑤（単位）

千の位①　a．なし　b．1　　c．2　　d．3　　e．4

　　　　　f．5　　g．6　　h．7　　i．8　　j．9

百の位②　a．0　　b．1　　c．2　　d．3　　e．4

　　　　　f．5　　g．6　　h．7　　i．8　　j．9

十の位③　a．0　　b．1　　c．2　　d．3　　e．4

　　　　　f．5　　g．6　　h．7　　i．8　　j．9

一の位④　a．0　　b．1　　c．2　　d．3　　e．4

　　　　　f．5　　g．6　　h．7　　i．8　　j．9

単位⑤　a．mL/分　　　b．mg/mL　　　c．mg/分

（文3）

　糸球体で自由にろ過される物質について，排泄量とろ過負荷量を比較すること
によって，その物質の腎細管における性質を知ることができる。糸球体で自由に
ろ過される物質Yを上記と同様に持続投与し，尿中濃度と血しょう中濃度を測
定した（表2）。

問19　物質Yの腎細管での性質について分かることはどれか。

　　　a．再吸収量は分泌量より多い。

　　　b．再吸収量は分泌量と等しい。

　　　c．再吸収量は分泌量より少ない。

　　　d．再吸収も分泌もされない。

　　　e．再吸収されない。

　　　f．分泌されない。

5　聴覚に関する以下の文を読み，問20〜26に答えよ。

　　ヒトは外界からの刺激を受けて，それに応じた様々な反応を示す。刺激を受け
る器官を受容器といい，それぞれの受容器には，刺激を受けて反応する感覚細胞
　　　　　　　　　　　　　　　　　　　　　　　　　　　　　(1)
(受容細胞)があり，受容細胞が反応する最も適切な刺激(適刺激)がある。

　　音刺激は空気の振動として，耳で受容される。ヒトの耳は外耳，中耳，内耳に
分かれ，音は外耳と中耳との境にある鼓膜に伝わる。この後，中耳の耳小骨を経
　　　　　　　　　　　　　　　　　　　　　　　　　　　　　　(2)
て内耳に伝わり，リンパ液の振動を介してうずまき管内の受容細胞である聴細胞
が興奮する。聴細胞の興奮によって電気信号に変換された情報が聴神経を通って
　　　　　　　　　　　　　　　(3)
大脳の聴覚中枢に伝えられ，音として認識される。ヒトが聞き分けられる音の周
　　　　　　　　　　　　　　　　　　　　(4)
波数は一定の範囲でほぼ決まっており，聴覚の経路のどこが障害されても音の聞
　　　　　　　　　　　　　　　　　(5)
こえが悪くなる現象，すなわち難聴がおこりうる。また高齢になると生理的な難
　　　　　　　　　　　　　　　　　　　　　　　(6)
聴がおこる。

　　音が発生する位置については，目を閉じていてもある程度，感知できる。水平
方向の音源の位置については左右の耳に音が伝わるわずかな時間差や音の強さの
　　　　　　　　　　　　　　(7)
差を利用していることが知られている。

問20　下線部(1)に関して，感覚—適刺激—受容細胞の組合せで，正しいのはどれ
　　　か。2つ選べ。

　　　a．触　覚　—　圧　力　—　脊髄神経節細胞

b．視　覚 　― 　赤色光 　― 　網膜のかん体細胞
c．視　覚 　― 　赤外線 　― 　網膜の錐体細胞
d．平衡覚 　― 　重力の方向 ― 　半規管の有毛細胞
e．嗅　覚 　― 　化学物質 　― 　鼻の嗅細胞

問21　下線部(2)に関して，リンパ液の振動に関与する経路として正しいのはどれか。
a．アブミ骨 　― 　卵円窓 　― 　前庭階 　― 　鼓室階
b．アブミ骨 　― 　正円窓 　― 　前庭階 　― 　鼓室階
c．アブミ骨 　― 　卵円窓 　― 　鼓室階 　― 　前庭階
d．アブミ骨 　― 　正円窓 　― 　鼓室階 　― 　前庭階
e．キヌタ骨 　― 　卵円窓 　― 　前庭階 　― 　鼓室階
f．キヌタ骨 　― 　正円窓 　― 　前庭階 　― 　鼓室階
g．キヌタ骨 　― 　卵円窓 　― 　鼓室階 　― 　前庭階
h．キヌタ骨 　― 　正円窓 　― 　鼓室階 　― 　前庭階

問22　下線部(3)に関して，1本の聴神経繊維で記録される反応を図4で示す。これより強い音を聞いたときの反応として正しいものを，図5より選べ。

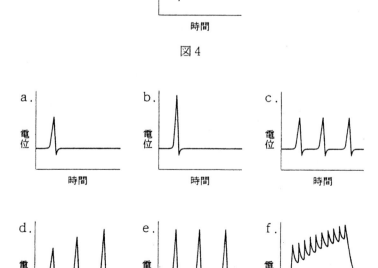

問23 下線部(4)に関して,ヒトが聞くことのできるおおよその周波数は,低音域から高音域へと ① Hz～ ② Hz である。①,②にあてはまる数値はどれか。

a. 2
b. 20
c. 200
d. 2,000
e. 20,000
f. 200,000

問24 下線部(5)に関して,聴力検査のグラフを図6に示す。耳にレシーバーをあてて聞く気導音(実線)と,耳の後ろの骨に当てた装置から骨を伝わって内耳で感じる骨導音(点線)とを,周波数の低いものから高いものまで音量を変えて検査した結果をプロットしたグラフである。音の大きさはdB(デシベル)で表現され,グラフの縦軸に音が聞こえたときのdB値をプロットしてある。0～30dBまではほぼ正常とみなされ,それより大きな音でないと聞こえない場合が聴力の低下(難聴)とみなされる。内耳だけが原因の難聴と考えられるものを図7から選べ。

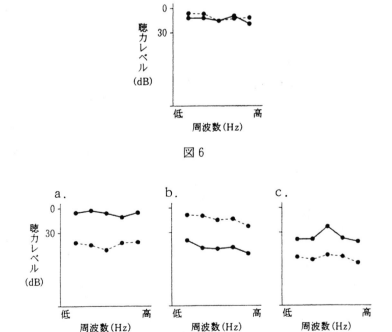

図6

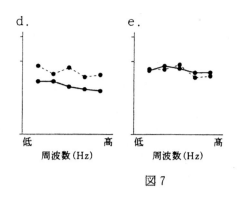

図7

問25 下線部(6)に関して、老人性難聴の際には、聴覚検査のグラフは一般に図8のようになる。このときに聴覚を伝える経路におきている変化として考えられるものはどれか。

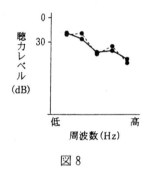

図8

a. 鼓膜の弾性が低下した。
b. 耳小骨の動きが悪くなった。
c. うずまき管基部の聴細胞の数が減った。
d. うずまき管先端部の聴細胞の機能が低下した。
e. うずまき管のリンパ液の粘性が増した。
f. 聴神経繊維の数が減った。
g. 大脳聴覚中枢の細胞の感受性が鈍くなった。

問26 下線部(7)に関して、音源が図9のように正面から右方向30度の位置にあった場合、両耳間を20 cm、音速を330 m/秒とすると、左右の耳に音が伝わる時間差はいくらか。ただし、音源は十分遠い場所にあり、音は平行な波として両耳に届くものとする。

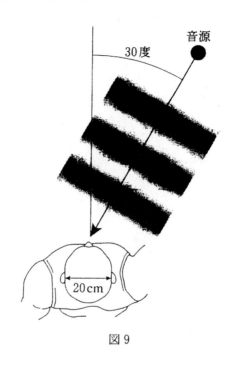

図9

解答：①②．③ ミリ秒

十の位①　　　　　a．なし　b．1　　c．2　　d．3　　e．4
　　　　　　　　　f．5　　g．6　　h．7　　i．8　　j．9

一の位②　　　　　a．0　　b．1　　c．2　　d．3　　e．4
　　　　　　　　　f．5　　g．6　　h．7　　i．8　　j．9

小数点以下一位③　a．0　　b．1　　c．2　　d．3　　e．4
　　　　　　　　　f．5　　g．6　　h．7　　i．8　　j．9

6　骨格筋に関する以下の文を読み，問27～32に答えよ。

　骨格筋は筋繊維と呼ばれる細胞より構成されている。筋繊維は他の細胞と比べ大きいが，観察には通常，顕微鏡を用いる。すなわち骨格筋の薄い切片を作製した後，適切な色素で染色を施し，光学顕微鏡で観察する。さらに詳細な構造を観察するには電子顕微鏡を用いる。

　単なる構造の観察ではなく，特殊な目的を持った顕微鏡観察方法が開発されている。筋繊維に存在する酵素の活性や局在を調べる方法も開発されており，その例としてコハク酸脱水素酵素(SDH)染色がある。SDH染色を施された標本では，SDH活性の高い部分が濃染し，活性の低い部分が淡染する。ある動物から

得た足の骨格筋の凍結横断切片にSDH染色を施したところ、濃染した筋繊維と淡染した筋繊維の2種類に分類された。

問27　光学顕微鏡の解像力の限界として正しいのはどれか。
　　a．0.2 nm
　　b．2 nm
　　c．20 nm
　　d．0.2 μm
　　e．2 μm

問28　運動神経の末端は、筋繊維のどこに分布するか。
　　a．筋原繊維の表面
　　b．ミオシン頭部
　　c．アクチンフィラメント
　　d．筋小胞体の表面
　　e．筋繊維の表面

問29　筋原繊維の異なる部分の横断面を描いた模式図を図10に示す。筋原繊維の暗帯の横断像で見られるのはどれか。

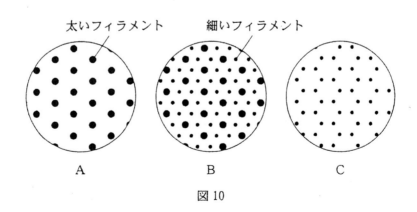

図10

　　a．Aのみ　　　　b．Bのみ　　　　c．Cのみ　　　　d．A, B
　　e．A, C　　　　f．B, C　　　　g．A, B, C

問30　SDH染色と関係が深い細胞小器官はどれか。
　　a．液　胞　　　　　b．ゴルジ体　　　　　c．筋小胞体

d．リボソーム　　　　e．リソソーム　　　　f．ミトコンドリア

問31　コハク酸がSDHで酸化されると何になるか。
　　a．酢　酸　　　　　b．乳　酸　　　　　c．尿　酸
　　d．リン酸　　　　　e．クエン酸　　　　 f．フマル酸
　　g．ピルビン酸　　　 h．グルタミン酸　　 i．アスパラギン酸
　　j．クレアチンリン酸

問32　下線部に関して，濃染した筋繊維は淡染した筋繊維に比べてどのような特徴があるか。
　　a．筋再生能力が高い。
　　b．転写が活発である。
　　c．好気的代謝が活発である。
　　d．細胞内消化が活発である。
　　e．アポトーシスの頻度が高い。
　　f．タンパク質合成が活発である。
　　g．分泌物質の生成が活発である。

7　生物個体間における相互作用に関する問33～35に答えよ。

問33　ヒメゾウリムシとゾウリムシをひとつの入れ物に入れ飼育し，経時的に個々の増殖を観察した。図11はそれらの増殖状態を示す。最も適切な増殖状態を表すグラフはどれか。ただし，縦軸は個体数を横軸は日（時間経過）を示す。

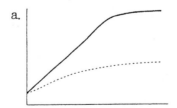
a．

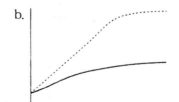
b．

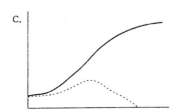
c．

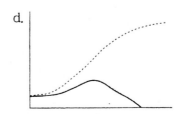
d．

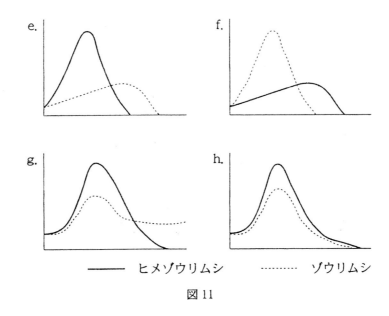

——— ヒメゾウリムシ　　……… ゾウリムシ

図11

問34　問33において，2者間の相互作用を表す語句として最も適切なのはどれか。

a．種内競争　　　　b．生態的地位　　　c．相利共生
d．種間競争　　　　e．すみわけ

問35　縄張りの大きさと食物の量とは比例しない事がわかっている。図12は縄張りの大きさとそこから得られる食物量（利益）および縄張りを管理する労力を表している。最適な縄張りの大きさを表しているのはどれか。

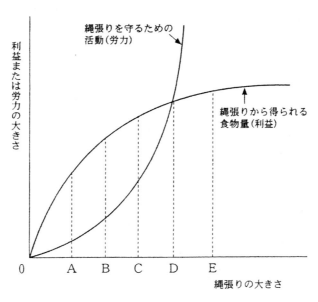

図12

a．A
b．B
c．C
d．D
e．E

8 光合成に関する問36～40に答えよ。

光合成の過程を図13に示す。

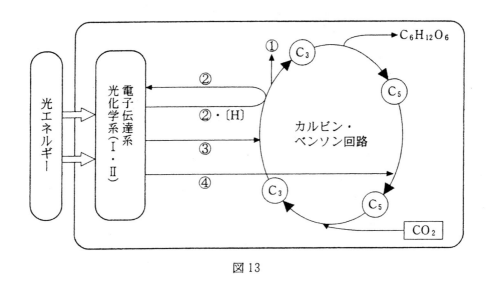

図13

問36　光合成において，植物は二酸化炭素の固定に必要な[H]を水から得てカルビン・ベンソン回路に供給するが，ある生命体はバクテリオクロロフィルという光合成色素を持っており，これとは異なった方法で[H]を供給し光合成を行っている。[H]の供給源となるのはどれか。

a．HNO_2
b．HNO_3
c．H_2S
d．HCl
e．NH_3

問37　図13の①～④に当てはまる物質はどれか。解答欄①～④にそれぞれ答えよ。ただし，選択肢は複数回使用してもよい。

a．ADP　　　b．ATP　　　c．CO_2　　　d．FAD
e．H_2O　　f．NAD　　　g．NADP　　　h．O_2

問38 図14はC₄植物の光合成における特殊なCO₂取り込みの一例を示している。⑤，⑥，⑦にあてはまる物質の組合せはどれか。

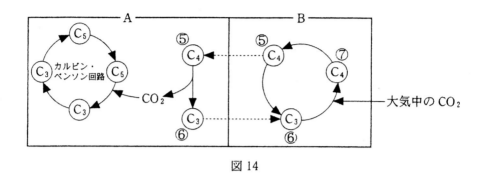

図14

	⑤	⑥	⑦
a．	リンゴ酸	オキサロ酢酸	ピルビン酸
b．	リンゴ酸	ピルビン酸	オキサロ酢酸
c．	オキサロ酢酸	リンゴ酸	ピルビン酸
d．	オキサロ酢酸	ピルビン酸	リンゴ酸
e．	ピルビン酸	リンゴ酸	オキサロ酢酸
f．	ピルビン酸	オキサロ酢酸	リンゴ酸

問39 図14のA，Bの反応は植物体のどこで行われるか。解答欄A，Bにそれぞれ答えよ。

a．表皮細胞

b．頂端分裂組織細胞

c．維管束鞘細胞

d．気孔細胞

e．葉肉細胞

問40 C₄植物が行っている光合成のCO₂の取り込みに類似したシステムを用いているのがCAM植物である。CAM植物の特徴として正しいのはどれか。2つ選べ。

a．乾燥地帯の植物に多く見られる。

b．気孔は光が当たると開き，暗くなると閉じる。

c．大気中のCO₂をオキサロ酢酸として液胞に貯蔵しておく。

d．夜間貯蔵した有機酸から，昼間CO₂を取り出して光合成に利用する。

e．昼夜を問わず大気中のCO₂を取り込む。

英　語

解答　23年度

Ⅰ　出題者が求めたポイント

[全訳]

　メディアの新しい形態は常に倫理的なパニックを引き起こす。印刷物、新聞、ペーパーバックそしてテレビはすべてが、利用者の知力と道義心を脅かすものとしてかつて非難された。だから、電子技術に関してもそうなのである。パワーポイントは思考力を箇条書き風に単純化させると私たちは聞かされる。サーチエンジンは私たちの知力を低下させ、知識の深みに飛び込むのでなく、知識の表面をすくい取るように私たちを促す。ツイッターは私たちの注意の範囲を縮める。

　しかし、このようなパニックはしばしば、本当にそうなのかという基本の点検を怠っている。1950年代にマンガが青少年を非行へと導くとして非難された時、犯罪は記録的な低さに下がっていた。ちょうど1990年代のテレビゲームへの非難が、アメリカの犯罪の大幅減少と<u>一致していた</u>のと同様である。テレビ、トランジスターラジオ、ロックビデオの時代はまた、I.Qのスコアが上がり続けた時代でもあった。

　今の現実はどうか調べるために、科学の状況を考えてみよう。これは高いレベルの知力を必要とし、発見の明確な水準によって測られるものである。今日科学者たちは決してEメールから遠く隔たったところにはいない。紙に触ることは稀であり、パワーポイントなしには講義ができない。電子メディアが知性にとって有害なものだとしたら、科学の質は急降下していることだろう。だが、科学的発見はショウジョウバエのように増加し、進歩はめまいがしそうなほどである。朝の仕事をArts & Letters Dailyウェブサイトに取りかかることから始めるだれもが証明しているように、哲学、歴史、文化批評などのような、他の精神生活の活動もまた、同じように盛んである。

　新しいメディアを批判する人たちは時に科学それ自体を使って主張を押しつけ、「経験が脳をどう変えるか」を示す研究を引用する。しかし、認識に関する神経科学者たちは、そのような言説を聞くと呆れて目をくりくりさせる。たしかに、私たちが事実や技術を学ぶたびに脳の配線は変化する。情報は膵臓に蓄えられるわけではあるまい。しかし神経が柔軟であることは、脳が経験によって形作られる粘土の塊であるという意味ではない。

　経験は脳の基本的な情報処理能力を<u>改造しない</u>。速読プログラムはそれを改造するとずっと言われてきたが、判定は、「戦争と平和」を一気に読んだ後でウッディ・アレンによって下された。「ロシアについての話しだった」と。本物のマルチタスキングも、研究室の研究からだけではなく、運転手が携帯電話で商談をしながら彼の四輪駆動車が車線を縫って走るという日常的な光景からも、神話であるということが暴かれている。

　さらに言えば、経験の効果はその経験だけに高度に特化している。ひとつのことをするように(形を認識するとか、数学のパズルを解くとか、隠れた言葉を見つけるとか)人を訓練すると、その人はそれをするのには上達するかもしれないが、それ以上のことはほとんどない。音楽はあなたを数学得意にすることはない。ラテン語を活用することがあなたをより論理的にすることはない。脳をトレーニングするゲームがあなたをより賢くすることはない。<u>何事かを成し遂げる</u>人々は脳を頭の体操で鍛え上げることはしない。彼らはその分野に自分を浸すのである。小説家はたくさんの小説を読み、科学者はたくさんの科学書を読む。

　新しいメディアはある理由で人気を博している。知識は指数関数的に増えるが、人間の知力と目覚めている時間はそうではない。さいわい、インターネットと情報技術は、ツイッターやプレヴューから電子書籍やオンライン百科事典にいたるまでさまざまな規模で、私たちが集合的な知識のアウトプットを管理し、検索し、再生するのを助けている。これらのテクノロジーは私たちを愚かにするどころか、私たちが賢くあり続けるための唯一のものなのである。

[設問と選択肢の意味]

1. 4行目のdiscourseに意味が最も近いのはどれか。
2. 10行目のcoincidedに意味が最も近いのはどれか。
   a) 別々に起こった
   b) 同時に起こった
   c) ～の前に起こった
   d) ～の後に起こった。
3. 15行目のbenchmarksに意味が最も近いのはどれか。
   a) 物事が測られる標準
   b) より進歩を達成しようとする動き
   c) 新しい物事を創造する出来事
   d) 科学的達成における成功
4. 29行目のrevampに意味が最も近いのはどれか。
5. 31行目のverdictに意味が最も近いのはどれか。
6. 35行目のspecificに意味が最も近いのはどれか。
   a) そこから学ぶのは難しい
   b) 特殊な事柄に関係している
   c) あるものが特に得意である
   d) 本来の目的を超えて
7. 40行目のaccomplishedに意味が最も近いのはどれか。
8. この小論の目的は
   a) 多くの新しいテクノロジーを使いすぎることの危険性について警告するため。
   b) 効果のほどがわからない内に新しいテクノロジーを使うことの問題点を私たちが理解できるよう助けるため。
   c) 私たちに新しいテクノロジーをもっと使いたいと思わせるため。
   d) 新しいテクノロジーは私たちに有害であるという

意見に対抗するため。

9. 英文によると、新しい電子テクノロジーに反対する主な理由は何か。
　　a) それらはあまりに多くの知力を必要とする。
　　b) それらは私たちを対象のあまりに奥深くまで行かせてしまう。
　　c) それらは私たちをより知的でなくする。
　　d) それらは糾弾されてきた。
10. 過去のパニックの例として挙げているのは何か。
11. 著者は現在のパニックが偽物であることを示すためにどんな主張をしているか。
　　a) 多くの科学者たちが古いテクノロジーを使って発見をしている。
　　b) 科学者たちは新しいテクノロジーを使っているのに新しい発展をしている。
　　c) 科学者たちは以前より芸術と文化に興味を抱いている。
　　d) テレビゲームなどのテクノロジーが増えたにもかかわらず犯罪は減っている。
12. 英文によると、新しいメディアテクノロジーに批判的な人たちに使われるよくある主張は何か。
　　a) 経験は脳がどのように機能するかを変える。
　　b) 速読プログラムによってなされる主張は間違いである。
　　c) マルチタスキングは本当は神話に過ぎない。
　　d) 上記のbとc
13. 小論によると、経験はどのような意味で私たちの脳を本当に変えるのか。
　　a) 経験は私たちの脳の働き方を全般的に改善する。
　　b) 経験によって私たちは、経験しているまさにその事柄においてのみ熟練する。
　　c) 経験によって、私たちは訓練中のもの以外でも多くのことが得意になる。
　　d) 経験は私たちの脳がどのように機能するかを実際に変えることは全くない。
14. 小論によると、新しいテクノロジーはなぜ普及しているのか。
　　a) それらは、今日私たちが利用できる膨大な量の情報を、私たちが取り扱う時の助けになる。
　　b) それらは私たちが情報を箇条書きにまとめる時の助けになる。
　　c) それらは情報をひとつの場所に集める助けになる。
　　d) それらは私たちがより短い時間に知識を指数関数的に増やす助けになる。

[解答]
(1) c　(2) b　(3) a　(4) d　(5) c　(6) b　(7) d　(8) d
(9) c　(10) d　(11) b　(12) a　(13) b　(14) a

Ⅱ　出題者が求めたポイント

[全訳]
　およそ2000万人が第一次世界大戦で死んだが、この戦争の最後の年にもっと多くの人々が世界的エピデミックで死んだ。どれくらいの数の人々が1918年のスペイン風邪で死んだのか正確にはわからないけれども、推定された数は世界で5000万から1億人であり、よってこれが世界史上最悪のエピデミックとなった。

　スペイン風邪は3つの別々の波でやって来て、これらが1年の期間内に短い間隔で続いて襲ってきた。最初にわかった症例は1918年の3月にアメリカ軍のキャンプで起こった。アメリカは戦争をするために何十万という兵士をヨーロッパに送っていて、部隊のこの大きな移動が病気の蔓延を助長した。1918年5月までにはエピデミックはヨーロッパのほとんどすべての国に広がり、夏までにはインド、中国、ロシア、アフリカの人々に感染していた。これについて公式に発表した最初の国がスペインで、これがスペイン風邪として知られるようになったゆえんである。

　7月までにはエピデミックは終焉したかのように見えたが、すぐに2回目の波がまた登場した。8月にはこれがフランス、アフリカ、アメリカの町々をほとんど同時に襲ったが、この新種は前のよりかなり性質の悪いものだった。インフルエンザの最初の波は非常に感染力はあったが、多くの人々を死なせることはなかった。2回目の波は通常のインフルエンザの約20倍というかなり高い死亡率を示した。もっと珍しいことに、高い死亡率は20歳から40歳の健康な人々のそれであった。

　インフルエンザに罹った人はすぐに死ぬことが多かった。感染するとすぐに患者は熱、頭痛、咳でダウンした。血液から酸素が奪われるので、チアノーゼで顔面蒼白になり、やがて鼻や口から出血した。患者は気管にたまった液体で窒息して死んだ。時には病気の進行が非常に早いことがあり、夕方は元気だったのに翌朝にはもう死んでいることもあった。

　医者たちはこの病気の適切な治療法を持っていなかった。インフルエンザとヴィールスについての知識はまだ初期の段階だったので、医学研究は単に、病気を理解しようと努めることやデータを集めることに集中した。ほとんどの治療は、アスピリンなどの鎮痛剤で病気の症状を緩和することに関係するものだった。ワクチンを作るための試みもいくらかはなされたが、それらは成功しなかった。

　医学が治療法を提供しなかったので、病気を抑止するさまざまな方法を公衆衛生が試みた。いくつかの町は人々にゲージマスクの着用を求め、公の場で唾を吐くことを禁止した。店は特売することを許されず、学校は閉鎖された。だが、これらの治療法は効果がないとわかった。アメリカ合州国では10月だけで20万を越える人がインフルエンザで死んだ。非常に多くの人々が非常に急速に死んでいったので、医療、公共サービスは為す術がなかった。遺体を収容する棺桶も場所も足りなくなったので、集団の墓地を掘らねばならなかった。

　2回目の波と同じく、3回目の波もエピデミックが去ったように見えたちょうどその頃に始まった。1918年の11月に戦争が終わった時、人々は喜びにわいて大挙して町へ出て行った。これと、故国に帰ってきた何千

という兵士たちが、インフルエンザの復活を許した。この3回目の発生で死んだ人は2回目の波のときよりも少なかったが、最初のときよりも多かった。翌年の春までにインフルエンザはついに終息したようだった。

　今日研究者たちは、いまだに1918年のインフルエンザを研究している。このインフルエンザが他の流行に比べてはるかに悪化したのがなぜなのかは誰にもわからない。2009年の豚インフルエンザのようなその後のエピデミックは、スペイン風邪と似たようなものだったが、それほど致命的なものではとていなかった。しかし、同じような大災厄エピデミックが再び起こるかもしれないという心配はまだ残っている。

[設問と選択肢の意味]

15. 6行目のsuccessionに意味が最も近いのはどれか。
16. 17行目のcontagiousに意味が最も近いのはどれか。
   a)伝染性だが致命的ではない。
   b)致命的ではないが伝染性はない。
   c)接触によって感染する。
   d)多くの被害に責任がある。
17. 25行目のbreathing passagesという語が指すものはどれか。
18. 31行目のalleviatingに意味が最も近いのはどれか。
19. 39行目のoverwhelmedに意味が最も近いのはどれか。
   a)かろうじて適切な
   b)極端な方法をとる
   c)対処することができない
   d)パニック状態に置かれる
20. 44行目のresurgeに意味が最も近いのはどれか。
   a)他のものと再び結びつく
   b)中断の後で再び続く
   c)途切れなく続く
   d)再びなくなる
21. スペイン風邪が他と違う理由は何か。
   a)3回、短い間隔で波があった。
   b)極めて致死的であった。
   c)若い健康な人々を死なせた。
   d)上記のすべて。
22. スペイン風邪があっという間に世界に広がった理由は何か。
   a)戦争に行った多くの兵士たちによって運ばれた。
   b)政府はそれについて公式には発表しなかった。
   c)3つの波でやって来た。
   d)多くの地域を同時に襲った。
23. そのエピデミックはなぜスペイン風邪と呼ばれたのか。
   a)スペインから発生したから。
   b)他の国よりスペインで死者が多かったから。
   c)アメリカ兵たちが最初にスペインで罹ったから。
   d)最初にスペインで公表されたから。
24. エピデミックの2回目の波は
   a)最初の波の数ヶ月後でやって来た。
   b)それほど多くの人々を死なせなかった。
   c)最大の死者数を出した。

d)アフリカで始まった。

25. スペイン風邪の症状として挙げられていないのは次のどれか。
   a)患者の口からの出血
   b)皮膚が青ざめる
   c)頭痛と発熱
   d)高血圧
26. この病気に罹った人は
   a)時に1日で死ぬことがあった。
   b)年が若い場合にだけ死ぬ危険性があった。
   c)たくさん水分を取る必要があった。
   d)肺の出血で死ぬことが多かった。
27. この時代の医学研究者たちは
   a)ヴィールスについて何も理解していなかった。
   b)ヴィールスについて知り始めたばかりだった。
   c)アスピリンがインフルエンザを治すことができると信じていた。
   d)主に病気を予防することに関心があった。
28. エピデミックと戦う人々の努力は
   a)死者数を減らすのに役立った。
   b)いったんワクチンが開発されたら効果を上げた。
   c)不適切であった。
   d)集団の墓地を掘るのに集中した。
29. エピデミックの3回目の波は
   a)3つの波の中では最悪だった。
   b)3つの波の中では一番軽かった。
   c)2回目の波よりもひどかったが、最初の波ほどではなかった。
   d)最初の波よりひどかったが、2回目の波ほどではなかった。
30. スペイン風邪が重要であった理由は何か。
   a)再発生の危険性がいまだ残っているから。
   b)後のエピデミックがこれほど重症ではないから。
   c)エピデミックとどう戦うかの最初の例であったから。
   d)世界がいかにグローバル化しているのかを示したから。

[解答]
(15) b　(16) c　(17) a　(18) d　(19) c　(20) b　(21) d
(22) a　(23) d　(24) c　(25) d　(26) a　(27) b　(28) c
(29) d　(30) b

Ⅲ　出題者が求めたポイント
[英文の訳と間違いの訂正]

31. 技術者たちは従来のガソリンではなく水素で走る車を完成させるべく、何年も取り組んでいる。
   other than → rather than
32. 新しい研究は、運動とインスリン感受性との間に強い結びつきがあるという考えを強化するものである。
   that → that there
33. 標準的なモデルによると、惑星、恒星、ガスなどよく知られている構成要素でできているのは、私たちの宇宙の4パーセントでしかない。

make up → made up

34. 何年も研究してきたにもかかわらず、研究者たちは
そ の 現 象 を ま だ あ い ま い に し か 理 解 し て い な い 。

   understand → understanding

35. 出来事の数百年後に記録された少しの記述を除いて
は、私たちはトロイの包囲について事実上何も知ら
ない。

   Along with → Apart from

[解答]

(31) d (32) b (33) c (34) d (35) a

Ⅳ 出題者が求めたポイント

[全訳]

　店の店主がドアの上に「子犬売ります」という看板
を取り付けていた。このような看板は小さな子どもた
ちの注意を引くものだが、案の定、1人の小さな男の子
が店主の看板の下に現れた。(36)「子犬はいくらで売る
の?」と彼は尋ねた。

　店主は答えた。「30ドルから50ドルの間ならいくらで
もいいよ。」

　小さな男の子はポケットを探って、小銭を取り出し
た。「2ドル37セントある。見てもいい?」

　店主が笑って口笛を鳴らすと、犬舎からレディがや
って来た。店の通路を走って来たレディの後には、5つ
のかわいい小さな毛糸玉がついてきた。1匹の子犬は
(37)かなり後ろをよたよたと歩いていた。すぐに男の子
はそのよたよた歩きの(39)びっこの子犬に(38)目を向け
て言った。「あの子犬、どうしたの?」

　店主は説明した。獣医がその子犬を調べたら股関節
を受ける骨がないとわかった、子犬はずっとびっこを
引くだろう、ずっと足が不自由だろうと。男の子は興
奮した。(40)「あれが僕の買いたい子犬だ。」

　店主は言った。「いや、きみはあの子犬を買いたいと
思ってはいないよ。もし本当にその犬が欲しければ、
きみにあげるよ。」

　その男の子はとても(41)動揺した。彼は店主の目をま
っすぐに見て、指差しながら言った。「僕は子犬をくれ
るなんていやだ。あの子犬はどの点から見ても、他の
子犬全部と同じ価値があるのだから、僕は全額を払い
ます。実際には2ドル37セント今払って、月に50セン
トを(42)子犬の値段になるまで払うから。」

　店主は(43)反論して言った。「本当はこの子犬を買い
たいとは思ってないんだよ。これは他の子犬みたいに、
走ったりジャンプしたりきみと一緒に遊んだり絶対に
できないんだから。」

　これを聞くと、男の子は身をかがめてズボンの裾
をまくり上げて、(44)大きな金属の装具に支えられたひ
どく曲がった不自由な左脚を見せた。彼は店主を見上
げて穏やかに答えた。「あのね、僕もそんなにうまく走
れないんだ。そして、あの小さな子犬はわかってくれ
る誰かを必要としているんだよ!」

[設問の意味と解法のヒント]

36. 下線部(36)に入れるのに最も適切なのは次のどれか。

「〜を...(金額)で売る」: sell 〜 for...

37. (37)の語の意味は

38. (38)の語句の意味は

39. (39)の空所に入れるのに最も適切なのは

40. 下線部(40)に最も合うのは次のどれか。

41. (41)に最も合うのは

42. 下線部(42)に最も合うのは次のどれか。

43. (43)の空所に入れるのに最も適切なのは

44. 下線部(44)に最も合うのは次のどれか。

45. この話の最も重要なテーマは何か。

　　a)共感　　b)友情　　c)妥協　　d)正義

[解答]

(36) b (37) c (38) d (39) a (40) d (41) b (42) d
(43) c (44) d (45) a

Ⅴ 出題者が求めたポイント

[全訳]

　白米、そして玄米の消費者のために(46)リスクを数
値化した新しい大がかりな調査研究によると、糖尿病
のリスクの増大と関連のある、精白された炭水化物の
しだいに増えていくリストに、白米が加わったという
ことだ。

　玄米を白くすることで米粒の糠や胚が(47)取り除かれ
てしまうことになるが、これによって白い内胚乳があ
らわになる。このプロセスはまた米のグリセミック指
数(血糖値を上げる炭水化物の力の尺度)を上げ、糖尿
病を(48)寄せつけないのに役立つビタミン、食物繊維、
マグネシウム、などの成分をはがしてしまう。

　合州国で食べられている米の70%以上が白米だから、
この新しい発見は健康の重要な手がかりとなると指摘
したのは、ハーバード公衆衛生大学栄養学部のQi Sun
に率いられた新しい研究の研究者たちであった。この
発見は6月14日にオンラインでArchives of Internal
Medicineの中で公表された。

　研究者たちは報告されたアメリカの成人197,228人の
健康、食事、生活習慣を(49)評価して、白米をたくさん
食べる人たちと玄米(50)の方を多く食べる人たちの間
に、タイプ2の糖尿病の発病率で驚くべき差があるのを
発見した。年齢、生活様式、食事、民族性などの変数
を調整した後でさえ、リスクにおける大きな差はまだ
あった。

　週に5回以上(1回あたり150グラムの)白米を食べた
人々は、白米を(51)ほとんど食べなかった人々よりも、
タイプ2の糖尿病になるリスクが17パーセント高かっ
た。そして、1週間に2回以上玄米を食べている人々は、
1か月に1回より少なく玄米を食べている人々よりも、
糖尿病になる確率が11パーセント低かった。著者たち
の計算では、白米を玄米に(52)替えることでタイプ2の
糖尿病の可能性は16パーセント低くなるとされた。

　しかし玄米は、(53)糖尿病を避ける上で最も効果のあ
る全粒というのでもなさそうであった。毎日他の全粒
穀物約50グラムを、(調理前で)(54)同量の白米の代わ
りに摂ることで、糖尿病のリスクを36パーセントも減

らすことができることがわかった。

　現在米は、アメリカのほとんどの食事のわずかな部分(一般に、1日あたりのエネルギー摂取量の2パーセント以下)であるけれども、日本など、世界の他の地域では、米は1日あたりの平均エネルギー摂取のほぼ30パーセントを占めていることがあると、Sunおよび他の研究者たちは言及した。それでも研究者たちはレポートの中で、タイプ2の糖尿病を避けるためには、「公衆衛生の観点から見ると、(55)白米など精白された穀物に代わって玄米などのような全粒穀物を摂ることが望ましい。」と結論づけた。
[解答]
(46) b　(47) a　(48) d　(49) c　(50) d　(51) b　(52) c
(53) a　(54) c　(55) b

Ⅵ　出題者が求めたポイント
[全訳]
　関節炎は関節(2つあるいはそれ以上の骨の端が合わさっている結合部)の炎症である。
　炎症は次の2つの内の1つによって(56)発生する。「骨関節症」では、関節の中の軟骨が次第に磨耗していく。健康な軟骨は、関節の内張りとクッションになって骨が互いに滑らかに動くようにしている、(57)弾力性のある組織である。この軟骨が(58)減少すると、骨どうしはこすれ合って、痛みや腫れを引き起こす。関節の永久的な損傷と硬化もあり得る。骨関節症は関節の直接のけがによって起こることもある(59)が、普通は、関節の長期にわたる消耗のために、55歳を越えた成人によく起こる。
　リューマチ性関節炎はどの年齢でも罹る。この型の関節炎は体のすべての結合組織に影響する。リューマチ性関節炎の正確な原因はわかっていない。ヴィールスが(60)引き金になって自己免疫反応を起こし、これによって体が自分自身の組織に対してアレルギー反応を起こしてしまう。だが、この理論の証拠はまだ確定していない。確認されているのは症状の進行である。まず最初に、滑膜(関節に(61)内張りをし油を差す薄い膜組織)に炎症が起きる。炎症は最後には軟骨を傷つける。瘢痕組織が傷ついた軟骨と次第に代わっていくにつれて、関節は歪んで硬くなっていく。
　リューマチ性関節炎は、(62)治療しないまま放っておくと、心臓、肺、神経、目を害することがある。骨関節症は関節の永久的な損傷と硬化の原因となることがある。
　関節炎は遺伝性の病気ではない。(63)それにもかかわらず、家系的に関節炎のある人々はこの病気に罹りやすい傾向にある。理由は明らかではないが、男性よりも女性の方がリスクが大きい。重すぎる体重は関節にかかる負荷が大きいので、骨関節症を悪化させるかもしれない。スポーツや仕事で関節を日常的に酷使すると関節炎が進むだろうが、じっとしていることもまた問題になる。
　関節炎の症状としては、ひとつあるいは複数の関節

に見られる、腫れ、もろさ、痛み、硬化、赤みなどがある。多くの患者で、痛みは朝がもっともひどく、1日の時間が経つに(64)つれて収まっていく。じめじめした気候と感情的ストレスは、関節炎を引き起こすことはないが、症状を悪化させることはある。
　リュウマチ性関節炎については、これらの症状に伴って、より一般的な疲労感や熱が見られることがある。この型の関節炎は、症状が消えると寛解の時期に入る。(65)しかし症状が戻ったときには、以前より厳しくなっていることがしばしばある。
[解答]
(56) b　(57) b　(58) a　(59) d　(60) a
(61) c　(62) d　(63) c　(64) a　(65) d

Ⅶ　出題者が求めたポイント
[全訳]
66.
a) 高音のキーキーという声は赤ちゃんの「下手な模倣」だったが、近くで食べていた好奇心の強い大人のタマリンの気を引くには十分似ていた、とRoheは言った。
b) しかし、サルたちは近くに寄って行った時にマーゲイを見つけ、それが攻撃してくる前に逃げた。
c) 国際自然保護連合(IUCN)によって絶滅危惧種のリストに挙げられていて
d) －つまり、近い将来絶滅の高いリスクに直面しそうだという意味だが－
e) マーゲイは成長すると約7ポンド(3.3キログラム)になる斑点のあるネコで、大体は小動物、鳥、爬虫類を食べて生きている。

67.
a) ブラジルのマナウス近く、アマゾン熱帯雨林のReserva Florestal Adolpho Duckeにいる研究者たちは、2005年にまだら模様の赤ちゃんタマリンの呼び声をまねするマーゲイの話を聞いた。
b) 狩りの道具として声まねを使う捕食動物が、世界で他にいるのは知らないとRoheはつけ加えた。
c) それは餌になる動物の声をまねするネコの、南北アメリカで最初の－そしてこれまでのところ唯一の－科学的に証明されたケースであったと、チームメンバーでニューヨークを拠点とする非営利団体WCSの研究者であるFabio RheはEメールの中で言った。
d) またの名を樹上オセロットというマーゲイは、餌動物をおびき寄せるためにサルの声をまねすると、非営利団体野生動物保護協会(WCS)は木曜日に公表した。
e) 果敢で小さな森のネコにとって、生き延びる鍵はまさに、「サルのように見てサルのようにふるまえ」だろう。

68.
a) その上、それらのレパートリーは家族の中で受け継がれるのだろう。Roheが言うには、マーゲイの母親はものまねの技術を子どもたちに教えるようだ。「野

生のネコにあって、この母親から学ぶことは、生き
延びるためには不可欠のように思われる。」
b)そして、マーゲイはおそらくジャングルで唯一の忍
びのネコではないのである。
c)その日マーゲイは成功しなかったが、観察によると、
ネコはごちそうを捕まえるために驚くべき「心理的
狡猾さ」と使うと、Roheは言った。
d)Roheと仲間の研究者たちは、たとえばクーガやジャ
ガーなど他のネコ科の動物がものまねによって餌動
物をだますのを聞いたと報告してきた、中央アマゾ
ンに住む人々をインタビューした。
e)マキュコバードやアグーチネズミのような南アメリ
カの餌動物の多くが、ネコの潜在的なものまねレパ
ートリーになるかも知れない非常に鋭い声を立てる。

[解答]
(66) a (67) e (68) c (69) d

数　学

解答　　23年度

1 出題者が求めたポイント

(1) (数学C・2次曲線)
双曲線と放物線が接するとき，連立させて，D＝0

(2) (数学B・ベクトル)
$\vec{x}=(p, q)$として，与式を計算し，p, qで平方完成させる。
$\vec{y}-\vec{z}=(s, t)$のとき$|\vec{y}-\vec{z}|^2=s^2+t^2$

(3) (数学Ⅱ・式と証明)
$a+b\geqq 2\sqrt{ab}$，等号が成り立つのは$a=b$

(4) (数学Ⅲ・逆関数)
$y=\dfrac{3kx+2}{kx-1}$を変形し，xをyの式で表わす。
xとyを交換すると，$y=f^{-1}(x)$
等式にあてはめてkを求める。

(5) (数学Ⅱ・対数関数)
両辺を底が2の対数にとる。$\log_2 M^r=r\log_2 M$
$\log_2 x$についての2次方程式を解く。

(6) (数学Ⅲ・積分法)
$\cos x=\dfrac{1}{2}\{(\sin x+\cos x)+(-\sin x+\cos x)\}$
$=\dfrac{1}{2}\{(\sin x+\cos x)+(\cos x+\sin x)'\}$

(7) (数学Ⅲ・数列の極限)
一辺がaの正三角形ABCの面積をS，内接する円の半径をr，内接円とBCとの接点をMとする。
$S=\dfrac{1}{2}a^2\sin 60°$，$\dfrac{1}{2}(a+a+a)r=S$
辺AB上にB'，辺AC上にC'をとるとき，B'C'がBCと平行に，内接円と接するようにとり，その接点をM'とする。
$AM=\dfrac{\sqrt{3}}{2}a$，$MM'=2r$，$AM'=\dfrac{\sqrt{3}}{2}a-2r$
よって，△ABCと△A'B'C'の辺の長さの比がわかるので，△A'B'C'の内接円の半径もわかる。
初項がa，公比が$r(0<r<1)$の等比数列において，
$\displaystyle\sum_{k=1}^{\infty}ar^{k-1}=\dfrac{a}{1-r}$

(8) (数学Ⅰ・2次関数)
$f(x)=x^2+2(a-2)x+a$とし，$f(x)$を平方完成させる。
$1<2-a$のとき，$f(1)\geqq 0$，$f(0)\leqq 2$
$2-a<0$のとき，$f(1)\leqq 2$，$f(0)\geqq 0$
$0\leqq 2-a\leqq 1$のとき，
$f(2-a)>0$，$f(1)\leqq 2$，$f(0)\leqq 2$

(9) (数学Ⅰ・三角比)
点Mに関して対称に，A, D, N, Eに対して，A', D', N', E'をとる。ABA'C'は平行四辺形になる。
NN'＝2NM＝DE'である。△DBE'において，
$DE'^2=BD^2+BE'^2-2BD\cdot BE'\cos\angle DBE'$

(10) (数学C・行列)
逆行列がないときは，$ad=bc$
このようになるa, b, c, dになる場合の数を数えて，${}_9P_1$から引く。

〔解答〕

(1) $x^2=y-k$を代入する。$y-k-y^2=1$
$y^2-y+k+1=0$
$D=(-1)^2-4(k+1)=-4k-3$
$-4k-3=0$　より　$k=-\dfrac{3}{4}$

(2) $\vec{x}=(p, q)$とする。
$|\vec{a}-\vec{x}|^2=(4-p)^2+(7-q)^2$
$|\vec{b}-\vec{x}|^2=(-1-p)^2+(-3-q)^2$
$|\vec{c}-\vec{x}|^2=(-9-p)^2+(8-q)^2$
$|\vec{a}-\vec{x}|^2+|\vec{b}-\vec{x}|^2+|\vec{c}-\vec{x}|^2$
$=3p^2+12p+3q^2-24q+220$
$=3(p+2)^2+3(q-4)^2+160$
従って，$p=-2, q=4$，$\vec{x}=(-2, 4)$

(3) $\dfrac{2y}{5x}+\dfrac{x}{2y}\geqq 2\sqrt{\dfrac{2y}{5x}\dfrac{x}{2y}}=\dfrac{2}{\sqrt{5}}$

等号が成り立つのは，$\dfrac{2y}{5x}=\dfrac{x}{2y}$　より　$y=\dfrac{\sqrt{5}}{2}x$

$2x-\sqrt{5}\,y=2x-\sqrt{5}\dfrac{\sqrt{5}}{2}x=-\dfrac{x}{2}$

$\dfrac{5x}{2x-\sqrt{5}\,y}=5x\left(-\dfrac{2}{x}\right)=-10$

(4) $y=\dfrac{3kx+2}{kx-1}$とする。$y=3+\dfrac{5}{kx-1}$
$kx-1=\dfrac{5}{y-3}$　より　$x=\dfrac{y+2}{k(y-3)}$
よって，$f^{-1}(x)=\dfrac{x+2}{k(x-3)}$
$\dfrac{-x+2}{k(-x-3)}=-\dfrac{3kx+2}{kx-1}$
$(-x+2)(kx-1)=k(x+3)(3kx+2)$
$(3k^2+k)x^2+(9k^2-1)x+6k+2=0$
$k(3k+1)x^2+(3k+1)(3k-1)x+2(3k+1)=0$
$(3k+1)\{kx^2+(3k-1)x+2\}=0$
従って，$k=-\dfrac{1}{3}$

(5) 両辺を底が2の対数にとる。$\log_2 x^{3+2\log_2 x}=\log_2 2^{54}$
$(3+2\log_2 x)\log_2 x=54$
$2(\log_2 x)^2+3\log_2 x-54=0$
$(2\log_2 x-9)(\log_2 x+6)=0$
小さい解なので，$\log_2 x=-6$　∴$x=2^{-6}=\dfrac{1}{64}$

(6) $\cos x=\dfrac{1}{2}\{\sin x+\cos x+(-\sin x+\cos x)\}$
$=\dfrac{1}{2}\{\sin x+\cos x+(\cos x+\sin x)'\}$

$$\int_0^{\frac{\pi}{2}} \frac{\cos x}{\sin x + \cos x} dx$$
$$= \frac{1}{2}\int_0^{\frac{\pi}{2}}\left\{1+\frac{(\sin x+\cos x)'}{\sin x+\cos x}\right\}dx$$
$$=\frac{1}{2}[x+\log(\sin x+\cos x)]_0^{\frac{\pi}{2}}$$
$$=\frac{1}{2}\left\{\left(\frac{\pi}{2}+0\right)-(0+0)\right\}=\frac{1}{4}\pi$$

(7) △ABCを一辺がaの正三角形とし、BCの中点をMとする。辺AB上にB'、辺AC上にC'をとり、B'C'がBCと平行で内接円に接するようにとる。この接点をM'とする。

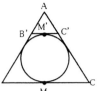

△ABCの面積は、
$$\frac{1}{2}a^2\sin 60°=\frac{\sqrt{3}}{4}a^2$$
内接円の半径をrとすると、
$$\frac{1}{2}3ar=\frac{\sqrt{3}}{4}a^2 \quad \therefore r=\frac{\sqrt{3}}{6}a$$
$$AM=\frac{\sqrt{3}}{2}a,\; AM'=\frac{\sqrt{3}}{2}a-2\left(\frac{\sqrt{3}}{6}a\right)=\frac{\sqrt{3}}{6}a$$
$$AM:AM'=\frac{\sqrt{3}}{2}a:\frac{\sqrt{3}}{6}a=3:1$$
よって、△ABCと△A'B'C'の辺の比は3:1
円O_nの半径をr_nとすると、
$$r_1=\frac{\sqrt{3}}{6}\cdot 1=\frac{\sqrt{3}}{6},\; r_{n+1}=\frac{1}{3}r_n$$
$$r_n=\frac{\sqrt{3}}{6}\left(\frac{1}{3}\right)^{n-1}=\frac{\sqrt{3}}{6}\cdot\frac{1}{3^{n-1}}$$
$$S_n=\pi\left\{\frac{\sqrt{3}}{6}\left(\frac{1}{3}\right)^{n-1}\right\}^2=\frac{1}{12}\left(\frac{1}{9}\right)^{n-1}\pi$$
$$\lim_{n\to\infty}S_n=\frac{1}{12}\cdot\frac{1}{1-\frac{1}{9}}\pi=\frac{1}{12}\cdot\frac{9}{8}\pi=\frac{3}{32}\pi$$

(8) $f(x)=x^2+2(a-2)x+a$ とする。
$f(x)=(x-2+a)^2-a^2+5a-4$
$1<2-a$のとき、$a<1$
$f(1)=1+2a-4+a=3a-3$ より $3a-3\geq 0$
$a\geq 1$ となり不適
$2-a<0$ のとき、$2<a$
$f(0)=a$ より $a\geq 0$
$f(1)=3a-3$ より $3a-3\leq 2$
$a\leq\frac{5}{3}$ となり不適
$0\leq 2-a\leq 1$のとき、$1\leq a\leq 2$ ……①
$f(0)=a$ より $a\geq 2$ ……②
$f(1)=3a-3$ より $3a-3\leq 2$
$a\leq\frac{5}{3}$ ……③
$-a^2+5a-4\geq 0$ より $(a-1)(a-4)\leq 0$
$1\leq a\leq 4$……④

①、②、③、④の共通範囲より、$1\leq a\leq\frac{5}{3}$

(9) 点Mに関して、A、D、N、Eと点対称の点A'、D'、N'、E'をとる。

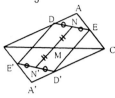

DE'=NN'=2MN
BD=7、BE'=CE=3
$\angle DBE'=\pi-\frac{2}{3}\pi=\frac{1}{3}\pi$
$DE'^2=7^2+3^2-2\cdot 7\cdot 3\cos\frac{1}{3}\pi=37$
従って、$MN=\frac{\sqrt{37}}{2}$

(10) 逆行列をもたないときは、$ad=bc$
4つの異なる数字で積が同じになるのは、
(1, 6)と(2, 3)、(1, 8)と(2, 4)
(2, 6)と(3, 4)、(2, 9)と(3, 6)
(3, 8)と(4, 6)の5通り。
それぞれ、a, b, c, dにあてはめるのは、
$4\times 1\times 2\times 1=8$ で8通り。
よって、${}_9P_4-5\times 8=3024-40=2984$

〔答〕

(1)	アイウ −3 4	(2)	エオカ −2 4	(3)	キクケ −1 0	(4)	コサシ −1 3
(5)	スセソ 1 6 4	(6)	タチ 1 4	(7)	ツテト 3 3 2	(8)	ナニヌ 1 5 3
(9)	ネノハ 3 7 2	(10)	ヒフヘホ 2 9 8 4				

2 出題者が求めたポイント（数学Ⅲ・微分積分）

(1) $\sin^2\theta=\frac{1-\cos 2\theta}{2}$
$$\int f'(\theta)g(x)\theta d\theta=f(\theta)g(x)-\int f(\theta)g'(x)\theta d\theta$$
I_1とI_2の関係も計算しておく。

(2) $x=8\cos^3\theta$、$y=\sin^3\theta$ とし、
$\int_0^8 ydx$ を求める。(1)の結果を使う。

(3) $\dfrac{dy}{dx}=\dfrac{dy}{d\theta}\bigg/\dfrac{dx}{d\theta}$

(4) P($8\cos^3\theta$, $\sin^3\theta$)とし、(3)を利用する。
$y=\dfrac{dy}{dx}(x-8\cos^3\theta)+\sin^3\theta$
で、A(x_0, 0)、B(0, y_0)を求める。
$S=\dfrac{1}{2}x_0y_0$の最大値を求める。
$2\sin\theta\cos\theta=\sin 2\theta$

〔解答〕

(1) $I_2=\int_0^{\frac{\pi}{2}}\sin^2\theta d\theta=\int_0^{\frac{\pi}{2}}\left(\frac{1}{2}-\frac{1}{2}\cos 2\theta\right)d\theta$
$$=\left[\frac{1}{2}\theta-\frac{1}{4}\sin 2\theta\right]_0^{\frac{\pi}{2}}=\frac{1}{4}\pi$$
$I_4=\int_0^{\frac{\pi}{2}}\sin^4\theta d\theta=\int_0^{\frac{\pi}{2}}(-\cos\theta)'\sin^3\theta d\theta$

東邦大学（医）23 年度 （73）

$$= \left[-\cos \theta \sin^3 \theta \right]_0^{\frac{\pi}{2}} + \int_0^{\frac{\pi}{2}} 3\sin^2 \theta \cos^2 \theta \, d\theta$$

$$= 0 + \int_0^{\frac{\pi}{2}} 3\sin^2 \theta \, d\theta - \int_0^{\frac{\pi}{2}} 3\sin^4 \theta \, d\theta$$

$I_4 = 3I_2 - 3I_4$ より $I_4 = \dfrac{3}{4} I_2 = \dfrac{3}{16} \pi$

$$I_6 = \int_0^{\frac{\pi}{2}} \sin^6 \theta \, d\theta = \int_0^{\frac{\pi}{2}} (-\cos \theta)' \sin^5 \theta \, d\theta$$

$$= \left[-\cos \theta \sin^5 \theta \right]_0^{\frac{\pi}{2}} + \int_0^{\frac{\pi}{2}} 5\sin^4 \theta \cos^2 \theta \, d\theta$$

$$= 0 + \int_0^{\frac{\pi}{2}} 5\sin^4 \theta \, d\theta - \int_0^{\frac{\pi}{2}} 5\sin^6 \theta \, d\theta$$

$I_6 = 5I_4 - 5I_6$ より $I_6 = \dfrac{5}{6} I_4$

よって，$I_6 = \dfrac{5}{32} \pi$

(2) $x = 8\cos^3 \theta$, $y = \sin^3 \theta$ とする。

$$\frac{dx}{d\theta} = -24\cos^2 \theta \sin \theta = -24\sin \theta + 24\sin^3 \theta$$

$8\cos^3 \theta = 8$のとき，$\cos \theta = 1$ より $\theta = 0$

$8\cos^3 \theta = 0$のとき，$\cos \theta = 0$ より $\theta = \dfrac{\pi}{2}$

$$\int_0^8 y \, dx = \int_{\frac{\pi}{2}}^0 \sin^3 \theta \, (-24\sin \theta + 24\sin^3 \theta) \, d\theta$$

$$= \int_0^{\frac{\pi}{2}} (24\sin^4 \theta - 24\sin^6 \theta) \, d\theta = 24I_1 - 24I_6$$

$$= 24 \left(\frac{3}{16} \pi - \frac{5}{32} \pi \right) = \frac{3}{4} \pi$$

(3) $\dfrac{dy}{d\theta} = 3\sin^2 \theta \cos \theta$

$$\frac{dy}{dx} = \frac{dy}{d\theta} \bigg/ \frac{dx}{d\theta} = \frac{3\sin^2 \theta \cos \theta}{-24\cos^2 \theta \sin \theta} = \frac{\sin \theta}{-8\cos \theta}$$

$$\left(\frac{x}{y} \right)^{\frac{1}{3}} = \frac{2\cos \theta}{\sin \theta}$$

$$\left(\frac{x}{y} \right)^{\frac{1}{3}} \frac{dy}{dx} = \frac{2\cos \theta}{\sin \theta} \cdot \frac{\sin \theta}{-8\cos \theta} = -\frac{1}{4}$$

(4) $P(8\cos^3 \theta , \sin^3 \theta)$とする。

接線は，$y = -\dfrac{\sin \theta}{8\cos \theta} (x - 8\cos^3 \theta) + \sin^3 \theta$

$$y = -\frac{\sin \theta}{8\cos \theta} x + \sin \theta \cos^2 \theta + \sin^3 \theta$$

$$y = -\frac{\sin \theta}{8\cos \theta} x + \sin \theta$$

$x = 0$のとき，$y = \sin \theta$　$B(0, \sin \theta)$

$-\dfrac{\sin \theta}{8\cos \theta} x + \sin \theta = 0$ より $x = 8\cos \theta$

$A(8\cos \theta , 0)$

$S = \dfrac{1}{2} \sin \theta \cdot 8\cos \theta = 4\sin \theta \cos \theta = 2\sin 2\theta$

$2\theta = \dfrac{\pi}{2}$のとき，$\theta = \dfrac{\pi}{4}$でSは最大値となる。

$x = 8\cos \dfrac{\pi}{4} = 8 \dfrac{1}{\sqrt{2}} = 4\sqrt{2}$

$S = 2\sin \dfrac{\pi}{2} = 2$

(答)

(1)
ア	イ	ウ	エ
1	4	5	6

(2)
オ	カ
3	4

(3)
キ	ク	ケ
−	1	4

(4)
コ	サ	シ
4	2	2

物　理

解答　　23 年度

1 出題者が求めたポイント……斜法投射の最高点、反発係数

問1.
$$\frac{1}{2}g \times t^2 = H \quad \text{より}$$
$$t = \sqrt{\frac{2H}{g}}$$
初速度を v_0 とすれば
$$\therefore v_0 \sin\theta = gt = \sqrt{2gH}$$
$$v_0 = \frac{\sqrt{2gH}}{\sin\theta} \quad \cdots d$$

問2. 跳ね返る前の速度の水平成分は
$$v_0 \cos\theta = \frac{\cos\theta}{\sin\theta}\sqrt{2gH}$$
求める水平距離 L' は
$$L' = e(v_0\cos\theta) \times t = 2eH\frac{\cos\theta}{\sin\theta} = \quad \cdots f$$

2 出題者が求めたポイント……斜面上の物体にはたらく摩擦力

問3. 動摩擦力 $f = \mu(M+m)g\cos\theta \quad \cdots e$

問4. A、B 合わせた物体の運動方程式は
$$(M+m)a = (M+m)g\sin\theta - \mu(M+m)g\cos\theta$$
$$\therefore \quad a = g\{\sin\theta - \mu\cos\theta\}$$
B にはたらく摩擦力を f とすれば、B の運動方程式は
$$ma = mg\sin\theta - f$$
$$\therefore f = m(g\sin\theta - a) = \mu mg\cos\theta \quad \cdots c$$

3 出題者が求めたポイント……力のモーメント、第二宇宙速度、等速直線運動、円運動の向心力、単振動の周期、斜め衝突の反発係数

問5. ひもの張力を T、棒の長さを L とすれば蝶番のまわりの力のモーメントのつりあいより
$$T\cos\theta \times \frac{L}{2} - Mg \times \frac{L}{2} - mg \times L = 0$$
$$\therefore T = \frac{(M+2m)g}{\cos\theta}$$
壁が棒を垂直に押す力を N とすれば棒にはたらく力の水平水平成分のつりあいより
$$N = T\sin\theta = (M+2m)g\frac{\sin\theta}{\cos\theta} \cdots a$$

問6. 第2宇宙速度を v_0 とすると、力学的エネルギー保存則より
$$\frac{1}{2}mv_0^2 - G\frac{Mm}{R} = 0$$
$$\therefore v_0 = \sqrt{\frac{2GM}{R}}$$
第2宇宙速度の半分の速度になったときのロケットの地上からの高さを h とすると

$$\frac{1}{2}m\left(\frac{v_0}{2}\right)^2 - G\frac{Mm}{(R+h)} = 0$$
$$R + h = \frac{8GM}{v_0^2} = 4R$$
$$\therefore h = 3R \quad \cdots b$$

問7. 初速度 v、加速度 a で静止するまでに時間 T で L だけ進んだことから
$$\begin{cases} vT - \frac{1}{2}aT^2 = L \\ v = aT \end{cases}$$
これを解くと $\quad a = \frac{2L}{T^2}$
$$\therefore v = \frac{2L}{T} \quad \cdots e$$

問8. 角度 θ の斜面上で円運動するのでトラックの質量を m、速度を v とすれば、向心力がちょうど $mg\sin\theta$ となればよい。よって、円運動の運動方程式より
$$m\frac{v^2}{R} = mg\sin\theta$$
$$mg\sin\theta = \frac{mv^2}{R}\cos\theta$$
$$\therefore v = \sqrt{gR\tan\theta}$$

問9. ある物体の質量を m、ばね定数を k とすれば
$$mg = kl \quad \text{より} \quad k = \frac{mg}{l}$$
ばねの長さを半分にすると
$$mg = k'\frac{l}{2} \quad k' = \frac{2mg}{l}$$
また、単振動の角振動数を ω とすれば、復元力は
$$-m\omega^2 x = -k'x$$
$$\omega = \sqrt{\frac{k'}{m}} = \sqrt{\frac{2g}{l}}$$
周期を T とすれば
$$T = \frac{2\pi}{\omega} = 2\pi\sqrt{\frac{l}{2g}} = \pi\sqrt{\frac{2l}{g}}\cdots d$$

問10. 衝突の直前と直後の速度の水平方向の成分は変わらないので、衝突直前、直後の速度を v、v' とすれば、
$$v\sin 30° = v'\sin 45°$$
$$v' = \frac{\sqrt{2}}{2}$$
反発係数 e は
$$e = \left|\frac{v'\cos 45°}{v\cos 30°}\right| = \frac{1}{\sqrt{3}}\cdots d$$

4 出題者が求めたポイント……熱量保存の法則、理想気体の状態変化、熱機関の効率

問11 A、B、C の熱容量を C_A、C_B、C_C とする
A と B の混合では
$$C_A(26 - 20) = C_B(32 - 26)$$

$\therefore C_A = C_B$
BとCの混合では
$C_B(38-32) = C_C(46-38)$
$\therefore C_C = \dfrac{3}{4} C_B$

$C_A = C$ とすれば $C_B = C$、$C_C = \dfrac{3}{4}C$

AとCの混合でt℃になったとすると
$C(t-20) = \dfrac{3}{4}C(46-t)$
$\therefore t = 31$ …c

問12 ・熱力学第一法則：$(\Delta U = Q + W)$ と
・ボイル・シャルルの法則：$\dfrac{PV}{T} = \dfrac{P'V'}{T'}$
・気体の内部エネルギー：$U \propto T$ を併せて考える。

$A \to B$；定積変化…体積変化がないので、仕事はなく温度が上昇した
　　　　　　　<u>熱を吸収し</u>内部エネルギーは増加

$B \to C$；等温変化…体積が増加したので<u>仕事をした</u>
　　　　　　　等温なので仕事の分だけ熱を得た

$C \to A$；定圧変化…体積が減少したので<u>仕事をされた</u>
　　　　　　　・温度は下がったので内部エネルギーは減少
　　　　　　　・内部エネルギーの減少分とされた仕事を合わせたエネルギー分だけ冷やされた

よって、正しいものは a、c、e
（下線部分が、誤りの部分）

問13. 効率が25%とは、廃棄は75%であるから、廃棄している熱量をQ'とすれば
$Q' = \dfrac{75}{25} \times 60 = 180$ …d

5 出題者が求めたポイント……消費電力、ヤングの実験、電流計の分流回路、非オーム抵抗

問14. このニクロム線の抵抗をR、100Vのときの電流をIとすれば、$P=IV$ より
$I = \dfrac{P}{V} = \dfrac{400}{100} = 4.0$ A
$R = \dfrac{V}{I} = \dfrac{100}{4.0} = 25$ Ω

200Vでは $P' = I'V' = \dfrac{V'^2}{R} = \dfrac{200^2}{25} = 1600$ W …f

問15. ヤングの実験の明線の条件式はスリットから光源までの距離を$\overline{l}$、スリットの間隔をdとすれば
$d\dfrac{x}{l} = m\lambda$ であるから
$\begin{cases} d\dfrac{12 \times 10^{-3}}{l} = 600 \times 10^{-9} \\ d\dfrac{10 \times 10^{-3}}{l} = \lambda \times 10^{-9} \end{cases}$

$\therefore \lambda = \dfrac{10}{12} \times 600 \times 10^{-6} = 500 \times 10^{-9} = 500nm$ …b

問16 内部抵抗をrとすれば、図aから
$(98+r) \times 10 \times 10^{-3} = 1.0$
$\therefore r = 2.0$

図bのとき、追加した抵抗の電位差と電流計の電位差が等しいことより
$\{(100-10) \times 10^{-3}\}x = 10 \times 10^{-3} \times 2.0$
$\therefore x = \dfrac{2}{9} = 0.22$ …c

問17. 電球にかかる電圧をV、175Ωの抵抗を流れる電流をIとすると
$\begin{cases} (i+I) \times 70 = V_{70} & \cdots ① \\ V + V_{70} = 14 & \cdots ② \\ V = 175I & \cdots ③ \end{cases}$

①に②、③を代入し整理すると
$\left(i + \dfrac{V}{175}\right) \times 70 = 14 - V$
$\therefore i + \dfrac{V}{50} = \dfrac{1}{5}$

この関係式のグラフを特性曲線に書き込み、交点を求めれば、その値が電球の電圧Vと電流iとなる。

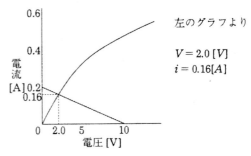

左のグラフより
$V = 2.0$ [V]
$i = 0.16$ [A]

②より $V_{70} = 14 - 2.0 = 12$ [V] …a

6 出題者が求めたポイント……音波のドップラー効果

問18. ドップラー効果であるから、物体の速さをv、止まっているときの振動数をfとすれば
$\begin{cases} \dfrac{340}{340-v} \times f = 1050 & \cdots ① \\ \dfrac{340}{340+v} \times f = 950 & \cdots ② \end{cases}$

①②より $(340-v) \times 1050 = (340+v) \times 950$
$v = 17$ …d

問19. $v = 17$ を②に代入
$f = \dfrac{357 \times 950}{340} = 997.5 \fallingdotseq 998$ Hz …b

7 出題者が求めたポイント……閉管の気柱の共鳴

問20. 閉管の基本振動であるから管の長さは $\dfrac{\lambda}{4}$

$v = f\lambda$ より $\lambda = \dfrac{v}{f} = \dfrac{340}{340} = 1.0$ [m]

$\therefore$ 管の長さ l は $\dfrac{1.0}{4} = 0.25\,[m]$ $\cdots a$

問21　次に共鳴するのは3倍振動なので

$$f = \dfrac{v}{\lambda'} = \dfrac{v}{\lambda/3} = \dfrac{340}{1.0/3} = 1020[\text{Hz}] \quad \cdots d$$

8　出題者が求めたポイント……レンズの写像公式

問22.　レンズの焦点距離を f とすれば写像公式より

$$\dfrac{1}{80} + \dfrac{1}{80} = \dfrac{1}{f}$$

$f = 40\,\text{cm}$ $\cdots c$

問23.　レンズから像までの距離を b とすれば

$$\dfrac{1}{20} - \dfrac{1}{b} = \dfrac{1}{40} \qquad\qquad \therefore b = 40$$

倍率 n は　$n = \dfrac{b}{a} = \dfrac{40}{20} = 2.0$ 倍　$\cdots b$

9　出題者が求めたポイント……コンデンサーの極板を移動させる仕事

問24.　$C = \varepsilon\dfrac{S}{d}$　　$C' = \varepsilon\dfrac{S}{d+x}$

$$\therefore C' = \dfrac{d}{d+x}C$$

極板間の距離を増やしても、充電された電荷は変わらないので、変化した後の極板間の電位差を V' とすれば

$$Q = CV = C'V'$$

$$V' = \dfrac{C}{C'}V = \dfrac{d+x}{d}V \quad \cdots a$$

問25.　コンデンサーに蓄えられたエネルギーの増加分が仕事となる

$$W = \Delta U = \dfrac{C'V'^2}{2} - \dfrac{CV^2}{2} = \dfrac{1}{2}CV^2\dfrac{x}{d} \quad \cdots e$$

化 学

解答　　　23年度

1　出題者が求めたポイント……集合問題

問1. 陽子数＋中性子数＝質量数　の関係から求められる。a〜cは炭素の同位体，d〜eは酸素の同位体である。

問2. 電子配置

a，b，dは，K-2，L-8のNe型電子配置である。
eのCa^{2+}は，K-2，L-8，M-8のAr型電子配置で，S^{2-}と一致する。

問3. 酸素の同位体

a. 同素体は，同じ元素から成る単体で，互いに性質が異なる物質という。故に誤り。
e. $^{16}O_2 = 32$，$^{18}O_2 = 36$　質量比は，32/36 = 0.89となる。

問4. 典型元素と遷移元素

e. Znは，12族元素で典型元素。

問5. ヨウ素の溶解性

ヨウ素は無極性分子で，水に溶けにくく，有機溶媒に溶けやすい。KI水溶液にはよく溶ける。この水溶液をヨウ素液という。

問6. 試薬の調整

c. 正しい
硫酸銅五水和物$CuSO_4 \cdot 5H_2O$　の式量は，250

$$\frac{2.497(g)}{250(g/mol)} = 9.99 \times 10^{-3} ≒ 1.0 \times 10^{-2} \text{ mol}$$

これをメスフラスコに入れ，100 mlにしているので，

$$\frac{1.0 \times 10^{-2}(mol)}{100/1000(l)} = 1.0 \times 10^{-1}(mol/l) \text{ となる。}$$

b. 水に濃硫酸を加えなければいけない。危険防止。
d. 駒込ピペットは不正確な器具で，正しく測定できない。
e. 水酸化ナトリウム（固体）を空気中に放置すると空気中の水分を吸収し，正しい質量が得られない。

問7. b. 正しい

a. 触媒を用いるとE_2が低くなる。その結果，反応速度が大きくなる。
c. 反応熱はE_1で示される
d. Aは低温，Bは高温
e. 図1のE_2に対応する。E_2以上の分子が反応を起こしうる。

問8. e. CO_2は，O=C=O　の直線構造をして，分子全体として無極性である。

問9. b. 誤り

エマルションは乳濁液で，液体の粒子が液体（分散媒）中に分散したものである。

問10. b. 正しい

NaOH(固) + HClaq = NaClaq + H_2O + 101kJ
この熱化学方程式の反応熱は，
[NaOH(固)の溶解熱]＋[中和熱]　である。中和熱は，56kJであるから，NaOH(固)の溶解熱は，
101 − 56 = 45 kJ　の発熱である。

問11. e. 正しい

pH10であるから，$[H^+] = 1 \times 10^{-10}$ (mol/l)
したがって，$[OH^-] = 1 \times 10^{-14}/1 \times 10^{-10} = 1 \times 10^{-4}$ (mol/l)　これを10^2倍に希釈すると，
$[OH^-] = 1 \times 10^{-6}$ (mol/l)　になる。
したがって，$[H^+] = 1 \times 10^{-14}/1 \times 10^{-6} = 1 \times 10^{-8}$ (mol/l)
$pH = -\log 10^{-8} = 8$
c. メチルオレンジが適している。

問12. 希釈後の濃度をM(mol/l)とする。

中和の公式より，
$1 \times M \times 10 = 1 \times 0.10 \times 12.0$，M = 0.12 (mol/l)
したがって，100ml中に酢酸は，

$$0.12(mol/l) \times \frac{100}{1000} = 0.012 \text{ (mol)}$$

含まれている。質量百分率濃度は，

$$\frac{0.012 \times 60}{2.00} \times 100 = 36\%$$

問13. e. 正しい

さらし粉と塩酸の反応ではCl_2が発生する。
$CaCl(ClO) + 2HCl \rightarrow CaCl_2 + H_2O + Cl_2$
塩素をKI水溶液に加えると，
$2KI + Cl_2 \rightarrow 2KCl + I_2$　I_2を生じ，褐色になる。

問14. e. 正しい。金属Aは銅である。

$Cu^{2+} + 2OH^- \rightarrow Cu(OH)_2$ (沈殿B)
これを加熱すると，
$Cu(OH)_2 \rightarrow CuO + H_2O$　酸化銅(II)を生じ，黒色になる。

問15. アルミニウムは，

$$\frac{2.70(g)}{27.0(g/mol)} = 0.100 \text{ (mol)}$$

$2Al + 6HCl \rightarrow 2AlCl_3 + 3H_2$　の反応でH_2を発生する。その体積は，

$$0.100(mol) \times \frac{3}{2} \times 22.4(l/mol) = 3.36 \text{ (l)}$$

問16. b〜eの比較である。Na^+は共通であるから陰イオンの違いが融点に反映する。イオン半径が小さいほどイオン結合が強くなり，融点が高くなる。NaFが最も高い。

問17. a. 正しい

石英ガラスは純粋なケイ砂（SiO_2）から得られる。光ファイバーに使われるのは石英ガラス（純度が高い）である。

問18. 生成物の物質量を求めると，

$$CO_2 ; \frac{26.4(g)}{44(g/mol)} = 0.60 \text{ mol}$$

$$H_2O ; \frac{12.6(g)}{18(g/mol)} = 0.70 \text{ mol}$$

炭化水素1分子中に，
炭素は6個，水素は14個含むことがわかる。
分子式は，C_6H_{14}　である。

問19. b. アクリル酸　$CH_2=CHCOOH$

問20. e. 2-ブタノール　$CH_3-\underset{\underset{OH}{|}}{CH}-CH_2-CH_3$

これはヨードホルム反応である。

問21. e. p-ヒドロキシアゾベンゼン

$HO-\!\!\!\bigcirc\!\!\!-N=N-\!\!\!\bigcirc$　アゾ色素である。

問22. c. スルホン化

$\bigcirc+H_2SO_4 \rightarrow \bigcirc\!\!-SO_3H+H_2O$

ベンゼンスルホン酸を生じる。

問23. 反応した H_2 は，

$$\frac{0.448\,(l)}{22.4\,(l/mol)}=0.020\,(mol)$$

不飽和脂肪酸は a, d, e のいずれかである。それぞれの分子量は，282，278，280である。

リノール酸とすると，

$$\frac{2.80\,(g)}{280\,(g/mol)}=0.010\,(mol)$$

リノール酸は，$\rangle C=C\langle$ を2つもつので，H_2 は $0.010\times2=0.020\,(mol)$ 反応する。

問24. この合成過程は，

$$n\,CH_2=\underset{\underset{OCOCH_3}{|}}{CH} \xrightarrow{\text{付加重合}} {\large(}\!\!-CH_2-\underset{\underset{OCOCH_3}{|}}{CH}\!\!-{\large)}_n$$

$$\xrightarrow{\text{加水分解}} {\large(}\!\!-CH_2-\underset{\underset{OH}{|}}{CH}\!\!-{\large)}_n$$

$$\xrightarrow{\text{アセタール化}} {\large[}{\large(}\!\!-CH_2-\underset{\underset{OH}{|}}{CH}\!\!-{\large)}\!\!-CH_2-CH-CH_2-CH\!\!-{\large]}_n$$
$$\underset{\underset{O-CH_2-O}{}}{}$$

（25%アセタール化した構造）

$$86\times8\times n\text{————}364\,n$$
$$x\text{————————}1.0\,kg$$

これより，$x=1.89\fallingdotseq1.9\,kg$

問25. e. ラクトース

ラクトースを加水分解すると，ガラクトースとグルコースが得られる。

問26. a. キチン

問27. b. カゼイン

牛乳に含まれている。タンパク質にリン酸がエステル結合している。

問28. c. ペニシリン　抗生物質である。

問29. a. レチノール

ビタミンAのことである。

問30. a. アスパラギン

アスパラギン酸と NH_3 から生体内で合成される。

[解答]

問1. b　問2. e　問3. a　問4. e　問5. a　問6. c
問7. b　問8. e　問9. b　問10. b　問11. e　問12. b
問13. e　問14. e　問15. b　問16. b　問17. a　問18. d
問19. b　問20. e　問21. e　問22. c　問23. e　問24. c
問25. e　問26. a　問27. b　問28. c　問29. a　問30. a

2　**出題者が求めたポイント……電気分解，滴定曲線**

図から(イ)及び(エ)が陽極，(ア)及び(ウ)が陰極である。

問32. 流れた電気量は，$1\times(2\times60\times60)=7200C$

流れた電子は，

$$\frac{7200(C)}{9.65\times10^4(C/mol)A}=7.46\times10^{-2}\,(mol)$$

(ア)の電極では，$Cu^{2+}+2e^- \rightarrow Cu$　の変化が起こる。

$$2:63.6=7.46\times10^{-2}:x, \quad x=2.37$$
$$\fallingdotseq2.4\,g$$

問34. (ウ)の電極では，$2H^++2e^- \rightarrow H_2$ の変化が起こる。

$$2:1=7.46\times10^{-2}:x, \quad x=\frac{1}{2}\times7.46\times10^{-2}\,mol$$

体積は，

$$\frac{1}{2}\times7.46\times10^{-2}\times22.4\times10^3=8.355\times10^2$$
$$\fallingdotseq8.40\times10^2\,ml$$

問35. ビーカー(II)においては，

陰極で，$2H^++2e^- \rightarrow H_2$

陽極で，$2H_2O \rightarrow O_2+4H^++4e^-$

全体で，$2H_2O \rightarrow 2H_2+O_2$　つまり，水の分解が退行する。H_2SO_4 の物質量は変化しないので，硫酸の濃度がわずかに大きくなる。しかし，$[H^+]$ はほとんど一定とみなせる。

はじめの状態では，硫酸の電離度を1として，$[H^+]=0.2\times2=0.4\,(mol/l)$　となる。

問36. 中和点は，水酸化ナトリウム水溶液を15.0 ml加えたときである。中和の公式より，

$$1\times x\times20.0=1\times1.20\times10^{-1}\times15.0$$
$$x=9.0\times10^{-2}\,(mol/l)$$

問37. $CH_3COOH \rightleftharpoons CH_3COO^-+H^+$（$C\,mol/l$ とする）

この電離定数は，

$$K_a=\frac{[CH_3COO^-][H^+]}{[CH_3COOH]}=\frac{C\alpha\cdot C\alpha}{C(1-\alpha)}=\frac{C\alpha^2}{1-\alpha}\fallingdotseq C\alpha^2$$

したがって，

$$\alpha^2=\frac{K_a}{C}=\frac{1.8\times10^{-5}}{9.0\times10^{-2}}=2.0\times10^{-4}$$

$$\therefore \alpha=\sqrt{2}\times10^{-2}\fallingdotseq1.4\times10^{-2}$$

水素イオン濃度は，

$$[H^+]=C\alpha=9.0\times10^{-2}\times1.4\times10^{-2}=1.26\times10^{-3}$$
$$\fallingdotseq1.3\times10^{-3}\,(mol/l)$$

問38. 問37で示した通り，$\alpha=1.4\times10^{-2}$

問39. 酢酸の物質量は，

$$0.090\times\frac{20.0}{1000}=1.80\times10^{-3}\,mol$$

加えた水酸化ナトリウムの物質量は，

$$1.20\times10^{-1}\times\frac{10}{1000}=1.20\times10^{-3}\,mol$$

したがって，

$$1.80\times10^{-3}-1.20\times10^{-3}=0.60\times10^{-3}\,mol$$ の
CH_3COOH が残っている。

その濃度は，

$$\frac{0.60\times10^{-3}}{30/1000}=2.00\times10^{-2}\,(mol/l)$$

中和で生成した CH_3COONa は，

$$1.20\times10^{-1}\times\frac{10.0}{1000}=1.20\times10^{-3}\,mol$$

その濃度は,

$$\frac{1.20 \times 10^{-3}}{30/1000} = 4.00 \times 10^{-2} \text{ (mol/l)}$$

$$K_a = \frac{[CH_3COO^-][H^+]}{[CH_3COOH]} \quad より$$

$$[H^+] = K_a \times \frac{[CH_3COOH]}{[CH_3COO^-]}$$

ここで, $[CH_3COOH] = 2.00 \times 10^{-2}$ (mol/l)

$[CH_3CCOO^-] = 4.00 \times 10^{-2}$ (mol/l)

とみなせるので,

$$[H^+] = 1.8 \times 10^{-5} \times \frac{2.00 \times 10^{-2}}{4.00 \times 10^{-2}} = 9.0 \times 10^{-6} \text{ (mol/l)}$$

したがって,

pH $= -\log 9.00 \times 10^{-6} = 6 - 2 \log 3 = 5.04 \fallingdotseq 5.0$

問40. CH_3COOH は, 1.80×10^{-3} mol

加えた NaOH は,

$$1.20 \times 10^{-1} \times \frac{20.0}{1000} = 2.40 \times 10^{-3} \text{ mol}$$

反応後は,

NaOH が, $2.40 \times 10^{-3} - 1.80 \times 10^{-3} = 0.60 \times 10^{-3}$
$= 6.00 \times 10^{-4}$ mol 残る。

その濃度は,

$$\frac{6.00 \times 10^{-4}}{40.0/1000} = 1.50 \times 10^{-2} \text{ (mol/l)}$$

したがって,

$$[H^+] = \frac{1.0 \times 10^{-14}}{1.50 \times 10^{-2}} = 6.7 \times 10^{-13} \text{ (mol/l)}$$

[解答]
問31. a 問32. b 問33. c 問34. d 問35. a 問36. d
問37. b 問38. e 問39. f 問40. f

③ 出題者が求めたポイント……異性体, ベンゼンとシクロヘキセンの反応性

問41. 及び問42.

C_7H_{16} は9種類の構造異性体が存在する。このうち以下の2種類は不斉炭素原子をもつので, 立体異性体を含めると, 総数は11種類になる。

$$\underset{\text{(*印が不斉炭素原子)}}{C-C-\overset{\overset{C}{|}}{C^*}-C-C-C} \ , \quad C-C-\overset{\overset{C}{|}}{\underset{}{C^*}}-C-C$$

問43. $C_5H_{11}OH$ で示されるアルコールには8種類の構造異性体が存在する。

問44. 上記の異性体からアルケンの生成を考える。

(1) C-C-C-C-C-OH → C-C-C-C=C

(2) $C-C-C-\overset{}{\underset{OH}{C}}-C$ → $\begin{cases} C-C-C-C=C \ \ (上と同じ) \\ C-C-C=C-C \\ \quad\quad\quad → シス・トランス体 \end{cases}$

(3) $C-C-\overset{}{\underset{OH}{C}}-C-C$ → $\begin{cases} C-C=C-C-C \\ C-C-C=C-C \ \ (2)と一致 \end{cases}$

(4) $C-\overset{\overset{C}{|}}{C}-C-C-OH$ → $C-\overset{\overset{C}{|}}{C}-C=C$

(5) $C-C-\overset{\overset{C}{|}}{C}-C-OH$ → $C-C-\overset{\overset{C}{|}}{C}=C$

(6) $C-\overset{\overset{C}{|}}{\underset{\underset{C}{|}}{C}}-C-OH$ → (アルケンを生じない)

(7) $C-\overset{\overset{C}{|}}{\underset{OH}{C}}-C-C$ → $\begin{cases} (イ) \ \ C-\overset{\overset{C}{|}}{C}-C=C \ \ (4)と一致 \\ (ロ) \ \ C-\overset{\overset{C}{|}}{C}=C-C \end{cases}$

(8) $C-\overset{\overset{C}{|}}{\underset{OH}{C}}-C-C$ → $\begin{cases} C=\overset{\overset{C}{|}}{C}-C-C \ \ (5)と一致 \\ C-\overset{\overset{C}{|}}{C}=C-C \ \ (7)の(ロ)と一致 \end{cases}$

以上から, 幾何異性体を含めると, 6種類存在する。

問45. フマル酸はトランス体, マレイン酸はシス体。

問46. 乳酸の構造式は右図のように示される, *印の炭素が不斉炭素原子である。

$$CH_3-\overset{\overset{H}{|}}{\underset{\underset{OH}{|}}{C^*}}-COOH$$

問47. ビフェニル誘導体である, eとfは該当しない。何故なら, O位についている-COOHが同じためである。
アレン誘導体であるaとbのうち, bが該当する。

問48. 味や香のある光学異性体は, 互いに異なっている。偏光面を回転させる性質も異なっている。

問49.

$\overset{A}{\underset{}{\bigcirc}}A$ と $A\overset{A}{\underset{}{\bigcirc}}$ が区別されるので, 4種類存在するはずである。

問50.

$\bigcirc + Br_2 \xrightarrow{鉄粉} \bigcirc -Br + HBr \left(\begin{array}{l}触媒なしでは\\進行しない\end{array}\right)$

$\text{シクロヘキセン} + Br_2 \rightarrow \text{ジブロモ体} \left(\begin{array}{l}付加反応が容\\易に起こる\end{array}\right)$

[解答]
問41. c 問42. d 問43. a 問44. a 問45. c 問46. e
問47. b 問48. d 問49. c 問50. d

生 物

解 答　23年度

I　出題者が求めたポイント（Ⅰ・発生）
問1．Dで図の上部にも細胞質の分裂が起こることから，星状体の間に分裂溝が形成されると判断できる。
問2．イソギンチャクは刺胞動物，ウミウシは軟体動物，ゴカイは環形動物，フジツボは節足動物。
問4．イモリ，ヒトは調節卵，ホヤはモザイク卵
問5．植物半球の細胞は不等割で，図の下側に当たる植物極側の細胞が小割球となる。
問6．細胞群Cは骨片となる中胚葉性の細胞である。
問7．実験結果と矛盾しないのはdの記述である。
　　(a)実験4と矛盾　(b)実験2と矛盾　(c)実験4と矛盾
　　(e)実験3と矛盾　(f)実験によって異なる分化が起こることに矛盾

〔解答〕
問1．c　問2．d，e　問3．f　問4．c　問5．f
問6．h　問7．d　問8．d

II　出題者が求めたポイント（Ⅰ・遺伝）
　実験1と実験4（F_2雌には劣性形質が現れず，F_2雄には現れる）の結果から，はねの形の遺伝子は性染色体（X）にある伴性遺伝であると判断できる。
　実験2と実験3の結果から，雄では組換えが起こらないが，雌では組換えが起こることがわかる。
問9．F_1雄の遺伝子型は，BbPpX^{M}Y。遺伝子BとP（bとp）が連鎖している。（組換えが起こっているので，わずかであるがBpX^M，BpY，bPX^M，bPYが生じている）
問10．

		F_1雌の配偶子			
		24BP	Bp	bP	24bp
F_1雄の配偶子	BP	24黄・赤	黄・赤	黄・赤	24黄・赤
	bp	24黄・赤	黄・紫	黒・赤	黒・紫

正常体色（黄）・赤眼＝74/100
問11．F_2では眼の色は3：1，はねの形は1：1となるので，その組み合わせで考える。

〔解答〕
問9．g　問10．①h，②e　問11．g

III　出題者が求めたポイント（Ⅱ・遺伝子）
問12．CCCはプロリン，AAAはリシン，GGGはグリシンである。
問13．実験2　トレオニンとヒスチジンにACAとCACのいずれかが対応することが分かる。
　実験3　トレオニンとグルタミン，アスパラギンに対応するコドンは，CAA，AAC，ACAのいずれかである。
　実験2と3から，トレオニンのコドンはACA。ヒスチジンはCACとなる。
問14．(4),(5)のコドンが生じるのは，(c)AACと

(d)ACAでどちらも，同じ結果になる。AACならば(5)，ACAならばトレオニン，CAAならば(4)。(4)と(5)の特定はできない。(g)の場合にはUAA（終止コドン）であればポリペプチド合成が起こらない。AAUであれば(5)，AUAであればイソロイシンなので(5)の特定ができる。
問15．チロシンのコドンはUAUまたはUACなので，AUGからは，3つの塩基が置き換わらないと生じない。

〔解答〕
問12．d　問13．cとh　問14．g　問15．d

IV　出題者が求めたポイント（Ⅰ・腎臓）
問17．物質Xは再吸収も分泌もされないので，ろ過負荷量（血しょう中濃度×糸球体ろ過量）は尿中排出量と等しくなる。
　尿中排出量＝35 mg/mL×0.9 mL/分＝31.5 mg/分
問18．ろ過負荷量31.5 mg/分
　　＝血しょう中濃度0.25 mg/mL×糸球体ろ過量mL/分
　糸球体ろ過量＝31.5÷0.25＝126 mL/分
問19．この物質のろ過負荷量は0.01×126＝1.26 mg/分
　尿中排出量は7.5×0.9＝6.75 mg/分

〔解答〕
問16．e　問17．①a　②d　③b　④f　⑤c
問18．①a　②b　③c　④g　⑤a　問19．c

V　出題者が求めたポイント（Ⅰ・聴覚）
問20．a．皮膚の感覚細胞は，感覚神経ニューロンの末端が刺激を受容する。
　b．赤色光に対しては，特定の波長で興奮を起こす錐体細胞が受容細胞となると考える。
　c．赤外線は，ヒトの視細胞が受容できる波長外の光である。
　d．重力の受容は，前庭の有毛細胞である。
問22．刺激の強弱に対して，活動電位の大きさは変わらず，興奮の頻度が変化する。
問24．内耳が原因の場合には，気導音と骨導音のどちらも聴力レベルが同じように下がるはずである。
問25．周波数の高い音の聴力レベルが，気導音と骨導音の両方で同じように下がっている。周波数の高い音はうずまき管の基部で受容されるので，うずまき管の基部に問題があると考える。
問26．音源から両耳への距離の差は10 cm

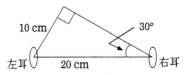

左右の時間差は，0.1÷330×1000＝0.303（ミリ秒）

〔解答〕
問20.a，e　問21.a　問22.c　問23.①b　②e
問24.e　問25.c　問26.①a　②a　③d

Ⅵ　出題者が求めたポイント(Ⅱ・筋収縮と呼吸)
問28. 運動神経と筋細胞(筋繊維)はシナプスで接続している。
問29. 骨格筋の暗帯にはミオシンのみの部分(A)とミオシンとアクチンのある部分(B)とがある。
問30. コハク酸脱水素酵素がはたらくのは，呼吸を行っているミトコンドリアのクエン酸回路である。
問31. クエン酸回路でコハク酸は脱水素反応を受けてフマル酸となる。
問32. ミトコンドリアの活性が高いと考えられる。
〔解答〕
問27.d　問28.e　問29.d　問30.f　問31.f
問32.c

Ⅶ　出題者が求めたポイント(Ⅱ・個体群)
問35. 得られる利益と労力(コスト)の差が最も大きくなる縄張りの大きさが適正な大きさである。
〔解答〕
問33.c　問34.d　問35.b

Ⅷ　出題者が求めたポイント(Ⅱ・光合成)
問36. 紅色硫黄細菌などの光合成細菌は硫化水素を水素源として利用して光合成を行うので，酸素の発生は見られない。
問38. 　C4植物は葉肉細胞で吸収した二酸化炭素をリンゴ酸として貯蔵し，維管束鞘細胞でのカルビン・ベンソン回路の反応に供給する。光が強い環境で二酸化炭素が限定要因になりにくいので，光合成速度が大きい。
問40. 　CAM植物は乾燥に適応して，日中に気孔を開かずに光合成を行う。
〔解答〕
問36.c　問37.①e　②g　③b　④b　問38.b
問39.A：c　B：e　問40.a，d

平成22年度

問　題　と　解　答

平成22年度

英　語

問題　22年度

〔Ⅰ〕　次の英文を読み，後に続く質問 1 〜16 にもっとも適する答えを選びなさい。

Tinnitus is a ringing, swishing, or other type of noise that seems to originate in the ear or head. In many cases it is not a serious problem, but rather a **nuisance** that eventually resolves. It is not a single disease, but a symptom of an **underlying** condition. Nearly 36 million Americans suffer from this disorder. In almost all cases, only the patient can hear the noise.

Tinnitus can arise in any of the four sections of the ear: the outer ear, the middle ear, the inner ear, and the brain. Some tinnitus or head noise is normal. If one goes into a soundproof booth and normal outside noise is **diminished**, one becomes aware of these normal sounds. We are usually not aware of these normal body sounds because outside noise **masks** them. Anything such as wax or a **foreign body** in the external ear that blocks these background sounds will cause us to be more **aware of** our own head sounds. Fluid, infection, or disease of the middle ear bones or ear drum (tympanic membrane) can also cause tinnitus.

One of the most common causes of tinnitus is damage to the **microscopic** endings of the hearing nerve in the inner ear. Advancing age is generally accompanied by a certain amount of hearing nerve impairment, and consequently tinnitus. Today, loud noise **exposure** is a very common cause of tinnitus, and it often damages hearing as well. Unfortunately, many people are **unconcerned** about the harmful effects of excessively loud noise and high intensity music. Some medications such as aspirin can cause tinnitus, as can diseases of the inner ear (Meniere's syndrome). Tinnitus can in very rare situations be a symptom of such serious problems as an aneurysm or a brain tumor (acoustic tumor).

A medical history, physical examination, and series of special tests can help **determine** precisely where the tinnitus is originating. It is helpful for the doctor to know if the tinnitus is constant, intermittent or pulsating (synchronous with the heart beat), or if it is associated with hearing loss or loss of balance (vertigo). All patients with persisting unexplained tinnitus need a hearing test (audiogram). Patterns of hearing loss may lead the doctor to the diagnosis.

Other tests, such as the auditory brain stem response (ABR), a computerized test of the hearing nerves and brain pathways, computer tomography scan (CT scan), or magnetic resonance imaging (MRI scan) may be needed to rule out a tumor occurring on the hearing or balance nerve. These tumors are rare, but they can cause tinnitus.

In many cases, there is no specific treatment for tinnitus. It may simply go away on its own, or it may be a permanent disability that the patient will have to "live with." Some otolaryngologists have recommended niacin to treat tinnitus. However, there is no scientific evidence to suggest that niacin helps reduce tinnitus, and it may cause problems with skin flushing.

1. The word "nuisance" in line 3 is closest in meaning to

(a) annoyance

(b) difference

(c) disease

(d) complication

2. The word "underlying" in line 4 is closest in meaning to

(a) outside

(b) inside

(c) superficial

(d) intrinsic

3. The word "diminished" in line 8 is closest in meaning to

(a) growing

(b) redirected

(c) enhanced

(d) lessened

4. The word "masks" in line 10 is closest in meaning to

(a) enhances

(b) marks

(c) hides

(d) points out

5. The phrase "foreign body" in line 11 is closest in meaning to

(a) a diseased particle

(b) an object that has entered the body from outside

(c) an infection caused by an outside source

(d) a bump caused by physical irritation

6. The phrase "aware of" in line 12 is closest in meaning to

(a) annoyed by

(b) wanting to get rid of

(c) conscious of

(d) ignorant of

7. The word "microscopic" in line 15 is closest in meaning to

(a) sensitive

(b) large

(c) damaged

(d) minute

8. The word "exposure" in line 18 is closest in meaning to

(a) contact

(b) suffering

(c) setting

(d) revelation

9. The word "unconcerned" in line 20 is closest in meaning to

(a) interested

(b) unaware

(c) indifferent

(d) anxious

10. The word "determine" in line 26 is closest in meaning to

(a) deride

(b) discover

(c) control

(d) prescribe

11. According to the text, tinnitus is

   (a) a single disease

   (b) a symptom of another problem

   (C) a noise outside the head

   (d) a rare disorder

12. According to the text, what is NOT a cause of tinnitus?

   (a) disease of the tympanic membrane

   (b) damage to the nerve endings of the inner ear

   (C) loud noise

   (d) wax in the ear

13. According to the text, why is tinnitus common among older people?

   (a) Because aging is usually associated with damage to the hearing nerves.

   (b) Because of lifelong exposure to loud noise.

   (C) Because older people use more medicine such as aspirin.

   (d) All of the above.

14. During diagnosis, doctors want to

   (a) find the origin of the tinnitus.

   (b) determine if the tinnitus is unchanging or not.

   (C) see if a tumor is causing the tinnitus.

   (d) all of the above.

15. According to the text, patients with tinnitus

   (a) have a variety of treatments available

   (b) should treat it with aspirin

   (C) may be permanently affected

   (d) all of the above

16. The paragraph after this text probably describes

   (a) the causes of tinnitus

   (b) the prevention of tinnitus

   (C) an example of tinnitus

   (d) the diagnosis of tinnitus

〔Ⅱ〕 次の英文を読み，後に続く質問 17〜30 にもっとも適する答えを選びなさい。

Biological clocks are internal physiological systems that enable organisms to live in harmony with the rhythms of nature, such as the cycles of day and night and of the seasons. Such biological "timers" exist for almost every kind of periodicity throughout the plant and animal world, but most of what is known about them comes from the study of circadian, or daily, rhythms. Circadian rhythms cue typical daily behavior patterns even in the absence of external **cues** such as sunrise, demonstrating that such patterns depend on internal timers for their periodicity.

No clock is perfect, however. When organisms **are deprived of** the external cues the world normally provides, such as light, they display a characteristic "free-running" period of not quite 24 hours. As a result, free-running animals drift slowly out of phase with the natural world. In experiments in which people are isolated for long periods of time, they continue to eat and sleep on regular, but increasingly out-of-phase, schedules. Such drift does not take place under normal circumstances, because external cues reset the clocks each day.

Light, particularly bright light, is believed to be the most powerful synchronizer of circadian rhythms. Recent studies on humans have shown that the amount of artificial indoor light to which people are **exposed** per day can resynchronize the body's cycle of sleep and wakefulness. People can **inadvertently** reset their body clocks to an undesired cycle by such activities as shielding morning light with shades and heavy curtains or by reading in bed at night by bright lamp light. Many organisms also make use of rhythmic variations in temperature or other sensory inputs to readjust their internal timers. When an internal clock's time is very different from the external time, complete resetting sometimes requires days. This phenomenon is well known to long-distance air travelers as jet lag.

Melatonin, a hormone produced by the pineal gland in response to darkness, is thought to play a primary role in controlling the body's circadian rhythm. Recent studies have found that very low doses of melatonin, **administered** as a food supplement, can induce sleep, making the hormone **potentially** useful as a remedy for sleep disorders or jet lag.

Recent biochemical studies on fruit flies, as well as earlier research on bread mold, have revealed genes that play an important role in the biological clocks of these organisms. In bread mold, a gene known as *freq* has been shown to be integral to the mold's biological clock. In the fruit fly, a gene known as *clock* is turned on in the morning and activates two genes known as *per* (for *period*) and *tim* (for *timeless*). The proteins encoded by *per* and *tim* appear to interact together with light to govern the insect's biological clock. The same proteins govern the biological clocks of mice, raising the possibility that a similar system may exist in humans. Evidence suggests that a similar mechanism involving different proteins operates in such disparate organisms as cyanobacteria and plants.

A fuller understanding of biological clocks could be important in many ways. One promising theory of aging, for example, is based on an observation that, in old age, the many separate, subordinate clocks in the body seem somehow to become less tightly coupled to the master clock in the brain. This lack of **synchronization** may contribute to many of the problems associated with aging.

17. The word "cues" in line 7 is closest in meaning to

   (a) rhythms

   (b) signals

   (c) timers

   (d) clocks

18. The phrase "are deprived of" in line 9 is closest in meaning to

   (a) do not have

   (b) are given

   (c) cannot move

   (d) have too much of

19. The word "exposed" in line 19 is closest in meaning to

   (a) taken

   (b) removed

   (c) subjected

   (d) expressed

20. The word "inadvertently" in line 21 is closest in meaning to

    (a) accidentally

    (b) experimentally

    (c) incrementally

    (d) intentionally

21. The word "administered" in line 31 is closest in meaning to

    (a) cared

    (b) managed

    (c) transgressed

    (d) dispensed

22. The word "potentially" in line 32 is closest in meaning to

    (a) arguably

    (b) undoubtedly

    (c) hurriedly

    (d) possibly

23. The word "synchronization" in line 48 is closest in meaning to

    (a) looking younger

    (b) having a good master clock

    (c) being on the same cycle

    (d) keeping systems separate

24. According to the text, most of our knowledge of biological clocks comes from

    (a) studying bright light

    (b) observing daily rhythms

    (c) research on fruit flies

    (d) our experience of jet lag

25. According to the text, an organism's biological clock may lose its timing when

    (a) it senses variations in temperature

(b) it is given melatonin

(C) it is isolated

(d) all of the above

26. According to the text, jet lag is caused by

(a) different exposure to artificial light

(b) isolation leading to out-of-phase schedules

(C) lack of melatonin

(d) differences between internal time and real time

27. What factor is NOT mentioned as helping keep an organism's biological clock synchronized?

(a) eating and sleeping habits

(b) bright light

(C) temperature

(d) genes

28. How can melatonin help reduce jet lag?

(a) by resetting a person's hormones

(b) by reducing the body's circadian rhythms

(C) by adjusting a person's sleep cycle

(d) all of the above

29. What do the studies on mold and fruit flies show?

(a) genetics plays little role in biological clocks

(b) fruit flies and mice have similar genetic patterns

(C) genes are a more important factor in biological clocks than light

(d) humans' biological clocks may possibly be governed by proteins

30. One reason scientists are studying biological clocks is

(a) to help increase the symptoms of jet lag

(b) to help people sleep better

(C) to help repel fruit flies

(d) to help understand the aging process

〔Ⅲ〕 問31から問34は段落が組みかえられた一つの記事です。それぞれの問の文章を正しい順番に並び変えなさい。また，問35では，問31から問34の段落を一つの話として成り立つように並べ変えなさい。

31.

a) Schachner's team reviewed thousands of You Tube Videos showing bird species that imitate sounds "dancing" to music.

b) Patel's team theorized that dancing in rhythm relies on brain systems for vocal learning, found in humans and many parrots —

c) "Across the hundreds of species in the database, we only found evidence of keeping a beat in species that could imitate sound," Schachner said.

d) an idea put to the test by the other study, led by Adena Schachner at Harvard University.

a) a—c—b—d   b) a—d—c—b

c) b—d—a—c   d) c—d—a—b

e) d—b—a—c

32.

a) Snowball the dancing parrot shifts rhythm as music changes and has helped scientists make an all-new discovery: Birds can dance.

b) But no animal had ever been confirmed as moving to a beat — leading to the common belief that animals don't have a sense of rhythm.

c) Cats, dogs, and lab monkeys spend lots of time around human music.

d) And so far, they're the only known animals to display such rhythm.

a) a—c—d—b   b) a—d—c—b

c) b—c—a—d   d) c—b—d—a

e) c—d—a—b

33.

a) No other wild animals are known to dance in time with music, either, for that matter.

b) But the Neurosciences Institute's Patel noted that other animals *are* vocal learners, including a few that aren't born with dancing feet — or any feet at all.

c) The finding is a bit surprising, since wild parrots are not known to dance to other birds' songs, Schachner said.

d) "I'm now particularly interested in finding out if dolphins can move to the beat of music, as they, like humans, and unlike all other primates, are vocal-learning mammals."

    a) a—b—d—c　　　　　　b) b—a—d—c

    c) c—a—b—d　　　　　　d) c—b—a—d

    e) d—a—b—c

34.

a) To test whether the parrot was really keeping a beat, the scientists would change the music's tempo.

b) Not one to miss a beat, Snowball quickly picked up the new rhythms, stomping and head-bobbing in time.

c) "We were surprised by the degree Snowball could adjust his tempo," Patel said.

d) For one of two new studies on animal dancing, Aniruddh Patel at the Neurosciences Institute in San Diego and colleagues worked with Snowball the parrot, which seems to love "dancing" to the likes of Queen and Backstreet Boys.

    a) a—b—c—d　　　　　　b) b—a—d—c

    c) b—c—a—d　　　　　　d) c—d—b—a

    e) d—a—b—c

35. 問31〜問34を一つの話として成り立つように並べ変えなさい。

    a) 31—32—33—34　　　　b) 31—34—32—33

    c) 32—31—33—34　　　　d) 32—34—31—33

    e) 34—33—31—32

〔Ⅳ〕 次の英文を読み，後に続く質問 36〜45 にもっとも適する答えを選びなさい。

About eight weeks after my first mastectomy, I agreed to accompany my husband on a business trip to Connecticut and Rhode Island during June, with the understanding that I could rest as much as necessary and not overdo it. In an attempt to make sure we balanced pleasure with business meetings, my husband asked if there was anything special I wanted to do while we were in that beautiful part of the country. Because I grew up in Arizona with desert and dryness, I have always had a genuine love of and appreciation for the ocean. I suggested we try to get down to Newport beach if at all possible. For me, there is something therapeutic about the ocean. The waves, walking in the sand, watching the tide, just experiencing the presence of the ocean. (38) I felt I would feel more connected to nature, myself and the healing process.

(39) with a map and directions from the lady who sold us our box lunches, we were on our way. The drive was beautiful and far shorter than we expected.

We gathered our things and headed for the shore. I couldn't wait to take off my sandals and scrunch my toes in the wet sand. As we topped a hill, the beach looked like a patchwork quilt of beach blankets. I had never seen so many people on so little sand in all my life. We weaved our way through the crowd toward the water. As I took a step, I looked down, and to my utter surprise, saw a beautiful starfish. I thought to myself, *How could this be?* All those people, and no one stepped on it or even bent over to pick it up. I was as (41) as a child. For me it was magic: my own personal gift from the sea. Then I realized something unique about this particular starfish. It had a message — a very special message. One of its arms was bent and curved around. At that moment, from someplace deep within me, I had an overwhelming awareness, a sense of meaning. This was no less a starfish because it has a bent arm, and I was no less a woman because I lost my breasts. I called it my "grace moment." I realized it was no accident that I found myself on *that* beach, *that* day, at *that* moment.

This experience was simply an answer to my prayer. I knew I would survive breast cancer from that moment on. (42), I had a message I would willingly share with others. No matter what our setbacks, difficulties or pain, we can get through them. Only through these moments of hell (43) deep down within our being and discover who we are, what we believe and what is important and "real" in our lives. We experience a "knowing of our soul."

Today, I have my little starfish on a special table in my home. Every time I pass it, I think of its message. I'm grateful for the insight (44) cancer gave to me and for a relationship with a Higher Power that blesses me with little miracles on a daily basis. Most of all, I am grateful to know in my heart that I am no less a woman because I lost my breasts to cancer. I am (45) my limitations.

36. What does word 36 mean?

  (a) a medical operation to remove a person's breast

  (b) a medical operation to treat leukemia

  (c) a medical diagnosis

  (d) a medical check-up

37. Which is closest in meaning to word 37 ?

  (a) romantic

  (b) frightening

  (c) fantastic

  (d) relaxing

38. Which is most appropriate for blank 38 ?

  (a) Some reason

  (b) Somehow

  (c) Some way

  (d) Sometimes

39. Which is most appropriate for blank 39 ?

  (a) Armed

  (b) Arming

  (c) Taken

  (d) Taking

40. Which is closest in meaning to phrase 40 ?

 (a) ran along fast

 (b) made our way straight

 (c) hardly made our way

 (d) twisted and turned

41. Which is most appropriate for blank 41 ?

 (a) thrilling

 (b) thrilled

 (c) scary

 (d) scared

42. Which is most appropriate for blank 42 ?

 (a) However

 (b) In short

 (c) Furthermore

 (d) In sum

43. Which of the following is most appropriate for underlined part 43 ?

 (a) we reach

 (b) do we reach

 (c) we reached

 (d) did we reach

44. Which is most appropriate for blank 44 ?

 (a) has

 (b) have

 (c) had

 (d) having

45. Which is most appropriate for blank 45 ?

 (a) less than

 (b) no less

 (c) more than

 (d) no more

東邦大学(医) 22年度 (14)

〔Ⅴ〕 次の英文を読み，後に続く質問 46〜55 にもっとも適する答えを選びなさい。

The outbreak of swine flu that was first detected in Mexico was declared a global pandemic on June 11, 2009, in the (46) designation by the World Health Organization of a worldwide pandemic in 41 years.

The heightened alert came after an emergency meeting with flu experts in Geneva that convened after a sharp rise in cases in Australia, and rising numbers in Britain, Japan, Chile and elsewhere.

But the (47) is "moderate" in severity, according to Margaret Chan, the organization's director general, with the overwhelming majority of patients experiencing only mild symptoms and a full recovery, often in the absence of any medical treatment.

The outbreak came to global notice in late April, when Mexican authorities noticed an unusually large number of hospitalizations and deaths among healthy adults. As much of Mexico City shut down at the height of a panic, cases began to crop up in New York City, the southwestern United States and around the world. The virus is now widespread in the United States and continues to spread from one country to another, and the W.H.O. has recommended against attempts to contain it, arguing that it has already spread too widely.

In the United States, new cases seemed to fade in mid-June, as warmer weather arrived. But outbreaks were reported in a number of summer camps, causing the same sorts of disruption there that had been caused to schools. The flu was most persistent in the Northeast, and nearly 90 percent of the flu cases that had been tested nationally in June were the new (52), also known as (A) H 1 N 1, not seasonal flu.

At the same time, cases began to rise in South America, as the peak of (53) weather arrived. By July 2009, Argentina had surpassed Canada to become the country with the third greatest number of cases, after the United States and Mexico.

Many experts have been questioning whether the new strain of flu is deadlier than normal seasonal flu or not. But as the disease moves into the developing world, where rates of chronic disease are high and health systems typically poor, Dr. Chan said, "it is prudent to anticipate a bleaker picture." A number of countries, particularly China, had been taking rigorous (55) measures against Mexicans or people who had traveled to Mexico.

46. Which word is most appropriate for blank 46 ?

  (a) first

  (b) warning

  (c) quick

  (d) justifiable

47. Which word is most appropriate for blank 47 ?

  (a) news

  (b) fright

  (c) pandemic

  (d) effect

48. Which is closest in meaning to underlined part 48 ?

  (a) Not many patients are experiencing serious symptoms, except some who need high-level medical treatment for a full recovery.

  (b) A great number of patients are experiencing critical symptoms, except some who do not need any medical treatment for a full recovery.

  (c) Almost all the patients recover completely, not becoming seriously ill, without receiving any medical treatment.

  (d) Not a small number of patients have mild symptoms and they can often recover fully if they get appropriate medical treatment.

49. Which is closest in meaning to underlined part 49 ?

  (a) In late April the Mexican government became aware that, unusually, many healthy people had been either hospitalized or had died, which led to the world's attention to a possible new pandemic.

  (b) In late April the world noticed the beginning of the pandemic, which made the Mexican government realize that an unusually greater number of patients in hospital were dead.

(c) The outbreak of swine flu was noticed by the world in late April, when the Mexican government concealed that unexpectedly greater numbers of healthy Mexicans had been hospitalized and had died.

(d) The world took notice of the outbreak of the pandemic in late April, when more people than usually expected in hospital had been found dead by the Mexican government.

50. Which is closest in meaning to phrase 50 ?

(a) collect

(b) gather

(c) ascend

(d) appear

51. Which is closest in meaning to word 51 ?

(a) include

(b) control

(c) change

(d) compete

52. Which word is most appropriate for blank 52 ?

(a) case

(b) strain

(c) discovery

(d) trait

53. Which word is most appropriate for blank 53 ?

(a) spring

(b) summer

(c) fall

(d) winter

54. Which is closest in meaning to underlined part 54 ?

(a) It is understandable to expect something more hopeful.

(b) It is probable to expect something more dreadful.

(C) It is unbelievable to expect something more desirable.

(d) It is sensible to expect something harsher.

55. Which word is most appropriate for blank 55 ?

(a) deportation

(b) repatriation

(C) quarantine

(d) discrimination

〔VI〕 次の英文を読み，それぞれのカッコ内のもっとも適する語句を選びなさい。

Autism is a form of mental illness in children. The word autism comes from *auto*, the Greek word for self, and literally means self-absorption. The autistic child is wrapped up in his own inner thoughts, 56 (a. able b. unable c. ability d. inability) to communicate with or relate to other people.

Although the cause of autism remains a mystery, several reasons for the disorder have been suggested. In some cases, an 57 (a. unnatural b. uncertain c. inborn d. infinite) mental defect may play a part, since many affected children do not smile and do not accept or respond to affectionate cuddling. In other instances, severe mental or physical trauma during childhood may have contributed to the disorder. The sex of the child may also be a factor; boys are four times as 58 (a. likely b. possible c. probable d. many) as girls to be autistic.

Autism is a collection of symptoms of unknown cause that appear in the first 30 months of life. The autistic child is very withdrawn, unaffectionate, and uninterested in people, including parents, brothers, and sisters. The child behaves as if he were alone in the world. 59 (a. Accompany b. To accompany c. Accompanying d. Accompanied) this attitude is a speech and language disorder: the child may learn to speak late or not at all, and, if speech develops, it is odd and limited. One common characteristic is echolalia (repetition of the last phrase or word of everything another person says).

Other marks of autism are a total resistance to change (even something so 60 (a. massively   b. minutely   c. major   d. minor) as rearrangement of furniture) and the repetition of some meaningless act, such as rocking, arm-flapping, or head-banging. Mental development is often uneven. Usually the child does best in learning nonverbal skills, and teaching methods that emphasize memorization and drill may be most useful.   There are no established signs of nervous system defects, although half of all autistic children   experience   seizures   before   61 (a. reach   b. reached c. reaching   d. having reached) their teens.

In diagnosing autism, the doctor must distinguish it from childhood schizophrenia, a mental illness that may also cause a child to be silent and withdrawn but that usually strikes later than does autism. The doctor must also   make   certain   that   62 (a. deaf   b. deafness   c. dumb d. dumbness) or severely impaired hearing is not present. The child is given neurological and intelligence tests, to help determine the potential for training and education. A tranquilizer may be prescribed for emergency use to quiet violent outbursts.

An autistic child may have to be cared for in an institution or a specialized school. Day-care programs for autistic children are available in some cities, and the trend is to train parents to care for their children at home. The method of treatment most often used by professionals, and taught to parents, is 63 (a. said as   b. considered about   c. famous for   d. known as) behavior therapy. The main goals are to limit self-destructive or meaningless actions, to promote language development, and 64 (a. make   b. to make c. making   d. made) the child more social.   In behavior therapy, the professional or parent works to develop a close relationship with the child, so that the child will want to imitate the adult. The adult also uses direct action (such as rewards and praise) to promote speech, play with other children, self-care skills (such as dressing and washing), and helpfulness. With such methods, some autistic children of average or near-average intelligence are able to develop into normal adults.

Unfortunately, 65 (a. because   b. if   c. although   d. while) the cause is unknown, there are no preventive measures.

〔Ⅶ〕 次の 66～70 の英文のそれぞれについて，誤りを含んだ下線部の記号をマークしなさい。

66. Everyone wondered <u>whether</u> the new company president <u>be</u> able <u>to turn</u>
       (a)   (b)   (c)
   the company <u>around</u> or not.
                (d)

67. The discovery <u>represented</u> a <u>revolution</u> breakthrough <u>in</u> the <u>field</u> of
      (a)   (b)   (c)   (d)
   biochemistry.

68. The desire to save <u>on</u> energy costs by keeping thermostats <u>turned up</u> in
                        (a)   (b)
   the summer has created a growing <u>demand of</u> clothing that <u>can help</u> people
                                      (c)   (d)
   feel cool.

69. <u>Even though</u> I followed the instructions <u>exactly</u>, I could not <u>setting up</u> my
       (a)   (b)   (c)
   printer to work <u>with</u> my new computer.
                    (d)

70. <u>What</u> most scientists believe that the dinosaurs <u>became</u> extinct <u>as a result</u>
       (a)   (b)   (c)
   <u>of</u> a large meteorite strike, a few researchers have <u>begun</u> to challenge that
   (d)...
   notion.

数　学

問題　　　　　　　　　　　　　　　　22年度

1 以下の各問に答えよ．解答は**解答用マークシート**に記入せよ（記入方法については，表紙の「解答用マークシートの記入方法」に従うこと）．

(1) x の整式 $P(x)$ を $(x-1)^3$ で割ったときの余りが $-2x^2+x$ であった．$P(x)$ を $(x-1)^2$ で割ったときの余りは，$\boxed{アイ}\,x+\boxed{ウ}$ である．

(2) 3辺の長さがそれぞれ 5，5，6 の三角形に内接する円の半径は，$\dfrac{\boxed{エ}}{\boxed{オ}}$ である．

(3) 曲線 $y=\log x$ 上の点と直線 $y=x+2$ 上の点との距離の最小値は，$\dfrac{\boxed{カ}\sqrt{\boxed{キ}}}{\boxed{ク}}$ である．

(4) 1から5までの数字が書かれた5枚のカードを横一列に並べたとき，左から i 番目のカードに書かれた数字を a_i で表す（$i=1, 2, \cdots, 5$）．すべての並べ方の中で，$a_i=i$ となるカードがちょうど2枚含まれるような並べ方は，全部で $\boxed{ケコ}$ 通りである．

(5) 行列 A，B について，$A-B=\begin{pmatrix} 0 & 3 \\ 1 & -1 \end{pmatrix}$，$A+B=\begin{pmatrix} 2 & 1 \\ 1 & 1 \end{pmatrix}$ であるとき，$A^2-B^2=\begin{pmatrix} \boxed{サ} & \boxed{シ} \\ \boxed{ス} & \boxed{セ} \end{pmatrix}$ である．

(6) k を定数とし，x についての方程式 $k(x+3)+1=\sqrt{x}$ が実数解をもつとする．このとき，k の最小値は $\dfrac{\boxed{ソタ}}{\boxed{チ}}$ である．

(7) 平面上の2つのベクトル $\vec{a}$，$\vec{b}$ が，$|\vec{a}+2\vec{b}|=1$，$|-3\vec{a}+\vec{b}|=1$ を同時に満たしながら変化するとき，$|\vec{a}+\vec{b}|$ の最大値は $\dfrac{\boxed{ツ}}{\boxed{テ}}$ である．

(8) x 軸上に中心をもつ半径6の円が，第1象限内の点Pにおいて，放物線 $y=x^2$ と接している．すなわち，円と放物線はともに点Pを通り，かつ点P

において共通の接線をもつ. このとき, この円の中心の x 座標は $\boxed{ \text{ト} } \sqrt{ \boxed{ \text{ナ} } }$ である.

(9) 数列 $\{a_n\}$ が $a_1 = 1$, $a_2 = 3$, $a_{n+2} = 6a_{n+1} - 5a_n$ ($n = 1, 2, 3, \cdots$) を満たすとき, $\displaystyle \lim_{n \to \infty} \frac{a_n}{a_{n+1}} = \dfrac{\boxed{\text{ニ}}}{\boxed{\text{ヌ}}}$ である.

(10) 三角形 ABC において, AB $= 2$, AC $= 1$, BC $= \sqrt{6}$ である. $\angle A$ の二等分線と辺 BC との交点を D とする. このとき, AD $= \dfrac{\sqrt{\boxed{\text{ネ}}}}{\boxed{\text{ノ}}}$ である.

$\boxed{2}$ 以下の各問に対して, 解答用紙の該当する欄に途中の経過と解を記入すること.

r を正の定数とする. xy 平面上を時刻 $t = 0$ から $t = \pi$ まで運動する点 P(x, y) の座標が

$$x = 2r(t - \sin t \cos t)$$
$$y = 2r \sin^2 t$$

であるとき, 以下の各問に答えよ.

(1) 正弦についての 2 倍角の公式を, 解答欄に記入せよ(途中の経過は必要ない).

(2) 点 P が描く曲線の概形を, xy 平面上にかけ.

(3) 点 P の時刻 t における加速度の大きさを, r を用いて表せ.

(4) 点 P が時刻 $t = 0$ から $t = \pi$ までに動く道のり S は,

$$S = \int_0^\pi \sqrt{\left(\frac{dx}{dt}\right)^2 + \left(\frac{dy}{dt}\right)^2}\, dt$$

で与えられる. このとき, S の値を求めよ.

(5) 点 P が描く曲線と x 軸で囲まれた部分を, x 軸の周りに 1 回転させてできる立体の体積を求めよ.

物 理

問題　22年度

1　以下の問1に答えよ。

問1　次のaからfの文章で下線部が正しいものを3つ選べ。

　a．物質の状態が固体・液体・気体の三態の間で変化するとき，物質の状態だけを変化させるために使われる熱量を潜熱という。

　b．鉄1モル(mol)の質量は55.9g，金1モルは197gである。この両金属のモル比熱はほとんど同じであるが，比熱は金のほうが大きい。

　c．酸素や窒素の定積モル比熱は，ヘリウムやネオンの定積モル比熱より大きい。これは分子の並進運動だけではなく回転運動を行うためのエネルギーが必要になるからである。

　d．つり合いの状態にある物体が変位したとき，変位の大きさに比例する復元力が働くと，その物体は単振動をする。

　e．大きさのある物体に2つ以上の力が同時に作用しているとき，物体がつりあうためには力のベクトル和が0，または力のモーメントの和が0である必要がある。

　f．二つの物体の間にはたらく万有引力の大きさは，それらの質量の積に比例し，距離に反比例する。

2　次の問2，問3，問4および問5に答えよ。

問2　なめらかに回る軽い滑車に，軽くて伸びない糸をかけ，糸の両端に質量1.0kgと2.0kgのおもりをつけて静かにはなした。このとき2.0kgのおもりが落下する加速度はいくらか。ただし，重力加速度の大きさを9.8m/s²とする。

　a．　2.2 m/s²
　b．　3.3 m/s²
　c．　4.9 m/s²
　d．　5.5 m/s²
　e．　6.6 m/s²
　f．　9.8 m/s²

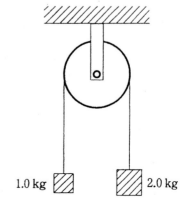

問 3 ある物質(固体)100 g の温度を 20 ℃ から 90 ℃ にするのに必要な熱量は 6160 J であった。この物質の比熱はいくらか。

    a．0.68 J/(g·K)

    b．0.88 J/(g·K)

    c．1.2 J/(g·K)

    d．2.3 J/(g·K)

    e．3.1 J/(g·K)

    f．8.8 J/(g·K)

問 4 電動ポンプで池の水を 15 m 高いところにある場所へくみ上げるため，100 V の電圧を加えたところ 6.0 A の電流が流れた。このポンプで 5.0 分間に何 kg の水をくみ上げることができるか。ただし，ポンプの消費した電力の 70 % が仕事になるとし，重力加速度の大きさを 9.8 m/s^2 とする。

    a．3.7×10^2 kg

    b．5.6×10^2 kg

    c．8.6×10^2 kg

    d．1.1×10^3 kg

    e．1.2×10^3 kg

    f．1.4×10^3 kg

問 5 軽いばねにおもりを静かにつりさげると，ばねは 5.0 cm 伸びてつり合った。このおもりをつり合いの位置よりさらに引き下げて離した。このときの振動の周期はいくらになるか。重力加速度の大きさを 9.8 m/s^2，π を 3.14 とし，有効数字 2 桁で答えよ。

    a．0.45 s

    b．0.50 s

    c．0.55 s

    d．0.60 s

    e．0.65 s

    f．0.70 s

3 1.6 mol の理想気体が容器に入っている。ピストンを固定して，気体の温度を10 K あげるのに 320 J の熱量が必要であった。次の問 6 と問 7 に答えよ。

問 6 この気体の定積モル比熱はいくらか。
   a． 13 J/(mol·K)
   b． 14 J/(mol·K)
   c． 16 J/(mol·K)
   d． 18 J/(mol·K)
   e． 20 J/(mol·K)
   f． 22 J/(mol·K)

問 7 ピストンを急速に動かして，この気体を断熱的に圧縮したところ，温度が50 K 上昇した。外からこの気体にした仕事はいくらか。
   a． 6.0×10^2 J
   b． 8.0×10^2 J
   c． 1.0×10^3 J
   d． 1.2×10^3 J
   e． 1.4×10^3 J
   f． 1.6×10^3 J

4 エレベータの中で質量 5.0 kg のおもりをばねばかりにつるして目盛りの時間変化を記録したところ図のようになった。重力加速度の大きさを 9.8 m/s²，上向きを正として，次の問 8，問 9 および問 10 に答えよ。ただし，エレベータは最初止まっていたとする。

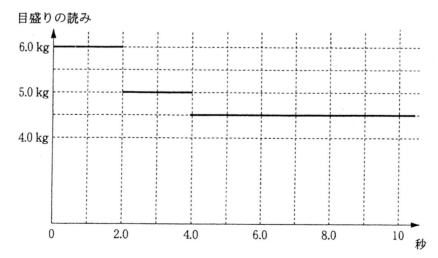

問 8 エレベータの加速度は，最初の 2.0 秒間はいくらか。

a．2.0 m/s²

b．1.6 m/s²

c．1.2 m/s²

d．− 1.2 m/s²

e．− 1.6 m/s²

f．− 2.0 m/s²

問 9 エレベータは 4.0 秒後に最初の位置から何メートル移動したか。

a．12 m

b．7.8 m

c．4.0 m

d．− 4.0 m

e．− 7.8 m

f．− 12 m

問10 エレベータの速さが 0 m/s となるのは，最初から何秒後か。

a．5.0 s

b．6.0 s

c．7.0 s

d．8.0 s

e．9.0 s

f．10 s

5 高さ $\frac{1}{4}r$ のなめらかな斜面と半径 r のなめらかな円筒面からなる面がある。質量 m の小球を高さ $\frac{1}{4}r$ の斜面上から静かにはなす。重力加速度を g として、次の問11と問12に答えよ。

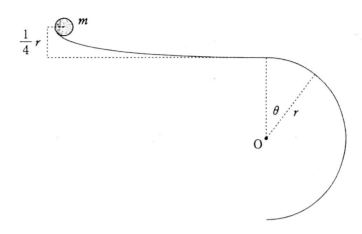

問11 この物体が円筒面上角度 θ の点を通過するときの速さ v はいくらか。

a. $v = \sqrt{gr(1-\cos\theta)}$
b. $v = \sqrt{2gr(1-\cos\theta)}$
c. $v = \sqrt{\dfrac{gr}{2}(1-\cos\theta)}$
d. $v = \sqrt{gr(5-4\cos\theta)}$
e. $v = \sqrt{2gr(5-4\cos\theta)}$
f. $v = \sqrt{\dfrac{gr}{2}(5-4\cos\theta)}$

問12 物体が面から離れるときの $\cos\theta$ の値はいくらか。

a. $\cos\theta = \dfrac{1}{2}$
b. $\cos\theta = \dfrac{2}{3}$
c. $\cos\theta = \dfrac{5}{6}$
d. $\cos\theta = \dfrac{3}{7}$
e. $\cos\theta = \dfrac{4}{7}$
f. $\cos\theta = \dfrac{5}{7}$

6 以下の問13に答えよ。

問13 次の a から e の文章のうちで正しいのを3つ選べ。

a．定常波が生じているとき，媒質中には振幅，波長，速さが等しく，伝わる向きが反対の2つの進行波が存在している。

b．波が障害物の裏側に回り込む現象を偏光という。波がすき間を通るとき，すき間の幅が波の波長に比べて狭いほど偏光の効果が大きい。

c．音が媒質中を伝わるとき，音の進行方向と媒質の振動方向は一致しており，このような波を縦波という。音は空気などの気体のほか，液体や固体中も伝わるが，真空中は伝わらない。

d．屈折率は光の波長により異なるので，白色光がプリズムに入射すると，光が異なる角度で屈折し，赤から紫の光のスペクトルが得られる。この現象を光の分散という。

e．人間の目が感じることのできる電磁波を可視光といい，波長の長い光は紫に見え，波長の短い光は赤に見える。

---

7 以下の問14，問15，問16および問17に答えよ。

問14　閉管に向けてスピーカーから振動数を変えながら音を出したところ，振動数330Hzの音で共鳴し，さらに続けて振動数を上げたところ，次に振動数550Hzで共鳴した。この閉管を管の長さを保って開管にしたとき，この開管の2倍振動の振動数はいくらか。ただし，開口端補正は考えないものとする。

a．220Hz

b．330Hz

c．440Hz

d．550Hz

e．660Hz

f．880Hz

問15　媒質と共に静止している観測者から振動数fの音源が速さvで遠ざかっている。音源が静止しているときの音の波長をλとし，音の速さをVとする。また，観測者が観測する音の波長をλ'，振動数をf'とする。このときに成立する関係式を下記の中から3つ選べ。

a．$V = \lambda f$

b．$V = \lambda' f'$

c. $V - v = \lambda'f$

d. $V - v = \lambda f'$

e. $V + v = \lambda'f$

f. $V + v = \lambda f'$

問16　凸レンズを用いて，レンズの前方 25 cm に倍率が 3.0 倍の虚像を作りた
いとき，物体を凸レンズの前方のどこに置いたらよいか。

　　　a. 5.0 cm

　　　b. 6.3 cm

　　　c. 8.3 cm

　　　d. 13 cm

　　　e. 25 cm

　　　f. 50 cm

問17　深さ 52 cm の水の上に厚さ 3.0 cm の透明な油の層が浮いている。水の底
にある物体を真上から見たとき，物体はどこにあるように見えるか。水の屈
折率を 1.3，油の屈折率を 1.5 として，見かけの物体の位置を空気と油の境
界からの深さで答えよ。

　　　a. 37 cm

　　　b. 42 cm

　　　c. 45 cm

　　　d. 48 cm

　　　e. 60 cm

　　　f. 63 cm

8　　図のような起電力 10 V の内部抵抗の無視できる電池と 2 つの抵抗および 2 つ
のコンデンサーを含む回路がある。コンデンサー C_1 と C_2 の容量はそれぞれ
2.0 μF と 6.0 μF である。始めにスイッチ S を A 側に倒し，十分に時間が経っ
た後，スイッチ S を B 側に倒した。B 側に倒してから十分に時間が経ったとし
て，以下の問 18 と問 19 に答えよ。

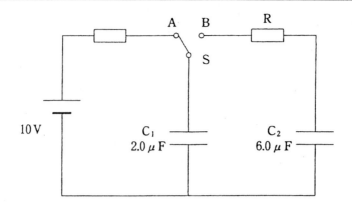

問18 コンデンサー C_2 に蓄えられる電気量はいくらか。

    a. 2.5×10^{-6} C

    b. 5.0×10^{-6} C

    c. 7.5×10^{-6} C

    d. 1.5×10^{-5} C

    e. 3.0×10^{-5} C

    f. 4.5×10^{-5} C

問19 抵抗 R で消費されたエネルギーはいくらか。

    a. 2.5×10^{-5} J

    b. 5.0×10^{-5} J

    c. 7.5×10^{-5} J

    d. 1.5×10^{-4} J

    e. 2.3×10^{-4} J

    f. 4.6×10^{-4} J

9 以下の問20から問25に答えよ。

問20 x 軸上の原点に正電荷 $q_1 (q_1 > 0)$ を置き、それから正方向に a だけ離れた位置に負電荷 $-q_2 (q_2 > q_1)$ を置いた。2つの電荷からのクーロン力がつり合う x 軸上の位置はどこか。

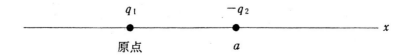

a. $\dfrac{q_2 - \sqrt{q_1 q_2}}{q_1 - q_2} a$

b. $\dfrac{q_2 + \sqrt{q_1 q_2}}{q_1 - q_2} a$

c. $\dfrac{q_2 - \sqrt{q_1 q_2}}{q_1 + q_2} a$

d. $\dfrac{q_1 - \sqrt{q_1 q_2}}{q_1 + q_2} a$

e. $\dfrac{q_1 - \sqrt{q_1 q_2}}{q_1 - q_2} a$

f. $\dfrac{q_1 + \sqrt{q_1 q_2}}{q_1 - q_2} a$

問21 図のような内部抵抗を無視できる2つの電池と3つの抵抗からなる回路がある。電池の起電力はそれぞれ12Vと4.0Vであり，2つの抵抗の抵抗値は30Ωと20Ωである。抵抗Rでの電圧降下が4.0Vのとき，抵抗Rを流れる電流はいくらか。

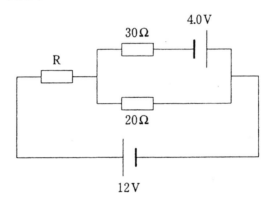

a. 0.20 A
b. 0.40 A
c. 0.60 A
d. 0.80 A
e. 1.0 A
f. 1.2 A

問22 1つの平面内に図のような巻き数3の円形導線と無限に長い直線導線が置かれている。円形の導線の半径は5.0cmであり，大きさIの電流が反時計回りに流れている。一方，無限に長い導線は円の中心Oから距離20cm離れており，大きさI'の電流が図の上から下に向かって流れている。円の中心Oでそれぞれの導線から作られる磁場が打ち消し合うとき，それぞれの導線に流れている電流の比I'/Iはいくらか。

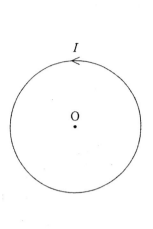 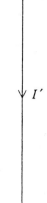

a．6.3
b．13
c．19
d．25
e．38

問23　始めに静止していた質量 m [kg]，正の電気量 q [C] の電荷が電位差 V [V] で加速され，図のように一様な磁束密度 B [T] の磁場の中に入射した。入射後この電荷が通った半円の半径はいくらか。

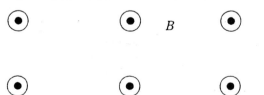

a．$\dfrac{2}{B}\sqrt{\dfrac{mV}{q}}$

b. $\dfrac{1}{B}\sqrt{\dfrac{2\,mV}{q}}$

c. $\dfrac{1}{B}\sqrt{\dfrac{mV}{q}}$

d. $\dfrac{1}{B}\sqrt{\dfrac{mV}{2\,q}}$

e. $\dfrac{1}{2\,B}\sqrt{\dfrac{mV}{q}}$

問24 真空中に断面積 S[m^2]，長さ l[m]，巻き数 N 回のソレノイドコイルがある。長さは断面の半径に比べて十分に大きく，コイルの内部には一様な磁場ができているとする。このコイルにおいて，コイルを流れる電流 I[A]が時間 $\varDelta t$[s]の間に $\varDelta I$[A]だけ変化したとき，コイル1巻きに生じる起電力の大きさはいくらか。ただし，真空の透磁率を μ_0 とする。

a. $\mu_0 S \dfrac{1}{lN^2}\dfrac{\varDelta I}{\varDelta t}$

b. $\mu_0 S \dfrac{1}{lN}\dfrac{\varDelta I}{\varDelta t}$

c. $\mu_0 S \dfrac{N}{l}\dfrac{\varDelta I}{\varDelta t}$

d. $\mu_0 S \dfrac{N^2}{l}\dfrac{\varDelta I}{\varDelta t}$

e. $\mu_0 S \dfrac{N}{l^2}\dfrac{\varDelta I}{\varDelta t}$

f. $\mu_0 S \left(\dfrac{N}{l}\right)^2\dfrac{\varDelta I}{\varDelta t}$

問25 交流回路に関する下記の文のうちで正しいのを3つ選べ。

a. 自己インダクタンス L のコイルを流れる電流が $I_0\sin\omega t$ のとき，コイルに加わる電圧は $\omega L I_0\sin(\omega t + \dfrac{\pi}{2})$ である。

b. 自己インダクタンス L のコイルを流れる電流が $I_0\sin\omega t$ のとき，コイルに加わる電圧は $\omega L I_0\sin(\omega t - \dfrac{\pi}{2})$ である。

c. 容量 C のコンデンサーに加わる電圧が $V_0\sin\omega t$ のとき，コンデンサーを流れる電流は $\omega C V_0\sin(\omega t + \dfrac{\pi}{2})$ である。

d. 容量 C のコンデンサーに加わる電圧が $V_0\sin\omega t$ のとき，コンデンサーを流れる電流は $\omega C V_0\sin(\omega t - \dfrac{\pi}{2})$ である。

e. 抵抗を流れる電流の振幅が I_0，抵抗にかかる電圧の振幅が V_0 のとき，この抵抗で消費される平均の電力は $I_0 V_0$ である。

f. 抵抗を流れる電流の実効値が I_E，抵抗にかかる電圧の実効値が V_E のとき，この抵抗で消費される平均の電力は $I_E V_E$ である。

化　学

問題

22年度

$\boxed{1}$ はマークシート用の解答用紙に記入せよ。また $\boxed{2}$ ， $\boxed{3}$ は記述用の解答用紙に記入せよ。必要であれば以下の数値を用いよ。原子量：H ＝ 1.0；C ＝ 12.0；N ＝ 14.0；O ＝ 16.0；Na ＝ 23.0；S ＝ 32.1；Cu：63.6。気体定数（R）：R ＝ 8.3 × 10³(Pa·ℓ/K·mol)。生成熱：メタノール(液) ＝ 239 kJ/mol；二酸化炭素(気) ＝ 394 kJ/mol；水(液) ＝ 286 kJ/mol。

$\boxed{1}$　以下の各問いの解答を a〜e から一つ選べ。

問 1　一定量の空気を 0.050 mol/ℓ の水酸化バリウム水溶液 50 mℓ と十分反応させたのち，生じた沈殿を除き，残った水溶液を 0.050 mol/ℓ の塩酸で中和滴定したところ，20 mℓ を要した。この空気中には標準状態で何 mℓ の二酸化炭素が含まれているか。

　　a．5.6　　　b．11　　　　c．34　　　　d．45　　　　e．90

問 2　肝臓において過酸化水素を酸素と水に分解する酵素はどれか。

　　a．アミラーゼ　　　b．マルターゼ　　　c．プロテアーゼ
　　d．リパーゼ　　　　e．カタラーゼ

問 3　好気呼吸によってグルコース 54 g から標準状態で何 ℓ の二酸化炭素が発生するか。

　　a．6.7　　　b．20　　　c．40　　　d．81　　　e．134

問 4　酵素が最もよく働く pH を最適 pH という。最適 pH が約 1.5 の酵素はどれか。

　　a．ペプシン　　　b．トリプシン　　　c．チマーゼ
　　d．スクラーゼ　　e．ペプチダーゼ

問 5　淡青色で特有の臭いをもち，酸化力が強いので飲料水の殺菌に用いられている気体はどれか。

　　a．O_2　　　b．F_2　　　c．Cl_2　　　d．I_2　　　e．O_3

問 6 塩化鉄(III)水溶液にチオシアン酸カリウム水溶液を加えると，どのような
変化がみられるか。

　　a．赤褐色沈殿を生じる　　　　　　b．濃青色沈殿を生じる

　　c．褐色溶液になる　　　　　　　　d．血赤色溶液になる

　　e．変化なし

問 7 危険薬品とされているナトリウムは，どの分類に属するか。

　　a．自然発火性物質　　b．爆発性物質　　　c．引火性物質

　　d．酸化性物質　　　　e．禁水性物質

問 8 原油を分留すると沸点の違いによって5つの成分に分けられる。この中で
沸点が30～180℃で分留されるのはどれか。

　　a．石油ガス　　　　　b．灯　油　　　　　c．ナフサ

　　d．重　油　　　　　　e．軽　油

問 9 次の(1)～(5)の化学反応で　④　の物質はどれか。

　　　　　①　に塩酸を加えると　②　が発生する。　　　　　　　　　(1)

　　　　　①　を強熱すると　③　が生成する。　　　　　　　　　　　(2)

　　　　　③　に水を加えると　④　になる。　　　　　　　　　　　　(3)

　　　　　④　の水溶液に　②　を通じると　①　が沈殿する。　　　　(4)

　　　　　①　の沈殿に　②　を過剰に通じると　①　の沈殿は溶ける。(5)

　　a．水酸化ナトリウム　　　　　　b．水酸化カリウム

　　c．水酸化アンモニウム　　　　　d．水酸化マグネシウム

　　e．水酸化カルシウム

問10 分子式 $C_5H_{12}O$ で表され，ナトリウムと反応する化合物は立体異性体を含
めると何種類になるか。

　　a．8　　　　　b．9　　　　　c．10　　　　　d．11　　　　　e．12

問11 トタンの表面に傷がついてもさびにくい理由はどれか。

　　a．イオン化傾向が鉄より小さなスズが表面で保護するため。

　　b．イオン化傾向が鉄より大きな亜鉛が酸化されるため。

　　c．鉄が還元剤になるため。

d. 酸化鉄が形成されるため。

e. 緑青が形成されるため。

問12　硫酸銅の溶解度は水 100 g に対して 20 ℃ で 20 g, 60 ℃ で 40 g である。60 ℃ における硫酸銅の飽和水溶液 140 g を 20 ℃ に冷却すると析出する硫酸銅五水和物の量(g)はどれに一番近いか。

a. 20　　　b. 28　　　c. 31　　　d. 35　　　e. 40

問13　メタノール(液) 10 g を燃焼させるときに放出される熱量は何 kJ か。

a. 75　　　b. 138　　　c. 227　　　d. 377　　　e. 727

問14　中和滴定に使用するガラス器具のうち, 純水に濡れたまま使用して良いものの組み合わせはどれか。

ア. ホールピペット　　イ. ビュレット　　　ウ. メスフラスコ

エ. メスシリンダー　　オ. コニカルビーカー

a. アとウ　　　　　b. イとエ　　　　　c　イとオ

d. ウとオ　　　　　e. アとオ

問15　正四面体形をとる錯イオンはどれか。

a. $[Ag(NH_3)_2]^+$　　　b. $[Cu(NH_3)_4]^{2+}$　　　c. $[Zn(NH_3)_4]^{2+}$

d. $[Fe(CN)_6]^{4-}$　　　e. $[Fe(CN)_6]^{3-}$

問16 物質Aの状態図を示す。常圧において−80℃の物質Aを室温に置いた時に起こる現象をなんと呼ぶか。
　　a．融解　　b．昇華　　c．蒸発　　d．凝縮　　e．凝固

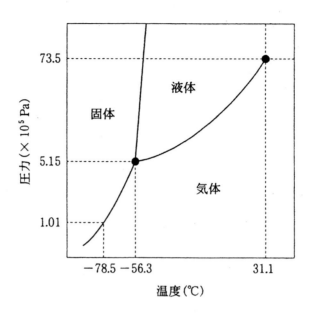

問17 常温常圧において，1モルの物質の体積が最も大きいのはどれか。
　　a．アルミニウム　　b．炭素　　c．酸素
　　d．水　　e．塩化ナトリウム

問18 酸素を水上置換で捕集したところ，27℃，1.016×10^5 Paの大気圧のもとで30ℓであった。27℃における水の飽和蒸気圧を3.6×10^3 Paとして，捕集した酸素の物質量(mol)を求めよ。
　　a．0.12　　b．0.43　　c．0.59　　d．0.78　　e．1.18

問19 シュウ酸分子中に含まれる炭素原子の酸化数はどれか。
　　a．+4　　b．+3　　c．+2　　d．+1　　e．0

問20 塩化鉄(Ⅲ)水溶液を加えると赤紫色を呈するのはどれか。
　　a．アセチルサリチル酸　　b．安息香酸　　c．サリチル酸メチル
　　d．フタル酸　　e．ベンゼンスルホン酸

問21　1分子に含まれる二重結合の数が最も多いのはどれか。

a．オレイン酸　　　　　　b．ステアリン酸　　　c．パルミチン酸

d．リノール酸　　　　　　e．リノレン酸

問22　等電点が最も高いのはどれか。

a．アラニン　　　　　　　b．アルギニン　　　　c．グルタミン

d．システイン　　　　　　e．チロシン

問23　硫黄原子を含むのはどれか。

a．アクリル繊維　　　　　b．アセテート繊維　　c．ビニロン

d．羊　毛　　　　　　　　e．6,6-ナイロン

問24　気体の溶解度についての法則はどれか。

a．アボガドロの法則　　　b．質量作用の法則　　c．シャルルの法則

d．ヘンリーの法則　　　　e．ボイルの法則

問25　ヨードホルム反応を示すのはどれか。

a．エチレングリコール　　b．乳　酸　　　　　　c．プロピオン酸

d．ホルムアルデヒド　　　e．メタノール

問26　銀鏡反応を示すのはどれか。

a．ギ　酸　　　　　　　　b．アセトン　　　　　c．酢　酸

d．酢酸エチル　　　　　　e．乳　酸

問27　水溶性の化合物はどれか。

a．塩化銀　　　　　　b．酸化銀　　　　　　c．臭化銀

d．フッ化銀　　　　　e．ヨウ化銀

問28　アンモニア水を加えると，はじめは沈殿が生じるが，過剰に加えると沈殿
　　　が溶解するのはどれか。

a．Ag^+　　　b．Al^{3+}　　　c．Pb^{2+}　　　d．Cr^{3+}　　　e．Fe^{3+}

問29　炭水化物に関する記述で誤っているのはどれか。

a．フルクトースはフェーリング液を還元しない。

b．スクロースを加水分解するとグルコースとフルクトースになる。

c．グルコースとマルトースは異性体ではない。

d．グルコースもフルクトースもアルコール発酵をする。

e．アミロースは多数のグルコースが α-グリコシド結合で連結された高分子化合物である。

問30　タンパク質の四次構造に関する記述はどれか。

a．一本のポリペプチド鎖の立体構造。

b．ポリペプチド鎖を構成するアミノ酸の配列。

c．いくつかのポリペプチド鎖が会合した構造。

d．ジスルフィド結合により生じるポリペプチド鎖の折れ曲がった構造。

e．らせん構造や板状構造からなるポリペプチド鎖の部分的な構造。

2　以下の文章を読み，問1〜問5について答えよ。ただし，気体は全て理想気体とし，水に溶けないものとする。解答は有効数字2桁で求めよ。

　少量の塩化カリウムを含むナトリウムの固体試料がある。<u>この固体試料5.00gを50mℓの水に入れると激しい反応が起こり</u>₍₁₎，<u>気体とアルカリ性物質A</u>₍₂₎が生成した。反応終了後，この水溶液を100mℓのメスフラスコに入れ，蒸留水を加え100mℓにした。この溶液をBとする。溶液Bの10mℓをホールピペットでとり，100mℓのメスフラスコに入れた後，蒸留水を加え100mℓにした。この溶液をCとする。次に0.1000mol/ℓのシュウ酸水溶液20.00mℓをコニカルビーカーに入れ，フェノールフタレインを指示薬として溶液Cで滴定したところ20.00mℓ加えたところで<u>溶液の色が変化</u>₍₃₎した。

問1　下線(1)：化学反応式で示せ。

問2　下線(2)：生成した気体は標準状態で何ℓになるか。

問3　下線(3)：溶液の色は何色から何色に変化したか。

問4　溶液Bの100mℓに含まれるアルカリ性物質Aの重量(g)を求めよ。

問5　固体試料中のナトリウムの質量パーセント濃度(%)を求めよ。

3   以下の文章を読み，各問いに答えよ。

　Aを赤熱した鉄に触れさせるとBが生成した。鉄の存在下でBに塩素を通じるとCが生成した。Cを高温高圧下で水酸化ナトリウム水溶液と反応させるとDが生成した。Dの水溶液に二酸化炭素を通じると分子量94のEが生成した。Eの4.7 mgを完全燃焼すると二酸化炭素が(a)mg，水が(b)mg 生成した。

　Aを触媒を用いて酢酸と反応させるとFが生成した。また，Aを触媒を用いて水と反応させるとGが生成したが，Gは不安定なため直ちに安定なHに変化した。

問 1　化合物A～Hを構造式で示し，それらの名称を記せ。

問 2　(a)と(b)に適当な数値を記入せよ。

生物

問題　22年度

1　器官形成に関する以下の文を読み，問1～6に答えよ。

　動物の体は1つの受精卵が卵割を行って細胞数を増し，胚葉と呼ばれる細胞集団を形成する過程を経て生じる。動物の器官の多くは，これらの複数の胚葉が組合さって構成され，それぞれ独自の特徴を備えた器官へと分化していく。

　3日胚のニワトリの消化管は比較的単純な管の形状を示すが，6日胚になると外見が食道・前胃・砂嚢(さのう)・小腸などに区別できるようになる。しかし，この時期の各器官の組織はどれも1層の上皮が間充織とよばれる組織に裏打ちされた構造で大きな差がない。10日胚になるとそれぞれの器官に特有の組織像が見られるようになる。ニワトリの胃はヒトと異なり，消化酵素の前駆体A を分泌する前胃と硬い食物を機械的に消化するため筋組織が発達した砂嚢の2つの器官に分かれる。後者は，食道および小腸と同様に前駆体Aを分泌しない。したがって，前駆体Aは前胃の上皮が誘導されたことを示すマーカーの1つである。
(1)

　各消化器官に特有の組織がどのように分化してくるのかを調べるために以下の実験を行った。

実験：6日胚の各器官の上皮と間充織を分離した後，上皮と間充織を様々な組合せで再結合して一定期間培養を行った。その後，各培養組織で前駆体Aの遺伝子(A遺伝子)の発現を検査した(図1)。結果は表1に示す。ただし，上皮だけを培養した場合，どの器官由来の上皮もA遺伝子を発現しなかった。

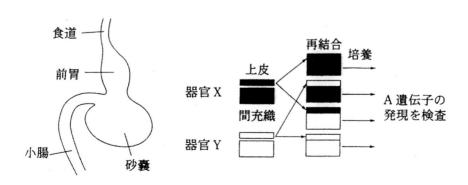

図1　上皮と間充織の再結合実験

表1　上皮と間充織の組合せによるA遺伝子の発現
（A遺伝子が発現した回数/実験回数）

		上　皮			
		食　道	前　胃	砂　嚢	小　腸
間充織	食　道	3 /25	22/33	2 /20	0 /25
	前　胃	20/20	25/25	30/33	0 /25
	砂　嚢	0 /20	0 /25	0 /33	0 /25
	小　腸	6 /33	28/33	18/25	0 /25

問1　下線部(1)の前駆体Aから派生するのはどれか。

　　a．カタラーゼ

　　b．スクラーゼ

　　c．トリプシン

　　d．ペプシン

　　e．ペプチダーゼ

　　f．マルターゼ

問2　消化管の上皮と間充織はそれぞれどの胚葉に由来するか。正しい組合せは
どれか。

　　　　　上　皮　—　間充織

　　a．内胚葉　—　内胚葉

　　b．内胚葉　—　中胚葉

　　c．内胚葉　—　外胚葉

　　d．中胚葉　—　内胚葉

　　e．中胚葉　—　中胚葉

　　f．中胚葉　—　外胚葉

　　g．外胚葉　—　内胚葉

　　h．外胚葉　—　中胚葉

　　i．外胚葉　—　外胚葉

問3　上皮にA遺伝子発現を働きかける作用の強い間充織の順はどれか。

　　a．食　道　＞　砂　嚢　＞　小　腸　＞　前　胃

　　b．前　胃　＞　食　道　＞　砂　嚢　＞　小　腸

　　c．前　胃　＞　砂　嚢　＞　食　道　＞　小　腸

d．前　胃　＞　小　腸　＞　食　道　＞　砂　嚢

　　e．砂　嚢　＞　食　道　＞　前　胃　＞　小　腸

　　f．砂　嚢　＞　食　道　＞　小　腸　＞　前　胃

　　g．小　腸　＞　食　道　＞　前　胃　＞　砂　嚢

　　h．小　腸　＞　食　道　＞　砂　嚢　＞　前　胃

　　i．小　腸　＞　前　胃　＞　砂　嚢　＞　食　道

　　j．この表からはわからない。

問4　以上の実験結果から推測されることで最も適切なのはどれか。

　　a．実験時の各器官の上皮は未分化で一様であるが，間充織は器官によって
　　　　すでに大きく異なっている。

　　b．間充織からのＡ遺伝子発現を促す作用に対して最も反応性が高い上皮
　　　　は砂嚢である。

　　c．小腸の上皮細胞では間充織からの作用に反応してＡ遺伝子発現が誘導
　　　　されない。

　　d．上皮細胞がＡ遺伝子を発現するには間充織の作用だけで十分である。

　　e．前胃の上皮は胃腺分化のオーガナイザーとしての働きを持っている。

　　f．Ａ遺伝子を発現するかどうかは上皮細胞の能力のみで決定される。

問5　6日胚の砂嚢の間充織が前胃の上皮細胞へ及ぼす作用の原因を調べるため
　　次に行う実験として最も適当と考えられるのはどれか。

　　a．6日胚の前胃の間充織に6日胚の砂嚢の間充織をいろいろな割合で混
　　　　ぜ，6日胚の前胃の上皮と再結合して培養する。

　　b．6日胚の砂嚢の間充織と6日胚の前胃の上皮の間に細胞を通さないメッ
　　　　シュをはさんで培養する。

　　c．6日胚の砂嚢の間充織と6日胚の前胃の上皮の間に薄いガラス板をはさ
　　　　んで培養する。

　　d．6日胚より早期の砂嚢の間充織と6日胚の前胃の上皮を再結合して培養
　　　　する。

　　e．孵化した個体の砂嚢の間充織と同時期の前胃の上皮を再結合して培養す
　　　　る。

　　f．6日胚より早期の砂嚢の間充織と同時期の前胃の上皮を再結合して培養
　　　　する。

問6　組織の分化が進むと，それを構成する細胞はニワトリ前胃の前駆体Aの
ような特定の物質を多く合成したり，あるいは有したりするようになる。そ
のような組織あるいは細胞と物質の組合せで**誤っている**のはどれか。2つ選
べ。
a．甲状腺　―　成長ホルモン
b．赤血球　―　ヘモグロビン
c．唾液腺　―　アミラーゼ
d．腎　臓　―　バソプレシン
e．皮　膚　―　ケラチン

2　メンデル遺伝に関する以下の文を読み，問7～11に答えよ。

　2種類の遺伝形質が，対立遺伝子(Aとa，Bとb)により，それぞれ独立した
形質として発現する場合，遺伝子型がAAbbとaaBBの親を交雑して得られる雑
種第1代(F_1)の遺伝子型は全てAaBbで，表現型は[AB]となる。F_1から生じる
配偶子の遺伝子型の比はAB：Ab：aB：ab＝1：1：1：1となり，雑種第2
代(F_2)の表現型の分離比は[AB]：[Ab]：[aB]：[ab]＝9：3：3：1とな
る。ある遺伝形質に2組の対立遺伝子が関わる場合，それらの遺伝子の相互作用
や染色体上の位置の違いにより，単に2組の対立遺伝子がそれぞれ独立した形質
として発現する上述のような場合とは異なる表現型の分離比が観察される。次の
例1～6は，異なる種類の植物において，ある2組の対立遺伝子(Aとa，Bと
b)が花の色に関わる場合の交配実験を観察したものである。

例1　白花(AAbb)と黄花(aaBB)を交雑すると，生じたF_1は全て赤花であっ
た。このF_1に白花(aabb)を交配して，得られた個体は赤花：黄花：白
花＝1：1：2となった。

例2　白花(AAbb)と黄花(aaBB)を交雑すると，生じたF_1は全て白花であっ
た。このF_1に白花(aabb)を交配して，得られた個体は黄花：白花＝7：
9となった。

例3　白花(AAbb)と黄花(aaBB)を交雑すると，生じたF_1は全て赤花であっ
た。このF_1に白花(aabb)を交配して，得られた個体は赤花：黄花：白
花：＝1：4：5となった。

例4　白花(AAbb)と白花(aaBB)を交雑すると，生じたF_1は全て赤花であっ
た。このF_1を自家受精すると，F_2は赤花：白花＝9：7となった。

例5　白花(AAbb)と黄花(aaBB)を交雑すると，生じたF_1は全て白花であった。このF_1を自家受精すると，F_2は赤花：黄花：白花＝1：15：48となった。

例6　赤花(AAbb)と赤花(aaBB)を交雑すると，生じたF_1は全て赤花であった。このF_1を自家受精すると，F_2は赤花：白花＝15：1となった。

問7　2組の対立遺伝子が同じ染色体にある例の組合せとして正しいのはどれか。

 a．例1・例2・例3

 b．例1・例3・例5

 c．例1・例3・例6

 d．例1・例4・例6

 e．例1・例5・例6

 f．例2・例3・例4

 g．例2・例3・例5

 h．例2・例4・例5

 i．例2・例4・例6

 j．例4・例5・例6

問8　例3のF_1を自家受精した場合に得られるF_2の表現型(赤花：黄花：白花)の分離比を2桁の数字で答えよ。ただし，①③⑤は十の位，②④⑥は一の位とし，解答欄①〜⑥に数字と対応するアルファベットをマークすること。

赤花 ： 黄花 ： 白花 ＝ ①② ： ③④ ： ⑤⑥

解答 ： ①② ： ③④ ： ⑤⑥

①	②	③	④	⑤	⑥
a．ナシ	a．0	a．ナシ	a．0	a．ナシ	a．0
b．1	b．1	b．1	b．1	b．1	b．1
c．2	c．2	c．2	c．2	c．2	c．2
d．3	d．3	d．3	d．3	d．3	d．3
e．4	e．4	e．4	e．4	e．4	e．4

東邦大学(医) 22年度 (45)

f. 5	f. 5	f. 5	f. 5	f. 5	f. 5
g. 6	g. 6	g. 6	g. 6	g. 6	g. 6
h. 7	h. 7	h. 7	h. 7	h. 7	h. 7
i. 8	i. 8	i. 8	i. 8	i. 8	i. 8
j. 9	j. 9	j. 9	j. 9	j. 9	j. 9

問9 例3の植物において，遺伝子型不明の赤花と黄花を交配して得られた個体の表現型の比が，赤花：黄花：白花＝6：9：5となったとき，この赤花と黄花の遺伝子型の組合せとして正しいのはどれか。

　　　赤花　×　黄花

a. AABB　　　aaBB

b. AABb　　　aaBB

c. AaBB　　　aaBB

d. AaBb　　　aaBB

e. AABB　　　aaBb

f. AABb　　　aaBb

g. AaBB　　　aaBb

h. AaBb　　　aaBb

問10 例5のF_1から生じる配偶子の遺伝子型(AB：Ab：aB：ab)の比として正しいのはどれか。

　　　AB：Ab：aB：ab

a. 0：1：1：0

b. 1：0：0：1

c. 1：1：1：1

d. 1：2：2：1

e. 1：3：3：1

f. 1：4：4：1

g. 2：1：1：2

h. 3：1：1：3

i. 4：1：1：4

j. 9：3：3：1

問11　6例のうち，2組の対立遺伝子間で同じ相互作用が働いているのはどれ
か。

　　　a．例1と例3

　　　b．例1と例5

　　　c．例2と例3

　　　d．例2と例4

　　　e．例3と例4

　　　f．例3と例5

　　　g．例4と例5

　　　h．例4と例6

　　　i．例1と例3と例5

　　　j．例2と例4と例6

3　形質発現に関する以下の文を読み，問12～14に答えよ。

　　　アカパンカビの野生株は，アミノ酸を合成することができるため，水，糖，無
機塩類，ビタミンのみを添加した最少培地でも生育できる。この野生株にX線
を照射し，最少培地では生育できないが，アミノ酸Aを添加すれば生育できる
突然変異株（アミノ酸A要求株）1～3を分離した。この変異株1にX線を照射
し，アミノ酸Aを加えた最少培地では生育できないが，更にアミノ酸Bを添加
すれば生育できる突然変異株（アミノ酸AB要求株）4～8を分離した。これらの
変異株1～8について，最少培地にアミノ酸A，アミノ酸Bおよび物質C，D，
E，F，G，Hを添加して生育の有無（＋・－）を調べると表2と表3のような結
果となった。

表2

突然変異株 （アミノ酸A要求株）	最少培地に添加した物質							
	無	アミノ酸A	C	D	E	F	G	H
変異株1	－	＋	－	－	－	－	－	－
変異株2	－	＋	－	－	＋	－	－	－
変異株3	－	＋	－	－	＋	－	＋	－

表 3

突然変異株 (アミノ酸 AB 要求株)	アミノ酸 A を加えた最少培地に添加した物質							
	無	アミノ酸 B	C	D	E	F	G	H
変異株 4	−	+	−	−	−	−	−	−
変異株 5	−	+	+	−	−	+	−	+
変異株 6	−	+	+	−	−	−	−	+
変異株 7	−	+	+	+	−	+	−	+
変異株 8	−	+	+	−	−	−	−	−

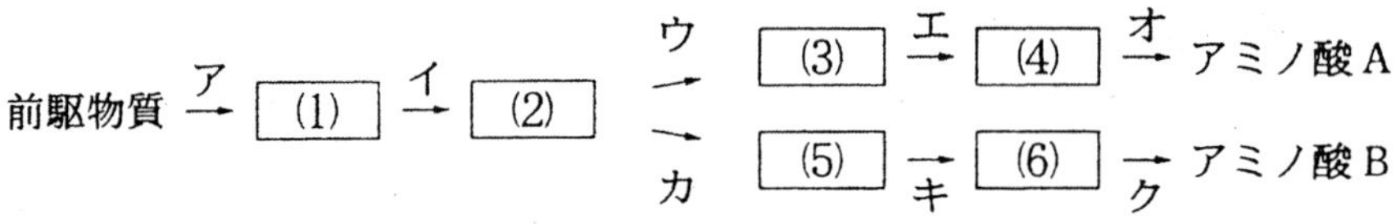

前駆物質　ア→ (1) →イ→ (2) →ウ/カ

ウ→ (3) →エ→ (4) →オ→ アミノ酸 A

カ→ (5) →キ→ (6) →ク→ アミノ酸 B

図 2

問12　アミノ酸 A とアミノ酸 B が図 2 のような代謝経路で合成される場合，(1)〜(4)に対応する物質 C〜H の組合せとして正しいのはどれか。

	(1)	(2)	(3)	(4)
a.	C	H	F	D
b.	C	H	G	E
c.	D	F	G	E
d.	D	F	H	C
e.	E	G	F	D
f.	F	D	G	E
g.	G	E	D	F
h.	G	E	H	C
i.	H	C	D	F
j.	H	C	G	E

問13　図 2 のア，イ，カ，キ，クの反応を触媒する酵素の欠損と対応した変異株 4〜8 の組合せとして正しいのはどれか。

	ア	イ	カ	キ	ク
a.	変異株 4	変異株 8	変異株 6	変異株 5	変異株 7
b.	変異株 4	変異株 8	変異株 7	変異株 5	変異株 6

c.	変異株5	変異株7	変異株4	変異株8	変異株6
d.	変異株5	変異株7	変異株6	変異株8	変異株4
e.	変異株7	変異株5	変異株4	変異株8	変異株6
f.	変異株7	変異株5	変異株6	変異株8	変異株4
g.	変異株8	変異株4	変異株6	変異株5	変異株7
h.	変異株8	変異株4	変異株7	変異株5	変異株6

問14　変異株4～8はア～クの反応を触媒する酵素のうち，少なくとも2種類の
　　　酵素が機能できないと考えられる。生育にアミノ酸Aとアミノ酸Bの両方
　　　を必要とし，1種類の酵素だけが機能できないような変異株を得るための操
　　　作として最も適切なのはどれか。

　　　a．野生株にX線を照射し，最少培地にアミノ酸Bを添加すれば生育でき
　　　　る変異株を分離する。

　　　b．野生株にX線を照射し，最少培地に物質(2)を添加すれば生育できる変
　　　　異株を分離する。

　　　c．野生株にX線を照射し，最少培地に物質(3)を添加すれば生育できる変
　　　　異株を分離する。

　　　d．野生株にX線を照射し，最少培地に物質(5)を添加すれば生育できる変
　　　　異株を分離する。

　　　e．変異株1にX線を照射し，最少培地にアミノ酸Bを添加すれば生育で
　　　　きる変異株を分離する。

　　　f．変異株1にX線を照射し，最少培地に物質(2)を添加すれば生育できる
　　　　変異株を分離する。

　　　g．変異株1にX線を照射し，最少培地に物質(3)を添加すれば生育できる
　　　　変異株を分離する。

　　　h．変異株3にX線を照射し，最少培地にアミノ酸Bを添加すれば生育で
　　　　きる変異株を分離する。

　　　i．変異株3にX線を照射し，最少培地に物質(2)を添加すれば生育できる
　　　　変異株を分離する。

　　　j．変異株3にX線を照射し，最少培地に物質(5)を添加すれば生育できる
　　　　変異株を分離する。

4 ホルモンに関する以下の文を読み，問15〜18に答えよ。

（文1）

　内分泌腺で作られ，血液によって特定の器官に運ばれて，ごく微量で大きな作用を示す調節物質をホルモンという。ホルモンが作用する器官を標的器官といい，標的器官の細胞はホルモンの受容体（レセプター）を持ち，特定のホルモンと結合することで細胞の活動に変化をもたらしている。

　ホルモンには，水溶性のホルモンと脂溶性のホルモンがある。水溶性のホルモンは，細胞膜にある受容体に結合すると受容体が活性化し，細胞質内の酵素が活性化されて作用を表わす。一方，脂溶性のホルモンは，細胞膜を通過して細胞内に入り受容体と結合して作用を表わす。
(1)

問15　脂溶性ホルモンはどれか。

　　　a．アドレナリン

　　　b．インスリン

　　　c．グルカゴン

　　　d．成長ホルモン

　　　e．糖質コルチコイド

　　　f．バソプレシン

　　　g．パラトルモン

問16　下線部(1)の受容体タンパク質はどれに分類されるか。

　　　a．酵素タンパク質

　　　b．構造タンパク質

　　　c．制御タンパク質

　　　d．調節タンパク質

　　　e．伝達タンパク質

　　　f．輸送タンパク質

　　　g．モータータンパク質

（文2）

　男性の精巣で生成されるＡホルモンは，脂溶性ホルモンで細胞内に進入して作用を表わす。思春期の男性では，二次性徴の発現に働いている。また，タンパク質同化作用が強く，特に骨格筋の増強作用がある。男性では，Ａホルモンの血

中濃度の成長に伴う変化は，図3のようなパターンを示す。思春期以降は精巣で生成されるが，胎生期には胎生精巣で生成される。胎生期には染色体で決まる生殖器の男性型への分化を促進している。

標的細胞によって，AホルモンはそのままのFで作用する場合と，5α-還元酵素で還元型Aホルモンに変換されて作用する場合がある。Aホルモンと還元型Aホルモンは同一の受容体に作用するが，それぞれの複合体は異なる作用を表す。還元型Aホルモンの方が受容体に対する親和性が高いが，Aホルモンの血中濃度が 500 ng/dL を越えるようになると還元型Aホルモンの作用を補完できる。標的器官における5α-還元酵素の発現の有無を表4に示す。

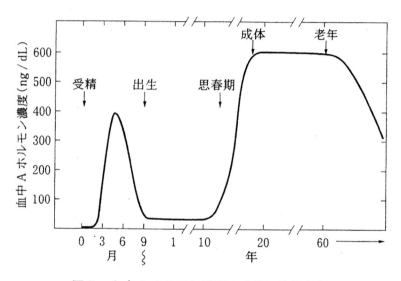

図3 血中Aホルモン濃度の成長に伴う変化

表4 標的器官における5α-還元酵素の発現の有無

標的器官（作用）	5α-還元酵素の発現
外生殖器（分化，発育促進）	有
内生殖器（分化，発育促進）	無
声帯（発育促進）	無
頭髪（生え際の後退）	有
体毛（わき毛，陰毛を含む。）（発毛促進）	有
骨格筋（発育促進）	無
皮膚（皮脂腺分泌増加）	有
精巣（精子形成の促進）	無

問17　ある地域には，5α-還元酵素の遺伝子に変異があり活性が消失する常染色体劣性遺伝の家系が知られている。この家系に生まれた劣性ホモ接合体の男児(性染色体型XY)は，どのような経過をたどると考えられるか。2つ選べ。

a．出生時の内生殖器は女性型である。

b．出生時の外生殖器は女性型である。

c．幼年時に性早熟を示す。

d．思春期になると内生殖器が男性型に変異する。

e．思春期になると声変わりする。

f．思春期になると体形が女性化する。

g．月経は生じるが，開始は遅れる。

h．精子形成が悪く男性不妊となる。

（文3）

　ホルモンには多様な作用を示すものも多い。ヨウ素を含み脂溶性の高いBホルモンは，ヒトではさまざまな組織で化学反応を活発化して熱産生を促す。また，脳の神経細胞や骨などに働きかけて成長を促進したり，心臓の拍動リズムを速めたりする。Bホルモンを生成する内分泌腺自体の機能が亢進する疾患では，必要以上に代謝が亢進するため，食欲はあるにもかかわらず体重減少がみられる。また，Bホルモンは他の動物種にも存在している。カエルでは変態を促進したり，鳥類では換羽を促進したりする。

問18　下線部(2)の疾患にかかった患者さんの血中で低下しているのはどれか。

a．インスリン

b．甲状腺刺激ホルモン

c．視床下部放出抑制ホルモン

d．セクレチン

e．チロキシン

f．糖質コルチコイド

g．バソプレシン

h．副腎皮質刺激ホルモン

5 視覚の情報処理に関する以下の文を読み，問19～25に答えよ．

視覚は光刺激が眼球の網膜で受容されて，脳に伝えられることで生じる．網膜
(1)
内には，光に対する感度の高い細胞と，光に対する感度が低く色の識別に関わる
(2)
細胞がある．ヒトの目では400～700 nmの波長からなる可視光線を感知し，光
と色を認識している．

眼球への光の入り口は瞳孔で，眼に入る光は，虹彩の働きにより瞳孔の大きさ
(3)
が変化することで，最適な光量に調整されている．この調節は自律神経系によっ
て行われており，このうち瞳孔を縮小させる働きは（ あ ）神経による．正常な
人では，片方の目に光をあてても，両目の瞳孔が縮小する．この理由は片目への
(4)
光刺激の情報が，両側の瞳孔縮小の中枢に伝わるためである．この瞳孔縮小の中
枢は（ い ）に存在する．

問19 図4に網膜の構造を示す．下線部(1)の視覚情報の伝達の際に，光が入って
くる方向はどれか．

　　a．A
　　b．B
　　c．C
　　d．D

問20 図4において，赤い光を
感知する細胞はどれか．

　　a．ア
　　b．イ
　　c．ウ
　　d．エ
　　e．オ

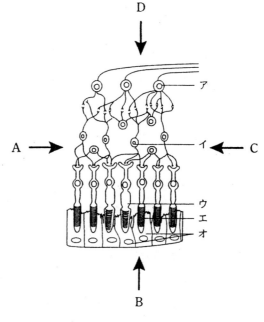

図4　網膜の構造

問21 図4において，赤い光の信号が伝わる順序で，正しいのはどれか．

　　a．アイウ
　　b．アイエ
　　c．ウイア

d． エ　イ　ア
e． ア　イ　ウ　オ
f． ア　イ　エ　オ
g． オ　ウ　イ　ア
h． オ　エ　イ　ア
i． ア　イ　ウ　エ　オ
j． オ　エ　ウ　イ　ア

問22　下線部(2)の細胞には様々な性質がある。その例として，暗い夜空の星をしばらく見上げているときのことを考えてみよう。きらめく星が多数見えているが，その中のある星を注視した途端にその星が見えなくなった。その理由として正しいのはどれか。

a．光刺激が強くなり，瞳孔が縮小したため。
b．網膜には盲斑が存在し，像を知覚できないため。
c．長時間の観察で，光に対する感度の高い細胞が疲労したため。
d．光に対する感度の高い細胞は，視野の中心部にはほとんど存在しないため。
e．光に対する感度の高い細胞は，多量の光では反応できるが，少量の光では刺激が弱く反応しないため。
f．光に対する感度の高い細胞は，暗い所に慣れたあとでは，逆に強い光刺激に慣れるのに時間を要するため。

問23　下線部(2)の細胞の性質について別の例を示す。図5のようにAの背景の中に，異なる色のBがある。Aが青色，Bが紫色のとき，Bはやや青味が少なく見える。これは，ある部分で青い色を感じた細胞が，その部分近くの色を感じる細胞を青い光に対して鈍感にするためである。ではAが青色，Bが黄色のとき，Bの見え方として，正しいのはどれか。

a．やや赤味がかって見える。
b．やや緑がかって見える。
c．やや白っぽく見える。
d．やや黒っぽく見える。
e．見え方は変化しない。

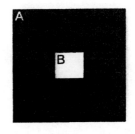

図5

問24　下線部(3)の瞳孔の反応について，文中の（　あ　）と（　い　）に入る語句の，正しい組合せはどれか。

	（あ）	（い）
a．	交　感	大　脳
b．	交　感	間　脳
c．	交　感	中　脳
d．	交　感	小　脳
e．	交　感	延　髄
f．	副交感	大　脳
g．	副交感	間　脳
h．	副交感	中　脳
i．	副交感	小　脳
j．	副交感	延　髄

問25　下線部(4)の正常なヒトでの瞳孔の反応について，片目ずつ光を当てた時の両目の瞳孔の様子を図6に示す。左（　あ　）神経が障害されている場合，光をあてたときの両目の反応について，図7のA～Fの中で，正しいのはどれか。

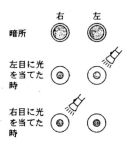

図6　正常なヒトでの瞳孔の反応

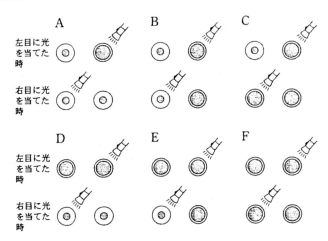

図7 左(あ)神経が障害されたときの瞳孔の反応

a．A
b．B
c．C
d．D
e．E
f．F

6 アルコール発酵に関する以下の文を読み，問26～29に答えよ。

　当初，生きている酵母菌によってのみアルコール発酵が行われると考えられていたが，1897年頃に酵母菌のしぼり汁によっても同様の反応がおこることが確かめられた。その後，酵母菌のしぼり汁をセロハン膜で作った袋に入れ，それをある一定時間水に浸けておくと膜の内側の液(内液)と外側の液(外液)にはそれぞれ異なる性質があることがわかった。

問26　内液や外液の性状を調べるため，内液および外液に表5に示したような処理を行った。その後，表中a～gの内液と外液の組合せにグルコースを加え，最適条件下で反応させた。アルコール発酵がおきないのはどれか。a～gのうちから3つ選べ。ただし何も処理しない内液と外液の組合せの場合，アルコール発酵はおこるものとする。

表5

	内　液	外　液
a	煮沸処理	何も処理しない
b	何も処理しない	煮沸処理
c	煮沸処理	煮沸処理
d	トリプシン処理	何も処理しない
e	何も処理しない	トリプシン処理
f	唾液処理	何も処理しない
g	何も処理しない	唾液処理

トリプシン処理・唾液処理とは内液や外液をトリプシンや唾液と混和した後，37℃にて60分間放置し，さらに阻害剤でトリプシンや唾液の働きをおさえている状態を指す（ただし，この阻害剤はアルコール発酵には影響がないものとする）。煮沸処理とは煮沸後，さました溶液を指す。

問27　外液には補酵素が含まれている。補酵素の主要成分となるのはどれか。

a．ビタミンA

b．ビタミンB_1

c．ビタミンC

d．ビタミンD

e．ビタミンE

問28　アルコール発酵およびそれに関連する説明のうち**誤っている**のはどれか。2つ選べ。ただし，すべて1分子のグルコースを利用したものとする。

a．アルコール発酵過程では乳酸発酵と異なり炭酸ガスの放出はみられない。

b．ピルビン酸からエタノールができる過程で2分子のATPが生産されている。

c．酵母菌は酸素が多くなると好気呼吸も行い，ミトコンドリアの数も多くなる。

d．グルコースからピルビン酸ができる過程はヒトの解糖系と同じである。

e．エタノールから酢酸を作る酢酸発酵には酸素が必要である。

東邦大学(医)　22年度　(57)

問29　近年，環境問題の観点からトウモロコシやサトウキビを材料とし，アルコール発酵にてバイオエタノールを作る技術が実用化されている。大量のサトウキビからグルコースが 540 kg 抽出されたとする。これを全て用いて酵母菌によるアルコール発酵でエタノールを作ったとすると，生産されるエタノール量はいくらか。①は百の位，②は十の位，③は一の位とし，解答欄①～③に数字と対応するアルファベットをマークすること。計算の際，原子量は C = 12，O = 16，H = 1 とする。

解答：①②③ kg

①	②	③
a．ナシ	a．0	a．0
b．1	b．1	b．1
c．2	c．2	c．2
d．3	d．3	d．3
e．4	e．4	e．4
f．5	f．5	f．5
g．6	g．6	g．6
h．7	h．7	h．7
i．8	i．8	i．8
j．9	j．9	j．9

7　骨格筋に関する以下の文を読み，問 30～35 に答えよ。

骨格筋は多数の筋繊維と呼ばれる細胞より成る。発生過程において，複数の筋芽細胞が融合し筋管を形成するが，この筋管が成長して筋繊維と成る。そのため，筋繊維は他の細胞と異なり多核細胞であり巨大である。また，融合しなかった
(1)
筋芽細胞は筋繊維の周囲に単核細胞として残り，筋衛星細胞となる。筋衛星細
胞は骨格筋の幹細胞であり，筋繊維と共に基底膜に包まれて存在する。
(2)

骨格筋を構成するのは筋繊維であるが，さらに詳しく述べると筋繊維は複数の筋原繊維より構成されている。筋原繊維では太いフィラメントと細いフィラメントが規則正しく配列しており，明暗の横紋が見られる。明るく見える部分を明帯といい，暗く見える部分を暗帯という。

高等動物の運動は，骨格筋の収縮によるものである。神経からの信号がニューロンの末端に達すると，神経筋接合部を介し筋繊維の細胞膜が興奮し，カルシウムイオンが細胞質中に放出される。これが引き金となり，筋繊維はATPを分解(3)することにより得られたエネルギーを利用して，収縮する。神経からの信号が止まると筋繊維の細胞膜の興奮も止まり，細胞質のカルシウムイオン濃度が低くなる(4)。その結果，筋繊維は弛緩する。

筋繊維は速筋繊維と遅筋繊維に大きく分けられる。遅筋繊維では好気的代謝が盛んで，速筋繊維では嫌気的代謝が盛んである。遅筋繊維ではミオグロビンというタンパク質の量が多く，ミトコンドリアの数も多いことが知られている。(5)

問30　下線部(1)に記載した様に，ほ乳類の筋繊維は長さが数cmにもおよぶ。ほ乳類の筋繊維の直径として適切なのはどれか。

　　　a．5〜10 nm

　　　b．100〜200 nm

　　　c．10〜20 μm

　　　d．40〜100 μm

　　　e．1〜2 mm

　　　f．5〜8 mm

問31　下線部(2)の細胞（筋衛星細胞）に関して**誤っている**のはどれか。

　　　a．骨格筋が外傷を受けると，分裂・増殖する。

　　　b．激しい筋力トレーニングを行うと，分裂・増殖する。

　　　c．細胞質が小さいため，細胞小器官は存在しない。

　　　d．細胞質は小さいが，透過型電子顕微鏡で観察すると細胞質を確認できる。

　　　e．特殊な条件下では，筋繊維以外の細胞にも分化する能力を持つ。

問32　下線部(3)の化学物質（ATP）の簡略化した構造を図8に示した。図8のA，Bの組合せとして正しいのはどれか。

　　　　　　　　A　　　　　　　　　　B

　　　a．アデニン　　　　　フルクトース

　　　b．アデノシン　　　　フルクトース

　　　c．アデニン　　　　　デオキシリボース

　　　d．アデノシン　　　　デオキシリボース

　　　e．アデニン　　　　　リボース

　　　f．アデノシン　　　　リボース

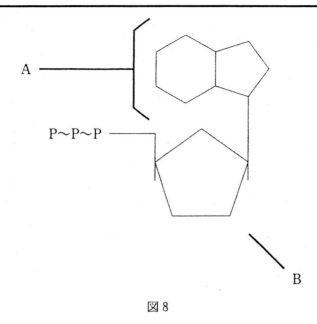

図8

問33 下線部(4)の理由は，ある場所へカルシウムイオンが移動するためである。カルシウムイオンが移動する場所はどれか。
  a．筋衛星細胞
  b．筋小胞体
  c．T管
  d．神経筋接合部
  e．基底膜

問34 下線部(5)のミオグロビンの性質を調べるために，あるほ乳類のヘモグロビンとミオグロビンの酸素解離曲線を図9で比較した。ヘモグロビンとミオグロビンの性質に関して，誤っているのはどれか。ただし，骨格筋の酸素分圧を 20 mmHg とする。
  a．酸素分圧が 95 mmHg の時，ヘモグロビンとミオグロビンの酸素親和性はほぼ同じである。
  b．ヘモグロビンに比べ，ミオグロビンでは酸素分圧が著しく低下するまで酸素の放出が行われない。
  c．骨格筋において，ヘモグロビンはミオグロビンより酸素を受け取りやすい。
  d．ヘモグロビンは酸素分圧が高いときは酸素と結合し，酸素分圧が低いときは酸素を放出する。
  e．ヘモグロビンとミオグロビンは共に，酸素結合能力を有する。

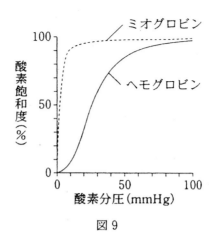

図9

問35 ある動物における骨格筋の筋繊維では，弛緩時における明帯の長さが 0.5 μm で暗帯の長さは 1.5 μm であった。また，細いフィラメントの長さは 0.8 μm である。この筋繊維を人為的に引きのばし，サルコメアの長さが弛緩時に比べ 10 % 増加したとする。この引きのばされた状態において，明帯の長さはどれか。

a． 0.6 μm
b． 0.7 μm
c． 0.8 μm
d． 0.9 μm
e． 1.0 μm
f． 1.1 μm
g． 1.2 μm
h． 1.3 μm
i． 1.4 μm
j． 1.5 μm

8　生態系における物質生産に関する以下の文を読み，問 36〜38 に答えよ。

　ある森林における物質(有機物)の収支を調べたところ，その森林での総生産量は 1 m² あたり乾燥重量で年間 2,650 g であった。また，呼吸量は同じく 1,450 g であり，動物による被食量が 30 g，落葉等の量が 360 g，根の脱落等の量は 310 g であった。

　さらに世界全体における物質の純生産量(乾燥重量／年間)について，生態系を

東邦大学(医) 22年度 (61)

6項目(森林，草原，荒原，農耕地，湖沼・河川等，海洋)に分類して，表6に示す。

表6　生態系における世界全体の純生産量

	面積[× 10^6 km^2]	純生産量(乾燥重量) [× 10^{12} kg/年]
(A)	4.0	4.5
(B)	14.0	9.1
(C)	24.0	18.9
(D)	50.0	2.8
(E)	57.0	79.9
(F)	361.0	55.0

問36　文中の森林における生産者の成長量は1m^{2}あたり乾燥重量で，年間何g
か。①は千の位，②は百の位，③は十の位とし，解答欄①〜③に数字と対応
するアルファベットをマークすること。

解答：①，②③0g

①	②	③
a．ナシ	a．0	a．0
b．1	b．1	b．1
c．2	c．2	c．2
d．3	d．3	d．3
e．4	e．4	e．4
f．5	f．5	f．5
g．6	g．6	g．6
h．7	h．7	h．7
i．8	i．8	i．8
j．9	j．9	j．9

問37　表6の(D)(E)に入る生態系の項目として適切なのはどれか。それぞれ選べ。

a．森　林

b．草　原

c．荒　原

d．農耕地

e．湖沼・河川等

f．海　洋

問38　海洋での年間純生産量(乾燥重量)について，正しいのはどれか。2つ選べ。

a．陸地全体の約2倍が海洋で生産される。

b．地球全体の約1／3が海洋で生産される。

c．海洋での純生産量は農耕地の約3倍である。

d．海洋での純生産量は湖沼・河川等の約6倍である。

e．海洋での純生産量は森林以外の純生産量の合計値とほぼ等しい。

f．純生産量は海洋＞農耕地＞草原の順である。

g．海洋における単位面積あたりの純生産量は荒原の次に低い。

h．単位面積あたりの純生産量は農耕地＞湖沼・河川等＞海洋の順である。

英　語

解答　　22年度

Ⅰ　出題者が求めたポイント

[全訳]

　耳鳴りは耳や頭の中が発生源と思われる、ガンガンやヒューヒューなどといった雑音のことである。多くの場合それは深刻な問題ではなく、やがては解決する煩わしさと言った方がよい。単独の病気ではなく、元にある何かの状態の現れなのである。3600万人近くのアメリカ人がこの症状にかかっている。ほとんどすべてのケースで、音が聞こえるのは患者だけである。

　耳鳴りは耳の4つの部分のどこでも起こる。外耳、中耳、内耳そして脳である。耳鳴りあるいは頭の騒音には正常なものもある。防音の小部屋に入り外部の音が消えると、これらの音に気づくようになる。外部の音が隠しているせいで、私たちは通常はこれらの体内音に気づかない。これらの背景の音を遮るような外耳の耳垢や外からの異物のようなものがあれば、私たちは自分自身の頭の音にもっとよく気がつくようになるだろう。液体、感染、中耳の骨や鼓膜の病気も耳鳴りの原因となることがある。

　耳鳴りのもっともよくある原因のひとつが、内耳にある聴神経の顕微鏡的な末端に加わった損傷である。加齢に伴って、一般的に、ある程度の聴覚神経損傷が起こり、その結果耳鳴りが起こる。今日では大音量にさらされることが、非常によくある耳鳴りの原因となり、これはしばしば聴力も損なうことがある。残念ながら多くの人々は、過度の音量と強烈な音楽の有害な影響に無関心である。内耳の病気(メニエール症候群)と同様、アスピリンなどのいくつかの薬も耳鳴りを起こすことがある。非常にまれな状況においては、耳鳴りは動脈瘤や脳腫瘍(聴神経腫瘍)のような重い病気の兆候である場合もある。

　病歴、健康診断、一連の特別な検査が、耳鳴りの元がどこにあるのかを正確に断定するのに役立つ。耳鳴りが連続なのか、断続的なのか、(心臓の鼓動と同調して)脈動的なのか、あるいはまた、失聴やバランス感覚を失うこと(めまい)と結びついているのかを知ることは、医師にとって役に立つ。持続する説明のつかない耳鳴りは聴覚検査(オーディオグラム)の必要がある。失聴のパターンで医師は診断ができるかもしれない。

　その他の検査、たとえば、聴覚的脳幹反応(ABR)、聴覚神経と脳経路のコンピューターによる検査、コンピューター断層撮影走査(CTスキャン)、磁気共鳴影像法(MRIスキャン)が、聴覚神経かバランス神経に腫瘍がないことを確かめるためには必要となる。このような腫瘍はまれだが、耳鳴りの原因になることがあるのだ。

　多くの場合、耳鳴りの特別な治療はない。単に自然となくなるかもしれないし、患者が人生の道連れにしなければならない永続的な疾病になるかもしれない。耳咽喉科の医師には、耳鳴りを治療するのにナイアシンを勧めている医師もいる。しかし、ナイアシンが耳鳴りを減らす助けとなるという科学的証拠はなく、皮膚のほてりの問題を起こすことがある。

[設問と選択肢の意味]

11. 英文によると耳鳴りは
　(a)単独の病気である。
　(b)別の問題の症状である
　(c)頭の外部の雑音
　(d)まれな疾病

12. 英文によると耳鳴りの原因でないのは
　(a)鼓膜の病気
　(b)内耳の神経末端の損傷
　(c)大音量の騒音
　(d)耳垢

13. 英文によると耳鳴りが年配の人たちに多いのはなぜか。
　(a)加齢は通常、聴覚神経に加わった損傷と結びついているから。
　(b)それまでずっと大音量にさらされてきたから。
　(c)年配の人たちはアスピリンのような薬を多く使うから。
　(d)上記のすべて。

14. 診断の時に医師が望むのは、
　(a)耳鳴りの元を見つけること。
　(b)耳鳴りが不変かどうかを決めること。
　(c)腫瘍が耳鳴りを起こしているのかどうか見ること
　(d)上記のすべて

15. 英文によると、耳鳴りの患者は、
　(a)使えるさまざまな治療がある。
　(b)アスピリンで治療しなければならない。
　(c)永続的に影響を受けるかもしれない。
　(d)上記のすべて。

16. この英文の後のパラグラフはおそらく
　(a)耳鳴りの原因
　(b)耳鳴りの予防
　(c)耳鳴りの例
　(d)耳鳴りの診断

[解答]

(1)a　(2)d　(3)d　(4)c
(5)b　(6)c　(7)d　(8)a
(9)c　(10)b　(11)b　(12)d
(13)a　(14)d　(15)c　(16)b

Ⅱ　出題者が求めたポイント

[全訳]

　生物時計は、有機体が昼と夜のサイクルあるいは季節のサイクルのような自然のリズムと調和して生きていくことを可能にする、体内の生理的な機構である。植物界、動物界を通じて、このような生物学的「タイマー」は、ほとんどすべての種類の周期性のために存在しているが、これについて知られていることの大半

は、概日、つまり日々のリズムの研究からわかったことである。概日リズムは、日の出のような外部の手がかりのない所でも一般的な1日の行動パターンに合図を出し、このようなパターンが体内タイマーに頼って周期性を維持していることを実証している。

しかし完璧なタイマーはない。外界が普通は提供してくれる光のような外部的な手がかりが奪われている時には、有機体はきっちり24時間とはいえない特徴のある「自由継続」周期を見せる。その結果、自由継続の動物は自然界と少しずつ周期がずれていく。長期間隔離された実験では、人々は規則正しい、しかし次第にずれていく時間表で食べたり眠ったりを続ける。このようなずれは通常の環境で起きることはない。外部からの手がかりが毎日時計をリセットするからである。

光、特に明るい光は、最も強力に概日リズムを同調させる役割をすると信じられている。人間に関する最近の研究の示すところでは、人が一日につき晒される人工室内光の量が、体の眠りと目覚めのサイクルを再同調させることができるという。人々は朝の光をシェードや厚いカーテンで遮ったり、明るい電灯をつけて夜ベッドで本を読むなどの行為で、体内時計をうっかり望ましくないサイクルにリセットすることがある。他の多くの有機体も、体内のタイマーを再調節するのに、周期的な温度変化などの感覚的なインプットを利用する。体内時計の時間が外部の時間と非常に違っている場合は、完全にリセットするには時に数日かかることがある。この現象は長距離を飛行機で旅行する人たちには、時差ぼけとしてよく知られている。

暗さに対する反応として松果体によって作られるホルモンのメラトニンは、体の概日リズムを調節することに大きな役割を果たしていると思われる。最近の研究でわかったところでは、少量のメラトニンが栄養サプリメントとして与えられると睡眠を誘発することができ、睡眠障害や時差ぼけの治療薬として使える可能性を持つホルモンになるだろうというものだ。

ショウジョウバエに関する最近の生化学の研究が、クロパンカビに関するもっと以前の研究とともに、これらの有機体の生物時計において重要な役割をする遺伝子を明らかにした。クロパンカビでは、freqとして知られる遺伝子がカビの生物時計には必要不可欠であることがわかっている。ショウジョウバエでは、朝になるとclockという遺伝子のスイッチが入り、per(＝period)とtim(＝timeless)という2つの遺伝子を活性化させる。perとtimによって暗号化されたタンパク質が現れ、光と相互に影響しあって、この昆虫の生物時計を制御する。同じタンパク質がネズミの生物時計を制御していて、人間にも似たような系統が存在するのではないかという可能性を高めている。これとは異なるタンパク質を含む似たような機構が、シアノバクテリアと植物のような互いに全く異種の有機体の中で機能していることを、証拠が示唆している。

生物時計をもっと十分に理解することは多くの点で重要となるだろう。たとえば老化のひとつの有望な理

論の基になっているのは、歳をとると、体の中のたくさんの下部時計が、脳の中のマスター時計とぴったりとは合わなくなってきているように思われるという観察結果である。この同調性の欠如によって老化に関係する問題の多くが起きてくる。

[設問と選択肢の意味]

24. 英文によると、生物時計に関する私たちの知識のほとんどは
(a)明るい光を研究することから来ている。
(b)毎日のリズムを観察することから来ている。
(c)ショウジョウバエの研究から来ている。
(d)私たちの時差ぼけの経験から来ている。

25. 英文によると、有機体の生物時計がタイミングを失うのはどんなときか。
(a)気温の変化を感じる時。
(b)メラトニンを与えられた時。
(c)孤立した時。
(d)上記のすべて。

26. 英文によると、時差ぼけが起きるのは
(a)人工の光にさまざまに晒されることによる。
(b)ずれていく時間表へと向かう孤立化による。
(c)メラトニンの欠乏による。
(d)体内時間と現実の時間との違いによる。

27. 有機体の生物時計の同調を維持する助けになると言われていないのはどの要因か。
(a)食事と睡眠の習慣。
(b)明るい光。
(c)気温。
(d)遺伝子。

28. メラトニンは時差ぼけをどのようにしてなくすのか。
(a)その人のホルモンをリセットすることによって。
(b)体の概日リズムを減らすことによって。
(c)その人の睡眠サイクルを調節することによって。
(d)上記のすべて。

29. カビとショウジョウバエの研究は何を示しているのか。
(a)遺伝学は生物時計にほとんど何の役割も果たしていない。
(b)ショウジョウバエとネズミは似たような遺伝子パターンを持っている。
(c)遺伝子は生物時計においては光より重要な要素である。
(d)人間の生物時計はタンパク質によって統制されている可能性がある。

30. 研究者たちが生物時計を研究しているひとつの理由は、
(a)時差ぼけの症状を高めるのに役立てるため。
(b)人々がよく眠るのを助けるため。
(c)ショウジョウバエの駆除の助けとするため。
(d)老化のプロセスを理解する助けとするため

[解答]
(17) b　(18) a　(19) c　(20) a　(21) d

(22) d　(23) c　(24) b　(25) c　(26) d
(27) a　(28) c　(29) d　(30) d

Ⅲ　出題者が求めたポイント

[全訳]

31.
a) シャクナーのチームは、音をまねる種類の鳥が音楽に合わせてダンスしているのが映っている、ユーチューブのビデオを何千となく調べた。
b) ベイテルのチームは、リズムに合わせて踊ることは、人間と多くのオウムに見られる音声の学習のための脳組織に頼っているという理論を立てた。
c) 「データベースにある数百の種を見渡して、拍子を取る証拠を発見したのはただ、音をまねることができる種の中だけでした。」とシャクナーは言った。
d) それはハーバード大学のアデナ・シャクナーに率いられたもうひとつの研究によってテストされた考え方である。

32.
a) 踊るオウムのスノーボールは、音楽が変わるとリズムを変えて、研究者たちが全く新しい発見をする助けとなった。それはつまり、鳥は踊れるというものである。
b) しかし拍子に合わせて体を動かすのが確認された動物はいなかったので、動物はリズムの感覚がないという考えが広まった。
c) ネコ、イヌ、実験用モンキーは人間の音楽の周辺で長い時間を過ごしている。
d) そして、今までのところそれらが、そのようなリズムを示すとして知られる唯一の動物である。

33.
a) それに関して言えば、音楽に合わせて踊ると知られている野生動物は他にはいない。
b) しかし、神経科学学会のベイテルは、他の動物たちは音声を学習する動物たちであることに注目した。これには生まれつき踊れる足をもっていない、あるいは足自体を持っていないものもいくつか含まれている。
c) 野生のオウムは他の鳥の歌に合わせて踊るとは知られていないから、その発見は少し驚きだとシャクナーは言った。
d) 「私は今特に、イルカが音楽の拍子に合わせて動くことができるかどうかを発見することに興味を持っています。彼らは人間と同じく、そして他のすべての霊長類とは異なり、音声学習の哺乳類だからです。」

34.
a) そのオウムが本当に拍子を取っているのかどうかを調べるために、研究者たちは音楽のテンポを変えた。
b) スノーボールはひとつの拍子も逃すことなく、すばやく新しいリズムを拾い、調子を合わせて床をドンドン踏み鳴らし首を振った。
c) 「私たちはスノーボールがかなりの程度テンポを合

わせられるのに驚きました。」とベイテルは言った。
d) 動物のダンスに関するふたつの新しい研究の内のひとつについて、サンディエゴの神経学学会のアニルド・ベイテルとその研究仲間は、お気に入りのクイーンやバックストリートボーイズに合わせて「ダンスする」のが大好きな様子のオウムのスノーボールと共に研究をした。

[解答]

(31) c　(32) b　(33) c　(34) e　(35) d

Ⅳ　出題者が求めたポイント

[全訳]

　最初の(36)乳房切除の8週間ほど後、私は夫の出張につきあって6月にコネティカットとロードアイランドに行くことに同意した。必要なだけ休養がとれるだろう、そしてとり過ぎないだろうと考えてのことだった。お楽しみと仕事の会合とのバランスをとろうと努める中で、夫は私に、国のその美しい場所にいる間に私がやりたいと思う何か特別なことがあるかと尋ねた。私は砂漠と乾燥のアリゾナで育ったので、海に対して心からの愛と感謝の念をずっと持ち続けている。私は、もし可能なら、ニューポートビーチに行ってみてはどうだろうかと言った。私にとって、海にはなにか(37)心癒されるものがある。波、砂浜の散歩、潮の満ち引きを眺めること、海の存在をただ体験すること。(38)なぜか私は、自然や自分自身や治療の過程ともっとつながりを感じるだろうという気がしたのだった。

　地図(39)を手に、お弁当を売ってくれた女性に方角を聞いて、私たちは出かけた。ドライブはすばらしく、私たちが考えていたよりずっと短かった。

　私たちは荷物を取りまとめて海岸へと向かった。私はサンダルを脱ぐのももどかしく、つま先を濡れた砂につっこんだ。丘の上に上ると、ビーチは浜辺に敷いたビーチタオルのパッチワークキルトのように見えた。私はそれまでの人生で、そんなに小さな砂浜にそんなにたくさんの人たちがいるのは見たことがなかった。私たちは人々の間を(40)縫うようにして水際に向かった。私は一歩踏み出し、下を見て、なんと驚いたことに、美しいヒトデを見たのだ。私は自分に問いかけた。どうしてこんなことがあり得るのか。こんなに人がいるのに、だれもそれを踏まず、かがんで拾い上げようとさえしなかったなんて。私は子どもみたいに(41)わくわくした。私にとってそれは魔法だった。海が私だけにくれた贈り物。それから私は、このヒトデには何か独特なものがあると気がついた。それはメッセージを伝えていた。とても特別なメッセージを。その腕のひとつは折れて曲がっていた。その瞬間、私は心の奥底のどこかから、圧倒されるような認識、意味の感覚を得た。そこにあるのは腕が曲がっていてもやはりヒトデだった。そして私は乳房はなくてもやはり女なのだった。私はそれを私の「恩寵の瞬間」と呼んだ。偶然ではないと私にはわかった。私はまさにあのビーチで、まさにあの瞬間に、自分を見つけたのだ。

この経験はただ単に、私の祈りへの答えだった。私には自分がその瞬間から乳がんを乗り越えて生き延びるだろうとわかった。(42)さらに、私は、他の人たちと進んで分かち合いたいメッセージをも受け取った。私たちの挫折、困難、痛みがどんなものであれ、私たちはそれをくぐり抜けることができる。このような地獄の瞬間を通って初めて、私たちは自分の存在の奥深くにまで(43)たどり着き、自分が何者であるのか、何を信じるのか、人生で大切なもの「本当の」ものとは何なのかを、発見するのである。私たちは「魂を知る」体験をする。

今、わが家の特別なテーブルの上に私の小さなヒトデがある。そこを通るたびに、私はそのメッセージを思う。私はがんを(44)得たことが私にくれた洞察に感謝し、日々小さな奇跡で私に祝福を与えてくれる高き力(神)とのつながりに感謝する。そしてなによりも、乳房をがんに奪われてもなお私は女だと、心の底から知ったことに感謝する。私は自分の限界を(45)越えたのだ。

[解答]
(36) a　(37) d　(38) b　(39) a　(40) d
(41) b　(42) c　(43) b　(44) d　(45) c

Ⅴ　出題者が求めたポイント

[全訳]

メキシコで最初に発見された豚インフルエンザの流行は、2009年6月11日に世界的パンデミックを宣言された。41年間で初の世界保健機構による世界的パンデミック指定である。

強まった警戒が出されたのは、インフルエンザの専門家が集まったジュネーブでの緊急会合の後であった。これはオーストラリアで急激に患者が増えたことと、イギリス、日本、チリその他で増加しつつあることを受けての会議であった。

しかし、この機関の事務総長であるマーガレット・チャンによると、このパンデミックは程度が穏やかで、(48)患者の圧倒的多数が穏やかな症状しか経験せず、しばしば薬の手当てなしに完全に回復する。

(49)この流行は4月末に世界が注目するところとなった。この時メキシコ政府は、健康な大人の中に通常になく多くの入院患者や死亡者がいることに気がついた。メキシコシティーのほとんどはパニックの最盛期に閉鎖されたので、病気はニューヨーク市、アメリカ南西部、そして世界中で出現し始めた。ヴィールスは今アメリカ合衆国で広がり、国から国へと広がりつづけていて、WHOはそれを封じ込めようとはしないように勧告した。もうすでに広く広がりすぎてしまっているからである。

合衆国では新しい症例は、暖かい気候が到来するにつれて、6月半ばに消えつつあるように思われた。だが、多くのサマーキャンプで発生が報告され、そこでは学校であったのと同じような混乱が起こった。インフルエンザは北西部で持続し、6月に全国的に検査された症例のおよそ90パーセントがH1N1としても知られる新しい菌株であって、季節性のではなかった。

同時に、冬の気候の真っ只中になると南アメリカで流行し始めた。2009年6月までにアルゼンチンがカナダを抜いて、合衆国、メキシコに次いで3番目に患者の多い国となった。

新しい菌株が通常の季節性インフルエンザより強力なのかどうかについては、多くの専門家が疑問をもっている。しかし、この病気が、慢性の病気の率が高く保健のシステムが一般に貧しい途上国の方に移動していくにつれて、「(54)もっと厳しい事態を予想した方が賢明です。」とチャン博士は言った。多くの国々、特に中国は、メキシコ人やメキシコに旅行したことのある人たちに対して、厳しい検疫隔離政策をとっていた。

[選択肢の意味]

48. 下線部(48)に最も近いのは次のどの文か。
(a) 重い症状を経験する患者は多くない。ただし完全に回復するのにハイレベルの薬の治療が必要な者もいる。
(b) 多くの患者が致命的な症状を経験している。ただし完全に回復するのにどんな薬の治療も必要でない者もいる。
(c) ほとんどすべての患者が完全に回復し、薬による治療を受けなくても重篤になることはない。
(d) 少なからぬ数の患者が穏やかな症状を呈し、適切な薬の治療を受ければ完全に回復する。

49. 下線部(49)に最も近いのは次のどの文か。
(a) 4月の末にメキシコ政府はいつになく多くの健康な患者が入院したり死亡したりしていたことに気づき、新しいパンデミックかもしれないとして世界の目を向けさせた。
(b) 4月の末に世界はパンデミックの始まりに気づき、メキシコ政府に、いつになく大勢の入院患者が亡くなっていたことをわからせた。
(c) 豚インフルエンザの発生は4月末に世界に気づかれたが、メキシコ政府は、予期に反して大勢の健康なメキシコ人が、入院したり死亡したりしていたことを隠した。
(d) 世界は4月末にパンデミックの発生に気づいたが、そのときに、通常予想している以上の入院患者が死亡していたのに、メキシコ政府が気づいた。

54. 下線部(54)に最も近いのは次のどの文か。
(a) もっと希望の持てるものを予想するのは理解できる。
(b) もっと恐ろしいものを予想するのはありそうだ。
(c) もっと望ましいものを予想するのは信じられない。
(d) もっと苛酷なものを予想するのが賢明だ。

[解答]
(46) a　(47) c　(48) c　(49) a　(50) d
(51) b　(52) b　(53) d　(54) d　(55) c

Ⅵ　出題者が求めたポイント

[全訳]

autism(自閉症)は子どもの精神的な病気の一形態である。autismという言葉はギリシャ語でself(自分)を表すautoという語から来ていて、文字通り自分に没頭するという意味である。自閉症の子どもは自身の内的思考に包み込まれていて、他の人たちとコミュニケーションできず、関係を持つことができない。

自閉症の原因はいまだに謎であるが、疾患の理由はいくつか示唆されている。生まれつきの脳障害が、ある役割を果たしている場合もある。この疾患の多くの子どもたちは笑うこがなく、愛情をこめて抱きしめられてもそれを受け入れたりそれに反応したりしないからである。別の例では、子どもの頃の苛酷な精神的肉体的トラウマのせいでそうなったのだろうというものもある。子どもの性別もまた、ひとつの要因である。男の子のほうが女の子の4倍、自閉症になる可能性が高い。

自閉症は生後30月に最初に現れる原因のわからない症状の集まりである。自閉症の子どもは非常に内気で、情愛が薄く、両親や兄弟も含め人に関心がない。まるで世界に自分ひとりしかいないかのようにふるまう。この態度に伴うのが話や言語の障害である。たとえば話し始めるのが遅かったり、全く話せるようにならなかったりする。しゃべりが発達しても、それは奇妙で限られたおしゃべりである。ひとつのよくある特徴は反復言語(人が言うすべての言葉の最後の語や語句を繰りかえすこと)である。自閉症の他の特徴としては、変化に頑として抵抗すること(家具の模様替えのような非常に小さな事柄にでさえ)、体を揺らしたり、腕をたたいたり、頭をばんばんたたいたりのような、意味のない行動の繰り返しがある。精神的発達にはむらがあることが多い。たいていは、非言語的技術の習得にすぐれ、暗記とドリルを強調する指導法は非常に有効だろう。神経系の欠陥の兆候は確認されていないが、すべての自閉症の子どもたちの半分が、十代に達する前に発作を経験している。

自閉症の診断にあたっては、医師はこれを児童期精神分裂病と区別しなければならない。この精神病も子どもがしゃべらなくなったり引きこもったりする原因となるが、普通は自閉症よりも発病が遅い。医師はまた、ろうや重い難聴がないことを確かめなければならない。子どもは訓練や教育の可能性を見定める助けとなるように、神経学的テストや知能テストを受ける。暴力の発作を静めるために、緊急用としてトランキライザーが処方されることもある。

自閉症の子どもは施設や特別な学校で世話をしなければならないだろう。自閉症の子どもたちのためのデイケアプログラムが、いくつかの市で実施されていて、傾向としては子どもの世話を家庭でするように親たちを訓練することである。専門家によく使われ、親たちに教えられる対処法は行動セラピーとして知られている。主な目的は、自傷行為や意味のない行動を抑え、言語の発達を促し、子どもをより社会的にすることである。行動セラピーでは、専門家あるいは親が、その

子どもと親密な関係を築くように努める。子どもがその大人のまねをしたいと思うようにである。大人はまた、直接的な行為(報酬や称賛)を使って、言語、他の子たちとの遊び、自分で自分の世話をすること(服を着たり洗ったり)、人の役に立つことなどを促す。平均あるいは平均に近い知能の自閉症の子どもたちの中には、このような方法を使うことで、普通の大人に成長することのできる子どもたちもいる。

残念なことに、原因がわかっていないので、予防の方法はない。

[解答]
(56) b (57) c (58) a (59) c (60) d
(61) c (62) b (63) d (64) b (65) a

Ⅶ 出題者が求めたポイント

[誤りの部分と正しい語法]
66. (b) be → was
67. (c) revolution → revolutionary
68. (b) turned up → turned off
69. (c) setting up → set up
70. (a) What → While
[解答]
(66) b (67) b (68) b (69) c (70) a

数　学

解答　22年度

東邦大学(医)　22年度　(68)

1 出題者が求めたポイント

(1) (数学II・高次方程式)

$-2x^2+x$ を $(x-1)^2$ で割る。

(2) (数学I・三角比)

△ABCにおいて、Sを面積とする。、

$\cos A = \dfrac{AB^2+AC^2-BC^2}{2\cdot AB\cdot AC}$, $S=\dfrac{1}{2}AB\cdot AC\sin A$

内接する円の半径を r とすると

$\dfrac{1}{2}(AB+BC+CA)r = S$

(3) (数学III・微分法)

$y=f(x)$ の $x=t$ における接線の方程式は、

$y=f'(t)(x-t)+f(t)$

これが $y=x+2$ と平行になる t を求める。

点 (x_0, y_0) と直線 $ax+by+c=0$ との距離は

$\dfrac{|ax_0+by_0+c|}{\sqrt{a^2+b^2}}$

(4) (数学A・確率)

5枚から $a_i=i$ となる2枚を選び、残りを並べる

残り3枚が $a_i\neq i$ となる選べ方を数える。

(5) (数学C・行列)

$(A+B)+(A-B)$, $(A+B)-(A-B)$ より行列A, Bを求めて、A^2-B^2 を計算する。

(6) (数学II・2次方程式)

$\sqrt{x}$ は正なので、$\sqrt{x}=t$ として t^2 の2次方程式を $f(t)=0$ としたとき、t は正の解をもつ。

①$D\geqq 0$, ②$k<0$ のとき、$f(k)\geqq 0$

(7) (数学B・ベクトル)

$|\vec{a}+\vec{b}|$ が最大となるのは、$\vec{a}$ と $\vec{b}$ のなす角を θ とすると、$\theta=0$ のとき。このときの $|\vec{a}|$, $|\vec{b}|$ を求める。

(8) (数学III・微分法)

接点の座標を $P(t, t^2)$ とおく。点Pを通り接線と直交する直線を m とする。m の方程式は

$y=-\dfrac{1}{f'(t)}(x-t)+t^2$

直線 m と x 軸の交点が円の中心となる。

(9) (数学B・数列)

$a_{n+1}-\beta a_n = a(a_n-\beta a_{n-1}) = \cdots\cdots = a^{n-1}(a_2-\beta a_1)$

$a_{n+1}-\alpha a_n = \beta(a_n-\alpha a_{n-1}) = \cdots\cdots = \beta^{n-1}(a_2-\alpha a_1)$

となる α, β を求め、a_2, a_1 の値から2式を n で表わし、2式から a_{n+1} を消去させる。

(10) (数学I・三角比)

$BD:DC=AB:AC$ より BD, DC を求める。

$AD=x$, $\angle BAD=\angle CAD=\theta$ とおく。

$BD^2=AB^2+AD^2-2\cdot AB\cdot AD\cos\theta$

$DC^2=AC^2+AD^2-2\cdot AC\cdot AD\cos\theta$

より、AD を求める。

〔解答〕

(1) $-2x^2+x = -2(x^2-2x+1)-3x+2$

$P(x)=\{Q(x)(x-1)-2\}(x-1)^2-3x+2$

従って、余りは、$-3x+2$

(2) 2等辺三角形の頂角を α とする。

$\cos\alpha = \dfrac{5^2+5^2-6^2}{2\cdot 5\cdot 5} = \dfrac{14}{50} = \dfrac{7}{25}$

面積をS, 内接する円の半径を r とすると、

$S = \dfrac{1}{2}\cdot 5\cdot 5\sqrt{1-\left(\dfrac{7}{25}\right)^2} = \dfrac{1}{2}25\dfrac{24}{25} = 12$

$\dfrac{1}{2}(5+5+6)r = 12$ 従って、$r=\dfrac{3}{2}$

(3) $y'=\dfrac{1}{x}$, $y=\log x$ の $(a, \log a)$ における接線

の方程式は、$y=\dfrac{1}{a}(x-a)+\log a$

これが $y=x+2$ と平行になる点は、

$\dfrac{1}{a}=1$ よって、$(1, 0)$

$(1, 0)$ と $x-y+2=0$ との距離が最小値。

$\dfrac{|1-0+2|}{\sqrt{1^2+1^2}} = \dfrac{3}{\sqrt{2}} = \dfrac{3}{2}\sqrt{2}$

(4) $a_i=i$ となる2枚を選ぶ。${}_5C_2=10$ (通り)

3枚が $a_i\neq i$ となるように並べる。a_1, a_2, a_3 とすると、$(a_2, a_3, a_1), (a_3, a_1, a_2)$ の2通り。

従って、$2\times 10 = 20$ (通り)

(5) $A = \dfrac{1}{2}\{(A+B)+(A-B)\} = \begin{pmatrix} 1 & 2 \\ 1 & 0 \end{pmatrix}$

$B = \dfrac{1}{2}\{(A+B)-(A-B)\} = \begin{pmatrix} 1 & -1 \\ 0 & 1 \end{pmatrix}$

$A^2-B^2 = \begin{pmatrix} 3 & 2 \\ 1 & 2 \end{pmatrix} - \begin{pmatrix} 1 & -2 \\ 0 & 1 \end{pmatrix} = \begin{pmatrix} 2 & 4 \\ 1 & 1 \end{pmatrix}$

(6) $\sqrt{x}=t$ とすると、$t\geqq 0$

$kt^2-t+3k+1=0$

$(D=)1-4k(3k+1)\geqq 0$ より $12k^2+4k-1\leqq 0$

$(6k-1)(2k+1)\leqq 0$ ∴ $-\dfrac{1}{2}\leqq k\leqq \dfrac{1}{6}$

$k<0$ のとき、$3k+1\geqq 0$ ∴ $-\dfrac{1}{3}\leqq k<0$

$k=0$ のとき、$t=1$ より　$x=1$

$k>0$ のときは頂点の t 座標が $\dfrac{1}{2k}$ なので正の解がある。

従って、$-\dfrac{1}{3}\leqq k\leqq \dfrac{1}{6}$, k の最小値は $-\dfrac{1}{3}$

(7) $|\vec{a}+\vec{b}|$ の最大値は、$\vec{a}$ と $\vec{b}$ のなす角を θ としたら $\theta=0$ のとき。$\cos\theta=1$, $|\vec{a}|=a$, $|\vec{b}|=b$ とする。

$a^2+4ab+4b^2=1$, $9a^2-6ab+b^2=1$

辺々引いて、$(4a+b)(2a-3b)=0$

∴ $a=\dfrac{3}{2}b$, $b=\dfrac{2}{7}$, $a=\dfrac{3}{7}$

$|\vec{a}+\vec{b}| = \sqrt{\left(\dfrac{3}{7}\right)^2+2\cdot\dfrac{2}{7}\dfrac{3}{7}+\left(\dfrac{2}{7}\right)^2} = \sqrt{\dfrac{25}{49}} = \dfrac{5}{7}$

(8) 接点を P (t, t^2) とするとこの点を通り接線と直交する直線の方程式は、$y' = 2x$ より
$$y = -\frac{1}{2t}(x-t) + t^2 = -\frac{1}{2t}x + \frac{1}{2} + t^2$$
この直線の x 軸の交点が中心
$$-\frac{1}{2t}x + \frac{1}{2} + t^2 = 0 \text{ より } x = 2t^3 + t$$
中心と P の距離が半径だから
$(2t^3+t-t)^2 + (0-t^2)^2 = 36$
$4t^6 + t^4 - 36 = 0$ より $(t^2-2)(4t^4+9t^2+18) = 0$
$4t^4 + 9t^2 + 18 = 0$ は実数解にならない。
従って、$t = \sqrt{2}$, $x = \sqrt{2} + 2 \cdot 2\sqrt{2} = 5\sqrt{2}$

(9) $a_{n+2} - 6a_{n+1} + 5a_n = 0$ より $x^2 - 6x + 5 = 0$
とおくと、$(x-1)(x-5) = 0$ ∴ $x = 1, 5$
$a_{n+1} - 5a_n = a_n - 5a_{n-1} = \cdots\cdots = a_2 - 5a_1$
$a_2 - 5a_1 = -2$ より $a_{n+1} - 5a_n = -2 \cdots\cdots$ ①
$a_{n+1} - a_n = 5(a_n - a_{n-1}) = \cdots\cdots = 5^{n-1}(a_2 - a_1)$
$a_2 - a_1 = 2$ より $a_{n+1} - a_n = 2 \cdot 5^{n-1} \cdots\cdots$ ②
② − ① より $4a_n = 2 \cdot 5^{n-1} + 2$
よって、$a_n = \frac{5^{n-1}+1}{2}$, $a_{n+1} = \frac{5^n+1}{2}$
$$\lim_{n \to \infty} \frac{\frac{5^{n-1}+1}{2}}{\frac{5^n+1}{2}} = \lim_{n \to \infty} \frac{1+\left(\frac{1}{5}\right)^{n-1}}{5+\left(\frac{1}{5}\right)^{n-1}} = \frac{1}{5}$$

(10) $\angle BAD = \angle CAD = \alpha$, $BD : DC = AB : AC$
$BD = \frac{2\sqrt{6}}{3}$, $DC = \frac{\sqrt{6}}{3}$, $AD = x$ とおく。
$4 + x^2 - 4x\cos\alpha = \frac{8}{3}$, $1 + x^2 - 2x\cos\alpha = \frac{2}{3}$
$(-4x\cos\alpha =) \frac{8}{3} - 4 - x^2 = \frac{4}{3} - 2 - 2x^2$
$x^2 = \frac{2}{3}$ 従って、$AD = \frac{\sqrt{6}}{3}$

(答)

ア	イ	ウ	エ	オ	カ	キ	ク	ケ	コ	サ	シ	ス	セ
−	3	2	3	2	3	2	2	2	0	2	4	1	1

ソ	タ	チ	ツ	テ	ト	ナ	ニ	ヌ	ネ	ノ
−	1	3	5	7	5	2	1	5	6	3

2 出題者が求めたポイント
(数学Ⅲ・微分積分)

(2) $\sin^2\theta = \frac{1-\cos 2\theta}{2}$ と (1) より x, y を2倍角で表わし、
$t = 0, \frac{\pi}{4}, \frac{\pi}{2}, \frac{3\pi}{4}, \pi$ を代入する。

(3) $a = \sqrt{\left(\frac{d^2x}{dt^2}\right)^2 + \left(\frac{d^2y}{dt^2}\right)^2}$

(4) $1 - \cos 2t = 2\sin^2 t$ に直して積分する。

(5) $\pi \int_0^{2\pi r} y^2 dx$, x, y を t の関数に直す。
$\cos^2 2t = \frac{1+\cos 4t}{2}$, $\cos^3 2t = \frac{\cos 6t + 3\cos 2t}{4}$

〔解答〕

(1) $\sin 2t = 2\sin t\cos t$

(2) $x = 2rt - 2r\sin t\cos t = 2rt - r\sin 2t$
$y = 2r\frac{1-\cos 2t}{2} = r - r\cos 2t$
$\frac{dx}{dt} = 2r - 2r\cos 2t = 2r(1-\cos 2t) > 0$ で負
$\frac{dy}{dt} = 2r\sin 2t$, $t < \frac{\pi}{2}$ で正、$\frac{\pi}{2} < t$ で負

t	0		$\frac{\pi}{4}$		$\frac{\pi}{2}$		$\frac{3}{4}\pi$		π
x	0	→	$\frac{\pi r}{2} - r$	→	πr	→	$\frac{3\pi r}{2} + r$	→	$2\pi r$
y	0	↑		↑	$2r$	↓		↓	0

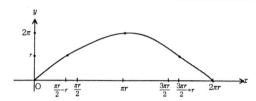

(3) $\frac{d^2x}{dt^2} = 4r\sin 2t$, $\frac{d^2y}{dt^2} = 4r\cos 2t$
$a = \sqrt{16r^2\sin^2 2t + 16r^2\cos^2 2t} = 4r$

(4) $S = \int_0^\pi \sqrt{4r^2(1-\cos 2t)^2 + 4r^2\sin^2 2t}\, dt$
$= \int_0^\pi 2r\sqrt{2-2\cos 2t}\, dt = \int_0^\pi 2r\sqrt{4\sin^2 t}\, dt$
$= 4r\int_0^\pi \sin t\, dt = 4r\left[-\cos t\right]_0^\pi$
$= 4r\{1-(-1)\} = 8r$

(5) $V = \pi\int_0^{2\pi r} y^2 dx$ とし、x, y を t で表わす。
$dx = 2r(1-\cos 2t)dt$, $x = 0 \to 2\pi r$, $t = 0 \to \pi$
$V = \pi\int_0^\pi r^2(1-\cos 2t)^2 \cdot 2r(1-\cos 2t)dt$
$= 2\pi r^3 \int_0^\pi (1 - 3\cos 2t + 3\cos^2 2t - \cos^3 2t)dt$
$= 2\pi r^3 \int_0^\pi \Big(1 - 3\cos 2t + 3\frac{1+\cos 4t}{2}$
$\qquad\qquad - \frac{\cos 6t + 3\cos 2t}{4}\Big) dt$
$= 2\pi r^3 \int_0^\pi \left(\frac{5}{2} - \frac{15}{4}\cos 2t + \frac{3}{2}\cos 4t - \frac{1}{4}\cos 6t\right) dt$
$= 2\pi r^3 \left[\frac{5}{2}t - \frac{15}{8}\sin 2t + \frac{3}{8}\sin 4t - \frac{1}{24}\sin 6t\right]_0^\pi$
$= 5\pi^2 r^3$

物　理

解答　22年度

1 出題者が求めたポイント…力学, 熱, 気体についての知識

問1. a, c, d ……………………………（答）
　　b…鉄のほうが大きい
　　e…かつ
　　f…距離の2乗に反比例

2 出題者が求めたポイント…運動方程式, 熱量, 仕事と仕事率, 単振動の運動方程式

問2. 左の物体をA, 右の物体をB, 張力をT, 加速度をaとするとA, Bそれぞれの運動方程式は
　　$1.0a = T - 1.0 \times 9.8$……………①
　　$2.0a = 2.0 \times 9.8 - T$……………②
　①+②より $3.0a = 1.0 \times 9.8$
　　　　$a = 3.26 ≒ 3.3 \text{m/s}^2$　　　b……（答）

問3. $\Delta Q = mc\Delta t$
　　　　　$= 100 \times c \times (90-20) = 6160$
　　　$c = 0.88$ J/g・k　　　　　　b……（答）

問4. このポンプが5分間にできる仕事は
　　$W = IVt \times 0.70 = 6.0 \times 100 \times (5.0 \times 60) \times 0.70$
　　　　$= 1.26 \times 10^5$ J
　5分間でm [kg] の水をくみ上げるとすると
　　$m \times 9.8 \times 15 = 1.26 \times 10^5$
　　　　$m = 8.6 \times 10^2$ kg　　　c……（答）

問5. 単振動の運動方程式は角速度をωとすれば
　　$-m\omega^2 x = -kx$
　よって　$\omega = \sqrt{\dfrac{k}{m}}$　　$\therefore T = \dfrac{2\pi}{\omega} = 2\pi\sqrt{\dfrac{m}{k}}$
　また $mg = kx$ より
　　$\dfrac{m}{k} = \dfrac{x}{g} = \dfrac{0.05}{9.8}$
　ゆえに
　　$T = 2\pi\sqrt{\dfrac{0.05}{9.8}} = 2\pi\sqrt{\dfrac{50}{9800}} = 2\pi\sqrt{\dfrac{25}{4900}}$
　　　$= 2\pi\dfrac{5}{70} = \dfrac{31.4}{70} = 0.448 ≒ 0.45$ s　a……（答）

3 出題者が求めたポイント…理想気体の定積モル比熱, 熱力学第一法則, 断熱変化

問6. $C_v = \dfrac{\Delta Q}{n\cdot\Delta t} = \dfrac{320}{1.6 \times 10} = 20$ J/mol・K　e……（答）

問7. 熱力学第一法則　$\Delta U = Q + W$
　断熱変化なので　$Q = 0$ であるから　$W = \Delta U$
　一方 $\Delta U = nC_v\Delta T$ であるので問6より
　　$W = \Delta U = n \times C_v \times \Delta t$
　　　　$= 1.6 \times 20 \times 50 = 1.6 \times 10^3$ J　f……（答）

4 出題者が求めたポイント…等加速度運動と運動方程式

問8. おもりの0〜2.0秒の運動方程式
　　$5.0a = 6.0 \times 9.8 - 5.0 \times 9.8$ より
　　　$a = 1.96 ≒ 2.0 \text{m/s}^2$　　　a……（答）

問9. $y = \dfrac{1}{2} \times 1.96 \times 2.0^2 + (1.96 \times 2) \times 2.0$
　　　$= 11.76 \text{m} ≒ 12 \text{m}$　　　a……（答）

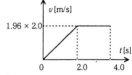

問10. おもりの4.0〜秒の運動方程式
　　$5.0a' = 4.5 \times 9.8 - 5.0 \times 9.8$ より
　　　$a' = -0.98$ m/s^2
　減速し始めてからt秒後に$v = 0$になるとすれば
　　$\therefore 1.96 \times 2.0 - 0.98 \times t = 0$ より　$\therefore t = 4.0$
　減速し始めるのは4.0秒からなので
　　$4.0 + 4.0 = 8.0$ s　　　d……（答）

5 出題者が求めたポイント…力学的エネルギー保存の法則, 鉛直面内の円運動

問11. 始めの位置から円筒面上角度θの点までの高さの差hは　　$h = \dfrac{1}{4}r + r(1-\cos\theta)$
　　　　　　$= \dfrac{1}{4}r(5 - 4\cos\theta)$
　力学的エネルギー保存則より
　　$\dfrac{1}{2}mv^2 = mg \times \dfrac{1}{4}r(5-4\cos\theta)$
　　$v = \sqrt{\dfrac{gr(5-4\cos\theta)}{2}}$　　　f……（答）

問12. 角度Qの点を通過するときの物体の円運動の運動方程式は,
　　$m\dfrac{v^2}{r} = mg\cos\theta \cdot -N$

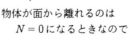

　物体が面から離れるのは
　　$N = 0$ になるときなので
　　$m\dfrac{v^2}{r} = mg\cos\theta$

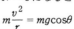

　問11の答を代入すれば
　　$\dfrac{mg(5-4\cos\theta)}{2} = mg \cdot \cos\theta$
　　$5 - 4\cos\theta = 2\cos\theta$
　　$\cos\theta = \dfrac{5}{6}$　　　c……（答）

6 出題者が求めたポイント…波動についての基礎知識

問13. a, c, d ………（答）
b. この現象は偏光ではなく回折という。
e. 波長の長い光は<u>紫</u>ではなく<u>赤</u>
　　波長の短い光は<u>赤</u>ではなく<u>紫</u>

7 出題者が求めたポイント…気柱の共鳴，ドップラー効果，凸レンズによる倍率，見かけの深さ

問14. 閉管の場合，管の長さをlとするとn倍振動の波長λ_nは　　$\lambda_n = \dfrac{4l}{n}$ $(n = 1, 3, 5, \cdots)$ …①

$v = f\lambda$ より
　　$v = 330\lambda_A$　　$v = 550\lambda_B$
$\therefore \lambda_A : \lambda_B = 5 : 3$
よって，λ_Aのとき3倍振動，λ_Bのとき5倍振動
閉管，開管内の空気の振動の様子は次のようになる。

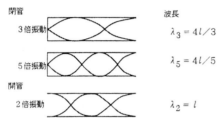

上図から
開管の2倍振動なら波長は閉管の5倍振動（550Hz）のときの5/4倍，ゆえに，振動数は550Hzの4/5で
440Hz　　　　　　　　　　　　c ……（答）

問15. 波の基本形より，音の速さVは一定なので，
　　$V = f\lambda = f'\lambda'$
また λ' は
　　$\lambda' = \dfrac{V+v}{f}$　$\therefore V+v = \lambda'f$
　　$\therefore$ 解答は　　　　　　　a, b, e……（答）

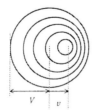

問16. レンズから物体までの距離をa [cm]とすれば，倍率が3倍であることより
　　$\dfrac{25}{a} = 3$　　$\therefore a = 8.3$cm　　　c ……（答）

問17. 油層から見たとき水の底にある物体の見かけの深さをh'とすると真上からみるので，α, β, γが微小であるから

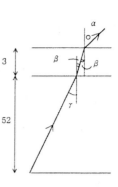

$\dfrac{1.3}{1.5} = \dfrac{\sin\beta}{\sin\gamma} = \dfrac{\tan\beta}{\tan\gamma}$

$= \dfrac{l/h'}{l/h} = \dfrac{h}{h'}$

$\therefore h' = \dfrac{1.5}{1.3}h$

$= \dfrac{1.5}{1.3} \times 52 = 60$

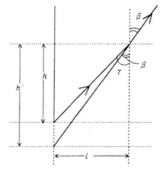

空気層から見た場合は$60 + 3 = 63$cmの深さにある物体が油層との間で屈折して見える。その場合の見かけの深さをh''とすると

$1.5 = \dfrac{\sin\alpha}{\sin\beta} = \dfrac{\tan\alpha}{\tan\beta} = \dfrac{l'/h''}{l'/63} = \dfrac{63}{h''}$

$h'' = \dfrac{63}{1.5} = 42$cm　　　　　b ……（答）

8 出題者が求めたポイント…コンデンサーのつなぎ換えによる静電エネルギーの変化

問18. スイッチをA側に倒したときにC_1に充電された電気量Qは
　　$Q = CV = 2.0 \times 10^{-6} \times 10 = 2.0 \times 10^{-5}$C
Bにつなぎ替えた後は2つのコンデンサーに分配されるので　$C_1V' + C_2V' = 2.0 \times 10^{-5}$
　　$\therefore V' = 2.5$V
C_2に加えられる電気量Q_2は
　　$Q_2 = C_2V' = 6.0 \times 10^{-6} \times 2.5 = 1.5 \times 10^{-5}$C
　　　　　　　　　　　　　　　　　　d ……（答）

問19. コンデンサーに蓄えられているエネルギーの減少分になるので
　　$E = \Delta U = \dfrac{1}{2}QV - \dfrac{1}{2}QV' = \dfrac{1}{2}Q(V - V')$
　　　　　$= \dfrac{1}{2}(2.0 \times 10^{-5}) \times (10 - 2.5)$
　　　　　$= 7.5 \times 10^{-5}$J　　　　c ……（答）

9 出題者が求めたポイント…電場, 直流回路, 直線電流と円形電流がつくる磁場, 荷電粒子の電場中・磁場中の運動, 電磁誘導, 交流回路

問20. 位置 x に正電荷 q を置く。クーロンの法則の比例定数を k_0 とする。

(i) $x < 0$ のとき

正電荷 q は, 正電荷 q_1, 負電荷 $-q_2$ から, それぞれ x 軸の負方向, 正方向にクーロン力を受ける。この力がつり合うとき

$$-k_0 \frac{q_1 \times q}{(0-x)^2} + k_0 \frac{q_2 \times q}{(a-x)^2} = 0$$

$-x > 0$, $a - x > 0$ なので

$$\left(\frac{a-x}{-x}\right)^2 = \frac{q_2}{q_1}$$

$$\frac{a-x}{-x} = \sqrt{\frac{q_2}{q_1}}$$

$$\left(1 - \sqrt{\frac{q_2}{q_1}}\right)x = a$$

$$\therefore \quad x = \frac{q_1 + \sqrt{q_1 q_2}}{q_1 - q_2}a \quad (x < 0 \text{ に適する})$$

(ii) $0 < x < a$ のとき

正電荷 q は, 正電荷 q_1, 負電荷 $-q_2$ から, ともに x 軸の正方向にクーロン力を受ける。よって, この力がつり合うことはない。

(iii) $x > a$ のとき

正電荷 q は, 正電荷 q_1, 負電荷 $-q_2$ から, それぞれ x 軸の正方向, 負方向にクーロン力を受ける。この力がつり合うとき

$$k_0 \frac{q_1 \times q}{(x-0)^2} - k_0 \frac{q_2 \times q}{(x-a)^2} = 0$$

$x > 0$, $x - a > 0$ なので

$$\left(\frac{x-a}{x}\right)^2 = \frac{q_2}{q_1}$$

$$\frac{x-a}{x} = \sqrt{\frac{q_2}{q_1}}$$

$$\left(1 - \sqrt{\frac{q_2}{q_1}}\right)x = a$$

$$\therefore \quad x = \frac{q_1 + \sqrt{q_1 q_2}}{q_1 - q_2}a \quad (x > a \text{ をみたさない})$$

(i)～(iii)より, つり合う位置は $\dfrac{q_1 + \sqrt{q_1 q_2}}{q_1 - q_2}a$

f……(答)

問21. 30Ω の抵抗での電圧降下 V_1 は
キルヒホッフの第2法則より

$$4.0 + V_1 = 4.0 + 12 \text{ より} \quad V_1 = 12V$$

流れる電流 I_1 は $\quad I_1 = \dfrac{V_1}{R} = \dfrac{12}{30} = 0.40A$

20Ω の抵抗での電圧降下 V_2 は

$$4.0 + V_2 = 12 \text{ より} \quad V_2 = 8.0V$$

流れる電流 I_2 は $\quad I_2 = \dfrac{V_2}{R} = \dfrac{8.0}{20} = 0.40A$

よって, 抵抗 R を流れる電流 I_3 は

$$I_3 = I_1 + I_2 = 0.40 + 0.40 = 0.80A \quad d\text{……(答)}$$

問22. 円形電流が円の中心につくる磁場 H は

$$H = n\frac{I}{2r} = \frac{3I}{2 \times 5.0 \times 10^{-2}} = \frac{3I}{1.0 \times 10^{-1}}$$

向きは紙面に垂直上向きである。

直線電流が円の中心につくる磁場 H' は

$$H' = \frac{I'}{2\pi r'} = \frac{I'}{2 \times 3.14 \times 2.0 \times 10^{-1}}$$

$$= \frac{I'}{4.0 \times 3.14 \times 10^{-1}}$$

向きは紙面に垂直で下向き
題意より $\quad H = H'$ であるから

$$\frac{3I}{1.0 \times 10^{-1}} = \frac{I'}{4.0 \times 3.14 \times 10^{-1}}$$

$$\frac{I'}{I} = \frac{12 \times 3.14 \times 10^{-1}}{1.0 \times 10^{-1}} \doteqdot 38 \qquad e\text{……(答)}$$

問23. 電圧 V で加速された電荷の速度 v は

$$\frac{1}{2}mv^2 = qV \text{ より} \qquad v = \sqrt{\frac{2qV}{m}}$$

磁場の中での電荷の運動方程式は

$$m\frac{v^2}{r} = qvB$$

ゆえに

$$r = \frac{mv}{qB} = \frac{1}{B}\sqrt{\frac{2mV}{q}} \qquad b\text{……(答)}$$

問24. 1m 当たり n_0 回巻きのソレノイドコイル内に生じる磁場 H は

$$H = n_0 I$$

ファラデーの電磁誘導の法則より

$$V = -\frac{\Delta\Phi}{\Delta t} = -\frac{\Delta BS}{\Delta t} = -\frac{\Delta\mu_0 HS}{\Delta t}$$

また $\quad n_0 = \dfrac{N}{l}$ であるから

$$V = \mu_0 S\frac{N}{l}\frac{\Delta I}{\Delta t} \qquad c\text{……(答)}$$

問25. ・コイルは電流を時間で微分したものが電圧

→電流に対し 電圧の位相が $\dfrac{\pi}{2}$ 進んでいる。

・コンデンサーは 電圧を時間で微分したものが電流

→電圧に対し 電流の位相が $\dfrac{\pi}{2}$ 進んでいる。

・交流の電力は実効値で表される。

a, c, f……………(答)

化　学

解答　22年度

1 出題者が求めたポイント……小問の集合

問1. 化学反応式は

$Ba(OH)_2 + CO_2 \rightarrow BaCO_3 + H_2O$

$0.050 \times 50 = 2.5\,(mmol)$

$Ba(OH)_2 + 2HCl \rightarrow BaCl_2 + 2H_2O$

$0.050 \times 20 = 1.0\,(mmol)$

よって、$(2.5 - 1.0/2) \times 22.4 = 44.8\,(mmol)$

問3. $(54/180) \times 6 \times 22.4 \fallingdotseq 40.3\,(L)$

問9. (1)～(5)の反応は

$\underset{①}{CaCO_3} + 2HCl \rightarrow CaCl_2 + H_2O + \underset{②}{CO_2}$

$\underset{①}{CaCO_3} \rightarrow \underset{③}{CaO} + CO_2$

$\underset{③}{CaO} + H_2O \rightarrow \underset{④}{Ca(OH)_2}$

$\underset{④}{Ca(OH)_2} + \underset{②}{CO_2} \rightarrow \underset{①}{CaCO_3} + H_2O$

$\underset{①}{CaCO_3} + \underset{②}{CO_2} + H_2O \rightarrow Ca(HCO_3)_2$

問1. $2Na + 2H_2O \rightarrow 2NaOH + H_2$ 　問2. 2.2 L

問3. 無色から赤紫　問4. 8.0g　問5. 92%

問10. n-ペンタンの置換体で4種、2-メチルブタンの置換体で5種、ジメチルプロパンでは1種である。

問12. 飽和溶液140gは、水100g＋$CuSO_4$ 40g

$CuSO_4 \cdot 5H_2O$ がxg析出したとすると、

$\left(100 - \dfrac{90}{250}x\right) : \left(40 - \dfrac{160}{250}x\right) = 100 : 20$

これより　$x = 35.2$

問13. 生成熱を示す熱化学方程式を示すと

$C + 2H_2 + \dfrac{1}{2}O_2 = CH_4O + 239kJ$ …………①

$C + O_2 = CO_2 + 394kJ$ …………②

$H_2 + \dfrac{1}{2}O_2 = H_2O + 286kJ$ …………③

②＋③×2－①を整理して

$CH_4O + \dfrac{3}{2}O_2 = CO_2 + 2H_2O + 727kJ$

ここで、$CH_4O = 32$　$727 \times 10/32 \fallingdotseq 227\,(kJ)$

問15. 四配位のうち、bは正方形である。

問16. 状態図をたどれば、固体→気体である。

問17. 気体が最大である。

問18. 気体の状態方程式

$n = PV/RT$

$= (1.016 - 0.036) \times 10^5 \times 30/(8.3 \times 10^3 \times 300)$

$\fallingdotseq 1.18\,(mol)$

問19. 炭素原子の酸化数をx、H＝＋1、O＝－2

$2x + (+1) \times 2 + (-2) \times 4 = 0$　$\therefore x = +3$

問20. フェノール類が呈色する。

問21. アルキル基(R-COOH)の部分をみると、

(a)$C_{17}H_{33}$　(b)$C_{17}H_{35}$　(c)$C_{15}H_{31}$　(d)$C_{17}H_{31}$　(e)$C_{17}H_{29}$

問22. アルギニンは塩基性アミノ酸である。

問25. 乳酸は、$-C(OH)-CH_3$ の構造を持っている。

問27. 塩化銀は白色、酸化銀は褐色、臭化銀は淡黄色、ヨウ化銀は黄色の難溶塩である。

問28. 沈殿反応：$2Ag^+ + 2OH^- \rightarrow Ag_2O + H_2O$

溶解反応：$Ag_2O + 4NH_3 + H_2O$

$\rightarrow 2[Ag(NH_3)_2] + 2OH^-$

問29. フルクトースは単糖類であるから還元性を持つ。

問30. (a)二次構造　(b)一次構造　(d)三次構造

(e)二次構造

[解答]

問1. d	問2. e	問3. c	問4. a	問5. e	問6. d
問7. e	問8. c	問9. e	問10. c	問11. b	問12. d
問13. c	問14. d	問15. c	問16. b	問17. c	問18. e
問19. b	問20. c	問21. e	問22. b	問23. d	問24. a
問25. b	問26. a	問27. d	問28. a	問29. a	問30. c

2 出題者が求めたポイント……中和滴定

溶液Cの濃度は中和滴定の関係から$x$mol/Lとして

$2 \times 0.10000 \times 20.00 = 1 \times x \times 20.00$　$x \fallingdotseq 0.200$

溶液Bは、$0.200 \times 10 = 2.00\,(mol/L)$

溶液B中のNaOHは、$2.00 \times 0.1 = 0.200\,(mol)$

発生したH2は、$0.200 \times 22.4/2 \fallingdotseq 2.2\,(L)$ ・・・問2

問4. NaOH＝40　$0.200 \times 40 = 8.0\,(g)$

問5. Na＝23　$(0.200 \times 23/5.00) \times 100 = 92\,(\%)$

[解答]

問1.$2Na + 2H_2O \rightarrow 2NaOH + H_2$　問2. 2.2 L

問3. 無色から赤紫　問4. 8.0g　問5. 92%

3 出題者が求めたポイント……有機化合物の反応

(化合物A) (化合物B) (化合物C)

$CH \equiv CH \rightarrow$ 〇 $\rightarrow$ 〇Cl

(化合物D) (化合物E)

$\rightarrow$ 〇$ONa \rightarrow$ 〇OH（C_6H_6O, 分子量94）

(化合物A)　　(化合物F)

$CH \equiv CH \rightarrow CH_2=CH$

$\qquad\qquad\qquad OCOCH_3$

(化合物A)　(化合物G)　　(化合物H)

$CH \equiv CH \rightarrow CH_2=CH \rightarrow CH_3-C-H$

$\qquad\qquad\quad OH \qquad\qquad\quad O$

問2. 化合物Eは、フェノール(C_6H_6O)であるから

$(4.7/94) \times 6 \times 44 = 13.2\,(mg)$ ・・・CO_2

$(4.7/94) \times 3 \times 18 = 2.7\,(mg)$ ・・・H_2O

[解答]

問1. 構造式は解説参照

(A)アセチレン　(B)ベンゼン　(C)クロロベンゼン

(D)ナトリウムフェノキシド　(E)フェノール

(F)ビニル　(G)ビニルアルコール

(H)セトアルデヒド

問2. (a) 13.2 mg　(b) 2.7 mg

生　物

解答　22年度

1　出題者が求めたポイント(Ⅰ・発生)

問1. 胃の消化酵素の前駆体はペプシノーゲンで，胃で一部が分解されてペプシンとなってタンパク質分解酵素としての活性をもつ。

問4. 表1からは，間充織に形成体としての能力の違いがあることと同時に，上皮にもその誘導を受ける感受性に違いがあることが分かる。例えば，小腸の上皮は誘導を受けない。

問5. 「6日胚の砂嚢の間充織」と「及ぼす作用の原因」を調べるために「次に行う」実験である。bでは，間充織の作る物質が誘導に関わっているであろうこと確かめる実験である。cのガラス板を挟んだ物では，接触させて培養したことにはならない。

問6. 甲状腺はチロキシンを分泌する。成長ホルモンは脳下垂体前葉から分泌されるホルモンで，全身の成長を促進する。バソプレシンは脳下垂体後葉から分泌されるホルモンで，腎臓での水の再吸収を促進する。

[解答]
問1. d　問2. b　問3. d　問4. c　問5. b　問6. a, d

2　出題者が求めたポイント(Ⅰ・遺伝)

例1. 遺伝子は独立している。遺伝子Bがある場合に着色し，AA・Aaは赤，aaは黄となる。
　　F1　AaBb赤
　　→　AaBb赤：Aabb白：aaBb黄：aabb白＝1：1：1：1

例2. 遺伝子は連鎖している。組換えによる配偶子形成の比率は，AB：Ab：aB：ab＝1：7：7：1
　　aaの場合にBがあると黄になる。それ以外は白。
　　F1　AaBb白
　　→　AaBb白：Aabb白：aaBb黄：aabb白
　　＝1：7：7：1

例3. 遺伝子は連鎖している。組換えによる配偶子形成の比率は，AB：Ab：aB：ab＝1：4：4：1
　　遺伝子Bがある場合に着色し，AA・Aaは赤，aaは黄となる。
　　F1　AaBb赤
　　→　AaBb赤：Aabb白：aaBb黄：aabb白
　　＝1：4：4：1

例4. 遺伝子は独立している。遺伝子AとBがある場合に着色し赤，それ以外は白となる。
　　F1　AaBb赤
　　→〔AB〕赤：〔Ab〕白：〔aB〕白：〔ab〕白
　　＝9：3：3：1

例5. 遺伝子は連鎖している。組換えによる配偶子形成の比率は，AB：Ab：aB：ab＝1：3：3：1
　　aaの場合に着色し，BB・Bbは黄，bbは赤となる。
　　F1　AaBb白

　　→〔AB〕白：〔Ab〕白：〔aB〕黄：〔ab〕赤
　　＝33：15：15：1

例6. 遺伝子は独立している。遺伝子AとBは同義で赤。aabbのみが黄となる。
　　F1　AaBb赤
　　→〔AB〕赤：〔Ab〕赤：〔aB〕赤：〔ab〕白
　　＝9：3：3：1

問8. F2〔AB〕赤：〔Ab〕白：〔aB〕黄：〔ab〕白
　　＝51：24：24：1

問9. 白花が生じるので，親となる赤花と黄花はともにBb。
　　よって，黄花はaaBb。赤花はAABbかAaBbのどちらかまで解答を絞ることができる。

[解答]
問7. g　問8.①f　②b　③c　④e　⑤c　⑥f
問9. h　問10. e　問11. a

3　出題者が求めたポイント(Ⅱ・遺伝子)

アミノ酸A要求株は，ウ，エ，オの変異である。酵素が機能していないのは，変異株1＝オ，変異株2＝エ，変異株3＝ウである。

表3はアミノ酸Aを最少培地に加えているので，ア，イ，カ，キ，クの変異を知ることができる。酵素が機能していないのは，変異株4＝ク，変異株5＝イ，変異株6＝カ，変異株7＝ア，変異株8＝キである。

[解答]
問12. c　問13. f　問14. b

4　出題者が求めたポイント(Ⅰ・ホルモン)

問15. ステロイド系のホルモンは脂溶性である。

問16. この受容体タンパク質は，遺伝子の発現の調節に働く。

問17. 遺伝子に変異がある場合には，胎生期の5α還元酵素をもつ標的器官でのAホルモンの作用が低下する。胎生期の外生殖器(分化，発育促進)が未発達になるので，「出生時の外生殖器は女性型である」。
一方，「Aホルモンの血中濃度が500ng/dLを越えると還元型Aホルモンの作用を補完できる」とあるので，思春期以降のAホルモンの作用は，5α還元酵素の活性がなくても有効なため，「思春期になると声変わりする」。

問18. 甲状腺ホルモンの分泌が盛んになると，脳下垂体前葉からの甲状腺刺激ホルモンの分泌は減少する。

[解答]
問15. e　問16. d　問17. b, e　問18. b

5　出題者が求めたポイント(Ⅰ・視覚器)

問20. 光の波長の違いを受容するのは，錐体細胞。

問22. 桿体細胞の部分布しない黄斑の中心部では，星の弱い光を受容できないが，視線がずれたときには桿

体細胞が光を受容することができる。

問23.青錐体細胞は黄色(波長が550～600 nm)ではほとんど興奮を起こさないので，影響は少ないと考えられる。

問25.求心路の感覚神経が正常であれば，遠心路の副交感神経に障害がある左目の反応だけが起こらず，右目は反応が起こる。

[解答]
問19. d　問20. c　問21. c　問22. d　問23. e
問24. h　問25. b

6　出題者が求めたポイント(Ⅱ・発酵)

問26.内液にはタンパク質が含まれるため，このタンパク質が変性，分解されると酵素としての働きを失う。

問27.補酵素の成分となるのはビタミンBなどである。アルコール発酵に働くピルビン酸脱炭酸酵素の補酵素はチアミンでありビタミンB1を成分とする。

問29.アルコール発酵では，1モルのグルコース(180g)から2モルのエタノール(92g)が生じる。

$180 : 92 = 540 : x$　$x = 276g$

[解答]
問26. a, c, d　問27. b　問28. a, b
問29. ①c　②h　③g

7　出題者が求めたポイント(Ⅱ・筋収縮)

問31.細胞小器官が存在しない細胞はない。

問32.アデニンとリボースを合わせてアデノシンと呼ぶ。

問33.筋収縮に関わるカルシウムイオンは筋小胞体に貯蔵される。

問34.同じ酸素分圧で，酸素飽和度が高い方(ミオグロビン)が酸素を受け取りやすい。

問35.元のサルコメアの長さは$0.5 + 1.5 = 2.0 \mu m$

10%引き伸ばされると，$2.2 \mu m$で，暗帯の長さは変わらないので，明帯の長さは$0.7 \mu m$となる。

[解答]
問30. c　問31. c　問32. e　問33. b　問34. c　問35. b

8　出題者が求めたポイント(Ⅱ・生態系)

問36.成長量＝総生産量－呼吸量－被食量－落葉・根の脱落量＝500 g

問37.38.(A)面積の小ささと純生産量の高さから，湖沼・河川等。

(B) (C)似たような面積当たりの純生産量で，面積を比較して，(B)が農耕地，(C)が草原。

(D)比較的大きい面積と純生産量の低さからから，荒原。

(E)比較的大きい面積と純生産量の高さから，森林。

(F)面積の大きさから，海洋。

[解答]
問36. ①a　②f　③a　問37. (D) c　(E) a
問38. b, g

平成21年度

問 題 と 解 答

平成21年度

英　語

問題　　　　21 年度

〔Ⅰ〕　次の英文を読み，後に続く質問 1 ～ 13 にもっとも適する答えを選びなさい。

　　　Glaucoma is a category of eye diseases in which pressure in the eye results in damage to the optic nerve. With almost 7 million people affected by it, glaucoma is the second leading cause of blindness worldwide. Risk factors for glaucoma include age, diabetes, high-blood pressure, near or farsightedness, and a history of eye injury. Since the effects of glaucoma cannot be reversed, early diagnosis and treatment are essential for **preserving** people's eyesight.

　　　Fluids inside the eye help it maintain its shape, like the air inside a basketball, and also provide it with oxygen and nourishment. The aqueous humor, the fluid in the front part of the eye, is produced by the ciliary body, a small gland that surrounds the lens of the eye. **This fluid** runs through the pupil into the anterior chamber to provide oxygen and nourishment to the lens and cornea. The aqueous humor then exits through the trabecular meshwork, a series of **channels** found at the angle where the cornea, the front covering of the eye, joins the iris, the colored part of the eye.

　　　Glaucoma is caused by a buildup of fluid pressure inside the eye. If the trabecular meshwork becomes **clogged**, the aqueous humor cannot drain out as fast as it is produced and pressure builds up inside the eye. Pressure inside the eye will also increase if the ciliary body produces more fluid than the trabecular meshwork can normally handle. This intraocular pressure pushes against the optic nerve and damages its fibers, causing vision loss.

　　　Chronic simple glaucoma, the most common variety, shows no symptoms at its onset and does not cause discomfort since the buildup of pressure inside the eye is so gradual. Unless the patient is tested for glaucoma, the first indication of the disease is a degradation of the **peripheral** vision. Most people do not notice this loss at the sides of their eyesight. Because the symptoms of glaucoma occur so gradually, patients often suffer some vision loss before they are aware that they have the disease. Before vision loss occurs, however, glaucoma can be **diagnosed** by a tonometry test, in which a machine blows a puff of air into the eye or pushes against it to measure the pressure inside. Another test is to measure the peripheral vision to see if any loss has occurred. If discovered, glaucoma can be treated by either medicine to reduce the pressure or surgery to increase the rate at which the fluid drains out.

1. The word "preserving" in line 7 is closest in meaning to

 (a) investigating

 (b) finding a cure

 (C) becoming worse

 (d) keeping at the same level

2. The phrase "this fluid" in line 11 refers to

 (a) the aqueous humor

 (b) the ciliary body

 (C) the anterior chamber

 (d) the trabecular meshwork

3. The word "channels" in line 14 refers to

 (a) the aqueous humor

 (b) the ciliary body

 (C) the anterior chamber

 (d) the trabecular meshwork

4. The word "clogged" in line 17 is closest in meaning to

 (a) damaged

 (b) blocked

 (C) opened

 (d) drained

5. The word "peripheral" in line 25 is closest in meaning to

(a) in general

(b) on the edges

(c) in the middle

(d) complete

6. The word "diagnosed" in line 29 is closest in meaning to

(a) identified

(b) treated

(c) measured

(d) removed

7. According to the text, glaucoma

(a) cannot be detected before vision loss occurs

(b) is caused by pressure outside the eye

(c) causes permanent damage

(d) has no effective treatment

8. All of the following were mentioned as increasing the chance of glaucoma **EXCEPT**

(a) age

(b) nearsightedness

(c) diet

(d) diabetes

9. According to the text, the function of the aqueous humor is to

(a) reduce pressure in the anterior chamber

(b) carry oxygen to the lens and cornea

(c) drain the trabecular meshwork

(d) all of the above

10. According to the text, pressure inside the eye can result from

(a) clogging of the trabecular meshwork

(b) increased production of fluid by the ciliary body

(C) inability of the aqueous humor to drain out

(d) all of the above

11. According to the text, the most common type of glaucoma

(a) does not show any signs at first

(b) requires immediate surgery

(C) affects mainly older people

(d) has no symptoms at all

12. The purpose of the tonometry test is to

(a) measure peripheral vision

(b) check the angle of the iris and cornea joint

(C) detect increased pressure in the eye

(d) look for vision loss

13. The topic of the fourth paragraph is best described as

(a) testing and treatment of glaucoma

(b) loss of peripheral vision

(C) the tonometry test

(d) glaucoma surgery

〔Ⅱ〕 次の英文を読み，後に続く質問 14～30 にもっとも適する答えを選びなさい。

　　Along with surgery and radiotherapy, chemotherapy is one of the tools used by oncologists in the treatment of cancer. It involves the use of drugs that move throughout the patient's body attacking cancer cells. Unlike surgery and radiotherapy, which are mainly effective on cancers that have not yet spread beyond specific areas, chemotherapy is effective on cancers that have **metastasized** into other parts of the body. Chemotherapy can be used by itself or **in conjunction with** surgery or radiotherapy. When used before surgery or radiotherapy, it can make the cancer area smaller and thus easier to remove or treat. When used after surgery, it can kill any cancer cells that are left over. In cases of incurable cancer, chemotherapy can be used to slow the disease's progress and extend the life of the patient.

Chemotherapy works by attacking cells during their growth cycle. Cells duplicate themselves in order to replace cells that have died. Healthy cells have a mechanism that enables them to stop dividing when they have no more room to grow. Cancer cells, however, lack **this mechanism** and continuously divide, forming into tumors or blood cancer. By specifically targeting cells that are undergoing **replication**, chemotherapy drugs are able to destroy cancer cells while leaving the majority of normal cells unharmed.

Chemotherapy drugs may be divided into two broad categories depending on whether they attack cells during a specific stage of a cell's growth or during any stage. Cells divide in a four-step **sequence** known as the cell cycle, which is composed of the G 1, S, G 2, and M phases. Cell-cycle specific drugs are active only in certain phases of a cell's growth cycle, such as the S phase when DNA replication is most active. Drugs that affect different phases of the cell cycle are often combined in order to kill as many cancer cells as possible. Cell-cycle nonspecific drugs are active in any phase of the cell cycle. These drugs will even kill cancer cells during their resting phase, when cell-cycle specific drugs will not affect them.

Chemotherapy treatment is often accompanied by several characteristic side effects that are the result of chemotherapy drugs being unable to **distinguish** between healthy cells and cancerous ones. Since chemotherapy works by attacking cells that divide rapidly, any healthy cells that share this **trait** are targeted as well. These cells include those found in the lining of the mouth and digestive system, hair follicles, and bone marrow. The most common side effects are nausea and vomiting, hair loss, and fatigue. Damage to the bone marrow may cause more serious side effects such as anemia, increased chance of infection, and hemorrhaging. Most of the side effects of chemotherapy disappear once the treatment is ended, and for the **duration** of the treatment they can be controlled with medication and careful monitoring by the physician.

14. The word "metastasized" in line 6 is closest in meaning to

  (a) disappeared

  (b) spread

  (c) become cancerous

  (d) become toxic

15. The phrase "in conjunction with" in line 7 is closest in meaning to

  (a) combined with

  (b) separate from

  (c) immediately after

  (d) instead of

16. The phrase "this mechanism" in line 15 refers to

  (a) the cell's growth cycle

  (b) chemotherapy

  (c) the ability to duplicate

  (d) the ability to stop dividing

17. The word "replication" in line 17 is closest in meaning to

  (a) complication

  (b) concentration

  (c) duplication

  (d) continuation

18. The word "sequence" in line 21 is closest in meaning to

  (a) division

  (b) growth

  (c) cycle

  (d) result

19. The word "distinguish" in line 31 is closest in meaning to

  (a) get between

  (b) target

(C) protect

(d) tell the difference

20. The word "trait" in line 33 is closest in meaning to

   (a) characteristic

   (b) division

   (C) side effect

   (d) treatment

21. The word "duration" in line 38 is closest in meaning to

   (a) strength

   (b) pain

   (C) ending

   (d) time

22. The best title for this reading would be

   (a) Chemotherapy's Side Effects

   (b) Common Cancer Treatments

   (C) An Overview of Chemotherapy

   (d) How Chemotherapy Kills Cancer

23. What best describes the topic of the first paragraph?

   (a) types of cancer treatment besides chemotherapy

   (b) definition of chemotherapy

   (C) how to become an oncologist

   (d) how cancers metastasize

24. According to the text, chemotherapy

   (a) is less effective than other cancer treatments

   (b) should only be used by itself

   (C) is mainly effective on cancers that have not spread

   (d) can be used with other cancer treatments

25. According to the text, cancer cells

(a) lack the mechanism to divide

(b) stop dividing when they have replaced dead cells

(C) mainly form into cancers of the blood

(d) do not stop dividing

26. According to the text, healthy cells

(a) are never affected by chemotherapy

(b) target cancerous cells

(C) form into tumors

(d) divide only when they have enough space

27. Which sentence best summarizes the third paragraph?

(a) Chemotherapy drugs can be classified as either cell-cycle specific or cell-cycle nonspecific.

(b) Cell division is called the cell cycle.

(C) Chemotherapy drugs affect cells' DNA.

(d) Some drugs affect cells in the S phase.

28. What is **NOT** mentioned as a side effect of chemotherapy?

(a) headaches

(b) anemia

(C) fatigue

(d) hair loss

29. The side effects of chemotherapy are caused by

(a) toxins in the chemotherapy drugs

(b) chemotherapy drugs attacking any cells that are dividing

(C) healthy cells not dividing

(d) chemotherapy drugs targeting hair follicles

30. All of the following are mentioned in the text **EXCEPT**

(a) chemotherapy's side effects on the patient

(b) how chemotherapy works

(C) how drugs are introduced into the patient's body

(d) the stages of cell duplication

〔Ⅲ〕 以下の英文をもっとも適当な順序に並べ替えなさい。

31.

a) The total amount of light reaching the eye depends far more on the level of illumination in any scene than it does on the percentage of light that any given surface reflects.

b) Indeed, a black surface in bright light can easily send more light to the eye than a white surface in shadow.

c) This is why no robot today can identify the gray shade of an object in its field of view.

d) Although a white surface reflects about 30 times as much light as a neighboring black surface in the same illumination, in bright sunlight that same white surface can reflect millions of times more light than it does in moonlight.

e) The robot can measure only the amount of light that a given object reflects, but as it is now clear, any amount of light can be reflected from any surface.

(a)　a－b－c－d－e　　　　(b)　a－b－e－d－c

(c)　a－c－d－e－b　　　　(d)　a－d－b－c－e

(e)　a－e－d－c－b

32.

a) Humans, like all primates, are highly visual creatures.

b) Most of the back of our brain is devoted to visual processing, and half of the cortex is involved with sight.

c) This supremacy (or dominance) is why, for example, ventriloquism is so compelling.

d) We see the dummy talking, and we are fooled into hearing the voice coming from it — a case of what scientists call "visual capture."

e) In addition, when visual inputs conflict with clues from other senses, vision tends to dominate.

(a) a—b—e—c—d   (b) b—d—c—e—a

(c) c—e—a—b—d   (d) d—b—e—a—c

(e) e—b—d—c—a

33.

a) They recall something that makes sense in context but is actually a detail fabricated by their brain.

b) This bias may be unfair, according to a growing number of research studies.

c) For instance, when adults read the words "dream," "pajamas," and "bed," they often mistakenly remember seeing the word "sleep."

d) Children, the new research shows, do not make such errors as often as adults.

e) In court, many people assume that adult witnesses are more reliable than children.

f) Although adults remember a greater amount of accurate information, they tend to focus on the meaning of an event, which leads to more "false memory" mistakes.

(a) a—b—e—f—c—d   (b) c—d—f—e—a—b

(c) d—b—e—f—a—c   (d) e—b—f—a—c—d

(e) f—a—c—d—e—b

34.

a) Of course, the brain is not going to talk to us, per se, so it's rather like playing a game of 20 questions.

b) To get a clear answer, we must start with at least two competing hypotheses.

c) Vision scientists force the brain to reveal its secrets using a method called psychophysics.

d) We ask the brain only yes or no questions: Do you work this way or that way?

e) Then we must carefully construct a test image that contains a critical "target" surface that should look like a competing explanation.

(a) a—e—b—c—d   (b) b—a—e—d—c

(c) c—a—d—b—e   (d) d—e—c—a—b

(e) e—d—a—c—b

35.

a) Some research has shown that the presence of a favorite pet during a stressful task, such as doing difficult mental arithmetic, tends to prevent a sudden increase in blood pressure.

b) In 1857, British novelist George Eliot wrote, "Animals are such agreeable friends. They ask no questions and they pass no criticism."

c) But are animals good for our psychological and physical health, either as pets or as "therapists"?

d) They can also make us feel better in the short term, but whether or not they can produce long-term changes in the core symptoms of psychological conditions is yet unknown.

e) So it is no surprise that scholars have long been intrigued by the possibility that animals possess therapeutic powers.

f) Various other research has also shown that many animals can be valued companions and provide social support.

(a) a—c—d—f—b—e   (b) a—d—b—e—f—c

(c) b—a—c—f—d—e   (d) b—e—c—a—f—d

(e) e—f—d—b—c—a

[IV] 次の英文を読み，後に続く質問 36〜45 にもっとも適する答えを選びなさい。

It was a bold and bald-faced — or rather, bald-headed — act of friendship: On March 11, 13 fifth-grade boys lined up to have their pates shaved at the Men's Room, a San Marcos, Calif., hair salon. Valuing substance over style, the boys embraced the full-sheared look because their classmate Ian O'Gorman, 11, about to undergo chemotherapy for cancer, would soon lose his hair. Says Ian's pal Erik Holzhauer, also 11: "You know, Ian's a really nice kid. We shaved our heads because we didn't want him to feel left out."

If compassion were a subject, the Bald Eagles, as the boys now call themselves, would clearly get A's. They took notice in early February that Ian was starting to lose weight. Then on February 18, doctors removed a tumor the size of an orange from Ian's small intestine. The diagnosis was non-Hodgkin's lymphoma, which has a 68 percent survival rate after five years for children under the age of 15. Two days later, Ian's best friend, Taylor Herber, came to the hospital. "At first I said I would shave my head as a joke, but then I decided to really do it," says Taylor. "I thought it would be less traumatizing for Ian." At school he told the other boys what he was planning, and they jumped on the *baldwagon*.

"Soon," says Erik, "just about everyone wanted to shave their heads." That included a few girls, who never went through with it, much to Erik's relief — "I don't think Ian wanted to be followed around by a bunch of bald girls," he observes — and Jim Alter, 50, their teacher, who did. "They did all this by themselves," he says. "They're just really good kids. It was their *own* idea. The parents have been very supportive."

Ian, who completes his chemo in May, is already well enough to be playing first base on his Little League baseball team. "(44) my friends did really made me feel stronger. It helped me get through all of this," he says gratefully. "I was really amazed that they would do something like this for me."

And they won't stop until it's over. "When Ian gets his next CAT scan," vows Erik, "if they decide to do more chemotherapy, we'll shave our heads for (45) nine weeks."

36. What does the word 36 mean?

　(a)　foreheads

　(b)　faces

(C) heads

(d) hairs

37. Underlined part [37] is closest in meaning to

(a) accepted that they were going to be bald-headed

(b) accepted how bold they could be.

(C) received a piece of advice on how they should look

(d) received a hateful look from their friend Ian.

38. The phrase [38] is closest in meaning to

(a) feel friendly

(b) feel unfriendly

(C) feel excluded

(d) feel included

39. The word [39] is closest in meaning to

(a) hatred

(b) sympathy

(C) contempt

(d) respect

40. The word [40] is closest in meaning to

(a) stone

(b) bruise

(c) growth

(d) bud

41. Underlined part [41] is closest in meaning to

(a) it wouldn't cause trauma to Ian

(b) it would alleviate Ian's pain less

(C) it wouldn't cause damage to Ian

(d) it would hurt Ian less

42. Underlined part 42 is closest in meaning to

(a) reached the conclusion without any trouble.

(b) promised that they all would go through difficulties for Ian.

(c) concluded that they all would see Ian in hospital together

(d) decided to shave their heads at once

43. Underlined part 43 can be paraphrased as

(a) who shaved his head

(b) who never went through with it

(c) who was followed around by a bunch of bald girls

(d) who himself supported the boys' idea

44. Which of the following is most appropriate for blank 44 ?

(a) That

(b) What

(c) How

(d) Why

45. Which of the following is most appropriate for blank 45 ?

(a) another

(b) other

(c) more

(d) the other

[V] 次の英文を読み，後に続く質問 46〜55 に答えなさい。

For years, pregnant and nursing women have been warned to limit the amount of fish they eat, because many marine species may contain high levels of mercury, which endangers newborns and fetuses. Yesterday, however, a children's health group challenged the conventional wisdom, advising pregnant women and nursing mothers to eat more fish so as to ensure optimal brain development in their babies.

Currently, the Food and Drug Administration advises pregnant women to limit their weekly seafood consumption to no more than 12 ounces, or about two servings, per week. The newest recommendation comes from the National Healthy Mothers, Healthy Babies Coalition, a nonprofit group that focuses on childhood health issues. That group's scientific advisors say that pregnant women and nursing mothers should eat at least 12 ounces of fish per week.

Although both recommendations acknowledge that pregnant women can safely eat about two servings a week, fears of mercury contamination in seafood have prompted many pregnant women to forgo fish entirely. And here's the conundrum: an increasing number of studies indicate that omega-3 fatty acids, found mostly in fish, are essential to brain development in fetuses and newborns.

"The real problem here are the women who are just eliminating fish from their diet," said Judy Meehan, executive director of the National Healthy Mothers, Healthy Babies Coalition. "Eating 12 ounces is a very safe, smart move, and nobody is disputing that."

For women who want the health benefits but worry about mercury and other toxins, the wisest course is to choose fish with the lowest levels of mercury. A recent report in The Journal of the American Medical Association concluded that the health benefits are likely greatest from such oily fish as salmon, herring and sardines — which are all generally low in mercury anyway. Among the fish to avoid are shark, swordfish, king mackerel and tilefish, all of which may contain high levels of mercury.

46. Which most appropriately expresses the meaning of underlined part 46 ?

   (a) women taking care of patients

   (b) women breastfeeding babies

   (c) women working for nursery schools

   (d) women looking after children

47. Which most appropriately expresses the meaning of underlined part ⊞47⊞ ?

  (a) babies in the womb

  (b) babies younger than 6 months old

  (C) babies aged 6 months to 2 years

  (d) small children 2 to 3 years of age

48. Which most appropriately expresses the meaning of underlined part ⊞48⊞ ?

  (a) take in

  (b) depend on

  (C) give up

  (d) stick to

49. Which most appropriately expresses the meaning of underlined part ⊞49⊞ ?

  (a) difficult problem

  (b) clear evidence

  (C) concise statement

  (d) surprising fact

50. Which most appropriately expresses the meaning of underlined part ⊞50⊞ ?

  (a) poisons

  (b) metals

  (C) benefits

  (d) fishes

51. What advice was traditionally given to pregnant or nursing women about eating fish?

  (a) Consume more fish.

  (b) Eliminate fish consumption.

  (C) Consume only certain types of fish.

  (d) Reduce the amount of fish they consume.

52. Which of the following statements is true?

  (a) The Food and Drug Administration says that pregnant women can safely eat more than 12 ounces of fish per week.

(b) The Food and Drug Administration recommends that pregnant women eat at least 12 ounces of fish per week.

(c) The National Healthy Mothers, Healthy Babies Coalition advises that pregnant and nursing women eat no more than 12 ounces of fish per week.

(d) The National Healthy Mothers, Healthy Babies Coalition advises that pregnant and nursing women eat 12 ounces of fish or more per week.

53. Regarding omega-3 fatty acids, which of the following statements is true?

(a) Omega-3 fatty acids are produced as a result of mercury contamination in seafood.

(b) Omega-3 fatty acids enhance best brain development in young babies.

(c) Many pregnant women stop eating fish because of the omega-3 fatty acids it contains.

(d) Many pregnant women keep eating fish in spite of the omega-3 fatty acids it contains.

54. Choose the statement that best matches the idea of paragraph 5.

(a) If you want to eat fish because of its health benefits, you should choose such fish as salmon, herring and sardines.

(b) If you want to eat fish because of its health benefits, you should eat such fish as swordfish and king mackerel.

(c) Not eating fish is the best way to avoid having health problems.

(d) You can avoid worrying about mercury if you do not eat fish.

55. Which sentence agrees best with the conclusion of the article?

(a) You should not limit the amount of omega-3 fatty acids you take in.

(b) Stop eating fish when it endangers newborns and fetuses.

(c) You should eat more fish with the lowest levels of mercury.

(d) You should be more alert to mercury in fish.

〔VI〕 次の英文を読み，それぞれのカッコ内のもっとも適する語句を選びなさい。

Alzheimer's disease is the most common cause of dementia, 56 (a. which

b. that　c. what　d. it) is the loss of intellectual and social abilities severe enough to interfere with daily functioning. Dementia occurs in people with Alzheimer's disease because healthy brain tissue degenerates, 57 (a. to cause　b. caused　c. causing　d. having caused) a steady decline in memory and mental abilities.

About 4.5 million older Americans have Alzheimer's, a disease that usually develops in people age 65 or older. This number 58 (a. expects b. expected　c. will expect　d. is expected) to quadruple by the year 2050 as the population ages.

Although there's no cure for Alzheimer's disease, researchers have made progress. Treatments are available that help 59 (a. improve　b. improved c. improving　d. having improved) the quality of life for some people with Alzheimer's.　Also, more drugs are being studied, and scientists have discovered several genes 60 (a. associate　b. associated　c. are associated　d. that associated) with Alzheimer's, which may lead to new treatments to block progression of this complex disease.

In the meantime, caring for someone with Alzheimer's takes patience and a focus on the things a person can still do and enjoy. Those with Alzheimer's — 61 (a. not only for　b. as well as　c. in addition　d. as much as) those who care for them — need support and affection from friends and family to cope.

Everyone has occasional lapses in memory. It's often quite normal to forget the names of people whom you 62 (a. rarely　b. sometimes　c. once in a while　d. quite often) see. But it's not a normal part of 63 (a. age b. aging　c. ages　d. aged) to forget the names of familiar people and objects.

Alzheimer's disease — which is a progressive, degenerative brain disease — goes 64 (a. with　b. without　c. beyond　d. behind) simple forgetfulness. It may start with slight memory loss and confusion, but it 65 (a. initially　b. deeply　c. reportedly　d. eventually) leads to irreversible mental impairment that destroys a person's ability to remember, reason, learn and imagine.

〔Ⅶ〕　次の 66〜70 の英文のそれぞれについて，誤りを含んだ下線部の記号をマークしなさい。

66. According to a recent report by environmental scientists, the totally
    (a)   (b)
    amount of pollution in the oceans is projected to double by the year 2020.
    (c)   (d)

67. The laboratory is so efficient that a sample　sent in by 10:00 a.m.　it will
                                       (a)   (b)   (c)
    be finished by 5:00 p.m.　the same day.
    (d)

68. The popularity of dieting seems to have increased since the past couple of
        (a)   (b)   (c)   (d)
    years.

69. Please read the enclosed instructions carefully as they contain some
                     (a)   (b)   (c)
    important informations.
              (d)

70. No matter how long time it takes to finish the project, you must be sure to
                 (a)   (b)   (c)
    do it properly.
          (d)

数　学

問題　　　21年度

1 以下の各問に答えよ．解答は**解答用マークシート**に記入せよ（記入方法については，表紙の「解答用マークシートの記入方法」に従うこと）．

(1) 方程式 $x^2 = -3x + 1$ の2つの解を α, β としたとき，$\alpha(3 + 3\beta + \beta^2)$ および $\beta(3 + 3\alpha + \alpha^2)$ を解とする方程式の1つは，
$x^2 = \boxed{アイウ} x + \boxed{エオ}$ である．

(2) 5人の人が，4人まで乗車できる車2台に分乗する．車も人もともに区別するが，どの座席につくかは区別しないとすると，分乗の方法は $\boxed{カキ}$ 通りある．

(3) 右図において，2つの円 O, O' はともに2つの半直線 AB, AC に接し，かつ，互いに外接している．円 O の半径は 5，∠BAC = 60° である．
このとき，円 O' の半径は，$\boxed{クケ}$ である．

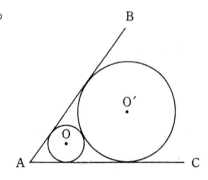

(4) $0° < \theta < 90°$ とする．$\cos\theta = \dfrac{12}{13}$ のとき，
$$\dfrac{\sin\dfrac{\theta}{2} - \cos\dfrac{\theta}{2}}{\sin\dfrac{\theta}{2} + \cos\dfrac{\theta}{2}} = \dfrac{\boxed{コサ}}{\boxed{シ}}$$ である．

(5) 自然数 n が
$1 \cdot n + 2 \cdot (n-1) + 3 \cdot (n-2) + \cdots + (n-1) \cdot 2 + n \cdot 1 = 5456$
を満たすとき，$n = \boxed{スセ}$ である．

東邦大学(医) 21 年度 (21)

(6) 方程式 $\log_{x-1}(x^2 - x - 20) = 2$ の解は，$x = \boxed{ソタ}$ である．

(7) 定積分 $\displaystyle\int_0^3 x\sqrt{4-x}\ dx$ の値は $\dfrac{\boxed{チツ}}{\boxed{テト}}$ である．

(8) 3 つのベクトル $\vec{a} = (1, -1),\ \vec{b} = (0, 1),\ \vec{c} = (1, 2)$ および，2 つの実数 $s,\ t$ に対して，$\vec{x} = s\vec{a} + 2t\vec{b} - \vec{c},\ \vec{y} = 2s\vec{a} + t\vec{b} + \vec{c}$ とする．
$\vec{x}$ と $\vec{y}$ の内積の最小値は $\boxed{ナニ}$ である．

(9) $A = \begin{pmatrix} 1 & 2 \\ 3 & 0 \end{pmatrix},\ E = \begin{pmatrix} 1 & 0 \\ 0 & 1 \end{pmatrix}$ のとき，

$A^6 - A^5 - 7A^4 + 7A^2 + 9A + 2E = \begin{pmatrix} \boxed{ヌ} & \boxed{ネ} \\ \boxed{ノ} & \boxed{ハ} \end{pmatrix}$ である．

(10) 自然対数の底を e とし，関数 $f(x)$ を $f(x) = 4e^{-|x|} + |x+1|$ とする．
$f(x)$ が $x = a$ で最小値をとるとき，$e^a = \dfrac{\boxed{ヒ}}{\boxed{フ}}$ である．

$\boxed{2}$ 以下の問題に対して，解答用紙の該当する欄に途中の経過と解を記入すること．たんに解のみが記入されていても採点の対象とならない．

$f(x)$ は $x > 0$ において定義される微分可能な関数であり，$x > 0$ および $y > 0$ に対して
$$f(xy) = xf(y) + yf(x) + xy$$
を満たしている．また $f'(1) = 0$ である．このとき，以下の各問に答えよ．

(1) $f(1)$ の値を求めよ．

(2) $\displaystyle\lim_{h \to 0} \dfrac{xf\left(1 + \dfrac{h}{x}\right) + x}{h}$ の値を求めよ．

(3) 導関数の定義にしたがって，$f'(x)$ を求めよ．

(4) $g(x) = \dfrac{f(x)}{x}$ とおくとき，$g'(x)$ を，$f(x)$ や $f'(x)$ を含まない形で求めよ．

(5) $f(x)$ を求めよ．

物　理

問題　21年度

1　以下の問に答えよ。

問 1　鉛直に立てられた半径 R の表面が滑らかな円筒面の内側を質量 m の台車が回転している。台車が円周から離れずに回転し続けるのに必要な最小の力学的エネルギーはいくらか。ただし，円周上の最下点における台車の位置エネルギーを 0 とし，重力加速度を g とする。

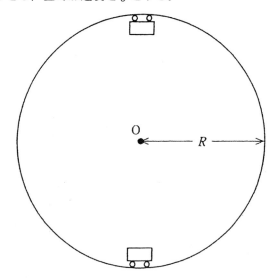

a.　$\frac{1}{2}mgR$　　　b.　mgR　　　c.　$\frac{3}{2}mgR$

d.　$2mgR$　　　e.　$\frac{5}{2}mgR$　　　f.　$3mgR$

問 2　ある軽いバネの一端を天井に固定し，下端に密度 5.0 g/cm³ の物体をつるした。このときのバネの伸びを a とする。次に，密度 1.0 g/cm³ の水を容器に入れ，図のように物体を水中に沈めた。このときのバネの伸びは a の何倍か。

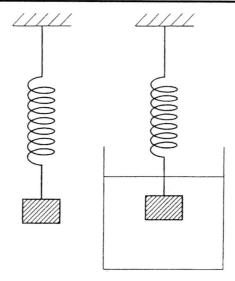

a. 0.20 倍　　　b. 0.40 倍　　　c. 0.60 倍
d. 0.80 倍　　　e. 1.2 倍

問3　半径 R の地球の周りを半径 $2R$ で等速円運動している人工衛星の回転の角速度はいくらか。ただし，地表における重力加速度を g とする。

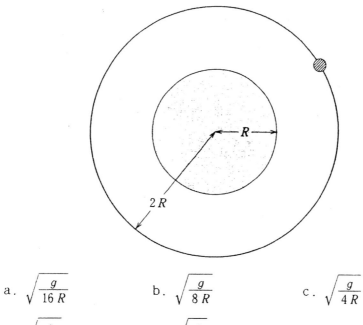

a. $\sqrt{\dfrac{g}{16R}}$　　　b. $\sqrt{\dfrac{g}{8R}}$　　　c. $\sqrt{\dfrac{g}{4R}}$

d. $\sqrt{\dfrac{g}{2R}}$　　　e. $\sqrt{\dfrac{g}{R}}$

問4　図のような1辺の長さが a の正方形の2つの角で長さが $\dfrac{a}{4}$ の正方形を切り取った。元の正方形の対角線の交点をOとして，残った斜線の部分の重心の位置と点Oとの距離はいくらか。

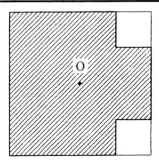

a. $\dfrac{a}{6}$ b. $\dfrac{a}{9}$ c. $\dfrac{2a}{15}$

d. $\dfrac{2a}{21}$ e. $\dfrac{3a}{28}$ f. $\dfrac{3a}{56}$

2 水平から角 θ だけ傾いた粗い斜面に質量 M の物体 A を置き，これに伸び縮みしない軽い糸をつなぎ，この糸を図のように滑らかに動く軽い滑車に通し，糸の他端に質量 m の物体 B をつなげた。重力加速度を g として，次の問5と問6に答えよ。

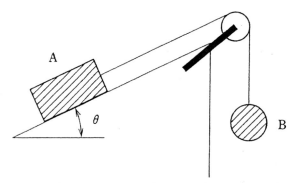

問5 物体AとBが静止しているとき，物体Aに働く摩擦力はいくらか。ただし，摩擦力の向きは斜面下向きとし，斜面と物体Aとの間の静止摩擦係数を μ とする。

a. $\mu Mg\cos\theta$ b. $\mu Mg\sin\theta$ c. $\mu Mg\tan\theta$

d. $mg - Mg\cos\theta$ e. $mg - Mg\sin\theta$ f. $mg - Mg\tan\theta$

問6 物体Bが鉛直下向きに運動しているとき，物体Bの加速度の大きさはいくらか。ただし，斜面と物体Aとの間の動摩擦係数を μ' とする。

a. $\dfrac{m - \mu' M\sin\theta}{m + M}g$ b. $\dfrac{m - \mu' M\cos\theta}{m + M}g$

c. $\dfrac{m\cos\theta - \mu' M\sin\theta}{m + M}g$ d. $\dfrac{m\sin\theta - \mu' M\cos\theta}{m + M}g$

e. $\dfrac{m - M\sin\theta - \mu' M\cos\theta}{m + M}g$ f. $\dfrac{m - M\cos\theta - \mu' M\sin\theta}{m + M}g$

3 図のように，固定点Oと軽い糸でつながれ，高さhにある質量mの球Aが静かに落下し，滑らかな床に置かれた質量Mの物体Bに衝突した。糸は伸び縮みせず，衝突は弾性衝突である。重力加速度をgとして，次の問7と問8に答えよ。

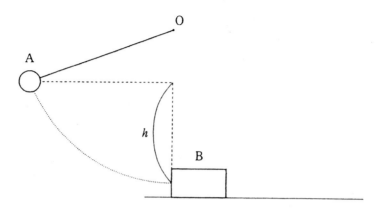

問7　衝突後の物体Bの速さはいくらか。

a. $\dfrac{m - M}{m + M}\sqrt{2gh}$ b. $\dfrac{m - M}{m + M}\sqrt{gh}$ c. $\dfrac{2m}{m + M}\sqrt{2gh}$

d. $\dfrac{2m}{m + M}\sqrt{gh}$ e. $\dfrac{2M}{m + M}\sqrt{2gh}$ f. $\dfrac{2M}{m + M}\sqrt{gh}$

問8　$m < M$のとき，跳ね返った球はどの高さまで上昇するか。

a. $\left(\dfrac{2m}{m + M}\right)h$ b. $\left(\dfrac{m - M}{m + M}\right)h$ c. $\left(\dfrac{2M}{m + M}\right)h$

d. $\left(\dfrac{2m}{m + M}\right)^2 h$ e. $\left(\dfrac{m - M}{m + M}\right)^2 h$ f. $\left(\dfrac{2M}{m + M}\right)^2 h$

4 以下の問9に答えよ。

問9　次のaからeに記述された2つの力が作用・反作用の力の組合せになっているのを2つ選べ。

a．床の上に置かれた物体に働く垂直抗力と物体が床を押す力

b．天井から糸でつるされた物体に働く張力と物体の重力

c. ボールをバットで打つとき，ボールに加わる力とバットを押し返す力

d. 重い物体を押しても動かないとき，人が押す力と物体に働く摩擦力

e. 地球が月を引く力と太陽が地球を引く力

5 以下の問 10 から問 12 に答えよ。

問10　20 ℃で 180 g の水に 0 ℃で 20 g の氷を入れた。熱は周囲に逃げないとして，氷が溶け，水全体の温度が一定になったときの水温はいくらか。ただし，水の比熱を 4.2 J/g・K，氷の融解熱を 340 J/g とする。

a. 8.1 ℃　　　　　b. 9.0 ℃　　　　　c. 9.9 ℃

d. 11 ℃　　　　　e. 18 ℃

問11　定圧モル比熱が 29 J/mol・K の理想気体 6.0 mol を圧力を一定に保ったまま，300 K から 350 K に温度を上げた。このとき気体が外にした仕事はいくらか。ただし，気体定数を 8.3 J/mol・K とする。

a. 2500 J　　　　　b. 3100 J　　　　　c. 3800 J

d. 6200 J　　　　　e. 8700 J

問12　入射した太陽エネルギーの 12 % を電力に変換できる太陽電池がある。この太陽電池によって 150 W の電力を得ているとき，廃棄されているエネルギーはどれだけか。

a. 18 W　　　　　b. 900 W　　　　　c. 1100 W

d. 1250 W　　　　　e. 1800 W

6 以下の問 13 から問 17 に答えよ。

問13　2 つの音源がある。この 2 つの音源の中央に座って，音源を同時に鳴らしたときに発生するうなりの回数は毎秒 5.00 回であった。次に一方の音源を 3.40 m/s の速さで近づけたところ，両方の音源の振動数がまったく同じになりうなりは発生しなかった。動いた音源が止まっていたときの振動数はいくらか。ただし，音速を 340[m/s] とする。

a．152 Hz b．198 Hz c．268 Hz
d．376 Hz e．495 Hz f．500 Hz

問14　図は進行している波を0.5秒間隔で描いたものでAの山はBまで進んでいる。この波の振動数を求めよ。

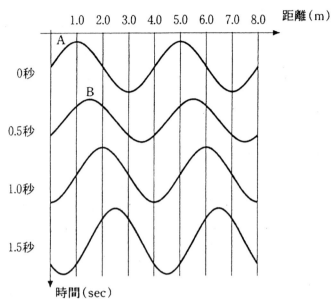

a．0.13 Hz b．0.25 Hz c．0.38 Hz
d．0.50 Hz e．0.63 Hz f．0.75 Hz

問15　凸レンズの前方40 cmの位置に物体を置いたところ，レンズの後方40 cm位置に実像ができた。次に，この凸レンズの前方10 cmの位置に屈折率が1.5で厚さが30 cmのガラスを置き，その表面に物体を置いた。この物体の像はどこにできるか。

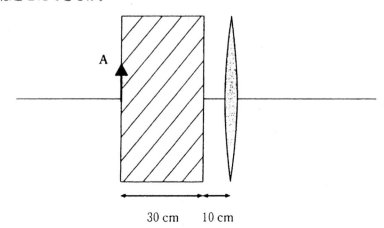

a．レンズの前方90cmの位置に虚像

b．レンズの前方60cmの位置に虚像

c．レンズの前方30cmの位置に虚像

d．レンズの後方30cmの位置に実像

e．レンズの後方60cmの位置に実像

f．レンズの後方90cmの位置に実像

問16　次のaからfの文章のうち正しいものを3つ選べ。

a．1アンペア(A)の電流が1秒間に運ぶ電気量が1クーロン(C)である。

b．電気力線は等電位面に垂直になる。等電位線(面)の間隔が密なところほど電場が強い。

c．導体内部には電場がなく，導体全体が等電位になる。

d．金属に帯電体を近づけると，帯電体に近いほうには帯電体と異種の電気が現れ，遠い側には帯電体と同種の電気が現れる。この現象を導体の電磁誘導という。

e．コイルは自己誘導の性質をもっている。これは言い換えれば電圧の変化を妨げる性質である。

f．電気回路のある部分の電圧を測定するには，電圧計をその部分に並列に接続する。このとき電圧計の内部抵抗の影響により回路の電圧が変化しないようにするためには，電圧計の内部抵抗は小さい方が良い。

問17　一様な電場の中で，$+1.0\times10^{-5}$Cの正電荷を図のA点からB点まで運ぶのに必要な仕事は0J，A点からC点まで運ぶのに必要な仕事は10Jであった。電場の向きと大きさはいくらか。ただし，図のます目の間隔は1.0mである。

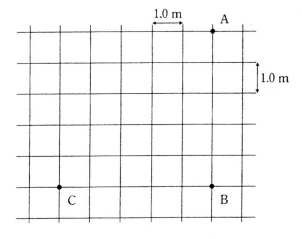

a. 右向きに 1.0×10^5 V/m   b. 右向きに 2.0×10^5 V/m
c. 右向きに 1.0×10^6 V/m   d. 上向きに 1.0×10^5 V/m
e. 上向きに 2.0×10^5 V/m   f. 上向きに 1.0×10^6 V/m

7　次の問18から問23に答えよ。

問18　起電力 V[V] の電池，スイッチSおよび電気容量 C[F] の平板コンデンサーでできた回路がある。最初スイッチSを閉じて，コンデンサーにじゅうぶんに電気を蓄えた。次にスイッチSを開いた後，コンデンサーの極板間の距離を2倍にした。このとき，蓄えられている電気量，電気容量および極板間の電位差はいくらになるか。

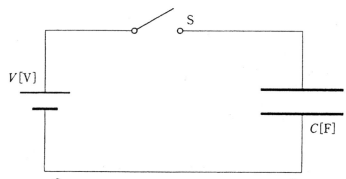

a. $(CV[C],\ \frac{C}{2}[F],\ 2V[V])$ b. $(2CV[C],\ \frac{C}{2}[F],\ 2V[V])$

c. $(CV[C],\ C[F],\ V[V])$ d. $(CV[C],\ \frac{C}{2}[F],\ V[V])$

e. $(2CV[C],\ C[F],\ 2V[V])$ f. $(2CV[C],\ C[F],\ V[V])$

問19　図はある電球の電圧－電流特性を表したものである。この電球と電気抵抗 50Ω の抵抗器および起電力 12[V] の電源を直列につないだとき，抵抗器の両端の電圧は何Vになるか。

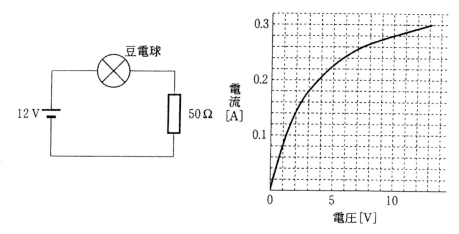

a. 1.0 V   b. 3.0 V   c. 5.0 V
d. 7.0 V   e. 9.0 V   f. 11 V

問20　100 mA まで計ることができる内部抵抗 3.6 Ω の電流計がある。この電流計を 1.0 A まで計ることができる電流計にするには何 Ω の分流器を接続すればよいか。

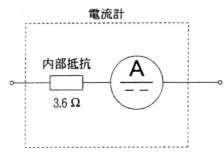

a. 0.40 Ω   b. 3.2 Ω   c. 3.6 Ω
d. 4.0 Ω   e. 7.2 Ω   f. 32 Ω

問21　0 ℃ で 10 Ω のフィラメントに電流を流して加熱したところ，フィラメントの温度は 1000 ℃ になった。フィラメントの抵抗率の温度係数を 5.0×10^{-3}/℃ として，このときの抵抗の値を求めよ。ただし，フィラメントの断面積および長さは変化しないとする。

a. 5.0 Ω   b. 20 Ω   c. 30 Ω
d. 40 Ω   e. 50 Ω   f. 60 Ω

問22　断面積が $S[\mathrm{m}^2]$ で巻き数が N 回のコイルに，$R[\Omega]$ の抵抗器をつなぎ，コイルの面に垂直に一様な磁場がかけてある。磁束密度 $B[\mathrm{T}]$ は上向きを正として図のように変化している。$R[\Omega]$ の抵抗を a から b の向きに電流が流れるのは時間 t がどの区間か。また，そのときの電流 I はいくらか。

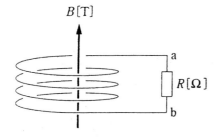

a. （$T < t < 3T$, $I = \dfrac{SB_0 N}{2TR}$）   b. （$3T < t < 5T$, $I = \dfrac{SB_0 N}{2TR}$）

c. （5T＜t＜6T，$I=\dfrac{SB_0N}{2TR}$）　　d. （T＜t＜3T，$I=\dfrac{SB_0N}{TR}$）

e. （3T＜t＜5T，$I=\dfrac{SB_0N}{TR}$）　　f. （5T＜t＜6T，$I=\dfrac{SB_0N}{TR}$）

問23　垂直で一様な磁束密度B[T]の磁場内にコの字形の電気抵抗が無視できる金属棒が水平に置いてある。この金属の上に長さがl[m]，電気抵抗がr[Ω]の導体棒がある。導体棒は金属棒の上を滑らかに動くことができ，その中央に軽くて伸びない糸がつながれている。この糸には滑らかに回転できる軽い滑車を経て質量m[kg]のおもりがつるしてある。このおもりを落下させた後，じゅうぶん時間が経過すると落下の速さは一定の値に近づく。このときの速さv[m/s]と回路を流れる電流I[A]を求めよ。ただし，発生した電流による磁場の変化は無視でき，重力の加速度をg[m/s²]とする。

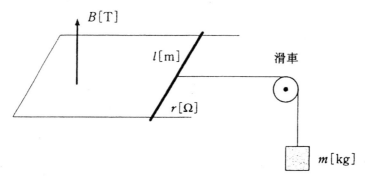

a. $v=\dfrac{rmg}{(Bl)^2}$[m/s]，$I=\dfrac{mg}{Bl}$[A]

b. $v=\dfrac{2rmg}{(Bl)^2}$[m/s]，$I=\dfrac{mg}{Bl}$[A]

c. $v=\dfrac{rmg}{2(Bl)^2}$[m/s]，$I=\dfrac{mg}{Bl}$[A]

d. $v=\dfrac{rmg}{(Bl)^2}$[m/s]，$I=\dfrac{2mg}{Bl}$[A]

e. $v=\dfrac{2rmg}{(Bl)^2}$[m/s]，$I=\dfrac{2mg}{Bl}$[A]

f. $v=\dfrac{rmg}{2(Bl)^2}$[m/s]，$I=\dfrac{2mg}{Bl}$[A]

8　スイッチS_1，S_2，起電力10Vの直流電源，電気抵抗が4.0Ω，2.0Ωの抵抗器，静電容量が10μFのコンデンサーおよび電気抵抗が未知の抵抗器Rと静電

容量が未知のコンデンサーCの回路がある。はじめコンデンサーには電荷は蓄えられてなく、スイッチS_1, S_2は開いている。次の問24と問25に答えよ。

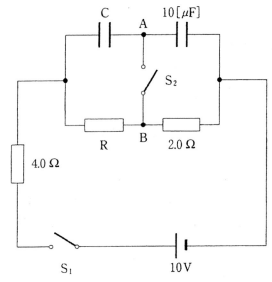

問24　スイッチS_1を閉じてじゅうぶんに時間が経過したとき、4.0Ωの抵抗器を流れる電流は1.0Aであった。未知の抵抗Rの電気抵抗はいくらか。

a．2.0Ω　　　　b．4.0Ω　　　　c．6.0Ω
d．8.0Ω　　　　e．10Ω　　　　f．12Ω

問25　次にS_1を閉じたままS_2も閉じたとき、A-B間には電流は流れなかった。未知のコンデンサーCの静電容量は何μFか。

a．$2.5\mu F$　　　　b．$5.0\mu F$　　　　c．$10\mu F$
d．$20\mu F$　　　　e．$40\mu F$　　　　f．$60\mu F$

化　学

問題　21年度

$\boxed{1}$ はマークシート用の解答用紙に記入せよ。また $\boxed{2}$ ．$\boxed{3}$ は記述用の解答用紙に記入せよ。必要であれば以下の数値を用いよ。原子量：H $= 1.0$；C $= 12.0$；N $= 14.0$；O $= 16.0$；Na $= 23.0$；Al $= 27.0$；Fe $= 55.9$；Ag $= 108$。気体定数(R)：$R = 8.3 \times 10^3$ Pa·l/(K·mol)。アボガドロ数(N_A)：$N_A = 6.0 \times 10^{23}$/mol。酢酸の電離定数(K_a)：$K_a = 1.8 \times 10^{-5}$ mol/l。ファラデー定数(F)：$F = 9.65 \times 10^4$ C/mol。結合エネルギー：H—H　432 kJ/mol，Cl—Cl　239 kJ/mol，H—Cl　428 kJ/mol。水の比熱：4.2 J/(g·℃)。水の融解熱：6.0 kJ/mol。水の蒸発熱：41 kJ/mol。57 ℃ における水の飽和蒸気圧：1.7×10^4 Pa。

$\boxed{1}$　以下の各問いの解答を a〜e から一つ選べ。

問 1　20 ℃，1.0×10^5 Pa の窒素が水 $1.0\, l$ に溶ける体積は，標準状態に換算すると $0.016\, l$ である。20 ℃，5.0×10^5 Pa の窒素が水に接しているとき，水 $1.0\, l$ 中には何分子の窒素が溶けているか。

 a．2.1×10^{20} b．4.3×10^{20} c．8.6×10^{20}

 d．2.1×10^{21} e．4.3×10^{21}

問 2　pH 6 におけるアラニンの構造で最も多いのはどれか。

a.
$$\underset{\mathrm{H_3N^+-CH-C-OH}}{\overset{\mathrm{CH_3\ \ \ O}}{}}$$

b.
$$\underset{\mathrm{H_2N-CH-C-OH}}{\overset{\mathrm{CH_3\ \ \ O}}{}}$$

c.
$$\underset{\mathrm{H_3N^+-CH-C-O^-}}{\overset{\mathrm{CH_3\ \ \ O}}{}}$$

d.
$$\underset{\mathrm{H_2N-CH-C-O^-}}{\overset{\mathrm{CH_3\ \ \ O}}{}}$$

e.
$$\underset{\mathrm{HN^--CH-C-O^-}}{\overset{\mathrm{CH_3\ \ \ O}}{}}$$

問 3　以下の水溶液で最も沸点が高いのはどれか。

 a．グルコース(分子量 180) 10 g を 500 g の水に溶かした水溶液

 b．0.17 mol/kg のグルコース水溶液

 c．尿素(分子量 60.1) 4.0 g を 500 g の水に溶かした水溶液

d. 塩化ナトリウム(式量58.5)6.0gを1.0kgの水に溶かした水溶液

e. 0.08 mol/kg の塩化カルシウム(式量111)水溶液

問4 単体のナトリウムは体心立方格子の結晶である。単位格子の一辺の長さが
4.29×10^{-8}cmのとき，ナトリウムの直径(cm)を求めよ。

a. 1.51×10^{-8}　　　b. 1.86×10^{-8}　　　c. 3.02×10^{-8}

d. 3.71×10^{-8}　　　e. 4.29×10^{-8}

問5 0.10 mol/ℓ酢酸100 mℓに0.20 mol/ℓ水酸化ナトリウム水溶液20 mℓを加
えた。このときの水素イオン濃度(mol/ℓ)を求めよ。

a. 1.9×10^{-5}　　　b. 2.7×10^{-5}　　　c. 3.5×10^{-5}

d. 4.2×10^{-5}　　　e. 9.5×10^{-4}

問6 以下の記述の中で誤っているのはどれか。

a. 水酸化ナトリウムの固体を空気中に放置すると潮解する。

b. 炭酸ナトリウム十水和物を空気中に放置すると融解する。

c. 水酸化カルシウム水溶液に二酸化炭素を吹き込むと白色沈殿が生じる。

d. 炭酸カルシウムを熱すると二酸化炭素が生じる。

e. 酸化カルシウムを水と反応させると水溶液は塩基性になる。

問7 不純物を含むナトリウム0.20gを水と反応させて体積を100.0mℓにし
た。この溶液を中和するのに0.10 mol/ℓのシュウ酸40.0 mℓを要した。ナ
トリウムに含まれる不純物の質量パーセント濃度を求めよ。ただし，不純物
は水ともシュウ酸とも反応しないものとする。

a. 54　　　b. 46　　　c. 23　　　d. 8.0　　　e. 0.9

問8 アニリン，安息香酸，クロロベンゼン，フェノール，ベンゼンをジエチル
エーテルに溶かした。この溶液に希塩酸を加えてよく振り静置すると2層に
分離した。上層をとり出し炭酸水素ナトリウム水溶液を加えてよく振り静置
すると再び2層に分離した。下層を取り出し希塩酸を加えると分離する物質
はどれか。

a. アニリン　　　b. 安息香酸　　　c. クロロベンゼン

d. フェノール　　　e. ベンゼン

問 9　硝酸銀水溶液に炭素電極をさしこんで 2.00 A の電流を通じて電気分解すると，陰極に 1.08 g の銀が析出した。電気分解に要した時間は何秒か。

　　a．241　　　b．483　　　c．965　　　d．1450　　　e．1930

問10　ペプチド結合と同じ結合様式を持つ高分子はどれか。
　　a．ビニロン　　　b．6,6-ナイロン　　　c．アクリル繊維
　　d．ポリイソプレン　　　e．ポリエチレンテレフタラート

問11　非共有電子対を持たない分子はどれか。
　　a．水　　　b．アンモニア　　　c．メタン
　　d．二酸化炭素　　　e．塩化水素

問12　飽和した 60 ℃ の硝酸カリウム溶液 100 g を 40 ℃ に下げたとき，析出する硝酸カリウムの量(g)はどれに一番近いか。溶解度曲線を参考にして答えよ。

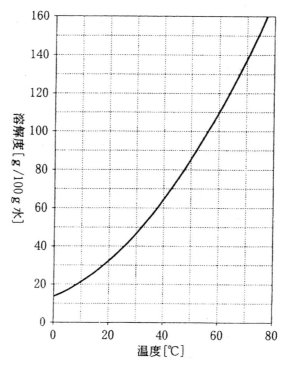

　　a．12　　　b．21　　　c．30　　　d．38　　　e．45

問13 次の反応のうち水素を発生するのはどれか。

ア 水にナトリウムの小粒を入れる。

イ 希塩酸に銅片を入れる。

ウ 希硫酸に亜鉛粒を入れる。

エ 硝酸に銀線をつける。

オ 硫酸銅(Ⅱ)水溶液に鉄線をつける。

a. アとオ　　b. アとウ　　c. イとウ　　d. イとエ　　e. ウとオ

問14 塩化水素の生成熱(kJ/mol)を求めよ。

a. 92.5　　b. 185　　c. 216　　d. 247　　e. 340

問15 1.0 mol/ℓ の酢酸水溶液を 100 倍に希釈すると，酢酸の電離度はどうなるか。ただし，希釈に際して温度変化はないものとする。

a. 電離度は変化しない。

b. 電離度は約 $\frac{1}{10}$ に減少する。

c. 電離度は約 $\frac{1}{100}$ に減少する。

d. 電離度は約 10 倍になる。

e. 電離度は約 100 倍になる。

問16 下方置換で捕集する気体はどれか。

a. O_2　　b. NO　　c. CO　　d. CO_2　　e. NH_3

問17 アンモニアの乾燥に用いるのに最も適しているのはどれか。

a. 濃硫酸　　　　b. 十酸化四リン　　　　c. シリカゲル

d. 塩化カルシウム　　　e. 酸化カルシウム

問18 アンモニアを加えると赤褐色の沈殿を生じるのはどれか。

a. Al^{3+}　　b. Cu^{2+}　　c. Fe^{2+}　　d. Fe^{3+}　　e. Zn^{2+}

問19 炭素，水素，酸素よりなる化合物 4.4 g を完全燃焼したところ，水 3.6 g，二酸化炭素 8.8 g を生じた。この化合物の組成式はどれか。

a. CH_2O　　　　　b. CH_4O　　　　　c. C_2H_4O

d. C_2H_6O　　　　e. C_3H_8O

問20　抗菌剤として用いられないのはどれか。

    a．ストレプトマイシン

    b．サリチル酸メチル

    c．スルファニルアミド

    d．テトラサイクリン

    e．ペニシリン

問21　光学異性体を持たないのはどれか。

    a．グルタミン酸　　　　　b．グリシン　　　　　c．セリン

    d．チロシン　　　　　　　e．リシン

問22　銀鏡反応を示さないのはどれか。

    a．ガラクトース　　　　　b．グルコース　　　　　c．ラクトース

    d．マルトース　　　　　　e．スクロース

問23　アンモニア分子の形はどれか。

    a．直線形　　　　　　　　b．正方形　　　　　　　c．正四面体形

    d．三角錐形　　　　　　　e．正三角形

問24　密閉した1ℓの容器に酸素16gと一酸化窒素15gを入れると二酸化窒素のみが生成して平衡に達した。このとき容器内に一酸化窒素が9gあった。この反応の平衡定数(ℓ/mol)を求めよ。ただし，二酸化窒素以外の生成物は無視できるものとする。

    a．0.6　　　　b．1.1　　　　c．1.5　　　　d．1.8　　　　e．2.2

問25　次のうち共有結合の結晶でないのはどれか。

    a．ケイ素　　　　　　　　b．ダイヤモンド　　　　c．二酸化ケイ素

    d．炭化ケイ素　　　　　　e．ドライアイス

問26　0℃の氷100gを加熱して全てを100℃の水蒸気にするのに必要なエネルギー(kJ)を求めよ。

    a．47　　　　b．89　　　　c．261　　　　d．303　　　　e．681

問27 次の元素の最高酸化物の中で最も塩基性が強いのはどれか。

    a. Na   b. Mg   c. Al   d. P   e. Cl

問28 塩化鉄(Ⅲ)と反応して青色を呈するのはどれか。

    a. エタノール   b. プロパノール   c. アセチルサリチル酸

    d. クレゾール   e. 安息香酸

問29 タンパク質水溶液について正しいのはどれか。

    a. 水酸化ナトリウムを加えて加熱すると窒素を生じる。

    b. 水酸化ナトリウム水溶液を加え，さらに硫酸銅(Ⅱ)水溶液を加えると黄褐色になる。

    c. 濃硝酸を加え加熱すると青紫色になる。

    d. 多量の電解質を加えると沈殿を生じる。

    e. ニンヒドリン水溶液を加えると緑色になる。

問30 $C_x H_y Br_z$ の分子式で示される鎖状化合物には2重結合がいくつか含まれている。この2重結合の数を表わす一般式はどれか。ただし，3重結合は含まれていないものとする。

    a. $2x - y$

    b. $\dfrac{2x}{y + z}$

    c. $\dfrac{2x - y}{z}$

    d. $\dfrac{2x - y + 2}{2}$

    e. $\dfrac{2x - y - z + 2}{2}$

2 次の操作1～3の文章を読み，問1～問5について答えよ。ただし，気体はすべて理想気体とし，気体発生装置A及び容器B，C以外の体積は無視できるものとする。解答は有効数字2桁で求めよ。

操作1：図に示した2つの容器BとCは，活栓Eによって連結されている。Cの容積は3.0ℓであり，酸素0.10 mol が入っている。Bの容積は1.0ℓであり，活栓Dによって気体発生装置Aと連結されている。

いま，気体発生装置Aの中に5.4gのアルミニウムと5.6gの鉄を入れ，そこに希塩酸を加えて完全に反応させた。発生した水素のみを容器Bに完全に集め活栓Dを閉めた。次に活栓Eを開け容器BとCに入っている気体を混ぜ合わせ，長時間放置して均一な混合気体をつくった。このときの容器BとCの容器内の温度は27℃であった。

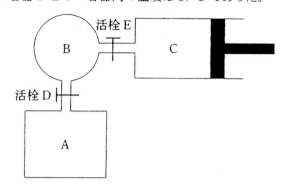

操作2：次に電子火花を発生させて，混合気体を完全に燃焼させ，燃焼後すべての容器を57℃にした。この温度で十分時間が経過すると，水の一部が液体となった。

操作3：次に容器Cのピストンにより，容器BとCの総体積を57℃で50％に減じた。

問1　下線(1)の2つの反応を化学反応式で示せ。
問2　下線(2)の容器Bに集められた水素の物質量は何molか。
問3　下線(3)の混合気体の全圧(Pa)を求めよ。
問4　操作2を終了した状態で気体として存在している水の物質量は何molか。
問5　操作3が終了した状態での容器B内の圧力(Pa)を求めよ。ただし，液体の水の体積と水に溶ける水素の体積は無視できるものとする。

3　以下の文章を読み問1～問3について答えよ。

化合物Aと化合物Bはいずれもフェーリング溶液を還元する作用を持つ。Aは化合物Cをニクロム酸カリウムの硫酸酸性溶液で酸化することにより得られる。また，Aにヨウ素と水酸化ナトリウム水溶液を加えて加温すると黄色の結晶が生成する。Bの水素原子2個を塩素原子に置換すると有毒な化合物Dとな

る。また，Bとベンゼン環を持つ化合物Eとを縮合重合させると熱硬化性樹脂が生成する。Eの水素原子1個をアミノ基で置換した化合物Fに無水酢酸を作用させると解熱作用を持つ化合物が生成する。
(2)

問 1　化合物A〜Fの名称を記せ。

問 2　下線(1)の反応を化学反応式で示せ。

問 3　下線(2)の化合物の構造式を記せ。

生 物

問題　21年度

1　細胞運動に関する以下の文を読み，問1～6に答えよ。

（文1）

　細胞の中には細胞骨格と呼ばれる細い繊維状の構造物があり，細胞の形の維持や様々な細胞の運動に関与している。細胞骨格には微小管やアクチンフィラメントなどが含まれる。微小管はチューブリンという球状タンパク質の2量体が重合してできた極性，プラス（＋）端とマイナス（－）端のある細い管である。

　ある条件下で単離した1本の微小管をビデオカメラで観察し，その＋端と－端の位置を経時的に記録した（図1）。長さの変化はチューブリンの重合と脱重合によるものである。

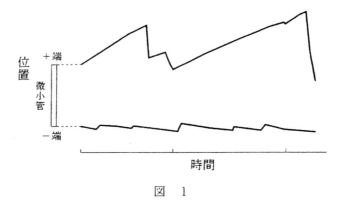

図　1

問1　この結果から導かれるのはどれか。
　　a．－端では重合・脱重合のサイクルは一定である。
　　b．－端では脱重合は重合に比べて持続時間が長い。
　　c．－端のほうが＋端よりも重合の速度が速い。
　　d．＋端では脱重合は重合に比べて持続時間が長い。
　　e．＋端では脱重合は重合に比べて速度が速い。
　　f．＋端と－端の重合・脱重合は互いに同調している。

（文2）

　ある種の魚は背景の明るさによって体色を変化させる。この反応は色素胞という巨大細胞の中で，黒色の色素顆粒が微小管に沿って移動し，集合または分散す

ることによって生じる。色素胞では微小管の－端は核の近くにある中心体へ向かい，＋端は細胞の周辺部へ向かっている。色素顆粒にはモータータンパク質が結合し，このタンパク質が微小管の上を移動することによって色素顆粒を運ぶ。この仕組みを調べるためにある条件下でモータータンパク質の1つであるキネシンをシリコンビーズに結合させ，単離した微小管にのせて移動の様子を記録した（図2）。多くのキネシン結合シリコンビーズで調べたが全て同様の結果であった。図2ではブラウン運動による細かな振れは省略した。

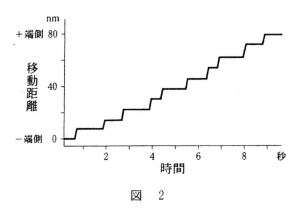

図　2

問2　この結果から導かれるのはどれか。
　　a．キネシンは微小管の＋端側から－端側へだけ移動する。
　　b．キネシンは＋端側と－端側の両方へ移動できる。
　　c．キネシンは体色を濃くするのに働く。
　　d．キネシンは色素顆粒の集合に働く。
　　e．移動速度はおよそ 90 nm/秒である。
　　f．すべるような滑らかな運動である。

問3　文2のキネシンと同様に微小管に関わるモータータンパク質はどれか。
　　a．アクチン　　　　b．ケラチン　　　　c．ダイニン
　　d．フィブリン　　　e．フィラミン　　　f．ミオシン

（文3）
　微小管が細胞周期にどのように関わっているかを調べるために以下の実験を行った。
　ある培養細胞を微小管の重合阻害剤である試薬Aで長時間処理を行った。この処理濃度では細胞が死ぬなどの副作用は生じなかった。処理終了時に1,000個の細胞のDNA量を計測して結果を得た。また試薬Aを加えなかった対照群でも同様の計測を行った。結果を図3に示す。

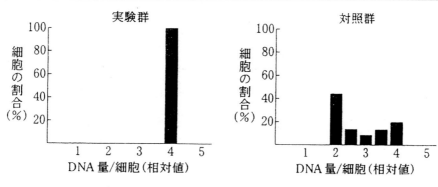

試薬Aによる実験群(左図)と対照群(右図)

図　3

問4　対照群の細胞の細胞周期を30時間とすると，DNA合成以外にかかる時間はおよそどれか。
　　　a．24時間　　　　b．20時間　　　　c．17時間
　　　d．15時間　　　　e．13時間　　　　f．10時間
　　　g．このグラフからは算出できない

問5　この実験結果から実験群の細胞は試薬A処理終了時に細胞周期のどの時期にあると考えられるか。
　　　a．G1期とS期　　　b．G1期とG2期　　　c．G2期と分裂期
　　　d．S期とG2期　　　e．分裂期終期とG1期

問6　この実験結果の原因として考えられるのはどれか。
　　　a．試薬Aは投与した時点で細胞周期の全ての過程を停止させる。
　　　b．微小管は中心体や紡錘糸の主な構成成分である。
　　　c．DNAは微小管に巻きついて折りたたまれる。
　　　d．細胞質分裂は微小管によって行われる。
　　　e．試薬AはDNA合成を著しく阻害する。

2　遺伝に関する以下の文を読み，問7～11に答えよ。

　　ヒトの染色体は1から22番までの常染色体(22対44本)とX染色体，Y染色体という性染色体(1対2本)の合計46本で構成される。各々の対をなす染色体

は父親と母親に由来しており，受精後の性染色体の組合せがXYであれば男性となり，XXであれば女性となる。各常染色体には数百から千数百の遺伝子が存在しており，父親と母親に由来する染色体の遺伝子から対応するタンパク質を発現している。1つの遺伝子によって支配される遺伝形質をメンデル形質といい，その遺伝子が優性なのか劣性なのか，常染色体上にあるのか性染色体上にあるのかの違いによって，家系における形質の出現パターンが変わる。いま，10,000人あたり1人の頻度で発現するメンデル形質を持つある男性（図中のハ）の家系を調べたところ，図4のような結果が得られた。

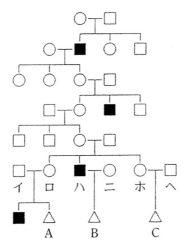

■：形質を持つ男性， □：男性， ○：女性， △：これから生まれる子

図　4

問7　この遺伝形質の遺伝様式として適切なのはどれか。
　　a．常染色体優性遺伝　　　　b．常染色体劣性遺伝
　　c．性染色体優性遺伝　　　　d．性染色体劣性遺伝
　　e．細胞質遺伝

問8　この遺伝形質と同様の遺伝様式を示す遺伝病はどれか。
　　a．鎌状赤血球貧血症　　　　b．ダウン症候群
　　c．血友病　　　　　　　　　d．フェニルケトン尿症
　　e．糖尿病

問9　ハとニが血縁関係ではない場合，子Bにこの形質が現れる確率として正しいのはどれか。

a．0ではないが極めて小さい　　　b．約 $\frac{1}{8}$

　　c．約 $\frac{1}{4}$　　　　　　　　　　d．約 $\frac{1}{2}$

　　e．約 $\frac{3}{4}$　　　　　　　　　　f．1に近い

問10　イとロが血縁関係ではなく，子Aが男性の場合，この形質が現れる確率
　　　として正しいのはどれか。

　　a．0ではないが極めて小さい　　　b．約 $\frac{1}{8}$

　　c．約 $\frac{1}{4}$　　　　　　　　　　d．約 $\frac{1}{2}$

　　e．約 $\frac{3}{4}$　　　　　　　　　　f．1に近い

問11　ホとへが血縁関係ではない場合，子Cにこの形質が現れる確率として
　　　正しいのはどれか。

　　a．0ではないが極めて小さい　　　b．約 $\frac{1}{8}$

　　c．約 $\frac{1}{4}$　　　　　　　　　　d．約 $\frac{1}{2}$

　　e．約 $\frac{3}{4}$　　　　　　　　　　f．1に近い

3　　対立遺伝子に関する以下の文を読み，問12〜14に答えよ。

　　ある種の生物における対立遺伝子 $A \cdot a$, $B \cdot b$, $C \cdot c$ に関して，優性ホモの
個体と劣性ホモの個体とを交雑して F_1 をつくり，この F_1 と劣性ホモの個体と
を交雑して，多数の次代を得た。次の表は，これらの次代の個体について，2対
の対立遺伝子ごとに，表現型とその分離比を調べた結果を示したものである。表
中の〔　〕内の記号は各対立遺伝子に対応する表現型で，A, B, C は優性形
質，a, b, c は劣性形質を表す。

$A \cdot a$, $B \cdot b$	〔AB〕：〔Ab〕：〔aB〕：〔ab〕＝7：1：1：7
$A \cdot a$, $C \cdot c$	〔AC〕：〔Ac〕：〔aC〕：〔ac〕＝1：1：1：1
$B \cdot b$, $C \cdot c$	〔BC〕：〔Bc〕：〔bC〕：〔bc〕＝1：1：1：1

問12　F_1 個体の体細胞で見られる3対の対立遺伝子の染色体上の配置として正
　　　しいのはどれか。

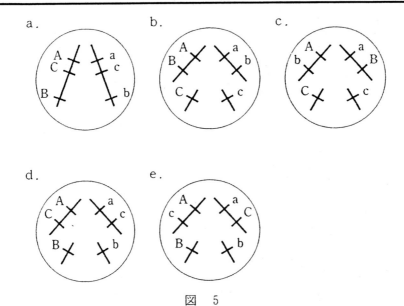

図　5

問13　F_1個体の配偶子形成における3対の対立遺伝子の組合せの種類数として正しいのはどれか。

a．1
b．2
c．3
d．4
e．6
f．8

問14　この3対の対立遺伝子の中で連鎖している遺伝子間の組換え価(%)として正しいのはどれか。

a．2
b．3.125
c．6.25
d．12.5
e．25
f．50

4 以下の文を読み，問 15〜20 に答えよ。

　　血液中のグルコースは血糖と呼ばれ，　ア　　になるように調節されている。食事摂取後，腸管から吸収されたグルコースは全身の器官に取り込まれ利用されるが，必要以上のグルコースはすい臓から分泌されるインスリンの働きにより肝臓や骨格筋で　イ　　として貯蔵され，脂肪組織で　ウ　　として貯蔵される。一方，血糖値が低下してくると，すい臓から分泌されるグルカゴンの働きにより，肝臓で蓄えられた　イ　　が分解されグルコースに変換されて血中へ放出される。神経細胞は活動エネルギー源として主にグルコースを利用しているので，この仕組みがうまく働かず低血糖が生じると痙攣（けいれん）が起きたりする。

　　このグルコースの細胞内外への移動には，細胞膜を貫通している GLUT と呼ばれる輸送体タンパク質が働いている。3 種類の GLUT タンパク質が存在し，GLUT タンパク質ごとに輸送速度や細胞内局在の性質が決まっている。また，細胞ごとに発現している GLUT タンパク質の種類が決まっている。インスリンの働きと GLUT タンパク質の関係を調べるために以下の実験を行った。

実験 1：3 種類の GLUT-A，-B，-C を別々に球状の人工リン脂質膜（リポソーム）に組み込んだ。イメージを図 6 に示す。それぞれの GLUT を組み込んだリポソームと，組み込んでいないリポソームを様々な濃度のグルコース溶液に入れ，リポソーム内へのグルコース取り込み速度を測定し，図 7 の結果を得た。ただし，GLUT タンパク質はリポソームに等量存在し，グルコース添加前のリポソーム内グルコース濃度は 0 とする。さらに，この条件下で濃度が 1×10^{-8} mol/L になるようにインスリンを加えて，30 分後のリポソーム内へのグルコース取り込み速度を測定したが，インスリン非存在下の場合と比較してまったく変化は認められなかった。

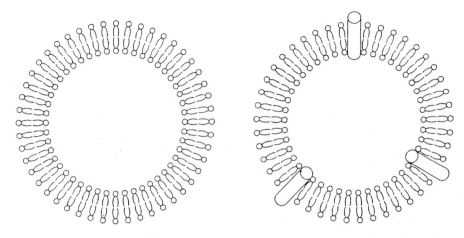

球状の人工リン脂質膜(リポソーム)(左)とGLUTタンパク質を組み込んだリポソーム(右)のイメージ

図 6

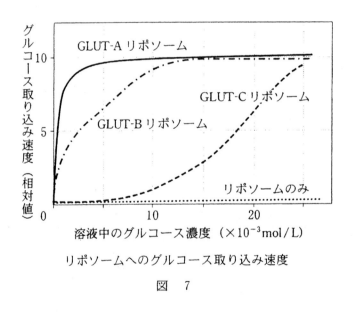

リポソームへのグルコース取り込み速度

図 7

実験2：赤血球，脂肪細胞および肝細胞を 1×10^{-2} mol/L のグルコース濃度の溶液に入れ，濃度が 1×10^{-8} mol/L になるようにインスリンを添加して30分後と，そののちインスリンを除去して30分後に，GLUTタンパク質の細胞内局在を蛍光抗体法(組織切片に蛍光色素で標識した抗体を反応させ抗原の分布を蛍光顕微鏡で観察する方法)で観察し，図8の結果を得た。図中の は蛍光発色が見られた部位を示す。

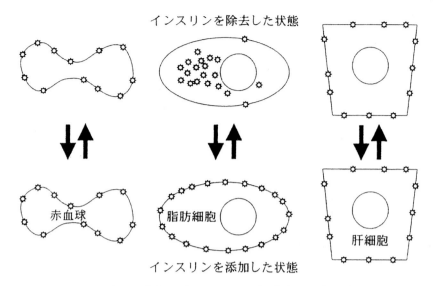

図 8 インスリンの有無による GLUT の細胞内の局在の変化

実験3：赤血球，脂肪細胞および肝細胞を様々な濃度のグルコース溶液に入れ，細胞内へのグルコースの取り込み速度を測定した。結果を図9に示す。ただし，この実験ではグルコース添加前の細胞内グルコース濃度は0とする。

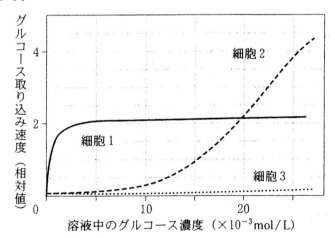

図 9 インスリン非存在下での細胞へのグルコース取り込み速度

実験4：さらに実験3の条件下で，濃度が 1×10^{-8} mol/L になるようにインスリンを加えて，30分後の細胞内へのグルコース取り込み速度を測定した。結果を図10に示す。

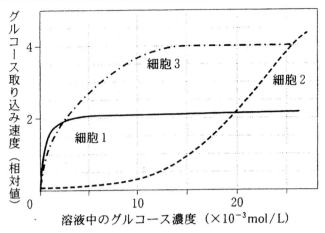

インスリン存在下での細胞へのグルコース取り込み速度

図 10

問15 文中の ア に適当な数値はどれか。

a．1 mg/mL　　　　b．5 mg/mL　　　　c．50 mg/dL
d．100 mg/dL　　　e．100 mg/L　　　　f．500 mg/L

問16 文中の イ ， ウ に適当な語句はどれか。

a．アミノ酸　　　　b．グリコーゲン　　c．コレステロール
d．タンパク質　　　e．ビリルビン　　　f．中性脂肪
g．リン脂質

問17 実験3および4で，脂肪細胞はどれか。また，脂肪細胞に発現している GLUT はどのタイプと考えられるか。合わせて2つ選べ。

a．細　胞1　　　　b．細　胞2　　　　c．細　胞3
d．GLUT-A　　　　e．GLUT-B　　　　f．GLUT-C

問18 赤血球は，神経細胞と同様にグルコースのみをエネルギー源として働いている。実験3および4で，赤血球はどれか。また，赤血球に発現している GLUT はどのタイプと考えられるか。合わせて2つ選べ。

a．細　胞1　　　　b．細　胞2　　　　c．細　胞3
d．GLUT-A　　　　e．GLUT-B　　　　f．GLUT-C

問19 24時間絶食した健常成人の血糖値を調べたところ ア と同じで

あった。この健常成人にグルコース溶液を経口投与したところ，30分後には　ア　の2倍の値を示した。このときの肝細胞へのグルコース取り込み速度を，実験3および実験4に基づくと仮定して図から相対値で求めると，もっとも近い値はどれか。ただし，原子量は，H = 1，C = 12，O = 16とする。

a．0.1　　　　b．0.2　　　　c．0.4　　　　d．0.8

e．1　　　　f．2　　　　g．4　　　　h．8

問20　すい臓のインスリン分泌細胞では，血糖値が高くなるとインスリン分泌が増加する。つまり，この細胞では血糖値の上昇を察知するセンサーが必要である。インスリン分泌細胞に発現しているGLUTのタイプはどれか。また，その理由はどれか。合わせて3つ選べ。

a．GLUT-A

b．GLUT-B

c．GLUT-C

d．血糖値が低くても十分にグルコースを取り込める。

e．血糖値が低下すると取り込み速度が低下する。

f．血糖値が上昇したときにのみグルコース取り込み量が増加する。

g．インスリンに反応して細胞内局在が変化する。

h．インスリンに反応して取り込み速度が上昇する。

i．グルコース取り込み量はインスリンの有無に影響されない。

5　神経系の構造と機能に関する以下の文を読み，問21～26に答えよ。

　　脊椎動物の中枢神経系は，脳と脊髄からなる。この構成細胞である神経細胞（ニューロン）は，細胞体から伸びる複数の突起を持っている。通常一本で長く，他の神経細胞へ情報を伝える突起を　ア　という。

　　神経細胞を情報が伝わるしくみは，神経細胞を電気刺激することで調べられる。1つのニューロンを刺激するとき，神経細胞に加える刺激をだんだん強くしていくと，刺激がある大きさ（閾値）になったとき，活動電位とよばれる膜電位の変化がおきる。

　　実際の神経組織のなかでは，神経細胞で生じた活動電位は　ア　を通って

末端まで　イ　される。そして　ア　末端にある次の神経細胞との接合部であるシナプスを介して，次の神経細胞に興奮が伝わる。シナプス部位にはわずかなすき間があり，活動電位が伝わってくると，シナプス小胞内にある　ウ　が，このすき間に放出され，次の細胞にある受容体に結合して情報が伝えられる。中枢神経系の複雑な働きも，このような神経細胞のネットワークから生み出される。
(2)

　脳は，延髄，中脳，間脳，小脳および大脳で構成されている。大脳のいくつか
(3)
の領域では，感覚や運動など，特定の機能が局在している。たとえば，大脳の運
(4)
動に関する中枢を運動野という。運動野の神経細胞からの情報はその　ア
(5)
を通って，脊髄の運動ニューロンに伝わり，脊髄の運動ニューロンの　ア
は脊髄腹根を通って筋肉にいたり，そこのシナプスを介して筋繊維を収縮させる。

問21　　ア　，　イ　，　ウ　に入る語の組合せとして適当なものはどれか。

	ア	イ	ウ
a.	軸索	伝達	ナトリウムイオン
b.	軸索	伝導	ナトリウムイオン
c.	軸索	伝達	神経伝達物質
d.	軸索	伝導	神経伝達物質
e.	樹状突起	伝達	ナトリウムイオン
f.	樹状突起	伝導	ナトリウムイオン
g.	樹状突起	伝達	神経伝達物質
h.	樹状突起	伝導	神経伝達物質

問22　下線部(1)中枢神経系について正しいのはどれか。

　　a. 中枢神経系は中胚葉に由来する神経管から発生する。

　　b. 中枢神経系の原始的な形の集中神経系は，節足動物以降でみられる。

　　c. 脳と脊髄では，神経細胞の細胞体が多く集まった部分を灰白質という。

　　d. 脳と脊髄では，中心部に細胞体が集まり，表面近くを神経繊維がとりまいている。

　　e. 脳は骨に囲まれているが，脊髄は囲まれていない。

問23 下線部(2)のような中枢神経系内のネットワークは，脳のある部位を電気刺激したとき，様々な部位で記録される電位変化によって調べられる。図11のような神経細胞のネットワークにおいて，Sで刺激してR1，R2で記録した。図12のA～Dに示したような電位変化のうち，R1，R2で得られる結果として適切な組合せはどれか。

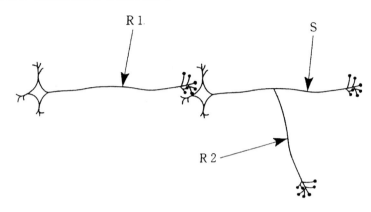

神経細胞のネットワーク

図 11

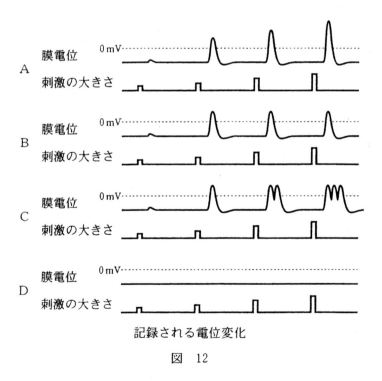

記録される電位変化

図 12

```
    R1    R2
a.  A     A
```

b.	A	B
c.	A	D
d.	B	B
e.	B	C
f.	C	A
g.	C	C
h.	C	D
i.	D	B
j.	D	C

問24 下線部(3)の構造物に関する記述のうち，正しいのはどれか。2つ選べ。
 a．延髄・中脳・小脳を総称して脳幹という。
 b．延髄には眼球運動の中枢があり，ハトやカエルでよく発達している。
 c．小脳は運動調節に関与している。
 d．間脳にはホルモンを分泌する神経細胞がある。
 e．ほ乳類の大脳の新皮質は，本能行動と関係が深い。

問25 下線部(4)の運動野は，図13の大脳外側面の模式図ではどこにあるか。

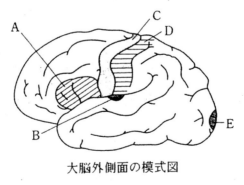

大脳外側面の模式図

図 13

 a．A　　b．B　　c．C　　d．D　　e．E

問26 随意運動は下線部(5)のような経路を通って行われる。右足を自分の意志で動かすことができないという障害をもったヒトで，右足の膝蓋（しつがい）部をハンマーでたたくと，右膝が一瞬伸びてまたもとの位置に戻った。このヒトの場合，どこが障害されている可能性があるか。もっとも可能性のある部

位を2つ選べ。脊髄は手と関連する部分を頸髄，足と関連する部分を腰髄という。

a．右の大脳　　　b．左の大脳　　　c．右側の頸髄
d．左側の頸髄　　e．右側の腰髄　　f．左側の腰髄
g．右の腰髄腹根　h．左の腰髄腹根　i．右の腰髄背根
j．左の腰髄背根

6 以下の文を読み，問27～28に答えよ。

　カエルの脚の筋肉（骨格筋）より1本の筋繊維を取り出し，いろいろな長さに固定して刺激を与え，サルコメアの長さと発生する張力の関係を調べた。図14は，最大張力を100％としてサルコメアの長さと張力の関係を示し，図15にはフィラメントの実際の長さを無視した一般的なサルコメアの模式図を示す。

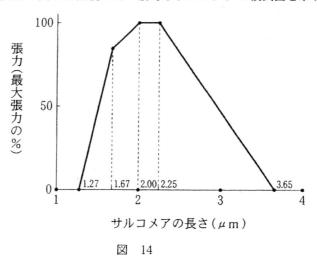

図　14

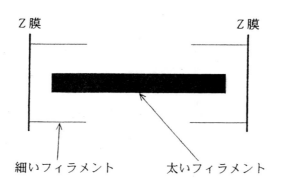

図　15

問27　細いフィラメントの長さを1μmとすると，太いフィラメントの長さとして最も適切なものはどれか(Z膜の長さ(厚さ)は無視すること)。

a．0.27μm　　　　　b．1.00μm　　　　　c．1.65μm

d．2.25μm　　　　　e．3.65μm

問28　図15の太いフィラメントを構成する主なタンパク質はどれか。

a．ミオシン　　　　　b．アクチン　　　　　c．タイチン

d．コネクチン　　　　e．アクチニン

7　以下の文を読み，問29〜31に答えよ。

　100個のアミノ酸から成るタンパク質Xは，ヒトといくつかの動物種に共通に存在し，同じ機能を持つことが知られている。

　ヒトと動物a，bは共通の先祖から分岐したもので，ヒトと動物aの分岐時期は1億6千万年前であることが知られている。タンパク質Xの100個のアミノ酸座位の内で，動物aとヒトは68箇所で一致し，動物bとヒトは92箇所で一致している。

　タンパク質Xに関しては，ヒトとの分岐時期が知られているすべての動物種において，進化の過程で，ある1つのアミノ酸座位にアミノ酸の置換が起こる1年当たりの率は一定であることが知られている。

問29　タンパク質Xに関して，1つのアミノ酸座位にアミノ酸の置換が起こる1年当たりの率を求めよ。ただし，ヒトと動物aの分岐後に，同じ座位でアミノ酸の置換は起こらず，また同一座位で2回以上の置換は起こらなかったものとする。

a．2×10^{-10}　　　　b．5×10^{-10}　　　　c．10×10^{-10}

d．15×10^{-10}　　　e．20×10^{-10}

問30　動物bとヒトの分岐時期を求めよ。ただし，ヒトと動物bの分岐後に，同じ座位でアミノ酸の置換は起こらず，また同一座位で2回以上の置換は起こらなかったものとする。

a．1千万年前　　　　b．2千万年前　　　　c．4千万年前

d．8千万年前　　　　e．1億2千万年前

問 31　動物 a とヒトの分岐時期は次の地質時代のどれに相当するか。

　　　a．新世代

　　　b．中世代

　　　c．古生代　ペルム紀～デボン紀

　　　d．古生代　シルル紀～オルドビス紀

　　　e．古生代　カンブリア紀

8　光合成反応のある過程に関する以下の文を読み，問 32～35 に答えよ。

　　光合成には 2 つの光化学反応がある。光化学系 II は色素複合体に光エネルギー
が吸収されることにより，クロロフィルが活性化され，そこから電子が飛び出し
電子伝達系に入ることに始まる。また，この反応が起こると同時に水が電子と水
素イオンと酸素に分解される。はじめに電子を放出した特別なクロロフィルはこ
の分解によって生じた電子と結合することにより元の状態に戻る。一方，光化学
系 I において，先に放出された電子は水素イオンと共に補酵素と結合し還元型補
酵素になる。ここではチラコイド膜上に存在する ATP 合成酵素により光エネル
ギーを化学エネルギーに変換している。

問32　下線部(1)において，クロロフィル a が最もよく吸収する光の色はどれ
　　か。2 つ選べ。

　　　a．青　紫　　　　b．緑　　　　　　c．黄　緑　　　　d．黄

　　　e．橙　黄　　　　f．橙　　　　　　g．赤

問33　下線部(2)の反応が起きているのはどこか。

　　　a．ストロマ　　　　　　b．チラコイド内　　　　c．チラコイド膜上

　　　d．葉緑体内膜上　　　　e．葉緑体外膜上

問34　下線部(3)とは何か。

　　　a．FAD　　　b．NAD　　　c．NADP　　　d．ADP　　　e．AMP

問35　下線部(4)の ATP 合成酵素に直接働いて ATP を合成するものとして正しい
　　のはどれか。

a．光化学系Ⅱの反応と同時に起こる水の分解によって生じる酸素
b．光化学系Ⅱにおいてクロロフィルが活性化され特別なクロロフィルになる際の電子
c．能動輸送によってストロマから運ばれた水素イオン
d．光化学系Ⅰにおいて放出された電子と水素イオンが補酵素と反応してできた還元型補酵素
e．カルビン・ベンソン回路において産生された有機物

9 生態系における個体や個体群の変動や変異について，問36～38に答えよ。

問36　図16は日本国内の湖沼における藻類の個体数と栄養塩類の量の季節的変化に関するグラフである。両者の変化を的確に表しているのはどれか。

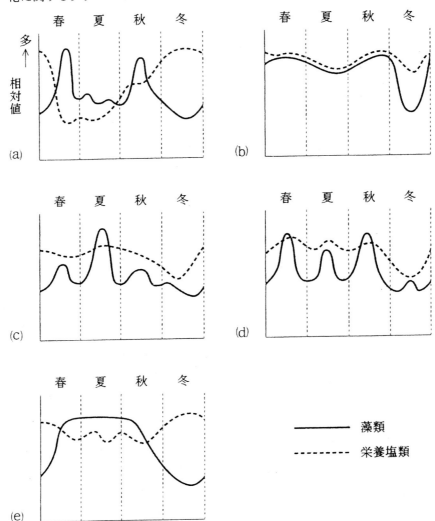

図　16

問37 出生した個体の生存率は生物種によって異なる。出生時を1,000とした場合の生存曲線を図17に示す。一般的にAにあてはまる生物種は、Bにあてはまる生物種に比べて（　　　　　）。

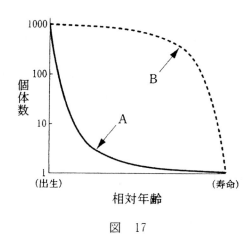

図　17

（　）内にあてはまる記述はどれか。2つ選べ。

a．体が大きい
b．生殖を早く開始する
c．大きい卵(子)を産む
d．一度に産む卵(子)の数が多い
e．産んだ卵(子)を保護する

問38　個体群密度の影響による相変異を表している文章のうち正しいのはどれか。

a．サケ科の近縁種であるイワナとヤマメの関係にみられ、両者が生息している場所では水温によって生活相が変化している。
b．アユはそれぞれの個体ごとのえさ場を占有しているが、個体密度が増えるとその個体ごとの占有がなくなる。
c．ウミネコにおいて、外敵やえさの量などの環境条件の変化による集団の大きさや密度の変化を示す。
d．大発生時のワタリバッタは、草地に分布し生活している個体に比べ後ろ足や腹部が短くなり体に脂肪を多く蓄えている。
e．アリの社会において生殖する個体は限られており、他の個体はその世話をしたり、環境を整えたりして働き、それぞれの大きさ、形態、役割が異なっている。

英　語

解答　21 年度

Ⅰ　出題者が求めたポイント

[全訳]

　緑内障は眼病のカテゴリーに入り、眼の中の圧力によって眼神経が損なわれるものである。世界でこれに罹っている約700万人の中で、失明の理由としては2番目である。緑内障のリスク要因には年齢、糖尿病、高血圧、近視あるいは遠視、そして眼のけがの経験などがある。緑内障になると後戻りできないので、視力を失わないためには初期の診断と治療が不可欠となる。

　眼の内部の液体は、バスケットボールの中の空気のように、眼の形を維持する役割をしている。また、酸素と栄養を供給する。眼の前面部分の液体である房水は、眼の水晶体の周りを囲む小さな腺である毛様体によって作りだされる。この液体は瞳孔を通って前室へと入り、水晶体と角膜に酸素と栄養を供給する。房水はそれから小柱網を通って出るが、これは眼の前面カバーである角膜が眼の色つき部分である虹彩とつながっているところに、斜めにある一連の溝である。

　緑内障は、眼の中の液体圧の上昇が原因で起こる。小柱網が詰まると、房水は作りだされるのに合わせて排水されずに、眼の中で圧力が上昇する。毛様体が、小柱網が通常取り扱える量以上の液を作り出すことによっても、眼の中の圧力は増加する。この眼球内の圧力が眼神経を圧迫し、その神経繊維を傷つけて視力損失の原因となる。

　慢性の単純な緑内障はもっとも多く見られる種類であるが、眼球内の圧力上昇が非常にゆっくりなので、最初は何の症状もなく具合の悪さもない。緑内障の検査を受けないとすれば、病気の最初の兆候は周辺視力の低下である。たいていの人はこの視野の周辺部の欠損に気づかない。緑内障の症状は非常に徐々に起こってくるので、病気と気づく前になんらかの視力損失になる人もしばしばいる。しかし、緑内障は、視力損失が起こる前に眼圧計によって診断することができる。眼圧計の中の機械が眼球の中に空気をひと吹き送りこんで、あるいは眼球を押して眼球内の圧力を測る。視力低下が起こっているかどうかを見るために周辺視力を測る別の検査もある。緑内障は、病気が発見されれば、圧力を下げる薬か、房水の排出率を上げる手術によって、治療することができる。

[設問と選択肢の訳]

9. 本文によると、房水の役割はなにか。
   (a) 前室の圧力を減らす。
   (b) 水晶体と角膜に酸素を運ぶ。
   (c) 小柱網を排水する。
   (d) 上記のすべて。

10. 本文によると、眼球内の圧力は何が原因か。
   (a) 小柱網の詰まり
   (b) 毛様体による液の過剰生産
   (c) 房水が出て行くことができないこと。
   (d) 上記のすべて。

11. 本文によると、緑内障の最も一般的なタイプは、
   (a) 最初は何の兆候も見せない。
   (b) すぐに手術を必要とする。
   (c) 主に高齢者が罹る。
   (d) 症状は全然ない。

12. 眼圧検査の目的は、
   (a) 周辺視力を測ること。
   (b) 虹彩と角膜の結合部分の角度を調べること。
   (c) 眼球内の圧力増加を調べること。
   (d) 視力損失を探ること。

13. 第4パラグラフの話題を最もよく述べているのはどれか。
   (a) 緑内障の検査と治療
   (b) 周辺視野の損失
   (c) 眼圧検査
   (d) 緑内障の手術

[解答]

1. (d)　2. (a)　3. (d)　4. (b)　5. (b)
6. (a)　7. (c)　8. (c)　9. (b)　10. (d)
11. (a)　12. (c)　13. (a)

Ⅱ　出題者が求めたポイント

[全訳]

　手術と放射線治療と並んで、化学療法も、癌治療で腫瘍の専門医が使う治療法のひとつである。これにはがん細胞を攻撃しながら患者の体中を動く薬の使用も含まれている。主としてまだ特定の場所以上に広がっていない癌に効果的である手術や放射線療法と違って、化学療法は体のほかの部分に転移した癌に効果的である。化学療法はそれだけで、あるいは手術や放射線療法と並行して使うことができる。これが手術や放射線療法の前に使われると、癌の場所を小さくし、よって癌を取り除きやすく治療しやすくする。手術の後に使われると、残っているどんな癌細胞も殺すことができる。治療できない癌の場合、化学療法は病気の進行を遅らせるために使われ、患者の寿命を延ばすことができる。

　化学療法は成長期にある癌細胞を攻撃する働きをする。細胞は、死んだ細胞に取って代わるために倍に自己増殖する。健康な細胞は成長する余地がなくなると、分裂をやめることができるメカニズムを持っている。しかし癌細胞はこのメカニズムを欠き、分裂を続け、腫瘍あるいは血液癌となる。複製をくり返している細胞を特に狙うことによって、化学療法薬は、普通の細胞の大半を傷つけずに癌細胞を破壊することができる。

　化学療法薬は、細胞の成長のある特別な段階で細胞を攻撃するか、どの段階でも攻撃するかによって、ふたつの広いカテゴリーに分けられるだろう。細胞は細胞サイクルとして知られている連続4段階で分裂する。

G1、S、G2、そして M の相から成るサイクルである。特定細胞サイクル薬は、たとえば DNA 複製が一番活発な S 相など、細胞の成長サイクルのある相にだけ効く。細胞サイクルのさまざまな相に影響する薬が、できるだけ多くの癌細胞を殺すために組み合わされることが多い。非特定細胞サイクル薬は細胞サイクルのどの相でも効く。このような薬は休止相にある癌細胞でも殺すだろう。この相の時には特定細胞サイクル薬は効き目がない。

　　化学療法の治療にはしばしばいくつかの副作用が伴う。これは化学療法薬が健康な細胞と癌細胞とを区別できないことからくる結果である。化学療法は急速に分裂している細胞を攻撃することによって働くので、この特性を分かちもつ健康な細胞も同じように狙われる。このような細胞には、口の内側に見られる細胞や消化器系や毛穴、骨の骨髄などが含まれる。もっともよくある副作用は、吐き気、嘔吐、脱毛、脱力感である。骨髄へのダメージは、もっと深刻な貧血、伝染病に罹りやすくなること、大出血のような副作用を引き起こすことがある。化学療法の副作用のほとんどは、治療がいったん終わると消える。
治療が続いている間は、医者による投薬と注意深い監視によってコントロールできる。

[設問と選択肢の訳]
22.この英文の最もふさわしいタイトルは、
　　(a)化学療法の副作用
　　(b)一般的な癌治療
　　(c)化学療法の概観
　　(d)化学療法はどのように癌を殺すか
23.第一パラグラフの論旨を最もよく言い表しているのは、
　　(a)化学療法以外の癌治療のタイプ
　　(b)化学療法の定義
　　(c)腫瘍学者になる方法
　　(d)癌はどのように転移するか
24.本文によると、化学療法は、
　　(a)癌の他の治療法よりも効果が低い。
　　(b)それだけで使うべきだ。
　　(c)主に、広がっていない癌に効果的である。
　　(d)他の癌治療法と共に使える。
25.本文によると、癌細胞は、
　　(a)分裂のメカニズムを欠いている。
　　(b)死んだ細胞と替わったときに分裂をやめる。
　　(c)主に血液の癌になる。
　　(d)分裂をやめない。
26.本文によると、健康な細胞は、
　　(a)化学療法の影響を決して受けない。
　　(b)癌細胞を標的にする。
　　(c)腫瘍になる。
　　(d)場所があるときにだけ分裂する。
27.第3パラグラフを最もよく要約しているのはどれか。
　　(a)化学療法薬は特定細胞サイクルか非特定細胞サイクルかに分類できる。

　　(b)細胞分裂は細胞サイクルと呼ばれる。
　　(c)化学療法薬は細胞の DNA に影響する。
　　(d)S 相の細胞に効く薬もある。
29.化学療法の副作用は何によって起こされるのか。
　　(a)化学療法薬の中の毒
　　(b)分裂しているどんな細胞も攻撃する化学療法薬
　　(c)分裂していない健康細胞
　　(d)毛穴を標的とする化学療法薬
30.次に内にひとつだけ言及されていないのはどれか。
　　(a)患者に及ぼす化学療法の副作用
　　(b)化学療法はどのように作用するのか
　　(c)薬はどのようにして患者の身体に入れられるか
　　(d)細胞複製の段階
[解答]
14.(b)　15.(a)　16.(d)　17.(c)　18.(b)
19.(d)　20.(a)　21.(d)　22.(c)　23.(b)
24.(d)　25.(d)　26.(d)　27.(d)　28.(a)
29.(b)　30.(c)

Ⅲ　出題者が求めたポイント
[和訳]
31.
a)目に届く光の総量は、任意の表面が反射する光の割合に左右されるというより、どんな場合でも照度のレベルにはるかに多く左右される。
b)実際、明るい光の中の黒い表面は、影の中の白い表面よりも多くの光を容易に目に送る。
c)この理由で、視界の中にある物体の灰色の影を見分けられるロボットは、今のところない。
d)同じ照度の場合、白い表面は、隣りにある黒い表面の約30倍の光を反射するが、同じ白い表面が、明るい太陽光の中では月光の場合の数百倍の光を反射することができる。
e)ロボットは、ある任意の物体が反射する光の量しか測ることができないが、最近明らかになっているように、あらゆる量の光があらゆる表面から反射してもおかしくはないのである。
32.
a)すべての霊長類と同じく人間も、高度に視覚的な生き物である。
b)私たちの脳の後部のほとんどが、視覚の処理にあてられていて、皮質の半分は視覚に関係している。
c)この至上性(あるいは優位性)があるので、たとえば腹話術がよく納得できる。
d)私たちは人形がしゃべっているのを見て、そこから声が出ているのを聞いているようにだまされる。科学者が「visual capture」と呼ぶケースである。
e)加えて、視覚の入力が他の感覚からの手がかりと混線した場合には、視覚が支配する場合が多い。
33.
a)彼らは文脈の中で意味をなすものを思い出すが、実際には細部は脳によって作り上げられている。
b)だんだん増えてくる研究結果を見ると、この偏見は

不当かも知れない。
c) たとえば、大人が「夢」「パジャマ」「ベッド」という言葉を見ると、しばしば「眠る」という言葉を見たかのように間違って記憶する。
d) 子どもは、最近の研究が示すところでは、この種の間違いを大人ほどはしない。
e) 法廷では多くの人たちが、大人の目撃者は子どもの目撃者よりも信用できると思っている。
f) 大人はより多くの正確な情報を記憶しているが、彼らは出来事の意味に焦点を当てる傾向にあり、これが「偽記憶」という誤りへとつながっていってしまう。

34.
a) もちろん脳は私たちに話しかけること自体はしないだろう。よって、それは20の質問ゲームをするようなものだ。
b) 明確な答えを得るためには、私たちは少なくとも2つの対立する仮説から始めなければならない。
c) 視覚の科学者は、脳物理学と呼ばれる方法を使って、脳に秘密を暴露させる。
d) 私たちは脳にイエスノークエスチョンだけを尋ねる。このように働くのか、あのように働くのか、という具合に。
e) それから私たちは対立する説明のように見えるはずの、臨界の「ターゲット」表面を含むテスト画像を慎重に作らなければならない。

35.
a) ある研究は、たとえば難しい暗算などのストレスの多い作業の時にお気に入りのペットがいると、急激な血圧上昇が避けられる傾向にあることを示している。
b) 1857年にイギリスの小説家ジョージ・エリオットは、「動物は好ましいい友達だ。質問しないし、批判もしない。」と書いた。
c) しかし、動物が私たちの心理的肉体的健康に良いのは、ペットしてなのか、「セラピスト」としてなのか。
d) 彼らはまた、短期的には私たちを心地よくさせることができるが、彼らが心理的病の核心の症状に、長期的な変化を与えられるのかどうかは、まだわかっていない。
e) 学者が、動物は病を治す力を持っているという可能性に関心をそそられてきたのは、驚くことではない。
f) また他のさまざまな研究は、動物は価値のある同伴者であり社会的手助けをしてくれることができることを示している。

[解答]
31.(d) 32.(a) 33.(d) 34.(c) 35.(d)

Ⅳ 出題者が求めたポイント

[全訳]
　これは、bold(大胆)でbald-faced(厚顔)な、いやむしろbald-headed(ぼうず頭)な友情の話だ。3月11日、メンズ・ルームというカリフォルニア、サンマルコス

のヘアサロンで、髪を剃ってもらおうと、13人の5年生の少年たちが列に並んだ。少年たちはかっこよさよりも中身に重きを置いて丸刈りに応じた。なぜなら、彼らのクラスメートのイアン・オゴーマン11歳が癌の化学療法を受けようとしていて、まもなく髪を失うことになるからだった。やはり11歳の、イアンの友だちエリック・ホルツハウアーは言う。「イアンはほんとにいいやつなんだ。僕たちはイアンが仲間はずれにされたと感じないように、頭を剃るんだよ。」
　思いやりというのがテーマであれば、この、少年たちが今自らを呼ぶところのBald Eagles(ハクトウワシ団)は、間違いなくA評価をとるだろう。彼らはイアンがやせてきたことに、2月初めに気がついた。そして2月18日に、医者たちはイアンの小腸からオレンジのサイズの腫瘍を取り除いた。診断は非ホジキンリンパ腫だったが、この病気の、15歳以下の子どもの場合の5年生存率は68パーセントなのである。2日後に、イアンの親友テイラー・ハーバーが病院にやってきた。「最初は冗談で、頭を剃るよって言ったんだ。でもそれから本当にそうすると決めた。」とテイラーは言う。「そうしたほうがイアンを傷つけることが少ないと思ったんだ。」彼が学校で、自分がやろうとしていることを他の友だちに話すと、彼らはこの「ぼうずワゴン」に跳び乗ってきた。
　エリックは言う。「すぐに、ほとんどみんなが頭を剃りたいと言い出した。」中には数人女の子も入っていたが、エリックがほっとしたことに、彼女らは実行することはなかった。「イアンはぼうず頭の女子の一団につきまとわれたいとは思わないよね。」というのが彼の感想である。そしてもうひとり、先生である50歳のジム・オールターは、やった。先生は言っている。「彼らはこれを自分でやったんです。ほんとにいい子たちですよ。彼ら自身のアイディアなんです。親たちはとても協力的でした。」
　5月に化学療法を終えたイアンは、もう自分のリトルリーグのチームで一塁を守るくらいに元気になっている。「友だちがやってくれたことがほんとに僕を力づけてくれた。このおかげで僕は乗り切れたんだよ。」と彼は感謝を込めて言っている。「みんなが僕のためにこんな事をやろうとしているのに、ほんとびっくりしたよ。」
　そして、彼らは最後までやめようとは思っていない。「イアンが次のCATスキャンを受けて、もっと化学療法をやることが決まったら、僕たちはまた9週間頭を丸める。」と、エリックは誓っている。

[設問と選択肢の訳]
41. 下線部(41)の意味に最も近いのはどれか。
　(a) イアンにトラウマ(心的外傷)を与えないだろう。
　(b) イアンの痛みを軽減するだろう。
　(c) イアンに傷を与えないだろう。
　(d) イアンを傷つけることが少ないだろう。
42. 下線部(42)の意味に最も近いのはどれか。
　(a) 何の問題もなく結論に達した。

(b)みんながイアンのために困難を乗り越えていくことを約束した。
(c)みんな一緒に入院しているイアンに会おうと決めた。
(d)すぐに頭を剃ろうと決心した。

43.下線部(43)を書きかえるとどうなるか。
(a)彼は頭を剃った。
(b)彼は決してそれをやり遂げなかった。
(c)彼はぼうずの女の子たちの一団につきまとわれた。
(d)彼自身がその少年のアイディアを支持した。

[解答]
36.(c)　37.(a)　38.(c)　39.(b)　40.(c)
41.(d)　42.(d)　43.(a)　44.(b)　45.(a)

Ⅴ　出題者が求めたポイント

[全訳]

　長いこと、妊娠中の女性と授乳中の女性は、食べる魚の量を制限した方がよいと注意されてきた。多くの海の生き物が高レベルの水銀を含んでいるかも知れず、それが新生児や胎児に危険だとされているのだ。ところが昨日、子どもたちの健康を考えるグループが従来の知恵に異を唱え、妊娠中の女性と授乳中の母親に、赤ん坊の脳が最適の発達をするようにもっと魚を食べるように勧告した。

　今のところ食品医薬品局は、1週間の海産食物消費量をたったの12オンス、あるいは1週間あたり2回くらいに抑えるように、妊娠女性に勧告している。最新の提案が、子どもの健康問題を中心に活動している非営利団体である、国立健康マザーズ健康赤ちゃん連合から来ているが、このグループの科学アドバイザーは、妊娠女性と授乳中の母親は1週間に少なくとも12オンスの魚を食べるべきだと言う。

　どちらの勧告も、妊娠女性は1週間に2回くらいなら安全に食べられるという認識であるが、海産食物の水銀汚染の恐怖は、多くの妊娠女性を促して魚を全く食べない方向に向かわせた。そして、ここに難問が出て来た。魚に多く見られるオメガ3脂肪酸が、胎児や新生児の脳の発達に極めて大切であるといことを示す研究が、しだいに増えているのである。

　「ここで本当に問題なのは、食事から魚をカットしただけの女性たちです。」と、国立健康マザーズ健康赤ちゃん連合の常務取締役ジュディー・ミーハンは言った。「12オンスを食べるというのはとても安全で賢いやり方で、だれもそれに異論はないでしょう。」

　健康に良いことは望むけれども水銀や他の毒物が心配な女性にとって、最も賢いやり方は水銀レベルの最も低い魚を選ぶことだ。ジャーナルオブアメリカンメディカルアソシエーションの最近のレポートは、サケ、ニシン、イワシのような脂の多い魚がおそらく最も身体に良いと結論づけた。ともかくこれらの魚はみんな、概して水銀が低い。避けたい魚としては、サメ、メカジキ、オオサワラ、アマダイだが、これらはみんな、高レベルの水銀を含んでいることがある。

[設問と選択肢の訳]

51.妊娠女性と授乳中の女性に魚を食べることに関して昔から与えられていたアドヴァイスはどれか。
(a)もっと魚を食べなさい。
(b)魚の消費をやめなさい。
(c)ある種類の魚だけを食べなさい。
(d)消費する魚の量を減らしなさい。

52.本文に合っているのはどれか。
(a)食品医薬品局が言うには、妊娠女性は1週間に12オンス以上の魚を安全に食べることができる。
(b)食品医薬品局は、妊娠女性に1週間に少なくとも12オンスの魚を食べるよう勧めている。
(c)国立健康マザーズ健康赤ちゃん連合は、妊娠中と授乳中の女性が1週間にたった12オンスだけ魚を食べることを勧めている。
(d)国立健康マザーズ健康赤ちゃん連合は、妊娠中と授乳中の女性が1週間に12オンス以上の魚を食べることを勧めている。

53.オメガ3脂肪酸に関して正しい記述はどれか。
(a)オメガ3脂肪酸は海産食物の中の水銀汚染の結果として作りだされる。
(b)オメガ3脂肪酸は乳児の脳をもっともよく発達させる。
(c)多くの妊娠女性が、オメガ3脂肪酸が含まれているという理由で、魚を食べるのをやめる。
(d)多くの妊娠女性は、オメガ3脂肪酸が含まれているにもかかわらず、魚を食べ続ける。

54.第5パラグラフの考えと最も合っている記述を選びなさい。
(a)健康に良いという理由で魚を食べたいのであれば、サケ、ニシン、イワシなどの魚を選んだ方がいい。
(b)健康に良いという理由で魚を食べたいのであれば、メカジキやオオサワラなどの魚を食べた方がいい。
(c)魚を食べないことが、健康問題を避けるのに一番いい方法だ。
(d)魚を食べなければ、水銀の心配を避けることができる。

55.本文の結論にもっともよく合致するのはどの記述か。
(a)あなたは身体に入れるオメガ3脂肪酸の量を制限すべきだ。
(b)新生児や胎児を危険にさらす場合には魚を食べるのをやめなさい。
(c)あなたは水銀レベルの最も低い魚をもっと食べるべきだ。
(d)あなたは魚の中の水銀にもっと気をつけるべきだ。

[解答]
46.(b)　47.(a)　48.(c)　49.(a)　50.(a)
51.(d)　52.(d)　53.(b)　54.(a)　55.(c)

Ⅵ　出題者が求めたポイント

[全訳]

　アルツハイマー病は、痴呆の一番多い原因である。痴呆とは、日常の機能を阻害するほどにひどく、知的社会的能力が失われることである。アルツハイマー病

をもつ人たちに痴呆が起こるのは、健康な脳組織が退化するからだが、これが記憶と精神力が着実に低下していく原因となる。

およそ450万のアメリカの高齢者が、通常は65歳以上の人々に発生するアルツハイマー病を持っている。この数字は、高齢化が進むにつれて、2050年までに4倍になると予想されている。

アルツハイマー病には治療法はないが、研究は進歩している。アルツハイマー病の人々の、生活の質を向上させるのに役立つ治療は可能である。それに、研究中の薬も増えてきたし、科学者はアルツハイマー病に関係のある遺伝子もいくつか発見している。ここから、この複雑な病気の進行を止める新しい治療法へと進んでいくかもしれない。

しかし当面は、アルツハイマー病の人の世話は忍耐と、その人がまだできること楽しめることに注目することを必要とする。アルツハイマー病の人たちも、彼らを世話する人たちと同様、うまくやっていくためには友人や家族の支えと愛情を必要としている。

誰にでも時々は記憶違いがある。めったに会わない人の名前を忘れるのは極めて普通のことだ。親しい人や物の名前を忘れるのは通常の老化といえるものではない。

アルツハイマー病は進行性の脳退化病であり、単純な物忘れを越えて進行する。それは軽い記憶の欠如と混乱から始まるが、最終的には、人の記憶したり推理したり学んだり想像したりする能力を破壊する、回復不可能な精神の障害となる。

[解答]
56. (a)　57. (c)　58. (d)　59. (a)　60. (b)
61. (b)　62. (a)　63. (b)　64. (c)　65. (d)

Ⅶ　出題者が求めたポイント

[正誤]
66. totally → total
67. it will be → will be
68. since → for
69. informations → information
70. how long → how much

[解答]
66. (b)　67. (c)　68. (c)　69. (d)　70. (a)

東邦大学(医) 21年度 (66)

数　学

解答　　21年度

1 出題者が求めたポイント (数学Ⅰ・順列)

(1) (数学Ⅱ・2次方程式)

$x^2 + px + q = 0$ の解が, α, β のとき,

$\alpha + \beta = -p$, $\alpha\beta = q$

$\alpha^2 + p\alpha = -q$, $\beta^2 + p\beta = -q$ に注目する。

(2) (数学A・場合の数)

車Aに乗るのを, 5人から1〜4人選ぶ。残りは車B に乗る。

(3) (数学Ⅰ・三角比)

A, O, O'を直線で結ぶ。OからACと平行な直線を 引く。O'からACに垂直な直線mを引く。lとmの交 点をPとする。

O'P = OO'sin30° で立式する。

(4) (数学Ⅱ・三角関数)

$\sin\theta = \sqrt{1 - \cos^2\theta}$

$2\sin\alpha\cos\alpha = \sin2\alpha$, $\cos^2\alpha - \sin^2\alpha = \cos2\alpha$

分母, 分子に $\sin\dfrac{\theta}{2} - \cos\dfrac{\theta}{2}$ をかける。

(5) (数学B・数列)

$\displaystyle\sum_{k=1}^{n} k^2 = \dfrac{1}{6}n(n+1)(2n+1)$, $\displaystyle\sum_{k=1}^{n} k = \dfrac{1}{2}n(n+1)$

(6) (数学Ⅱ・対数関数)

$\log_a x = r$ のとき, $x = a^r$

真数, 底が正となる範囲であることを確認する。

(7) (数学Ⅱ・積分法)

$x - 4 = t$ とおいて置換積分する。

(8) (数学B・ベクトル)

$|\vec{a}|$, $|\vec{b}|$, $|\vec{c}|$, $\vec{a}\cdot\vec{b}$, $\vec{a}\cdot\vec{c}$, $\vec{b}\cdot\vec{c}$ の値を求めて, $\vec{x}\cdot\vec{y}$ を展開し, 各項に値を代入する。

$\vec{x}\cdot\vec{y}$ の値をtについて平方完成させ, 残りのsの式も sについて平方完成させる。

$\vec{x}\cdot\vec{y} = z^2 + w^2 + k$ の形になれば, $z = 0$, $w = 0$ のとき, 最小値kである。

(9) (数学C・行列)

A^2を計算し, A^2, A, Eの関係を導く。関係式を P(A) = O とすると,

与式 = Q(A)P(A) + R(A) とし, R(A)にAを代入する。

(10) (数学Ⅲ・微分法)

$x < -1$, $-1 \leqq x < 0$, $0 \leqq x$ に分けて絶対値をはずし, $f'(x)$を求める。増減表をつくり$f(x)$が最小となるx の値を見いだす。

〔解答〕

(1) $x^2 + 3x - 1 = 0$ の解をα, βとする。

$\alpha + \beta = -3$, $\alpha\beta = -1$

また $\alpha^2 + 3\alpha = 1$, $\beta^2 + 3\beta = 1$

$\alpha(3 + 3\beta + \beta^2) + \beta(3 + 3\alpha + \alpha^2) = 4(\alpha + \beta) = -12$

$\alpha(3 + 3\beta + \beta^2)\beta(3 + 3\alpha + \alpha^2) = 16\alpha\beta = -16$

$x^2 + 12x - 16 = 0$　　従って, $x^2 = -12x + 16$

(2) 1つの車に残る人を5人から, 1〜4人選ぶ。

${}_5C_1 + {}_5C_2 + {}_5C_3 + {}_5C_4 = 5 + 10 + 10 + 5 = 30$

(3) A, O, O'を直線で結ぶ, OからACと平行な直線lを 引く。O'からACに垂直な直線mを引く。lとmとの 交点をPとする。円O'の半径をrとする。

O'P = $r - 5$, OO' = $r + 5$

従って, $(r+5)\sin30° = r - 5$

$r + 5 = 2r - 10$ より $r = 15$

(4) $\sin\theta = \sqrt{1 - \left(\dfrac{12}{13}\right)^2} = \dfrac{5}{13}$, $\dfrac{\theta}{2} = \alpha$ とおく

$\dfrac{\sin\alpha - \cos\alpha}{\sin\alpha + \cos\alpha} = \dfrac{(\sin\alpha - \cos\alpha)(\cos\alpha - \sin\alpha)}{(\cos\alpha + \sin\alpha)(\cos\alpha - \sin\alpha)}$

$= \dfrac{2\sin\alpha\cos\alpha - \sin^2\alpha - \cos^2\alpha}{\cos^2\alpha - \sin^2\alpha} = \dfrac{\sin2\alpha - 1}{\cos2\alpha}$

$= \dfrac{\sin\theta - 1}{\cos\theta} = \dfrac{\dfrac{5}{13} - 1}{\dfrac{12}{13}} = -\dfrac{8}{12} = -\dfrac{2}{3}$

(5) 左辺 $= \displaystyle\sum_{k=1}^{n} k(n+1-k) = \sum_{k=1}^{n}\{(n+1)k - k^2\}$

$= \dfrac{1}{2}(n+1)n(n+1) - \dfrac{1}{6}n(n+1)(2n+1)$

$= \dfrac{1}{6}n(n+1)(n+2)$

右辺 $= 5456 = 2^4 \times 11 \times 31$

よって, $n(n+1)(n+2) = 2^5 \times 3 \times 11 \times 31 = (31\cdot32\cdot33)$

$n^3 + 3n^2 + 2n - 32726 = 0$

$n = 31$ という解があるので,

$(n-31)(n^2 + 34n + 1056) = 0$

$n^2 + 34n + 1056 = 0$ は $D = 34^2 - 4224 < 0$

従って, $n = 31$

(6) $x^2 - x - 20 > 0$ より $(x+5)(x+4) > 0$

よって, $x < -4$, $5 < x$ …………… ①

$x - 1 > 0$ より $1 < x$ …………… ②

①, ②より $5 < x$

$x^2 - x - 20 = (x-1)^2$

$x^2 - x - 20 = x^2 - 2x + 1$　より　$x = 21$

これは範囲内である。

(7) $t = 4 - x$ とする。 $x = 4 - t$

$\dfrac{dt}{dx} = -1$ で, $x = 0 \to 3$, $t = 4 \to 1$

$\displaystyle\int_4^1 (4-t)t^{\frac{1}{2}}(-dt) = \int_1^4 \left(4t^{\frac{1}{2}} - t^{\frac{3}{2}}\right)dt$

$= \left[4\dfrac{2}{3}t^{\frac{3}{2}} - \dfrac{2}{5}t^{\frac{5}{2}}\right]_1^4 = \dfrac{64}{3} - \dfrac{64}{5} - \dfrac{8}{3} + \dfrac{2}{5}$

$= \dfrac{56}{3} - \dfrac{62}{5} = \dfrac{94}{15}$

(8) $|\vec{a}|^2 = 1^2 + (-1)^2 = 2$, $|\vec{b}|^2 = 0^2 + 1^2 = 1$

$|\vec{c}|^2 = 1^2 + 2^2 = 5$, $\vec{a}\cdot\vec{b} = 0 - 1 = -1$

$\vec{a}\cdot\vec{c} = 1 - 2 = -1$, $\vec{b}\cdot\vec{c} = 0 + 2 = 2$

$\vec{x}\cdot\vec{y} = (s\vec{a} + 2t\vec{b} - \vec{c})\cdot(2s\vec{a} + t\vec{b} + \vec{c})$

東邦大学(医) 21 年度 (67)

$$= 2s^2|\vec{a}|^2 + 2t^2|\vec{b}|^2 - |\vec{c}|^2 + 5st\vec{a}\cdot\vec{b}$$
$$\qquad\qquad - s\vec{a}\cdot\vec{c} + t\vec{b}\cdot\vec{c}$$
$$= 2t^2 - 5st + 2t + 4s^2 + s - 5$$
$$= 2\left(t + \frac{2-5s}{4}\right)^2 - \frac{4-20s+25s^2}{8} + 4s^2 + s - 5$$
$$= 2\left(t + \frac{2-5s}{4}\right)^2 + \frac{7}{8}s^2 + \frac{28}{8}s - \frac{44}{8}$$
$$= 2\left(t + \frac{2-5s}{4}\right)^2 + \frac{7}{8}(s+2)^2 - 9$$

$s = -2,\ t = -3$ のとき, 最小値は -9

(9) $A^2 = \begin{pmatrix} 1 & 2 \\ 3 & 0 \end{pmatrix}\begin{pmatrix} 1 & 2 \\ 3 & 0 \end{pmatrix} = \begin{pmatrix} 7 & 2 \\ 3 & 6 \end{pmatrix} = A + 6E$

よって, $A^2 - A - 6E = O$
$A^6 - A^5 - 7A^4 + 7A^2 \dot{-} 9A + 2E$
$= (A^2 - A - 6E)(A^4 - A^2 - A) + 3A + 2E$
$= \begin{pmatrix} 3 & 6 \\ 9 & 0 \end{pmatrix} + \begin{pmatrix} 2 & 0 \\ 0 & 2 \end{pmatrix} = \begin{pmatrix} 5 & 6 \\ 9 & 2 \end{pmatrix}$

(10) $x < -1$ のとき, $\quad f(x) = 4e^x - x - 1$
$f'(x) = 4e^x - 1, \quad f'(x) = 0$ のとき $x = -\log 4$
$-1 \le x < 0$ のとき, $f(x) = 4e^x + x + 1$
$f'(x) = 4e^x + 1 > 0$
$1 \le x$ のとき, $f(x) = 4e^{-x} + x + 1$
$f'(x) = -4e^{-x} + 1, f'(x) = 0$ のとき $x = \log 4$
$f(-\log 4) = 4e^{-\log 4} + \log 4 - 1 = \log 4$
$f(\log 4) = 4e^{-\log 4} + \log 4 + 1 = \log 4 + 2$

x		$-\log 4$		0		$\log 4$	
$f'(x)$	$-$	0	$+$		$-$	0	$+$
$f(x)$	↘	$\log 4$	↗		↘	$\log 4+2$	↗

よって, $x = -\log 4 = \log\frac{1}{4}$ で最小値 $2\log 2$ をとる。

従って, $e^{\log\frac{1}{4}} = \frac{1}{4}$

(答)

(1)	ア	イ	ウ	エ	オ
	$-$	1	2	1	6

(2)	カ	キ
	3	0

(3)	ク	ケ
	1	5

(4)	コ	サ	シ
	$-$	2	3

(5)	ス	セ
	3	1

(6)	ソ	タ
	2	1

(7)	チ	ツ	テ	ト
	9	4	1	5

(8)	ナ	ニ
	$-$	9

(9)	ヌ	ネ	ノ	ハ
	5	6	9	2

(10)	ヒ	フ
	1	4

---

2 出題者が求めたポイント （数学Ⅲ・微分積分）

(1) $x = 1, y = 1$ を代入する。

(2) $\dfrac{h}{x} = t$ とおく。$h \to 0,\ t \to 0$

(3) $f(x+h) = f\left(x\left(1 + \dfrac{h}{x}\right)\right)$ とする。（2）を利用する。

(4) $g'(x)$ を求める。$f'(x)$ に（3）を代入する。

(5) 積分定数をCとし，（1）よりCを求める。

〔解答〕

(1) $x = 1,\ y = 1$ を代入する。

$f(1) = f(1) + f(1) + 1 \qquad \therefore f(1) = -1$

(2) $\dfrac{h}{x} = t$ とする。$h \to 0,\ t \to 0$

$h = xt$, （1）より $-f(1) = 1$

$$\lim_{h \to 0} \frac{xf\left(1 + \frac{xt}{x}\right) + x}{xt} = \lim_{t \to 0} \frac{f(1+t) + 1}{t}$$
$$= \lim_{t \to 0} \frac{f(1+t) - f(1)}{t} = f'(1) = 0$$

(3) $f'(x) = \lim_{h \to 0} \dfrac{f(x+h) - f(x)}{h}$

$$= \lim_{h \to 0} \frac{f\left(x\left(1 + \frac{h}{x}\right)\right) - f(x)}{h}$$
$$= \lim_{h \to 0} \frac{xf\left(1 + \frac{h}{x}\right) + f(x) + \frac{h}{x}f(x) + x + h - f(x)}{h}$$
$$= \lim_{h \to 0}\left\{\frac{xf\left(1 + \frac{h}{x}\right) + x}{h} + \frac{1}{x}f(x) + 1\right\}$$
$$= \frac{f(x)}{x} + 1$$

(4) $g'(x) = \dfrac{xf'(x) - f(x)}{x^2} = \dfrac{x\left(\frac{f(x)}{x} + 1\right) - f(x)}{x^2}$

従って，$g'(x) = \dfrac{1}{x}$

(3) $g(x) = \displaystyle\int \frac{1}{x}dx = \log x + C$ （Cは積分定数）

$f(x) = xg(x) = x(\log x + C)$

$f(1) = 1(\log 1 + C) = C$

（1）より $C = -1$

従って，$f(x) = x(\log x - 1) = x\log x - x$

物　理

解答　21 年度

1 出題者が求めたポイント…鉛直面内の円運動、浮力、人工衛星、重心

問1. 最も高い位置で台車が落ちないためには垂直効力≧0である必要がある。垂直効力＝0のとき台車にはたらく力は重力だけとなり、その重力が向心力となる円運動をすれば落下しない。そのときが落下しない最小の速度である。よって最高点での台車の運動方程式より、

$$m\frac{v^2}{R} = mg + N \quad N = 0 \quad \therefore v = \sqrt{gR}$$

このとき台車の力学的エネルギー E は

$$E = mg \times 2R + \frac{1}{2}m(\sqrt{gR})^2 = \frac{5}{2}mgR \quad e\cdots(答)$$

問2. 物体と水の密度をそれぞれ ρ、ρ' とすると図のような力のつりあいになることから

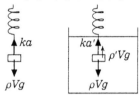

$$\begin{cases} ka = \rho V g \\ ka' + \rho'Vg = \rho Vg \end{cases}$$

$$\therefore \frac{a'}{a} = \frac{\rho - \rho'}{\rho} = \frac{5.0 - 1.0}{5.0} = 0.80 \quad d\cdots(答)$$

※物体の質量…$\rho V g$
物体にはたらく浮力…$\rho'Vg$

問3. 人工衛星の質量を m、地球の質量を M とすれば

$$G\frac{Mm}{R^2} = mg \quad \cdots① (地表面の万有引力＝重力)$$

人工衛星の運動方程式は

$$m \cdot 2R\omega^2 = G\frac{Mm}{(2R)^2} \quad \cdots②$$

①を②に代入　$\therefore \omega = \sqrt{\frac{g}{8R}} \quad b\cdots(答)$

問4. 白い部分の重力と斜線部分の重力の重心 O の周りのモーメントの和が0になればよい。斜線部分の重心の位置と O との距離を x とすると、正方形全体の質量を m とすれば

$$\frac{14}{16}mg \times x - \frac{2}{16}mg \times \frac{3}{8}a = 0$$

$$x = \frac{3}{56}a \quad f\cdots(答)$$

2 出題者が求めたポイント…斜面上の物体のつりあい、運動方程式

問5. A にはたらく摩擦力を F、糸の張力を T とすると、A の斜面方向、B の鉛直方向にはたらく力のつりあいから

$$\begin{cases} A ; Mg\sin\theta + F = T \\ B ; T = mg \end{cases}$$

よって　$F = mg - Mg\sin\theta \quad e\cdots(答)$

問6. A と B の加速度を a とすると、それぞれの運動方向の運動方程式から

$$\begin{cases} A ; Ma = T - Mg\sin\theta - \mu'Mg\cos\theta \\ B ; ma = mg - T \end{cases}$$

よって　$a = \dfrac{m - M\sin\theta - \mu'M\cos\theta}{(m+M)}g \quad e\cdots(答)$

※問5. 物体が静止しているときに働く摩擦力は静止摩擦力とは限らないので注意。この場合摩擦力を F とすれば　$0 \leq F \leq \mu Mg\cos\theta$ となる。

3 出題者が求めたポイント…力学的エネルギー保存の法則、運動量保存の法則、反発係数

問7　B に衝突する直前の A の速さを v とすると力学的エネルギー保存則より

$$mgh = \frac{1}{2}mv^2 \quad よって \quad v = \sqrt{2gh} \quad \cdots①$$

衝突後の速さ v_A、V_B とすると運動量保存則と反発係数より

$$-\frac{v_A - V_B}{v} = 1 \quad \cdots②$$

$$mv = mv_A + MV_B \quad \cdots③$$

②より　$v_A = V_B - v \quad \cdots②'$

②'と①を③に代入すると

$$V_B = \frac{2m\sqrt{2gh}}{m+M} \quad c\cdots(答)$$

問8. 力学的エネルギー保存則より

$$\frac{1}{2}MV_B^2 + mgh' = mgh$$

これに問7の答を代入してまとめると

$$h' = \left(\frac{m-M}{m+M}\right)^2 h \quad e\cdots(答)$$

4 出題者が求めたポイント…作用・反作用

問9. 力は2物体間に作用するもので、互いに相手から受ける力を作用・反作用という。
したがって　　　　　　　　a と $c\cdots(答)$

5 出題者が求めたポイント…熱量保存の法則、気体のした仕事、熱効率

問10. 一定になった水温を t ℃ とすると熱量保存則より
（氷が得た熱）＝（水が失った熱）
$$20 \times 340 + 20 \times 4.2 \times t = 180 \times 4.2 \times (20-t)$$
$$\therefore t = 9.9 ℃ \quad c\cdots(答)$$

問11. 気体のした仕事は　$W = P\Delta V = P(V' - V)$
気体の状態方程式 $PV = nRT$ より
$$\therefore PV' = nRT'$$
よって　$W = PV' - PV = nR(T' - T)$
$$= 6.0 \times 8.3 \times (350 - 300) = 2490$$
$$\fallingdotseq 2500 [J] \quad a\cdots(答)$$

問12. 入射した太陽エネルギーをEとすると
$E \times 0.12 = 150$ より $E = 1250$
よって 廃棄されているエネルギーは
$1250 - 150 = 1100$ [W]　　　　c…(答)

6 出題者が求めたポイント…ドップラー効果とうなり、波の$y-x$グラフ、レンズの写像公式と屈折率nのガラスを通した物体の浮き上がり、電磁気分野の正誤問題、電場と電荷を運ぶ仕事

問13. 3.40[m/s]で音源が近づくときのドップラー効果は音源が静止していたときの振動数をfとすれば
$f' = \dfrac{340}{340 - 3.40} \times f$　　$f' > f$なので　$f + 5 = f'$
∴ $f = 495$ [Hz]　　　　e…(答)

問14. Aの山は1.0秒で1/4波長分進んでいるので、振動数は$f = 1/4 = 0.25$ [Hz]　　…b…(答)

問15. レンズの焦点距離をfとすれば、ガラスを置く前の状態におけるレンズの写像公式から
$\dfrac{1}{40} + \dfrac{1}{40} = \dfrac{1}{f}$　　∴ $f = 20$ cm
一方、物体をガラスの右側の面から見ると、そこから
$30 \times \dfrac{1}{1.5} = 20$[cm]のところに物体があるように見える。よって、この場合のレンズの写像公式は
$\dfrac{1}{(20+10)} + \dfrac{1}{b} = \dfrac{1}{20}$
$b = 60$[cm]　　　　e…(答)

※光を屈折率n、厚さdの媒質に通すと媒質の見かけの厚さは$\dfrac{d}{n}$となる

問16. d, e, fの誤りは次の下線部分
d…この現象を<u>静電誘導</u>という
e…これは<u>電流の変化を妨げる性質</u>である
f…内部抵抗は<u>大きい</u>方が良い。
　　　　a, b, c…(答)

問17. 一様な電場…立て方向には電場がない
　　　　電場の向きは横方向である。
正の電荷を左向きに運ぶ仕事が正であるから電場の向きは右向きである。また$W = qV$より
$V = \dfrac{W}{q} = \dfrac{10}{1.0 \times 10^{-5}} = 1.0 \times 10^6$
$E = \dfrac{V}{d} = \dfrac{1.0 \times 10^6}{5.0} = 2.0 \times 10^5$ [V/m]　　b…(答)

7 出題者が求めたポイント…コンデンサーの電気容量、非オーム抵抗、分流器、抵抗の温度係数、電磁誘導、磁場中を運動する導体棒

問18. はじめにコンデンサーに蓄えられた電気量は
$Q = CV$[c]
$C = \varepsilon \dfrac{S}{d}$なので$d$を2倍にすると$C' = \dfrac{1}{2}C$になる

コンデンサーの極板間隔を変えてもスイッチSが開いているので電気量Qはかわらない。したがって、極板間の電位差が変わる。
$Q = \dfrac{1}{2}CV' = \underline{CV}$ より $V' = \underline{2V}$　　a…(答)

問19. 豆電球の電流をI、電圧をVとすると
$V' + 50I = 12$
$\dfrac{V'}{12} + \dfrac{50}{12}I = 1$
このグラフと特性曲線との交点を求めると、
$\begin{cases} V' = 3.0 [V] \\ I = 0.18 [A] \end{cases}$
∴ $V = 12 - V'$
$= 12 - 3.0 = 9.0$[V]
e…(答)

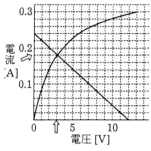

問20. 0.9Aを分流器に流せるようにすればよい。

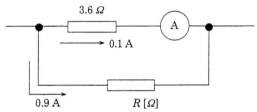

分流器と電流計は並列接続なので電圧は等しい。
最大電流のときの電圧は $V = 0.1 \times 3.6 = 0.36V$
$R = \dfrac{V}{I} = \dfrac{0.36}{0.9} = 0.40\ \Omega$　　　　a…(答)

問21. $\rho = \rho_0(1 + \alpha t)$
$= \rho_0(1 + 5.0 \times 10^{-3} \times 1000)$
$= \rho_0(1 + 5.0) = 6.0\ \rho_0$
$R = \rho\dfrac{\ell}{S}$なので、$R' = \dfrac{\rho}{\rho_0}R = 6.0R = 60\ \Omega$　f…(答)

問22. 抵抗にaからbに電流が流れるとき電流によってコイルに生じる磁場は下向きになるので、このときコイル内の磁束は上向きに増加しているときである。したがって、時間はTから$3T$の間である。
$I = \dfrac{V}{R} = \dfrac{1}{R} \cdot N\dfrac{\Delta\Phi}{\Delta t} = \dfrac{SB_0N}{2TR}$　　a…(答)

問23. 導体棒に生じる起電力は　$V = vBl$　…①
導体棒に流れる電流は手前向き。
フレミングの左手の法則より導体棒が磁場から受ける力は左向きで　$F = IBl$　…②
また、おもりにはたらく力のつりあいから
$F = mg$　…③
②、③から　$I = \dfrac{mg}{Bl}$[A]
①より $v = \dfrac{V}{Bl} = \dfrac{Ir}{Bl} = \dfrac{rmg}{(Bl)^2}$ [m/s]
　　　　a…(答)

8 出題者が求めたポイント…コンデンサーを含む直流回路

問24. じゅうぶんに時間が経過するとコンデンサー側には電流が流れないので、オームの法則より

$$10 = 1.0 \times (4.0 + R + 2.0) \quad \therefore R = 4.0\,\Omega \quad b\cdots(答)$$

問25. コンデンサー C にかかる電圧は抵抗 R にかかっている電圧と等しいということである。その電圧は

$$V_C = 1.0 \times 4.0 = 4.0\,V$$

$10\,\mu F$ のコンデンサーにかかる電圧は同じく $2.0\,V$

この電圧で電荷が移動しなかったということは充電されている電荷が等しいということであるから

$$C \times 4.0 = 10 \times 2.0$$

$$\therefore \quad C = 5.0\,\mu F \qquad\qquad b\cdots(答)$$

化 学

解答　21 年度

Ⅰ　出題者が求めたポイント……小問の集合

問1. $0.016 \times 6.0 \times 10^{23} \times 5/22.4 \fallingdotseq 2.1 \times 10^{21}$

問2. 等電点であるので双性イオンである。

問3. 思い切って省略して計算するのが賢明である。

問4. $(\sqrt{3}/4) \times (4.29 \times 10^{-8}) \fallingdotseq 1.86 \times 10^{-8}$

問5. $CH_3COOH + NaOH \rightarrow CH_3COONa + H_2O$
　ここで、$CH_3COONa \rightarrow Na^+ + CH_3COO^-$（電離度はほぼ1）
　　$CH_3COOH : 0.10 \times 100 = 10 \ (mmol)$、
　　$NaOH : 0.20 \times 20 = 4.0 \ (mmol)$
　よって、$CH_3COOH : 6.0 \ mmol$
　　$CH_3COO^- : 4.0 mmol$
　　$K_a = [H^+][CH_3COO^-]/[CH_3COOH] = 1.8 \times 10^{-5}$
　　　$\therefore \ [H^+] = 2.7 \times 10^{-5}$

問6. 融解→風解が正しい。

問7. 反応した Na は、$0.10 \times 40.0 \times 2 = 8.0 \ (mmol)$
　Na の純度は、$100 \times 8.0 \times 23 \times 10^{-3}/0.20 = 92.0(\%)$
　　$\therefore \ 100 - 92.0 = 8.0(\%)$

問8. はじめの操作でアニリンが除かれる。
　次に、安息香酸は炭酸水素ナトリウムと反応し、水層に移動する。これを希塩酸で遊離させる。

問9. $2.00 \times x = 9.65 \times 10^4 \times 1.08/108$　　$\therefore \ x = 483$

問12. 溶解度曲線より溶解度を求めると
　60℃—110
　40℃—65
　析出する KNO_3 の質量を $x(g)$ とすると次式が成り立つ。
　　$(110 + 100) : (110 - 65) = 100 : x$
　　$x = 21.4 \ (g)$　　　　$\therefore b$

問13. (ア). $2H_2O + 2Na \rightarrow 2NaOH + H_2$
　(ウ). $H_2SO_4 + Zn \rightarrow ZnSO_4 + H_2$

問14. 求める式を、$H_2 + Cl_2 \rightarrow 2HCl - 2x \ kJ$　とする。
　それぞれの結合エネルギーから
　左辺：$H_2 = 2H - 432kJ$　$Cl_2 = 2Cl - 239kJ$
　右辺：$HCl = H + Cl - 428kJ$
　$-432kJ - 239kJ = -856kJ - 2xkJ$
　　$\therefore \ x = 92.5(kJ)$

問15. 電離度を
　　$1.0 \ mol/l - \alpha, \ 0.010 \ mol/l - \beta$
　とする。
　　$K_a = \dfrac{1.0\alpha \times 1.0\alpha}{1.0(1-\alpha)} = \dfrac{0.010\beta \times 0.010\beta}{0.010(1-\beta)}$
　が成り立つ。これより
　　$\dfrac{\alpha^2}{1-\alpha} = \dfrac{0.010\beta^2}{1-\beta}$
　α, β は小さいので、$1-\alpha \fallingdotseq 1$、$1-\beta \fallingdotseq 1$
　したがって、　$\alpha^2 = 0.010\beta^2$
　　$\therefore \beta \fallingdotseq 10\alpha$

問16. 空気より重いことが第一条件である。

問17. 塩基性の乾燥剤を選ぶ。

問18. $Fe(OH)_3$ は赤褐色の沈殿である。

問19. C：$8.8/CO_2 = 0.20(mol)$
　H：$(2 \times 3.6)/H_2O = 0.40(mol)$
　O：$(4.4 - 0.20 \times 12 - 0.40)/16 = 0.10(mol)$
　　$\therefore$　C：H：O $= 2 : 4 : 1$　　よって、C_2H_4O

問24. $2NO + O_2 \rightleftarrows 2NO_2$
　　NO：$15/NO = 0.50(mol)$、
　　平衡後：$9/NO = 0.30(mol)$
　生成した NO_2 は、$0.50 - 0.30 = 0.20(mol)$
　平衡後の O_2 は、$0.50 - (0.20/2) = 0.40(mol)$
　$K = [NO_2]^2/([NO]^2[O_2])$
　　$= 0.20^2/(0.30^2 \times 0.40) \fallingdotseq 1.1$

問26. 水の物質量、$100/18.0 \fallingdotseq 5.56(mol)$
　$6.0 \times 5.56 + 4.2 \times 100 \times 100/1000 + 41 \times 5.56 \fallingdotseq 303(kJ)$

問29. a. 窒素→アンモニア、bce は呈色する色が誤り。

問30. C_xH_{2x+2} が飽和炭化水素である。
　よって、$\{2x + 2 - (y + z)\}/2$

[解答]

問1.d	問2.c	問3.e	問4.b	問5.b
問6.b	問7.d	問8.b	問9.b	問10.b
問11.c	問12.b	問13.b	問14.a	問15.d
問16.d	問17.e	問18.d	問19.c	問20.b
問21.b	問22.e	問23.d	問24.b	問25.e
問26.d	問27.a	問28.d	問29.d	問30.e

Ⅱ　出題者が求めたポイント……気体の性質

問2. それぞれの金属から発生する水素は
　Al から、$1.5 \times 5.4/27 = 0.30(mol)$
　Fe から、$5.6/55.9 \fallingdotseq 0.10(mmol)$
　　$0.30 + 0.10 = 0.40(mol)$

問3. 酸素は、0.10mol であるから、
　$P = nRT/V = (0.10 + 0.40) \times 8.3 \times 10^3 \times 300/4.0$
　　$\fallingdotseq 3.1 \times 10^5(Pa)$

問4. $2H_2 + O_2 \rightarrow 2H_2O$
　燃焼後、H_2 は 0.20mol、H_2O は 0.20mol
　　$n = PV/RT = 1.7 \times 10^4 \times 4.0/(8.3 \times 10^3 \times 330)$
　　$= 0.025 \ (mol)$

問5. 水素：0.20 mol、気体の水：0.025 mol
　$P = nRT/V = 0.225 \times 8.3 \times 10^3 \times 330/4.0$
　　$\fallingdotseq 1.5 \times 10^5(Pa)$

[解答]

問2. $2Al + 6HCl \rightarrow 2AlCl_3 + 3H_2$、
　　$Fe + 2HCl \rightarrow FeCl_2 + H_2$

問2. 0.40 mol　　　問3. 3.1×10^5 Pa

問4. 0.025 mol　　　問5. 1.5×10^5 Pa

Ⅲ　出題者が求めたポイント……有機化合物の反応

問1. 還元性とヨードホルム反応から化合物Aはアセトアルデヒドである。さらに、BとEから熱硬化性樹脂ができるのであるから、Bはホルムアルデヒド、Eは

フェノール、この樹脂はフェノール樹脂である。下
線部(1)より、Cはエタノール。DはCOCl$_2$のホスゲ
ン。Fはアセチル化させることで解熱作用を持つから、
p-アミノフェノール。アセチル化による生成物は、
問3.の解である、p-オキシアセトアニリドとなる。
問2.クロムの酸化数が、＋6→＋3に変化することが重
　要である。

[解答]
問1.A：アセトアルデヒド　B：ホルムアルデヒド
　　C：エタノール　　　　D：ホスゲン
　　E：フェノール　　　　F：p-アミノフェノール
問2.　$3CH_3CH_2OH + K_2Cr_2O_7 + 4HSO_4$
　　　$\rightarrow 3CH_3CHO + K_2SO_4 + Cr_2(SO_4)_3 + 7H_2O$
問3.　HO-⟨　⟩-NHCOCH$_3$

生　物

解答　21年度

① 出題者が求めたポイント(Ⅱ・細胞の運動)
　微小管は細胞骨格の1つで、細胞内における物質輸送のためのレールとして使われている。

問1.微小管は、チューブリンというタンパク質が重合と脱重合により、長くなったり短くなったりする。図1より＋端の方が、重合による伸長速度が速く、重合の継続時間も長い。また、両端の脱重合は重合に比べて、非常に速く進むことが分かる。

問2.キネシンは微小管をレールとして直進的に動くモーターとして知られる。図2よりキネシンは一端から＋端に一方向にだけ動くことがわかる。同じような直進モーターにダイニンがあるが、ダイニンはキネシンとは逆で＋端から一端に動く。色素胞では微小管の一端が核側(細胞の中心)に、＋端が細胞の周辺にあるので、キネシンにより色素顆粒は細胞内に分散されるので、体色が濃くなることになる。

問3.ダイニンは現在知られている中で最大の分子モーターである。細胞内の物質輸送の他に、繊毛運動やべん毛運動に働いている。

問4.細胞周期に対する各段階に要する時間の割合は、全細胞に対する各段階の細胞の割合に等しい。図3よりDNA量が2(45%)と4(20%)の細胞がDNA合成前及び合成後の段階の細胞である。

$$(45+20)/100 = x/30 \quad x = 19.5(時間)$$

問5.細胞あたりのDNA量が4の細胞しかないことから、複製された染色体が分離されずにいることが分かる。紡錘糸は微小管によって作られるため、微小管の重合阻害剤によって紡錘糸の形成が阻害され、細胞は分裂期後期には進めない。細胞質の分裂は、アクチンフィラメントを主成分とする収縮環の収縮で起こる。

[解答]
問1.e　問2.c　問3.c　問4.b　問5.c　問6.b

② 出題者が求めたポイント(Ⅰ・伴性遺伝)
問7.性の違いにより形質の発現のしかたが異なる。男性にだけ見られるが、全ての男性に見られないことより、X染色体上の劣性遺伝子によると考えられる。

問8.a鎌状赤血球貧血症は遺伝子突然変異、bダウン症は染色体突然変異(21番染色体トリソミー)、dフェニルケトン尿症は常染色体劣性遺伝、e糖尿病は生活習慣病である。

問9.この形質の遺伝子をaとすると、ハの遺伝子型はX^aYである。しかし、ニの女性は血縁関係にないので劣性遺伝子を持つ可能性はほとんどない。よって、子Bに劣性形質が現れる可能性は低い。

問10.イとロの間にこの形質を持つ男子が生まれていることから、ロは保因者(X^AX^a)であることが分かる。Aが男子であれば、ロからの遺伝子によって形質が決まるので、この形質が生まれる確率は1/2となる。

問11.ホの母親は保因者であるので、ホが保因者である確率は1/2である。よって、子Cに劣性遺伝子が伝わる確率は$1/2 \times 1/2 = 1/4$である。への男性はこの劣性遺伝子を持たないため、子Cが男性(1/2)のときにだけ、この形質が現れる。つまり、$1/4 \times 1/2 = 1/8$の確率となる。

[解答]
問7.d　問8.c　問9.a　問10.d　問11.b

③ 出題者が求めたポイント(Ⅰ・独立と連鎖)
問12.〔AB〕:〔Ab〕:〔aB〕:〔ab〕＝7:1:1:7より、AとB(aとb)が連鎖していることがわかる。また、表の表現型の分離より、A(a)とC(c)、B(b)とC(c)は、それぞれ独立であることがわかる。よって、C(c)だけが独立で別の染色体にある。

問14.劣性ホモとの交配は、検定交雑であるので、F_1の表現型の分離比は配偶子の遺伝子型の分離比に一致する。よって、組換え価は次の通り計算できる。

$$\{(1+1)/(7+1+1+7)\} \times 100 = 12.5\%$$

[解答]
問12.b　問13.f　問14.d

④ 出題者が求めたポイント(Ⅰ・グルコース輸送)
　図を見て考察する力を問われる。

問15.血糖量は血液100mlに溶けるグルコースの質量(mg)で表わされる。ヒトの血糖量は通常100mg/100ml(0.1%)程度に調節されている。

問16.脂肪組織では、グルコースは脂肪(中性脂肪)として貯蔵される。

問17.実験1より、GLUT-A、GLUT-B、GLUT-Cの順に、グルコース濃度に対する感度が高く、低濃度でもすみやかにグルコースを取り込むことがわかる。また、この感度はインスリンにより変化しないことがわかる。実験2より、脂肪細胞ではインスリン刺激により膜のGLUTの数が増えることがわかる。この2つの実権結果より、実験3と4でグルコース取り込み速度が変化する細胞3が脂肪細胞であり、GLUT-Bが発現していると考えられる。(細胞1と2は、実験3と4でグルコース取り込み速度が変化していないので、赤血球と肝細胞であると考えられる。)

問18.赤血球はグルコースだけをエネルギー源とするので、低濃度でもグルコースを積極的に吸収できなくてはならない。つまり、GLUT-Aが赤血球膜には発現していると考えられる。

問19.グルコース溶液投与30分後の血糖量は、200mg/100ml(モル濃度に換算すると、グルコースの分子量180なので、11.1×10^{-3}mol/lとなる)である。投与30分後にはインスリンも分泌されているので、図10の細胞2の曲線よりグルコース取り込み速度は、約0.4と読み取れる。

問20. グルコース濃度が高くなったときにのみインスリンが分泌されるには、濃度が高くなったときにグルコース取り込み速度が高くなるGLUT-Cがインスリンに影響されずに常に発現していることが必要である。

[解答]
問15. d　　問16. (イ) b, (ウ) f　　問17. c, e
問18. a, d　　問19. c　　問20. c, e, i

5　出題者が求めたポイント(I・神経系の構造と働き)

問22. a中枢神経系は外胚葉に由来する。b集中神経系は刺胞動物以降で見られる。d灰白質(細胞体の集まり)と白質(神経繊維の集まり)の位置は、脳と脊髄ではまったく逆になる。脳では白質が髄質、灰白質は皮質になる。

問23. 1つの神経細胞における、刺激と電位変化の大きさとには、全か無かの法則が成り立つ。シナプスでの伝達には方向性があるので、Sで生じた興奮はR1には伝わらない。同じニューロン内のR2には伝導によってSで生じた興奮が伝わる。また、刺激の強さは、活動電位の発生頻度の違いとなって現れる。

問24. a延髄・中脳・間脳(・橋)を総称して脳幹という。b眼球運動の中枢は中脳である。e本能行動の中枢は大脳の原皮質にある。

問25. A言語野、B聴覚野、C(随意)運動野、D体性感覚野、E視覚野

問26. 膝蓋腱反射が起こることより、感覚神経と運動神経は正常である。腰椎に傷害がないと考えられるので、大脳と頸髄に傷害があると考えられる。運動神経も感覚神経も延髄で交叉することより、左の大脳と右の頸髄に障害があると考えられる。

[解答]
問21. d　　問22. c　　問23. j　　問24. c, d
問25. c　　問26. b, c

6　出題者が求めたポイント(I・筋の構造と筋収縮)

問27. 筋張力は、基本的にはアクチンフィラメントとミオシンフィラメントとの接触が多いほど強い。サルコメアの長さが3.65μmになったとき、張力が0になるのは、サルコメアが最大に伸び、アクチンフィラメントとミオシンフィラメントの接触部がなくなったときである。これより、ミオシンフィラメントの長さは、3.65 − (1 + 1) = 1.65μmとなる。サルコメアの長さが1.65μmより短くなるときは、アクチンフィラメントどうしが重なり合い、アクチンフィラメントとミオシンフィラメントとの重なり部が減り、張力が減少する。

問28. 太いフィラメントは、ミオシンが、細いフィラメントはアクチンが主要な構成タンパク質である。

[解答]
問27. c　　問28. a

7　出題者が求めたポイント(II・分子進化)

問29. 1億6千万年の間に、ヒトと動物aにアミノ酸の置換がそれぞれ16回起こったと考えられる。ここで、1つのアミノ酸座位にアミノ酸の置換が起こる1年当たりの率をx(回/年・箇所)とおくと、次式が成り立つ。

$$x \times 100(箇所) \times 1.6 \times 10^8(年) = 16(回)$$
$$x = 10 \times 10^{-10}$$

問30. ヒトと動物bは8箇所でアミノ酸が異なるので、分岐してからそれぞれ4回ずつアミノ酸置換が起こったことになる。問29の値より、4回起こるのに何年掛かるかは、次式で求められる。

$$4(回) = x(年) \times 100箇所 \times 10 \times 10^{-10}$$
$$x = 4.0 \times 10^7(年)$$

問31. 1億6千万年前は、中生代ジュラ紀になる。

[解答]
問29. c　　問30. c　　問31. b

8　出題者が求めたポイント(II・光合成)

問33. 水の分解は、光化学系IIで行われる。光化学系IIはチラコイド膜にある。

問34. 光合成反応において、水素受容体として働く補酵素はNADPである。これに対して、呼吸ではNADが働く。

問35. 電子伝達系により生じるエネルギーを使い、ストロマのプロトン(水素イオン)をチラコイド内に能動輸送により取り込む。こうして蓄積されたプロトンが、ATP合成酵素のチャネルを流れるとき、ATPが合成される。

[解答]
問32. a, g　　問33. c　　問34. c　　問35. c

9　出題者が求めたポイント(II・呼吸)

問36. 藻類は冬場に、光量と気温の関係で個体数が減る。その結果、栄養塩類が増加する。春には、光量、気温が上昇する上、栄養塩類が多いため、急激に増加する。そして、栄養塩類が減る。基本的にこの繰り返しである。

問38. aはすみわけの説明、bは縄張りと群れの関係を説明したもの、cは群れの利益と不利益により集団の大きさが変化することの説明、eは社会性動物としてのアリの例を説明したものである。

[解答]
問36. a　　問37. b, d　　問38. d

東邦大学　医学部入試問題と解答

平成 30 年 7 月 27 日　初　版第 1 刷発行
平成 30 年 12 月 29 日　第二版第 1 刷発行

編　集　　みすず学苑中央教育研究所

発行所　　株式会社ミスズ　　　　　　　　　　定価　本体 4,700 円＋税

　　　　　〒167−0053

　　　　　東京都杉並区西荻南２丁目１７番８号

　　　　　　　　　　ミスズビル１階

　　　　　電　話　０３（５９４１）２９２４(代)

印刷所　　タカセ株式会社

本書の一部又は全部の複製、転写、コピーは著作権に触れるので禁止する。

●本シリーズ掲載の入試問題について、万一、掲載許可手続きに遺漏や不備があると思われる
　ものがありましたら、当社までお知らせ下さい。

●乱丁・落丁等につきましてはお取り替えいたします。

●本書の内容についてのお問合せは、具体的な質問内容を明記のうえ、ハガキ・封書を当社宛
　にお送りいただくか、もしくは下記のメールアドレスまでお問合せ願います。

〈 お問合せ用メールアドレス : info-mgckk@misuzu-gakuen.jp 〉